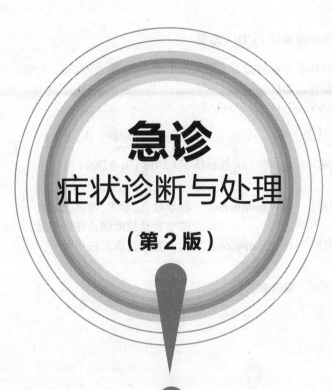

急诊
症状诊断与处理
（第2版）

主　　编　刘凤奎

副 主 编　（按姓氏笔画排序）
　　　　　那开宪　李伟生　张　健　贺正一　谢苗荣

编　　者　（按姓氏笔画排序）
王　强	王乐辉	王光弟	王汝龙	王志义	王国兴	王金铭	王曼丽
王艳玲	田　野	朱晓明	刘　妤	刘　宜	刘　颖	刘凤奎	刘福学
闫尚文	许　建	那开宪	李　昂	李伟生	李春英	李春林	李彦平
李景辉	杨立沛	杨成奎	肖国文	吴玉林	余　平	邹　洋	宋恩来
张　健	张文奎	张平原	张忠涛	张宝丰	张淑文	陈海平	陈惠清
周保利	孟凡冬	赵子平	赵志鹏	赵俊英	赵淑颖	胡　滨	胡泳霞
段　婷	段云西	祝学光	贺　文	贺正一	高　青	郭　王	郭红英
崔　华	韩小茜	韩芃萱	韩宝昕	谢苗荣	靳二虎	熊　宁	

学术秘书　李春英　付小玻　张宏娟

人民卫生出版社

图书在版编目（CIP）数据

急诊症状诊断与处理 / 刘凤奎主编. —2 版. —北京：人民卫生出版社，2017

ISBN 978-7-117-25951-4

Ⅰ. ①急… Ⅱ. ①刘… Ⅲ. ①急诊 - 诊断 Ⅳ. ①R44

中国版本图书馆 CIP 数据核字（2018）第 003994 号

| 人卫智网 | www.ipmph.com | 医学教育、学术、考试、健康，购书智慧智能综合服务平台 |
| 人卫官网 | www.pmph.com | 人卫官方资讯发布平台 |

急诊症状诊断与处理

（第 2 版）

主　　编：刘凤奎

出版发行：人民卫生出版社（中继线 010-59780011）

地　　址：北京市朝阳区潘家园南里 19 号

邮　　编：100021

E - mail：pmph @ pmph.com

购书热线：010-59787592　010-59787584　010-65264830

印　　刷：北京人卫印刷厂

经　　销：新华书店

开　　本：787 × 1092　1/16　印张：58

字　　数：1411 千字

版　　次：2006 年 3 月第 1 版　　2018 年 4 月第 2 版
　　　　　 2018 年 4 月第 2 版第 1 次印刷（总第 3 次印刷）

标准书号：ISBN 978-7-117-25951-4/R・25952

定　　价：150.00 元

打击盗版举报电话：010-59787491　E-mail：WQ @ pmph.com
（凡属印装质量问题请与本社市场营销中心联系退换）

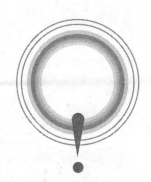

前言（第2版）

《急诊症状诊断与处理》一书从出版至今的十年来，医疗卫生事业发展很快，新技术对疾病的诊断与处理方法层出不穷，为适应日益发展的形势，我们将本书进行再版。

第2版《急诊症状诊断与处理》仍分上下两篇，上篇为症状诊断与处理，下篇为诊疗技术。

本书仍然突出症状的临床诊断与处理思路；突出思路示意图，并根据几年来的应用体会对示意图进行修改，仍然突出急诊中常见症状；突出实用性，并把以往非急诊常见的专业性很强的内容，如胆道梗阻腹腔手术治疗中，操作部分的步骤、技术介绍、术前准备等在本次修改时予以剔除。急性腹泻一章中增加了病毒性腹泻、自然灾害后次生腹泻处理；在急性中毒一章中，增加瘦肉精中毒的诊断与处理；仍然突出中西医结合对急症的处理。

本书可作为急诊科医师、实习医师、专科医师和全科医师临床工作中的参考。由于书中内容为作者自身的经验体会，特别是用药可能有某些片面性，故要以教科书和药品说明书为准。

感谢参编的诸位专家百忙中付出的辛勤劳动。感谢人民卫生出版社给予的大力支持。

为了进一步提高本书的质量，以供再版时完善，恳请广大读者指正，在此，谨致谢意。

刘凤奎
首都医科大学附属北京友谊医院
2018 年 3 月于北京

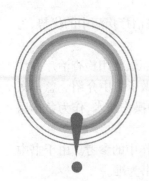

前言（第1版）

患者的症状是他们来急诊看病的主要原因,也给医师提供了线索和思路,医师应根据这些症状及时给予相应的检查和处理。在对症状进行诊断分析的同时,可做进一步的客观检查和严密的临床观察,同时积极有效地对症处理。

不同的症状反映不同的疾病,一个症状也可在诸多疾病中出现,一个疾病又可产生多种不同的症状,因此一个症状可能反映多个系统、器官的疾病,进而涉及临床上多个专业及科室。所以,扩大对症状的临床思考是临床诊断和处理的首要前提。本书就是以症状为主体,对其进行系统全面的临床解析,从而提出诊断性处理方案和治疗性处理方法,沿着在诊断中治疗、在治疗中诊断这条主线,为急诊医师的临床实践工作提供借鉴。

急诊患者多数表现为急、危、重症,急需处理和抢救。其病情变化大、发展快,应诊断、检查和治疗不分昼夜与节假日,争分夺秒地工作,必须在及时作出初步诊断的同时给予恰当的处理,所以要求急诊医师要有敏捷的临床思维、科学的处理问题方法、广泛跨学科的全科医师知识和技能,掌握现代仪器设备的使用和最新药物的应用。

病史的采集是诊断的"钥匙",既是一种技术又是一门艺术。确切的诊断来源于确凿的证据,来源于材料真实的病史、体检和实验室检查。作出临床诊断时,不可单凭某一项新的检查技术而忽略了最基础的诊断步骤和项目,因此医师详尽询问病史、准确进行体检是诊断疾病的基础。整个诊治过程中必须体现出整体观,不是机械地只见树木不见森林,满足于一孔之见,单凭一家之言。通过病史和体检及一些检查,对疾病的诊断和处理有一个大体的框架,以此为基础,系统思考、分析判断并加以补充修正,达到确立正确诊断、积极进行有效治疗的目的。

临床思维过程是对繁杂多变的症状和收集到的各种材料进行有序分析,综合判断,最后作出接近事实的结论。临床思维的提升来源于医师多参加临床实践,在实践中不断总结自己和努力学习吸收他人的经验、教训,并接纳书本杂志等各方面的信息。因此我们组织从事临床工作的专家撰写《急诊症状诊断与处理》,让大家打开临床思路,不拘泥于专业之中,借鉴各家之长,结合个人多年临床工作体会,以症状为主去寻找疾病可能的原因,对疾病进行诊断,在诊断过程中同时进行急诊处理包括检查及治疗,并且在诊断中既考虑常见病,也涉及少见病和特殊情况。编写中若是一个症状涉及多科室,则以一位专家为主,几位专家从不同角度共同完成。从而使我们在临床工作中节省时间、少走弯路,希望能对大家有所帮助和启迪。

确切诊断才能有效治疗。本书较为详细地介绍了以急诊症状为主体的急诊症状处理办法,特别是常见病的处理,并且加入中医中药治疗,体现出祖国医学在治疗疾病中的优势,为临床工作提供了广角度的参考依据。

本书具有实用性、科学性、中西医结合的特点,收入了急诊常见症状、常用检查治疗方法专题。为避免在各症状中重复介绍检查方法和治疗,我们在本书中做了集中介绍。急诊医师应掌握的操作方法介绍得较为详细,由专科医师、专业人员掌握的操作技术,作为急诊医师只需掌握其适应证、禁忌证。

本书可作为急诊科医师、实习医师、专科医师和全科医师临床工作中的参考。由于书中内容有作者的经验体会,特别是用药可能有某些片面性,故要以教科书为准。

社会不断发展,自然界不断变化,我们永远有学不完的知识,有解决不完、解决不了的问题,诊断和治疗永远落后于临床,书本知识永远落后于现实,这就促使我们去学习、探讨和研究。但愿我们的探索通过本书能对急诊医学的发展作出点滴的贡献。

当翻开这部泛着油墨清香的书稿时,我们希望这正是广大临床医师所企盼和需要的。为了进一步提高本书的质量,以供再版时修改,诚请广大读者不吝指正,在此谨致谢意。

刘凤奎

2007 年 2 月于北京

目录

下篇　诊疗技术篇

网络增值服务

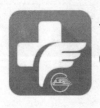

人卫临床助手
中国临床决策辅助系统
Chinese Clinical Decision Assistant System

扫描二维码，
免费下载

上 篇

症状处理篇

1

发　热

! **概述**

发热是各科患者经常出现的一种临床表现,发热是指体温超出正常界限值。正常体温是指:口腔温度(舌下测量)36.3~37.2℃,直肠温度比口腔温度约高0.3~0.5℃,腋窝温度比口腔温度约低0.2~0.4℃。不同个体的正常体温略有差异,少数健康成人其口腔温度可<36.3℃或>37.2℃。

依体温上升的程度可分为低热(<38℃)、中等度热(38~39℃)、高热(39~40.5℃)和超高热(>40.5℃)。

按发热的急缓和热期长短可分为急性发热、慢性长期发热和持续低热。

体温上升达37.4~38℃(舌下测温)并除外生理性原因者称为微热。微热持续一个月以上者称为慢性微热。

持续低热的定义尚无明确规定,一般认为,口腔温度37.5~38℃持续两周以上者称为持续低热。

发热持续两周以上,体温38.5℃以上者称为长期发热。

正常情况下人的体温是恒定的,正常体温的维持是产热和散热两个过程动态平衡的结果。在人体这种平衡是由体温调节装置来加以维持和调节的,使体温维持于37℃左右。

1974年,有学者对北京地区1030名正常人的体温进行了测定。其方法为下午1~6时,非劳动状态,休息10分钟在直肠、口腔和腋窝三处同时测量,测温时间为10分钟。测得这三个部位的温度平均值和标准差,分别是腋窝为(36.79±0.357)℃,口腔为(37.19±0.249)℃,直肠为(37.47±0.25)℃。北京地区1030名正常人体温统计结果:腋窝温度正常范围为36.0~37.4℃,口腔温度正常范围为36.7~37.7℃,直肠温度正常范围为36.9~37.9℃。

人体产热器在安静和活动时的产热量是不一样的(表1-1)。

从表1-1中可以看出,安静时机体的热量主要是由身体内脏器官供应(72%),劳动或运动时产热的主要器官是肌肉和皮肤(90%)。除肌肉外,肝脏是机体代谢旺盛的器官,肝脏的温度比主动脉高0.4~0.8℃,说明其产热量很大。

表 1-1　人体在安静和活动时的产热情况

	占体重 %	安静产热 %	运动产热 %
脑	2	16	1
内脏	34	56	8
肌肉皮肤	56	18	90
其他	8	10	1

影响产热的因素：

1. 基础代谢产热　如甲状腺功能亢进可使基础代谢率增加,使机体产热增加。

2. 肌肉活动　剧烈活动产热量增加,癫痫发作、寒战时都可使体温升高。

3. 内分泌影响　甲状腺素和肾上腺髓质激素均可直接促进细胞代谢,增加产热。交感神经强烈兴奋时,可使代谢率提高 40%~60%。

4. 机体散热　机体主要散热部位是皮肤,当外界温度低于机体表面温度时,近 90% 体热通过皮肤的辐射、传导、对流方式发散。部分则随呼吸、尿和粪便发散。当外界温度等于或超过皮肤温度时,蒸发便成为唯一的散热方式。

5. 人体的体温调节　体温的自身调节是通过神经体液的调节作用而实现的。

在全身皮肤和某些黏膜上分布着温度感应器,在大脑有体温调节中枢对体温进行整体调节。

！病因思考

发热是临床上许多疾病引起的最常见的症状,大致可分感染性疾病和非感染性疾病,感染性疾病又分为全身和局部感染。

一、感染性疾病

根据病原体的不同,感染性疾病可分为：

（一）细菌性感染

1. 败血症。

2. 脑膜炎。

3. 猩红热。

4. 细菌性痢疾。

5. 结核病。

6. 肺炎。

7. 局部性感染。

8. 扁桃体炎。

9. 中耳炎。

10. 乳突炎。

11. 疖肿。

细菌所致的全身感染,几乎都有发热,若感染很轻,或呈慢性,或严重感染而全身情况极度衰弱者也可不发热。

(二)病毒感染

1. 普通感冒。

2. 流行性感冒。

3. 风疹。

4. 流行性腮腺炎。

5. 流行性出血热。

6. 脊髓灰质炎。

7. 病毒性脑炎。

8. 严重急性呼吸综合征(SARS)。

(三)立克次体感染

1. 斑疹伤寒。

2. Q热。

3. 恙虫热。

(四)真菌感染

1. 放线菌　可引起心内膜炎、脑炎、脑脓肿。

2. 球孢子菌　可引起肺部感染而形成薄壁空洞。

3. 隐球菌　可引起脑膜炎、脑肉芽肿。

4. 淋菌　可引起肺部感染。

5. 白念珠菌　可引起阴道炎、口腔炎、肺脓肿。

6. 败血症、心内膜炎等。

真菌感染多在全身性疾病基础上发生,长期应用抗生素、皮质激素或肿瘤放疗化疗则更易发病,深部真菌感染常表现为发热。

(五)螺旋体感染

1. 钩端螺旋体病。

2. 回归热。

3. 鼠咬热。

4. 樊尚咽峡炎等。

(六)原虫感染

1. 疟疾。

2. 阿米巴肠炎。

3. 阿米巴肝脓肿等。

(七)蠕虫感染

1. 血吸虫病。

2. 丝虫病。

3. 肺吸虫病。

4. 华支睾吸虫病。

5. 内脏蠕虫转移症等。

二、非感染性疾病

（一）风湿性疾病

1. 系统性红斑狼疮。

2. 皮肌炎。

3. 结节性多动脉炎。

4. 类风湿关节炎。

5. 结节病。

6. 淀粉样变。

（二）血液系统疾病

1. 白血病。

2. 淋巴瘤。

3. 恶性组织细胞病。

4. 多发性骨髓瘤。

5. 再生障碍性贫血继发感染等。

（三）恶性肿瘤

肝、胆、胰、肺、消化道、肾上腺、脑、肾、甲状腺等肿瘤均易引起发热,包括原发性肿瘤、继发性肿瘤及类癌综合征均可引起发热。

（四）内分泌疾病

甲状腺功能亢进、嗜铬细胞瘤、肾上腺皮质增生症（某些先天性）。

（五）中枢神经性疾病及功能性发热

脑血管意外、脑血栓后脑软化、蛛网膜下腔出血、脑外伤、脑及脊髓肿瘤、中枢神经变性疾病如多发性硬化症等。

中暑、高热环境下工作、自主神经活动紊乱、夏季热、感染性疾病恢复期等。

发热原因:部分体温中枢在接受病理刺激后,体温调节中枢功能障碍而引起发热,或感染性疾病恢复后体温调节功能尚未恢复正常。我们曾有一例患者中暑治疗后好转,但体温未降至正常,持续 38℃左右,经调节神经药治疗,一个月后逐渐恢复正常。

（六）外科手术后吸收热、出血后或组织坏死发热

1. 外科无菌手术后　可见有中等程度发热,持续 3~5 天后恢复正常。

2. 脾切除术后热。

3. 消化道出血　引起的发热多为低热和中等程度发热,持续一周左右可自行消退。

4. 腹腔内出血　也可因血液刺激和吸收而引起低热。

5. 急性心肌梗死　心肌组织坏死引起中等程度发热,个别高热,持续数日到一周。

（七）药物和化学因素

1. 异烟肼、磺胺药、青霉素、氨苄西林、链霉素、先锋霉素等。

2. 输液中含有致热原、误输异型血、输白蛋白、注射疫苗等引起发热。

（八）体液失衡

严重脱水、酸中毒时出现发热。

！诊断思路

发热是一种常见症状,在人的一生中不知发热过多少次,医师在一天工作中也常看到不同发热类型的患者。

当接诊发热的患者时,首先要搞清楚体温,发热时间长短,有什么规律特点,伴随症状,体征,做了哪些检查,其结果如何。归纳一下有哪些阳性的异常检查结果,用了哪些药物或做了哪些治疗处理,其治疗效果如何等。关于发热诊断流程示意图见图1-1。

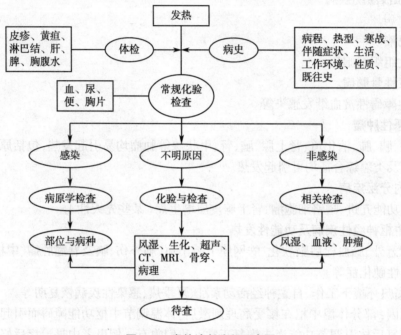

图 1-1　发热诊断流程示意图

从上述这些材料中考虑患者的发热是属于哪种类型,是感染性疾病还是非感染性疾病。进一步考虑具体点,可能是哪种疾病;为明确其诊断,需做或补做哪些检查、化验,从而把诊断搞清楚,指导患者用药及时治疗。

一、病程

在急诊大多数的发热疾病,主要是急性感染,药物过敏等。发热突然,发热起始时间明确,而且经过1~2日病愈,或诊断已明确显示,如急性上呼吸道感染、急性化脓性扁桃体炎等,如发热在此期间有明确诊断和发现,则以感染的可能性大。如超过两周发热不退,经检查(主要针对感染的)未见阳性结果,经过了抗感染治疗也不见好转,则少考虑是感染性疾病,应想到非感染性疾病,考虑慢性发热情况存在,但不能放弃感染性疾病的继续检查和治疗,如继续找感染灶,当缺乏感染证据时,不轻易放弃对感染的诊断,除非临床获得了非感染的确凿证据。

发热病程变成长期者,在治疗中明确诊断,但热不退、症状不缓解、甚至加重时,切勿随意动摇,更改或放弃感染的诊断,这时应考虑是否有脓肿形成,细菌不敏感或抗生素药量不足,是否有夹杂感染(二重感染),合并其他疾病,或全身状况差,抵抗力低等原因。

我们曾总结过长程发热的 311 例患者,体温在 38.5℃ 以上,热程在两周以上,并且未经明确诊断,以发热待查收入院。311 例中男性占 144 例,女性占 187 例,热程在 15~30 天者占 139 例,31~60 天者占 61 例,61~180 天者占 59 例,180 天以上者占 52 例;热程最长 14 年 35 天,最短者为 15 天。从统计中我们发现感染性发热病程 15~30 天为多,占 66%(116/177),风湿性疾病病程 180 天以上者占 35%(26/75),肿瘤(含血液病)发热病程在 180 天以上者占 34%(11/32)。提示我们长程发热患者的诊断,首先应想到感染。

本组患者以感染性疾病引起的发热最多,占 56.9%,其次是风湿性疾病占 24.1%,肿瘤(含血液病)占 10.3%。

长期发热的病因不易确定,即使住院诊断,本组仍有 25 例(8%)出院时也未确诊。

长程发热,首先想到常见的慢性病灶,如结核病。随着医疗技术的发展,肺内结核通过胸片、CT、磁共振、痰的检查等等,可以较容易地被发现,但肺外结核,如腹腔淋巴结结核则不容易诊断,需详细询问病史,了解结核中毒症状,同时查血沉、PPD 试验来协助诊断。其次想到其他慢性病灶,有慢性中耳炎、乳突炎、鼻窦炎、胆囊炎、泌尿系感染、肾盂肾炎、附件炎等。

二、热型

(一)常见热型

1. **稽留热** 患者体温可在数小时或数天内升高至 39℃ 以上,然后停留在高热水平数天或数周,且一天内体温波动不超过 1℃,称为稽留热。

2. **弛张热** 体温高低不一,昼夜之间体温波动范围较大,常超过 1℃。但最低温度仍在正常水平以上,称为弛张热。

3. **间歇热** 体温突然上升后持续几小时又突然下降至正常,以后间隔数小时或 1~2 天又突然升高,持续几小时后又突然下降,如此反复发作,称为间歇热。

4. **周期热** 体温在数小时内上升至高峰,然后呈稽留热型,待数日后体温逐渐下降至正常,间歇一段时间后体温又再度上升,称为周期热。

5. **双峰热** 高热曲线一日内有两次波动,形成双峰,称为双峰热。

6. **不规则热** 热型完全不规则、时高时低,并不显示上述几种热型,称为不规则热。

7. **颠倒热** 上午发热,下午退热,或白天不发热而夜间发高热,称为颠倒热。

(二)疾病和热型的关系

热型在临床诊断治疗上具有一定的参考价值。发热有明显的热型特点,但为什么会出现热型特点,其本质和机制尚未完全阐明。有人认为,各种热型的发生取决于各器官组织内感受器的特点,致热原首先作用于局部化学感受器,反射性地引起发热。各器官组织的感受器有不同的特点,因此,发热反应的急缓、高低和持续的时间均不一致。有人也提出,各种热型主要取决于病变的性质。比如炎症性病变发热,存在炎性病变周围情况,致热原释放情况等。但有些情况会影响热型，如抗生素的广泛应用，一有发热，或只有一些咽痛、咳嗽症状就用上抗生素，或用退热药，或用激素等，见不到典型的热型曲线，影响对疾病的诊断。又如，在疾病过程中，出现合并症、夹杂症，或二重感染的情况，也使我们看不出典型热型。

疾病和热型有一定的关系：

1. 稽留热　应想到大叶性肺炎、伤寒、副伤寒、恙虫病等极期，也见于 A 族链球菌性咽峡炎、蜂窝织炎以及斑疹伤寒等。

2. 弛张热　应想到败血症、脓毒血症、肺脓肿、严重的肺结核等。

3. 周期热　应想到淋巴瘤、布鲁菌病、回归热、脑膜炎等。

4. 间歇热　应想到疟疾（间日疟、三日疟）、局灶性化脓性感染、结核以及某些革兰阴性杆菌败血症等。

5. 双峰热　应想到粟粒型肺结核、恶性疟、黑热病、大肠杆菌败血症等。

6. 不规则热　应想到流行性感冒、肺结核、渗出性胸膜炎、不典型疟疾、风湿热、恶性肿瘤或用药的干扰，如退热剂、激素使热型不规则。

7. 马鞍热　登革热。

我们曾总结长程发热 311 例，从统计中我们可以看出，感染性疾病依次是不规则热、弛张热、间歇热、稽留热。而风湿性疾病则主要表现为不规则热和间歇热；肿瘤性疾病除表现不规则热，也有周期热。

三、寒战

明显发冷可伴有寒战或战栗，寒战伴有肌肉颤抖、皮肤出现粟粒疙瘩。畏寒仅有怕冷，其与发冷是有区别的。许多发热疾病发热前会有畏寒怕冷，畏寒提示可能要发热、有的已经发热应该试体温。

寒战常伴发热，而且常常是寒战即出现发热甚至高热。寒战也常使体温升高，体温升高的程度受下丘脑调节。寒战几乎见于任何感染性疾病，不论是细菌、寄生虫、立克次体还是病毒所引起，寒战总是这些疾病急性期的一个特征。

单纯寒战可见于许多疾病，而复杂寒战则多见于寄生虫的自然生物学周期、感染播散或某些并发症的发展阶段。疟疾是典型寒战的疾病，多数患者均有此症状。所以有明显寒战者应注意是否患有疟疾，结合临床做疟原虫检查。但并非疟疾均有寒战或畏寒，不能因缺乏此症状而否定该病。

细菌感染多有畏寒，局限性脓肿侵入血流时常有寒战，败血症、脓毒性感染、感染性胆管炎、大叶肺炎、丹毒、骨髓炎、产后脓毒血症、急性肾盂肾炎等常有寒战，可在使用抗生素之前结合临床做血、尿、胆汁或骨髓培养。

非感染性疾病如急性溶血性疾病在发生溶血时多有明显畏寒、寒战。

虽然肿瘤少有发冷和寒战，但个别恶性肿瘤如恶性淋巴瘤、恶性腹膜间质瘤、胰腺癌、肾上腺皮质细胞癌可伴有明显寒战。所以不能因有寒战而否定肿瘤的诊断。

四、皮疹

发热伴皮疹常是一些传染性疾病，而皮疹在疾病的一定时期出现。根据皮疹形态、出疹时期、分布，指导临床对疾病的诊断。当然也有一些非传染病发热伴皮疹者，如风湿性疾病。

常见发疹性疾病有：麻疹、风疹、水痘、肾综合征出血热、猩红热、流行性脑脊髓膜炎、伤寒、斑疹伤寒、恙虫病、梅毒、风湿热、药物疹、红斑狼疮等。

五、发热与年龄、性别、生活工作环境、季节、地区的关系

（一）年龄

1. 老龄　各种恶性肿瘤、风湿性多肌痛症、颞动脉炎、原因不明的肝内肉芽肿病、血管免疫母细胞性淋巴结病、原发性硬化性脉管炎、肺栓塞、心肌梗死、心肌梗死后综合征。

2. 年轻女性　系统性红斑狼疮多发。

3. 老龄发热特点　如果是感染，尽管局部有严重感染灶，但全身症状不明显，自觉症状轻微，局部阳性体征欠缺，可以不出现原发病的症状而出现非特异性症状，容易发生并发症，所以使症状、体征错综复杂。

（二）性别

结节性多动脉炎、强直性脊柱炎、痛风性关节炎男性多发。肾盂肾炎、盆腔结核、类风湿关节炎、混合性结缔组织病、进行性系统性硬化症、淋菌性原发性腹膜炎、绒癌女性多发。

（三）生活工作环境

牧民可患布鲁菌病，野外及林区工作者可患恙虫病、莱姆病；东北地区因蝲蛄煮食不当而引起肺吸虫感染（肺吸虫病）；制革工人可患炭疽病；制糖工人可患急性霉蔗肺；种植蘑菇工人可患蘑菇肺病；高温作业、高温环境可能中暑；水田作业可患钩端螺旋体病；江淮下游疫区人群可患血吸虫病，钩端螺旋体病；生饮河水可患肝吸虫病；生食鱼虾可致华支睾吸虫病；非正常性生活可致淋病性关节炎、淋病性腹膜炎、梅毒、艾滋病；接触宠物可致弓形虫病等。

弓形虫病诊断标准：

1. 具有临床症状和（或）体征，排除其他可能疾病，且经实验室检查获阳性结果者，才能确诊。

2. 实验室诊断依据

（1）病原学检查：①在送检材料病理切片中查见弓形虫滋养体、包囊、卵囊需用免疫酶或免疫荧光法确认；②分离到弓形虫株者需作鉴定；③PCR 阳性者应同时作血清学检查。

（2）免疫学检查：可采用间接血凝、直接凝集、酶标、免疫荧光、金标等检测方法，检测 IgG、IgM、IgA 抗体或 CAg。①IgG 抗体阳性（间接血凝血清稀释度不低于 1:64，酶标的血清稀释度不低于 1:100），2 周后复查（第一份血清及 2 周后复查的血清应同时检测），效价有四倍以上增长；②IgM（或 IgA）抗体阳性；③CAg 阳性。

（3）下列情况者可确诊或有助诊断：①病原学检查阳性者可确诊；②免疫学 3 项检查中有两项阳性者。

3. 免疫功能低下患者（如艾滋病患者、接受器官移植的患者、某些恶性肿瘤和血液病患者、长期大量应用肾上腺皮质激素或其他免疫抑制剂的患者等）除检测弓形虫抗体外，建议采用 PCR 和检测 CAg 的方法，以助诊断。

诊断中需注意以下事项：

（1）一定要选用质量可靠的诊断试剂。

（2）严格区分弓形虫感染和弓形虫病。

（3）不宜以"抗弓形虫治疗有效"作为回顾性诊断。

（四）季节

冬春季流感、流行性腮腺炎；1~5月流行性脑脊髓膜炎；5~6月及10月至次年1月流行性出血热；6~8月恙虫病、登革热、登革出血热；夏秋季脊髓灰质炎、疟疾、乙型脑炎（北京地区7、8、9三个月）；晚秋初冬易患传染性单核细胞增多症。

（五）多发地区

黑龙江省：莱姆热；东北、内蒙古、西藏、西北各大牧区：布鲁菌病；华东、长江以北、四川：黑热病；河南、西藏、云南：旋毛虫病；山东、河南以南、贵州、四川以东：丝虫病；长江流域、江南：血吸虫病；南方沿海：登革热、登革出血热；江苏、内蒙古：附红细胞体病。

六、症状与疾病的关系

由一些症状想到某些疾病：

1. 咳嗽、咽痛伴发热，想到呼吸道感染。
2. 咳嗽、咯血伴发热，想到肺炎。
3. 泌尿系刺激症状伴发热，想到膀胱炎、肾盂肾炎。
4. 腹痛伴发热，如果转移性右下腹痛、发热应想到阑尾炎；如果腹痛在左上腹、发热应想到胰腺炎；如腹痛在右上腹、发热应想到胆道感染。

七、体征与疾病的关系

1. 发热伴黄疸　发热、黄疸想到肝炎；发热、黄疸、腹痛想到胆道感染。
2. 发热伴关节肿痛　想到化脓性关节炎、过敏性关节炎、风湿性疾病。
3. 发热伴扁桃体化脓　发热、扁桃体化脓、颌下淋巴结肿大想到急性化脓性扁桃体炎。
4. 发热伴鼻窦压痛　发热、鼻窦压痛、流黄涕想到鼻窦炎。
5. 发热伴淋巴结肿大　发热、颌下淋巴结肿大，想到口腔、牙根、扁桃体化脓、少见的川崎病；全身的淋巴结肿大考虑淋巴瘤等。

八、根据检查

（一）血沉

血红细胞沉降率（血沉）加速主要由于血浆纤维蛋白原和球蛋白增多以及白蛋白减少，其原因很多。血沉可作为辅助诊断依据。

急性感染开始时，一般尚无血沉加快，大概经过30小时之后，开始加速，持续时间较长，至恢复期亦常未恢复至正常。

急性黄疸型病毒性肝炎患者多不加快，有助于与黄疸型钩端螺旋体病相鉴别。在伤寒早期血沉也不快，有助于与败血症相鉴别。

（二）C反应蛋白（CRP）

用于鉴别细菌和病毒感染（在多数病毒感染中保持不变），监视病情，确定抗生素治疗的疗程。CRP的正常值为≤8mg/L。

增高至10~99mg/L，提示局灶性细菌感染或败血症。

CRP≥100mg/L，提示败血症或其他侵袭性感染。

C 反应蛋白浓度在发病几小时就开始增高，人体中增高一倍的平均时间为 8 小时。恢复期患者，CRP 能在 6~10 天内降至 20mg/L。

（三）风湿性疾病检查

抗核抗体谱检查（antinuclear antibody，ANA）：抗核抗体是指抗细胞核内成分的抗体。它是自身抗体中的一种抗体。因为细胞核内有 DNA、RNA 碱性组蛋白、非组蛋白、磷脂及各种酶等，其化学成分复杂，所以应是抗核内这些蛋白类分子及这些分子复合物的总称，从而构成一个谱。

根据细胞内各分子的理化特性和分布部位、临床的实用价值，将 ANA 分成抗 DNA 抗体、抗组蛋白、抗非组蛋白（抗 ENA 抗体、抗着丝点抗体）和抗核仁抗体四大类。

值得注意的是老年人或其他非结缔组织病患者，血清中可有低滴度的 ANA，因此，绝不能只满足于 ANA 阳性。对 ANA 阳性患者，除检测滴度外，还应分清是哪一类 ANA。ANA 的滴度不一定与病情呈平行关系。抗 asANA 抗体通常与疾病活动性有关。

其他如放射学检查（MRI、CT、X 线）、组织病理检查（滑膜、唾液、骨、血管、肌肉、肾）对风湿性疾病诊断很有帮助。

（四）四唑氮蓝试验

四唑氮蓝（NBT）是一种无色的染料，被酶还原之后可变为蓝黑色的甲臘而沉淀于有吞噬活性的中性粒细胞的胞质内。正常人周围血中只有少数中性粒细胞能够还原 NBT（正常值在 10% 以下）。当能够还原 NBT 的中性粒细胞超过 20% 时，常表示有全身性细菌性感染的存在，有助于与病毒感染相鉴别。

（五）中性粒细胞碱性磷酸酶反应

在急性细菌感染时，血中中性粒细胞碱性磷酸酶反应显著增强，其强度大致与白细胞总数相平衡。积分（正常积分值 0~37）越高，越有利于细菌感染的诊断。如能除外妊娠、肿瘤、恶性淋巴瘤等情况，常表示有细菌感染的存在。

（六）病原学检查

病原体是感染性疾病形成的关键因素，也是区别是否为感染性疾病的重要指标。迄今，已发现细菌、病毒、立克次体、支原体、衣原体、螺旋体、真菌、原虫及蠕虫九大类。病原学检查对于感染性疾病的诊断、药物的合理应用以及防止耐药病原体的产生至关重要。病原学诊断标本的正确采集与送检是每位临床工作者的必备技能。

（七）病毒性疾病检查

将口腔冲洗液、鼻咽部分泌物、血液、尿液、脑脊液、骨髓、胎盘组织（风疹病毒）、粪便（肝炎病毒）或全身其他组织，通过聚合酶链反应（PCR）分子杂交法、免疫荧光法、ELISA、放射免疫法（RIA）、免疫电镜技术（IEM）、免疫粘连血凝法（IAHA）等检查病毒，还可直接采集标本，接种组织培养分离病毒。

（八）血清抗体检查

通过补体结合试验、中和试验、ELISA、间接免疫荧光、特异性 IgM 抗体（如嗜异性抗体）等检查血清抗体。

病原学检查阳性结果对明确诊断有重要意义。

（九）细菌检查

痰、胸腹水、胆汁、脑脊液、尿、粪便、脓汁等细菌学检查阳性结果对明确诊断有重要意义。在培养出致病菌之后,还要进行药敏试验,由此指导治疗。

（十）X 线检查

胸部、胆道、泌尿道、骨骼等 X 线检查对发热性疾病有诊断意义。

（十一）超声检查

胸腹腔、肝、胆道、泌尿道超声检查协助诊断。

九、根据病史

1. 长期应用激素、抗生素、放化疗出现发热,应想到感染,找感染灶,如肺部、肠道或全身真菌感染。

2. 有胆石症病史或先天性胆管扩张症病史,想到胆道感染;腹痛、黄疸、上腹部肿块发热,考虑先天性胆管扩张症或恶性肿瘤。

3. 肾移植术后的患者发热,想到一些特殊感染。

近些年来,器官移植发展很快。肾移植、肝移植、肺移植、心脏移植以及脏器联合移植,给患者带来了福音和希望。但也带来了一些并发症或副作用。感染就是器官移植后的重要并发症。所以,当器官移植术后患者出现发热,应首先考虑感染。

4. 有风湿性心脏病史,想到感染,首先想到风湿性心内膜炎。

十、疾病变得不典型

（一）伤寒

伤寒是一种常见的传染病,其典型的临床表现为典型的热曲线,为早期呈阶梯状上升,极期呈稽留热持续,后期呈弛张热缓解。病程多为 3~4 周。意识淡漠、嗜睡、听力减退、手震颤或摸空动作,严重时出现精神错乱或昏迷。相对性缓脉与重脉,脾大、蔷薇疹、血白细胞减少、分类计数相对性淋巴细胞增多、嗜酸性粒细胞减少或消失。伤寒的早期诊断并不容易,其临床表现变得越来越不典型。

我们曾总结 56 例通过血培养确诊为伤寒的病例。这些患者中表现为不规则热 21 例（37.5%）,弛张热 14 例（25.0%）,稽留热只有 21 例（37.5%）。消化道症状者 31 例（55.4%）,呼吸道症状 10 例（17.8%）,神经系统症状 8 例（14.3%）,相对缓脉者 6 例（10.7%）,皮疹者 5 例（8.9%）,血白细胞下降者 26 例（46.4%）,正常者 27 例（48.2%）,嗜酸性粒细胞减少者 33 例（58.9%）。入院开始多被诊断为病毒感染与上呼吸道感染、结核病、胆道感染、肠炎等其他疾病,而诊断伤寒者仅为 21 例（37.5%）。

（二）胆道感染

对于不典型胆道感染患者的临床表现,王宝恩教授总结了 70 例。不典型胆道感染患者占胆道感染者住院者总数的 29%。他们的临床表现可分为高热型、关节炎型、低热型、隐袭型以及伴有其他疾病（包括病毒性肝炎）的胆道感染与兰氏贾第鞭毛虫所致的胆道感染。我们还曾从胆道感染的患者胆汁中分离出脊髓灰质炎病毒。在诊断上最容易与不典型胆道感染混淆的是无黄疸病毒性肝炎。在报告的 70 例中,有 17 例曾一度被诊断为病毒性肝炎,最后其中 6 例被诊断伴有迁延性肝炎,另 11 例明确为胆道感染,给予抗感染治疗后,均在短期内收到满意疗效。

（三）结核的某些特殊表现

肺外结核除有结核病的一般症状外,也有某些少见的临床表现。肺外结核病的临床表现错综复杂,某些特殊表现常常影响到诊断和治疗。

如类似风湿性疾病,主要表现有雷诺现象、多发性关节炎、皮肤结节性红斑,实验室检查肝功能异常,血清球蛋白升高,有的患者类风湿因子阳性,狼疮细胞阳性等。这些患者常与红斑狼疮、结节性动脉周围炎、类风湿关节炎有相似之处,不易鉴别,易造成误诊。以长期高热为主要表现,类似败血症。心血管系统改变,主要表现为反应性心肌炎,房室传导阻滞,过敏性脉管炎,结核性大动脉炎。血液系统改变,表现有血红蛋白降低、血白细胞降低、有的表现类似白血病样反应及真性红细胞增多。

十一、排除常见病,想到少见病

如发热、咯血,应想到肺出血肾炎综合征。

发热、淋巴结肿大应想到川崎病。川崎病(皮肤黏膜淋巴结综合征)表现:持续发热,黏膜充血、口唇鲜红、皲裂和杨梅舌、手足硬肿、掌指红斑、指(趾)肿胀、多形性红斑样皮疹,颈部淋巴结肿大。

十二、功能性发热

功能性低热表现为全身情况一般良好,可参加正常工作和学习,但容易疲劳,有皮肤灼热感,试用抗感染抗风湿或抗结核治疗均无效;低热常伴有自主神经功能紊乱的表现,如疲劳、多汗、多虑、多梦、失眠等;低热的发生有规律性或季节性,低热的症状每年可在一定时间内出现,又可在一定时间内自然消失;低热对其身体无影响,经反复详细检查以及长达2年以上的观察仍找不到病因。

功能性低热可能系机体体质异常或体温调节中枢功能障碍所致,诊断开始时不要轻易诊断功能性低热,必须慎重,在除外器质性低热后再考虑功能性低热。功能性低热有神经功能性低热,感染治愈后低热,月经周期的排卵期及妊娠期低热,受孕热等。

1. 神经功能性低热　多见于青年女性;体温多在37.5~38℃;体温夏季较高、冬季较低,但多不能恢复正常;在清晨或卧床休息时体温正常,活动或精神紧张时出现低热;持续低热可长达数年。如有的学生考前低热、工人上夜班低热,有的人到医院测体温表现为低热等。

2. 感染治愈后低热　指病原微生物感染后,原有病变基本治愈,仍持续一段时间的低热。此种发热系体温调节中枢功能尚未恢复正常之故。必须除外原发病尚未治愈,又出现潜在病灶所致的发热。

3. 月经前及妊娠期低热　这种发热随着月经周期体温发生变化,是生理现象。妊娠初期由于新陈代谢率增高或孕酮的致热作用可有发热,直至妊娠黄体由胎盘所代替后体温才下降,低热一般要持续4~5个月。

4. 夏季热　表现以女性居多,多于夏季出现低热,伴有一些症状,不经治疗可自愈,可能与机体散热功能障碍有关。也有的低热患者就是表现为皮肤散热不好,在测体温时,同时做肛表、腋表对照检查,呈现体温表度数接近,在除外器质性病变后,考虑为散热功能障碍,为功能性低热。

！急诊处理

一、感染性疾病

（一）细菌感染性疾病

1. 抗生素的用药原则

（1）及早做细菌培养或其他病原学检查，以确定感染性疾病的病原学诊断。在细菌学检查未出来之前，采取经验性抗生素治疗。

（2）熟悉所选用药物的适应证、抗菌活性、药代动力学和不良反应。

1）在用抗生素的同时，一定对局部化脓性病灶进行积极治疗，如切除或切开引流。

2）按患者生理、病理、免疫状态合理用药。

3）不适当预防用药，不仅徒劳无益，反而引起耐药菌的继发感染；应尽量避免皮肤和黏膜等局部应用抗菌药物；病毒感染和发热原因不明者，除并发细菌感染或病情危急外，不宜轻易应用抗菌药物；联合采用抗菌药物必须有明确的指征，如病因未明的严重感染、单一抗菌药物不能控制的感染、避免较长期用药细菌产生耐药性、联合用药以减少毒性较强的药物用量、可以肯定获得协同作用者。

4）按药动学参数制订给药方案，通常每3~4个半衰期给药1次。1天量一般分2~4次平均给予，每6~12小时给药一次。抗菌药物一般继续用至体温正常、症状消退后3~4天，如临床效果欠佳，急性感染用药后2~3天应考虑调整。

5）在药物治疗的同时，纠正水、电解质、酸碱失衡，改善全身状态，输血浆蛋白和输血等综合措施也是非常重要的。

6）抗菌药物毒性反应防治原则：①每一种抗菌药物均有可能发生一些不良反应，因此，应用任何抗菌药物前，应充分了解其可能发生的各种反应和防治对策，剂量依生理和病理状况而确定，疗程必须适当；②慎用毒性较强的抗菌药物，对老年人、婴幼儿、孕妇尤其特别注意，对肝肾有毒性的药物或肝肾功能不全者，用药时应慎重。联合应用抗菌药物时，应警惕协同毒性及相互作用的发生；③发生轻、中度毒性反应一般采用对症处理，重度毒性反应时停用或改用毒性较低的抗菌药物，必要时加肾上腺皮质激素；④除少数情况外，避免鞘内、脑室内应用抗菌药物。

7）常用抗菌药物的合理应用，请参考合理应用抗生素部分。

2. 不同部位的抗生素选用

（1）呼吸道感染：呼吸道感染可分为院外（社区）和院内感染肺炎，院外感染绝大部分仅由少数几种微生物引起，多数为革兰阳性菌。院内感染性肺炎，致病菌常为需氧的革兰阴性菌，需氧革兰阳性菌最常见的为金黄色葡萄球菌；厌氧菌感染在院内感染性肺炎较院外感染性肺炎中多见。

在进行病原学检查的同时，经验性选用抗生素：既往健康的院外感染肺炎球菌和不典型肺炎时，经验治疗可用大环内酯类。如院外不典型肺炎者，可选用青霉素和一代头孢菌素。老年人，常见于革兰阴性菌和金黄色葡萄球菌，经验治疗选用广谱抗生素。

院内感染性肺炎,常为耐药菌感染。

(2)肝、胆感染性疾病:细菌性肝脓肿来自胆源性感染者以革兰阴性杆菌为主,大肠杆菌为多见,由血源或外伤致感染者以革兰阳性细菌为主,部分原因不清者常为厌氧菌感染或者需氧菌的混合感染。

(3)泌尿系感染抗生素选用:泌尿系感染 85% 是大肠杆菌所致,其次为副大肠杆菌、变形杆菌、产碱杆菌、铜绿假单胞菌、葡萄球菌、粪链球菌、变形的 L 型菌、厌氧菌、真菌、结核杆菌等。一般根据尿细菌培养及抗生素敏感实验结果选用抗生素。

经验用药:由于泌尿系感染多为大肠杆菌等革兰阴性杆菌引起,可选用复方磺胺甲噁唑、诺氟沙星或氨苄西林类药物,然后再根据药敏结果换药。

膀胱炎:单次大剂量治疗,如复方磺胺甲噁唑 2g 或氨苄西林 3g 或头孢拉定 2g 一次顿服。尿菌培养仍为菌尿,根据药敏治疗 3~5 天。如为顽固性慢性膀胱炎用青霉素或庆大霉素灌洗膀胱。

急性肾盂肾炎:较轻的肾盂肾炎用复方磺胺甲噁唑、新一代喹诺酮、氨苄西林、头孢类,治疗 14 天,尿菌仍阳性,改药治疗 4~6 周。

症状严重的肾盂肾炎,选用二、三代头孢和喹诺酮类,可联合用氨基糖苷类,疗程大于 14 天。如果为慢性肾盂肾炎联合用药,疗程 2~4 周。如无效或复发,将敏感药分 2~4 组轮流应用,疗程 2~4 个月。

如尿菌持续阳性,可采用低剂量(1/3 量)药物抑菌疗法。

(4)感染性心内膜炎:使用杀菌剂,大剂量静脉给药,长疗程(4~6 周),用药前做血培养。

急性感染在心内膜炎常见的病原菌为金黄色葡萄球菌、溶血性链球菌 A 组、肺炎球菌或淋病双球菌。

亚急性细菌性心内膜炎最常见的病原菌为链球菌属,其次为表浅葡萄球菌和各种嗜血菌。

当病原学诊断不清时,可选用第一代头孢菌素合用氨基糖苷类或万古霉素。

(5)中枢神经系统感染:化脓性脑膜炎常见的病原菌有脑膜炎双球菌、肺炎链球菌、单核李斯特菌、流感嗜血杆菌等。

经验性抗生素治疗,头孢噻肟 2g 静脉给药,6 小时 1 次。或头孢曲松 2g 静脉给药,12 小时 1 次,疗程 7~10 天。可加用青霉素 1.8g 静脉给药,每 4 小时 1 次,疗程 7~10 天。

脑脓肿大多数是由微需氧球菌和以厌氧菌为主的多种菌所致,致病菌随不同的诱发因素而不同。

如原发感染灶为耳,常见的致病菌为肠道阴性杆菌;创伤或外科手术后的感染,则考虑金黄色葡萄球菌感染。所以治疗上,除切开引流或脓肿穿刺引流,应用抗生素,同时做脓液培养,加药敏。

青霉素 1 万 ~8 万单位静脉给药 4 小时 1 次,加甲硝唑 500mg 静脉给药,每 8 小时一次,也可将青霉素换成头孢噻肟或头孢曲松。

(二)病毒感染性疾病

病毒是病原微生物中最小的一种,其核心是核酸(核糖核酸 RNA 或脱氧核糖核酸 DNA),外壳是蛋白质,不具有细胞结构。大多数病毒缺乏酶系统和细菌不一样,病毒不能独立自营生活,必须依靠宿主酶系统才能繁殖(复制)。对病毒引起的疾病治疗更加困难。

抗病毒药有的只抑制 DNA 型病毒,如阿昔洛韦(无环鸟苷)、阿糖腺苷、阿糖胞苷、环胞苷、三氟尿苷等;有的则对 RNA 型病毒也有作用,如利巴韦林。除上述以外,金刚烷胺、干扰素及其诱导剂也有较好的抗病毒作用。许多中草药,如穿心莲、板蓝根、大青叶、金银花、地丁、黄芩、紫草、贯众、大黄、茵陈、虎杖等也可用于某些病毒感染性疾病的防治。

1. 阿昔洛韦(无环鸟苷)   临床用于防治单纯疱疹病毒 HSV 和 HSV-2 的皮肤或黏膜感染,还可用于带状疱疹病毒感染。

(1)口服 1 次 200mg,每 4 小时 1 次或 1 日 1g,分次给予。肾功能不全者酌情减量。

(2)静脉滴注,1 次用量 5mg/kg,加入液体中输入,滴注时间为 1 小时,每 8 小时 1 次,连续 7 天。

(3)治疗生殖器疱疹,1 次 0.2g,1 日 4 次,连用 5~10 天。

(4)注意:

1)对肾功能不全者应减量。

2)静脉给药,只能缓慢滴注(持续 1~2 小时),不可快速推注,不可用于肌内注射和皮下注射。

3)注意不良反应。

2. 更昔洛韦   用于巨细胞病毒感染的治疗和预防,也可试用于单纯疱疹病毒感染。

(1)诱导治疗:静脉滴注 5mg/kg(历时至少 1 小时),每 12 小时 1 次,连用 14~21 天(预防用药则为 7~14 天)。

(2)维持治疗:静脉滴注,5mg/kg,每日 1 次,每周用药 7 日;6mg/kg,每日 1 次,每周用药 5 日;口服每次 1g,每日 3 次,与食物同服。可根据病情选择用其中之一。

3. 阿糖腺苷   用于单纯疱疹病毒性脑炎,一日量为 15mg/kg,按 200mg 药物 500ml 输液(预热至 35~40℃)的比率配液,作连续静脉滴注,疗程为 10 日。用于带状疱疹 10mg/kg,连用 5 日,用法如上。

4. 利巴韦林(三氮唑核苷,病毒唑)   本药具有广谱抗病毒性能,对多种病毒如呼吸道合胞病毒、流感病毒、单纯疱疹病毒等有抑制作用。对流感(由流感病毒 A 和 B 引起)、腺病毒肺炎、甲型肝炎、疱疹、麻疹等有防治作用。对流行性出血热有效。

(1)口服:1 日 0.8~1g,分 3~4 次服用。

(2)肌内注射或静脉滴注:1 日 10~15mg/kg,分 2 次。静脉滴注宜缓慢。用于早期流行性出血热,每日 1g,加入输液 500~1000ml 中静脉滴注,连续应用 3~5 日。

(3)滴鼻:用于防治流感,用 0.5% 液(以等渗氯化钠溶液配制),每小时 1 次。

(4)滴眼:治疗疱疹感染,浓度 0.1%,1 日数次。

注意:①本品有较强的致畸作用,故禁用于孕妇和有可能即将怀孕的妇女(本品在体内消除很慢,停药后 4 周尚不能完全自体内清除);②大剂量应用(包括滴鼻在内)可致心脏损害,对有呼吸道疾病患者(慢性阻塞性肺病或哮喘者)可致呼吸困难、胸痛等。

5. 吗啉胍(ABVB,病毒灵)   对各种病毒有抑制作用。用于带状疱疹、水痘等。滴眼治疗滤泡性结膜炎。口服:1 次 0.1~0.2g,1 日 3 次。

6. 金刚烷胺   用于亚洲 A-Ⅲ型流感感染发热患者。口服 1 次 0.1g,每日 2 次。孕妇和哺乳妇女禁用。用量过大可致中枢症状。用药期间避免驾车和操纵机器。

（三）寄生虫病

1. 疟疾　人类疟疾共有 4 种, 为不同种类的疟原虫引起。即卵形疟（病原为卵形疟原虫）、间日疟（48 小时发作一次, 病原为间日疟原虫）、三日疟（72 小时发作一次, 病原为三日疟原虫）及恶性疟（每 36~48 小时发作一次或呈弛张热, 病原为恶性疟原虫）。

（1）氯喹:

1）口服: 控制疟疾发作, 首次 1g, 6 小时后 0.5g, 第 2、3 日各服 0.5g。如与伯氨喹合用, 只需第 1 日服本品 1g。小儿首次 10mg/kg（高热期酌情减量, 分次服）, 最大剂量不超过 600mg, 6~8 小时后及第 2~3 日各服 5mg/kg。

2）肌内注射: 一日一次, 每次 2~3mg/kg。

3）静脉滴注: 临用药前, 用 5% 葡萄糖注射液或 0.9% 氯化钠注射液 500ml 稀释后缓慢滴注, 每次 2~3mg/kg。

4）疟疾症状抑制性预防, 每 1 周服 1 次, 每次 0.5g。

注意: ①有时可见白细胞减少, 如减至 $4 \times 10^9/L$ 以下应停药; ②孕妇禁用, 可能使胎儿耳聋、脑积水、四肢缺陷; ③偶可引起心律失常, 严重者可致阿-斯综合征; ④对角膜和视网膜有损害; ⑤可出现皮肤毛发病变、精神变化; ⑥与伯氨喹合用时, 部分患者可产生严重的心血管系统不良反应, 如改为序贯服用, 药效不减而不良反应降低; ⑦与氯丙嗪等合用可加重肝脏负担; 与保泰松合用, 易产生过敏性皮炎; 与氯化铵合用而降低氯喹的血浓度。

（2）青蒿素（黄蒿素）: 本品为我国首次从黄花蒿中提出的一种新的抗疟有效成分。

1）直肠给药: 用于不能口服的患者, 首剂 0.6g, 6 小时后 0.6g, 第 2~5 日各 0.4g。

2）深部肌内注射: 第一次 200mg, 6~8 小时后再给 100mg, 第 2、3 日各肌内注射 100mg, 总剂量 500mg（个别重症第四天再给 100mg）。或连用 3 日, 每日肌内注射 300mg, 总量 900mg。

3）口服: 先服 1g, 6~8 小时再服 0.5g, 第 2、3 日各服 0.5g, 疗程 3 日, 总量为 2.5g。

注意: ①注射部位较浅时, 易引起局部疼痛和硬块; ②个别患者可出现一过性氨基转移酶升高及轻度皮疹; ③妊娠早期妇女慎用。

（3）伯氨喹（伯喹、伯氨喹啉）:

1）根治间日疟, 每日口服 26.4mg（盐基 15mg）, 连服 14 日; 或每日口服 39.6mg, 连服 8 日。服此药前 3 日同服氯喹, 或在第 1、2 日服乙胺嘧啶（乙胺嘧啶作为预防每次服 25mg, 每周一次, 作为抗复发每日服 25~50mg, 连用 2 日）。

2）控制疟疾传播, 配合氯喹等治恶性疟时, 每日服 26.4mg, 连服 3 日。

注意: ①葡萄糖-6-磷酸脱氢酶缺乏者可发生溶血性贫血, 一旦发生立即停药, 给予地塞米松或泼尼松可缓解, 并静脉滴注 5% 葡萄糖氯化钠注射液, 严重者输血, 如发生高铁血红蛋白血症, 可静脉注射亚甲蓝 1~2mg/kg; ②孕妇慎用, 肝、肾、血液系统疾病及糖尿病患者慎用。

2. 血吸虫病　根据症状, 血吸虫病可分为急性、慢性和晚期。急性血吸虫病大多发生于无免疫力而新近感染大量尾蚴的患者, 多出现长期发热、头痛、乏力、咳嗽、腹泻等症状。

慢性血吸虫病常见于流行区反复感染者, 平时可无症状, 或有乏力、头晕、腹痛、腹泻、便血等症状。

晚期血吸虫病见于流行区反复多次大量受感染而未及时治疗的患者, 临床上可有巨脾、腹水等肝硬化的症状。

吡喹酮（环吡异喹酮）：口服一次 10mg/kg，一日 3 次。急性血吸虫病，成人总量 120mg/kg，儿童为 140mg/kg，每日 3 次，4 日为一个疗程；慢性血吸虫病，成人总量 60mg/kg，儿童体重 <30kg 者总剂量 30mg/kg，每日 3 次，2 日为一个疗程。皮肤涂擦 1‰吡喹酮，12 小时内对血吸虫尾蚴侵害有可靠的保护作用。

3. 猪囊尾蚴病　一定要住院治疗，做腰穿，以明确颅内压情况，另在服药前查眼底，以除外眼囊虫，如有眼囊虫，一定要先手术摘除囊虫，然后再服药。可用阿苯达唑 20mg/（kg·d），口服 10 天（体重 >60kg 者按 60kg 计算），或吡喹酮 120~180mg/kg，均分为 3~5 天口服。视病情需要可再治疗 1~2 个疗程。

4. 弓形虫病　推荐治疗方案。

治疗弓形虫病应注意以下问题：①宜联合用药，用药量及疗程应规范；②应密切注意药物的毒副作用，孕妇用药应更慎重；③不宜用"弓形虫 IgG 抗体效价下降"作为考核疗效的标准。

几种患者的治疗方案：

（1）免疫功能正常者：

1）磺胺嘧啶（SD）+ 乙胺嘧啶：磺胺嘧啶每日 2g，分 4 次口服，首剂加倍，连服 2~4 周；乙胺嘧啶 25mg 每日 1 次，首次加倍，连服 2~4 周；或复方磺胺甲噁唑 2 片，每日 2 次，首次加倍，15 天为一疗程。

2）螺旋霉素：3g/d，每日 3 次，2~4 周为一疗程，可与磺胺药联合应用（用法同前）。

3）阿奇霉素：每日 250mg，首日加倍，10 天为一疗程，可与磺胺药联合应用（用法同前）。

4）克林霉素：10~30mg/（kg·d），每日 3 次，10~15 天为一疗程，可与磺胺药联合应用（用法同前）。

以上疗法，1 次治疗后可根据病情需要，间隔 5~7 天后再用 1~2 个疗程。

（2）免疫功能低下者：上述各种用药方案的疗程时间较前延长 1 倍；次数最少不低于两个疗程，可同时加用 γ- 干扰素治疗。

（3）孕妇

1）螺旋霉素（或克林霉素）：用药方法同前，早孕者建议用两个疗程。不能透过血脑屏障，对胎儿中枢神经系统感染无效。

2）阿奇霉素：早孕者建议用两个疗程；中、晚期妊娠者可用一个疗程。

（4）新生儿：可采用螺旋霉素（或乙胺嘧啶）+ 磺胺嘧啶，或阿奇霉素治疗，用法同前。

（5）眼弓形虫病：

1）磺胺类药物 + 乙胺嘧啶（或螺旋霉素），疗程至少 1 个月。

2）克林霉素：300mg，每日 4 次，至少连服 3 周。

炎症累及黄斑区者加用肾上腺皮质激素。

（四）真菌感染

全身真菌感染选用氟康唑（氟康唑、三维康），口服成人每日 50~100mg。重症深部真菌感染首日给予 400mg，以后每日 200~400mg，分两次给药，注射给药的用量与口服量相同，静脉滴注速度约为 200mg/h。

伊曲康唑（依他康唑、伊曲康唑）对浅部及深部真菌均有效。用于皮肤癣、口腔和阴道念珠菌及全身性念珠菌、曲霉菌、隐球菌、组织胞浆菌等感染。口服，用于浅表真菌感染如阴道念珠菌病每日 200mg；全身性真菌感染，每日 200~400mg，分 1~2 次用餐时服。

膀胱白念珠菌感染：两性霉素 B 50mg/ml 溶液冲洗，每小时 100~150ml 为宜，间断 24 小时，疗程 1 周左右。两性霉素 B 毒性较大，目前很少应用。

不宜导尿者口服氟胞嘧啶 150mg/（kg·d），疗程 3~4 周，全身感染念珠菌病用两性霉素 B 0.5~1mg/kg 加入 5% 葡萄糖 500ml 中，静脉点滴，首次剂量为 0.1ml/kg，每天增加 5~10mg，一般疗程 1~2 个月。

（五）感染病灶的处理

肺脓肿、肝脓肿、胆道梗阻、鼻窦炎、胸腹腔内化脓性包块，都应抽出脓腔脓汁，冲洗或注入抗生素，有的还要留置引流管，解除梗阻。因处女膜伞致妇女泌尿系反复感染者，处女膜伞需做手术治疗，预防再发炎症。这样促进感染消除、吸收，减少抗生素用量。

二、非感染性疾病

风湿性疾病、肿瘤、血液病，其治疗参考专业书籍。

（一）试验性治疗

对不明原因的发热患者，采用试验性治疗，以观察其疗效，如疗效好，可能就是原考虑的疾病。试验性治疗包括抗生素、各种激素、抗肿瘤药及放射性治疗。采用试验性治疗，可能对身体有副作用，也可能出现继发性损害，使已经很困难的问题变得更加复杂。有时试验性治疗会取得非常特异性的治疗效果，从而把临床医师引入歧途，认为治疗有效，实际是一种虚伪的成功。还有一种情况，治疗无效，持续了一段时间，影响了作其他检查及治疗的良机，也会影响对体温和病情的观察，所以一般不做试验性治疗。但也不是所有的患者均不做试验性治疗，如果患者病情发展很快且危及生命，则为试验性治疗的明确指征。如果试验性治疗所采用的药物为非特异性治疗剂，对诊断帮助不大，所以必须是特异性的，剂量和疗程要安全。

对结核病的试验性治疗，据统计治疗后 50%~60% 的人 2 周内退烧，20%~30% 的人 10 周内退烧，10%~20% 的人，持续到 3 个月左右。

（二）功能性发热的处理

1. 根据原因进行纠正。

2. 调节神经治疗　BCV 合剂（含溴化钾、安钠咖及苯甲酸）10ml，每日 3 次。谷维素每次 0.1g，每日 3 次。

3. 中医中药治疗　枣仁安神液。

（三）中医中药及对症处理

1. 感染性发热

（1）余热未尽：

1）湿热毒邪：在半表半里之膜。原湿浊不化，交阻于内，发热缠绵。

主证：寒热往来，头重体沉，恶心欲吐，便软，舌质红，苔黄厚腻，脉滑数。

治法：清疏湿热、化浊利湿。

方药：防风通圣丸、霍香正气胶囊、西黄丸和醒消丸。

2）阴虚发热：午后发热、五心烦热。

主证：盗汗、口干舌燥、大便燥结、舌质红、脉细数。

治法：滋补阴液、清降虚热。

方药：知柏地黄丸、大补阴丸。鳖甲、龟板胶各 15g 加冰糖少量，水炖。

（2）持续高热无反应：神昏痰多。

治法：清热解毒，化痰开窍，清利湿热，活血化瘀。

1）痰饮停滞：发热恶寒、气急喘促、不思饮、舌淡苔滑腻、脉弦滑。

治法：温化痰饮、健脾渗湿。

方药：二陈丸 6~9g/ 次，2 次 / 日。香砂六君子丸 6~9g/ 次，2 次 / 日。

2）瘀血内停，营卫失调：发热恶寒、烦热不安、口唇暗紫、口燥、舌有瘀点、脉涩弦。

治法：活血化瘀、调和营卫。

方药：大黄䗪虫丸 1 丸 / 次，2 次 / 日。

3）食滞中焦，郁积生热。

主证：午后潮热、面色红赤、嗳气吞酸、纳差、恶心欲吐、便结或溏、舌淡红、苔腻、脉滑。

治法：消食化滞、调和胃气。

方药：保和丸 6~9g/ 次，2 次 / 日。香砂枳术丸 6~9g/ 次，2 次 / 日。

2. 非感染性发热

（1）血虚发热：五脏失养所致。

主证：稍劳则热、头晕眼花、面色无华、甲枯干黄、心悸、失眠多梦、停经或经少、舌质淡、脉沉细。

治法：养血益气、补心醒脾。

方药：人参归脾丸、人参养荣丸。

（2）中气不足、气虚阳浮、身热有汗、口渴喜热饮，恶寒、气短懒言，倦怠乏力、面色萎黄、舌淡苔薄、脉弱。

治法：补中益气、甘温除热。

方药：补中益气丸 6~9g/ 次，2 次 / 日。人参健脾丸 1~2 丸 / 次，2 次 / 日。

（3）阴寒内盛、虚阳外浮、自觉身热、四肢不温、纳少腹胀、便溏、腰酸、腿软、舌淡苔薄、脉沉、无力。

治法：抑阴扶阳、温补脾肾。

方药：附子理中丸 1~2 丸 / 次，2 次 / 日。参桂理中丸 1~2 丸 / 次，2 次 / 日。

（4）肝郁血虚：脾失健运、头痛眩晕、口燥咽干、寒热往来、潮热、纳少、疲乏两肋作痛。

治法：疏肝解郁、健脾养血。

方药：加味逍遥丸、大黄䗪虫丸。

功能：破血消瘀。

主治：血瘀不通引起积聚痞块，午后发热。

主药：大黄、土鳖虫、水蛭、桃仁。

用法：1 丸 / 次，12 次 / 日。

（5）常用方剂：

1）香砂六君子丸：健脾和胃、燥湿祛痰。木香、砂仁、人参、茯苓、甘草。6g/ 次，2~3 次 / 日。

2）香砂枳术丸：行气化滞、健脾和胃。木香、砂仁、枳实、白术。6~9g/次，2次/日。

3）保和丸：理气健脾、和胃化滞。法半夏、茯苓、六神曲、焦山楂。6g/次，3次/日。

4）复方竹沥水：清热解毒、化痰止嗽、鲜竹沥、鱼腥草、桔梗。20ml/次，3次/日。

5）新雪丹：清热泻火、凉血解毒、温热病气营两燔。石膏、牛黄、冰片、穿心莲、芒硝、寒水石、栀子、竹叶等。1.5g/次，2~3次/日。

6）加味逍遥丸：调和肝脾。当归、白芍、柴胡、白术、茯苓、丹皮、栀子、生姜等。6g~9g/次，2次/日。

7）人参养荣丸：补益气血、调养荣卫。人参、白术、茯苓、熟地。1~2片/次，1~2次/日。

8）参桂理中：温中散寒。人参、肉桂、附子、白术。1~2丸/次，1~2次/日。

9）附子理中丸：温中散寒。附子、人参、白术。1丸/次，2~3次/日。

10）片仔癀：清热解毒、清利湿热、活血化瘀、清肺化痰。三七、麝香、牛黄、蛇胆等。

（四）高热的中医中药处理

1. 牛黄清热散 主要成分：牛黄、胆南星、黄连、天麻、全蝎、僵蚕、甘草、朱砂、冰片。清热化痰、镇惊定搐。口服，一次0.2g，一日2次。

2. 牛黄清脑丸 清热解毒，通窍镇惊。口服蜜丸一次1~2丸，一日2次。

3. 牛黄犀羚丸 解热祛风，清心降火，宁志安神。口服蜜丸，一次1丸，一日2次。孕妇忌服。

4. 牛黄解毒丸 清热解毒，散风止痛。口服蜜丸，一次1丸，一日2次。孕妇忌服。

5. 紫雪散 用于神昏谵语，狂躁不安，寒战高热，颈项强直。每次服0.75g（1.5g/瓶），每日2次。

6. 局方至宝散 药物组成：水牛角浓缩粉，牛黄，玳瑁，朱砂，雄黄，琥珀，安息香，冰片。清热解毒，开窍定惊。用于热病，痰热内闭，高热惊厥，神昏谵语。散剂一次2g（2g/瓶），一日一次；蜜丸（3.0g/丸）及糊丸（2.7g/丸）均一次一丸，一日1~2次。

7. 牛黄清宫丸 主要成分：人工牛黄、水牛角浓缩粉、连翘、金银花、白芷、天竺黄。清心热、解毒、凉血生津。蜜丸，口服一次2丸，一日2次。

8. 安宫牛黄丸 主要成分：郁金、雄黄、黄连、栀子、冰片、黄芩、牛黄、犀角、麝香、珍珠、朱砂。清热解毒，开窍安神。口服，每次服一丸。

9. 汤剂—经验方 大黄15g、芒硝4g、元参15g、甘草6g，制成100ml，每次50ml，口服。此方有降温、提高机体防御能力、对抗血清内毒素的作用。

10. 大黄与新清宁 大黄通过通腑泻下降温，有通里攻下、通腑泄浊，荡涤肠胃作用。醋制大黄可以清解血分热毒，有抗菌和抗病毒作用。动物实验证明大黄解热作用，系通过前列腺素E及环核苷酸作用于体温中枢使感染性家兔体温下降。

单味大黄10~30g，煎汤，可上饮下灌，分次给药。

新清宁为熟大黄制剂，每次3~5片，每日3次，发热时用量加倍，也可10片去糖衣，磨碎灌肠。

降温退热要注意液体的补给，脱水不仅影响降温，而且也可引起脑血管并发症。

（五）高热的西药处理

1. 物理降温

（1）酒精浴：用25%~30%酒精30℃在腋下、腹股沟、颈部大血管走行部位擦浴。

（2）冰袋：在大血管走行部位及头部放置冰袋。

（3）化学冰袋：将内袋轻轻揉开，使药品均匀混合，即可使用。

（4）空调或风扇降温：冰块放在床下吹风扇来降室温，从而使人体温度下降。

（5）冷水法降温：使水槽温度降至15~16℃，把患者置于冷水槽内，注意患者温度变化，反复监测肛温。每15分钟将患者抬出水面，测肛温一次，如温度<38℃，即停止此法，如肛温又回升至38℃以上时，可再进行水浴。注意血压、呼吸、心率的变化。

2. 安乃近滴鼻剂。

3. 吲哚美辛（消炎痛及消炎痛栓） 口服每次25mg，每日2~3次；栓剂使胃肠道反应减轻，持续药效时间长，1次50mg，1日50~100mg。

4. 对乙酰氨基酚（扑热息痛，百服宁，醋氨酚，必理通，泰诺） 口服每次0.3~0.6g，每6小时1次，一日量不超过2.0g。

泰诺滴剂滴鼻。

5. 复方乙酰水杨酸片（APC，每片含阿司匹林0.2g，对乙酰氨基酚0.13g、咖啡因0.035g）每次1~2片，一日3次，饭后服。

6. 复方丙氧氨酚片（达宁） 本品为无水萘磺酸右丙氧酚与对乙酰氨基酚复方制剂。主要用在止痛，用于术后疼痛、骨关节痛、牙痛、神经性疼痛、血管性头痛等。每次1~2片，每天3~4次，饭后服。

7. 索米痛片（去痛片） 每次1片，每日3次。每片含氨基比林0.15g、非那西汀0.15g、咖啡因0.05g、苯巴比妥0.015g。

8. 激素降温及减轻中毒症状 氢化可的松200mg或地塞米松10mg静脉滴注。必须有选择性，不作为常规治疗。

9. 冬眠一号（氯丙嗪25mg、异丙嗪25mg、哌替啶50mg）加入25%葡萄糖20ml，静脉推注，于15分钟内注完。冬眠二号（氯丙嗪25mg、异丙嗪25mg）或冬眠三号（异丙嗪25mg）亦可按上述方法推注。上述药物使用后，往往10分钟后开始降温，10个多小时体温可降至36℃以下，当体温38℃时，应立即停止降温，也可氯丙嗪25~50mg溶于生理盐水500ml，缓慢静脉滴注，1~2小时滴完。

用药中，加强护理，严密观察血压、脉搏、呼吸、肛温变化。并及时给予相应处理。

降温、退热要注意液体的补给，脱水不仅影响降温，也可引起心脑血管并发症。

关于解热剂的应用意见尚未统一。

在发热患者处理中，不要忽视发热对机体的保护作用。所以。WHO规定肛温在39℃以上时可以应用解热剂。体温38.5℃以上，高度疑诊有感染或严重感染存在，应用抗感染治疗，而不主张先用解热剂。

不主张传统的在高温时应用冷、温水或乙醇擦浴的降温方法，研究证明这种方法违反了生理机制。冷、温水擦浴可加重肺炎和其他疾病；乙醇擦浴则经皮肤吸收，使患者产生乙醇中毒症状并损伤皮肤。

安全有效的方法是依靠药物治疗，推荐应用如布洛芬、萘普生等，如萘普生剂量为每次8~10mg/kg。

目前不主张肌内注射解热剂，尤其是复方氨林巴比妥或复方氨基比林，肌内注射可引起臀肌萎缩、坐骨神经炎等，用后可产生急性粒细胞缺乏症。

激素的滥用不但改变了原有的热型和临床表现,长期应用还将加重原有感染性疾病或诱发二重感染等并发症,延误必要的治疗。因此,一般情况下我们不主张在病因未明的发热患者中使用激素。

三、急性呼吸道感染

急性呼吸道感染是指鼻、鼻咽或咽、咽喉部急性炎症的总称。俗称感冒、咽 – 扁桃体炎、咽 – 喉 – 气管炎,在急诊患者中常见。

患者表现为不同程度的发热、发冷、咳嗽、干咳或有痰、鼻塞、流涕、咽痒、咽痛、声嘶、音哑、头痛、全身酸痛、不适等。

大多数由病毒引起,部分由细菌所致。若为病毒感染,血象可不高,有的甚至低于正常;若为细菌感染,则血象白细胞计数升高其分类有左移现象。也有先由病毒感染起病,后有细菌的混合感染。

对有呼吸道症状的患者,体检时要注意扁桃体有无肿大、红肿、化脓,颌下淋巴有无肿大、鼻窦有无炎症,做血常规检查,了解可能的病原及病情轻重。发热超过一天者还可做胸透和胸片检查除外肺炎。

(一)选择用药

1. 感冒清热颗粒　主要成分有荆芥穗、薄荷、防风、柴胡、柴胡叶、葛根、桔梗、苦杏仁、白芷、苦地丁、芦根,用于风寒感冒,头痛发热,恶寒身痛,鼻流清涕,咳嗽咽干。口服,每次一袋,一日两次。

2. 感冒退热冲剂　主要成分:大青叶、板蓝根,用于上呼吸道感染、急性扁桃体炎、咽喉炎。口服:每次 1~2 袋(18g/ 袋),一日三次。

3. 银翘解毒颗粒　主要成分:金银花、连翘、薄荷、荆芥、淡豆豉、牛蒡子(炒)、桔梗、芦根、淡竹叶、甘草,用于风热感冒,发热头痛,咳嗽口干,咽喉头痛。口服:每次 1 袋(2g/ 袋),每日 2~3 次。重症者可加服一次。

4. 板蓝根颗粒　主要成分:板蓝根。

5. 清喉利咽颗粒　主要成分:黄芩、西青果、桔梗、竹茹、胖大海、橘红、橘壳、桑叶、香附(醋制)、紫苏子、紫苏梗、沉香、薄荷脑,用于急慢性咽炎,扁桃体炎,咽喉发干,声音嘶哑;常用有保护声带作用。口服,每次 1 袋,一日 2~3 次。

6. 清肺消炎丸　主要成分:麻黄、石膏、地龙、牛蒡子、葶苈子、牛黄、苦杏仁(炒)、羚羊角,用于痰热、阻肺,咳嗽气喘,胸肋胀痛,吐痰黄稠,上呼吸道感染,急性支气管炎,慢性支气管炎急性发作及肺部感染。

7. 麝香正气软胶囊　主要成分:苍术、陈皮、厚朴(姜制)、白芷、生半夏、广藿香油、紫苏叶油等,用于外感风寒,内伤湿滞,头痛身重,腹胀痛,呕吐泄泻。口服每次 2~4 粒(0.45g/ 粒),一日 2 次。

8. 穿心莲粒　主要成分是穿心莲,用于风热感冒及流行性感冒,湿热型扁桃体炎咽炎,湿热型肠炎,急性细菌性痢疾(热痢)等。口服每次 2~3 粒(0.3g/ 片),每日 3~4 次。

(二)中医中药

急性上呼吸道感染中医辨证可以有不同类型,主要分为风寒型和风热型。

1. 风寒型　患者表现为恶寒重、发热轻、头痛无汗、鼻流清涕、四肢酸痛、舌苔薄白、脉浮紧。主要是由于风寒袭于皮表,寒为阴邪,其性凝滞,卫外阳气郁遏,毛窍塞,鼻为肺窍,肺系失利所致,风寒在表之证。

治疗用于辛温表,轻者可用葱豉汤(葱白、淡豆豉),病情重者用荆防败毒散加减(荆芥,防风,柴胡,羌活,独活,前胡,枳壳,茯苓,川芎,甘草,桔梗),若头痛则可加白芷;身痛,无汗,呕恶者可加葱白、生姜。

2. 风热型 风热犯于皮表,风为阳邪,其性疏泄,邪热蒸发于表,毛窍松弛,故发热重,恶寒轻,阳从热化,故有口干,咽喉肿痛,欲饮,鼻涕黄稠,苍白而燥,脉浮数。

辛凉解表。一般可用银翘解毒丸(片)或桑菊感冒片;症状重者则用银翘散(银花,连翘,桔梗,薄荷,竹叶,生甘草,荆芥穗,淡豆豉,牛蒡子,鲜芦根)加减。高热者可用黄芩;咽痛则加射干,山豆根;若为夏季或多汗者,去荆芥穗;兼感暑湿。苔腻脘闷者,可加藿香,佩兰;热盛烧高苔黄者,可加生石膏;若风热壅阳上焦,兼见颈肿咽痛者,加马勃,草河车,元参,板蓝根等。

一些重症感冒患者,常见兼有风热及风寒,治则宜兼用辛凉及辛温解表如银翘散加苏叶、葱白、淡豆豉等。

其他可用板蓝根冲剂、伤风感冒冲剂、羚翘解毒丸等。

针灸:祛风散寒、疏解表邪、用风门、风池、列缺、合谷穴。宜散风热,清肃肺气。针刺大椎、曲池、合谷、鱼际、外关。鼻塞加迎香;头痛加攒竹、太阳;高热时大椎穴旁开一横指点刺放血或尺泽穴放血;咽痛加少商穴放血。

(三)对症治疗

发热头痛者可服用复方阿司匹林、对乙酰氨基酚,实行物理降温(参看本节退热治疗);咽痛者可服六神丸,口含消炎喉片、度米芬含片、华素片、溶菌酶等;流涕鼻塞者可抗敏鼻炎片口服、氯卡麻滴鼻、氯苯那敏口服。咳嗽,干咳无痰者可服用祛痰合剂及盐酸氨溴索口服也可选用溴己新、氯化铵、川贝精片、蛇胆陈皮来祛痰,减轻呼吸道炎症和水肿,促进炎症吸收,可兼用蒸气吸入或药物喷雾法治疗。

(四)抗生素的应用

上呼吸道感染初起或认为病毒感染而未继发细菌感染,原则上不用抗生素,即使是合并细菌感染但较轻也不用抗生素。

抗生素一般用于较严重的细菌性感染,或有风湿病、肾炎、心肌炎病史,或合并鼻窦炎、中耳炎、化脓性扁桃体炎及周围脓肿,或年老体弱者。一般选用青霉素肌内或静脉滴注,但最好是做咽拭子培养或痰培养,根据药敏结果选用抗生素。

如有鼻窦炎应加用甲硝唑抗炎,1.0~1.5g/d,静脉滴注。加用滴鼻药物。当鼻窦腔内脓汁较多时,采取鼻窦穿刺排脓。

有喉炎要积极给予治疗,雾化吸入,适当给激素,警惕喉头水肿,以防发生窒息。

四、急性肺炎

(一)抗生素的应用

对间质炎型或混合型者,尤其是热挟湿较重者,常短程加用抗生素如红霉素 1.2g/d 静脉点滴,以促进炎症消退。

关于急性肺炎的抗生素应用,在大多数普通肺炎,尤其是无高热,一般情况好者或病原体考虑为病毒者,单用中药不用抗生素即可收到较好疗效;对抗生素过敏或对某些抗生素治疗无效的肺炎患者,应用中药同样可取得较好效果。最好根据药敏试验结果选用合适的抗生素。

（二）老年人肺炎

老年人肺炎是老年人的常见病,发病率较高,病死率高。老年人糖尿病、慢性支气管炎、心功能不全,因长期卧床均可引起肺炎。致病菌可为细菌、真菌、病毒,或为混合感染（细菌合并病毒、细菌合并真菌）。正常人上呼吸道存在的一些杂菌及毒力低的革兰阴性杆菌也可致病。急性期发病隐匿,临床症状不典型,发热不规律,以低热或中度发热为多,呼吸道症状轻微,甚至部分老年患者无呼吸道症状,而以消化道或精神症状为突出表现,常易发生并发症。合并脑病出现意识障碍、谵语、蒙胧、昏睡等症状;或并发感染中毒性休克、心律失常、水电解质失衡、心搏骤停等。恢复期患者常出现感染后衰弱状态。

在治疗问题上,由于老年人全身各脏器功能下降,抗感染能力下降,一般抗生素难以奏效,较长时间应用易产生耐药性,故老年人感染要选择敏感强效抗生素,短时间适量使用。老年人在用抗生素期间,易发生不良反应,易产生二重感染,肠道菌群失调,继发真菌感染,临床应密切观察。

（三）中医中药

1. **突击泻热** 实热是急性肺炎的主要临床表现之一。根据肺与大肠相表里的理论以及中医多年的"肺实泻大肠"的治疗经验,在治疗中,应尽早采取通腑法以突击泻热,热退则病情好转。其方剂为:大黄 15g、芒硝 10g、元参 15g、甘草 9g,每日 1~2 剂,每次口服一剂或半剂,可连续用 1~3 天,除孕妇禁忌外,余者均可使用。

2. **消除炎症** "热症"的基础是肺内存在炎性病灶,故以清热解毒、活血化瘀法治之。我们通过临床观察,体会到肺炎 3 号（败酱草 30g、蒲公英 30g、虎杖 30g、半支莲 15g）即后来的热炎宁冲剂,口服并同时使用泻热汤直至炎症吸收,确实收到了治疗效果,炎症吸收时间为 10 天左右。具体用量为每日 1~2 剂,水煎服。

关于肺炎 3 号在急性肺炎中的治疗作用,我们曾做过一些实验室研究,结果表明,其可使机体的白细胞吞噬功能增强,血清总补体水平提高,有助于病原菌的清除,加速炎症的修复。这说明中药对肺炎的治疗作用不在于直接杀灭致病菌,而主要是通过机体防御功能而起作用的,是其调动和增强了机体自身的免疫能力,达到了抗感染之目的。

3. **清利湿热** 针对热挟湿的临证,于泻热同时兼以利湿的治疗,每可收到使热降症减的效果。具体用药为:冬春季常选用苡仁 30g、杏仁 9g、六一散 30g;夏秋季则多选用藿香 9g、佩兰 9g、六一散 30g 水煎服。

4. **扶正祛邪** 本治则是对热盛伤阴或恢复期气阴两伤的临床证型,除上述治疗外,还应配合应用养阴清热药如加用生地 15g、麦冬 9g、丹皮 15g、芦根 30g;或配合应用益气健脾养阴药,如生芪、云苓、白术等以扶正祛邪。

5. **纠正水、电解质平衡紊乱** 对于合并感染中毒性休克的患者,一般采用输液,以纠正水电解质及酸碱平衡失调,同时抗休克治疗。根据情况可同时服用中药及使用抗生素,以提高休克的抢救成功率。

6. **促进炎性病灶吸收**

（1）外敷中药:于炎症病灶相应部位的胸壁局部外敷中药活血消炎散（大黄 30g、乳香

30g、没药 30g、菖蒲 30g、王不留行 30g、青黛 60g，共研末，适量用鸡蛋清调敷）。此法对肺炎波及胸膜者效果更佳，有活血化瘀、消炎止痛之功效。一般无副作用，偶有局部皮肤过敏者，此时可停敷。

（2）拔火罐：在炎症病灶相应部位的背部拔火罐，每日 1 次，每次 15 分钟，可促进炎症吸收。

（3）理疗：适用于炎症吸收慢或间质型肺炎，多用超短波，也可用短波、中波或微波。

7. 支持疗法　对高热、食欲缺乏、年迈体弱者，可适当静脉输液，口服生脉饮。也可配合应用中药以健脾益胃，或中成药如香砂养胃丸等。必要时可适当少量输新鲜血或血浆。

五、肺脓肿

（一）抗生素的应用

根据致病菌的药敏试验选用抗生素。肺脓肿多为需氧菌和厌氧菌混合感染。所以，在治疗中加用抗厌氧菌药物甲硝唑或替硝唑静脉滴注。

（二）排痰

脓液引流与疗效有十分重要的关系，脓液引流不畅，痰不能排出，则对疗效影响较大。

1. 体位脓液引流　对一般情况较好的患者，可行体位引流排痰。使病侧肺处于高位，并使其引流支气管口向下，根据肺脓肿所占肺段的支气管走行方向采取相应的体位，促使痰液顺体位引流至气管咳出。体位引流时间歇做深呼吸，随后用力咳痰，同时，配合拍击背部（患侧），可提高引流效果。每日 2~4 次，每次 15~30 分钟。脓痰黏稠不易引流时，可口服祛痰剂、盐酸氨溴索或雾化吸入，使痰液变稀和小支气管痉挛缓解，有助于排痰。体位排痰开始时，应在医师或护士指导下进行。

2. 吸入法　分为蒸气吸入法、药物喷雾法，而药物喷雾法又分为雾化吸入法和超声波雾化吸入法。每日 3~4 次。

它们的目的是减轻呼吸道的炎症和水肿；减轻支气管痉挛性收缩，稀释呼吸道分泌物，帮助祛痰，减轻咳嗽。

雾化吸入的常用药物包括：①抗生素：卡那霉素 0.25~0.5g，或庆大霉素 4 万 ~8 万单位，或乳糖酸红霉素 0.125~0.25g，或奈替米星 1 支（0.1g）；②解除支气管痉挛药物：氨茶碱 0.125~0.25g，或沙丁胺醇 0.1~0.2mg，或克仑特罗 20~40mg，异丙托溴铵 2ml；③稀化痰液药物：注射用 α- 糜蛋白酶 1 支（4000U）；④肾上腺皮质激素：地塞米松 2.5~5mg；⑤中药：银黄液 0.1~0.2mg 或四季青 2~4ml。

超声波雾化法的所用药物与上述相同。超声波雾化器是应用超声波能把药液变成细微的气雾，这种气雾可随着患者吸气而进入呼吸道。雾化量可以调节，雾滴小而均匀，温度接近体温，药液随着深呼吸可吸到终末支气管及肺泡，同样达到镇咳祛痰、消炎及解除支气管痉挛作用。

（三）经皮肺穿刺抽脓后留置导管引流

有条件的地方可用此法。经皮肺穿刺抽脓后留置导管，从管内注射抗生素，对急性或慢性肺脓肿有空洞形成而脓液黏稠引流不畅、中毒症状严重、全身用药不佳、空洞靠近胸壁、局部胸膜有粘连者，可考虑采用此法治疗。而有明显肺气肿、肺大疱、肺动脉高压、病灶较深、有明显出血倾向、患者不能控制咳嗽、不利操作者不宜使用本法。

从导管内注入青霉素或其他抗生素,每6小时1次,每次注完药后卧位1~2小时,导管保留到脓腔及炎症阴影消失。经此方法治疗体温下降快,脓腔消失率高。

但该方法需要一定技术条件,为有创性治疗,不易被患者接受。

(四)理疗

应用短波或超短波局部理疗,或胸壁拔火罐治疗,可以促进炎症吸收、成脓及脓肿的愈合。

(五)支持疗法

对病情严重、机体一般状态差者,要注意热量、维生素、电解质的供给,必要时给予少量多次输新鲜血或血浆、蛋白等,以提高机体的抵抗力。

(六)手术切除

对于巨大脓肿、壁厚、脓腔>6cm(直径),经3个月保守治疗,感染症状不缓解,或有并发症发生,如脓胸,大咯血者可考虑手术治疗。

(七)中医中药

根据病情发展的不同阶段分期辨证施治。

1. 成痈期　主证为高热,咳嗽气急,胸闷作痛,咳吐浊痰,带腥臭味,咽干舌燥,便燥尿黄。舌质红,苔黄腻,脉滑数或洪大。

治则:清热解毒,化痰散结。

方药:生石膏60g、知母15g、金银花50g、连翘20g、黄芩15g、桔梗15g、鱼腥草30g、杏仁10g、芦根30g、大黄15g、丹皮15g。热毒重者加服犀黄丸,每日6克。伴神昏谵语者加服安宫牛黄丸,每服1丸。便燥者加服泻热汤(大黄15g、芒硝10g、元参15g、甘草6g)。

2. 溃脓期　主证发热、胸痛,咳吐脓血腥臭痰。舌质红绛、苔黄厚、脉洪大有力或滑数。

治则:清热解毒,逐瘀排脓。

方药:金银花50g、连翘30g、败酱草30g、蒲公英30g、芦根30g、生薏仁30g、冬瓜仁30g、桃仁10g、生石膏60g、知母15g、大黄10g、甘草10g。热重者加服牛黄清热散3g,每日2次,或醒消丸3g,每日2次。痰黏稠者加服竹沥水15ml,每日3次。

3. 恢复期　高热已退,脓血痰基本消失,但身体虚弱。偏阴虚者主证为余热未除,五心烦热,口干多汗。舌红,苔薄黄或少苔,脉细数。

治则:养阴清热,润肺化痰。

方药:沙参20g、麦冬15g、百合15g、生地15g、地骨皮30g、玉竹10g。

偏气虚者,主证为倦怠乏力,咳嗽气短,食欲缺乏,便溏。舌质淡红,苔薄白。脉沉细无力。

治则:补益脾肺。

方药:太子参15g、茯苓15g、白术12g、陈皮10g、山药15g、黄芪30g、甘草10g。

肺脓疡不愈合者宜清养补肺。

方药:黄芩12g、桔梗10g、沙参30g、黄芪15g、合欢皮30g、白芨10g、生薏仁15g、冬瓜仁15g、甘草6g。

根据中医基础理论"肺与大肠相表里""肺实泻大肠"。肺脓肿属肺之实热证,故在治疗中运用清利大肠的治则,泻肺之瘀热。尤其在成痈期前即化脓性肺炎阶段运用通腑泻热治则,有显著疗效。

六、肝脓肿

在治疗细菌性肝脓肿之前一定要注意明确诊断。在临床上,细菌性肝脓肿的误诊常发生于以下几种情况:

与邻近脏器的感染未能鉴别。临床表现以急腹症为主要表现的细菌性肝脓肿,常易误诊为胆囊炎、急性胰腺炎、胆石症或阑尾炎穿孔所致弥漫性腹膜炎。尤其是脓肿穿破出现急性腹膜炎的病例,误诊率更高。

因肝大而常与肝的其他疾病难于鉴别,如阿米巴肝脓肿、肝癌、肝囊肿、肝包囊虫病等,往往因忙于各项检查而延误了治疗时机。

忽视了细菌性肝脓肿易自行破溃的特点,致使原发病灶被掩盖,造成诊断和治疗上的不利。细菌性肝脓肿一旦自行破溃,又未能及时发现则死亡率相当高。

自发破溃之肝脓肿病例的临床特点为:①高热、寒战等中毒症状重;②末梢血白细胞数多高于 $20 \times 10^9/L$;超声波检查提示脓肿位置比较表浅;③自发破溃前常有肝区胀痛加剧。若患者入院就诊前已破溃者常以胸腔积液、肺炎、肺脓肿、腹膜炎等为主要表现。此时要追问其长时间的高热、畏寒病史及较长时间的保守治疗史,以防误诊。

由于过分相信某些辅助检查而造成误诊。如对于超声波检查,由于B型超声的液性暗区不明显,而否定了肝脓肿的诊断,忽略了病变正处于早期、脓肿尚未形成或因脓液黏稠超声检查阴性之可能,以至造成治疗的错误,甚至导致了不可挽回的后果。

此外,临床上还需注意本病的少见症状,如黄疸、腹水、大关节痛、右肩部沉重感、右肾区叩击痛及急性腹痛等症状,以提高诊断率。

(一)抗生素的应用

抗生素的选用参看有关部分。抗生素疗程,单个脓肿抗生素一般需用4~8周,多发脓肿则需8~16周或更长。

(二)中医中药

根据辨证,细菌性肝脓肿之临证为毒热壅聚,气滞血瘀,且多为热结于胃肠,故宜以下法为首,以通腑、泻热祛毒。方药为大黄、芒硝、元参、甘草。根据实验研究已证明,大黄有抗感染和利胆作用。此外,大黄对细菌有一定程度的抑制作用。

在通腑治疗的同时,还应进一步辨证分型而施治,临床上一般分为四型:

1. 毒热炽盛型　此型以通利湿热、清泻肝火为主,佐以化瘀散结。具体用药为大黄、金银花、连翘、蒲公英、败酱草、地丁、当归、赤白芍、薏仁、六一散等。

2. 热毒壅聚、肉腐成脓型　治以清热解毒、扶正托脓。方药为蒲公英、败酱草、金银花、连翘、黄芩、皂角刺、防风、白芷等。

3. 气滞血瘀型　治以活血化瘀散结。方中加入乳香、没药、赤芍、桃仁、当归、川芎、夏枯草等。

4. 气阴两虚型　治以养阴清热、健脾养胃。方中可加用元参、天花粉、丹皮、石斛、玉竹、麦冬、黄芩、葛根。

在本病的中医中药治疗中,我们的体会是以通腑为首,通腑同时运用清热解毒药,以增加中性粒细胞的吞噬能力和提高血清总补体水平,从而提高机体抗感染的能力。其次是加用活血化瘀药,通过增加局部血流量,改善微循环及促进吞噬细胞功能,以促进炎症的局限和吸收。脓肿已形成者应该用清托或补托法,促使病灶局限、液化成脓。

在中药的运用中,须注意之点为清热解毒药一般用量要大,如连翘、地丁可用 30~60g。剂量小则效果不明显,而且体温正常后还可出现反跳。故体温正常后,清热解毒药不可立即停止使用,应直至体温正常一周后方可逐渐减量。

（三）超声波引导下穿刺抽脓及手术引流

在超声波定位下,直接脓腔穿刺抽脓或置管引流是治疗中的重要措施,一般比较安全。每次抽脓要尽量抽尽,抽脓彻底者脓腔愈合快,反之虽然脓腔不大,愈合却很慢。

一般穿刺注意事项:①抽脓前一天或当天,先行超声波定位;或直接于超声波引导下穿刺;②操作时应严格消毒,遵循常规操作规程;③穿刺针不能在肝内转换方向;④抽出的脓汁作常规、涂片、细菌培养和病理检查;⑤抽脓后应腹带包扎,沙袋压迫,按肝穿后护理;⑥若有休克,重度黄疸、出血倾向,DIC 及全身衰竭者,应列为禁忌,不宜作肝穿刺抽脓治疗。必要时可行外科手术引流。

七、肝硬化腹水感染

肝硬化腹水并发感染,急性者一般都有腹痛、发热、腹水、炎症表现。但也有休克、深昏迷迅速出现,进行性增加,顽固性腹水及无症状性表现。

（一）抗生素的应用

选用抗生素参考有关部分。

给药途径除口服、静脉外,还可腹腔内注入抗生素。

（二）局部治疗

1. 病情不严重者可用中药外敷（青黛、大黄、黄连、黄柏、泽兰、乳没、王不留行、蛋清调敷）。

2. 腹腔引流　采用少量缓慢方法放腹水每次 1000~2000ml,可减轻炎症刺激与毒素吸收,是重要治疗措施之一。

3. 腹腔灌洗　用腹水穿刺针同时在腹壁两处穿刺,一处引出腹水,一处灌入林格液与5% 葡萄糖液。根据病情放出腹水 3000~5000ml,灌入 2000~4000ml。操作时必须注意严格无菌。

4. 直肠给药　可予以中药大黄汤剂灌肠或用野菊花栓放入肛门内,不仅可使结肠蠕动增加,排出燥粪积气,同时药物成分可从直肠黏膜吸收,有利于加强腹腔炎症的控制。

（三）其他辅助治疗

1. 体位　应取半卧体位,以利于感染性腹水引流达盆腔,减少毒性反应。

2. 胃肠减压　有明显腹胀时,可放置胃管减压,同时可灌注中药。

3. 支持治疗　为维护重要器官功能及提高机体抗病能力,适当补充维生素、电解质,必要时输新鲜血液、白蛋白等。

（四）防治并发症

并发症中以感染中毒性休克出现最早,且不易纠正。应及时扩容、纠正酸中毒,慎用 β 受体阻滞剂。抢救肝性脑病、肝肾综合征,除加强一般基础治疗和降氨措施外,血液透析为目前疗效较好的方法。

（五）中医中药

主证：发热或有寒战，全腹胀满疼痛，腹肌拘急，拒按，恶心、呕吐，大便秘结，小便短赤，舌质红绛，舌苔黄厚或腻，脉弦数或滑数。

辨证：湿浊积滞，毒热蕴结，气血郁闭。

治则：清热解毒，去寒燥湿，行气止痛，凉血活血，通里攻下。

方药：双花 60g、黄芩 12g、连翘 30g、黄连 10g、大黄 15g、地丁 30g、公英 30g、丹皮 15g、木香 10g、厚朴 10g、枳壳 10g、赤芍 15g、草河车 30g。

高热持续不退者可加生石膏、知母，配合紫雪、抗热牛黄散等。

腹胀明显者，加沉香末。

腹膨胀满、大便闭结者，可加芒硝。

口干烦渴者，可加元参、石斛、花粉。

八、盆腔炎

盆腔炎的范围包括盆腔生殖器官（子宫体部、输卵管、卵巢）、盆腔腹膜与子宫周围结缔组织（又称蜂窝组织）的炎症。临床表现主要是腹痛、发热、白带增多，白带可为血性，可有恶臭，下腹部压痛。病原体有淋球菌、结核杆菌，较常见的葡萄球菌、溶血性链球菌以及大肠杆菌，沙眼衣原体、支原体、寄生虫、病毒亦偶可感染盆腔生殖器官。

正常情况下，一些病原体寄生在阴道中而不致病，一旦环境改变或条件有利，这些病原体即活跃起来而产生破坏作用，即内源性病原体，当然病原中还有外源性病原体。

盆腔炎症往往是由一种以上病原体所致的混合感染，所培养出来的细菌中厌氧菌约占 60%~70%。

检查病原体的方法：阴道后穹隆穿刺取盆腔液或脓液，作培养或涂片检查；腹腔镜或剖腹探查，在直视下取脓液作培养或涂片检查；宫颈管内取分泌物作培养和涂片检查；对较重的盆腔炎患者，应常规做血培养检查，培养时除作需氧菌培养还应作厌氧菌培养，同时作药敏试验以便指导用药。

（一）急诊处理

1. 对急性盆腔炎患者，应积极、彻底治疗，以防炎症变为慢性，后者较顽固，且将影响生育功能。

2. 甲硝唑　每日 1.0g，静脉滴注。加头孢曲松 2.0g+ 生理盐水 100ml 静滴，每日 2 次，或甲磺酸左氧氟沙星 0.2g 静滴，每日 2 次。

3. 去除诱因　盆腔炎患者如发现有明显诱因，首先应去除。如子宫内膜炎，患者安放在宫内的避孕器或镭针应取出；急性子宫内膜炎发生在分娩或流产后，首先考虑有胎盘残留并将其清除；急性子宫内膜炎如超声或诊刮疑有黏膜下肌瘤或息肉存在时，应考虑手术切除子宫。

4. 引流排脓

（1）宫腔积脓者将宫颈扩张，使脓液外流，如引流不畅可在宫颈管内放置橡皮管引流，以防止颈管在短期内又发生阻塞，影响脓液的排出。

（2）盆腔脓肿：除用抗生素（克林霉素）外，主要用切开引流，对位置已达盆腔的脓肿，常采用后穹隆切开引流方法予以治疗。切开后可放置较粗的橡皮管，上端直达盆腔，下端留在阴道内。也有人主张用空针接注射器向脓腔注入抗生素,反复吸注,亦可达到引流作用。如系腹腔内脓肿,则引流只能达到暂时缓解症状的目的,需以后将病灶切除,届时盆腔组织的急性炎症阶段已过,手术可以比较安全易行。

5. **手术切除** 输卵管积脓、卵巢脓肿、输卵管卵巢脓肿。

进行手术切除是最迅速而有效的办法,入院后 48~72 小时的抗生素治疗后即可进行手术。

(二)中药治疗

在应用抗生素的同时服用一些中成药,常可收到减轻症状、加速痊愈的效果。金刚藤糖浆每次 15~25ml,每日 3 次;金鸡冲剂,每次 1 袋,每日 3 次;妇炎康每次 6 袋,每日 3 次;少腹逐瘀胶囊每次 3 粒,每日 3 次;血府逐瘀胶囊,每次 6 粒,每日 3 次。

九、急性阑尾炎

急性阑尾炎是急诊常见病,也是最多见的急腹症。其主要表现为腹痛,典型的腹痛发作始于上腹,逐渐移向脐部,数小时(6~8 小时)后转移并局限在右下腹。由于病情和阑尾的位置不同,疼痛轻重及部位也有区别。其次有胃肠道症状、全身症状、乏力及中毒症状、发热等。体征有右下腹压痛及腹膜刺激征。如出现阑尾周围脓肿可在右下腹扪及包块。诊断阑尾炎除病史之外,要作结肠充气试验:患者仰卧位,用右手压迫左下腹,再用左手挤压近侧结肠,结肠内气体可传至盲肠和阑尾,引起右下腹疼痛者为阳性;腰大肌试验:患者左侧卧位,使右大腿后伸,引起右下腹疼痛者为阳性,说明阑尾位于腰大肌前方;闭孔内肌实验:患者仰卧位,使右髋和右大腿屈曲,然后被动向内旋转,引起右下腹疼痛者为阳性,提示阑尾靠近闭孔内肌。其他还有血象检查、腹平片及 B 超检查等。

在诊断急性阑尾炎时,要注意除外胃十二指肠穿孔、妇产科疾病、右输尿管结石、急性肠系膜淋巴结炎等。

急性阑尾炎一经确诊,原则上要尽早作阑尾切除术。如患者来时已晚,超过 3 天,病变已局限可考虑保守治疗。单纯性阑尾炎或急性阑尾炎的诊断尚未确定以及有手术禁忌证者,选择非手术治疗,主要是应用抗生素和补液。抗生素选用甲硝唑 1.0g/d 静脉滴注,头孢哌酮钠每日 2~4g 静脉点滴。阑尾脓肿非手术治疗注意复发率很高,因此应在治愈后 3 个月左右择期手术切除阑尾。如果患者虽然来时以晚,但病情较重,甚至出现阑尾穿孔、弥漫性腹膜炎、化脓性门静脉炎、感染中毒性休克需急诊手术治疗。

十、传染性非典型性肺炎(SARS)

(一)诊断及诊断依据

诊断依据为临床症状及 X 线表现,并排除由其他病原体引起的肺炎。确诊依赖于病原学检查,包括病毒分离、血清学检查以及病毒抗原检查。除非有特异性的实验室诊断(PCR 和 SARS 抗体检测)可以对疑诊的 SARS 感染进行确定诊断之外,临床上诊断的 SARS 病例主要是接触史、临床症状及 X 线改变,并排除了其他病原造成的非典型肺炎的 SARS 疑似或可能病例。疑似病例的诊断方法包括胸部影像学、动脉血气分析、血培养、痰革兰染色和培养以及检测呼吸道病毒,特别是流感 A 和 B 型病毒和呼吸合胞体病毒,还应考虑检测尿中军团菌和肺炎球菌抗原。临床医师在进行特异性诊断之前,应保留任何可以得到的临床标本(呼吸道样本、血和血清),以用于附加的检查。应收集每个符合SARS定义的患者急性期和恢复期(症状出现21天后)血清标本。早期SARS不易与其他的病毒感染疾病区别,诊断的延误会造成流行的扩散。

(二)辅助检查

1. 一般实验室检查

(1)外周血象:白细胞计数一般正常或降低;常有淋巴细胞计数减少[若淋巴细胞计数 $<0.9 \times 10^9$/L,对诊断的意义较大;若淋巴细胞计数为(0.9~1.2)$\times 10^9$/L,对诊断仅提示可疑;部分患者血小板减少]。

(2)T淋巴细胞亚群计数:常于发病早期即见 $CD4^+$、$CD8^+$ 细胞计数降低,两者比值正常或降低。

2. 胸部影像学检查　在发病早期,甚至整个病程中都可能正常。但大多数患者X线胸片有实变性改变。胸部X线最初出现典型的小面积、单侧片状、斑片状磨玻璃样阴影,少数为肺实变影。阴影常为多发或(和)双侧改变,并在发病过程中呈进展趋势,部分病例进展迅速,短期内融合成大片状阴影。经过1~2天发展为双侧和广泛病变,有间质或融合性浸润。临床症状恶化的患者,在入院后7~10天,X线胸片中不透明阴影可能会有大小、范围和严重程度增加。在疾病发展过程中,所有患者X线胸片均可出现气腔不透明阴影。无胸腔积液、空洞和肺门淋巴结病变。最初的影像学变化无法与其他原因造成的支气管肺炎的影像学改变区分。呼吸症状和听诊表现轻微,与胸片的改变不成比例。若有条件,可进行胸部CT检查,有助于发现早期轻微病变或与心影和(或)大血管影重合的病变。最初的CT异常主要是胸膜下灶性实变,伴有支气管充气影和毛玻璃样不透明阴影,通常出现在下叶的后区。特征性的外周肺泡不透明阴影类似于闭塞性细支气管肺炎的影像学改变。一般没有明显的支气管扩张。其CT表现也类似于急性间质性肺炎。

3. 特异性病原学检测

(1)SARS-CoV血清特异性抗体检测:发病10天后采用间接免疫荧光法(IFA),在患者血清内可以检测到SARS-CoV的特异性抗体(若采用ELIS,则在发病21天后)。从进展期到恢复期抗体阳转或抗体滴度呈4倍及以上升高,具有病原学诊断意义。首份血清标本需尽早采集。

(2)SARS-CoV RNA检测:准确的SARS-CoV RNA检测具有早期诊断意义。采用RT-PCR方法,在排除污染及技术问题的情况下,从呼吸道分泌物、血液或粪便等人体标本中检出SARS-CoV的RNA,尤其是多次、多种标本和多种试剂盒检测SARS-CoV RNA阳性,对病原学诊断有重要支持意义。

(3)其他早期诊断方法:免疫荧光抗体试验检测鼻咽或气道脱落细胞中SARS-CoV特异性结构蛋白检测以及基因芯片技术等检测方法,尚有待进一步研究。

(三)治疗

1. 病情监测　多数患者在发病后14天内都属于进展期,必须密切观察病情变化,监测症状、体温、呼吸频率、PaO_2 或动脉血气分析、血象、X线胸片(早期复查间隔时间不超过2~3天)以及心、肝及肾功能等。

2. 对症治疗

(1)充分卧床休息,避免劳累、用力。

（2）发热,体温>38.5℃或全身酸痛明显者,可使用解热镇痛药。高热者给予冰敷、乙醇擦浴、降温毯等物理降温措施,儿童禁用水杨酸类解热镇痛药。

（3）咳嗽、咳痰者可给予镇咳、祛痰药。

（4）有心、肝、肾等器官功能损害者,应采取相应治疗。

（5）加强营养支持,注意水、电解质平衡。

3. 吸氧　患者一旦胸闷、呼吸急促或$PaO_2<70mmHg$或$SPO_2<93\%$者,应给予持续鼻导管吸氧或面罩吸氧,氧流量一般3~5L/min。

4. 糖皮质激素的使用　应用糖皮质激素目的在于抑制异常的免疫病理反应,减轻全身炎症反应状态,从而改善机体的一般情况,减轻肺的渗出、损伤,防止或减轻后期的肺纤维化。应用指征如下:

（1）有严重中毒症状,体温体温>38.5℃,经对症治疗3天以上最高体温仍>39℃。

（2）X线胸片显示多发或大片阴影,进展迅速,48小时之内病灶面积增大>50%且在正位X线胸片上占双肺总面积的1/3以上。

（3）达到急性肺损伤（ALI）或ARDS的诊断标准。

具备以上指征之一即可应用。使用甲泼尼龙,也可使用氢化可的松或地塞米松,建议采用半衰期短的激素,儿童慎用。成年人推荐剂量相当于甲泼尼龙80~320mg/d,必要时可适当增加剂量。大剂量时间不宜过长。当临床表现改善或X线胸片肺内阴影有所吸收时,逐渐减量、停用。一般每3~5天减量1/3,通常静脉给药1~2周后改为口服。一般不超过4周,不宜过大剂量或过长疗程,应同时应用制酸药和胃黏膜保护药,还应警惕感染,包括细菌和（或）真菌感染,也要注意潜在结核病灶感染扩散。

5. 抗病毒治疗　目前尚未发现针对SARS-CoV的特异性药物,临床回顾性分析资料显示,利巴韦林、阿昔洛韦、更昔洛韦等常用抗病毒药对本病没有治疗效果。

6. 免疫治疗。

7. 抗菌药物的使用。

十一、高致病性禽流感病毒感染

（一）诊断

参照中华人民共和国人禽流感诊疗方案（试行）,即根据流行病学史、临床表现及实验室检查结果,排除其他疾病后,可以作出人禽流感的诊断。

1. 医学观察病例　有流行病学史,1周内出现临床表现者。

2. 疑似病例　有流行病学史和临床表现,患者呼吸道分泌物标本采用甲型流感病毒和H亚型单克隆抗体抗原检测阳性者。

3. 确诊病例　有流行病学史和临床表现,患者呼吸道分泌物标本采用甲型流感病毒和H亚型单克隆抗体抗原检测阳性者或RT-PCR检测到禽流感H亚型病毒基因,且发病初与恢复期血清抗体上升4倍以上者。

（二）治疗

1. 隔离　对疑似和确诊病例均应进行隔离,防止疾病扩散。

2. 对症支持治疗　可用解热镇痛药、缓解鼻黏膜充血药、止咳祛痰药等。儿童避免使用阿司匹林等水杨酸类衍生物解热,以免引起Reye综合征。注意休息,多饮水,进清淡饮食，补充电解质。

3. 抗流感病毒药物　应在发病 48 小时内使用抗病毒药物。

（1）离子通道 M2 阻滞药：有金刚烷胺和金刚乙胺。主要通过干扰病毒 M2 离子通道活性来抑制病毒复制。前者成年人剂量为 100~200mg/d，儿童 5mg/（kg·d），分 2 次口服，疗程 5 天。

（2）神经氨酸酶抑制药：奥司他韦（oseltamivir），商品名为达菲（Tamiflu），是一种口服的特异性流感病毒 NA 抑制药。成年人剂量 150mg/d，儿童剂量 3mg/（kg·d），均分 2 次口服，疗程 5 天。预防流感给药方案为 75mg/d，顿服，疗程 7 天以上，在接触传染源的 2 天以内开始服药。另外还有扎那米韦和 RWJ-270201，与奥司他韦同属神经氨酸酶抑制药。人体试验表明这些药物连用 5 天能够明显改善流感症状，抑制体内流感病毒复制。

4. 重症患者在以上常规治疗基础上，还需加强支持疗法和防止各种并发症。

（1）加强营养支持治疗，稳定内环境。

（2）防治细菌感染，在流感病毒感染后期会并发细菌感染，故对重症患者使用一些广谱抗菌药物防治细菌性肺炎的产生。

（3）加强血氧检测和呼吸支持治疗：住院重症患者应加强血氧饱和度及血氧分压的监测，有呼吸困难者应给予氧疗，呼吸衰竭时给予呼吸机辅助通气治疗。

（4）积极防治其他并发症：脑水肿患者可采用肾上腺皮质激素短期冲击治疗。

（刘凤奎　刘　宜　宋恩来　刘福学　吴玉林　邹　洋）

参 考 文 献

［1］刘凤奎. 病毒性肝炎并发胆道疾病的研究 // 高寿征. 病毒性肝炎防治研究. 北京：北京出版社，1993：305-309.

［2］张斌. 内科急诊见肾移植术后患者分析. 中华实用医学杂志，2002，12：23-25.

［3］王宝恩. 内科感染性疾病的中西医结合治疗. 北京：人民卫生出版社，1987.

［4］王立英，杨立佩，刘凤奎，等. 长程发热 311 例临床诊断体会. 中华实用医学，2002，4（31）：22-24.

［5］何立戌，李春英，刘凤奎. 肺外结核病某些少见的临床表现. 首都医药杂志，1999，6（2）：44-45.

［6］卢亚军，刘凤奎，张淑文. 伤寒 56 例临床分析. 首都医药杂志，1998，5（11）：45.

［7］陈钟英，闵贤. 发热待查. 南京：江苏科学技术出版社，1983.

［8］王红，张淑文，王宝恩. 发热待查 130 例病因分析. 中华实用医学杂志，2001，5：37-38.

［9］卓超，王其南，黄文平. 发热待查 125 例分析. 重庆医科大学学报，2001，26（3）：312-315.

［10］董临江，张学文，张小曼. 腹腔镜对发热待查患者的诊断作用. 中华消化内镜杂志，1998，15（2）：120.

［11］操寄望，罗和生，宋华军. 以发热待查就诊的恶性肿瘤患者 30 例临床分析. 临床内科杂志，1998，15（2）：95-96.

［12］任少华. 发热待查患者骨髓培养的诊断价值. 国外医学临床生物化学与检验学分册，2000，2：110.

［13］北京朝阳医院内科. 正常体温及影响体温的有关因素. 中华医学杂志，1974，11：700-705.

［14］陈新谦，金有豫，汤光. 新编药物学. 15 版. 北京：人民卫生出版社，2003.

［15］何庆. 发热 // 李春盛. 急诊医学. 北京: 高等教育出版社, 2011: 117-118.

［16］陆一鸣, 杨子涛. 高致病性禽流感病毒感染 // 李春盛. 急诊医学高级教程. 北京: 人民军医出版社, 2010: 363-366.

［17］杜立峰, 潘龙飞, 孙师元. 传染性非典型肺炎 // 李春盛. 急诊医学高级教程. 北京: 人民军医出版社, 2010: 366-369.

2

皮肤黏膜出血

！概述

指机体的止血与凝血功能发生障碍,导致皮肤黏膜局限或广泛出血,或受到损伤后出血不止。临床表现为红色、暗红色出血点或有紫色斑点、斑块,一般不高出皮面,压之不褪色。出血面直径 <2mm 称出血点,3~5mm 称紫癜,>5mm 称瘀斑,局限性隆起有波动感者称血肿。

(一)血管

正常情况下血管损伤后机体第一个生理反应即局部毛细血管反射性收缩。这种保护性生理反射通过神经系统反射弧完成,发生在血管受损伤最初的 15~30 秒内。其结果是使血管管腔狭窄、血流速度减慢,有利于破损的伤口缩小或闭合,同时也启动了内源性凝血系统。

(二)血小板

受损的血管暴露出内皮和胶原纤维,加之血管的收缩、变窄,致使大量血小板在损伤处黏附、聚集而形成"白色血栓"堵住伤口。继之,血小板释放出一系列活性因子和酶,使花生四烯酸代谢形成血栓素 A2(TXA2),后者不仅进一步促进血小板聚集,且有更强的血管收缩作用,使上述白细胞、血小板和纤维蛋白原一起形成的血栓收缩,更牢固地堵住伤口,机械性修复创面,此即"红色血栓"形成。

(三)凝血系统

系机体止血机制的最后一步。参与凝血全过程的凝血因子共 12 个,用罗马数字表示:因子 I ~ XII。在血管受损后,血管、血小板发生止血反应的同时,凝血系统即同时被激活并启动,激活的顺序有三步,详见图 2-1。

(四)凝血系统激活过程的特点

1. 凝血因子的激活按照严格的先后顺序进行,呈现典型的连锁反应,即过去所谓的"瀑布激活学说"。

2. 全部激活过程 共分为三个阶段:

(1)第一阶段:凝血活酶的形成。启动方式有两种:外源性激活从因子III开始:内源性激活从因子XII开始。从因子X生成以后的途径就完全一样了。

(2)第二阶段:凝血酶原转变成有活性的凝血酶。

(3)第三阶段:纤维蛋白原转变成有活性的纤维蛋白。

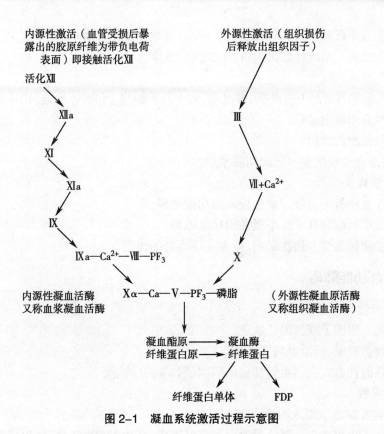

图 2-1 凝血系统激活过程示意图

！病因思考

一、血管因素（毛细血管缺陷）

（一）先天性疾病

1. 遗传性毛细血管扩张症　血管结构异常,弹性纤维缺乏。

2. 血管性假性血友病　常染色体不完全显性遗传病,血管性血友病因子（vWF）缺乏。

（二）后天损伤

1. 过敏性紫癜　食物、药物过敏,细菌、病毒感染后。

2. 单纯性紫癜　雌激素对血管壁通透性的影响为可能的发病机制。

3. 维生素 C 或维生素 PP 缺乏　血管周围支持组织缺陷、毛细血管脆性增加。

二、血小板数量和质量

（一）数量减少或增加

1. 特发性血小板减少性紫癜　循环血液中存在抗血小板抗体使血小板破坏增加。

2. 巨核细胞增生不良性紫癜　外周血小板和骨髓中巨核细胞数同时减少。

3. 血栓性血小板减少性紫癜　微血管内血栓形成致血小板消耗过多。

4. 继发性血小板减少　肝硬化、药物、中毒、过敏和慢性疾病（如结核）。

5. 风湿性疾病　系统性红斑狼疮、干燥综合征等。

6. 新生儿血小板减少。

7. 造血系统恶性肿瘤（白血病、淋巴瘤、多发性骨髓瘤）和实体瘤放、化疗后。

8. 原发性血小板增多症。

9. 慢性粒细胞白血病。

10. 继发性血小板增多　如脾切除术后。

（二）质量异常

1. 先天性血小板无力症　血小板聚集功能障碍。

2. 巨大血小板综合征　血小板黏附功能障碍。

3. 继发性质量改变　药物影响、尿毒症等毒素的作用等。

三、凝血功能障碍

（一）先天性

1. 血友病　Ⅷ因子或Ⅸ因子缺乏。

2. 低纤维蛋白原、低凝血酶原血症。

3. 血管性假性血友病　血管性血友病因子（vWF）缺乏。

（二）继发性

1. 维生素 K 缺乏　摄入不足或吸收不良。

2. 凝血因子生成减少　部分凝血因子在肝生成，肝功能严重损伤时，生成减少。

3. 弥散性血管内凝血　常为临床多种严重疾病的并发症形式出现。

4. 血中抗凝物质增多　抗凝药过量、类肝素类物质增多、异常球蛋白血症。

5. 继发性纤维蛋白溶解系统功能亢进　多发生在 DIC 晚期，继发于高凝状态之后。

！诊断思路

一、明确病因

皮肤黏膜出血为临床常见症状之一，诊断与鉴别诊断过程中，首先要明确是血管、血小板因素，还是凝血机制障碍引起。有关皮肤黏膜出血的诊断程序见图 2-2，临床鉴别参考依据详见表 2-1。

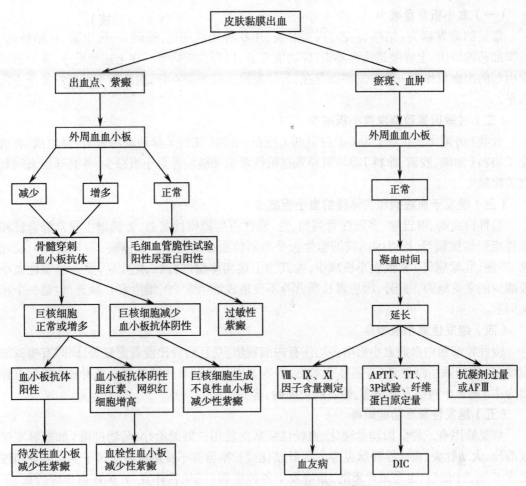

图 2-2 皮肤黏膜出血的诊断程序示意图

表 2-1 皮肤黏膜出血的临床鉴别诊断

项目	血管、血小板因素	凝血机制
年龄、性别	年轻女性多见	男性多见,各年龄均可发生
病程	急性短、慢性长、易反复	多为终身性,可自幼开始
家族史	少见	常有,多为遗传性疾病
诱因	不明显	轻微损伤(如静脉穿刺)
部位	皮肤黏膜为主	内脏出血和深部血肿为主
性质	紫癜、瘀点、出血点	青紫瘀斑、血肿
治疗	即刻止血,压迫有效,止血药、维生素 C、钙剂有效	迟发渗血,压迫无效,止血药和血小板输注均无效

二、排除继发性原因

在明确了病因后,要先排除继发性原因。

（一）血小板数量减少

常见的原发病为：结核病，乙、丙型肝炎，甲状腺功能亢进，雌激素、抗生素、抗结核药、抗抑郁药的应用，上呼吸道病毒感染，脾功能亢进，风湿性疾病等。在上述情况中，血小板减少引起的出血只作为一种并发症而存在，若原发病治疗效果不好，血小板不可能恢复至正常水平。

（二）过敏因素致继发血小板减少

食物（海鲜类）、生物制品（蛋白制剂）、疫苗、植物（花粉）、异种动物血清、寄生虫、有机化工染料（油漆、胶液、涂料）等均可导致过敏性紫癜和继发性血小板减少，务必详细询问其有关接触史。

（三）继发于血液病和实体瘤的血小板减少

急性白血病、淋巴瘤、多发性骨髓瘤、急、慢性再生障碍性贫血、骨髓增生异常综合征和恶性组织细胞病等，均可因巨核细胞生长受抑而致血小板减少。实体瘤（肝癌、肺癌、胰腺癌、胃癌、乳腺癌等）常致血小板减少，尤其当上述实体瘤进行放、化疗后，更是继发性血小板减少的常见原因。此外，因患者长期营养不良造成维生素 PP、维生素 C 缺乏，也是一个相关因素。

（四）继发性血小板增多

慢性粒细胞白血病血小板增多均伴有白细胞增多，且后者比前者更显著，同时有嗜碱细胞增多；脾切除后继发者，有明显手术史，不难鉴别。伴有某些感染和少数肿瘤（消化道肿瘤为主）的血小板继发性增多，原发病史明确，容易诊断。

（五）继发性凝血功能障碍

常见原因有三种。因动脉硬化、血栓性疾病而使用抗凝剂治疗，药物过量（如冠脉支架或溶栓、大动脉炎、血栓性静脉炎等）；因肝硬化或长期营养不良造成凝血因子生成减少和维生素 K 缺乏；最后，也是最严重的，是继发于各种疾病（感染性休克、妊娠高血压综合征、羊水栓塞等）过程中并发弥散性血管内凝血（DIC）。

三、诊断思路

排除上述所有继发因素后，按临床常见疾病顺序，依次进行诊断。

（一）特发性血小板减少性紫癜

在原发性血小板减少原因中，此为最常见的一种。诊断要点是：外周血血小板单项减少，骨髓中巨核细胞增多，抗血小板抗体阳性，找不到原发疾病。

（二）过敏性紫癜

为常见疾病。诊断要点为：多有明确的过敏原，外周血小板正常，骨髓巨核细胞正常，同时可有过敏性关节炎、腹痛、腹泻和肾脏改变。

（三）血栓性血小板减少性紫癜

临床表现为五联症：发热、血小板减少、溶血性贫血、神经系统症状和肾损害。

（四）原发性血小板增多

常见原因为骨髓增殖性疾病，包括真性红细胞增多症、原发性血小板增多症、慢性粒细胞白血病，不论哪种疾病，均在血小板增多时伴有白细胞、红细胞增多——骨髓三系增生。具体诊断要靠骨髓检查。

（五）原发性凝血机制障碍

常见疾病是血友病。根据凝血因子先天缺乏的不同分为血友病 A（缺Ⅷ因子）和血友病 B（缺Ⅸ因子）。少见者为血管性假性血友病（缺少血管性血友病因子）。诊断要经过凝血功能检查证实某种凝血因子缺乏。

在所有引起皮肤黏膜出血的疾病中，先天性血管性疾病（遗传性毛细血管扩张症）和先天性血小板质量异常（巨大血小板综合征、血小板无力症）等功能障碍性疾病发病率很低，临床分析时可放在鉴别诊断最后，这类疾病均为遗传性，多自幼发病，家族史阳性。

四、诊断程序

（一）病史

1. 病程与家族史　病程长，尤其是自幼发病并有家族史者，多提示先天性遗传性疾病的可能（血友病、血小板无力症等）。

2. 过敏原接触史　近期内有无食物、药物、血清和蛋白制品、有机化工染料等接触史，对明确皮肤黏膜出血的病因学诊断是必需的，其中也包括寄生虫病史。

3. 原发病及种类　要排除继发因素，就必须详细询问既往史中有无导致血小板减少的原发病（肝硬化、甲状腺功能亢进、结核病、传染病、血液病等）。

（二）体格检查

主要是仔细观察出血部位（单纯皮肤黏膜还是伴有内脏出血）、出血性质（自发还是外伤）、出血的形式（紫癜、出血点还是瘀斑、血肿），以便在接触患者的第一时间内，明确血管性、血小板因素还是凝血障碍引起的出血。

（三）实验室检查

按常见疾病的检查顺序排列。

1. 外周血检查

（1）单纯血小板减少为特发性血小板减少性紫癜和某些继发性血小板减少性紫癜。

（2）除血小板外，尚伴有血红蛋白减少者，应考虑血栓性血小板减少性紫癜，若白细胞也有减低，则应考虑造血系统恶性疾病和再生障碍性贫血。

（3）外周血单纯血小板增多或伴有白细胞增多，或同时有血红蛋白升高，应考虑骨髓增生性疾病（真性红细胞增多症、原发性血小板增多症、慢性粒细胞白血病）。

（4）血小板减少伴有白细胞增高或白细胞正常甚至减低，但淋巴比例增高，尤其出现变形淋巴细胞时，应考虑感染和传染性疾病，常见者为传染性单核细胞增多症。

（5）外周血常规全部正常，尤其是血小板数正常，提示过敏性紫癜或先天性血管缺陷、或先天性血小板缺陷，或者出血与血管、血小板无关。

2. 骨髓细胞学检查

（1）增生程度：极度活跃多见于急、慢性白血病和骨髓增生症；活跃可见于除再生障碍性贫血以外的所有疾病；增生极度低下见于急、慢性再生障碍性贫血和骨髓纤维化。

（2）巨核细胞数：正常或增多见于特发性血小板减少性紫癜、血栓性血小板减少性紫癜、过敏性紫癜和多数继发性血小板减少，也见于巨核细胞白血病和原发性血小板增多症。巨核细胞减少则见于巨核细胞生成不良性紫癜和造血系统恶性肿瘤及骨癌。

3. 出血时间　正常 1~3 分钟，延长者提示血小板数量减少或质量异常，若伴有毛细血管脆性试验阳性,还可能有血管因素参与出血。

4. 抗血小板抗体　有三种:自身抗体阳性——特发性血小板减少性紫癜;同种抗体阳性——反复输血或血小板悬液;免疫复合物抗体阳性——病原菌感染。

5. 凝血功能检查　结果异常者均示凝血因子缺乏或消耗过多。

(1)凝血时间:正常 2~12 分钟。

(2)活化部分凝血酶原时间(KPTT):正常 30~40 秒,患者于正常对照 >10 秒为阳性。

(3)血浆凝血酶原时间(PT):正常 11~13 秒,患者于正常对照 >3 秒为阳性。

(4)凝血酶凝集时间(TT):正常 16~18 秒,患者于正常对照 >3 秒为阳性。

6. 纤溶系统活性检测

(1)纤维蛋白原定量:血半定量 <1.6g/L、全定量 <2g/L 为阳性,示纤维蛋白原消耗过多。

(2)鱼精蛋白副凝固试验(3P 试验):阳性者示纤维蛋白溶解增加。

(3)纤维蛋白降解产物(FDP)测定:正常血清含量为 0~8mg/L。增加意义同 3P 实验。

7. 毛细血管脆性实验　将血压表袖带扎在肘动脉上方,加压至收缩压与舒张压之间 5 分钟,松开袖带后肘关节 5cm 直径内出血点 >10 个为阳性。此方法简便易行,可作为血管、血小板因素出血的筛选实验。

8. 有关血小板质量的检查　包括血小板黏附功能、聚集功能、释放功能的试验(包括血小板膜蛋白分析),不是门、急诊工作所必需,也非一般实验室能够完成,故此处从略。

急诊处理

一、血小板数量减少或质量异常

(一)急性、危重者(血小板 $<10 \times 10^9$/L)

可静点甲泼尼龙 1000mg(第 1 天)、500mg(第 2、3 天),250mg(第 4 天),以后改泼尼松 60mg/d 口服;也可口服泼尼松 60mg/d 至血小板正常后逐渐减量。上述治疗无效可改服环孢素 A 5mg/kg,至血小板正常后逐渐减量。对激素有禁忌者,可选用丙种球蛋白静点,10~20g/d,3~5 天为一疗程。

(二)脾切除

适用于激素禁忌或无效,或长期依赖、年龄 <45 岁、抗血小板抗体阳性的特发性血小板减少性紫癜。

(三)输血小板悬液

只作为极危重(有颅内出血危险)者临时抢救措施,一般情况下不提倡大量输入。必须输注时每天 200ml 足够,不超过 3 天。

二、过敏性紫癜和血管因素引起者

(一)脱离过敏源

(二)服抗过敏药物

氯雷他定(息斯敏或克敏能)1 片 / 天,对病情严重者(如内脏出血、消化道出血或肾损害),可口服泼尼松 30mg/d。

(三)降低毛细血管通透性

维生素 C 600mg/d 口服或 3~5g/d 静点;10% 葡萄糖酸钙 10ml/d 入壶。

(四)改善微循环

藻酸双酯钠 150mg/d、双嘧达莫 75mg/d、654-2 60~90mg/d 分别分三次口服。

三、凝血机制障碍

1. 原发性凝血因子缺乏者,可针对性输入凝血因子(如血友病 A,单纯输Ⅷ因子即可)。

2. 对未明确哪种凝血因子缺乏者,可输入凝血酶原复合物(含Ⅱ、Ⅴ、Ⅶ、Ⅹ因子)。

3. 没有条件的医院或上述治疗效果不佳者,可输新鲜冰冻血浆 200ml/d(含全部凝血因子)。

4. 对继发于白血病、肝硬化、实体瘤和由原发病引起高凝状态、血栓形成、血小板破坏、消耗过多者,应以原发病治疗为主,单纯对症治疗难以奏效。

(崔 华)

参 考 文 献

[1] 邓家栋. 临床血液学. 上海:上海科学技术出版社,1985.
[2] 王永才. 血液病确诊化验诊断. 大连:大连出版社,1994.
[3] 李影林. 中华医学检验全书. 北京:人民卫生出版社,1997.
[4] 丛玉隆,王淑娟. 今日临床检验学. 北京:中国科学技术出版社,1997.

3

淋巴结肿大

！概述

淋巴结遍布全身,分浅表和深部两部分,淋巴管将其连接,与其他淋巴组织一起,共同构成人体最大的免疫系统——淋巴系统。淋巴管中的淋巴液来自与细胞进行过各种代谢后的组织液、在向心性流程中均要经过淋巴结。淋巴结担负着生成免疫淋巴细胞、滤过淋巴液、扣留并吞噬微生物、清除癌变细胞的重要功能。

淋巴结呈大小不等之圆或椭圆形,凸面有输入淋巴管,凹面有输出淋巴管,表面为结缔组织构成的被膜。被膜伸入到淋巴实质中形成小梁,与网状纤维组织共同组成淋巴结支架。淋巴结主要由淋巴细胞和网状组织构成,解剖层次上分为皮质和髓质两部分。皮质内淋巴细胞聚集成团称"淋巴小结",因能生成淋巴细胞故又称"生发中心"。髓质位于淋巴结深部,淋巴细胞呈索条状分布,称髓索。被膜、小梁、淋巴结与髓质间的腔隙,称淋巴窦(图 3-1)。

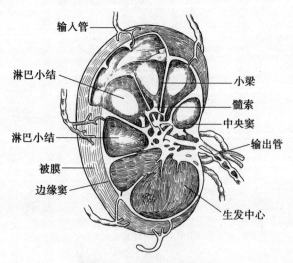

图 3-1　淋巴结构造模式图

正常淋巴结直径一般在 0.2~0.5cm,体检时偶可触及,质软光滑,活动而无压痛。需要指出的是,触诊查体只能检查浅表淋巴结的大小,而深部(如纵隔和后腹膜)淋巴结是否肿大,

44

只有借助于影像学检查（B超、胸片、CT）才能确定。

不论浅表还是深部淋巴结，其直径>1cm时，就应考虑是病理性淋巴结肿大。

病因思考

淋巴结肿大是门、急诊常见症状之一，几乎所有急、慢、良、恶性疾病均可导致局部或全身、表浅或深部淋巴结肿大。它可以是局部组织、器官感染后的反应（如牙周脓肿时颌下淋巴结肿大），也可以作为某些疾病的全身表现之一（如传染性单核细胞增多症时的全身表浅淋巴结肿大），在某些特殊情况下，又可能是某种疾病唯一的、特异的症状与体征（如霍奇金病）。究竟属于哪种情况，须具体患者具体分析、结合各种检查结果综合判定。

一、非特异性淋巴结炎

（一）细菌感染

球/杆菌、真菌、厌氧菌、放线菌。

（二）病毒感染

疱疹类病毒（尤其是EB病毒）、柯萨奇病毒、肝炎病毒、腮腺炎病毒、麻疹病毒、风疹病毒等。

（三）原虫感染

阿米巴原虫、肝/肺吸虫、丝虫、黑热病、血吸虫等。

（四）立克次体、支原体、螺旋体感染

立克次体感染（斑疹伤寒、恙虫病、Q热）、肺炎支原体、螺旋体感染（梅毒、回归热、钩端螺旋体病）。

（五）特殊传染病

腺鼠疫、腺型土拉伦斯菌病、软性下疳、艾滋病等。

二、特异性淋巴结病变

（一）特异性淋巴结炎

淋巴结结核。

（二）良性淋巴结增生

巨大淋巴结增生症（Castleman）、嗜酸性粒细胞增生性淋巴肉芽肿、结节病等。

三、风湿性疾病

1. 系统性红斑狼疮、干燥综合征、韦氏肉芽肿等。

2. IgG重链病、川崎病等。

四、代谢性疾病

勒-雪（Letterer-Siwe）病、嗜酸性肉芽肿。

五、过敏性疾病

食物、药物、毒物、有机化工染料过敏、血清病、热带嗜酸性粒细胞增多症。

六、外伤

猫抓病、毒蛇咬伤。

七、恶性肿瘤

1. 源于淋巴结或淋巴组织的肿瘤。
2. 霍奇金病。
3. 非霍奇金病。
4. 皮肤 T 细胞淋巴瘤。
5. 成人 T 细胞白血病 / 淋巴瘤。
6. 边缘带淋巴瘤（单核细胞样 B 细胞淋巴瘤和黏膜相关性淋巴瘤）。
7. 免疫母细胞淋巴结病。
8. 急性淋巴细胞白血病。
9. 急性单核细胞白血病。
10. 恶性组织细胞病。
11. 实体瘤淋巴结转移。
12. 消化系统　食管癌、胃癌、肠癌、肝癌、胰腺癌。
13. 泌尿生殖系统　卵巢癌、乳腺癌、子宫癌、膀胱癌、肾癌。
14. 呼吸系统　支气管肺癌、浆膜细胞瘤。
15. 其他　鼻咽癌、喉癌、骨癌、舌癌等。

！ 诊断思路

一、起病方式与病程

1. 起病急、病史短、症状明显（红、肿、热、痛）者多为非特异性淋巴结炎。
2. 起病缓、病程长、自觉症状不明显者，应警惕特异性炎症或肿瘤。

二、伴随症状

1. 伴有低热、盗汗、消瘦、贫血者应考虑结核中毒症状，淋巴结肿大有淋巴结结核的可能；伴有周期性发热和皮肤瘙痒是淋巴瘤所特有的临床表现；局部淋巴结肿大伴化脓性扁桃体炎可见于传染性单核细胞增多症；炎症性淋巴结肿大多同时有明显的局部红、肿、痛和皮温增高。

2. 伴有邻近器官病灶　一个组群的淋巴结收集一定区域的淋巴液。局部淋巴结肿大时往往与特定区域内的组织器官是否存在病变关系密切。图 3-2 表示它们之间的相互关系，以便在临床实践中有的放矢地寻找原始病因（表 3-1）。

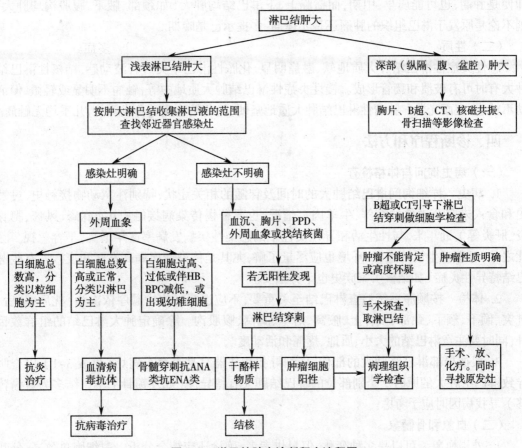

图 3-2　淋巴结肿大诊断程序流程图

表 3-1　局部淋巴结组群与特定区域相邻器官的关系

淋巴结组群	收集淋巴液的范围	相关器官疾病
耳后、乳突	头皮	头皮外伤、头皮下感染
颌下淋巴结	口底、颊黏膜、牙龈	牙根炎、颌骨肿瘤、牙髓炎
颊下淋巴结	舌、唇、颊下三角区	舌癌、唇癌、舌龈炎
颈深上群	鼻咽部	鼻、扁桃腺、副鼻癌或炎症
颈深下群	咽、喉、气管、甲状腺	喉炎或癌、甲状腺炎或癌
左锁骨上	食管、胃	食管癌、胃癌转移
右锁骨上	气管、肺、胸膜	支气管肺癌、间皮细胞瘤转移

三、淋巴结的特征

（一）数目

　　孤立、单一组群淋巴结肿大多与邻近器官感染有关,多组群、多区域淋巴结肿大(如锁骨上伴纵隔)常为肿瘤所致;横膈同侧的淋巴结肿大(如右腋下淋巴结肿大伴右乳腺肿物),

即使是肿瘤,也可能属早、中期,而横膈上、下淋巴结均肿大(如颈部、腋下、腹股沟均肿大)则不论是原发于淋巴组织的肿瘤还是实体瘤,多提示已是晚期。

(二)性质

急性炎症性淋巴结肿大质地软、触痛明显,化脓性淋巴结炎可有波动感,结核性淋巴结肿大有时可有破溃和瘘管形成。慢性炎症性淋巴结肿大质地中等,触痛不明显或轻微,但活动不粘连,表面光滑。肿瘤性淋巴结肿大质地坚硬,彼此粘连或融合成块状,几乎均无触痛。

四、诊断程序和方法

(一)病史询问与体格检查

1. 病史　详细询问淋巴结肿大的时间及伴随的相关症状,特别注意动物接触史、过敏史和食入未完全煮熟的海鲜、牛羊肉等情况,也要警惕传染病接触史(如麻疹、风疹、腮腺炎、肝炎等),近年来,与性生活和异性交往中的感染性疾病发病率逐年增高,不容忽视。除此之外,对患者生活的地区、环境也应尽量了解,尤其是传染性疾病高发区和疫区。有些淋巴结特异性炎症(如结核),家族史也十分重要。

2. 体检　按顺序系统检查淋巴结至关重要,不应遗漏。体检顺序依次为:枕后、耳后、乳突、颌下、颏下、颈部、锁骨上、腋窝、滑车、腘窝、腹股沟。除确定肿大淋巴结的组群数目外,同时要注意淋巴结的大小、质地、疼痛和活动度。

3. 根据局部淋巴结肿大的部位,仔细寻找相邻器官是否存有病灶(见表3-1),以查明导致淋巴结肿大的原因。个别部位的淋巴结肿大有特异性(如左锁骨上淋巴结多为胃癌转移),寻找病因时应予考虑。

(二)血象和骨髓象

1. 外周血象　可以呈多种变化,但只供参考,确诊还应综合分析。白细胞总数高、分叶有核左移示细菌感染;白细胞总数增高、正常、减低但淋巴细胞比例高则多见于病毒感染;当外周血出现 >10 个以上的变形淋巴细胞时,很可能为传染性单核细胞增多症;外周血出现原始细胞要警惕白血病,分类中嗜酸性粒细胞比例增高多见于过敏性疾病或嗜酸性肉芽肿。

2. 骨髓象　对淋巴结肿大病因学诊断有以下几种意义:首先是造血系统肿瘤(急、慢性白血病、淋巴瘤晚期),其次可以协助诊断实体瘤(有骨转移时),也可以在骨髓中找到寄生虫病原体。

(三)影像学检查

是确诊深部淋巴结肿大的无创性检查。

1. 胸片和腹部平片　当纵隔和肺内淋巴结肿大 >1cm 时,胸片基本可确诊,但对腹腔、盆腔淋巴结肿大的诊断不如 CT 准确。

2. B 超　可以探查到腹膜后(腹主动脉旁)、盆腔和髂动脉附近淋巴结的大小、数目和与邻近器官的关系,操作方便。但有时因肠胀气、膀胱充盈度等因素的影响而降低阳性率。

3. CT 扫描　对于 X 线和 B 超不能确诊的病例,不论胸腔还是腹腔、盆腔淋巴结,均可获得可靠的结果,唯价格较前两项检查昂贵。

4. 淋巴系统造影　将造影剂注入淋巴管、淋巴结,可以在 X 线片上了解肿大淋巴结的数目、边缘是否规则、结构有无破坏及淋巴管是否畅通,但技术操作复杂,目前多限于了解淋巴管阻塞的准确部位时采用。

5. 上消化道钡餐造影和钡灌肠造影对淋巴结肿大的诊断价值不大。

（四）细胞学、组织学检查

1. 细胞学检查

（1）淋巴结穿刺：左手拇、示指固定肿大淋巴结避免滑动；常规消毒后，右手持 5ml 注射器穿入淋巴结中心抽取淋巴结内物质，注射到玻璃上，推片、染色、镜下观察细胞成分。有时，穿刺物即有诊断意义：干酪样物质为结核所特有，若为脓液则为化脓性炎症，鲜红色血液则要看细胞成分才能确定。穿刺时最好不选择腹股沟淋巴结，要避开淋巴结附近大血管，进针不要过深，以免穿透淋巴结。深部淋巴结穿刺可在 CT 引导下进行。

（2）淋巴结印片：将经活检取到的淋巴结从中间切开，用切开的断面在普通玻璃片上垂直轻轻印记数次（不要重叠），染色后观察细胞形态。由于所观察的内容与淋巴结穿刺一样，故两者取一即可。

2. 细胞学、组织学检查　淋巴结活检是确诊淋巴结肿大原因最可靠的方法，兼有取材多（一个完整淋巴结）、组织结构清晰、细胞形态完整、既有细胞学又有组织学诊断的优点。

综上所述，淋巴结肿大的检查步骤有二：首先是确定有无肿大，主要靠物诊（表浅）和影像（深部），其次是明确肿大淋巴结的性质，依靠细胞学（穿刺、印片、血象、骨髓象和淋巴结活检）。必须指出，上述所有检查中最可靠、最全面、最准确的检查是淋巴结活检。影像学只能从形态上肯定淋巴结的大小，对其性质（良性、恶性）诊断几乎无肯定意义；细胞学若能发现典型的肿瘤细胞虽可诊断，但不能视为完整的诊断结论，因为有些疾病，其组织学改变比细胞学改变更重要，尤其是恶性肿瘤的分型（如淋巴瘤、腺癌、卵巢癌等），组织学依据必不可缺。所以只要物理诊断和影像学检查肯定淋巴结肿大而原因不清楚的，必须做淋巴结活检确诊，细胞学检查只是一种过筛方法，既不能取代病理活检，更不能作为治疗依据。

！急诊处理

一、明确诊断

通过物诊和影像学检查首先明确淋巴结肿大确属病理性，且要了解肿大淋巴结的范围（局部还是全身）、单一还是多组群、浅表还是深部。

对于局部淋巴结肿大、邻近器官有明确感染病灶者，可根据外周血象及分类，决定原发灶的治疗方案。

1. 细菌感染　选择对 G^+ 菌 + 对 G^- 菌的抗生素联合治疗。如青霉素每天 800 万单位静滴 + 丁胺卡那 400mg 肌注，共 5~7 天。对青霉素过敏者改为克林霉素每天 1200mg 静滴。

2. 病毒感染的治疗以中药为主　清开灵注射液每天 20~40ml，稀释于 10% 葡萄糖注射液 200ml 或生理盐水 100ml 静点 + 双黄连口服液 2 支，每日 3 次口服，也可选择阿昔洛韦 200mg/ 次，每天五次。除此之外，板蓝根、大青叶、连翘均为有效抗病毒药，可冲服。更昔洛韦对巨细胞病毒作用更强，需要时 250mg/d 静点。

3. 真菌感染　首选氟康唑每日 100mg，分三次口服，严重的真菌深部感染也可考虑两性霉素 B 静滴，每日先从 1~5mg 开始，逐渐增至 5~10mg/d，一般治疗量为 50mg/d。

4. 传染病（麻疹、风疹、腮腺炎、梅毒、肝炎、艾滋病等） 除隔离消毒之外,应速转专科医院或科室治疗。

5. 确诊为淋巴结结核者 积极三联抗结核治疗,异烟肼 300mg/d,利福平 450mg/d,乙胺丁醇 750mg/d,晨起顿服。

6. 过敏因素造成的淋巴结肿大 先要脱离过敏原,同时口服氯雷他定 10mg/d,葡萄糖酸钙 500mg,每日三次。

7. 原发于淋巴结或淋巴组织的肿瘤及实体瘤淋巴结转移者 一般不属于急诊治疗范畴,可转相关科室手术或化疗,具体方案见参考文献。

二、紧急处理

1. 原发于淋巴结或淋巴组织的肿瘤,外周血全血细胞明显减少,应积极采用支持疗法,如静滴抗生素预防感染、静滴止血药（酚磺乙胺 250mg、维生素 K 8mg 入壶）防止出血,对有可能出现脑出血者,可酌情输浓缩血小板 200ml/ 次。

2. 原发于淋巴结或淋巴组织的肿瘤、实体瘤淋巴结转移造成严重的血管压迫,随时有可能突然死亡的极重患者（如压迫上腔静脉造成上肢肿胀、胸壁静脉明显曲张或压迫气管造成极度呼吸困难）,可在征得家属理解、同意后,静推长春新碱 2mg+ 注射用水 40ml,静点地塞米松 20~30mg,不仅可及时缓解压迫症状,也无太大副作用。

（崔 华 周保利）

参 考 文 献

［1］虞积仁,李竞贤. 进一步提高淋巴结病变的正确诊断. 中华内科杂志,1994,33（5）:293-294.

［2］唐艳,刘绍泉,陈晓滨. 细针吸取细胞学诊断颈肿大淋巴结165例分析. 四川医学,2000,21（6）: 496-497.

［3］孙思予,王孟春,王彩霞,等. 超声内镜引导下细针穿刺活检对上消化道周围肿大淋巴结的诊断. 世界华人消化杂志,2000,8（11）:1319-1320.

［4］李杰,潘秋丽,杨凤霞,等. 彩超定性诊断颈部肿大淋巴结并与病理对照. 中国超声诊断杂志,2002,3（1）:6-7.

［5］李天潢,黄受方. 实用细针吸取细胞学. 北京:科学出版社,2000.

4

呕 吐

概述

呕吐是人体的一种本能,指有力地将胃内容物经食管、口腔而排出体外,从而起到有利的保护作用。恶心常为呕吐的前驱症状,与呕吐同时出现,但也可单独发生恶心。

恶心是一种特殊的主观感觉,是想将胃内容物经口吐出,但还未吐出。轻的恶心可能出现上腹不适及胀满感,对食物感到厌恶;严重的恶心常伴有头晕、头痛、出汗、流涎、面色苍白、心率增快或减慢、血压下降。

频繁而剧烈的呕吐,可妨碍饮食,导致失水、电解质紊乱(如低钠、低钾血症)、酸碱平衡失调、营养障碍、贲门黏膜撕裂综合征(Mallory-Weiss综合征)等并发症,对机体产生有害的影响。

呕吐是一种复杂的协调反射动作,包括胃肠道、中枢神经系统和前庭系统。首先是幽门的收缩及关闭,胃窦部收缩,同时胃底及贲门松弛、腹肌收缩、膈肌收缩,横膈下降,因而腹腔压力增加,胃被挤压,胃内容物倒流到食管经口排出体外。与此同时声门反射性关闭,呼吸停止,软腭、舌骨、喉头抬举,关闭鼻咽及会咽通道,以防胃内容物进鼻腔及呼吸道,这种复杂而协调的反射动作是通过呕吐中枢来完成的。

呕吐中枢位于延髓。延髓有两个不同的作用机制的呕吐机构:其一是神经反射中枢——呕吐中枢,位于第四脑室尾的笔尖附近;其二是化学感受器触发带,接受引起呕吐的各种化学性刺激。呕吐中枢主宰呕吐的实际动作,它接受来自消化道及其他躯体器官大脑皮质、前庭器官以及化学感受器触发带的传入冲动。引起呕吐的大多数冲动,直接经由内脏传入神经至呕吐中枢,而非经由化学感受器触发带。在传入通路中,迷走神经纤维较交感神经纤维所起的作用更大。主要的传出通路为迷走神经(支配咽肌)、脊神经(支配膈肌、肋间肌、腹肌)以及内脏传出神经(支配胃与食管),通过一系列复杂而协调的神经肌肉活动而引起呕吐。化学感受器触发带本身不能直接引起呕吐的动作。

！ 病因思考

一、反射性呕吐

（一）消化系统疾病

1. 咽刺激。

2. 胃十二指肠疾病。

3. 其他消化系统疾病。

（二）急性中毒

（三）呼吸系统疾病

（四）泌尿生殖系统疾病

（五）循环系统疾病

（六）结缔组织病

二、中枢性呕吐

（一）中枢神经疾病

（二）药物毒性作用

（三）内分泌代谢障碍、体内毒素作用、物理性损害

1. 低钠血症。

2. 糖尿病酮中毒。

3. 甲状腺危象。

4. 甲状旁腺危象。

5. 肾上腺危象。

6. 急性全身性感染。

7. 妊娠呕吐。

8. 物理性损害。

（四）青光眼

三、前庭障碍性呕吐

（一）迷路炎

（二）梅尼埃病

（三）晕动病

四、神经症性呕吐

! 诊断思路

引起呕吐的原因虽很多,如能了解呕吐的特点、呕吐物的量及性质,与饮食的习惯及其伴随现象,对确诊病因很有帮助。关于呕吐的诊断程序见图 4-1。

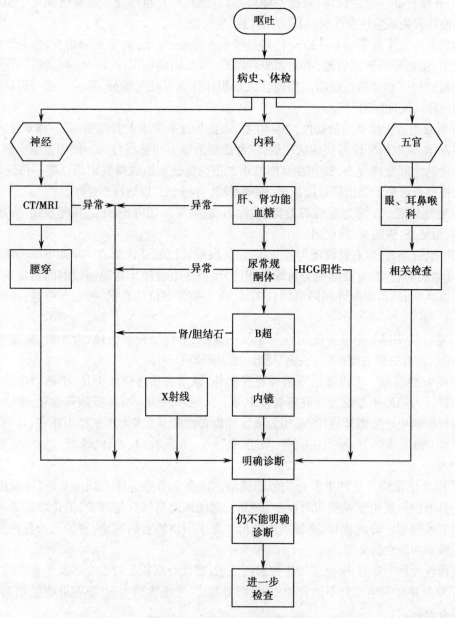

图 4-1 呕吐诊断程序示意图

1. 首先应确定是否是呕吐 须与食管性反流相区别。食管反流发生于食后一段时间,而无恶心的先兆,这是由潴留于食管狭窄近端的扩张部(贲门失弛缓征)或扩张的食管憩室中的食团,反流经口吐出,吐出物不含胃酸与胃蛋白酶。为进一步确诊,需要作胃镜或口服钡剂消化道造影检查。

2. 呕吐 伴恶心先兆,吐后常感觉轻快,胃十二指肠疾病多见。如胃黏膜受刺激或急性胃肠炎或慢性胃炎的急性发作。其病因可为:细菌性食物中毒、化学物品或药物的刺激,物理的原因见于急性胃扩张时对胃黏膜的直接刺激。

3. 呕吐物量大 呕吐呈周期性发作,于食后一段时间出现,多呈喷射性。如餐后几小时发作,在阿托品注射后缓解,胃排空障碍得以缓解,呕吐也停止。这种情况见于溃疡的活动期与慢性胃炎的急性发作时,可能为幽门痉挛所致。

如果呕吐发生在餐后 6~12 小时,多呈喷射状呕吐,量大,甚至有隔宿食,多见于幽门器质性狭窄,溃疡瘢痕形成引起,呕吐物酸性增高;少数由胃癌引起,呕吐物低酸甚至缺酸;也可由于胃肿物引起器质性梗阻。周期性大量胆汁性物呕吐为特征,是由于部分胃切除术后空肠输出祥功能性梗阻引起。

4. 呕吐患者为体型瘦长女性,20~40 岁,表现为逐渐发生上腹胀痛、恶心和呕吐,于食后数小时发作,采取俯卧位可使症状缓解,应考虑肠系膜上动脉综合征。原因是肠系膜上动脉与腹主动脉之间距离变小,致夹在其中的十二指肠受压而造成排空困难。进一步证实 X 线钡餐透视检查可见十二指肠近段扩张,钡剂淤滞,胃与十二指肠排空延缓。

5. 呕吐伴腹痛 考虑腹腔脏器炎症、梗阻、破裂等。如胃炎、十二指肠溃疡,胃肠梗阻、穿孔等,阑尾炎、腹膜炎、肠梗阻。

肠梗阻引起者,多有肠绞痛与停止排气排便,呕吐剧烈并伴恶心。早期呕吐为神经反射性,呕吐物初为食物,胃液继而为黄绿色胆汁,反射性呕吐停止后隔一段时间出现典型肠梗阻的反流性呕吐,两次呕吐间隔时间长短,取决于梗阻部位的高低,梗阻部位越高间隔时间越短。

6. 呕吐伴头痛 呕吐呈喷射性见于颅内高压、第Ⅷ脑神经疾病、青光眼、脑血管病、脑瘤等(脑瘤常有三种主要症状:头痛、呕吐、视力障碍)。

7. 呕吐伴眩晕 考虑除第Ⅷ脑神经疾病外,椎基底动脉供血不足,小脑后动脉供血不足。如伴听力障碍须考虑为前庭障碍性呕吐。如眩晕、恶心、眼球震颤等症状,考虑为迷路炎。除根据病史还要做耳科检查,如为突发性旋转性眩晕(多为水平性)、耳聋、耳鸣考虑耳性眩晕病(梅尼埃病)。发生在航空、乘船、乘汽车,面色苍白、出汗、流涎、恶心、呕吐等,多为晕动病。

8. 呕吐伴发烧 这种患者首先考虑感染。许多全身感染性疾病的初期,可发生恶心、呕吐。其原因可能由于发热与毒血症状态时,胃肠蠕动与胃分泌减少,消化功能减退,未消化的食物易潴留于胃内,引起逆蠕动而吐出。见于中枢器官的感染,胃肠道的急性感染,其他腹腔脏器的急性感染等。

细菌性食物中毒时,呕吐多发生在腹泻之前,霍乱与副霍乱时呕吐多发生于腹泻之后。

9. 呕吐集体发生或有不洁食物史,误服毒物史,考虑食物中毒,靠呕吐物的细菌学或毒理学检查而确定。

10. 生育期妇女,呕吐出现在停经 40 天左右,要考虑妊娠呕吐,为进一步确诊应查尿妊娠试验。妊娠 20~24 周后,出现恶心、呕吐、高血压、水肿、蛋白尿、视力下降考虑妊娠高血压综合征;妊娠晚期,持续剧烈恶心、呕吐、意识障碍、昏迷、高热、血凝异常、进行性黄疸、血清谷丙转氨酶升高,要考虑妊娠期急性脂肪肝的诊断。

11. 呕吐伴胸痛　考虑心肌梗死,肺梗死。急性心肌梗死的早期,特别是疼痛剧烈时,常发生恶心、呕吐。偶尔疼痛定位在上腹部,呕吐剧烈者,可被误诊为急腹症。

12. 呕吐物是血性　考虑上消化道出血,如为剧烈呕吐后出现血性物,则想到食管贲门黏膜撕裂。

13. 呕吐伴背痛　要考虑主动脉夹层,动脉瘤破裂,肾盂肾炎,肾绞痛(如泌尿系结石)。

14. 有糖尿病、甲状腺功能亢进,肾上腺皮质功能减低症、尿毒症等病史,因为某些诱因,使其病情加重而出现一些相应的症状和体征,同时有呕吐。这时应想到其原发病。如糖尿病酮症、甲状腺危象、肾上腺危象、甲状旁腺危象、尿毒症等。

15. 呕吐发作与精神刺激有关　食后立即发生,呕吐全不费力,每日吐量不多,吐毕又可再食。长期反复发作营养状态受影响甚小,应考虑为神经症或癔症之一。

16. 在呕吐原因不十分明确时,根据需要作相应的检查,如尿常规、尿酮体、血糖、血尿素氮、B超、X线腹部透视或平片、钡剂胃肠透视、纤维胃、十二指肠镜、CT、MRI检查以及垂体、甲状腺、肾上腺、甲状旁腺功能检查等。

！急诊处理

一、止吐

(一)镇静

用地西泮 10mg 肌注或 10mg 加入生理盐水 20ml 稀释后静注,氯丙嗪 25~50mg 肌注。

(二)解痉

654-2：10mg 口服、肌注或静注。

阿托品：0.3~0.6mg 口服,0.3~0.5mg,肌注或静注。

(三)多潘立酮(吗丁啉)

10mg 饭前口服,3 次/日。

(四)针灸或穴位封闭

如足三里穴 654-2 5~10mg 注射。

(五)溴丙胺太林(普鲁本辛)

因为能选择性抑制胃肠平滑肌,可用于妊娠呕吐。15mg 口服,3 次/天。

(六)肿瘤放疗、化疗引起的呕吐

可选择性用：

1. 昂丹司琼(ondansetron)　制品有枢丹、富米丁、枢复宁。本品是一种高度选择性 5-羟色胺受体拮抗剂。能拮抗外周及中枢神经元 5-羟色胺受体,从而阻断因化疗和放疗等因素引起的小肠释放 5-羟色胺,防止迷走神经受刺激后送信息到化学感受器触发区而发挥止吐作用。

用于放疗及细胞毒类药物化疗引起的呕吐。

(1)用法、用量：①对高度催吐的化疗药物引起的呕吐：化疗前 15 分钟,化疗后 4 小时、

8 小时各静脉注射 8mg,化疗后 8~12 小时口服 8mg 连用 5 天;②对催吐程度不太强的化疗药引起的呕吐:化疗前 15 分钟静脉注射 8mg,以后每 8~12 小时口服 8mg,连用 5 天;③对放疗引起的呕吐:首剂于放疗前 1~2 小时口服 8mg,以后每 8 小时口服 8mg,疗程视放疗的疗程而定。

（2）用药注意:①对本品过敏者禁用,胃肠梗阻者不用;②孕妇（尤其妊娠头 3 个月）,除外必须不宜使用,哺乳期妇女若使用本品应停止哺乳;③严重肝功能损害者,每日总剂量不应超过 8mg;④腹部手术后不宜使用本品。

2. 托烷司琼（tropisetron）　制品有欧必停（呕必停）。

成人每日 5mg,总疗程 6 天,第一天静滴或静注 5mg。每第 2~6 天口服每日 5mg,晨起服用。

3. 格雷司琼（granistron）　制品有凯特瑞（康泉）、枢星。于放、化疗前 5 分钟单次静注 3mg,每个疗程可用 5 天,每日最高剂量为 9mg。

4. 阿托司琼（azasetron）　成人一般用量为 10mg,每日一次静脉注射。

二、病因治疗

（一）解除胃肠道梗阻

1. 胃肠减压。

2. 手术治疗。

（二）脑血管病

降颅压的治疗:20% 甘露醇 250ml 静脉滴注,每日 2~4 次,还可加用呋塞米 20~40mg 静脉或肌内注射,地塞米松 10~20mg 静脉注射等,以减轻脑水肿,缓解或消除呕吐。使用脱水药时应注意患者的心、肾功能和水、电解质平衡。

（三）糖尿病酮症酸中毒

纠正酮症酸中毒及治疗糖尿病,一般按 0.1U/（kg·h）胰岛素持续静脉点滴,每 2~3 小时测血糖、尿糖、尿酮体,如果治疗 2 小时后血糖值下降不足原来值的 10%,应将胰岛素加倍输入或加快输液速度。当血糖降至 13.9mmol/L（250mg/dl）尿酮体仍阳性时,继续输入胰岛素同时应用 5% 葡萄糖盐水,注意按 3~4g 葡萄糖加 1U 胰岛素计算。当尿酮体阴性时,可将胰岛素改为皮下注射,胰岛素的剂量应根据血糖测定值随时调整,故输入胰岛素的静脉通道应与补充液体分开。由于静注胰岛素的有效半衰期短,要改用皮下给药应有 1 小时静脉和皮下注射重叠的时间,以防血糖再度上升。

1. 纠正电解质紊乱及酸碱平衡失调

（1）补液:以等渗氯化钠液体开始,当血钠 >155mmol/L 时,可输入 0.45% 氯化钠溶液,但输液速度要减慢。当血糖 >13.9mmol/L（250mg/dl）时,不必给葡萄糖溶液,如血糖降到 ≤13.9mmol/L 时,改为 5% 葡萄糖盐水静脉点滴,以免低血糖反应。无心功能不全者,开始 2 小时输入液体 1000~2000ml,视血压、心率、末梢循环、尿量或中心静脉压决定补液量。老年人、心功能不全者应在中心静脉压监测下调节,滴注速度应减慢。

（2）碱性药物:糖尿病酮症酸中毒时不宜过多过早给碱性药物,因为酸中毒主要由酮体引起,宜积极给胰岛素及液体纠正酮症,过多过早用碱性液体,可引起低钾、氧离曲线左移引起末梢组织缺氧。一般认为在二氧化碳结合力 <9mmol/L（20Vol%）,pH<7.1 时才考虑补碱

性液体,用 5% 碳酸氢钠 250ml,酸中毒不严重者,一般不必用碱性液体。

（3）钾盐:糖尿病患者在发生酮症酸中毒时,体内大量钾丢失,但由于失水、少尿或尿闭,血钾浓度往往在正常范围甚至偏高,经过大量胰岛素治疗及补液治疗,糖代谢紊乱得到纠正,钾盐移到细胞内,开始排尿以后,钾自肾排出再加上补液后钾被稀释,因而补钾原则是无尿不补钾,有尿、用胰岛素时应补钾,可在 500ml 液体中加 0.7~1g 氯化钾,并密切观察,在酮症酸中毒纠正后数天内,患者血钾往往持续较低,继续补充钾盐应视血钾水平及尿量调节。少数患者补钾后血钾仍不升,提示可能有镁的缺乏,在证实有低血镁时可给予 10% 硫酸镁 10ml 加入 500ml 液体中静脉滴注。

2. 治疗中应注意的问题　①急诊时医师未考虑酮症酸中毒而误认为昏迷与低血糖有关,错误地使用了高张葡萄糖,促使渗透压增高及加重细胞内失水,因此必须及时测血糖、尿糖、尿酮体等;②酮症酸中毒患者有严重脱水,生理盐水补充不足或先用胰岛素治疗而未及时补充液体可使细胞外液转移至细胞内,进一步使细胞外液丢失,促进周围循环衰竭;③在胰岛素使用前用钾盐,可造成致死性高钾血症;④胰岛素已开始作用而未及时正确补钾,也可引起致死性低钾血症;⑤过快地纠正高血糖,血糖下降过快易导致脑水肿的发生;⑥血糖下降至 13.9mmol/L（250mg/dl）时未使用葡萄糖溶液可诱发低血糖,而低血糖如不及时诊治可造成不可逆的脑损害;⑦未等到尿酮体完全消失,肝糖原储存恢复,而过早地停用静滴胰岛素及葡萄糖液,可使酮症及酸中毒复发。

（四）中毒

详见中毒部分。

（五）脑肿瘤

首先降低颅内压用 20% 甘露醇 250ml 静脉滴注,手术治疗或 γ 刀治疗。

（六）妊娠呕吐

在确诊妊娠剧吐后,需根据临床表现判定其严重程度,对重症者需进行下列检查。

1. 血常规及血细胞比容　以助了解有无血液浓缩,有条件者可行全血黏度及血浆黏度检查。二氧化碳结合力或血气分析以了解血液 pH、碱储备及酸碱平衡情况。另亦需测血清胆红素、肝肾功能等。

每日计算尿量,测尿比重、酮体,做尿三胆试验。此项检查尤为不可忽视,可及时帮助发现有无低血钾或高血钾及心肌情况。

2. 轻度妊娠呕吐者　一般不需特殊治疗。需了解患者对妊娠有无思想顾虑,注意其精神状态,多予以精神鼓励,并根据患者的喜好,给予易消化的食物,分次进食,并应避免高脂肪的食品。另外,由于烹饪时的气味易诱发和加剧呕吐,患者在未恢复健康之前,应尽可能避免。维生素 B₁、B₆、C 以及小剂量镇静剂如苯巴比妥、三溴合剂等,对于改善症状均有一定效果。

3. 严重呕吐或伴有脱水、酮尿症者　均需住院治疗。在住院 24 小时内应予禁食。静脉滴注 5%~10% 葡萄糖液及林格溶液,补液量应在 3000ml/24h,但需根据患者体重酌情增减。另需按化验所测血钾、钠情况,以决定补充电解质的剂量。贫血较重或营养很差者,也可输血或静脉滴注必需氨基酸 500ml/d,连续数日,以补充能量。

在治疗期间必须定时检测血清电解质、血气分析等,以利观察治疗效果,医护人员对患者应多加关心、安慰,同时应逐渐开始少量多次进流质饮食,而后可渐停静脉补液。一般在入院后 5~10 天多可明显好转。

少数病例经保守治疗无效时,可试加用肾上腺皮质激素,氢化可的松 200~300mg,加入 5% 葡萄糖 500ml 内静脉缓滴,同时给维生素 B_6 200~600mg/d 肌内注射,还可用 ATP 和辅酶 A,常可收到良好效果。

4. 经积极治疗仍无效者   如有下列情况,当予治疗性流产:①持续黄疸,ALT 升高;②持续出现蛋白尿;③有多发性神经炎(polyneuritis)及神经性体征者;④体温持续在 38℃ 以上,卧床情况下,心率在 110 次 / 分以上者;⑤伴有精神症状出现者。以上均属行治疗性流产的指征。妊娠剧吐的病因迄今未明,可能主要与体内激素作用机制和精神状态的平衡失调有关。

在祖国医学中,对于妊娠恶阻的患者采用和胃降逆的治则,处方:江川连 2g,淡吴萸 2~3g,陈皮 9g,枳壳 6g,砂仁 3g,黄芩 9g,姜竹茹 9g,可浓煎成 100ml,分多次口服,亦有一定效果。

低钾或高钾血症是因严重呕吐、电解质平衡失调所致,如临床医师未能及时诊断,可危及患者生命。

食管黏膜裂伤或食管出血是由于持久严重剧吐,致食管黏膜受损而裂伤、出血,甚至可使食管穿孔。表现为胸痛、剧吐、呕血,需急诊手术治疗。

绝大多数妊娠剧吐患者预后良好,仅极个别病例因病重而需人工流产;对胎儿来说,如母亲为糖尿病合并妊娠剧吐而有酮尿症时,胎儿娩出后,经随访,发现此类儿童的智商(IQ)较正常为低,所以防止和控制剧吐患者发生酮尿症,对于胎儿是有益的。

(七)青光眼呕吐

青光眼手术治疗或药物减压治疗。

1. 缩小瞳孔、改善房水引流   常用 1%~2% 毛果芸香碱眼药水滴眼,每晚睡前涂 2% 毛果芸香碱眼膏。

2. 抑制房水生成药物   如乙酰唑胺 250mg,每日 3 次口服。该药可有尿路并发症,不宜长期使用。

3. 高渗脱水剂降低眼压   如 20% 甘露醇 250ml 静脉快速滴注,1~1.5g/kg 体重,或口服 50% 甘油,2~3ml/kg 体重。

4. 辅助治疗   可给予止吐、镇静及安眠药物。

5. 待症状缓解,眼压下降,根据病情择期手术,防止复发。

(八)水、电解质代谢和酸碱平衡失常

胃液中含盐酸、钾、钠离子。由于大量胃液丢失,引起脱水,电解质紊乱及代谢性碱中毒,应予相应的治疗。

(九)其他并发症

1. 食管贲门黏膜撕裂   应止血处理(详见消化道出血处理)。

2. 吸入性肺炎   抗感染治疗。

3. 营养不良   长期呕吐不能进食而发生营养不良,应补充营养。

(刘凤奎 刘 宜)

参 考 文 献

［1］王淑贞. 实用妇产科学. 北京：人民卫生出版社，1991：212-214.

［2］金大鹏，朱宗涵. 全科医师实用手册. 北京：中央广播电视大学出版社，1999：507-508.

［3］陈敏章. 中华内科学. 北京：人民卫生出版社，1999：238-242.

［4］吴铁镛，孙亚新. 贲门黏膜撕裂综合征 28 例分析. 北京医学，1992，14（6）：323-325.

5

腹　痛

概述

概述

腹痛作为一个症状,在急诊常见,急诊患者中约30%是以不同程度的腹痛为主诉就诊的。腹痛的诊断也非常困难,它涉及内科、普外科、胸外科、泌尿外科及妇产科等多个科室,有时同一疾病的不同阶段或同一种疾病发生在基础情况不同的患者也有不同的临床表现;它不仅是腹部器官组织疾病的表现,也可为非腹部脏器的病变,甚或是全身疾病的表现,常使正确诊断受到干扰。

作为一名急诊科医师,应有全面知识,人体统一体观点,科学临床思路。在对急性腹痛进行诊断过程中,必须掌握一个正确的诊断步骤,并在诊断中养成对所有的资料结果进行综合判断和逻辑分析的思路,掌握正确处理问题的方法。

疼痛的产生有赖于致痛刺激、疼痛感受器、痛觉传入纤维及痛觉中枢各环节的协调统一,缺一不可。

腹部因受双重神经支配,故腹痛包括腹腔内脏痛和腹壁痛两部分。两者不但在神经支配上不同,在痛觉感受器和神经传导上也不同,因此,腹痛的性质和特征也不同。

内脏痛的特点:首先,腹腔内脏的痛觉感受器部位与其传入纤维进入脊髓的节段有关;其次,内脏痛的定位与腹部脏器的胚胎来源关系密切。

腹壁的痛觉感受器主要位于壁腹膜肠系膜根部,小网膜、膈及周边部。它除了对牵拉、膨胀等敏感外,对化学性刺激尤其是 H^+、K^+、胃酸、胆汁、胰液和炎性介质等致痛刺激的感受要比内脏的感受器更敏感。

腹壁痛的特点:疼痛尖锐,程度剧烈,范围清晰,定位准确,能从腹痛的感受部位上较准确地反映疼痛的脊髓节段。此种腹痛还因咳嗽、深呼吸或翻身移动等动作而加重,故也称作腹膜刺激性疼痛。

实际上的腹痛是内脏痛和腹壁痛两者综合的结果。

牵涉痛:是指腹部某一器官引起的疼痛除在原刺激部位被感知外,还在远离该器官内脏神经传导之外的部位被感知的现象。它的发生是由于内脏神经传导恰与体神经传入纤维进入同一或相近的脊髓节段,故而在该段脊神经的皮区引起疼痛感觉。如胆囊炎时感到右肩及后背、肩胛下区疼痛便是这种牵涉痛的例子。

转移痛:是指随着病情发展而出现从内脏痛向腹壁痛转变的现象。例如阑尾炎早期表现为单纯内脏性疼痛,感觉脐周痛,同时伴恶心、呕吐等交感神经兴奋的症状;随着病情发展向右下腹的转移痛,此时便出现腹壁痛的特征。

由于外伤引起腹痛更加复杂,缺乏特征性,不在本文讨论之内。

！病因思考

一、消化系本身病变

（一）胃肠

1. 急性胃炎。
2. 胃肠炎。
3. 消化性溃疡。
4. 消化性溃疡穿孔。
5. 小肠、大肠梗阻。
6. 肠穿孔。
7. 肠扭转。
8. Meckel 憩室炎。
9. Boerhaave 综合征。
10. 炎性肠疾病。
11. Mallory-Weiss 综合征。
12. 肠系膜腺炎。
13. 嵌顿疝。
14. 阑尾炎。
15. 肠结核。
16. 肿瘤。

（二）肝胆胰

1. 急性胆囊炎。
2. 急性胆管炎。
3. 胆绞痛。
4. 肝脓肿。
5. 肝肿瘤破裂。
6. 急性胰腺炎。

二、消化系以外疾病

（一）胸部

1. 肺炎及胸膜炎。
2. 肺脓肿。
3. 肺栓塞。

4. 心绞痛。

5. 心肌梗死。

（二）脾

1. 脾栓塞。

2. 脾自发性破裂。

3. 脾周围炎。

（三）泌尿系

1. 输尿管结石。

2. 肾绞痛。

3. 急性肾盂肾炎。

4. 急性膀胱炎。

5. 急性前列腺炎。

6. 尿潴留。

7. 膀胱破裂。

8. 肾梗死。

9. 睾丸炎。

10. 睾丸扭转。

（四）腹腔血管

1. 主动脉、腹腔动脉瘤破裂。

2. 急性缺血性结肠炎。

3. 肠系膜血栓形成。

（五）腹腔、腹膜

1. 腹腔内脓肿、膈下脓肿。

2. 原发性腹膜炎。

3. 结核性腹膜炎。

（六）妇产科

1. 异位妊娠破裂。

2. 卵巢肿瘤扭转。

3. 卵巢囊肿破裂。

4. 急性输卵管炎。

5. 痛经。

6. 子宫内膜异位症。

7. 盆腔肿瘤。

（七）其他

1. 化学毒物　如砷、铅中毒。

2. 药物过敏。

3. 糖尿病酮症酸中毒。

4. 血紫质病。

5. 带状疱疹。

6. 卟啉症。

7. 脊柱关节所致神经根炎。

8. 功能性腹痛。

诊断思路

腹痛诊断程序流程见图 5-1。对于各种腹痛,通过详细询问病史,认真查体以及有针对性的实验室、影像检查,初步明确是急性炎症性、内脏严重缺血绞窄性、内脏梗阻性和内脏穿孔、大血管破裂性腹痛,及时发现危及生命的病因,果断采取手术或非手术的有效治疗措施,最大限度地保证疗效,减少合并症,降低致残率,死亡率。

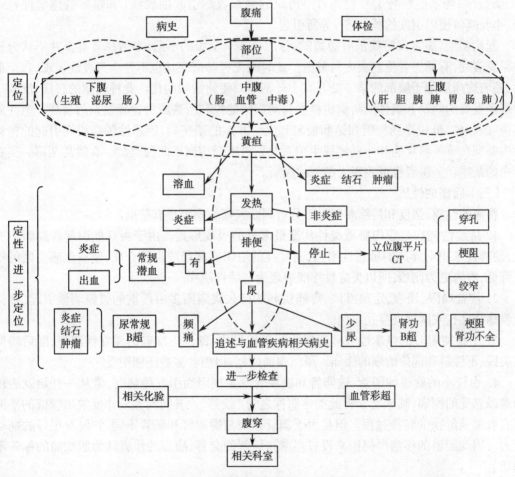

图 5-1 腹痛诊断程序流程示意图

一、仔细询问腹痛的详细经过

在询问腹痛经过时要特别注意腹痛的发作方式、腹痛的性质、部位、伴随症状以及与腹痛发作有关的个人、家族史和治疗情况等。

（一）腹痛发作的缓急程度

腹痛发作的缓急程度常能反映引起腹痛病变的性质及其严重程度。急性腹痛既可表现为数秒钟之内突然"暴发"的腰部剧烈疼痛或在1~2小时内迅速进展的腹痛；也可表现为经数小时而逐渐加重的腹痛。

发病前没有任何征兆，突然出现难以忍受的全身性剧烈疼痛时，常提示腹腔内发生了诸如内脏穿孔或动脉瘤、宫外孕破裂等严重的病情，而且发病后不久，随着病情发展，因剧烈腹痛造成的紧急情况又很快被合并的心率增快、呼吸急促、出汗和休克所代替。提示此类患者需立即进行抢救复苏和剖腹探查。

（二）腹痛的类型

是在1~2小时内从原来程度较轻的持续性隐痛立即转变成集中于腹部某处、范围清晰的剧烈疼痛。此类腹痛可由大多数腹内脏器的炎症（如急性胆囊炎、胰腺炎）和脏器缺血（如肠绞窄、肠系膜梗死），空腔器官平滑肌的强烈收缩引起的绞痛（如输尿管痉挛性肾绞痛、小肠高位梗阻引发的肠绞痛）等所引起。

起病初期，患者仅感腹部有短暂的、弥散分布于全腹的不适，多数患者甚至并不认为是外科急腹症，有的患者反而去内科就医。此时既无胃肠道症状也不伴全身炎症表现，直至最后，随着腹痛局限于腹部的某一处并且十分剧烈而使病情明朗化。此种类型的腹痛，反映一种逐渐发展的病情和机体的防御机制参与对病情的控制所造成的比较复杂的表现。急性阑尾炎、嵌顿疝、低位小肠梗阻和结肠梗阻和无合并症的溃疡病，因恶性肿瘤浸润引起的包裹性内脏穿孔等外科疾病和一些泌尿生殖系及妇科疾病均属于此种类型。有时甚至第一类疾病中的某些轻型患者也可表现为类似的腹痛。

（三）腹痛的性质

腹痛的性质、强度和持续时间对于分析判断腹痛的病因很有帮助。

1. 持续性钝痛是腹内脏器炎性病变最常见的表现形式。由于炎症能引起腹腔组织充血，使神经末梢对疼痛的敏感性增强，而发炎的组织又能释放炎性介质，使痛觉感受器的阈值降低，腹痛更为剧烈，所以炎症性疼痛表现为持续性腹痛。

2. 位置局限、浅表、定位准确、疼痛锐利的持久腹痛则多由严重的腹膜刺激引起，常见于溃疡病穿孔或阑尾炎穿孔病例。

3. 小肠梗阻时的痉挛性绞痛通常为间断性发作、部位不准确的深在性腹痛，随后转变成尖锐、不缓解和部位清晰的腹痛。虽然腹痛剧烈、但患者多数还能耐受。

4. 由较小的管道如胆管、输卵管和输尿管发生梗阻而引起腹痛时，常从一开始就表现为难以忍受的剧痛，临床上常将此类疼痛称之为"绞痛"。其间断性发作反映出管壁的平滑肌有收缩及舒张的转换过程。但是由于胆管系统与输尿管和肠管不同，它没有很好的蠕动能力。因此胆道的疼痛严格说来没有痉挛与缓解的交替，故有的作者认为胆绞痛的称呼不确切。

（四）腹痛的特点

各种疾病的疼痛有其本身的特点，在诊断时可供参考（表5-1）。

1. 溃疡病性腹痛常为腹部"疼痛性不适"。

2. 急性胰腺炎和肠系膜动脉栓塞引起的腹痛则常称作"刀割样"或"无法喘气样"剧痛。

表 5-1　急性腹痛患者疼痛的性质

发作方式	腹痛特点	腹痛特点	伴随症状	病情定性	可能诊断
骤然腹痛 （数秒钟内）	剧烈难忍 （麻醉剂无效）	剑突下 剑突下偏左 剑突下	后背烧灼感 束胸感	血管破裂 脏器缺血绞窄、 脏器穿孔	动脉瘤破裂、心 肌梗死、胃十二 指肠穿孔
快速进展性	严重而且恒定	脐周上腹正中 或弥漫不定 上腹部 下腹部	恶心 恶心呕吐	脏器缺血绞窄 重度炎症 内出血	肠系膜动脉栓 塞肠绞窄 重症胰腺炎 宫外孕
稳定进展性	持久稳定钝痛	右上腹 右下腹 左下腹	食欲缺乏、恶 心、呕吐 恶心、呕吐或 腹泻	腹内感染 脏器炎症	肝炎、胆囊炎、 胆管炎 阑尾炎 憩室炎
间歇性发病	绞痛与缓解交替	脐周 右下腹 左下腹	腹胀、频繁呕吐 停止排便排气	梗阻性	肠梗阻 肾绞痛

3. 主动脉夹层动脉瘤破裂时，表现为"火烧样"疼痛。疼痛的痛苦程度常反映病情的进展阶段。

4. 痉挛性绞痛，虽然很痛苦，但用解痉止痛药物可得到缓解。

5. 由小肠绞窄或肠系膜血管栓塞引起的缺血性疼痛，即使应用麻醉剂也只能轻度缓解，其反映的病情更重。

6. 应引起注意的是，少数患者虽然只感到腹部轻度不适或胀满感并无明显的腹痛，甚至觉得可能只要排出气来即能解除不适。其实，这种不适恰恰是由于一种被包裹在腹腔之外的炎性病灶（例如后腹膜阑尾炎或穿透性溃疡病继发反射性肠梗阻）而产生的内脏异常感受叫做排气受阻征（gas stoppage sign）的表现。由于这种感受并不强烈，患者常常忽略，因此也未能引起医师的注意。有时等到炎症发展到穿孔还不容易作出诊断，是腹痛中比较隐蔽和容易误诊的情况。

7. 询问既往有无类似腹痛以及影响腹痛加重和减轻的因素，借以分析腹痛的诱发原因及与潜在病变的关系。

8. 通常急性胰腺炎患者喜取前俯坐位以减轻腹痛。

9. 溃疡患者常在腹痛时以进食来缓解腹痛。

10. 深吸气或翻身移动会使腹痛加重的患者多提示有腹膜炎存在。

（五）腹痛的部位

腹痛的部位对于建立诊断有重要的价值。根据表 5-1 中显示的腹内各脏器的神经支配节段、感受平面及其与腹痛的部位关系，常有助于腹痛的诊断。一般说来，位于腹腔内的疼痛神经纤维均分布在脏层和壁腹膜及血管组织中。仅涉及内脏腹膜的腹痛，常由空腔脏器膨胀、实质性器官的包膜过度延展和脏器平滑肌的痉挛收缩等引起。疼痛大多为钝性隐痛、痉挛性绞痛或持续性剧痛且定位往往不清。但是当引起腹痛的病变涉及壁腹膜时，腹痛性质便会从弥散、定位不清的内脏痛转变成部位局限、定位明确的腹壁痛。此时的腹痛感受部

位,也可以说更接近引起腹痛的内脏,更容易根据疼痛的部位判断患病的脏器,例如:

1. 右上腹痛多由急性胆囊炎、胆绞痛、肝炎、肝脓肿引起。
2. 右下腹痛则以回盲部肠炎、阑尾炎或憩室炎以及右肾、右侧输尿管、输卵管炎的可能性大。
3. 左上腹痛则可能由脾曲结肠病变、脾梗死、脾周围炎等引起。
4. 左下腹痛的常见原因则以结肠憩室炎为主。
5. 上腹正中处腹痛的原因仍以溃疡病穿孔、急性胰腺炎最常见。
6. 中上腹脐周附近剧烈绞痛多由肠梗阻引起。

通常依据上述腹痛发作的缓急程度、腹痛的性质和部位,再结合牵涉痛或转移痛的特点可及时作出腹痛的诊断(表 5-2)。但是医师还必须记住,由于解剖位置变异的存在,有时异位的脏器常引起特殊的表现,例如约 15% 的阑尾炎,由于其位置在后腹膜,因此患者的腹痛定位不准,始终感到脐周围痛,较容易与胃肠炎混淆而导致误诊。此外,有些患者引起腹痛的病变不但不是急腹症,甚至根本就不在腹腔内。因此,医师在诊断这些患者的急腹痛时,除了要学会对腹内各脏器的病变引起腹痛的特点加以辨别外,还应掌握腹内和非腹内疾病引起腹痛的特点及其鉴别(表 5-3)。

表 5-2 常见引起急腹痛的腹内病变

腹痛部位	病变名称
上腹部——右上腹	急性胆囊炎,胆石症,十二指肠溃疡穿孔,右膈下脓肿,肝脓肿
上腹部——中上腹	溃疡病穿孔,急性胰腺炎,阑尾炎早期
上腹部——左上腹	急性胰腺炎,胃穿孔,脾区病变,脾周围炎,脾梗死,膈下脓肿
脐周	小肠梗阻,阑尾炎早期,胃、肠炎,憩室炎
下腹部——右下腹	阑尾炎,右嵌顿疝,肠梗阻,肠穿孔,肠结核,肿瘤
下腹部——中下腹	盆腔脏器如异位妊娠、卵巢囊肿扭转、盆腔脓肿等
下腹部——左下腹	左嵌顿疝,乙状结肠扭转,结肠癌

表 5-3 常见引起腹痛的腹外病变

腹痛部位	腹外病变
上腹部——右上腹	右下肺及胸膜炎、肺脓肿、肺梗死、带状疱疹
上腹部——中上腹	心绞痛、心肌梗死、糖尿病、酸中毒
上腹部——左上腹	左下肺及胸膜炎、心绞痛、带状疱疹
脐周	化学毒物如砷、铅中毒或药物过敏
下腹部——右下腹	盆腔内右侧输尿管、输卵管、卵巢病变
下腹部——下腹	膀胱炎、急性前列腺炎、尿潴留
下腹部——左下腹	盆腔内左侧输尿管、输卵管、卵巢病变

(六)腹痛的合并症状

食欲缺乏、恶心、呕吐、便秘或腹泻等消化系统症状在腹痛时很常见。从腹痛发生机制上证实:经交感神经传导的内脏痛在疼痛剧烈时,可反射性出现其他交感神经兴奋的症状,包括恶心、呕吐、出汗及心慌或腹泻、便秘等。通常认为这些症状是非特异性的(如食欲缺乏几乎出现在所有的急腹症中),因此在急腹症诊断中的意义不大。但在某些急腹症中这些症状及严重程度对病情的判断却有很大的帮助。

1. 呕吐

(1)若呕吐出现于腹痛之前,多数是由如食物中毒、胃肠炎、急性胃炎以及自发性食管破裂(Boerhaave syndrome)和 Mallory-Weiss 综合征等病引起。

(2)在大多数急腹症中,呕吐多发生于腹痛之后,呕吐不是疾病的早期症状。但在小肠梗阻患者中,恶心、呕吐的频度、呕吐与腹痛的关系以及呕吐物的性状和呕吐后腹痛缓解的程度均有病情判断的价值。通常,梗阻部位越高,呕吐出现越早、越频繁;呕吐的内容应为梗阻近端的胃肠内容,对于判断梗阻的部位有参考价值;呕吐后常因短暂部分地缓解梗阻而使腹痛暂时有所减轻,但不久将再次发作腹痛和引起呕吐,成为高位小肠梗阻的临床特征性表现。至于大肠梗阻,由于有回盲瓣的阻挡,除非在病程的晚期,较少发生呕吐;由于此类患者不能通过呕吐得到暂时的减压,所以主要表现为明显的腹胀。

(3)对于非肠梗阻性急腹症,呕吐常见于腹内炎症病变情况下如急性阑尾炎、胰腺炎、胆囊炎等。

2. 便秘　便秘和停止排便排气是两个不同的症状表现。前者只是排便次数或数量减少,可因内脏传入神经纤维经刺激交感神经系统的内脏神经传出纤维,而使肠蠕动减少所引起。因此,在麻痹性肠梗阻时,可因同样存在此症状而降低了它在急腹症中的诊断价值。因此,便秘本身不能作为机械性肠梗阻的特征。但是在进行性加重的腹痛、腹胀和频繁呕吐的患者中,停止排便排气则是机械性肠梗阻的明显诊断标志。

3. 腹泻　对于外科急腹症的诊断意义不大,相反却是肠胃炎的主要表现,大便染血常是溃疡性结肠炎、Crohn 病以及细菌或阿米巴痢疾或缺血性结肠炎的表现,但在肠系膜动脉栓塞时却极少见。此外,少数急性阑尾炎患者也可合并腹泻。

4. 肛门壁痛或排便痛

(1)直肠及其周围炎症。

(2)大量内出血、异位妊娠、卵巢破裂、出血性输卵管炎。

(3)子宫内膜异位症、卵巢巧克力囊肿破裂。

(4)急性盆腔炎、盆腔脓肿破裂。

(5)卵巢肿瘤破裂。

(6)恶性肿瘤盆腔转移。

5. 发热　发热在炎症性病变引起的急腹症中很常见。

在急性单纯性阑尾炎时,体温通常在 37.8℃左右,高热则常见于继发于内脏穿孔引起的弥漫性腹膜炎和化脓性门静脉炎或急性肾盂肾炎,高热加寒战还见于急性输卵管炎合并盆腔腹膜炎的女患者。

急性胆管炎和肾盂肾炎通常表现为间断性寒战高热。

6. 黄疸

(1)腹痛突然发作在右上腹或上腹,疼痛向背部或右肩放散,多考虑胆石症,如合并感染则有发热,B 超胆囊肿大胆壁增厚,常提示急性胆囊炎。

（2）腹痛、隐痛、黄疸渐加重,考虑胆道胰头肿瘤,肝癌等。

7. 便血　主要考虑为胃肠道疾病。如便血凝块或黏膜片,提示严重的肠道缺血性病变。

各类急性肠系膜血管性疾病的临床表现基本相似。一般可有腹痛、恶心和呕吐等症状。早期腹部体征均不明显。严重的症状与轻微的体征不相称是这类疾病的重要特征。

急性肠系膜动脉闭塞患者一般发病急骤,腹痛剧烈而持久,伴有频繁的恶心、呕吐及肠蠕动亢进等胃肠过度排空症状。早期腹部所见不多,后期可出现腹部压痛、反跳痛及肌紧张等腹膜刺激征。

肠系膜静脉血栓形成患者起病较隐匿,腹痛散在且持续不易缓解,伴有腹胀,肠鸣音减弱或消失,排便习惯改变较常见。早期即可出现呕血及便血,后期腹腔穿刺可吸出血性液体。

8. 血尿　提示泌尿系统疾病,突然发作的腰痛,侧腹痛,伴有血尿,提示泌尿系结石或肿瘤组织脱落。

9. 阴道出血

（1）如伴阴道少量出血见于先兆流产、异位妊娠、围排卵期出血、胎盘早剥、人工流产术子宫痉挛性收缩。

（2）如伴阴道大量出血见于不可避免流产、不全流产、水泡状胎块、子宫内膜下肌瘤、子宫内翻、子宫破裂（自发性或手术损伤）。

（3）如月经样暗血见于原发痛经、子宫内膜异位症。

10. 阴道分泌物增多

（1）盆腔炎、子宫内膜炎。

（2）子宫黏膜下肌瘤。

（3）感染性流产、胎盘残留。

（4）宫颈癌、子宫内膜癌晚期。

11. 排尿异常（尿频、尿急、尿痛、排尿困难）

（1）泌尿系感染。

（2）前列腺增生症。

（3）体积较大的子宫黏膜下肌瘤（脱出宫颈口外）压迫尿道口。

（4）脱垂子宫嵌顿。

（5）子宫内翻症。

（6）子宫扭转。

（7）剧烈腹痛、急性盆腔炎、急性腹膜炎。

12. 贫血

（1）原有贫血性疾病。

（2）大量腹腔内出血。

（3）消化道出血。

（4）大量阴道出血。

13. 晕厥

（1）腹腔大量内出血。

（2）消化道出血尚未排出。

（3）剧烈腹痛。

详细询问既往史、手术史、月经史、药物史、家族史、个人史、既往有无类似病史，其发病情况包括发作诱因、发作次数及治疗情况等均应详细收集。此外，既往其他疾病史和手术历史以及长期与某种有毒物质接触的历史均可能与本次的腹痛有关，关于个人史，对女性患者应注意月经史，末次月经日期，月经周期的规律和经期症状（痛经）、排卵期腹痛史（卵巢滤泡破裂）。此外，还应询问本人及配偶有无性病史等。对于经常出差、旅行者要询问其经常访问的地点，考虑有无阿米巴肝脓肿引起腹痛的可能和感染肝包囊虫、疟疾、结核以及菌痢的机会等。还应了解患者长期服用药物的历史及与急腹症的关系，包括抗凝剂、口服避孕药及皮质类固醇等。其中抗凝剂可能会引起后腹膜、十二指肠壁内及空肠血肿，口服避孕药有引起肝良性腺瘤的可能；而长期服用皮质类固醇诱发溃疡病、胃肠出血、溃疡穿孔也可使已存在的急性腹膜炎体征被掩盖。

特别值得注意的是异位妊娠，我们曾总结两个 10 年（1975—1995 年）内科急诊所见到宫外孕患者，占同期妇产科收治宫外孕的 22% 和 18%。后 10 年（1985—1995 年）133 例患者中有 132 例均以腹痛为首发症状来急诊就诊，仅 1 例为呕吐咖啡样物来诊。其中 107 例无任何诱因突然发生腹痛，21 例来诊前 2~3 天开始有轻度腹痛，而来诊前突然加剧。117 例患者开始就表现为下腹痛。其中转为全腹痛者 12 例。13 例患者开始为上腹痛或上腹不适感，后转移至下腹，仅有 2 例患者始终表现为上腹痛。

133 例中，未婚者 13 例（占 9.77%）；生育史，多年未孕史 7 例，最长不孕时间为 10 年；人流史，本组 18 例因停经、尿 HCG 检查阳性而诊断早孕，在外院行人工流产术，术后再次发生腹痛。时间最长者为术后 2 个月，最短者为术后 1 天。避孕方式，在宫外孕患者中，带环者 42 例，最长 12 年，最短者 5 个月；使用工具避孕者 22 例，药物避孕 5 例，安全期避孕 2 例，绝育术者 8 例，其中最长 6 年，最短者 6 个月；未婚者中有 12 例发生两次宫外孕。

以上这些情况都值得急诊科医师思考。

二、认真按步骤进行体格检查

对急腹症患者进行体格检查应当先从全身检查开始，然后再作腹部检查。

（一）全身检查

注意观察患者的一般情况，包括意识（清醒、模糊、昏迷）、病容、表情（痛苦、焦虑不安、无欲状）、有无贫血、黄疸等。观察患者的呼吸（急促、表浅、受限）、脉搏、血压、皮肤温度、湿度、颜色、有无青紫及花斑等，最后还要注意患者的体位。

1. 脐周绞痛的患者常辗转不宁、频频变换不同位置，以求缓解腹痛。

2. 腹膜炎患者则静卧不动，不敢移位翻身，甚至深呼吸都会加重腹痛。若腹内的炎性病变靠近一侧腰大肌，则患者往往采取向患侧屈曲而卧。

3. 面色苍白、心率快、呼吸急、体温低、出汗，提示急性内脏出血。

4. 呼吸浅表的患者常提示病灶位于靠近膈肌的肺部或腹内。

全身检查应当详细，以便从全身检查时所获得的资料中判断患者病情的缓急，对危重患者应立即采取积极救治、复苏，包括输液、解痉、给氧、补充血容量以及作进一步的检查和及早作出诊断。

（二）腹部检查

对急腹症患者的腹部检查应按照望诊、听诊、叩诊和触诊的顺序进行，以避免先作触诊引起肌紧张后妨碍后面检查的结果及临床诊断的准确性。

1. **望诊** 首先应仔细观察腹部的外形，有无不对称或局限性膨隆，是否呈舟状或蛙状腹，腹壁上有无外伤、手术瘢痕或腹壁缺损。然后观察腹式呼吸是否存在，有无呼吸受限（呼吸浅快）或腹式呼吸消失，是否出现肠型、蠕动波。

（1）腹式呼吸浅表或消失多见于腹膜炎患者，常发生于内脏穿孔的情况下。

（2）外形膨隆及有手术瘢痕的腹部多提示粘连性肠梗阻存在的可能。

（3）肠麻痹或肠系膜栓塞患者的腹部则常呈现软面团样胀满。

（4）还要注意观察有无脐或腹股沟疝及合并嵌顿的可能。

（5）腹部有无震动波，提示严重肠梗阻。

2. **听诊**

（1）在腹膜炎时，肠鸣音减弱或完全消失，局部低频的肠鸣音活跃，提示局限性感染，但要确定这一点应仔细听肠鸣音至少2分钟。

（2）在肠梗阻患者中，肠鸣音随着阵发性腹痛而加强，出现气过水音或高调肠鸣音，与望诊时出现的肠型及蠕动波同步。因此，检查肠鸣音应多次在腹部不同部位重复进行，并比较腹痛发作时和间隙期肠鸣音的区别，在诊断肠梗阻时是重要的体征。但机械性肠梗阻发展至肠麻痹时，肠鸣音也将减弱。连续观察患者时可发现该病情的转变。

（3）听诊时还应注意有无血管杂音，以免漏诊肠系膜血管及主动脉瘤。

3. **咳嗽冲击痛** 在作叩诊之前先让患者咳嗽，并指出引起疼痛最重的部位，以客观地获得腹痛最重处，便于检查者将该处放到最后检查，且不作反跳痛便能确定该痛点的存在。

4. **叩诊** 腹部叩诊可起到以下几个作用：

（1）叩诊痛类似于引起反跳痛，两者均反映腹膜刺激征和腹壁痛。

（2）当发生内脏穿孔时，经叩诊可以发现因膈下积气而导致的肝浊音界缩小和因腹膜炎继发的麻痹性肠淤张，在肋缘上5cm腋中线处可叩击异常的鼓音区。

（3）经叩诊移动性浊音发现腹腔内积液。

（4）季肋部叩击痛，提示膈肌、肝、脾炎症。

5. **触诊** 首先让患者采取舒适的仰卧体位，检查者的手应当温度合适（尤其在冬天要注意）操作轻柔。要注意发现腹肌有无紧张及其部位和程度。

（1）广泛的压痛不伴有肌紧张，提示胃肠炎，而不是腹膜炎。当医师的手放到腹直肌处轻轻按压，和患者的腹壁一接触便感到腹肌自主性收缩时，试着和患者谈话，并令患者深吸气，如能使腹肌恢复正常张力者，便称此为肌抵抗；反之，若患者经深吸气也不能完全缓解肌肉的收缩，而医师仍可感到腹肌的弹性时，称作肌痉挛。

（2）深呼吸后感腹肌松弛，提示自发性痉挛。

（3）第三种情况则是无论怎样调整呼吸，患者的腹肌持续收缩，完全失去肌组织的弹性呈木板样时便称作肌强直，又称板状腹（boardlike abdomen），常见于溃疡病穿孔、胃液外溢引起的化学性腹膜炎。

（4）值得指出的是，肾绞痛和腹直肌损伤时也可引起腹肌紧张。其中，肾绞痛时的肌紧张表现为患侧腹直肌的全长度收缩,与腹膜炎的肌紧张很不相同。

（5）深呼吸后一侧肌紧张,提示肾绞痛。

（6）重度弥漫性腹膜炎时,除可引起双侧腹直肌同等强度强直性收缩外,在局限性腹膜炎中只能引起单侧或双侧上部或下部腹直肌的部分肌紧张,不会产生一侧腹直肌全长度收缩而对侧完全松弛。因为腹腔是个统一、不分隔的体腔,据此特征可将两者加以鉴别。触诊时应先从远离疼痛处开始,逐渐移向最剧烈处以便于对比。除感觉腹壁的柔软度、有无肌紧张外,压痛部位的确定是重要的发现。除能对引起腹痛的病变定位外,还能对压痛的范围及疼痛的程度加以定性。例如右上腹胆囊区（右腹直肌外缘与肋缘的交界处）及右下腹麦氏点（脐与右髂前上棘连线的中外 1/3 交界点）的压痛有助于急性胆囊炎和急性阑尾炎的诊断。虽然检查压痛点松手时还可观察有无反跳病,并证实炎症是否已发展到壁腹膜而引起腹膜刺激征,但目前多数学者均认为此项检查对于已有明显压痛的患者,除了增加疼痛外,并不比咳嗽冲击痛提供更多的资料,故不主张作此项检查。在确定了腹部肌紧张情况及腹部压痛点之后,还应进行单手或双手深部触诊以明确有无腹内肿块。急性炎症时肿胀的胆囊或阑尾脓肿包块常较容易被触及。若由于腹肌紧张,掩盖了急性发炎肿大胆囊的轮廓时,可让患者深吸气,医师在右肋缘与腹直肌外缘相交处进行触诊。此时发炎肿大的胆囊随膈肌下降而与检查者的手相接触,使患者感到疼痛而屏住呼吸,医师则能触到肿大的胆囊底,这便是急性胆囊炎时典型的 Murphy 征。

（7）此外,左下腹的肿块多由于乙状结肠憩室炎引起。

（8）中线上有搏动的肿物合并血管杂音者则提示主动脉瘤的可能。

（9）与后腹壁或侧腹壁粘连并由大网膜或小肠部分包裹的深部肿物,在触诊时往往只能触及部分的边界,并且引起钝性腹痛。

（10）对于邻近髂腰肌的病变（如脓肿）,可嘱患者对抗检查者放在患者大腿上的手所施加的阻力屈曲大腿,如果感到疼痛则提示在髂腰肌处有炎性病灶存在。同样,令患者取直角屈膝、屈髋位。然后分别内旋和外旋股骨,以刺激闭孔内肌,若患者感到疼痛则提示在闭孔内肌处有炎症病灶存在（包括盆腔位阑尾、憩室炎及盆腔炎性病灶等）。以上两个体征分别称作髂腰肌征（iliopsoas sign）和闭孔内肌征（obturator sign）。

（11）用一只手垫放在左或右侧肋缘处,另一只手握拳叩击时感到疼痛,称叩（冲）击痛（punch tenderness）,常与膈肌、肝或脾处存在的炎症或脓肿有关,也可见于急性胆囊炎、肝炎或脾梗死。

（12）肋脊角触痛或叩击痛（costovertebral angle tenderness）则多见于急性肾盂肾炎。

（13）在腹部触诊时如令患者抬头可使腹壁肌肉紧张,此时如压痛或肿物继续存在,说明病变位于腹壁（如腹直肌血肿）,来自腹腔内的病变压痛会有所减轻,肿物则触诊不消。临床常用此检查来区别腹壁和腹腔内的病变。

（三）腹股沟、盆腔及直肠检查

对腹部疾病的患者,任何时候作体格检查都要包括腹股沟区、盆腔和直肠检查。

1. 腹股沟区　男性患者应检查有无腹股沟疝及是否合并嵌顿,并作外生殖器检查,女性患者应注意有无股疝等。

2. 盆腔检查　对女患者急腹症的诊断非常重要。借此项检查能较容易地将不需手术治疗的盆腔炎症与需要外科治疗的急腹症鉴别清楚,因此,在下腹痛的患者中、女性患者的正确诊断率高于男性。

3. **直肠检查** 对所有急腹症患者均很重要。指检除在直肠右前方有触痛时或触及有波动感时，可帮助盆腔位阑尾炎或阑尾盆腔脓肿的诊断外，还能在女性患者查出宫颈举痛并提示盆腔炎性病变可能时，及时进行盆腔检查。最后还要将指套上的大便送潜血检查。

三、及时进行必要的实验室及影像学检查

经过详细收集病历资料、认真进行体格检查以后，所得到的阳性结果和其中重要的阴性所见本身大约可对 2/3 的病情作出诊断。而实验室的检查和影像学的资料将对许多急腹症提供不可缺少的证实诊断和鉴别诊断的作用。由此不但有助于内、外科腹痛的鉴别，而且根据所得结果可立即着手外科治疗的处理。

（一）实验室检查

1. **血液检测** 所有急腹症患者就诊后必须立即检测的项目为血细胞比容、血红蛋白和白细胞计数及分类。血细胞比容能反映血浆容量和红细胞体积的变化，当血细胞比容显著升高（脱水）或降低（贫血）时，均具诊断价值。如果患者准备手术，术前应当矫正到 30%~45% 为宜。白细胞显著升高可能对诊断炎症有帮助，但是中等度升高或者不升高也可见于已确诊的腹膜炎或败血症患者中，若白细胞进行性升高或虽然仅中等度升高甚至正常但合并核左移者，均提示存在明显炎症反应甚至进行性炎症或者败血症。对表现有休克、剧烈呕吐、严重腹泻或腹部胀满或就医较晚的患者应同时测定血清电解质、血尿素氮（BUN）和肌酐，对疑为妊娠者作 HCG 检查；而合并腹膜炎、休克、胰腺炎、败血症、肠缺血性病变和疑有代谢性酸中毒者还应进行动脉血气分析。还有一些血清生化检验如淀粉酶测定、肝功能（转氨酶、白蛋白、球蛋白、胆红素、碱性磷酸酶）、凝血功能（血小板、凝血酶原及部分凝血活酶时间）检测则应视病情需要选择测定。应当指出的是：这些测定不具备疾病性质诊断的绝对意义，因此医师必须结合临床病情再选择其他手段，如影像学检查协助诊断。例如淀粉酶升高虽可见于急性胰腺炎，然而其升高的幅度不与胰腺炎的严重程度呈正相关。如在急性出血坏死性胰腺炎时，由于胰腺已大部坏死丧失功能以致淀粉酶并不升高；相反，一些非胰腺炎的急腹症（例如溃疡病穿孔、小肠梗阻、穿孔、肠系膜动脉栓塞等以及由于淀粉酶廓清受阻时）反而表现为淀粉酶升高。

2. **尿液检测** 尿液的外观、比重、颜色和镜检、培养及药敏检测虽不是很复杂的检查，却经常能对泌尿及消化系统的异常提供准确的信息。例如尿色浓暗、高比重、肾功能正常者反映有脱水；尿色如茶，摇动时起沫，多见于高胆红素血症患者；镜下血尿或脓尿是输尿管结石或泌尿系感染的证据。还可行尿蛋白、尿胆红素、尿糖及酮体测定以进一步区分引起急腹症的原因。

3. **粪便检查** 应常规测定大便潜血，对于急腹症患者来说，阳性者可能与大肠梗阻引起的黏膜病变或由潜在的结肠癌导致继发贫血有关。此外，还可取血便标本作新鲜大便涂片查细菌、寄生虫虫卵以及阿米巴原虫滋养体并送培养，以便排除胃肠炎、菌痢及肠寄生虫病并存。

（二）影像学检查

现代影像学检测手段的进展已使越来越多的急腹症患者在较短的时间内经过特异检测

手段获得准确的诊断。

1. 胸腹平片　在急腹症中是经常被采用的检测手段。胸片在确定可能对腹部有刺激作用并导致急腹痛的膈上病变（如基底肺炎或食管破裂）方面起重要作用。一侧膈肌抬高或胸腔有渗出常提示膈下有炎性病变存在。急腹症中约40%患者的腹部X线平片有异常所见，但具有诊断意义者仅占半数。凡腹部有压痛点，腹胀明显，或疑及肠梗阻、内脏穿孔、肾或输尿管结石及急性胆囊炎时，均应照腹部X线平片。正常时，平片上应看不到小肠积气。结肠的气体应在腹部周边并显示结肠袋形。如果小肠内见到多个充气肠袢和液平面而结肠无气，则是机械性肠梗阻的典型表现。大、小肠普遍积气则是麻痹性肠淤张的典型影像。缺血性大肠炎中，约半数患者可在结肠壁上看到"拇指印"样影像，而胃或结肠气体影像的移位则是脾包膜下血肿的唯一特征。

2. 消化道造影　此项检查一般不作常规过筛，而只在诊断已经基本考虑成熟并通过消化道造影能证实诊断或有助于治疗时才采用。例如，疑为肠套叠时用钡灌肠证实诊断并进行复位，或疑有胃或十二指肠穿孔但未见气腹时应用水溶性造影剂作胃肠造影等便是典型代表。

3. 血管造影　当怀疑腹内有肠道缺血或出血时，可采用血管造影。选择性内脏血管造影对于诊断肠系膜动脉栓塞是个较可靠的方法。在大量消化道出血的患者中，急诊行血管造影检查不但能发现出血的部位，还可进一步进行出血点栓塞而达到治疗的目的。但血管造影对主动脉瘤破裂或存在明显腹膜炎的患者诊断价值不大；对于全身情况不稳定、合并休克有败血症的患者，则不宜采用血管造影，视为本检查的禁忌证。

4. 超声检查　具有简便、无创、价廉的特点，能快速观察腹内许多脏器包括肝、脾、胰、肾及盆腔内卵巢、子宫及附件等器官的形态异常及病变情况；对于诊断急性胆囊炎、胆管炎、胆石症、胰腺炎、肝脓肿及后腹膜和盆腔肿物等有重要价值。彩色多普勒超声检查对腹内血管也能提供准确的观察，使主动脉血管瘤和内脏动脉瘤、静脉栓塞、动静脉瘘等各种血管异常能得到及时诊断。还可在超声引导下对可疑脓肿、积液或肿物处进行穿刺取材，进一步帮助确诊。但是由于气体对声波传导有干扰，故超声检查对于消化管道的检查和诊断不如其他方法（如消化道造影和CT显影）清楚。

5. CT扫描　是近年来急腹症中应用最多的检查之一。CT检查在观察腹内或盆腔内脏器病变时，也同样能在较短时间内获得详尽而满意的资料，而且不受消化管道内积气或骨骼、脂肪组织的干扰，因此优于超声，但是CT检查需要接受X线照射。而且价格比超声贵。CT对于诊断胰腺炎有特殊的价值，尤其在根据临床病史和体检诊断尚未确立或者怀疑有继发的合并症时，CT检查能清楚地显示胰周炎性积液、胰腺肿大及胰管扩张等形态学改变。因此在急性重症胰腺炎时是定期复查病情进展的重要手段。此外，在诊断腹内性质不明的肿物和腹内实性器官（肝、脾、胰等）以及后腹膜病变时也被经常选用。病情需要时，也可在CT引导下进行穿刺取材帮助确诊。

6. 其他影像检查　包括：①放射性核素扫描是肝脏占位性病变和急性胆囊炎常用的检查手段：当急性炎症或结石嵌顿引起胆囊管梗阻时，胆囊在检查中不显影便是急性胆囊炎的特异表现；而行肝扫描时，如果肝的影像中出现充盈缺损，再用亲肿瘤的放射性核素二次显影，可使缺损处呈现异常充盈时便可诊断肝占位性病变；②磁共振成像主要适用于腹内软组织及肠壁的观察以及胰胆管造影（MRCP）等较新的检查方法。我们曾见到男性患者60岁，以全腹剧痛发病,伴双下肢截瘫,MRI 诊断为脊椎硬膜外血肿,经手术证实为血管破裂出血,抽出血 80ml,术后渐恢复。

7. 内镜检查 包括胃镜、十二指肠镜、结肠镜等。胃镜可用于观察上消化道疾病引起的急腹症,确定该处炎症、梗阻、损伤性病变及出血等病情存在的可能,还可经十二指肠镜行胰胆管逆行造影(ERCP),适用于急腹症伴梗阻性黄疸患者,以确定胆道梗阻的部位及原因。结肠镜可帮助观察结肠内梗阻病变的有无及部位,此外,腹腔镜也可用于腹内病变的诊断。有人报告 32 例术前不明原因的急腹症经腹腔镜确诊,诊断准确率100%。借腹腔镜可发现腹膜及脏器表面炎症灶改变,病变器官的病理改变,直接获取积液、病理标本有助于明确诊断。

（三）腹腔穿刺

在各种急腹症合并腹内渗出的患者,腹腔穿刺是简便易行、诊断价值很高的手段。穿刺物的性状、镜检及细菌培养结果能够提供直接的诊断依据,并且还可借此途径进行疾病治疗和疗效追踪。渗出量较少,穿刺取材有困难时,还可采用腹腔冲洗的办法获得标本、协助诊断或者相反,渗出液过多时,可采用腹腔冲洗以吸出或稀释渗出液,达到减轻腹膜炎的治疗目的。按此原则,在女性急腹症患者盆腔内有渗出物时,也可行阴道后穹隆穿刺,以诊断宫外孕或卵巢黄体囊肿破裂,并与下腹部外科急腹症作鉴别。

（四）常见急腹症诊断与检查手段的关系（表5-4）

表 5-4 各种常见急腹症的诊断

腹痛部位	疾病	最敏感和特异的确诊手段
右上腹	胆囊炎	右上腹 B 超,核素扫描
	胆绞痛	右上腹 B 超,口服胆囊造影
	胆总管炎	右上腹 B 超
	肝炎	肝功能检查,特别是转氨酶
	肝脓肿或肿瘤	右上腹 B 超,CT 扫描,肝核素检查
	右下叶肺炎	X 线胸片
上腹正中	腹膜炎	腹腔穿刺液涂片 + 培养,剖腹探查
	胰腺炎	血清淀粉酶,CT 扫描
	十二指肠穿孔	立位或右侧屈曲位腹平片,上消化道水溶性造影剂造影,结合口服造影剂 CT 扫描
	心肌梗死	ECG,CK 同功异构物测定
左上腹	脾破裂	腹腔冲洗,CT 扫描
	脾梗死	CT 扫描
	左下肺炎	X 线胸片
胁部	肾盂肾炎	尿检、尿涂片、革兰染色及培养
	肾绞痛	尿检、排泄性尿路造影
	肾梗死	尿检、肾扫描或血管造影

腹痛部位	疾病	最敏感和特异的确诊手段
下腹部	阑尾炎	病史和体检、超声、剖腹探查
	憩室炎	病史和体检、钡灌肠
	宫外孕	后穹隆穿刺盆腔超声、妊娠实验＋剖腹探查
	输卵管炎	病史和体检、盆腔超声、后穹隆穿刺
弥漫性或痛处不定	胃肠炎	病史体检、大便涂片及培养
	肠梗阻	病史体检、平卧和立位腹平片
	肠扭转和绞窄	水溶性造影剂行胃造影立位、卧位腹平片
	肠穿孔	水溶性造影剂行胃肠造影
	缺血性结肠炎	钡灌肠内脏血管造影
	原发性炎性肠病	乙状结肠镜检、钡灌肠
	肠系膜栓塞	病史体检、血管造影、剖腹探查
	后腹膜出血	CT 扫描、腹平片
	卟啉症	病史，多毛，尿中卟吩胆色素原升高
	Addison 病	血清低钠、高钾、低皮质醇
	中毒	毒物检测（铅、砷、铁）
	糖尿病	重度糖尿病合并神经系统疾病，既往类似病史
	带状疱疹	腹壁一侧皮疹伴剧痛

（五）诊断急性腹痛的几点体会

1. 在考虑急腹症，特别是在手术之前，首先应排除非手术原因引起的急腹症。

2. 外科性急腹症一般先有腹痛，后有发热、呕吐；而内科性急腹症则先有发热、呕吐，后有腹痛。

3. 外科性急腹症可发生在任何年龄和不同性别，腹痛大多由上、中腹痛开始。

4. 妇科性急腹症多发生于生育年龄妇女，腹痛由下腹或小腹部开始，常伴有月经改变史和阴道出血等症状。

5. 对持续性急腹痛超过 6 小时的任何患者应考虑外科疾病。

6. 局限性的腹痛与压痛常表明外科疾病。

7. 急性炎症致的腹痛，起病较慢，腹痛由轻渐重，常呈持续性钝痛，病变部位有固定的压痛。常伴有体温升高，血白细胞升高及中性粒细胞增多。

8. 急性穿孔　腹痛多突然发生或突然加重，呈持续性剧痛，常伴有休克；腹肌紧张、压痛、反跳痛等腹膜刺激症状很明显；肠鸣音减弱或消失，并可有气腹。

9. 急性肠梗阻　发病急剧，腹痛为阵发性绞痛，间歇期可有隐痛；常伴有频繁呕吐、腹胀；出现梗阻器官型；可有固定压痛，早期多无肌紧张、反跳痛；体温、血细胞计数一般不高。

10. **急性绞窄**　多由内脏扭转或动脉栓塞所致。起病急、腹痛剧烈、多呈持续性,阵发性加重;腹内常可触及明显触痛的包块;早期无腹膜刺激征,随着血性渗液的出现可有不同程度的腹膜刺激征。

11. **急性出血**　这类急腹症可在腹内脏器原有病变基础上发生,亦可由创伤引起。发病突然,有出血性休克表现以及进行性血红蛋白与红细胞计数减少急性贫血现象。如出血至消化道内则伴有呕吐或黑便,由腹内脏器破裂而出血至腹腔内,则伴有急性腹痛、腹膜刺激征及移动性浊音,腹腔穿刺可抽出血液。

12. **功能性紊乱**腹痛是间断性、游走性、一过性或不规则性,缺乏明确定位;一般腹痛很少超过 3~6 小时,虽超过 6 小时,也渐趋好转;症状重而体征轻,腹软、无固定压痛及反跳痛;无明确体征,如包块、肠型、肠蠕动波、肠鸣音改变等;病程虽长而全身改变不明显。

！急诊处理

一、观察步骤

(一)接触患者初始

对所有的急腹症患者,从到达医院开始,由急诊科医师进行病史询问及体检,对患者腹痛的症状、重要的体征(包括生命体征的检查)和常规的实验室资料加以收集和分析,首先要解决的问题是,该患者有无危及生命的病因引起的急腹痛,例如急性心肌梗死的患者尤其是累及下后壁者,可表现为上腹剑突下痛,有的患者还可向右肩放射,应当急查心电图以澄清。这一点在腹痛尚未确诊的患者和腹部无明显异常发现者更为重要。如心电图阴性,还应照胸片除外左或右下肺炎。

(二)及早发现需紧急手术的急腹症征象(表5–5)

表 5–5　急腹症患者急诊手术的指征

检查方法	症状和体征
体检发现	肌紧张或肌强直,尤其范围弥散者
	局部压痛加重
	腹胀加重
	高热或低血压患者伴腹痛或直肠肿物
	直肠出血伴休克或酸中毒
	腹部体征不肯定但合并:
	(1)败血症(高热、WBC 升高意识改变或糖尿患者表现葡萄糖不耐受)
	(2)出血(不能解释的休克或酸中毒、血细胞比容降低)
	(3)可疑缺血(酸中毒、发热、心率加快)
	(4)保守治疗后加重

续表

检查方法	症状和体征
放射科发现	气腹
	进行性腹胀
	造影液外渗
	扫描中见到占位性病变,伴发热
	血管造影示肠系膜血管阻塞
内镜发现	穿孔性或失控性出血病变
腹腔穿刺发现	血、胆汁、脓、肠内容或尿

如果临床观察中发现以下特征时要高度怀疑外科急腹症的存在。

1. 任何急腹症患者的腹痛定位清楚、有局限压痛点者。

2. 凡是全腹压痛伴腹膜刺激征的患者合并全身中毒性反应者(白细胞增高、核左移、循环血量降低、低血压及腹腔渗出等)。

3. 急性腹痛持续存在 6 小时以上者。

4. 平卧位检查血压不能维持在正常水平,而患者无消化道出血但有腹肌紧张者。

5. 腹部发现搏动性肿物,局部有血管杂音、疼痛难忍、血压不稳者。

(三)需手术急诊观察内容

1. 治疗休克　详见第 79 章"急诊抢救多器官功能衰竭"。

2. 详细进行疾病的诊断　经过矫治休克、病情稳定后,应详细询问病史、查体并结合实验室及影像学检查按上节诊断步骤得出疾病的诊断、然后对患者分别进行如下处理。

二、治疗原则

急腹症患者经过详细检查及综合分析得出初步诊断意见后,大体上可分成三类:①需立即进行急诊手术;②不需立即手术,可先行非手术治疗,以后做择期手术;③诊断尚不肯定,还需继续观察。其中,不需立即手术可等以后行择期手术者,大多为炎性疾病。患者可能因病情尚不重,不需立即手术或可能因种种原因,患者不能耐受急诊手术,因此先经抗感染治疗使急腹症病情得到一定缓解后再行择期手术。对于诊断已经明确、需立即手术者,应先行急诊手术前准备后再手术;而诊断尚未建立还需继续观察者则应按继续观察的步骤进行。

(一)术前准备

对于诊断已经确立,病情需立即手术治疗者,应先收住院,再经下列顺序进行术前准备:

1. 药物止痛　对于肠管痉挛性疼痛,使用解痉止痛剂,但腹膜刺激性剧烈疼痛常需吗啡类强效止痛药,而有些腹痛如内脏缺血痛,则即使给予麻醉止痛药也不能完全止痛,说明其病情严重。

2. 胃管减压　有缓解腹痛、腹胀、呕吐和避免误吸的效果。

3. 液体输注　补充血容量,纠正低血容量性休克及矫正酸碱平衡紊乱。

4. 预防性抗生素应用　主要针对腹腔消化道内大量存在的革兰阴性杆菌及厌氧菌,可选用三代头孢菌素如头孢噻肟(cefotaxime)、头孢曲松(ceftriaxone)配合甲硝唑

（metronidazole）静脉点滴，以控制感染和保证手术的成功。

5. 保留尿管　对于血容量不足需积极扩容者，要结合入量及尿量和尿液检验结果调整输入液体的种类、数量及速度。

6. 控制并发症　如糖尿病，心脏病、高血压等病以及应用皮质醇治疗者在进行上述准备时还要兼顾对原并存病的控制。

（二）诊断尚未确立患者的继续观察步骤

对于尚未确定诊断的急腹症患者。如果患者一般情况尚好。可以留在急诊观察室继续观察；若患者年老、一般情况不稳定，已排除其他非外科急腹症的可能时，则应收住院继续严密观察。观察期间患者的处理基本同上述术前准备1~6，观察内容如下：

1. 观察症状的变化　定期询问患者自觉症状的变化（如原症状是否减轻或加重，有无新的症状出现等）。凡发病后在6小时内症状不断加重、疼痛难以忍受、并与生命体征的恶化相平行者，表示其腹痛的性质严重且病情在继续加重。

2. 定期复查体征的变化及发展趋势　应特别注意观察腹部膨胀的程度。若随症状加重腹胀更加明显、肠鸣音逐渐减弱甚至消失，与腹肌紧张程度相一致，则提示患者已从局限性腹膜炎发展成全腹性腹膜炎。

3. 必要的实验室检查　如白细胞计数、分类、核左移的变化及血细胞比容变化等。

4. 生命体征的变化（血压、脉搏、呼吸、意识、体温等）　是否需用药物维持，或者是否用药也难以维持稳定等。

5. 必要的影像学复查　如胸、腹X线片、超声检查，必要时CT血管造影复查等。

6. 必要的腹腔穿刺或腹腔灌洗复查　有助于了解腹内病情的发展趋势：经过每1~2小时复查1次上述观察内容，通常可能有三种情况：腹痛逐渐减轻，与查体、实验室及影像学复查结果的改善相一致，可归入继续观察，以后行择期手术组中；如果经过6小时以上急诊观察室复查，病情尚未减轻、诊断仍不确定时，则应收住院观察；若在观察期内腹痛逐渐加重、腹膜炎征象日趋明显及一般情况不稳定或实验室结果恶化时，则应当进行术前准备、剖腹探查。至于具体手术细节未列入本书内容。

三、非手术处理的常见病因

（一）急性胃炎

急性胃炎是消化系统常见病、多发病：急性胃炎可分为急性单纯性胃炎、糜烂性胃炎、应激性溃疡、急性腐蚀性胃炎及急性化脓性胃炎。

1. 急性单纯性胃炎　患者有如下病史：大量饮酒、浓茶、咖啡等；内服某些药物，如阿司匹林、吲哚美辛（消炎痛）、肾上腺皮质激素等刺激损伤胃黏膜；摄入过烫、过冷或过于粗糙的食物，引起胃黏膜损伤，导致炎症；细菌或其他毒素污染食物。

一般发病较急，中上腹痛，伴恶心、呕吐和食欲减退：由于食物被细菌或其他毒素污染，食后很快引起急性胃肠炎，严重者有绞痛；伴有发热及水样腹泻，重者呈血水样便；胃黏膜糜烂者可出现呕吐。

上腹部或脐周压痛，无肌紧张。少数有脱水、酸中毒或休克。

血细胞正常或偏高，大便常规检查有少许白细胞，严重者有较多白细胞及红细胞。呕吐物及大便培养可检出细菌。

急性胃镜检查:有胃黏膜改变。

应与急性胰腺炎、急性胆囊炎、急性阑尾炎早期相鉴别。

急诊治疗:

(1)卧床休息,根据病情补液,保证入量,病情缓解后进流食。

(2)停止对胃有刺激的食物及药物。

(3)654-2 10mg 或阿托品 0.5mg 肌内注射,也可 654-2 10mg 或阿托品 0.3mg 口服,每日 3~4 次。碳酸氢钠 0.5g 或氢氧化铝凝胶 10~30ml 口服,每日 3~4 次。硝苯地平 10~20mg 嚼碎后含化或口服,5~10 分钟可见效。有呕吐口服多潘立酮(吗丁啉)10~20mg,每日 3~4 次,不能口服者,使用多潘立酮〔吗丁啉〕肛栓,每日 2~4 枚。止泻用蒙脱石散 3.0g,每日 3 次;正露丸 1 丸,每日 3 次;金双歧 3~4 粒,每日 3 次。复方地芬诺酯 2 片,每日 3 次。有感染者用诺氟沙星(氟哌酸)0.2g,每日 3 次;复方磺胺甲噁唑 2 片,每日 2 次;或氨苄西林 8~12g,加入静脉点滴中。有出血用凝血酶每次 2000~4000U。每 1~6 小时 1 次;西咪替丁(甲氰咪胍)0.4~0.6g,加入生理盐水或葡萄糖液稀释后静滴每日 2 次;法莫替丁 20mg,每日 2 次;雷尼替丁 150mg 每日 2 次,或 300mg 每晚 1 次。保护胃黏膜药三钾二枸橼酸铋剂(该药还有杀灭幽门螺杆菌作用,120mg/ 片)每次 240mg,每日 1~2 次;硫糖铝 1g,每日 4 次。

2. 糜烂性胃炎及应激性溃疡　病史中有理化损伤的因素,有引起应激性溃疡的重症疾病存在。有消化道出血的证据,紧急胃镜检查有黏膜病理改变(24~48 小时内进行),表现为糜烂或溃疡。

急诊治疗:

(1)西咪替丁 0.2g 静脉滴注,每 6 小时 1 次,轻者 0.3g,每日 1 次口服。雷尼替丁 150mg 静脉滴注,每 12 小时 1 次,或雷尼替丁 150mg 口服,每日 2 次。法莫替丁 20mg,每日 2 次口服。奥美拉唑 20mg 口服,每日 1 次,或奥美拉唑 40mg 静脉滴注,每日 1 次。

(2)氢氧化铝凝胶 10~30ml 口服,每日 3 次;三钾二枸橼酸铋剂 120mg,每日 4 次,或 240mg 口服,每日 2 次;蒙脱石散 3g 口服,每日 3 次。

(3)应用止血药物(见有关章节)。

(二)溃疡病

(1)雷尼替丁 150mg 缓慢静脉注射,每 12 小时 1 次或 150~300mg 加入液体中持续静脉点滴。

(2)法莫替丁 20mg 溶于生理盐水或葡萄糖液 20ml 缓慢静脉注射,每日 2 次。

(3)奥美拉唑(洛赛克)40mg 静脉注射,每日一次。

(4)给解痉止痛药阿溴普 10ml 加 50% 葡萄糖 20ml 静脉注射,给 654-2、阿托品等肌内注射,腹痛缓解后改口服法莫替丁或奥美拉唑等。

(5)抗幽门螺杆菌药物:胶体铋 + 甲硝唑或克拉霉素 + 阿莫西林;质子泵抑制剂 + 甲硝唑或克拉霉素 + 阿莫西林;H_2 受体拮抗剂 + 甲硝唑或克拉霉素 + 阿莫西林,三联治疗者疗程 1~3 周,视上述用药剂量大小而异。现在多采用四联疗法,疗程 2 周。

(6)一般治疗:生活规律,避免过度劳累、精神紧张,适当忌酸、辣、麻、冷、煎炸饮食;禁烟、酒、浓茶。避免对胃黏膜有刺激的药物。

(三)坏死性小肠炎

坏死性小肠炎属急腹症之一,发病急骤,主要症状是腹部剧痛、腹胀、呕吐、发热及血便等。

急诊治疗：

（1）禁食、胃肠减压，同时静脉维持水、电解质平衡和营养物质，可给予全肠外营养，必要时可输血。恢复饮食时以少渣、低蛋白食物开始，逐渐增加。如先给米汤、藕粉等，渐给粥、面汤等。

（2）解痉止痛：选用654-2，阿托品等。

（3）抗生素：酌情选用庆大霉素、阿米卡星、头孢菌素、万古霉素等，也可用喹诺酮类。对厌氧菌选用甲硝唑。还可给肠道菌群调节剂，如金双歧、双歧三联活菌胶囊、四联活菌片等。

（4）纠正休克：详见第79章"急诊抢救多器官功能衰竭"。

（5）手术治疗：肠穿孔或药物治疗无效，可采取手术治疗。

（四）急性胆囊炎和胆石症

胆囊炎和胆石症常并存，胆囊炎病例中，伴有结石者平均为60.2%，最高达75%。故在治疗时放在一起来讨论。

上腹部或右上腹部疼痛，常在脂肪餐或饱餐之后发生，疼痛呈持续性，阵发性加剧，疼痛可向右肩或右肩胛下放射。伴有发烧、寒战、高热，也可伴有恶心、呕吐、腹胀。

右上腹压痛或肌紧张，有时可触及肿大的胆囊，墨菲征阳性，如胆总管有梗阻，出现黄疸。血白细胞总数增加，血清谷丙转氨酶可能升高。

B型超声检查，表现为胆囊肿大，胆囊壁增厚，胆囊内结石，有的可表现为胆总管增宽，提示胆道梗阻。

X线平片有一部分患者显示胆囊结石影（阳性结石）。

放射性核素检查：用^{131}I、^{99m}Tc试验，静脉注射后90分钟内，如胆囊仍无放射性物存在，说明胆囊管不通畅，对本病的诊断有帮助。CT检查对胆道疾病诊断有价值，但非首选。

急诊治疗：

（1）抗生素治疗：选用头孢哌酮钠每日2~4g，分两次静脉给药，或氨苄西林每日8~12g静脉滴入，同时应用甲硝唑每日1~1.5g，静脉滴入。

（2）利胆、解痉止痛：见第6章黄疸。

（3）胃肠减压：有明显腹膜炎或拟手术治疗者，禁食的同时作胃肠减压。

（4）维持水、电解质的平衡：如果禁食则计算出入量根据化验结果给予纠正。

（5）中医中药：通腹泻热，给予大黄15g、芒硝9g、元参10g、甘草6g水煎服，一日两剂。大黄煎服30g，口服或保留灌肠，新清宁每次3.0g口服。

（6）在非手术治疗中，出现如下病情变化可考虑手术治疗：化脓性胆囊炎患者具有寒战、高热、腹肌明显紧张等情况，应尽早手术以防止发生穿孔或休克。如体检患者有黄疸，触及肿大的胆囊，B超证实胆囊肿大、胆总管增宽，应尽快请外科会诊，如能触及张力很大的胆囊者，穿孔的危险性较大，胆管增宽说明梗阻明显，更宜早行手术。胆囊穿孔引起的弥漫性腹膜炎者，应行紧急手术以抢救生命。

对病情较重，患者不宜作紧急手术者，应先解除梗阻，作经皮经肝胆道引流或作鼻胆引流，引流减压的效果满意，多能帮助患者渡过难关，待恢复后再作手术治疗。

（五）胆道蛔虫症

蛔虫之幼虫需氧，成虫厌氧，成虫喜钻孔、怕酸。胆道蛔虫在未发生感染时，腹痛剧烈，辗转不安,持续一定时间后可自行缓解。间歇期可完全不痛,如常人一样。

其症状重与体征轻相矛盾为本病特征,一般继发感染则持续腹痛、发热。如蛔虫未死仍可发生阵发绞痛。由于胆道感染或胆管梗阻,则可出现黄疸。

胆道蛔虫症根据蛔虫习性和其发病规律进行治疗。

1. 安蛔 食用醋 50~100ml 口服;或用 5% 稀盐酸口服;或阿司匹林每次 0.5~1.0g,每日 3 次口服;或维生素 C 2.0g 加入 5% 葡萄糖 20ml 静注,每日 2 次,连用 2 天。

2. 解痉止痛

(1)654-2 10mg 或阿托品 0.5mg 肌内注射,33% 硫酸镁 30ml 口服或 25% 硫酸镁 10ml 稀释后静脉注射。

(2)吲哚美辛片 50mg 口服,每日 3 次,剧痛缓解后改为每次 25mg。或吲哚美辛 50mg 静脉注射。

(3)维拉帕米 5~10mg,稀释后缓慢静推,20~30 分钟可重复一次。

(4)药物穴位封闭:常用 0.5%~2% 普鲁卡因 10~20ml 于剑突压痛点或选太冲、中脘、足三里、胆囊穴作穴位注射,还可用 654-2 10mg,维生素 K_3 作穴位封闭。

(5)苯巴比妥 0.03g 及阿司匹林 1g,每日 3 次口服;吗啡 10mg 皮下注射一般与解痉药结合用,必要时 4~6 小时重复 1 次;氯丙嗪、异丙嗪合剂 1/3~1/2 剂量肌内注射,必要时 6~8 小时可重复 1 次。

3. 通过纤维十二指肠镜取出蛔虫。

4. 氧气驱蛔 适用于早期或感染不严重病例。成人可在前 1 日晚服泻剂,当日早禁食,经口或鼻下胃管后患者去枕,床尾抬高。用氧气注入装置注入氧,每注入 150~300ml 停 2~3 分钟。剂量:4~5 岁 350~450ml,5~6 岁 450~500ml,成人 1000~2000ml,注入后抽出胃管;3~4 小时后可进食,如未达到彻底驱蛔可在 1 周后再重复 1 次。

禁忌证:有溃疡病或陈旧性腹膜炎者、妊娠 5 个月以上者、3 岁以下者、合并胆管炎并未消退者。

5. 抗菌药物的应用 蛔虫钻进胆道易引起胆道感染,所以给一些抗菌药物是必要的。如氨苄西林每日 8~12g 静滴,或头孢哌酮钠每日 2~4g 静脉滴注;甲硝唑每日 1.0~1.5g 静脉滴注。

6. 利胆(见第 6 章黄疸)。

7. 中医中药治疗

(1)驱虫去痛:

1)乌梅丸(汤):适用于胆道蛔虫症早期,疼痛明显者。

组成:乌梅 5 枚、细辛 3.0g、黄柏、黄连、党参、当归各 9.0g。附子、桂枝、川椒、干姜各 6.0g,水煎服。

方义:安蛔止痛。

2)驱蛔汤一号:适应证同乌梅丸,但安蛔止痛作用略差。

组成:槟榔 30g、使君子 30g、苦楝皮 15g、乌梅 5 枚、木香 12.0g、枳壳 6.0g、川椒、细辛、干姜各 3.0g、元明粉 9.0g。

方义:驱蛔、安蛔、止痛。

3)针灸治疗:取穴原则是局部取穴为主,配以循经取穴(1~2 穴常可收效)。

取穴：鸠尾、中脘、胆俞、胆囊穴、阳陵泉、丘墟等。

4）水针疗法；用10%葡萄糖液（或生理盐水、其他药物）5~10ml，作穴位注射，取穴同上。

5）电针疗法：取穴中脘（阳极）、胆俞（阴极），连续波留针30分钟。强度以能忍受为度。一般见效快，也较持久。

6）皮下埋针或邻穴透针：如中脘透梁门，四白透迎香。

7）穴位按摩：一般取反应点。

8）耳针：常取穴：神门、交感、胆、肝、胰。

方法：泻法。留针15~30分钟，或在穴位注水用药液各0.1ml。

9）耳根麻醉加胆俞水针：通常选一侧即可。

方法：用0.5%~1%普鲁卡因20ml（或稍多）注耳根下注射1圈，胆俞则注10%葡萄糖溶液10ml。

10）拔火罐：心窝部压痛区拔罐15分钟。

11）背部叩击法：以右手掌根叩击右脊肋角，力量要均匀。

12）拇指紧贴于右季肋下，沿肋缘下推压至剑突下，再沿腹白线右侧向下推压1寸许，连续按摩7~8次。多适用于儿童，因腹肌松，效果较好。

13）捏脊：用双手从患者正中自上而下按摩致皮肤发热后，即用双手从骶部向颈部用力提拉棘突两旁之皮肤3遍，然后按摩推压两侧腰区。此法止痛效果满意。

穴位按压：以拇指按压至阳、中枢、悬枢等穴位各10分钟。

14）电兴奋疗法：有解痉镇痛作用。治疗后患者症状可很快消失，虫体多不立即退出。很可能在于解除括约肌的痉挛，而不是直接作用于蛔虫本身。

（2）利胆排虫：

1）胆道驱虫汤：木香、使君子、苦楝皮、延胡索各15.0g、槟榔30.0g、大黄9.0g、厚朴9.0g。

2）胆道排石汤5号：金钱草30.0g、大黄6.0g、木香、枳壳、黄芩、川楝子各9.0g。

3）驱虫汤2号：适用于驱除胆道死蛔虫。

组成：柴胡、栀子、木香、枳壳、郁金各9.0g、茵陈、牡蛎各15g、枯矾3.0g水煎服、便秘加生军9.0g。

方义：利胆化石排蛔。

（3）清热解毒：中草药：黄连3.0~9.0g、大黄9.0g、黄芩9.0~15.0g、黄柏9.0~15g、胡黄连9.0g、公英9.0g、地丁9.0g、双花9.0g、虎杖9.0g、三棵针9.0g、十大功劳9.0~15.0g、鱼腥草15.0g、红藤30.0g。

（4）手术治疗适应证：单纯性经5天治疗不见好转者、合并胆石症或考虑有多条蛔虫者；并发严重胆道感染经短期治疗无效者；胆道有死蛔虫；经两个月以上治疗，胆道造影证实仍有虫体者。

（六）急性胰腺炎

腹痛是急性胰腺炎的主要症状，约95%的患者有轻重不等的腹痛，常突然发生在饱餐或饮酒后。通常中上腹痛，可向左上腹转移而呈束带状放射性疼痛，少数患者疼痛向腰部或肩胛部放射，伴恶心、呕吐及发热，可有黄疸。严重者有麻痹性肠梗阻、腹膜炎及休克。暴发型可因突然发生休克而死亡。

1. 一般治疗　卧床休息,严格禁食,严重者应行胃肠减压。

2. 止痛　应用地西泮 10mg 或苯巴比妥 0.1g 肌内注射,654-2 10mg 或阿托品 0.5mg 肌内注射,上述药物无效时,用硝酸甘油 10mg 或硝酸异山梨酯 10mg 口服,以取得迅速的镇痛效果,哌替啶 50~100mg、可每 6 小时肌注 1 次、或用 2% 利多卡因 100ml/24h,缓慢滴注或普鲁卡因 1.0g 加入 500~1000ml 液体中静滴。

针灸中脘、内关、足三里、阳陵泉等穴,或穴位注射 654-2 或维生素 K;局部外敷活血止痛药(大黄 30g、青黛 10g、乳没各 10g、王不留行 30g、菖蒲 15g 研粉末后加适量蛋清调敷)。

有人报道双侧或左侧腹腔神经节封闭止痛效果最好,由于吗啡易引起奥狄括约肌痉挛,故在应用吗啡时,必须和阿托品合用。

3. 抑制和减少胰腺分泌

(1)禁食、禁水、胃肠减压,使胰腺分泌减少。

(2)制酸剂的应用:如 H_2 受体阻滞剂西咪替丁每次 200~600mg;或法莫替丁 20mg 溶于生理盐水或葡萄糖液 20ml 中缓慢静注,每日 2 次;雷尼替丁 150mg 溶于生理盐水或葡萄糖液 20ml 中缓慢注射或 150~300mg 持续静滴;奥美拉唑(洛赛克)40mg 加入溶液中静脉滴注,每日 1 次。氢氧化铝胶每次 20ml,每日 3 次。

(3)抑制胰酶的药物:如抗胆碱能药物 654-2 10mg 或阿托品 0.5mg 肌内注射,H_2 受体阻滞剂(如上述);抑制胰酶活性的药物如奥曲肽(人工合成生长抑素八肽)能抑制胰腺分泌,抑制局部炎症,保护细胞,治疗胰腺炎。奥曲肽(善宁、善得定)100mg/ 次,肌内注射或静脉滴注,每 4~8 小时 1 次。治疗 3~7 天。也可延长到 14 天。施他宁人工合成 + 四肽生长抑素,从第一天开始使用,首剂 0.25mg 持续 6mg/d、静脉泵入连续 14 天或更长,减半量 2~3 天后停用。

抑肽酶可抗蛋白酶和胰血管舒缓素,有抗休克作用,适用于重症胰腺炎的早期。剂量 20 000 激肽 U/(kg·d),疗程 5~8 天。

加贝脂为非肽类化学制剂,可抑制蛋白酶、血管舒缓素、弹性蛋白等。

不少材料指出阿托品和高血糖素的作用对急性胰腺炎的临床过程无多大改善。而且应用迷走神经抑制剂仅会加重腹胀、肠麻痹并引起尿潴留等不良反应。

(4)早期非手术治疗措施:介入性治疗——区域性动脉灌注。

以 CT 确定坏死范围及外渗程度,采用导管插入。胰头病变插入胃十二指肠动脉,肠系膜上动脉置于胰十二指肠动脉内;胰体尾部病变插入脾动脉或腹腔动脉;全胰病变插入腹腔动脉干。发病早期始用 5-FU,剂量 10mg/(kg·d),匀速 24 小时输毕,疗程为灌输至发病后 20 天。

北京朝阳医院陈惠德主任采用经腹腔动脉给药 5-FU(250~500mg/d)、复方丹参(8~12ml/d)、地塞米松(5~10mg/d,糖尿病、溃疡病慎用或禁用)、抗生素(广谱且能透过血胰屏障的药物,常规剂量),获得较为满意效果。

(5)采用血液净化技术。

(6)通腑泻下:对急性出血性坏死型(重症)胰腺炎应尽早运用通腑泻下疗法。大黄 15g、芒硝 9g、元参 10g、甘草 6g 水煎服,日服 1~2 剂;大黄煎剂(30g),口服或保留灌肠;大黄片(或粉剂),每次 1.5g 口服:新清宁片 3.0g 口服。

采取以大黄为主的方剂,不仅是为了泻下。清除肠内有毒物质及气体,从而解除肠麻痹状态,同时还具有退热、抑菌、抗感染的作用。大黄还有较强的利胆作用,并对胰蛋白酶、胰脂肪酶、胰淀粉酶的活性具有明显的抑制作用。上述作用有助于肠道运动功能的恢复及胰腺炎、腹腔炎的控制。

（7）抗生素的应用:急性胰腺炎为非细菌性炎症,但某些感染可以成为发病的原因,尤其国内急性胰腺炎患者多有胆道疾病,如继发感染可促使病情加重。对继发性感染的控制,成为重症胰腺炎患者是否能存活的关键,对重症胰腺炎发病早期就应预防性使用抗生素。治疗胰腺炎继发感染,最好是亚胺培南（泰能）,治疗推荐剂量 0.5g,每 8 小时 1 次,预防推荐剂量 0.5g,每日 2 次。

也可选用胰腺组织穿透较好的药物如头孢噻肟、头孢他啶、克林霉素、氧氟沙星、环丙诺氟沙星、甲硝唑或替硝唑、复方磺胺甲噁唑等。

有条件可用头孢哌酮钠每日给 4g,必要时可行腹腔内注射琥珀酸钠氯霉素 0.5~1.0g（用 0.9% 生理盐水 20ml 稀释）。

（8）肾上腺皮质激素的应用:肾上腺皮质激素的应用尚有争议,目前多数意见为一般水肿型胰腺炎不宜用肾上腺皮质激素,重症胰腺炎出现休克,急性肺功能不全时,可短期（1~2 天）大剂量突击治疗。目前主张适时、适量、短期使用。效果较好的是甲泼尼龙,剂量 $2mg/(kg \cdot d)$。

（9）低血钙的治疗:给予 10% 的葡萄糖酸钙 10ml 缓慢静脉滴注,用量可根据患者临床反应和血钙浓度决定。

（10）胰岛素的治疗:小剂量的胰岛素静脉滴注,不仅能控制高血糖,而且能阻断胰脂肪酶消化腹腔内脂肪细胞,具有抗酶作用。

（11）营养支持疗法:因为禁食及机体的高分解代谢使患者处于负氮平衡及低蛋白血症的状态;通过深静脉插管。进行全肠道外营养,一则可补充机体的消耗,增强抵抗力,另外也使胰腺得到充分的休息,利于炎症的修复和吸收。有人提出早期肠内营养。

（12）并发症的防治:见第 79 章"急诊抢救多器官功能衰竭"。

（13）中医中药的应用:治疗重症胰腺炎方剂很多,现介绍几个代表性的如下:

南开医院方:清胰汤 1 号加清热解毒药。清胰汤 1 号为:柴胡 15g,黄芩、胡连各 10g,白芍 15g,木香、元胡各 10g,大黄 15g（后下）,芒硝 10g（冲服）。每日 1~2 剂,水煎服。

青岛医学院一方:大黄 10g（后下）、芒硝 15g（冲）、厚朴 30g、木香 10g、丹皮 10g、乌贼骨 15g、柴胡 15g、黄芩 10g。每日 1~2 剂,水煎服。

青岛医学院二方:丹参 15g、红花 30g、赤芍 10g、丹皮 10g、黄芩 10g、木香 10g、茯苓 10g、酒军 10g。每日 1 剂水煎服。

以上 3 方剂均可随症加减:热重者加双花、连翘;湿热重者加茵陈、栀子、胆草;呕吐重者加代赭石、竹茹;食积者加莱菔子、焦三仙;胸满者加枳实、厚朴;有瘀块者加山甲、皂刺;甚者加三棱、莪术;吐蛔虫者加槟榔、使君子、苦楝皮根。

有休克表现者,可用独参汤、生脉饮。

北京友谊医院治疗急性重症胰腺炎,在通腑后服用理气、活血、舒肝方药:黄芩 15g、柴胡 20g、赤白芍各 15g、枳壳 12g、川楝子 10g、大黄 15g。每日 1~2 剂,水煎服。

（14）外科手术治疗:急性重症胰腺炎早期手术治疗的疗效是否优于内科治疗尚不能肯

定。无胆道梗阻者,原则上非手术处理。

但外科治疗可以清除坏死组织,并充分引流含有胰酶的腹腔渗液。适应证:不能排除需要手术治疗的急腹症者;继发于胆道梗阻或胰管梗阻者;脓肿或假性囊肿形成,抗感染治疗无效者;继发于胆道梗阻者,原则上以最小的损伤解除胆道梗阻,获得通畅引流。首先经十二指肠镜下行 Oddis 括约肌切开取石及鼻胆管引流术。

手术包括:灌洗引流术,切开胰腺被膜,游离胰腺,通过安放三腔管滴注灌洗、使坏死组织及脱落的碎屑随被灌洗液稀释的酶性液体及时排出体外。

坏死组织清除术:适应于清除病变散在、浅表的胰腺实质坏死组织,因操作简单、手术范围可大可小,多数病例可以采用。

其他有腹膜后减压、胆道减压;酌情作大网膜切除;胰腺部分或全胰腺切除术等。

(七)急性肠系膜血管性疾病

急性肠系膜血管性疾病的诊断主要依靠病史、临床表现和选择性的动脉造影等检查,一些可疑病例可选多普勒超声显像、CT、纤维内镜、腹腔镜检查以及腹部 X 线平片、磁共振成像、放射性核素扫描、红外线体积扫描法或脉冲血氧定量法等,对诊断亦有帮助。

急性肠系膜血管性疾病包括动脉栓塞、血栓形成和非闭塞性肠系膜缺血,治疗方法包括非手术和手术两类。

1. 非手术治疗

(1)一般治疗:纠正心力衰竭、休克、酸中毒或电解质紊乱。纠正心力衰竭时,应用洋地黄类药应特别慎重,因为洋地黄类对肠系膜动脉平滑肌有直接收缩作用,可加重肠系膜缺血,所以应尽量避免使用。抗感染时应给予广谱抗生素,抗菌谱应覆盖厌氧菌和革兰阴性菌。

(2)血管扩张剂:可迅速有效地缓解动脉痉挛,改善肠管缺血状态和避免肠坏死的发生。经动脉导管给药是给予血管扩张剂最有效途径。如经肠系膜动脉造影证实有动脉栓塞或有血管痉挛时,经导管向动脉内灌输血管扩张剂如罂粟碱、苯甲唑啉(妥拉苏林)或胰高糖素等。其中以罂粟碱较为安全,也最为常用。首先给予罂粟碱 30mg 作为试验剂量,然后立即作肠系膜动脉造影复查。如果有效,即向动脉内持续灌注罂粟碱,灌速为 30~60mg/h,浓度为 1mg/ml。持续 24 小时后,将罂粟碱改为等渗盐水再灌注 30 分钟,然后重复动脉造影。再根据造影结果决定是否停止或继续灌注给药 24 小时。在给药的同时,应监测动脉压、心率和心律等。如果血压突然降低,可能系导管已偏离肠系膜上动脉进入主动脉,这时需用盐水取代罂粟碱,并摄 X 线平片。如果发现导管不在肠系膜动脉内,需将导管复位,并继续灌药。在灌注罂粟碱的同时,无须加入肝素或其他药物。有时动脉灌注可持续 5 天,但通常于 1 天后停止。当出现腹膜炎体征时,应行剖腹探查术,手术目的是切除坏死肠管。术后继续经导管灌注罂粟碱。如造影显示动脉痉挛已缓解,这时可考虑拔出动脉内导管。

由于本病常发生在原有严重疾病的末期,因此预后极差。应针对引起全身低血流状态的严重疾病进行积极预防,以防止本病的发生。

扩血管药如硝酸甘油、硝普钠可通过降低心脏前、后负荷,而降低动脉阻力。因而是治疗心力衰竭或心肌梗死合并肠系膜缺血的理想药物。但当机体处于低血压或休克状态时,扩血管药因可加重机体低血容量状态,而应在补充血容量的同时慎用。

(3)局部血管内溶栓治疗也有一定效果,治疗方法是经导管将链激酶、尿激酶等溶栓剂直接注入血栓内；溶栓剂的用量只需全身用药的 1/100~1/20 就会产生较好的疗效。

一旦诊断为本病，且无抗凝治疗禁忌证时，即应在严密监视下给予肝素以抗凝。如治疗过程中病情并未缓解，需立即行剖腹探查术。术后继续应用肝素抗凝。待肠蠕动恢复后，改为华法林钠口服。有时甚至需终身服用华法林钠。为防治肠管再灌注损伤，可给予氧自由基清除剂如超氧化物歧化酶，或氧自由基合成抑制剂如别嘌醇。激素对脓毒血症诱发的肠系膜缺血有益。

2. 手术治疗 手术治疗的目的是：①了解疾病的程度，确定诊断；②重建肠系膜血流；③切除坏死肠管。在做好充分的术前准备，如胃肠减压，补充血容量和抗感染等情况下，针对不同的病因和病情，采用不同的术式。

（1）栓子切除术：急性肠系膜动脉栓塞早期，肠管尚未坏死时，可行栓子切除术。

（2）血栓切除术：用于急性肠系膜动脉血栓形成，该术式已取代效果不佳的血栓内膜切除术。

（3）旁路移植术：通常用于动脉血栓形成。移植物可选用自体大隐静脉或人造血管。动脉血栓形成通常发生于动脉狭窄的基础上，如狭窄范围较局限，可施行经皮腔内血管成形术。

（4）手术联合抗凝、溶栓治疗。

（5）肠切除术：是最常用的术式。如肠管已坏死，则需行肠切除术。小范围的肠切除对全身影响不大，而对广泛性肠坏死作大范围肠切除时需考虑患者术后生存的需要。当术中难以确定肠管活力时，尚可将肠管暂放回腹腔，于术后 24~48 小时再次剖腹探查。因此，术中应准确判定肠管活力，并确定合理的肠切除范围。

3. 介入治疗。

（八）泌尿系结石

泌尿系结石包括肾、输尿管、膀胱、尿道结石。泌尿系结石患者常表现为疼痛，患侧腹背部痛，并向下腹部和会阴部放射。有血尿（或镜下血尿）、脓尿，少数人疼痛发作后，排出尿中有石沙或小结石。

当发现这些情况，检查尿看有无红细胞；作 X 线腹部平片检查，95% 以上有肾区结石影；静脉肾盂造影可了解双肾功能情况、结石定位、肾盏肾盂有无梗阻；B 超检查可探及结石及其声影。

1. 止痛 疼痛轻者可用吲哚美辛栓 100mg，肛门给药；维生素 K$_3$ 8mg，肌内注射；或口服溴丙胺太林 30mg 每日 3 次；疼痛剧烈可用哌替啶 50mg 加异丙嗪 25mg 肌内注射；哌替啶 50mg 加阿托品 0.5mg 肌内注射；布桂嗪（强痛定）每次 30~60mg 口服，每次 50~100mg 皮下或肌内注射，每日 1~2 次。持续肾绞痛可用哌替啶 50mg 肌内注射和氯丙嗪或异丙嗪 25mg 加入适量液体中静脉点滴。

剧烈绞痛用上述方法无效时，用 0.25% 普鲁卡因 50~80ml 作肾囊封闭，效果极好。

还可采用针灸止痛。取穴：足三里、肾俞、三阴交等穴位，用强刺激持续行针法。还可采用肾区热敷、理疗等方法。

2. 排石治疗

（1）非手术治疗：适用于 <1.0cm、无尿路梗阻和感染、肾功能正常、多发或复发性小的结石。

大量饮水(每日 1~4L),保持每天尿量 2000ml 以上。

清石素胶囊,每次 2 粒,每日 3 次,口服。

金钱草冲剂,每次 6 克,每日 3 次,口服。

中草药,如海金沙 12g,金钱草 30g,鸡内金 9g,车前草 9g,泽泻 9g,鱼脑石 12g,滑石 2g,茅根 30g,甘草 3g,石苇 15g,每日一剂煎服。

适当增加步行和跳跃运动量,倒立体位,改变睡觉姿势,促进小结石排出。

(2)体外冲击波碎石:适用于小结石久治未排出或结石 >1cm,肾功能好的结石患者。

(3)手术治疗:适应于对保守治疗无效、梗阻或继发感染明显肾功能不全的患者;急性梗阻性无尿或少尿;无功能性脓尿;结石引发癌变或癌合并结石,应考虑手术治疗。

(4)预防结石复发:结石患者结石已排出,应调节饮食结构和养成大量饮水的习惯;清除引起结石的疾病,如梗阻、感染、甲状旁腺亢进等;饮食方面要根据结石成分调整,如果排出结石成分含钙,应限制含钙饮食,少食牛奶、奶制品、猪脑、虾皮等食物;草酸结石宜低草酸饮食,少食菠菜、甜菜、核桃、芦笋、巧克力、可可、红茶及草莓等;磷酸结石,尽量少食蛋黄及肉食类等。尿酸结石和黄嘌呤结石,少食动物内脏等含嘌呤高的饮食,少饮咖啡、可可、茶叶、肉、鸡、鱼类食物。服小苏打片或枸橼酸合剂碱化尿液。有痛风及血尿酸高者对症治疗,如服别嘌醇等;胱氨酸结石,碱化尿液。合并感染,应同时治疗尿路感染。

(九)痛经

1. 精神安慰,使患者安静。

2. 镇痛及解痉药物:

(1)索米痛片:每次 1 片,每日 3 次。

(2)布洛芬:每次 30mg,每日 2 次。

(3)双氯芬酸钾片:每次 10mg,每日 3 次。

(4)复方氨林巴比妥:2ml,肌内注射。

(5)654-2:10mg,肌内注射。

(6)哌替啶:50~100mg,肌内注射。

3. 针灸 常用穴:三阴交、合谷、关元;耳针:子宫、腹、内分泌、交感等穴位。

4. 中药

(1)气滞血瘀型:逍遥丸、保生丹、七制香附丸、血府逐瘀胶囊(口服液)。

(2)寒湿凝滞型:艾附暖宫丸、乌鸡白凤丸、妇科十味片、桔梗茯苓胶囊。

(3)气血两虚型:八珍益母丸、八宝坤顺丸、人参养荣丸、四物合剂。

(4)血热瘀结型:八正散、金刚藤糖浆、妇乐冲剂。

5. 内分泌治疗

(1)雌激素:合并子宫发育不良者。

(2)孕激素:用于膜性痛经。月经周期第 21 天起,孕酮 20mg,肌内注射,每日 1 次,连用 5 天。

(3)避孕药:有避孕要求者,可口服避孕药抑制排卵,也可用合成孕激素抑制排卵。

6. 手术治疗

(1)扩张宫颈:适用于颈管狭窄所致经血排出不畅者,若合并不孕可同时取内膜。只能用于已婚患者。

（2）子宫悬吊术：只适用于个别病情严重、子宫极度后倾后屈、上述治疗无效者。

（十）腹痛的对症处理

原则：在作出肯定诊断和制订诊疗计划前，不用麻醉剂或强的镇静剂。

腹痛者可用 654-2 或阿托品等适当配合镇静剂。

可穴位及痛点封闭。

硝酸异山梨酯口含除具有一般止痛作用外，对有腹腔器官血管痉挛供血不足更有益。

可用阿溴普（阿托品、溴化钠、普鲁卡因），加 50% 葡萄糖 20ml 静脉注射。

安胃合剂（复方樟脑酊、复方龙胆酊、颠茄酊），10ml 口服每日 3 次。

老年人急腹症，临床表现症状和体征较实际病情轻，用药时更应慎重。

老年人止痛，镇静剂应慎用，如果用宜减剂量。

呕吐、腹胀者应作胃管引流。

诊断不清或症状不缓解应留院观察，不轻易放手。

对危及生命的要先抢救患者，边抢救边检查或待病情平稳作检查或手术治疗。

（祝学光　刘凤奎　周保利　刘　宜　赵淑颖　刘　妤）

参 考 文 献

［1］刘凤奎，贺正一，那开宪. 实用内科急症治疗手册. 北京：人民卫生出版社，1999：171-239.

［2］祝学光. 急腹症 // 杨春明. 现代急症外科学. 北京：人民军医出版社，2001：585-602.

［3］汤卫兵，谭毓铨. 急性肠系膜血管性疾病 // 杨春明. 现代急症外科学. 北京：人民军医出版社，2001：651-689.

［4］张久田，狄长安. 腹腔镜在急腹症诊疗中的应用. 中国医刊，2003，38（5）：44-45.

［5］孙雪莲，刘凤奎. 内科急诊中 133 例宫外孕诊断体会. 首都医药，1999，6（1）：48-52.

［6］何三光. 急腹症 // 裘法祖. 外科学. 4 版. 北京：人民卫生出版社，1995：489-493.

［7］相则飞，邓铭乐. 急腹症 // 林治瑾. 临床外科学. 天津：天津科学技术出版社，1995：1140-1163.

［8］Harfors FJ, Pickleman J. Acute abdominal pain in adults//Conn RB. Current Diagnosis. 8th ed. Philadelphia：WB Saunders Co. & Harcourt Brace Jovanovich Inc，1991：32-36.

［9］Cuschieri A. The acute abdomen and disorders of the peritoneal cavity//Cuschieri A, Giles Gr, Moossa AR. Essential Surgical Practice. 2nd ed. London：Wright，1988：1232-1255.

［10］Boey JH. Acute abdomen//Way LW. Current Surgical Diagnosis & Treatment. 9th ed. Norwalk：Appleton & Lange，1991：393-403.

［11］牛应林，张澍田，于中麟. 肠系膜静脉血栓形成的临床特点分析. 中国实用内科杂志，2007，27（8）：603-605.

［12］谭显金. 急性肠系膜缺血疾病的研究现状和进展. 中华临床医师杂志（电子版），2009，3（4）：640-644.

6

黄　疸

　　黄疸是指胆红素在血液中积聚而引起皮肤及巩膜发黄的症状和体征。正常血胆红素最高为 17.1μmol/L（1.0mg/dl），其中结合胆红素 3.42μmol/L（0.2mg/dl），非结合胆红素 13.68μmol/L（0.8mg/dl）。胆红素在血液中潴留后，2~3 天巩膜及皮肤出现黄染，若血胆红素在 17.1~34.2μmol/L（1.0~2.0mg/dl），虽然血胆红素已较正常为高，但临床上未发现有黄疸现象，称为隐性黄疸，若 >34.2μmol/L（2.0mg/dl），巩膜及皮肤可发现黄疸现象，称为显性黄疸。

　　有作者认为：只有血液中胆红素增加而胆酸正常，称为高胆红素血症。只有血液中胆酸增高而胆红素正常，称为胆汁淤积。若血液中两者都增高，则称为胆汁淤积性黄疸。

　　正常胆红素的代谢过程包括胆红素的来源及产生、胆红素在血液循环中的运输、肝细胞对胆红素的结合（酶化）与排泌、胆红素的肠肝循环等多个环节。

　　正常红细胞平均寿命为 100~120 天，衰老的红细胞主要为脾脏、骨髓、肝脏的单核巨噬细胞破坏，数分钟内降解为血红蛋白。每 1g 血红蛋白可形成胆红素 36.2mg。每天正常人每公斤体重有 4mg 胆红素形成。胆红素有 85% 来源于衰老的红细胞，其余 10%~15% 来源于含血红素的非红细胞生成系统和在骨髓中制造红细胞的原料血红蛋白或血红素。

　　衰老的红细胞在单核 – 巨噬细胞系统被破坏及降解后释放出血红蛋白（Hb），其转化为胆红素过程如下：血红蛋白去掉珠蛋白即为血红素，血红素释放出一氧化碳及铁生成胆绿素，胆绿素还原形成胆红素。

$$Hb \xrightarrow{-珠蛋白} 血红素 \xrightarrow{-CO, -Fe} 胆绿素 \xrightarrow{+2H} 胆红素$$

　　胆红素进入血液循环与白蛋白结合，一部分与 α 及 β 球蛋白结合，此种胆红素未与葡糖醛酸结合，故称为非结合胆红素。

　　血中未结合的胆红素经过肝窦时游离出来，很快被细胞摄取，在肝细胞内再与 Y 及 Z 蛋白结合，输送到内质网。在葡萄糖醛酸转移酶的作用下，与葡糖醛酸结合，此即结合胆红素，为水溶性，不能透过细胞膜，可自肾小球滤过。

　　结合的胆红素可排泄到毛细胆管，构成胆汁的一部分，自肝内、肝外胆道系统进入十二指肠，结合的胆红素在肠道经细菌的作用下，分解为尿胆原，有 80%~90% 尿胆原在肠道直接与氧接触后被氧化为尿胆素，称粪胆原，自粪便排出（自粪便排出尿胆原每天约

50~250mg），成为粪便的主要色素。尿胆原有 10%~20% 被重吸收，吸收到血的其中一部分经肾（0.5~4.0mg/d）排出。另一部分经肝又形成结合胆红素再次排泄入肠道，此即为胆红素的肠肝循环。

胆红素代谢障碍可发生黄疸。发生代谢障碍的原因有胆红素生成过多、肝细胞对胆红素的代谢障碍、胆红素在胆道系统排泄障碍。由于代谢障碍原因不同，可出现溶血性，肝细胞性和梗阻性黄疸。如果按胆红素的化学性质分为：非结合胆红素升高性黄疸、结合及非结合胆红素升高性黄疸、结合胆红素升高性黄疸。

！病因思考

黄疸的传统分类为溶血性、肝细胞性、梗阻性黄疸三类。现代分类为以非结合胆红素增高为主的黄疸和以结合胆红素增高为主的黄疸。

黄疸的分类与常见病因思考：

一、以非结合胆红素增高为主的黄疸

（一）溶血性黄疸

1. 先天性溶血性黄疸

（1）细胞膜异常：遗传性球形细胞增多症等。

（2）红细胞酶异常：丙酮酸激酶缺乏等。

（3）血红蛋白中珠蛋白链异常：海洋性贫血等。

2. 后天获得性溶血性黄疸

（1）免疫性溶血：自身免疫性溶血、血型不合的输血后溶血、新生儿溶血等。

（2）机械性溶血：创伤性心源性溶血等。

（3）药物及化学毒物所致溶血：磺胺药、苯等。

（4）物理因素所致溶血：大面积烧伤、放射等。

（5）生物因素所致溶血：疟疾、溶血性链球菌感染、蛇毒等。

（6）脾功能亢进。

（7）原因不明：阵发性睡眠性血红蛋白尿。

（二）先天性非溶血性黄疸

1. Gilbert 综合征。

2. Crigler-Najjar 综合征。

3. Lucey-Driscoll 综合征。

（三）肝炎后高胆红素血症

二、以结合胆红素增高为主的黄疸

（一）肝细胞性黄疸

1. 感染

（1）肝炎病毒感染（甲型、乙型、丙型、丁型、戊型），其他病毒感染累及肝脏（EB 病毒、

巨细胞病毒、柯萨奇病毒等）。

（2）细菌感染：细菌性肝脓肿、伤寒、败血症、肺炎球菌感染等。

（3）血吸虫病、阿米巴肝炎与肝脓肿、钩端螺旋体病、Q 热等。

2. 酒精性肝病。

3. 药物性肝损害。

4. 中毒性肝损害。

5. 代谢与营养因素　甲状腺功能亢进、血色病、Wilson 病等。

6. 心源性黄疸　缩窄性心包炎、充血性心力衰竭等。

7. 静脉阻塞性疾病　Budd-Chiari 综合征、肝小静脉阻塞性疾病等。

8. 肝硬化　各种原因所致肝硬化及胆汁性肝硬化晚期。

9. 原发性妊娠期急性脂肪肝。

10. 新生儿生理性黄疸、哺乳性黄疸。

（二）胆汁淤积性黄疸

1. 肝内胆汁淤积

（1）病毒性肝炎（胆汁淤积型）。

（2）药物性肝损害（胆汁淤积型）。

（3）酒精性脂肪肝和酒精肝炎合并肝内胆汁淤积。

（4）良性家族性复发性肝内胆汁淤积。

（5）妊娠期复发性肝内胆汁淤积。

（6）良性手术后黄疸。

（7）原发性胆汁性肝硬化。

（8）霍奇金病、淋巴瘤等合并胆汁淤积。

2. 肝内胆管机械性梗阻

（1）肝内胆管结石。

（2）胆管炎症：硬化性胆管炎、肝内急性化脓性胆管炎等。

（3）肿瘤：晚期胆囊癌、胆管细胞性肝癌、转移性肝癌、肝门原发或继发性肿瘤等。

（4）先天性肝内胆道闭锁、先天性节段性胆管扩张。

（5）其他：华支睾吸虫病等。

3. 肝外胆管机械性梗阻

（1）胆石症。

（2）肿瘤：胰头癌、壶腹周围癌、原发性胆管癌等。

（3）炎症：急性化脓性胆管炎、急性胆囊炎等。

（4）狭窄：手术及外伤后胆管狭窄。

（5）先天性：先天性胆道闭锁、先天性胆总管囊性扩张。

（6）其他：胆道蛔虫症、华支睾吸虫病等。

（三）先天性非溶血性黄疸

1. Dubin-Johnson 综合征。

2. Rotor 综合征。

! 诊断思路

一、确定是否有黄疸

食用大量含有胡萝卜素的食物,可发生皮肤黄染,但巩膜不黄。

在老年人眼结膜下脂肪沉着,呈颗粒样堆积,黄色深浅不一,皮肤无黄染现象(黄疸的诊断流程图见图 6-1)。

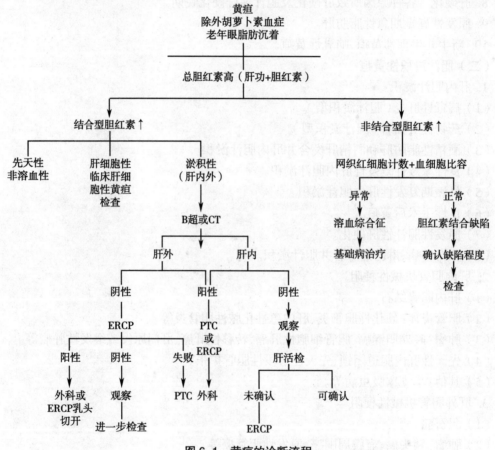

图 6-1　黄疸的诊断流程

二、引起黄疸的可能原因

(一)性别和年龄

年龄在 30 岁以前,多见于病毒性肝炎;40 岁以上尤其是女性,多想到胆石症;50~60 岁以上常见于癌肿,男性以胰头癌,女性以胆管癌多见。

如果为婴幼儿,常见原因有新生儿生理性黄疸、新生儿肝炎、先天性胆道闭锁、但也要想到先天性非溶血性黄疸。

（二）病史

有肝炎患者接触史、旅游史、输血史或输生物制品史,想到病毒性肝炎。

用损害肝的药物、接触损害肝的化学物质,考虑中毒性肝炎。

某些疾病流行区居住或疫水接触史(如钩旋螺旋体病),要想到与这些病原有关的肝病。

妊娠期注意与妊娠有关的黄疸。

饮酒史可发生酒精性肝病。

家族史中除肝炎外,本人从小反复发生黄疸,想到先天性溶血性和非溶血性黄疸以及遗传性肝病。

肝炎病史:病毒性肝炎恢复后,仍持续或反复出现轻黄疸,并以非结合胆红素升高为主的,提示肝炎后高胆红素血症。

（三）病程

病程较短,一般在 3~4 周左右,考虑甲型病毒性肝炎;病程短,停药后短时间黄疸可消退,考虑为药物引起的黄疸。

（四）黄疸特点及伴随症状

1. 黄疸发生较慢、持续时间较长、颜色进行性加深,可能是癌肿所致的阻塞性黄疸。

2. 间歇性黄疸,黄疸有波动,时高时低,甚或正常。

（1）多提示胆管结石,胆总管炎性狭窄,硬化性胆管炎。

（2）有肝炎史者,考虑肝原性黄疸的反复。

（3）十二指肠乳头肿瘤,当肿瘤坏死脱落时,黄疸可减轻或消失。

（4）有服药史,停药黄疸可消失,又服药黄疸又增高,与药物有关。

3. 伴发热、发冷、寒战及腹痛

（1）多并发胆道炎症的肝外梗阻性黄疸:胆管炎,胆石症,早期的乏特壶腹周围癌及部分胰头癌时并发梗阻性黄疸。可为细菌性感染、胆道蛔虫以及其他胆道寄生虫感染。

急性化脓性胆管炎（ASC）有查科三联征（Charcot triad）:发热、腹痛、黄疸。

急性梗阻性化脓性胆管炎（AOSC）或急性重症型胆管炎（ACST）有五联征:三联征加意识和血压改变。

（2）溶血或败血症。

（3）热退黄疸出现,病毒性肝炎的可能性大。

4. 伴低热,消化道症状,提示病毒性肝炎的可能。

5. 伴发热、转氨酶升高

（1）可考虑胆石、肝炎、恶性肿瘤（肝癌）。

（2）胆石误为急性黄疸型肝炎,转入传染病专科医院屡见不鲜。我们曾总结 10 年来,梗阻性黄疸误诊为急性黄疸型肝炎而转入传染病医院 145 例患者,并与同期同数量的急性黄疸型肝炎进行比较分析:结果从年龄,消瘦,腹痛,上腹隐痛,灰白便,以及化验:r-GT,ALT, AKP, AST 和 TBil 结果比较,两组都有显著性差异。

6. 伴腹痛

（1）痛在肝区,但压痛较著,其性质多为胀痛、刺痛、闷痛或隐痛等,罕见绞痛者,多为肝内梗阻性黄疸。

（2）平时有闷痛、隐痛不适、右上腹痛，并有右上腹集中范围较小常呈深叩痛，或放射背肩部发作性绞痛，多为胆结石性梗阻性黄疸。

（3）痛在中上腹或中上腹偏右、痛放射至腰背部、很少有绞痛，应考虑胰腺癌阻塞性黄疸。

（4）上腹绞痛而在 48 小时内出现梗阻性黄疸，则肝外胆管梗阻性黄疸。

（5）腹痛之后 2 天以上才出现黄疸，即使极似绞痛，多注意肝内阻塞性黄疸之可能。

（6）先有阻塞性黄疸，而后出现类似绞痛的严重腹痛少见，见于肝内阻塞性黄疸、晚期肝癌、肝癌破裂出血。

（7）突发性剑突下阵发性钻顶样绞痛，疼痛性质、程度与体征相矛盾、疼痛重体征轻或无，之后出现黄疸、发热，可考虑胆道蛔虫症。

7. 伴腹痛，肿块　黄疸伴腹痛，同时上腹出现包块，在儿童或青少年，尤其是女性，应考虑先天性胆总管囊性扩张症。

8. 体征

（1）皮肤黄染呈柠檬色，提示溶血性黄疸。

（2）皮肤呈浅黄或金黄色，提示病毒性肝炎。

（3）皮肤黄绿色、深绿色或褐色提示胆汁淤积性黄疸。

（4）皮肤有蜘蛛痣或毛细血管扩张、出血点、腹壁静脉曲张、肝病面容等，提示肝硬化。

（5）肝脾大：肝大质硬，可有触痛提示病毒性肝炎；肝先大后小，质地坚硬，边缘较清，表面可触及颗粒，提示肝硬化；肝大质地坚硬并有压痛，表面有不规则结节，提示肝癌。

脾大明显，提示肝硬化、先天性溶血性黄疸。

（6）胆囊肿大：无压痛提示胰头癌、壶腹癌、胆总管癌；有压痛、发热，提示胆囊炎。

9. 先天性黄疸　在诊断中常见的黄疸疾病逐个被排除之后，尚不能明确诊断，要想到先天性黄疸（表 6-1）。

表 6-1　先天性非溶血性黄疸鉴别

项目	Gilbert综合征	Crigler-Najjar综合征 I	Crigler-Najjar综合征 II	Dubin-Johnson综合征	Rotor综合征
发生率	相对多见	罕见	不常见	并非少见	少见
遗传方式	常染色体显性	常染色体隐性	常染色体显性	常染色体隐性	常染色体隐性
发病年龄	青少年	出生后 1~3 天	1 岁以内	青少年	少年
症状	偶见黄疸	黄疸	黄疸	黄疸	黄疸
核黄疸	无	常死于核黄疸	少见核黄疸	无	无
葡萄糖醛酸转移酶活性	降低	缺乏	明显降低	正常	正常
胆红素排泄	（摄取减慢）-	—	—	障碍	障碍
溶血	50% 病例,轻度	无	无	无	无

续表

项目	Gilbert 综合征	Crigler- Najjar 综合征 I	Crigler- Najjar 综合征 II	Dubin- Johnson 综合征	Rotor 综合征
血清胆红素	<51.3μmol/L	>342μmol/L	<342μmol/L	<119.7μmol/L	<119.7μmol/L
胆汁胆色素	未结合型为主	均为未结合型	未结合型为主	60%为结合型	60%为结合型
分析	胆红素单葡糖醛酸酯比例增加	仅见微量胆红素双葡糖醛酸酯	单糖型60% 双糖型30% 未结合型10%	—	—
口服胆囊造影	正常	正常	正常	模糊或不显影	多正常
BSP廓别率	部分病例轻度异常45分钟<15%	正常	正常	双峰45分钟<20%	无双峰45分钟30%~50%
尿卟啉				I型>80%	I型<80%
苯巴比妥治疗试验	有效	无效	有效	微效	—
肝组织	可见脂褐质	正常	正常	黑色素沉着	多正常
预后	良好	极差,多死于核黄疸	可成长至成年	良好	良好

（摘自：陈敏章. 中华内科学. 北京：人民卫生出版社, 1999：285）

三、诊断胆汁淤积性黄疸

（一）胆红素代谢试验

结合型胆红素升高,提示胆汁淤积性黄疸。非结合型胆红素升高,提示溶血性黄疸。如果结合型和非结合型胆红素两者中等增高,提示肝细胞性黄疸。

（二）碱性磷酸酶（AP）

在肝内、外阻塞性黄疸及肝内胆汁淤积时,AP明显升高。当活性大于正常值的三倍,如无骨病存在,则应高度怀疑胆汁淤积。原发性肝癌AP可以高,以AP-II同工酶增高为主。

（三）5′-核苷酸酶（5′-NT）

是AP的一种同工酶,对肝胆疾病的诊断意义与AP相同,但在骨病和妊娠期酶活性无改变,因此,5′-NT特异性较高。

γ-谷氨酰转肽酶（γ-GT）：肝内外胆汁淤积时,γ-GT明显升高。原发性肝癌时,常>500U,γ-GT II同工酶阳性。

（四）乳酸脱氢酶（LDH）

如明显增高,应考虑癌肿阻塞或同时伴有肝实性损害。在急性肝炎、单纯良性胆汁淤积性黄疸,一般稍增高。

（五）脂蛋白-X（LP-X）

胆汁淤积性黄疸时,血清中可出现一种脂蛋白LP-X,肝外胆道梗阻性黄疸和肝内胆汁淤积,绝大多数甚至全部阳性。

（六）血清铁和铜含量测定

胆汁淤积性黄疸时血铜增高,铁/铜比值 <0.5。肝细胞性黄疸的急性期血清铁增高,铁/铜比值 >1。

四、诊断肝细胞性黄疸

（一）血清转氨酶

在急性黄疸型病毒性肝炎时,谷丙转氨酶（ALT）及谷草转氨酶（AST）活性明显增高,胆总管结石伴有胆管炎时,转氨酶活性亦可明显增高,也有因此而误认为急性肝炎治疗者。重症肝炎有时可见转氨酶活性反而降低,血清胆红素明显升高,呈"胆－酶"分离现象,提示预后险恶。胆汁淤积性黄疸时,ALT、AST 两者仅轻度升高。

（二）血清蛋白

慢性肝炎、肝硬化时,血清总蛋白、白蛋白降低,球蛋白升高,肝硬化时 β、γ 球蛋白明显升高。在原发性胆汁性肝硬化,白蛋白降低,α2、β 及 γ 球蛋白升高。在早期胆汁淤积性黄疸时,蛋白电泳无明显改变,以后 α2 及 β 球蛋白增高。

（三）血清总胆固醇、胆固醇脂

胆汁淤积性黄疸时,总胆固醇增高。肝细胞性黄疸时,特别是有广泛肝细胞坏死,胆固醇脂降低。

（四）凝血酶原时间

肝细胞性黄疸和胆汁淤积性黄疸时,凝血酶原产生减少,而凝血酶原时间均延长。如注射维生素 K 2~4mg 后,24 小时复查凝血酶原时间,如较注射前明显缩短,表示肝功能正常,黄疸可能为胆汁淤积性。如无改变,表示肝制造凝血酶原的功能受损,黄疸可能为肝细胞性。

（五）肝纤维化血清标记物

肝硬化患者血清Ⅲ型前胶原（PCⅢ）、透明质酸（HA）、板层素（laminin）等显著增高,与肝纤维化的活动度呈正相关。

（六）X 线检查

如肝硬化时食管胃底静脉曲张。

（七）免疫学检查

各型肝炎可检测其标记物。慢性活动性肝炎所致肝硬化有血清 IgM 和 IgG 增高;酒精性肝炎可有 IgA 增高;原发性胆汁性肝硬化则见 IgM 明显增高,血清抗线粒抗体（AMA）、抗平滑肌抗体（SMA）及其他非特异性抗体多呈阳性;肝外阻塞性黄疸时则呈阴性。

（八）甲胎蛋白（AFP）、α-L-岩藻糖苷酶（AFU）

对肝癌的诊断有意义。

五、诊断溶血性黄疸

1. 血常规　血红蛋白低,周围血中出现有核红细胞和网织红细胞明显增多,骨髓红系统细胞明显增生活跃。

2. 血清铁及尿内含铁血黄素增加。

3. 遗传性球形细胞增多症时,红细胞脆性增加。地中海贫血时,红细胞脆性降低。

4. 抗人体球蛋白试验(Coombs 试验)在自身免疫性溶血性贫血,呈阳性反应。阵发性睡眠性血红蛋白尿则 Ham 试验阳性。

5. 血管内溶血时,血浆内出现游离血红蛋白及高铁血红蛋白,血浆结合球蛋白显著减少或消失。

六、占位性病变的检查

(一)B超
可观察肝脏大小、形态改变、发现有无肝占位病变和弥漫性损害、门脉宽否,从而有助于黄疸的鉴别。对肝内、外胆道梗阻、阻塞的病因作出有价值的判断。对胆囊、胰腺及壶腹病变引起黄疸有一定诊断价值。

(二)X线检查
1. 上消化道钡餐造影　对胰头和 Vater 壶腹癌诊断有帮助。
2. 胆囊造影　了解胆囊有无结石及胆囊收缩功能。
3. 逆行胰胆管造影(ERCP)　了解十二指肠、壶腹区、乳头有无病变,胰管、肝内、外胆管梗阻情况。
4. 经皮经肝穿刺胆管造影(PTC)　了解肝内、外胆道系统,了解胆管阻塞部位及病变性质。
5. CT、MRI　了解肝、胆、胆管、胰病变情况,对诊断提供有价值资料。
6. 肝血管造影　对原发或转移性肝恶性肿瘤、肝血管病变有定性、定位价值。
7. 磁共振胰胆管成像(MRCP)　具有安全、无损伤优点,可清晰地显示肝内外胆道扩张程度、范围、结石或肝病部位、大小。

(三)穿刺活组织检查及腹腔镜检查
对黄疸病因诊断提供可靠的依据。

(四)核素扫描检查
因在胆道梗阻时,核素显像时间延长,从而有助于黄疸的鉴别诊断。因辐射物剂量小,基本为无创检查,且在肝功受损时亦可应用。

！急诊处理

一、一般治疗
卧床休息、低脂饮食、进食不好者输液,并注意入量,纠正水、电解质、酸碱失衡。

二、解痉止痛
1. 阿托品 0.5~1.0mg 肌内注射;654-2 10mg 肌内注射。
2. 腹痛剧烈者加用异丙嗪 25mg 或氯丙嗪 25mg 肌内注射。
3. 硝酸甘油片 0.3~0.6mg 舌下含服,每 3~4 小时一次。

4. 维生素 K$_3$ 肌注及穴位注射,每次 8~12mg,可 4~6 小时重复注射。

5. 硝苯地平 20mg 含服。

6. 哌替啶和阿托品合用治疗胆绞痛。

三、利胆

1. 肝胆能或加诺每次 2 片,每日 3 次,胆道梗阻禁用。

2. 熊去氧胆酸每次 150mg,每日 3 次。

3. 25% 硫酸镁 30ml 口服或 25% 硫酸镁 20ml 加入 10% 葡萄糖 500ml 中静滴。

四、胆汁淤积性黄疸的治疗

1. 休息、清淡饮食。忌油腻,不能进食或进食少者给予输液治疗。

2. 急性胆管炎(非梗阻性,非化脓性者)给予抗生素、利胆治疗。纠正水、电解质、酸碱失衡。作血流动力学监测。

3. 急性梗阻性化脓性胆管炎的治疗:紧急胆道减压治疗。

(1)患者情况允许,无手术禁忌证,通常采用胆总管切开减压、T 形管引流,同时注意肝内胆管引流通畅,以达到有效降低胆管内压力的目的。

(2)如情况不允许,病情重、手术风险大,老年患者则行非手术引流。乳头括约肌切开术(EST),同时可内镜下取石。鼻胆管引流(ENBD)、经皮经肝胆道置管引流(PTC)。

(3)如为肿瘤引起胆道梗阻,可胆道内放置支架,以达解除梗阻、胆道减压的目的。

(4)待病情好转、症状缓解,可考虑行手术治疗。

五、胆石的外科治疗

(一)胆囊结石

1. 保留胆囊的术式

(1)经皮胆镜取石:小切口进腹后,直视下穿刺胆囊,扩张穿刺孔,插入胆囊镜或胆道镜取石,此法损伤小、取石率高、近期疗效好。

(2)单纯的胆囊切开取石术(开腹):因为术后远期结石复发率高(术后五年的复发率近 40%),往往需再次手术,故不主张常规采用。只在以下情况时可考虑应用:直径 <20mm 的单发结石、胆囊功能正常,或伴有糖尿病、高血脂等患者。

(3)胆囊造瘘:患者一般情况较差,如老年患者伴有较严重的心、肺、肾等疾病,特别是急诊术中,发现胆囊局部粘连致密、水肿严重、壶腹部粘连成团、难以分离时,可行胆囊造瘘术。

2. 胆囊切除术　胆囊切除是治疗胆囊结石的首选方法,已有一百多年的历史。

(1)适应证(应考虑及时手术治疗):

1)有症状和(或)并发症的胆囊结石。

2)无临床症状,但口服胆囊造影胆囊不显影者。

3)胆囊结石合并急、慢性胆囊炎,急性胆囊炎发作在 72 小时内,慢性胆囊炎胆囊壁明显增厚者。

4)结石较大,直径 >2~3cm 者。

5）合并糖尿病,但糖尿病已得到较好控制者。

（2）主要并发症:

1）出血:术中较严重的出血常来自胆囊动脉。

2）胆道损伤:是胆囊切除术的严重并发症,一旦发生,往往导致严重后果。

3. 腹腔镜胆囊切除术（laparoscopic cholecystectomy, LC） 利用腔镜系统对腹腔内疾病进行检查和治疗的技术称为腹腔镜技术。

（1）适应证:同一般开腹胆囊切除术,伴随着内镜技术及其器械的不断改进,其适应证在不断扩大,各单位尚无统一标准,以下仅供参考。

1）伴有慢性胆囊炎的、有症状的胆囊结石。

2）合并有糖尿病的、无症状的胆囊结石。

3）胆囊息肉样病变。

4）急性胆囊炎发作不满 72 小时者。

（2）相对禁忌证:

1）萎缩性胆囊炎胆囊结石。

2）有上腹部手术史者。

3）合并有胆管结石者。

4）伴早期肝硬化者。

（3）绝对禁忌证:

1）疑有胆囊癌变者。

2）腹膜炎、腹腔内可能有广泛粘连者。

3）严重性心、肺病变,心肺功能极差者。

4）有出血倾向或凝血功能障碍者。

5）合并妊娠者。

6）合并膈疝者。

（4）并发症:

1）有关气腹的并发症:

A. 高碳酸血症:由于腹腔内充的 CO_2 气体经腹膜吸收以及手术体位等因素所致,尤其易发生在肺顺应性较差的老年患者及伴有肺气肿、肺大疱的患者。应注意术前的肺功能预测及加强术中呼吸道监测和管理,控制气道压,峰值不宜过高。

B. 气体栓塞:CO_2 进入开放的静脉、误入血管（如气腹针直接插入血管内注气）所致。强调早期诊断（如发现心率快、低血压、周围性发绀、第二心音加重、隆隆音等）、及时处理;一旦发生应立即终止手术、解除气腹。置患者于左侧卧位、吸入纯氧,必要时经颈静脉插管抽出中央静脉、右心房、肺动脉内气泡,有神经系统症状者高压氧治疗。

C. 皮下气肿:插入气腹针不到位、未达游离腹腔内、套管针漏气或腹内压长时间过高、>2.4kPa（18mmHg）等因素所致。轻者可伴发一过性高碳酸血症,一般在气腹消失后数小时即可恢复正常。严重皮下气肿,可出现心动过速、高血压及呼吸终末 CO_2 升高,一旦发生应观察患者呼吸情况,明确是否伴有气胸,应及时解除气腹和进行过度换气、加压给氧。

D. 气胸:机制尚不十分清楚,一旦发生通气困难、原因不明的血氧饱和度下降及血流动力学改变应考虑气胸可能,要立即观察有无膈缺损或破裂、解除气腹,必要时行胸腔闭式引流。

E. 腹腔脏器损伤：气腹针或导管针插入方法不正规、过深或过猛可造成肠管等脏器损伤，甚至刺破大血管引起大出血，严格的正规操作是预防发生脏器损伤的关键，特别是术前估计有一定困难的患者，更应有足够的重视。

F. 其他：腹内气体压力过高亦可引起食管裂孔疝，气腹时间过长可诱发体温下降等。

2）手术损伤。

（二）肝外胆管结石

1. 胆囊切除加胆总管切开取石、T形管引流术　适用于合并有胆囊结石的肝外胆管结石。

2. 近年来由于腔镜技术的开展，分期行内镜十二指肠镜下乳头切开、胆管取石加腹腔镜胆囊切除已逐渐形成趋势，大大减少了患者的手术痛苦，术后恢复也快。

（三）肝胆管结石

1. 目前还没有很好的根治方法，特别是对全肝结石，其手术治疗的原则是：

（1）尽量彻底清除结石。

（2）解除胆管狭窄。

（3）建立通畅的胆肠引流。

2. 左肝结石　可行左肝外侧叶切除，合并有肝外胆管结石者，可经肝外胆管切开取石并切开肝门部胆管，使胆管两端沟通，有利于结石的清除。

3. 右肝结石　如结石局限于某一肝段，可行肝段切除；如分布广泛合并有肝外胆管结石，可经肝门部胆管切开取石，但不易彻底，突出于肝表面的结石可于局部切开取石。

4. 在尽量彻底清除结石的基础上，根据肝胆管狭窄的部位，采取不同的方法解除狭窄，建立通畅的胆肠引流，以防术后逆行感染发生。

5. 胆肠吻合术。

（四）内镜取石术

1968年NcCune等发展了内镜下逆行胰胆管造影术（endoscopic retrograde cholangiopancreatograhy，ERCP）后，在此基础上出现了以治疗为目的的胰胆管内镜技术，并不断得到发展。1974年Kawai和Classen首次采用内镜下十二指肠乳头括约肌切开术（endoscopic sphincterotomy，EST）治疗胆总管结石，1983年Starizu首创内镜下乳头括约肌气囊扩张术（endoscopic papillary balloon dilation，EPBD）治疗胆总管结石，成为一种保留括约肌功能的取石方法，加之此后相继出现的一些碎石法，使内镜胆总管取石成功率可达90%~95%，此法优点在于患者痛苦小、并发症少、费用低、治疗时间短等。

1. 适应证

（1）胆总管结石（原发、继发、复发及残余结石）。

（2）胆囊并胆总管结石（可先行EST后再行LC）。

（3）左、右肝管结石。

2. 禁忌证

（1）一般情况极差不能耐受内镜者。

（2）上消化道狭窄、梗阻或胃大部切除胃空肠吻合术后内镜不能到达十二指肠者。

（3）有严重凝血障碍、出血倾向者。

（4）结石远端胆道有严重狭窄者。

3. 术后并发症 虽然一般 EST 后并发症发生率较低,但一旦发生,会引起严重后果,故术后应加强护理,严密观察,及时发现、及时处置。

（1）出血:发生率 1.2%~3%;死亡率 <0.3%。多发生于长期服用阿司匹林、类固醇等药物或凝血功能障碍者。因此 ERCP 术前一周应注意停用上述药物,有出血倾向者补充维生素 K 等措施。切开时切口过大、方向错误亦是可能之原因。少量出血可自行停止,切开处活动出血可局部喷洒 0.1% 肾上腺素溶液或巴曲酶、凝血酶等;及钛夹夹闭,不易控制时及时开腹手术治疗。

（2）急性胰腺炎:发生率 1%~6%;死亡率 <1%。与反复插管、电凝过度、损伤胰管或造成胰管开口水肿有关。需禁食、胃肠减压、应用抑酶药物、严密观察,出现腹膜炎时及时手术。

（3）十二指肠穿孔:发生率 0.5%,可能与切口过大或憩室旁乳头有关,术后上腹痛持续加重、发热、CT 见有十二指肠周围积液征为其特征。较小穿孔可经胃肠减压、禁食、胃肠外营养等措施治愈,出现腹膜炎时应及时手术治疗。

（4）反复发作性胆管炎:多与术后胆道狭窄、胆汁引流不畅有关。

（五）胆道镜取石

1. 术中胆道镜取石 胆总管远端及肝胆管内结石,术中往往常规取石钳难以取净,特别是对造影剂过敏不宜术中胆道造影的患者,可通过术中胆道镜辅助取石,并直接观察胆道病变（结石分布、胆道狭窄）等情况,有利于结石的彻底清除,而达到较好的手术效果,缺点是较费时,增加了手术时间。

2. 术后胆道镜取石 主要应用于术后胆道残余结石,具有不用住院、不用麻醉、痛苦少、费用低、安全等诸多优点;尤其对于急重症患者（如胆石合并急性重症胆管炎、胆总管切开引流抢救成功后留有胆道残余结石的患者）,可于术后进行取石,成功率高。对于某些带有 T 形管引流、难以再次手术处理的肝胆管残余结石,可通过胆道镜反复多次套取,使患者免受再次手术之苦。

术后注意事项:

1）一般术后无不适感觉,可照常进食,少数患者可有一过性低热,术中注水过多可出现短时间恶心腹泻等不适症状,均无须特殊处理。

2）T 形管需固定牢靠,观察胆汁流量、性质、颜色等。

3）如发现胆汁引流量突然减少,应警惕 T 形管脱出,及时（24 小时内）到医院请医师检查（特别是需再次取石者）,将脱出的 T 形管重新送入胆道,以免引流口闭合影响进一步的取石,从而前功尽弃。

4）由于术中反复取石等操作,特别是结石较大、胆道炎症明显时,术后胆汁可能带少量血性物,一般无须特别处理会自然消失。

5）如需再次取石,一般于 1~2 周后再次进行。

6）如确定已无残留结石,引流 1~2 天后试行夹管,数天后无不适,拔除 T 形管。

7）术后可服用一段时间（一般 3 个月）消炎利胆药物,有利于防止胆石复发。

3. 经皮经肝胆道镜取石（percutaneous transhepatic cholangioscopy, PTCS） 适应于手术难以解决的肝内胆管多发结石。主要步骤包括:经皮、经肝穿刺置管、逐渐扩张窦道、建立进入肝内胆管的人工通道、内镜下碎石（机械碎石、EHL）,可有效地清除所有内镜下可见的肝内结石,具有损伤小、并发症少、可多次取石等优点。

4. 胆总管探查术后 T 形管的注意事项

(1)胆汁的流量:通常肝脏每日分泌胆汁约为 800ml,术后最初几日经 T 形管引流出的胆汁量可能较多,随着胆道炎性水肿的逐渐消退、痉挛的缓解,胆汁引流量逐渐减少,每日约 200ml 左右视为正常。如引流量增多,应考虑是否胆道远端梗阻存在。

(2)引流的胆汁内泥沙、结石渣滓、絮状沉淀物等应逐渐减少,以至完全消失,胆汁变得澄清、干净表示胆道急性炎症的消退。

(3)一般于术后 1~2 周后,如胆汁引流量、色质均正常,可将 T 形管引流袋的水平抬高或试夹闭,24 小时后患者无上腹胀痛、发烧等不适症状表示胆道通畅。

(4)患者夹闭 T 形管数天后,经 T 形管行胆道造影,如无残余结石、胆道狭窄等影像,可在保留 T 形管一天后拔除,窦道口一般会很快愈合。

(5)如怀疑胆道仍有残余结石或胆道远端狭窄,T 形管应保留,以便进一步治疗,此过程中如患者出现上腹部不适或发热等症状,应及时开放 T 形管,将胆汁引出体外解除梗阻。

(6)需长时间保留 T 形管者,应注意定时换药,以保持引流口周围皮肤干净,预防感染,外引流胆汁量多时,应注意电解质丢失的补充。

六、内镜胆管支架引流术(ERBD)

胆道塑料支架胆汁引流又称"内支撑管引流",1979 年由德国 Soehend 首先报告,1985 年 Carrasco 应用可膨胀式支架治疗胆管狭窄,我国于 20 世纪 90 年代引进开展此项技术。

(一)优点

通过内镜将特制的支撑导管置于胆道内,一端越过狭窄段,尾端留于十二指肠内,将梗阻的胆汁引流入十二指肠是一种生理减黄方法;既解除了胆道的梗阻,又可克服手术 T 形管及内镜鼻胆管引流(ENBD)等胆汁外引流大量丢失体液的缺点,确保了胆汁胆肠正常循环,更符合生理要求,其风险小、成功率高、减黄快,一般首次引流后 2~4 周总胆红素可降至正常。特别适用于不能根治的恶性肿瘤所致胆道梗阻患者,避免了手术的风险,明显提高了生活质量。

(二)缺点

需具备一定的治疗设备,要求术者技术操作熟练,胆管高度狭窄者成功率较低。

(三)适应证

1. 胆总管及肝总管癌、乳头壶腹部癌、胰头癌等恶性肿瘤引起的胆道狭窄梗阻,作为术前减黄或晚期的姑息治疗。

2. 胆总管末端主胰管开口部纤维化或狭窄段过长,硬化性胆管炎等引起的良性胆道狭窄、梗阻,扩张术后的支撑作用,预防再狭窄。

3. 其他方法　如:EST、ERDT、ENBD、PDCT 等疗效不佳的良、恶性胆道狭窄、梗阻等。

4. 胆总管结石　因全身情况极差,不宜行 EST 或内镜取石失败,危重患者不能耐受进一步取石治疗,为缓解胆道梗阻,而作为姑息治疗的手段。

5. 胆瘘的辅助治疗。

6. 肝外胆管型硬化性胆管炎的减轻症状治疗。

7. 肝移植术后受、供体胆道吻合口瘘及吻合口狭窄。

（四）禁忌证

1. 肠腔狭窄、胃大部切除胃空肠吻合术后,内镜无法通过者。

2. 肝门部肿瘤,肝内胆管多个分支受侵犯者。

（五）支撑管的种类

1. 塑料引流管　引流时间一般为 3~6 个月,容易更换。

2. 记忆金属引流管　管腔扩开后,内径较大,可达 1.2cm,较塑料管通畅时间长,但价高、阻塞后取出较困难,不易更换,更适用于不能根治的恶性梗阻。

（六）并发症

1. 支架近期阻塞　常见塑料支架,多由血块、坏死组织引起,可及时更换。

2. 胆管炎急性发作　发生率约为 16%,多为胆汁引流不畅造成。

3. 胆汁性腹膜炎　发生率约为 1%~5%,术中操作不当,损伤胆管是其主要原因。

4. 胰腺炎　术中造影损伤,胆汁逆流是其主要原因。

5. 支架移位、脱落　发生率约为 3%,可及时更换。

七、抗生素的应用

（一）抗生素的经验选择

胆道感染常见的细菌,厌氧菌一般占 35%~45%,有的高达 52.5%。针对厌氧菌的药选择:甲硝唑,该药对厌氧菌的敏感性达 81.1%,所以在胆道感染中为首选,每日 1.0~1.5g 分两次给药,静脉滴注。也可选用甲替硝唑或二三代头孢菌素。

（二）胆汁、血培养

根据胆汁、血培养细菌敏感性选用抗生素。

抗生素应用 72 小时后评价结果,如无特殊理由,不应频繁变动,若临床反应与实验室报告不符,应以临床为主,例如病情好转,但报告细菌耐药,不需要更换抗生素。感染重可考虑加一种细菌敏感的药物。病情不好转甚至恶化,无论药敏结果如何,都应认真研究治疗方案,进行必要的调整。

（三）其他感染

华支睾吸虫、兰氏贾第鞭毛虫、肝片吸虫、姜片吸虫、肝棘球蚴、胆道蛔虫引起疾病的处理。

八、病毒性肝炎的治疗

目前还缺乏可靠的特效治疗,各型肝炎的治疗原则均以足够的休息、营养为主,辅以适当药物,避免饮酒,过劳和损害肝脏药物。各临床类型肝炎的治疗重点有所不同。

（一）急性肝炎

1. 以一般疗法及支持疗法为主。

2. 早期卧床休息,至症状明显减轻,逐渐增加活动。

3. 急性黄疸型肝炎应隔离。

4. 饮食应清淡,热量要足够,蛋白质摄入达到每日 1~1.5g/kg,适当补充维生素 B 族和 C,进食量少者可由静脉补充葡萄糖及维生素 C。

5. 条件具备时,急性丙型肝炎应进行抗病毒治疗。

早期应用干扰素,重组白细胞干扰素 α1、α2a、α2b 及类淋巴母细胞干扰素 αN1 的剂量为 300 万单位,每日皮下或肌内注射,3~6 个月为一疗程。

6. 条件不具备时,可用利巴韦林或肝炎灵(山豆根制剂)等。

(二)重型肝炎

1. 一般和支持疗法　绝对卧床休息,尽可能减少饮食中的蛋白质;进食不足可静脉给 10%~25% 葡萄糖溶液,补充足量的维生素 B、C 及 K,静脉输入血浆白蛋白或新鲜血浆,注意水和电解质平衡失调。

2. 有重症倾向而无禁忌证的急性肝炎者　可试用泼尼松 40mg/d,或静脉滴注地塞米松 10~20mg/d,疗程 7~10 日。

3. 人工肝治疗。

4. 对症治疗

(1)出血的防治:足量止血药物、输入新鲜血浆、血液、血小板或凝血酶原复合物等。可用法莫替丁防治消化道出血。如发生 DIC,可考虑静脉滴注丹参注射液或低分子右旋糖酐等改善微循环。

(2)肝性脑病的防治(参看有关部分)。

(3)继发感染:继发胆道感染时应使用针对革兰阴性菌的抗生素;自发性腹膜炎多由革兰阴性杆菌及(或)厌氧菌引起,还应加用甲硝唑。可选用哌拉西林、氯唑西林或巴氨西林等,或二代头孢菌素如头孢呋辛和头孢西丁等,严重感染时才使用三代头孢菌素如头孢噻肟、头孢他啶、头孢曲松等。

(4)急性肾功能不全的防治:避免引起血容量降低的各种原因。可能时应采取扩张血容量措施,如 706 代血浆及血清白蛋白等,可用多巴胺等增加肾血流量的药物。必要时肌内或静脉注射呋塞米。

(5)促进肝细胞再生措施:胰高血糖素－胰岛素疗法:胰高血糖素 1mg 与胰岛素 10U 加入 10% 葡萄糖静脉滴注,每日一次,疗程 14 日。

促肝细胞生长因子(P-HGF):静脉滴注 160~200mg/d,疗程一个月。

(三)传染性单核细胞增多症(EB 病毒感染)

1. 发生黄疸者与急性病毒性肝炎治疗相同　扁桃体继发细菌感染时以加用青霉素 G 为妥,疗程 7~10 日。应用氨苄西林或羟氨苄西林后可出现多形性皮疹。

2. 咽部、喉部有严重病变或水肿、中枢神经系统并发症、血小板减少性紫癜、自体溶血性贫血、心肌炎者可肾上腺皮质激素治疗,泼尼松 60mg/d,4 天后快速递减剂量直至停药。

(四)淤胆型肝炎

试用泼尼松 40~60mg/d,口服或静脉滴注,地塞米松 10~20mg/d,2 周后如血清胆红素显著不正常,则逐渐减量。

九、溶血性黄疸的治疗

(一)迅速控制溶血

可静脉点滴肾上腺皮质激素,甲泼尼龙第一天 1000mg,第二天 500mg,第三天 500mg,第四天 250mg,4 天之后改为泼尼松每日 40mg 口服,视病情减量。对糖皮质激素有禁忌证者可改用硫唑嘌呤每日 100~500mg 口服,或环磷酰胺 600~800mg 冲击,每周 1~2 次。

（二）重度贫血（Hb<30g/L）

重度贫血患者可考虑输洗涤红细胞。

（三）脾切除

上述治疗无效、遗传性球形细胞增多症、自身免疫性溶血性贫血、丙酮酸激酶缺乏症所致的贫血以及部分海洋性贫血患者，可考虑脾切除术。脾切除术后红细胞寿命延长，贫血将有所减轻，或永久消失。

（四）预防和治疗肾衰竭

1. 25% 甘露醇 250ml 于 15~30 分钟快速静脉滴注，如果尿量少，4~6 小时重复一次，使24 小时尿量在 1500~2400ml，若 24 小时仍无尿或少量则停用。

呋塞米每次 40~80mg 静脉注射。已有肾衰竭者，行血液透析。

2. 碱化尿液　对于血红蛋白尿的患者，在利尿的基础上，适当给予碳酸氢钠碱化尿液。

3. 其他治疗　6% 右旋糖酐（平均分子量 75 000）500~1000ml。

大剂量维生素 E 每次 200mg 每日 3 次。

支持疗法：加强护理、增强营养、预防和控制感染，可用血浆置换疗法，清除血液中过多的抗体。

十、占位性病变的处理

肝门部位肿物、胰头肿物、胆道及壶腹肿物：

1. 保持胆道通畅（见第 12 章"腹部肿物"）。

2. 手术切除肿物、解除压迫。

3. 姑息治疗。

十一、肝炎后高胆红素血症的治疗

1. 苯巴比妥钠 30~60mg，每日 3 次，口服一周后若胆红素下降＞治疗前 40%，第二周减半量使用，治疗一疗程（一个月）总有效率91.3%。

2. 也有报道用疏肝健脾法，酚妥拉明联合强力宁治疗以及中药保留灌肠治疗有一定疗效。

十二、中医中药治疗

目前中医临床将黄疸分为"阳黄""阴黄"两类。"阴黄"之黄疸不鲜明，无发热，便滑尿清，临床所见之黄疸以"阳黄"居多。

治则：以清热解毒、祛湿化、通利二便、活血逐淤为主。

主要方药：茵栀黄加减。

主要药味：茵陈、栀子、大黄。

功用：清热利湿、泻火通便。

主治：肝胆湿热。

适应证：肝胆胰疾病引起的良性黄疸。

随症加减：热盛，加黄芩、龙胆草；湿重，加泽泻、车前草、六一散；毒热炽盛，加双花、公英、连翘；壮热入血，加丹皮、白茅根、赤芍；热盛伤阴，加元参、麦冬、石斛；肝胆淤阻，加金钱草、枳实、白芍、丹参。

单方：茵陈、白茅根、丹参；茵陈、大枣。

常用中成药

1. 茵栀黄注射液

主要药味：茵陈、栀子、大黄。

功用：清热利湿、泻火通便。

适应证：良性黄疸。

用法：茵栀黄注射液 10~20ml 稀释于 10% 葡萄糖液 250~500ml 中静脉点滴，有不良反应者停用；或茵栀黄口服液 10ml 每日三次。

2. 茵陈五苓丸

主要药味：茵陈、云苓、白术、柴胡、东前子、木通等。

功用：行水利湿、除热退黄。

适应证：黄疸湿重者。

用法：每次 6g，每日 3 次。

3. 新清宁片

主要药味：制大黄、熟大黄。

功用：泻热、解毒、利胆、化瘀。

适应证：黄疸便秘。

用法：每次 5 片，每日 3 次。

4. 龙胆泻肝丸

主要药味：龙胆草、柴胡、黄芩、当归、泽泻。

功用：清肝胆湿热、泻火通便排毒。

适应证：胆道感染、肝胆管炎、胆囊炎。

用法：每次 6g，每日 3 次。

5. 牛黄清热散

主要药味：黄芩、黄连、栀子、水牛角、人工牛黄、生寒水石、玳瑁、朱砂、冰片、郁金。

功用：清热解毒、镇惊醒脑。

适应证：高热壮热。

用法：每次 3g，每日 2~3 次。

6. 局方至宝丹

主要药味：犀角、麝香、雄黄、冰片、朱砂、琥珀、牛黄、生玳瑁、安息香。

功用：清热解毒、开窍安神。

适应证：黄疸、毒热炽盛。

用法：每次 1 丸，每日 1~3 丸。

7. 安宫牛黄丸

主要药味：黄芩、黄连、牛黄、栀子、雄黄、犀角、冰片、麝香、珍珠、朱砂、郁金。

功用：清热解毒、开窍安神。

适应证：黄疸、毒热炽盛、神昏谵语。

用法：每次 1 丸，每日 1~3 丸。

8. 清开灵口服液　每次 10ml,每日 3 次;清开灵注射液,肌注每次 2~4ml,每日 1~2 次,静脉点滴 20~40ml 稀释于 10% 葡萄糖液 250ml 中或 0.9% 生理盐水 100ml 中。

9. 复方丹参注射液

主要药味:丹参。

功用:活血逐淤、促黄疸消。

适应证:重症黄疸。

用法:肌注每次 2ml,每日 1~2 次;静脉点滴每次 4~40ml 稀释于 5% 葡萄糖液中 250~500ml。

10. 血府逐瘀口服液(胶囊)

主要药味:当归、桃仁、红花、赤芍、柴胡、枳壳等。

功用:活血祛瘀、疏肝行气。

适应证:重症黄疸。

（刘凤奎　段云西　许 建）

参 考 文 献

［1］宁春华. 胆道感染与抗生素合理应用. 中国临床医生, 2001, 29（4）: 30-31.

［2］刘凤奎, 贺正一, 那开宪. 实用内科急症治疗手册. 北京: 人民卫生出版社, 1999: 283-284.

［3］陈敏章. 中华内科学. 北京: 人民卫生出版社, 1999: 268-285.

［4］郑芝田. 胃肠病学. 北京: 人民卫生出版社, 1998: 64-71.

［5］杨凌志, 刘冰, 杨立沛, 等. 恶性梗阻性黄疸误诊为急性黄疸性肝炎 145 例临床比较分析. 首都医药, 1999, 12（12）: 44-51.

［6］王心昶, 王云, 刘旭明, 等. 肝功能正常的轻型高胆红素血症 28 例分析. 中国实用内科杂志, 1987, 7: 358-359.

［7］朱通根. 苯巴比妥治疗肝炎后高胆红素血症疗效观察. 南通医学院学报, 1995, 15（2）: 290-291.

［8］张启宇. 实用胆道病学. 南京: 江苏科学技术出版社, 1997: 350-363.

7

腹 泻

！概述

正常人一般每天排便一次,个别人每 2~3 天排便一次,或每天 2~3 次。正常粪便成形,日量 150~200g,水分占 150ml 左右。在便秘时,由于粪便堵塞于直肠腔内,刺激直肠黏膜,可有排便次数增加,且伴有里急后重感,不能称之为腹泻。

腹泻是一种常见症状,可因一种或多种病因引起。腹泻多指排便次数多于平时,每天排便 3 次以上,粪便量和性状发生变化,粪便量增多,不成形,便溏稀,含水量增加,或在一定的时间有频繁水样便,每天排粪便总量超过 300g,有时便中脂肪增多,带有不消化食物,或含有黏液、脓血。

根据病程,腹泻有急、慢性之分。病程 2 周以内为急性腹泻;病程在 2 周至 2 个月为迁延性腹泻;病程在 2 个月以上为慢性腹泻。

消化系统包括消化道和消化腺。

每日消化道进水是从两个途径,一是摄入,每日饮水约 1500ml,食物中含水约 1000ml;二是从消化器官分泌到肠道的消化液,如唾液 1000ml,胃液 2000ml,胆汁 1000ml,胰液 2000ml,小肠液 1000ml,大肠液 600ml,共计约 7600ml。如加上外摄入,共计约 9000ml。

但是,这些水分又被肠道重吸收,空肠每日吸收水约 4500ml,回肠每日吸收水约 3500ml,结肠吸收水约 900ml,共计约 8900ml。因此,每日自粪便中排出的水约有 100ml。

如果水在小肠内不能被充分吸收,或小肠液分泌过多,则有大量的水进入结肠。结肠每日吸收水最大量为 2500ml。若超过结肠吸收能力或结肠分泌增加,粪便中水分增加,即发生腹泻。

腹泻的发病基础是胃肠道的分泌、消化、吸收和运动功能障碍。发生机制是复杂的,从病理生理角度归纳为以下几个方面。

一、分泌性腹泻

各种因素刺激小肠或大肠分泌过多的水分、电解质引起的腹泻,其中占重要地位的环磷酸腺苷(cAMP),肠黏膜细胞中的 cAMP,对分泌水和电解质起诱导作用。但 cAMP 的作用,需经细胞内的腺苷酸环化酶所催化,所以,凡能激化腺苷酸环化酶的因素均可增加细胞内的 cAMP 浓度而引起大量肠液分泌。例如霍乱弧菌和致病性大肠杆菌产生的肠毒素所导致的腹泻,就是这个因素。

血管活性肽瘤（VIP瘤）引起的腹泻,也是由于肿瘤释放的VIP能激活肠黏膜的腺苷酸环化酶的结果。

胃泌素瘤能分泌大量胃泌素,刺激壁细胞分泌大量胃液,进入小肠,又因为胃酸可损害空肠黏膜,使胰脂肪酶灭活,更加重腹泻。

其他引起分泌性腹泻原因有滥用缓泻剂、胆盐吸收障碍、脂肪酸吸收障碍、直肠分泌性绒毛状腺瘤、肠淋巴瘤、炎症性肠病、肠内肉芽肿性疾病、结缔组织病、恶性类癌综合征、甲状腺髓样癌等。

二、渗透性腹泻

由肠腔内含有大量不吸收的水溶性分子,导致肠管内渗透压升高,阻碍肠壁对水和电解质的吸收而引起腹泻,见于任何原因引起的碳水化合物吸收不良,常见的原发性乳糖酶缺乏,食用牛奶或奶制品引起腹泻;口服镁盐、甘露醇、乳果糖等;某些先天性或获得性肠消化酶缺乏症,食物消化不完全,未经消化的脂肪、碳水化合物等留在直肠腔内成为不被吸收的溶质。为维持腔内与细胞内之间渗透压梯度,黏膜细胞向肠腔分泌多量水分,大量肠内容物促进肠蠕动,于是导致腹泻。

三、吸收不良性腹泻

水、电解质吸收障碍发生在一系列腹泻疾病,这涉及吸收减少和分泌增加。

这种腹泻由下列机制引起:黏膜通透性异常,小肠黏膜绒毛或微绒毛变形、萎缩等变化,以致小肠的有效吸收面积缩小和黏膜透过水和电解质减少而导致腹泻,见于小儿乳糜泻、热带和亚热带斯泼卢等疾病。肠吸收面减少、肠黏膜充血、细菌繁殖过多(细菌分泌的毒素可影响消化酶的作用,细菌分解物结合胆盐,使失去形成微胶粒的能力,妨碍脂肪等食物的消化和吸收),可引起腹泻或脂肪泻。抑制性吸收,如先天性氯泻。

四、胃肠蠕动加速性腹泻

小肠运动性疾病可引起肠内容物运输加快,因没有足够时间被消化吸收而致腹泻。

五、渗出性腹泻

为炎性腹泻,炎症部位渗出蛋白、黏液或脓血而引起腹泻。

同一种疾病产生的腹泻常常有多种机制参与,且腹泻的病因并不单纯,可同时或先后几个病因并存。

腹泻还可依病因不同分为感染性和非感染性腹泻。①感染性腹泻:肠道的各种感染导致肠道渗出增加,分泌旺盛,粪便中含有渗出物、炎性细胞和血液;②非感染性腹泻:主要是肠腔渗透压增高,肠黏膜通透性异常或胃肠运动加快所致。粪便中无炎性细胞、渗透压较高,可含有未消化食物。

⚠ 病因思考

　　腹泻是任何人一生中都曾有过的症状。即使在发达国家,成人平均每年发生腹泻1~2次,发展中国家发病率更高。有人统计显示全世界每天大约有上亿的人发生腹泻。

　　20 世纪 50~90 年代有人统计因腹泻住院患者,结果显示以感染性腹泻最多。急性腹泻诊断程序请见图 7-1。

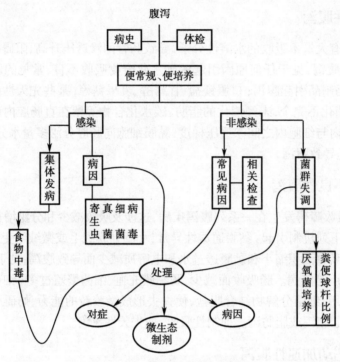

图 7-1　急性腹泻诊治示意图

一、感染性腹泻的主要病原体

(一)细菌

1. 肠杆菌科

(1)大肠埃希菌属:ETEC、EIEC、EPEC、EAEC、EHEC、EAggEc。

(2)志贺菌属:志贺、福氏、宋内、鲍氏痢疾杆菌。

(3)沙门菌属:伤寒杆菌、鼠伤寒沙门菌。

(4)耶尔森菌属:小肠结肠炎耶尔森菌。

(5)爱德华菌属:缓慢爱德华菌。

2. 弧菌科

(1)弧菌属:霍乱弧菌(古典生物型埃尔托生物型、血清型)及非霍乱弧菌、副溶血性弧菌。新发现致腹泻性弧菌有河弧菌、拟态弧菌、霍利斯弧菌和菲利斯弧菌。

（2）类弧菌属：亲水气单胞菌、类志贺毗邻单胞菌。

3. 螺菌科弯曲菌属　空肠结肠弯曲菌、胎儿弯曲菌。

4. 厌氧芽胞杆菌属　难辨梭状芽胞杆菌、产气荚膜梭状芽胞杆菌、蜡样（肉毒）梭状芽胞杆菌。

5. 球菌科　金黄色葡萄球菌。

6. 海鸥杆菌属　香港海鸥杆菌。

（二）病毒

1. 轮状病毒。

2. 诺瓦克病毒。

3. 星状病毒。

4. 肠腺病毒。

（三）寄生虫

常见的有溶组织阿米巴、蓝氏贾第鞭毛虫、隐孢子虫、人芽囊原虫等。

（四）真菌

念珠菌、曲菌、毛霉菌。

二、非感染性腹泻病因

1. 菌群失调。

2. 新生物　淋巴瘤；分泌胺及肽类新生物。

3. 脂肪酸离子存在。

4. 急性中毒　毒蕈中毒、白果中毒、发芽马铃薯中毒、鱼胆中毒。

5. 变态反应　对蛋、乳、海产品过敏；过敏性紫癜。

6. 内分泌疾病　甲状腺功能亢进、甲状腺危象、慢性肾功能减退危象。

7. 神经疾病　迷走神经切除术后、糖尿病。

8. 二价有机离子（Mg^{2+}、Fe^{2+}）或有机离子吸收不良，如乳糖（原发性和继发性）、蛋白质、脂肪，其他单糖泻剂等。

三、吸收不良性腹泻

1. 幽门切除术后（胃肠吻合术，幽门成形术）。

2. 伴有瘘孔者　胃－回肠瘘、胃－结肠瘘、十二指肠－回肠瘘、空肠造瘘。

3. 小肠部分切除术后。

4. 麦胶性肠病。

5. 肠功能紊乱。

6. 蠕动减弱（细菌异常增殖）。

7. 蠕动亢进。

8. 功能性胃肠疾病。

! 诊断思路

一、一般情况

有腹泻的症状和引起腹泻的病因；病史、起病情况与病程；伴随症状和体征；询问过敏史、服药史。

二、临床表现

注意下列变化：体温、血压、精神状态、皮肤巩膜、皮肤脱水情况、体重变化、腹部压痛、包块、肠鸣音、腹水等。

1. 病程短、起病急　应考虑急性感染性腹泻或急性食物中毒。

2. 起病慢、病程长　消瘦或营养不良而腹泻次数相对较少者，多见于慢性炎症性肠病、肠道慢性感染（如肠结核、血吸虫病）、吸收不良或肿瘤。若腹泻已持续 2 年以上，则结肠癌的可能性小。夜间无腹泻可考虑功能性腹泻。

3. 伴高热常见于感染性腹泻、小肠恶性淋巴瘤；伴低热者见于克罗恩病或非特异性溃疡性结肠炎、肠结核、真菌性肠炎。

4. 有里急后重、便意频繁、粪便有黏液和脓血、腹部压痛，或下腹或左下腹压痛，病变考虑在直肠或乙状结肠，考虑细菌性痢疾。

5. 腹泻与进某种食物有关者　多与食物过敏有关。进食牛奶后腹泻见于乳糖不耐受症，服药后腹泻见于某药物不良反应。

6. 集体发生的腹泻　多为食物中毒、化学药物中毒、毒蕈中毒。

7. 某些疾病常伴有腹泻　如甲状腺功能亢进、盆腔放射性治疗后放射性肠炎、糖尿病性肠炎、尿毒症性肠炎、神经症伴肠易激综合征。

8. 直肠附近疾病刺激引起的腹泻属于假性腹泻，如宫外孕、盆腔炎、直肠周围脓肿等。

9. 经过一般检查，除常见疾病外，要想到胃泌素瘤、血管活性肠肽瘤、肝源性、胆源性、胰源性及胃源性疾病等少见病。

10. 胃空肠吻合术后发生腹泻，应想到有倾倒综合征的可能。小肠或结肠大部切除术后可能发生腹泻。

11. 年龄　年轻慢性腹泻患者，多见于炎症性病变。而老年患者则考虑为结肠癌、缺血性结肠炎等。

12. 腹泻和便秘交替　常见于肠结核、肠易激惹综合征、结肠不完全梗阻等。

13. 腹泻和饮食　饭后立即发生腹泻者，见于肠道激惹综合征、肠结核。

14. 粪便性状

（1）水样大便见于肠毒素大肠杆菌、金黄色葡萄球菌食物中毒、胃泌素瘤。

（2）米汤样大便见于霍乱、副霍乱。

（3）血水样或洗肉水样大便见于嗜盐杆菌肠炎、O157：H7 等。

（4）脓臭血水样大便见于急性坏死性小肠炎。

（5）脓血便见于痢疾、非特异性溃疡性结肠炎、结肠癌、血吸虫病。

（6）黏液而无病理成分便见于肠道激惹综合征、神经性腹泻。

（7）白陶土样便并有泡沫见于脂肪泻、慢性胰腺炎。

（8）海水样或蛋花样便见于假膜性肠炎。

（9）粪便暗红色或果酱样考虑阿米巴感染或炎症性肠病。

（10）血便考虑肛裂、痔疮出血、结肠、直肠癌。

（11）粪便的特殊臭味见于脂肪泻、烟酸缺乏症、乳糖酶缺乏症。

（12）伴有关节炎可见于 Whipple 病、Crohn 病、非特异性溃疡性结肠炎等。

（13）伴有贫血可见于肠结核、Crohn 病、淋巴病、结肠癌。

（14）伴有腹胀可见于肠结核、Crohn 病、部分肠梗阻、非热带吸收不良综合征。

（15）少见腹泻，如以腹泻为首发和主要表现的系统性红斑狼疮，以腹泻、水肿、心脏增大、舌体大为表现的淀粉样变等。

三、实验室及辅助检查

（一）必需检查及粪常规

周围血白细胞增多及中性粒细胞增多提示感染；粪常规：白细胞增多或见吞噬细胞提示肠道炎症；粪便细菌培养及寄生虫卵和真菌检查，有助于病原诊断。

（二）应选择的检查

1. 疑有结肠病变者应做钡剂灌肠或纤维结肠镜检查，疑为直肠病变者应做直肠镜检查。

2. 疑有小肠吸收不良者应做粪便脂肪滴苏丹Ⅲ染色、24 小时粪便脂肪定量、脂肪平衡实验、右旋木糖耐量实验、核素标记维生素 B_{12} 吸收实验。

3. 疑有胰腺病变者应做血胰淀粉酶、脂肪酶测定、CA19-9、BT-PTBA（胰功定）试验及血糖测定、腹部 B 超检查，必要时做腹部 CT、MRI 或 ERCP 检查。

4. 疑有萎缩性胃炎者应行胃镜检查，疑有卓-艾综合征者还要做血清胃泌素测定并进行五肽胃泌素胃液分析。

5. 疑有甲状腺功能亢进者应查 T_3、T_4、FT_3、FT_4、TSH 及甲状腺 B 超扫描。

6. 疑有肾上腺皮质功能减退者应做 24 小时尿 17-羟、17-酮测定。

7. 有肝胆疾病的患者应查肝功能，做肝胆 B 超、腹部 CT 或 MRI 检查。

8. 考虑菌群失调　在做大便检查时注意细菌球杆比例，在做大便细菌培养时做厌氧菌培养。

9. 如果考虑病毒性腹泻，作血清血检查和粪便病毒分离。

通过以上病史、体征和辅助检查，初步诊断出是否为腹泻，是急性或是慢性，是感染性或非感染性，是何种疾病性腹泻。

四、细菌性痢疾的诊断

（一）疑似病例

腹泻有脓血便或黏液便或水样便，或有里急后重症状，难以除外其他原因腹泻者。

（二）确诊病例

1. 急性菌痢

（1）急性发作的腹泻，除外其他原因腹泻，伴发热腹痛、里急后重、脓血便或黏液便，左下腹有压痛。

（2）粪便镜检白细胞（脓细胞）每高倍（400倍）视野15个以上，伴有少量红细胞。

（3）粪便细菌培养志贺菌属阳性。

临床诊断：具备（1）~（2）项。

实验确诊：具备（1）~（3）项。

2. 急性中毒性菌痢

（1）发病急、高热，呈全身中毒为主的症状。

（2）中枢神经系统症状：如惊厥、烦躁不安、嗜睡或昏迷。或有周围循环衰竭症状，如面色苍白，四肢厥冷脉细速，血压下降或有呼吸衰竭症状。

（3）起病时胃肠道症状不明显，但用灌肠或肛门拭子采便检查可发现白细胞（脓细胞）。

（4）粪便细菌培养志贺菌属阳性。

临床诊断：具备（1）、（2）、（3）项。

实验确诊：具备（1）、（2）、（4）项。

3. 慢性菌痢

（1）有菌痢病史，多次典型或不典型腹泻2个月以上者。

（2）粪便有黏液脓性或间歇发生。

（3）粪便细菌培养志贺菌属阳性。

临床诊断：疑似病例加（1）或（2）。

实验确诊：疑似病例加（1）或（2）；另加（3）项。

（三）值得注意的几个问题

1. 典型的菌痢诊断并不难，但有的患者突然发热，意识障碍甚或休克，而肠道症状轻或没有消化道症状，遇到这种情况需全面了解病史和详细查体，结合季节，应想到中毒性菌痢，用肛拭标本或以生理盐水灌肠取材作涂片，镜检和作细菌培养来帮助诊断。

2. 大便培养准确可靠，但阳性率低，取新鲜大便可提高阳性率，传统的便培养不够简便快捷，不能及时得到结果，快速检查可克服上述缺点。

3. 临床上出现烦躁不安，口渴唇干，四肢冰冷时，虽血压正常，当为休克的早期表现，这时应抓紧治疗。

（四）疫情报告

发现传染病，如霍乱、O157:H7等，及时请上级医师会诊并按上报程序逐级上报。报传染病卡片，并对就诊环境及家庭处理。发现其他传染病，如细菌性痢疾、伤寒等，也要报传染病卡片。

发现成批中毒时应及时向医疗行政部门、防疫部门报告。

！急诊处理

一、一般患者

仅有腹泻,全身情况好,病情较轻,无发热,无明显脱水者,饮食宜软食或流质、半流质、易消化食物。如饮食不好,可口服补液盐。

（一）口服补液盐

成分:氯化钠 1.75g、氯化钾 0.75g、枸橼酸钠 1.45g、葡萄糖 11g。

用法:取一包溶于 500ml 温开水冲服。轻度脱水成人约用 4~6 包,于 4~6 小时内服完;中度脱水成人约 8~10 包,于 4~6 小时内服完。

脱水得到纠正、腹泻停止即停服,避免高钠血症发生。

休克、心、肾功能不全或其他严重病症忌用。

液体配制还可按每公斤水加氯化钠 3.5g、碳酸氢钠 2.5g、氯化钾 1.5g、葡萄糖 20g。

（二）用药

可给予微生态制剂。

小檗碱 0.1~0.3g/ 次,每日 3 次。

腹泻重者可酌情给予蒙脱石散 1 袋/ 次,每日 3 次。

疑感染性腹泻者给予诺氟沙星 0.2g/ 次,每日 2 次。

（三）补液及纠正电解质、酸碱平衡紊乱

一旦出现休克或多脏器功能不全、衰竭,需要及时补液,纠正电解质和酸碱平衡紊乱,具体参见第 80 章"水、盐、电解质、酸碱平衡失调的治疗"。

（四）针对病原治疗

对感染性腹泻,细菌性、病毒性、真菌性、原虫性或非感染性腹泻合并感染,或菌群失调,假膜性肠炎等,往往病情较重,发热、腹痛、腹泻次数多,脱水、酸中毒甚或休克。这种情况也给予积极治疗,除了输液、纠正水、电解质、酸碱平衡失调外,要针对性用抗生素或抗病毒药物。

根据大便培养选用敏感的抗生素,在培养未出结果前,根据临床经验选用抗生素,如细菌性痢疾、沙门菌感染、大肠杆菌肠炎、弧菌性腹泻,可选用氟喹诺酮类;如为难辨梭状芽孢杆菌肠炎则用甲硝唑、万古霉素;病毒性肠炎用利巴韦林（病毒唑）及干扰素。

微生态制剂治疗,改变肠道菌群,提高机体免疫力,从而达到治疗腹泻的目的,更适合于菌群失调的患者。

（五）对症治疗

感染性腹泻一开始不用止泻药,而感染性腹泻出现发热者非但不止泻,还要用泻药,主要用中药促进排便,促进排除毒物,解毒退热杀菌抑菌作用。如用新清宁及北京友谊医院研制的泻热汤（大黄 15g、芒硝 9g、元参 15g、甘草 6g 制成）,分次口服或灌肠治疗。

对非感染性腹泻无病原菌感染,腹泻可考虑用止泻药,如地芬诺酯（苯乙哌啶）、洛哌丁胺等。

腹痛者用 654-2 10mg 口服或肌内注射,或加入静脉(小壶)中也可。

（六）中医中药治疗

中医将急性泄泻分为三种类型:

1. 寒温泄泻 患者多在夏日发病,其症见泄泻清稀,甚至如水,腹痛肠鸣,脘闷食少,或兼有恶寒、发热、鼻塞、头痛、肢体酸痛。苔薄白或白腻,脉缓濡。本型辨证要点为腹泻如清水,苔白腻,为外感风寒之症状。可用藿香正气水(或枫枣肠胃康软胶囊)。倘若湿邪偏重,可用胃苓汤治之,方如:苍术 10g、厚朴 10g、陈皮 10g、甘草 10g、茯苓 10g、猪苓 10g、桂枝 6g、泽泻 10g。

2. 湿热泄泻 症见泄泻腹痛,泻下急迫,或泻下不爽,大便为黄褐色而臭,肛门灼热,烦热口渴、尿黄、苔黄腻,脉滑数,本型辨证应抓住泻下急迫而不爽,大便臭,肛门灼热,舌苔黄腻为其特点。可用方药葛根芩连汤为主方:葛根 20g、黄芩 10g、黄连 10g、甘草 10g、白头翁 30g。可服葛根芩连微丸、双黄连口服液。

3. 伤食泄泻 症见腹痛肠鸣,大便臭如败卵,泻后痛减,脘腹胀满,嗳腐酸臭,不欲饮食,苔厚腻或垢浊,脉滑。治法为消食导泻。可服用保和丸。

二、治疗中的几个问题

（一）中医中药在重症痢疾治疗中的应用

1. 根据中医反治疗法的理论,运用通用的法则,以通腑治疗本症,一些清热解毒中药能激活单核-吞噬细胞系统的吞噬作用,提高机体的免疫力。

常用攻下法通导大便排除体内异常水液滞留,驱毒热于体外,具有清除邪气和推陈致新作用。

我们的经验是用元参 15g、芒硝 9g、大黄 15~30g、甘草 6g,每日 1~2 剂。对高热不便或少便的更应用此法。

传统配方中大黄增加大肠张力,促进其运动,促进排便,消炎抗菌和退热作用。

对便次多,排水便的菌痢患者也要通便,不能止泻。通腑在治疗菌痢中起到关键性作用。

2. 使用中药可达到活血化瘀,降低血管通透性,提高血管张力,如用川芎嗪注射液 160mg 加入液体中静脉注射。

3. 使用中药生脉饮注射液,其成分人参、麦冬、五味子具有升压、抗休克和改善微循环作用。

4. 中药灌肠 大黄 30g 水煎 100~200ml 灌肠。凡高热不退、大便不畅、里急后重时用之。

5. 对高热者可用牛黄清热散、紫雪散,意识不清者可用安宫牛黄丸,还可用 0.1% 小檗碱,或 1/5000 呋喃西林溶液 500ml,冰水洗肠,用于高热烦躁、意识恍惚、意识不清者。

（二）血管扩张剂的应用

菌痢患者主要表现为休克、微循环障碍,所以快速补充血容量、纠正酸中毒,同时应用血管扩张剂(参见第 79 章"急诊抢救多器官功能衰竭")。

（三）肾上腺皮质激素的应用

参见第 79 章"急诊抢救多器官功能衰竭"。

（四）抗菌治疗

1. 用氨苄西林 8~10g/d 静脉滴注或磷霉素 6~10g/d 静脉滴注与喹诺酮类合用,如诺氟沙星、环丙沙星能口服改口服。

2. 诺氟沙星直肠给药 诺氟沙星每日 0.8~1.6g,加入 0.9% 氯化钠 20~50ml 中分两次肛注,能迅速抑制细菌生长繁殖杀死细菌,且对细胞壁有很强的渗透作用,因而其杀菌作用更加增强,诺氟沙星直肠给药直接作用于病变部位,因而疗效显著。

（五）对症治疗

1. 高热 冰水、0.1% 小檗碱或 1/5000 呋喃西林洗肠,1% 温盐水 1000~4000ml 流动灌肠。高热全身中毒症状重用抗热牛黄散,牛黄清热散或安宫牛黄丸,必要时服用退热药如阿司匹林、对乙酰氨基酚或吲哚美辛栓剂直肠给药。

2. 意识障碍 脑水肿用脱水剂,20% 甘露醇 1~2g/kg,4~6 小时 1 次。

3. 保持呼吸道通畅 呼吸衰竭、骤停可采用机械通气,气管插管等。

（六）防治多脏器功能障碍或多脏器功能衰竭

参见第 79 章"急诊抢救多器官功能衰竭"。

三、O157：H7 大肠杆菌感染

大肠杆菌是寄生肠道的优势菌群之一,大多数对人体无害,但是人们很早就发现,如果大肠杆菌远离肠道,侵入其他组织或血液,就可引起化脓性炎症或败血症。

O157：H7 大肠杆菌血清型属 EHEC,EHEC O157：H7 革兰染色阴性,属于肠杆菌科埃希菌属,产 Vero 毒素的特性。

EHEC O157：H7 感染的发生有明显的季节性,多发生于 6~9 月,7~8 月为发病高峰,11 月至次年 2 月很少发生。无症状携带者可能是主要的传染源。人群普遍易感,男女均可发病,病后无持久免疫力。儿童和老年人的发病率明显高于其他年龄组,而且容易并发 HUS（溶血性病毒综合征）和血栓性血小板减少性紫癜。

临床表现:EHEC 感染包括无症状感染、轻度腹泻、出血性肠炎、溶血性尿毒综合征、血栓性血小板减少性紫癜等。EHEC 感染的潜伏期为 2~7 日（平均 4 日）。患者大多数急性起病,常突然发生剧烈腹痛和非血性腹泻,数天后出现血性腹泻。低热或不发热。

外周血白细胞计数为（7.6~19.6）× 10^9/L,平均为（13~14）× 10^9/L。患者经乙状结肠镜检查约 30% 有肠黏膜轻度出血。胃肠道钡餐造影检查,约 86% 有升结肠或横结肠黏膜下水肿征象。

EHEC O157：H7 感染后有较多的后遗症和并发症。一般说来肠道感染后胃肠道的并发症不多,有肠道狭窄、胆结石（特别是色素结石）等。HUS 可并发癫痫、昏迷、发作性出血、慢性穿孔、胰腺炎、高血压、ADRS 及心肌病。HUS 并发症中病死率为 15%。有资料还认为在 HUS 恢复后多年,慢性肾功能异常（蛋白尿、肾小球滤过率降低、尿浓缩功能降低及高血压）可再加重,亦可发生胰岛素依赖性糖尿病。

实验室诊断:EHEC 的实验性诊断方法包括:生化反应、血清学方法、DNA 探针技术、PCR 技术、Vero 毒素检测等。

治疗:EHEC O157：H7 引起的感染性腹泻治疗,原则上与治疗其他感染性腹泻相似。应强调纠正水盐、电解质、酸碱平衡失调和支持疗法的重要性。大多数患者为自限性。是否应用抗生素治疗尚难定论,至今为止,并无证据证明抗生素的应用能缩短病程或阻止并发症的发生。

四、O139 型霍乱弧菌感染

O139 型霍乱弧菌是近些年新分离出来菌株。O139 血清群霍乱弧菌在形态、培养及生化方面与 O1 群霍乱弧菌相似,该菌为革兰染色阴性弧菌。

抗原特性有荚膜抗原、LPS 抗原和菌毛抗原。

O139 与 O1 群霍乱的传播途径相似,主要经水和食物传播。

O139 型菌为人类首先发现的新流行株,人群普遍易感。O139 型霍乱的流行速度之快、规模之大,出乎人的意料。据 WHO 报道,在印度、孟加拉国等某些地区,它已取代了 O1 型霍乱。多数学者认为,O139 型霍乱弧菌出现,预示着第八次霍乱世界大流行的开始。

1. 临床表现 O139 型霍乱弧菌所致疾病的临床症状和体征与 O1 型霍乱弧菌所致霍乱无区别。其临床特征为无发热而出现无痛性水泻、呕吐、脱水。

霍乱病程不长,轻型无并发症者,平均 3~7 天内恢复,个别病例腹泻持续一周左右,并发尿毒症者恢复期可延长约 2 周以上。肾衰竭是霍乱最常见的严重并发症,也是常见死亡原因。此外,还有急性肺水肿、低钾综合征及孕妇流产等。

2. 实验室诊断 可采用 DNZ 探针杂交、PCR 检测、生化实验(鉴别 O1 与 O139 不同型)、外周血检查以及胶体金免疫层析技术等。

3. 治疗 WHO 要求任何国家查出 O139 型霍乱弧菌引起的霍乱病例,应与 O1 群霍乱弧菌所致的霍乱同样对待,并向 WHO 作疫情报告。我国原卫生部(现为国家卫生计生委)规定按甲类肠道传染病严密隔离至临床症状消失 6 天后,粪便培养致病菌 3 次阴性为止。对患者吐泻物食具等均经彻底消毒。患者以流质饮食为主,剧烈吐泻者禁食,恢复期逐渐增加饮食。重症者应注意监测生命体征、注意保暖、给氧等。

(1)补液疗法:迅速合理口服与静脉补充液体和电解质。因大量丢失水和电解质是霍乱的病理特征,故治疗霍乱应以补液疗法为首选,病程中应酌情给 5% 碳酸氢钠纠正酸中毒。

(2)抗菌疗法:抗菌药物控制病原菌后能缩短病程,减少腹泻次数和从粪便中清除病原菌,但仅作为液体疗法的辅助治疗,不能替代补液疗法。

(3)抗肠毒素治疗:目前认为氯丙嗪对小肠上皮细胞的腺苷环化酶有抑制作用,临床应用能减轻腹泻,可用 1~2mg/kg 口服或肌内注射。小檗碱亦有抑制肠毒素和抗菌作用,一般用量为 0.3~0.5g,每日 3 次,口服。

(4)对症处理:剧烈呕吐腹泻者可用阿托品 0.5mg 皮下注射,并酌情用氢化可的松 100~300mg 静脉滴注。或针刺大陵、天枢、内关、足三里;有心功能不全者,应给予快速洋地黄制剂(毛花苷丙 0.4mg 或毒毛花苷 K 0.25mg 加入葡萄糖中缓慢推注)。有肌肉痉挛者可静脉注射 10% 葡萄糖酸钙 10~20ml。若肾衰竭在纠正脱水后仍不能好转者,可考虑人工肾或腹膜透析。出现肺水肿可按常规处理。

五、假膜性肠炎

(一)抗菌治疗

万古霉素口服每日 0.5~2.0g,分 4 次,7~14 天。复发率高,可能由于应用万古霉素,难辨梭芽孢杆菌形成孢子,停药后孢子和无性生殖体增殖而又复发,另一种原因可能是再感染。有人提出逐渐减量法减少复发。第一周万古霉素 125mg,每 6 小时一次;第二周 125mg,每 12 小时一次;第三周 125mg,每日一次;第四、五周 125mg,每两日一次;第六、七周 125mg,每三日一次。

甲硝唑口服每次 0.2g,每日 4 次,7~14 天,重症者静点 500mg,每 6 小时 1 次。

对真菌性肠炎,制霉菌素 50 万或 100 万单位,每日 3 次,口服;或氟康唑 50mg 每日 1 次,直至大便中真菌消失。

禁用止泻剂治疗。

（二）吸附难辨梭状芽孢杆菌毒素

考来烯胺 4mg,每日 4 次,用 7~14 天,适用于中度病情;污泥梭状芽孢杆菌抗毒素 5000U 静点,每天 2 次。

（三）替换大便菌丝

以正常大便悬液保留灌肠,现已少用。

（四）手术治疗

对并发急腹症者,应手术治疗。

（五）难辨梭状芽孢杆菌性肠炎

可形成耐泥孢子,可在环境中生存几个月至几年,一旦摄入这些孢子,即可造成感染。它不怕胃酸,并在结肠转化为无性生殖状态。手的接触传播是很重要的传播途径。一旦应用抗生素治疗造成肠道易感性增加则难辨梭状杆菌就可通过口 - 粪途径定植在结肠,它可污染环境、设备,包括地面、卫生间、床铺、拖把、用具,可通过医务人员的手、听诊器将菌从一个房间带到另一个房间。难辨梭状杆菌性肠炎的暴发是难以控制的。

（六）消化道隔离

对可疑或确诊患者进行消化道隔离,医务人员要严格执行有效的洗手制度,必要时戴一次性手套。

（七）中医中药治疗

前面已提到中医对本病的认识,主要是湿热阻滞中焦,致使升降失司,清浊不分。临证可见腹泻频频。治疗要清热利湿,分清利浊,邪正兼顾。临床上分为四个类型,以利治疗。

1. 毒热炽盛型　证见高热,泄泻,舌红苔黄。治疗可清热解毒如双花、滑石、公英、败酱草、连翘、花粉,外加丹皮、赤芍、车前子、苡仁、茜草根、生甘草等分清利浊。

2. 热盛伤阴型　为久热后伤阴,证见口渴,舌光少苔,脉细数,加之泄泻、发热。治以养阴益气,清热解毒,佐以分清利浊,必须权衡阴伤与湿毒热邪之轻重,酌情用清利之药物,以防养阴而恋邪,利湿而伤阴之弊。养阴药物常选用元参,麦冬,花粉,石斛,白茅根,鲜生地,白芍,鳖甲等,对于伤阴重者可加西洋参。

3. 脾虚湿热型　证见腹胀、腹泻、舌体胖、苔白而腻。治疗应健脾利湿以升清降浊,清理分化。常用党参、茯苓、白术、藿香、佩兰、苡仁,佐以赤石脂、禹余粮、石榴皮等。当脾阳虚衰,则当温理升阳治疗,加用干姜、附子等温中补阳药,但要仔细辨证,切勿把假象当真。

4. 脾肾虚衰,阳虚欲脱型　此型病情极其严重,临床见于休克晚期,脉微欲绝者。治疗应温补脾肾,回阳救逆,如附子理中汤、独参汤、升脉散等,另配合西医的其他治疗措施抢救,可获成功。

六、病毒性腹泻

病毒性腹泻目前尚无肯定的特效治疗方法。

（一）一般疗法

患者应予以消化道隔离、卧床休息、按病情轻重需要测量血压脉搏。饮食以流质或半流质为宜，忌食多渣多油或有刺激性食物。有脱水现象者必须及时酌情给予碱性液体。

（二）抗病毒治疗

在针对抗病毒疗法方面，虽有些抗病毒药物，如广谱抗病毒药物利巴韦林（病毒唑）及干扰素等，对出血热，肝炎病毒等有效，但对病毒性腹泻的疗效尚待进一步证实，也有报道利巴韦林、丽珠肠乐等有一定疗效。

有研究用抗轮状病毒牛初乳治疗婴幼儿轮状病毒感染性腹泻取得一定效果，72小时止泻的总有效率91%，大便病毒转阴率89%，考虑为抗轮状病毒牛初乳具有抗人轮状病毒的特异性中和病毒和抑制病毒增殖的作用。

疫苗的研究（特别是轮状病毒）获得突破性进展，通过一些人的应用获得一定的保护率。

（三）中医中药治疗

根据中医理论，病毒感染性腹泻属于暑湿泄泻或湿热泄泻。由于六淫邪气，内伤饮食，引起脾胃功能升降失调而发生泄泻。其证大便泻下，暴如水注，或泻下黏滞不化。暴注泻水极易引起液竭气脱，泻久则导致脾胃虚弱。

主证：泻下如水色呈黄绿，日泻余次，腹痛便急、腹胀呕吐，或有发热、口渴思饮、烦急躁扰、尿黄量少、肛门灼热。苔白滑或黄腻，脉濡数。

湿热泄泻起病急骤，泻如水注暴泻不止，极易失水伤阴，损气之阳，整治宜速，治水必利小便，大便则实。治法：清利湿热。药方：黄芩、黄连、茯苓、猪苓、扁豆、陈皮、乌梅、泽泻、车前子、六一散。

泻后肠胃功能欠佳时，以和胃助消调理之。治法：补中益气、健脾和胃。药方：党参、茯苓、白术、扁豆、陈皮、莲子、黄芪、诃子、甘草、焦三仙等。

（四）针灸治疗

主穴天枢、足三里。恶寒发热加曲池穴，黏液多加合谷穴，腹泻重加艾灸良导穴（外踝下赤白肉际处）。

（五）推拿疗法

从大陵（手掌后正中总筋）开始向两边分推至太渊和神门60次，揉按外劳宫穴（逆时针方向）60次，揉按外劳宫逆时针方向3次，再顺时针方向倒揉1次，连续三回。从外劳宫推向外足60次，然后从商阳穴推至合谷穴60次，再从少商穴推至大陵穴60次，从太渊穴推至曲池穴60次，按揉曲池穴30次，操作时拇指进行推拿，每次推拿要按以上顺序操作，手法需按压揉推结合。推拿手法频率以每分钟30次为佳，一般推拿2~3次腹泻症状可被控制。

七、非常时期的急性感染性腹泻

非常时期指地震、海啸、洪水自然灾害，灾后群众发生的急性感染性腹泻。

灾害群众居住环境、卫生生活水平等遭到重大破坏,比如食品短缺、水资源污染、大量人员伤亡等,这一非常时期的特点为各项卫生、生活、食物、饮水供应等均不同于平常,灾区群众生理、心理承受极大压力,免疫力抵抗力下降,极易导致传染病的暴发,尤其是感染性腹泻。

腹泻的发生贯穿整个非常时期,初期出现高峰,此后逐渐趋于平稳。其中儿童感染性腹泻发病率高。

常见的病原体一般包括细菌、病毒、寄生虫。其中最常见的志贺菌属、轮状病毒和诺瓦克病毒。2008 年四川地震后,流行风险度排名细菌性痢疾占第 1 位。

1. 诊断　往往依靠一线医师的经验结合简单的实验室检查。腹泻患者的症状与体征、粪便白细胞镜检结果是一线医师诊断腹泻病的依据。发热、血便、脱水和(或)腹痛应考虑肠道侵袭性病原体引起腹泻病的可能性。通常细菌性腹泻起病迅速、急骤;原虫或寄生虫性腹泻起病缓慢、隐袭。粪便白细胞的存在与否对区分肠道侵袭性和非炎性病因是有帮助的。如果粪便白细胞阳性,应考虑做特异性的病原学检查。值得注意的是,粪检白细胞的缺乏并不能排除细菌引起腹泻病的可能。

特异性的病原学检查包括粪便或肛拭子培养、核酸杂交、聚合酶链反应、核苷酸序列分析、凝集试验、补体结合实验、放射免疫测定和酶联免疫吸附试验等。由于非常时期仪器设备操作条件等的限制,大多试验无法在现场开展,单酶联免疫吸附试验具有高特异性、可靠性、敏感性以及操作方法简便,且能分别测出 IgG、IgM 的含量,适用于非常时期急性腹泻病的诊断。通常有三种方法,但以下列两种方法更适合于非常时期。

(1)凝胶扩散 – 酶联免疫吸附试验:本法是免疫扩散和酶标记技术相结合,测定血清中特异性抗体。该法操作简便,适用于常规检测和现场调查。

(2)膜酶联免疫吸附试验:该法是以硝化纤维薄膜作为固相与抗原结合测定血清中特异性抗体。本法操作简便,结果可直接读出,适用于现场调查。

2. 治疗　包括饮食和液体改善、对症治疗和抗生素治疗。

(1)饮食和液体改善:治疗腹泻病最重要的治疗措施是保证充足的补液。对于无并发症的急性腹泻病可以使用水、汤、苏打水和果汁进行补液。对于有并发症但无明显临床脱水迹象的急性腹泻病患者应使用 WHO 推荐的口服补液盐(ORS)。ORS 依据葡萄糖 / 钠离子在小肠以 1:1 的比例主动吸收的原理设计,能够迅速补充丢失的细胞外体液。在非常时期,特别是处于腹泻病的高发区和高发季节,后勤保障部门应保障供给充足的 ORS。

重度脱水,临床出现明显的组织灌注减少的症状与体征者,如直立性低血压、尿量减少、精神烦躁和虚弱,是临床急症,需要立即静脉补液。静脉补液原则上遵循损失多少,补充多少,又要足量及时,还应注意"先盐后糖、先快后慢、纠正酸中毒补钾"的原则。通常首先采用 2:1 液(生理盐水 2 份和等渗碱液 1 份),待血压回升后可加滴糖液,常改为 3:2:1 液(5% 葡萄糖 3 份,生理盐水 2 份和等渗碱液 1 份)。

饮食改善包括在恢复初期,避免食用乳制品。在大便成型前,不食用固体食品。

(2)对症治疗:止泻推荐使用洛哌丁胺(imodium)。尽管其对儿童和孕妇有毒性作用,但在非常时期由于其肠壁的高亲和力和明显的肝脏的"首过代谢",使其几乎不进入血液循环,而无中枢作用。该药作用于肠壁的阿片受体,可阻止纳洛酮及其他配体与阿片受体的结合,阻止乙酰胆碱和前列腺素的释放,从而抑制肠蠕动,延长肠内容物的滞留时间,增加水和电解质的吸收；可增强肛门括约肌的张力，抑制大便失禁和便意。需要警惕的是，洛哌丁胺可以加重侵袭性肠道病原体所致的腹泻，因此对于发热或血便患者应谨慎使用。使用方法：口服4mg，每次大便后口服2mg，24小时最多不超过16mg。

（3）抗生素治疗：腹泻病表现为非炎性过程的，不提倡使用抗生素。但在非常时期对于细菌性腹泻可选用诺氟沙星400mg，每日2次，连续3天，或环丙沙星500mg，每日2次，连服3天。通过有效的经验型抗生素治疗，典型病程为3~5天的腹泻病可以减至1~1.5天。抗生素的经验性使用是基于细菌性原因所致的腹泻病，这些抗生素对治疗原虫、病毒或线虫性原因所致的腹泻是无效的。如果经验性的抗生素治疗并未改善症状，一般可以认为是细菌耐药或非细菌性腹泻。这里需要指出的是出血性大肠杆菌O157∶H7所致的腹泻，尽管O157∶H7所致的腹泻表现为炎性过程，粪便镜检可查到白细胞，但已有报告指出，使用某些抗生素会导致溶血性尿毒综合征，使用其他抗生素也无法改善症状。为此，一般不主张使用抗生素。

八、肠道菌群失调

（一）诊断

1. 有引起菌群失调的原因，有腹泻的临床表现。

2. 大便涂片可有细菌数量减少，尤其革兰阳性杆菌减少，粪便培养、菌群分析时正常生理菌群减少，致病菌增多。

3. 大便培养 如果肠道厌氧菌减少，难辨梭状芽孢杆菌大量繁殖并产生毒素而发病，成为假膜性肠炎的致病菌。作难辨梭状菌肠道毒素鉴定对假膜性肠炎有相当重要的诊断意义，只要粪便中存在毒素，即使便培养阴性亦可确立诊断。内镜检查是诊断假膜性肠炎快速而可靠的方法，其他如X线、B超和CT检查发现肠道异常改变。假膜性肠炎也是使用抗生素的并发症，常出现在抗生素治疗过程中或停药后1~2周。病变主要在结肠，轻者腹泻每日数次，稀便或水样便，重者水泻达数十次，可有片状假膜，合并水、电解质代谢紊乱。

4. 抗生素抑制了肠道正常菌，而真菌增多，引起真菌性肠炎。白念珠菌为常见的病原菌。其临床表现为水样便或稀便，每日数次至数十次。粪便涂片出现念珠菌，肠镜可见白色膜状物，活检标本亦可发现念珠菌。

5. 小肠污染综合征 小肠细菌过度繁殖，造成消化吸收障碍。再有小肠淤滞的因素、脂肪泻、大细胞性贫血者应考虑小肠污染综合征。全胃肠钡餐造影可发现胃肠道解剖或功能异常。小肠液细菌培养时如厌氧菌落形成单位超过106/ml可诊断小肠细菌过度繁殖。

（二）处理

1. 消除造成肠道正常微生物群生态失调的原因，如停用可疑抗生素。

2. 输液、纠正水、电解质及酸碱平衡失调，根据病情营养支持治疗。

3. 使用微生态制剂

（1）微生态制剂的使用：直接补充人体肠道固有的正常生理性细菌，调节肠菌群，改善肠道微环境，促进机体对营养物的分解、吸收、合成机体所需的维生素，激发机体免疫力，抑制肠道中对人体具有潜在危害的菌类甚至病原菌、减少肠源性毒素产生和吸收、减轻肝脏负担，可治疗因肠菌群失调引起的各种症状。

微生态制剂应用适应证:

1)不明原因引起的菌群失调症。

2)抗生素相关性腹泻或抗生素相关性肠炎。

3)对一些反复检测无特异性病原体引起腹泻,或由病毒感染引起的腹泻。

4)对习惯性便秘防治。

5)对于旅游者腹泻最好的防治药物。

6)对肠易激综合征防治。

7)对乳糖不耐症防治。

8)对 O157：H7 致病大肠杆菌的防治。

9)调整水、电解质平衡。

10)除上述情况下首选微生态制剂外,还有一些疾病的辅助治疗,如食物过敏性肠炎、HP 的辅助治疗、新生儿黄疸防治中的辅助治疗、在肿瘤防治中的辅助治疗、对溃疡性结肠炎防治中的辅助治疗和对肝脏疾病治疗中的辅助性治疗等。

（2）常用的微生态制剂及其成分：微生态制剂除口服外,还可用来灌肠,即把微生态制剂磨碎,加入生理盐水中保留灌肠治疗。微生态制剂存放在 4℃冰箱保存,活菌制剂一般不与抗生素合用。死菌制剂有乳酸菌素片,可与抗生素合用。

1）金双歧：0.5g/ 片（双歧三联活菌片）。主要成分为长双歧杆菌、保加利亚乳杆菌、嗜热链球菌,每次 4 片（0.5 亿长双歧杆菌活菌 / 片）每日 2~3 次。

2）四联活菌片：主要成分为双歧杆菌、乳酸杆菌、链球菌、蜡样芽孢杆菌,每片 0.5g,成人 2~4 片 / 次,2 次 / 日。

3）培菲康：通用名为双歧三联活菌胶囊。主要成分：长双歧杆菌、嗜酸乳杆菌、粪链球菌,210mg/ 片,成人 2~3 粒 / 次,2~3 次 / 日。

4）整肠生胶囊：主要成分为地衣芽孢杆菌,2.5 亿个 / 胶囊,每次 2 胶囊,3 次 / 日。

5）乳酸菌片：成分为乳酸杆菌、按乳酸菌素计,一次 1.2~2.4g,一日 3.6~7.2g,嚼服。

6）肠泰口服液：主要成分为四君子汤双歧杆菌,1~2 支 / 次、3~4 次 / 日。

7）百赐益（日）：主要成分为乳酸菌、酪酸菌、糖化菌三种菌,3 包（3g）中有乳酸菌 30mg、酪酸菌 150mg、糖化菌 150mg,每次一包,3 次 / 日。

九、肠易激综合征

（一）一般治疗

（二）药物治疗

1. 匹维溴铵（得舒特）50mg,每日 3 次,6~28 天为一疗程,以及硝苯地平、维拉帕米。

2. 吲哚美辛 25mg,每日 4 次。

3. 止泻药　减少肠蠕动和收敛作用。

地芬诺酯（苯乙哌啶）2.5~5mg,每日 2~3 次；复方地芬诺酯（止泻宁）1~2 片,每日 2~3 次；洛哌丁胺（苯丁哌胺,易蒙停）2~4mg,每日 2~3 次。

4. 试用可待因 15mg,每日 3 次。

5. 维生素　叶酸 10mg,泛酸钙 20mg,烟酸 50~100mg,每日 3 次,4 周为一疗程,能有效缓解腹泻。

十、溃疡性结肠炎

（一）一般治疗

重症患者需卧床休息，腹痛者给解痉止痛和收敛药物。

（二）营养支持

（三）药物治疗

1. 皮质类固醇　对急性重症结肠炎患者，皮质激素治疗最为重要，急性期可用琥珀酸氢化可的松 100~300mg，或地塞米松 10~30mg 静脉滴注，或每天以琥珀酸氢化可的松 100mg 加 0.9% 氯化钠 100ml 保留灌肠，这种局部应用尤其适宜于直肠、乙状结肠炎或左侧结肠炎者，如症状好转，则激素剂量可逐渐减少，以泼尼松 5~15mg/d 维持，直减量至 5mg/d。近年文献报道促肾上腺皮质激素（ACTH）对从未用过肾上腺皮质激素的严重患者疗效比肾上腺皮质激素更优，即以 ACTH 40~120U/d 静滴，患者在 48 小时内症状可明显改善。但在慢性期是否应持续应用激素则有分歧，由于它有一定的不良反应，故多不主张长期使用。

2. 柳氮磺胺吡啶、5- 氨基水杨酸（用法见后）和甲硝唑　柳氮磺胺吡啶口服后在肠道大部分不被吸收，开始时给 0.25g，每日 4 次口服，以后增至 1g，每日 4 次，奏效后改为 1.5~2g/d，维持 1~2 年，柳氮磺胺吡啶对轻中型病例效果较好，持续用药可减少复发率。甲硝唑是一种具有多种作用机制的抗菌药物，它对控制溃疡性结肠炎复发具有较好的疗效，可与柳氮磺胺吡啶同时口服，0.2g/ 次，每日 3 次，3 周后改为甲硝唑栓剂 0.2g，每日 2 次纳肛，并持续应用 3 个月。此外环丙沙星对溃疡性结肠炎有独特作用，可以试用。

5- 氨基水杨酸（5-ASA）缓释剂（美沙拉嗪），有人采用口服每日 4g，1 年维持缓解率 64%。采用肠道给药如灌肠、栓剂、泡沫剂增加药物与病变部位接触面积且减少副作用。有人灌肠治疗缓解率达 80%，以 1g/d 维持缓解 1 年，86% 未复发。如果灌肠与口服相结合效果更好。栓剂小剂量 1g，每周 3 次。

奥柳氮：口服每日 3g，治疗 12 周，与美沙拉嗪疗效相似。对左半结肠或远端溃疡性结肠炎患者口服奥柳氮 1g/d 优于口服缓释美沙拉嗪 1~2g/d。

巴柳氮：在急性溃疡性结肠炎患者口服 6.75g/d，较口服缓释美沙拉嗪 2.4g/d 在 8 周和 12 周者能更好地诱导缓解疗效。

3. 免疫抑制剂　对难治性溃疡性结肠炎需加免疫抑制剂治疗。

cyclosporia（CSA）急性期用静注剂量 4~8mg/（kg·d），慢性期口服 6~8mg/（kg·d），CSA 灌肠采用 CSA 500mg/ml，灌肠 5ml。CSA 副作用主要是肾毒性，其他还有高血压、牙龈增生、多毛症、肝损害、电解质紊乱、机会感染和癌变等。

其他免疫抑制剂有 6- 巯基嘌呤和硫唑嘌呤。

4. 其他药物

（1）可乐定：有抑制肾素及一些神经介质释放的作用，口服 0.15~0.225mg/ 次，每日 3 次。

（2）钙通道阻滞剂：维拉帕米，硝苯地平具有止泻、止痛和抑制分泌等作用。氟桂利嗪 25~50mg，每日口服 4 次。

（3）H_2 受体阻滞剂：通过抑制肠壁肥大细胞释放组胺，减少溃疡性结肠炎便次等症状。

（4）氯喹：能减慢抗原反应，促进肠上皮细胞功能恢复正常，可使溃疡性结肠炎症状减轻。

（5）色甘酸钠：能稳定肥大细胞膜，阻止膜颗粒，抑制组胺、5-羟色胺、慢反应物质等介质释放，减轻抗原-抗体反应对肠壁损伤。200mg/次，每日3次，餐前服，或600mg灌肠。

5. 外科治疗　手术指征：

（1）重度患者内科治疗无效。

（2）慢性患者久治不愈并丧失劳动能力。

（3）有严重并发症如中毒性巨结肠、结肠穿孔或反复大出血。

（4）肠腔狭窄伴部分肠梗阻。

（5）并发结肠癌。

（刘凤奎　赵志鹏）

参 考 文 献

［1］邓长生，夏冰. 炎症性肠病. 北京：人民卫生出版社，1998.

［2］陈敏章. 中华内科学. 北京：人民卫生出版社，1999.

［3］金大鹏. 全科医师实用手册. 第2版，北京：中央广播电视大学出版社，2002.

［4］郑芝田. 胃肠病学. 北京：人民卫生出版社，2000.

［5］雷秉钧. 感染病诊疗手册. 北京：人民卫生出版社，2000.

［6］聂青和. 感染性腹泻临床思路及诊断程序//聂青和. 感染性腹泻. 北京：人民卫生出版社，2011：31-41.

［7］聂青和. O139群霍乱弧菌及出血性大肠杆菌O157：H7细菌性腹泻新病原. 中国医师杂志，2004，6（4）：433-436.

［8］许军红，罗湘蜀. 四川省地震重灾区传染病流行特征. 预防医学情报杂志，2009，25（1）：9-13.

［9］Martequ P, Crand J, Foucault M, et al. Use of mesalazine slow release suppositories 1 g three times per week to maintain remission of ulcerative proctitis: a randomised double blind placebo controlled multicentre study. Gut, 1998, 42（2）: 195-199.

［10］Paraush A, Spencer CM. Balsalazide. Drugs, 1998, 56（1）: 83-89.

［11］Yoon C, Uornbluth A, George J, et al. Is cyclosporine as effective in chronic ulcer colitis. Z Gastroenterol, 1998, 36（4）: 287-293.

［12］魏承毓. 感染性腹泻病临床思路及诊断程序//聂青和. 感染性腹泻病. 2版. 北京：人民卫生出版社，2011：30-46.

［13］陈洁，病毒性胃肠炎//聂青和. 感染性腹泻病. 北京：人民卫生出版社，2011：251-256.

［14］白杨，熊婧. 非常时期的急性感染性腹泻//聂青和. 感染性腹泻病. 北京：人民卫生出版社，2011：542-547.

8

便　秘

便秘是消化系统的一个常见症状。便秘人群发病率为 3%~21%,美国便秘人群发病率为 2%~28%,每年便秘发生约为 400 万人以上,便秘的发生率与年龄呈正相关,65 岁以上便秘的发生率为 30%~40%,约有 200 万~300 万人常年服用泻剂,全国泻剂的年消耗约 4 亿美元。北京等六市 825 位 60 岁以上老年人的流行病学调查显示,便秘总患病率为 11.5%,其中城市人群 10.9%,农村 12.3%,北京 17.5%,南方 7.0%,女性 12.2%,男性 10.5%。正常人排便习惯由 2~3 天一次,到每日 2~3 次,但粪便并不干燥坚硬,如果较原来排便习惯有较明显延迟,粪便坚硬且不易排出,即可称为便秘。

胃肠道无器质性病变而发生便秘者,称为功能性便秘或原发性便秘。若有器质性病变,称为器质性或继发性便秘。因为结肠、直肠平滑肌收缩无力呈弛缓状态而发生的便秘,称为弛缓性便秘。若由平滑肌痉挛而发生的便秘,称为痉挛性便秘。若粪便滞留在结肠,称结肠便秘,若滞留在直肠,称直肠便秘。根据便秘发生原因将其分为三型:慢传输型、出口梗阻型便秘及混合型。

食物在消化道内消化、吸收,不能被消化吸收的部分排出体外。食物在胃肠道内的停留时间,除与食物性质、量有关外,也有个体差异。以玉米面食品观察在人胃肠道内存留时间平均 21.2 小时,完全排尽为 36.4 小时。

结肠有吸收水分及电解质、推动食物运动及贮存功能。每天进入结肠的食糜约 500~1000ml,而排出体外水分 80~100ml。

直肠在通常情况下呈空虚状态,当粪便进入直肠后,兴奋直肠感受器,通过传入神经到脊髓的排便中枢,由此中枢向中枢神经发出冲动,使人感到便意。同时通过排便中枢反射再通过传出神经而引起排便动作,后经一系列神经肌肉的协同动作,将粪便排出体外。肛门内、外括约肌为随意肌,可有意识地控制,使其收缩、舒张。如所处环境不适宜排便,可控制粪便排出,持续几分钟则排便反射自动消失,直到下一次推动运动再次出现,排便反射也重新出现。

正常排便需有几个条件:①饮食量及纤维适量,有足够水入量;②胃肠道无梗阻,消化、吸收、蠕动正常;③有正常的排便反射,腹肌及膈肌有足够的力量协助排便动作。

如果上述条件一条或几条发生障碍,就会出现便秘。

病因思考

一、药物引起的便秘

1. 镇痛药、麻醉药。

2. 制酸药（铝抗酸剂）。

3. 抗胆碱药。

4. 利尿药。

5. 钡剂、铁剂。

6. 肌肉松弛剂解痉药及其他

（1）铅中毒。

（2）阿片类。

（3）抗抑郁剂。

（4）抗帕金森症药物。

（5）抗组胺药。

二、代谢性及内分泌疾病

（一）代谢性疾病

1. 糖尿病酸中毒。

2. 卟啉病。

3. 尿毒症。

4. 低钾血症。

5. 其他 原发性或继发性脱水，老年或营养障碍，妊娠。

（二）内分泌疾病

1. 脑垂体功能低下症。

2. 甲状腺功能低下。

3. 高钙血症。

4. 肠源性胰高糖素症。

5. 其他 嗜铬细胞瘤、甲状旁腺功能亢进。

三、神经性便秘

1. 结肠神经肌肉病变 假性肠梗阻：Chagas 病、先天性巨结肠、巨直肠纤维。

2. 末梢神经异常 骨盆神经切除。

3. 脊髓异常 马尾神经瘤、腰及骶髓损伤、脊髓痨、多发性硬化症。

4. 脑异常 帕金森病、脑肿瘤、脑血管障碍。

四、由肠管异常引起的病变

（一）结肠异常

1. 梗阻（肠道肿物及肠道外压性肿物引起的盆腔狭窄和梗阻）　管外性（肿瘤、疝等）或管内性（肿瘤、狭窄）。
2. 黏膜异常　溃疡性结肠炎。
3. 肌性异常　过敏性结肠炎。

（二）直肠癌

（三）肛门病变（直肠肛门）

1. 机械性狭窄。
2. 其他　耻骨直肠肌失弛缓综合征、肛裂、肛瘘、直肠黏膜内脱垂、内痔、直肠前突、会阴下降、盆底疝等。

五、遗传性神经或肌肉性疾病

六、功能性便秘

1. 食物中纤维太少、食量太少、活动太少。
2. 工作紧张忽视便意，或工作环境改变。
3. 精神及心理障碍。

！ 诊断思路

便秘的诊断多采用罗马Ⅱ标准。诊断前症状出现至少六个月，近三个月症状符合以下标准：①>1/4 的时间有排便费力；②>1/4 的时间有粪便呈圆块或硬结；③>1/4 的时间有排便不尽感；④>1/4 的时间有排便时肛门阻塞感或肛门直肠梗阻；⑤>1/4 的时间排便时需要用力协助；⑥>1/4 的时间每周排便 <3 次。不存在稀便，也不符合 IBS 的诊断标准。

慢性便秘定义：

1. 在鉴别便秘之前，首先要诊断是否为便秘。
2. 从时间上，时间较久的便秘，多考虑为慢性习惯、良性功能性便秘。急性便秘则考虑小肠肿瘤、肠狭窄和肠扭转。
3. 便秘伴呕吐，很少为良性便秘。
4. 大便形状改变，有粗细逐渐减少病史，尤其是患者体重减轻者，多表明有结肠癌。
5. 中老年近期发生便秘，而且进行性加重时，应考虑结肠癌的可能。
6. 便秘反复加重及缓解，可见于肠易激综合征。
7. 便秘伴剧烈腹痛，多见于肠梗阻、肠套叠、铅中毒、血卟啉病、急性腹膜炎等。
8. 便秘伴明显腹胀，多见于肠梗阻、顽固性便秘。
9. 便秘伴有贫血，多见于结肠癌、肠套叠。
10. 便秘伴腹水，要考虑结肠癌，如绝经后妇女有助于卵巢或子宫癌的诊断。

11. 上腹膨隆,可见胃型及胃蠕动波,有振水音,考虑幽门梗阻。腹部见到肠型及肠蠕动波、肠鸣音亢进(肠麻痹肠鸣音消失),考虑肠梗阻。

12. 对便秘进行肛门指诊或乙状结肠镜检查有利于对肛门狭窄、内痔、肛裂、直肠癌的诊断。

13. X 线检查、X 线钡餐、上消化道造影(疑肠梗阻禁忌)、钡剂灌肠 X 线检查、纤维内镜检查有利于便秘的病因诊断。

14. 注意大便有无肉眼血液及大便潜血检查。

病史中是否经常服用抗胆碱能药物、鸦片制剂、泻剂,有无手术史,对诊断有帮助。注意有无甲状旁腺功能亢进,因高血钙亦可使结肠应激能力减退而便秘。

胃肠通过时测定可大概了解肠道功能改变的部位;气囊法或灌注法肛门直肠测压、盆底肌电图、排便造影、测定肛门内、外括约肌的功能,以了解便秘是否与括约肌功能改变有关。排便造影方法:硫酸钡加入等量小麦粉或土豆粉,加热水拌成糊状,冷却后注入直肠。患者做在特制的便坐上,X 线机下拍摄静坐时、用力排便时、便后收缩肛门时的 3 张 X 线片,观察直肠肛门管充钡和直肠黏膜相,通过判断肛门直肠角(ARA)和会阴下降角(D)的变化(ARA 和 D 与正常值比较),可以协助诊断有关疾病。如直肠前突、盆底松弛(会阴下降症候群)、耻骨直肠肌肥厚(耻骨直肠肌痉挛症候群)、直肠全层内套叠、直肠黏膜内脱垂以及后壁阴道癌等。

便秘诊断流程请见图 8-1。

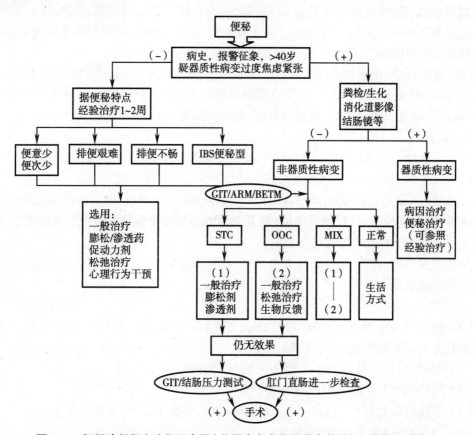

图 8-1 便秘诊断程序流程示意图(此图来自中华医学会首届便秘专题研讨会)

GIT:胃肠传输实验　　ARM:肛门直肠测压　　BET:气囊排出实验

STC:慢传输型　　OOC:出口梗阻型　　MIX:混合型

！急诊处理

便秘有害于健康,所以必须积极给予处理。

一、功能性便秘

(一)饮食治疗
增加粗纤维食物,补充水分。

(二)定期排便
养成定期排便习惯,调节胃–结肠反射、结肠–结肠反射、直肠括约肌反射、起立反射。排便时精神集中,不看报、不看小说、不聊天,最好是蹲坑,按时排便,加强身体锻炼、增加活动量。

(三)药物治疗
1. 润滑性通便

(1)甘油灌肠剂(开塞露):含甘油、纯化水。每支110ml。成人插入6~10cm。将注入管缓慢拔出,然后用棉球按住肛门,通常5~15分钟可以排便。常用量,清洁灌肠一次110ml,重复2~3次。便秘一次60ml。不主张长期使用开塞露,局部刺激有可能造成损伤,且使排便反射阈值改变,最好是建立正常排便规律。

(2)液状石蜡:用于年老体弱,孕妇、高血压、动脉瘤患者,每次15~30ml,睡前服。

2. 膨松剂(麦麸、欧车前) 为符合结肠生理的缓泻剂,多饮水,增加液体促进排便。糠麸:1杯/天,软化大便,缩短大便通过时间,增加胃肠道动力。

3. 渗透性通便剂(福松、杜秘克)

(1)乳果糖:15~30ml,2~4次/天,不可吸收糖,提高胃肠道渗透压,加速排便。

(2)山梨醇:15~30ml,2~4次/天。

(3)福松(聚乙二醇4000,PEG4000):该药增加局部渗透压,通过氢链与水分子的结合固定水分,增加粪便含水量,软化大便,恢复粪便的体积和重量,引起便意,从而促进粪便推进和排出。适合于慢性功能性便秘患者。

福松给药方法,每次10g,每日2次,分别在早晚餐后服用,治疗后排便次数逐日增加,治疗一周后接近每日排便一次。

4. 中药

(1)何首乌20g、肉苁蓉20g、麻仁15g、大黄10g、枳实10g、厚朴10g、甘草6g。如上方不明显时上方加元明粉5g、牵牛子5g。

(2)新清宁:口服每次4~5片(1.2~1.5g)每晚一次,不宜久服。

(3)麻仁润肠丸:每次一丸,每晚服1次。

(4)牛黄解毒丸(片):每次一丸,每晚服1次。每次1~2片,每日2次。

(5)番泻叶:每次3~4g,睡前茶饮。

5. 金双歧 口服每次4片,每日3次。

6. 酚酞 口服每次0.1~0.2g,睡前服。

7. 硫酸镁　口服每次 5g（50% 硫酸镁 10ml），用 50ml 温开水溶解后服用。

8. 刺激剂

（1）比沙可啶（bisacodyl）：本品为接触性缓泻剂，直接作用于结肠黏膜，刺激其感觉神经末梢，引起肠反射性蠕动增强而导致排便。口服成人每次 5~10mg，每日 1 次。直肠给药 1 次 5mg，每日 1 次。

注意：急腹症、阑尾炎、胃肠出血及肠梗阻等患者禁用。服药时不可嚼碎，服药前后 1 小时不服牛奶或抗酸剂。孕妇应在医师指导下服用。

（2）复方多库酯钠（compound docusate sodium）：每粒含多库酯钠 60mg，丹蒽醌 25mg。口服每次 1~2 粒，每日一次，3 天后根据患者情况减量，每日维持剂量 1 粒，腹痛勿用。

9. 改变服泻药或通便药物方法，改突击服药为经常服药。有的人几天不排便，才服通便药而且用量较大，患者不仅排便，而且排稀水便，由便秘变腹泻。停用通便药，结果几天又无大便再次吃药，周而复始，患者很不适。建议每天或隔日少吃些通便药，使其经常保持通便。

（四）精神疗法及调节神经药物

1. 暗示疗法　用维生素等作为暗示药，往往比较明显。

2. 精神安定药　地西泮、氯丙嗪、氯氮䓬、谷维素、苯巴比妥等。

3. 副交感神经调节药　阿托品、溴丙胺太林、丁溴东莨菪碱等。

（五）注射硬化疗法

消痔灵注射液加等量 0.5% 利多卡因，肛门镜下在直肠前壁病灶及其周围的黏膜下层行数条柱状注射，注射总量 15~30ml。也可加用 5~10ml 药液从肛门前皮肤进针，在直肠前壁及阴道后壁之间组织呈柱状注射。通过无菌性硬化作用启动纤维化，局部组织增厚，加强对排便时的抗力。

用于直肠前突、盆底松弛，也可用于直肠全层内套叠。

（六）提肛运动训练（增强肛门会阴肌收缩力）

坐位、卧位，加强吸气上提收缩肛门（1 分钟 5~10 次），每次运动 10~15 分钟，一日数次。

（七）电针疗法

肛门会阴部前后左右用 4 根针下刺入肌层，电针仪引起电针反复摆动，1 次 15 分钟，1 日 2 次，增强盆底肌收缩力。

（八）水疗法

洗肠，清理肠道。操作时注意水的温度和压力，按常规操作。

（九）生物反馈治疗

用生物反馈治疗仪，先用仪器了解肠运动规律，利用生物反馈以训练肠道运动，使肠道运动不协调变协调，达到治疗便秘目的。

二、器质性便秘

（一）粪便嵌顿

手法解除嵌顿。

（二）灌肠治疗

先进行清洁洗肠，追踪观察及时发现器质性病变。

（三）药物治疗

如甲状旁腺功能亢进或减退者给予相应的药物治疗。

（四）手术治疗

如器质性肠梗阻、肠肿瘤、先天性巨结肠给予手术治疗。后阴道癌者，轻者保守治疗，如润肠通便、增强提肛运动、养成良好排便习惯等，重症患者需切除直肠陷窝消除疝囊。如盆底过于松弛可做盆侧腹膜折叠缝于直肠前壁，加固盆底。

（孟凡冬　刘凤奎）

参 考 文 献

［1］潘国宗，曹世植. 现代胃肠病学. 北京：科学出版社，1994：269-275.

［2］章天予. 便秘∥陈敏章. 中华内科学. 北京：人民卫生出版社，1999：256-258.

［3］张树基. 便秘∥郑芝田. 胃肠病学. 北京：人民卫生出版社，2000：48-51.

［4］陈朝文，杨新庆. 便秘的诊断和治疗. 中国医刊，2003，38（10）：28-30.

［5］韩平，王梅，史兆岐. 排便障碍的诊断和治疗. 中国临床医生，2003，31（10）：20-24.

9

呕血、黑便、便血

概述

呕血、黑便、便血,也即消化道出血,是常见的临床症状。消化道出血可以发生于从口腔至肛门的任何部位,可以是显性的,也可以是隐性出血。消化道以屈氏韧带为界,分为上消化道和下消化道。做过胃肠吻合术后的上段空肠也属于上消化道。上消化道(食管、胃、十二指肠、胆、胰、肝)出血,表现为呕血或呕吐物"咖啡样"。呕血常提示有上消化道急剧出血,通常来源于动脉血管或曲张的静脉。呕咖啡样血系因出血缓慢或停滞,红色的血红蛋白受胃酸作用变成褐色的亚铁血红素所致。上消化道出血后血液在肠道停留时间长,血红蛋白中的铁与肠内硫化物结合生成硫化铁呈柏油样黑色,具有稀、黏、黑、亮的特点,经肛门排出,谓之黑便。

便血往往提示下消化道(小肠、结肠、直肠、肛门)出血,但也可能上消化道出血量大而迅速经肠道排出。虽然黑便是特征性上消化道出血,但是小肠或右半结肠出血,也可有黑便。通常上消化道出血达 100~200ml 时才会出现黑便。在一次严重出血后黑便可能持续数日之久,但不一定表示出血未止。少量出血可以通过粪便标本的化学试验(便潜血)检出,每日出血 5ml 便潜血可呈阳性反应。

一、伴随症状

1. 可以出现发热,一般不超 38.5℃,可以持续 3~5 天。

2. 消化道出血特别是上消化道出血后,由于大量血液进入肠道,其蛋白质消化产物被吸收引起血中尿素氮浓度增高,称为肠性氮质血症。一般于一次出血后数小时血尿素氮开始升高,约 24~48 小时达高峰,3~4 日下降至正常,一般不超过 6.7mmol/L(40mg/dl)。

3. 消化道出血后有急性失血性贫血。血白细胞在出血后 2~5 小时可升高至(10~20)×10^9/L,血止后 2~3 天才恢复正常。

4. 消化道出血后出现一些症状,其表现取决于出血量、失血速度、出血部位及原发病或伴随症。

二、常见原因

(一)上消化道出血

1. 十二指肠溃疡(20%~30%)。

2. 胃和十二指肠糜烂（20%~30%）。

3. 食管、胃底静脉曲张（15%~20%）。

4. 胃溃疡（10%~20%）。

5. Mallory-Weiss 撕裂（5%~10%）。

6. 腐蚀性食管炎（5%~10%）。

7. 血管瘤（5%~10%）。

（二）下消化道出血

下消化道出血常见原因（百分率随样本的年龄组而改变，根据国内 2077 例统计）

1. 恶性肿瘤（53.44%）。

2. 息肉（21.76%）。

3. 炎症性肠病（溃疡性直肠炎/结肠炎；克罗恩病；感染性结肠炎）（14.2%）。

4. 结肠炎（放射性、缺血性）。

5. 憩室病。

6. 血管性疾病。

7. 内痔。

8. 肛裂。

9. 小肠病变　Meckel 憩室、赘生物、血管病。

！病因思考

一、消化系疾病所致的急性消化道出血

（一）食管疾病

1. 食管与胃底静脉曲张破裂。

2. 其他食管疾病

（1）食管炎（腐蚀性、反流性、单纯性）。

（2）食管憩室炎。

（3）食管消化性溃疡。

（4）食管癌、良性肿瘤。

（5）食管异物。

（6）贲门黏膜裂伤出血（Mallory-Weiss 综合征）。

（7）食管裂孔疝。

（二）胃及十二指肠疾病

1. 胃、十二指肠溃疡（溃疡病）。

2. 胃炎（急性与慢性）。

3. 门脉高压性胃病。

4. 胃癌。

5. 胃黏膜脱垂症。

6. 胃动脉硬化。

7. 罕见的胃疾病

（1）胃扭转。

（2）胃结核。

（3）胃血吸虫病、重度钩虫病。

（4）罕见的胃肿瘤。

8. 十二指肠炎、十二指肠憩室。

9. Dieulafoy 病（恒径小动脉病） 黏膜下小动脉异常增粗和（或）数目增多,系先天性畸形。

（三）胆道、胰腺疾病

1. 胆道疾病出血。

2. 胰腺癌、壶腹周围癌。

（四）小肠疾病

1. 急性出血坏死性肠炎。

2. 肠结核。

3. 局限性肠炎。

4. 空肠憩室炎或溃疡。

5. 回肠远端（梅克尔）憩室炎或溃疡。

6. 肠套叠。

7. 小肠肿瘤（良性或恶性肿瘤）。

（五）结肠疾病

1. 急性细菌性痢疾。

2. 阿米巴痢疾。

3. 慢性非特异性溃疡性结肠炎（慢性结肠炎）。

4. 结肠憩室。

5. 结肠息肉、息肉病。

6. 结肠癌。

（六）直肠疾病

1. 肛管、直肠损伤。

2. 非特异性直肠炎。

3. 结核性直肠溃疡。

4. 直肠肿瘤

（1）直肠息肉。

（2）直肠乳头状瘤。

（3）直肠癌。

（4）直肠类癌。

5. 邻近恶性肿瘤或脓肿侵及直肠。

6. 放射性直肠炎。

（七）肛管疾病

1. 痔。
2. 肛裂。
3. 肛瘘。

二、全身性疾病所致的急性消化道出血

（一）应激性溃疡

（二）心血管疾病

1. 心脏病。
2. 腹主动脉瘤向肠腔穿破。
3. 血管瘤。
4. 遗传性出血性毛细血管扩张症、弹性假黄色瘤、Ehlers–Danlos 综合征。
5. 腹腔内血管阻塞性疾病。
6. 缺血性"结肠炎"（或小肠结肠炎）。
7. 急性门静脉系统血栓形成、肠系膜血管阻塞。
8. 动静脉畸形。

三、全身性及中毒性疾病

（一）血液系统疾病

1. 遗传性血管性假血友病，血友病。
2. 过敏性紫癜。
3. 血小板减少症。
4. 淋巴瘤。
5. 弥散性血管内凝血。
6. 纤维蛋白溶解。

（二）急性传染病与寄生虫病

1. 流行性出血热。
2. 暴发性病毒性肝炎。
3. 斑疹伤寒。
4. 恙虫病。
5. 伤寒、副伤寒。
6. 败血症。
7. 副霍乱。
8. 钩端螺旋体病。
9. 回归热。
10. 钩虫病、姜片虫病。
11. 血吸虫病。

（三）维生素缺乏症

1. 维生素 C 缺乏症。

2. 维生素 K 缺乏症。

（四）中毒或药物毒性作用

1. 细菌性食物中毒。

2. 药物毒性作用与药物所致消化道出血

（1）肾上腺皮质激素。

（2）水杨酸制剂。

（3）萝芙木制剂。

（4）抗凝剂。

3. 有毒植物中毒。

4. 化学性毒物中毒。

5. 尿毒症。

（五）结缔组织疾病

1. 系统性红斑狼疮。

2. 结节性动脉周围炎。

四、其他

（一）皮肤烧伤

（二）淀粉样变

（三）肥大细胞瘤

（四）白塞病

（五）坏疽性脓皮病

（六）梅毒

（七）CRST 综合征

钙沉着症、雷诺现象、指（趾）硬皮病及毛细血管扩张症。

常见的消化道出血有：上消化道出血主要是胃及十二指肠溃疡、食管 – 胃底静脉曲张、贲门黏膜撕裂，下消化道出血主要是恶性肿瘤如直肠癌及结肠癌、肠息肉以大肠息肉为主、炎症性肠病等。小肠病变约占消化道出血的 2% 以下，并且常不易明确诊断。

！ 诊断思路

一、确定是否为消化道出血

（一）呕血及黑便（柏油便）

便潜血阳性，除外假性呕血、假性黑便。

（二）排除口、鼻、咽喉部出血

血从口腔中吐出，首先判断出血部位是否在上消化道，需与假性呕血及咯血鉴别。假性呕血是指来自鼻腔、口腔、咽腔部位的出血或咯血咽下后，可刺激胃黏膜引起呕吐，被误认为呕血。

（三）排除呼吸道出血（表9-1）

表 9-1　呕血与咯血的鉴别

鉴别要点	呕血	咯血
颜色	暗红	鲜红
混有物	食物	痰及气泡
反应	酸性	碱性
伴随症状	恶心	咳嗽
病史	消化系统疾病史	呼吸系统疾病史

（四）黑便与假性黑便的鉴别

进食含铁的食物（动物血、猪肝等）或口服某些药物（如活性炭、铋剂、铁剂和血丹等），可出现便呈黑色，但无光泽，便潜血试验阴性。呕血、黑便、便血诊断程序流程图请见图9-1。

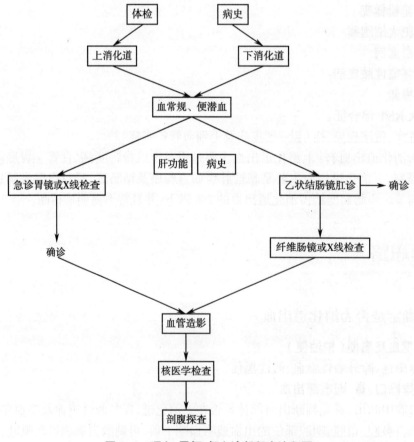

图 9-1　呕血、黑便、便血诊断程序流程图

（五）鼻咽部出血或咯血

鼻咽部出血或咯血时咽下较多可出现黑便。

二、确定出血部位

1. 一般来讲,上消化道出血以呕血＋黑便,下消化道出血以血便为主。幽门以下部位出血常以黑便为主,幽门以上病变出血为呕血伴黑便,但是幽门以上病变如食管或胃的病变出血量小或出血速度较慢,常无呕血,仅见黑便,幽门以下病变如十二指肠病变出血量大、速度快,血液可反流入胃,出现黑便伴呕血。

2. 呕血与黑便的性状主要取决于出血的部位、出血量及在胃内或肠道内停留的时间。

（1）若时间长,出血为咖啡色;时间短,出血为鲜红或暗红色。

（2）血液在肠道停留时间长,血红蛋白中的铁与肠内硫化物结合生成为硫化铁呈柏油样黑色,具有稀、黏、黑、亮四个特点,缺一不可。

相反,出血量大、速度快而急,肠道蠕动加快,便可呈现红色或暗红色。

3. 发热、腹痛、腹泻（黏液血便）和里急后重可推测为炎症性肠病,出血部位可能在降结肠以下,乙状结肠、直肠。

4. 与粪便混合的血便,其出血部位在乙状结肠以上部位。

5. 如手纸或内裤附有血液,病变均在肛门周围或肛门管。

6. 间断少量便血对大肠癌、溃疡性结肠炎的诊断有意义。

7. 血色鲜红,常附着在粪便表面,考虑左侧结肠出血,直肠、乙状结肠及肛门病变。

8. 如稀便、水样便、少量血丝、血块混悬在粪水中,或大量出血则呈血水样,有时血水中漂浮着无血的粪块或粪渣,考虑左侧结肠、乙状结肠、直肠病变。

9. 便后滴血、喷血者为痔疮或肛裂出血。

10. 大量出血粪便为暗红色、少量出血粪便为猪肝样、便停留较久为柏油样,可为右半结肠出血,特别是回盲部出血。

11. 小肠出血和回盲部出血相似,粪便与血混合均匀。

三、寻找消化道出血的可能病因

1. 根据病史及客观检查提供的线索来分析可能的病因

（1）慢性、周期性、节律性上腹痛,用碱性药物可缓解,尤其是伴有出血前疼痛加剧,出血后疼痛减轻或缓解,消化性溃疡出血的可能性大。大出血后如疼痛不减轻反而加重,提示有再出血或其他并发症的可能。

（2）服药史:问清服药的种类、剂型、剂量、时间等。如非甾体类抗炎药、糖皮质激素等可引起胃、十二指肠黏膜糜烂、溃疡而导致上消化道出血。

1）长期口服 NSAIDS 时需警惕发生上消化道出血的可能,主要表现为:①非溃疡病变所致的上消化道出血增多;②连续服用阿司匹林 3 个月者,发生出血病例增多;③出血的最大危险发生在用药 4 次后;④临时服用阿司匹林,至少与正规用药同样危险;⑤停药一周危险性减少。

2）激素等损伤胃黏膜的药物,如类固醇溃疡的临床特点:症状轻而出血率高、穿孔率高、死亡率高、需急诊手术。

3）酗酒史。

2. 严重创伤、手术史、急危重症等应激状态，而发生呕血黑便时，以急性胃黏膜损伤或应激性溃疡的可能性大。

由于大面积烧伤后发生的溃疡称为 Curling（柯令）溃疡；由于颅内损伤、脑瘤或颅脑手术后发生的溃疡为 Cushing（库欣）溃疡。

（1）发病率：伴上消化道出血 5%~10%。

（2）特点：发病率高、死亡率高、先兆症状少、发病时间集中（3~5 天）。

（3）损害部位：胃、十二指肠、食管、空肠。

3. 大量呕血、便血，伴黄疸、蜘蛛痣或腹水，有肝炎、慢性酒精中毒病史者可能为肝硬化引起食管胃底静脉曲张破裂出血。

4. 中年以上的患者近期出现上腹痛，且无规律性，伴有厌食、消瘦、贫血，且贫血程度与出血量（黑便）不符，应警惕胃癌的可能性。

5. 上消化道出血的患者，即使确诊为肝硬化，不一定是食管胃底静脉曲张破裂出血，约有 30%~40% 患者出血实际来自消化性溃疡、急性胃黏膜损伤或其他原因，应做进一步检查。

6. 剧烈呕吐时，呕吐物先为胃内容物而后为血性液体时，应考虑食管贲门黏膜撕裂，又称 Mallory-Weiss syndrome（马-维综合征）。

7. 呕血伴咽下痛，或吞咽困难时，可能为食管炎、食管癌所致。

8. 呕血、便血伴右上腹痛、胆囊肿大、黄疸、有发热史，以胆道出血可能性大，特点是上消化道出血在腹痛减轻后出现。

9. 消化道出血伴皮肤、黏膜、齿龈、鼻出血者可能为全身疾病的部分表现，如血小板减少性紫癜、白血病、尿毒症等。

10. 年龄　儿童伴腹痛者有肠套叠、感染性肠炎、Meckel 憩室，无腹痛者多为幼年性息肉；老年人应考虑肿瘤、憩室、血管畸形，如伴心律失常，腹痛应考虑缺血性结肠炎。

11. 血便伴发热应考虑感染性肠炎、炎症性肠病、肠结核、肠伤寒、坏死性小肠炎、白血病、恶性组织细胞病、恶性淋巴病等。

12. 血便腹胀或不全性肠梗阻应考虑肿瘤、肠结核、肠套叠等。

13. 血便腹壁瘘管见于 Crohn 病、肠结核、肠癌。

14. 便血前曾患疾病及用药　有肺结核应考虑肠结核；动脉硬化、心律失常、妇女口服避孕药应考虑缺血性结肠炎；结缔组织病、白血病、出血性疾病、尿毒症、急性胰腺炎病程中出血多为原发病引致肠道病变；应用抗生素过程中出血，应考虑假膜性肠炎（较少大出血）、出血性结肠炎；便血前数月或数年曾接受腹部放射治疗，应考虑放射性肠炎。

15. 依出血部位推测病因　出血在直肠、乙状结肠：以息肉、癌、类癌、溃疡性结肠炎、单纯性溃疡、菌痢、阿米巴肠炎、放射性肠炎多见；降结肠、乙状结肠：除息肉、癌外多发生缺血性结肠炎；右半结肠：憩室、血管畸形，肠结核、Crohn 病；回盲部（回肠末-升结肠始段）：除癌、息肉外，类癌、Crohn 病、单纯性溃疡、肠结核、鞭虫病、阿米巴肠炎、耶氏菌病、空肠弯曲菌肠炎、肠伤寒、沙门菌肠炎、放线菌病、恶性淋巴瘤、恶性组织细胞病、阑尾炎、肠套叠、梅克尔憩室等。

四、辅助检查

（一）纤维内镜检查

纤维内镜检查对上消化道出血的病因诊断起到重要作用,使定位和病因诊断的正确率提高到 90% 以上。食管胃底静脉曲张患者发生上消化道出血,通过内镜检查,有 30%~40% 并非由静脉曲张破裂所致,而是由出血性胃癌、急性或慢性溃疡引起。

急诊胃镜检查是指在出血的 12~18 小时内做急诊胃镜检查。文献报告紧急胃镜检查诊断率 94%~98.5%,高于 X 线检查,使原因不明者自 30% 下降到 6.9%,胃黏膜更新能力强,每日 1/3 细胞更新,3 日已能修复一次,如来不及检查则易漏诊。一般认为距出血时间越近诊断阳性率越高,故多主张在 48 小时内进行,在 24 以及 24~48 小时做胃镜检查诊断阳性率分别为 98.5%、63.4%。主张检查前尽量不要用冰水洗胃,以免发生黏膜损伤。这样只有 4% 出血患者因胃内血液积存而妨碍检查,此时可退出胃镜,洗胃后再行检查。应用装有紫外线光源的纤维内镜,检查前给患者静脉注射荧光素更易判明出血部位。做胃镜检查前应做乙肝表面抗原检查,以免发生乙肝传播。

（二）急诊钡餐检查

双重对比钡餐造影,近年来被介绍用于急性上消化道出血的诊断。有人报告 107 例急性上消化道出血,入院后立即进行双重对比造影,其中 75 例（70%）出血部位得到确定。近期出血或活动性出血 X 线有某些表现,但诊断率不及急诊胃镜。尤其对急性黏膜病变很难作出正确的诊断。胶囊内镜及小肠镜对小肠部位出血的诊断十分有益。

五、查体和各种检查

（一）腹部触诊

腹部的仔细触诊、压痛与肿块有无,对判定出血部位是有用的,右下腹压痛是缺血性结肠炎最常见的体征,回盲部肿块考虑大肠癌出血。

（二）肛门指诊

很容易触及肛门直肠病变,尤其对肛门管、直肠癌肿的诊断是最为常规的检查。

（三）单纯腹部 X 线摄片检查

对肠梗阻部位和出血部位的诊断是有益的,腹部单纯摄片见到结肠扩张,对下消化道出血诊断如大肠癌、缺血性肠病也是有帮助的,应重视此项检查。

直肠、乙状结肠镜检查对诊断下消化道出血十分简便,且不受条件限制,应广泛应用。有文献介绍从肛门上缘至 25cm 处的大肠出血均可被乙状结肠镜观察清楚,这个部位的出血占大肠出血的 59%~75%,可见价值之高。它优于纤维大肠镜检查,可反复冲洗擦拭,又可压迫止血,可用于出血中病例。

（四）纤维结肠镜检查

对少量出血的结肠病变诊断有重要意义,又能取活检与注射止血治疗和激光治疗、电凝止血,对缺血性肠病可见到较细的病变;纤维肠镜对出血中病例,尽管清洁洗肠,其实用性仍有限,只能用在少量出血或出血停止的病例,它能观察整个结肠。

（五）小肠与大肠硫酸钡造影

对小肠病变采用气钡双重造影,可弥补内镜与钡剂灌肠之不足,钡灌肠对大肠出血部位，特别是癌肿、息肉等占位病变诊断价值较高，又可适用于急性出血中的病例。硫酸钡灌肠，不仅对结肠憩室出血有诊断价值，还能有止血作用。主要是钡剂进入憩室起填塞压迫止血作用。大出血的病例不适合做纤维肠镜检查，但可以做钡剂灌肠。

（六）选择性腹腔脏器动脉造影

文献报告对上消化道出血的诊断率77%~95%，其指征可包括：

1. 急诊内镜检查未发现病变或新鲜及近期出血灶者。

2. 临床考虑内镜不能到达病变部位者。

3. 内镜发现有出血，但难以定性和定位诊断者。

4. 以各种原因不能接受急诊胃镜检查，而又急需明确诊断者。血管造影除作为发现血管畸形、动脉瘤或一些多血管性肿瘤所致消化道出血外，必须在活动性出血时进行，且每分钟动脉出血量在0.5ml以上才能显示造影剂自血管溢出，快速注入造影剂连续摄片，从而确定出血部位。

（七）放射性核素显像

1. 消化道憩室中异位胃黏膜显像　消化道憩室尤其是小肠梅克尔憩室中异位胃黏膜的存在造成邻近黏膜的溃疡，有时可发生大出血。在这种情况下显示异位胃黏膜的存在对确定诊断有举足轻重的意义。根据^{99m}Tc-过锝酸盐浓聚于胃黏膜的分泌细胞，而该种细胞常伴随泌酸的壁细胞存在的特点。在静脉注射上述示踪剂后30分钟扫描，可能发现异位泌酸黏膜，阳性率可达80%。

2. 消化道出血部位的显示　静脉注射^{99m}Tc胶体金后进行腹部显像共30分钟。由于出血部位放射性不断浓聚，而血管内放射性由于单核-吞噬细胞系统对胶体金的不断清除逐渐下降，从而使该出血部位与背景的放射性比值增加。实验证明出血速度即使低到0.05~0.1ml/min也能显示，其灵敏度远远高于血管造影，尤其适用于速度较慢的持续出血。

3. 当出血为断续时，用^{99m}Tc-红细胞法检查即放射性标记红细胞扫描（radioactively tagged red blood cell scan）最好。标记了放射性的红细胞可长时间存留在血液循环中，经多次扫描可以发现出血部位的放射性浓聚区。该法检查可持续24小时，而血管造影仅能看到造影的瞬间有无出血现象，阳性率可达90%以上。大部分患者在扫描的头1个小时内可得到阳性结果。

综上所述，纤维结肠镜检查、血管造影及放射性核素检查是诊断下消化道出血三种最重要的手段，适当运用这些手段将可能使大多数患者获得明确诊断。

（八）吞线试验

吞入长度约100cm的棉线，一端固定在患者的颊部，另一端系有小金属球，借助其重量可经胃和幽门进入肠道，一般留置6~8小时后取出，检查有无棉线染色成褐色的血迹，并以隐血试验证实之，可以估计出血的部位。此方法简单，痛苦小，适用于不能耐受X线、内镜或动脉造影检查者。

（九）B超检查

可帮助明确肝、胆、胰、脾的大小，有无肝硬化、胆囊炎、胆石症、胰腺炎、消化道肿瘤等。

（十）诊断性治疗

疑肠结核、阿米巴肠炎可做诊断性治疗。

（十一）临床表现

根据其临床表现对头晕、乏力、心悸、出汗、黑矇、晕厥或有休克表现者,除外其他可能原因之后要想到消化道出血的可能。作者曾见一例以反复头晕就诊,开始未能明确诊断,经追问有黑便病史,粪便潜血阳性,本人无胃病史,经胃镜证实为十二指肠球部溃疡出血。

（十二）手术探查

上述任何检查即使是综合利用,阳性率也不会是百分之百,如果出血持续不断,危及生命,就不应消极等待,应在充分准备后及时手术探查,以免坐失挽救患者生命的良机。

在消化道急性出血的诊断过程中,必须注意到表现不典型的常见病、多发病,如异位溃疡或异位曲张静脉破裂出血,可占门静脉高压症曲张静脉破裂出血例数5%~10%。也有不少门静脉高压症患者的出血并非来自曲张静脉,而是来自合并存在的胃、十二指肠溃疡或门脉高压性胃炎。结肠、直肠癌患者在缺乏早期症状的情况下,突然发生大出血也不罕见,如果对这些情况估计不足,就可能延误诊断和及时处理。

六、判断出血量

（一）出血指标

从下列指标估计出血量:便潜血试验阳性提示每日出血量在5ml以上;一次出血50ml以上发生柏油便;胃内储积血量250~300ml可引起呕血,一次出血量不超过400ml可不引起全身症状。上消化道大出血指在数小时内失血量超过1000ml或循环血容量的20%,可出现周围循环衰竭表现(表9-2)。

表9-2 消化道出血程度的分级

分级	失血量	血压	脉搏	血红蛋白	血细胞比容	症状
轻度	全身总血量的10%~15% 成人失血量<500ml	基本正常	正常	无变化	40~44	可有头晕
中度	全身总血量的20%~30% 成人失血量800~1000ml	9~11kPa	100次/分	70~100g/L	30~40	一时性头晕、口渴、心慌、少尿
重度	全身总血量的30%以上 成人失血量>1500ml	<9kPa	>120次/分	<70g/L	<30	心悸、冷汗四肢厥冷、少尿或无尿、意识恍惚

（二）出血现象

下列现象提示有活动性出血或再出血,必须及时处理:

1. 反复呕血,色转鲜红或黑便频数,质变稀薄,伴肠鸣音亢进。

2. 胃管内抽出较多新鲜血。

3. 周围循环衰竭的表现经积极补充血容量仍未见明显改善,或一度好转又很快恶化。

4. 在补液量和排尿量足够的情况下,原无肾脏疾病患者的尿素氮持续升高或再次升高。

5. 血红蛋白浓度、红细胞计数与血细胞比容继续下降,网织红细胞计数持续升高。

（三）再出血的危险因素

1. 第一次出血量大者易于再出血。

2. 呕血比仅有便血者易于再出血。

3. 门脉高压致食管胃底静脉曲张者易于再出血。

4. 老年患者发生上消化道出血易于再出血。

（四）判断出血是否停止

一般情况下,出血停止3天后大便颜色应转黄（每天有排便的情况下）。一次出血后48小时以上无出血,再出血的可能性较小。但是临床上不能仅根据黑便排出情况来判断出血是否停止,应根据严密的动态观察及综合多方面资料加以判断,如患者的血压、脉搏、意识、腹部情况、大便性状、周围血象、血尿素氮以及对补液、输血等治疗的反应等。

！ 急诊处理

一、一般急救措施

上消化道出血的处理见图9-2。

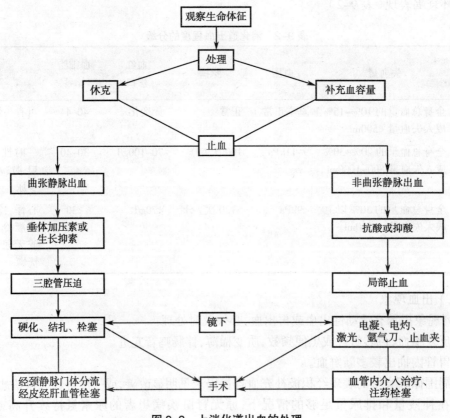

图9-2　上消化道出血的处理

（一）平卧位休息

保持呼吸道通畅，必要时吸氧，对肝病患者忌用吗啡、巴比妥类药物。

（二）加强护理

严密观察病情：①呕血与黑便情况（量、色）；②意识变化；③脉搏、呼吸、血压情况；④四肢皮肤是否温暖，色泽；⑤周围静脉尤其是颈静脉充盈情况；⑥每小时尿量；⑦定时复查血红蛋白、红细胞计数、血细胞比容及血尿素氮；⑧必要时进行中心静脉压测定，老年人须心电监护；⑨及时请上级医师会诊。

（三）经鼻下胃管

一般病例可不下胃管，大出血者要留置胃管，尽量抽取胃内容物。怀疑食管胃底静脉曲张破裂出血时下三腔管。其作用是：①能迅速的估计出血的程度；②有利于清除胃内积血、减轻胃扩张，有利于胃收缩促进止血；③抽出胃液使胃内 pH 升高，降低胃内消化活性，稳定出血处的血痂；④可以经胃管注入各种药物进行治疗；⑤胃黏膜冷却可降低血流量和减少胃酸分泌，从而达到止血目的。过多的冷盐水灌洗会造成体温下降、上腹疼痛不适，甚至诱发心律失常的危险，应予注意。

二、迅速补充血容量

这是治疗上消化道出血的首要措施，必要时开放两条静脉通路。

（一）输液

应循"先盐后糖，先胶体后晶体，先快后慢"的原则，在未配好血之前输入生理盐水，706 代血浆，林格液，5%~10% 葡萄糖液体，及时纠正水电解质、酸碱平衡紊乱。新近出现的羟乙基淀粉（贺斯）用在急诊救护中的液体复苏和休克治疗。贺斯为中分子羟乙基淀粉。该药可在血管内自身裂解，在 8 小时内不断产生并维持足够数量的渗透压活性颗粒。贺斯的体内平均分子量为 8500D，是与天然胶体溶液白蛋白最接近的胶体。

治疗低血容量性休克患者，应第一时间抢救容量、改善灌注，方法是输注容量缺失量的贺斯 6%。大量出血，可给予贺斯 10%。其优势是更快更高效地恢复容量。且用量为贺斯 6% 的 70% 左右。血制品暂时不可得时，使用贺斯无严格剂量限制。

（二）输血

1. 指征　①Hb<70g/L，RBC<3×10^{12}/L.；②收缩压 <12kPa（或较基础血压下降 25%）；③心率 >120 次 / 分；④大量呕血或黑便；⑤改变体位出现晕厥、血压下降、心率加快，由平卧改为卧位时，血压下降幅度 >15~20mmHg，心率加快幅度 >10 次 / 分。

2. 输血量　视失血量而定，原则上输血量应接近出血量，中度失血，需补血 400~600ml；重度失血，需补血 1000~2000ml。肝硬化出血时宜输新鲜血。

3. 注意事项

（1）输血开始时，速度应加快，以尽快使收缩压升高至 12kPa 水平。

（2）避免输血、输液过多，过快而引起肺水肿，最好测定中心静脉压来检测输入量。

（3）防止枸橼酸中毒，一般每输血 600~1000ml，可由静脉输入 10% 葡萄糖酸钙 10ml，以防低血钙发生。

（4）大量输注库存血时易引起高钾血症，应给予高张葡萄糖，必要时加入适量胰岛素。

（5）输血前必须向患者家属交代清楚输血可能的并发症，如：输血反应、输血后肝炎等。

签写输血同意书。

（三）判断血容量补足的指标

1. 四肢末梢由湿冷、青紫转为温暖、红润。

2. 脉搏由快、弱转为正常有力。

3. 收缩压接近正常，脉压 <4kPa。

4. 肛温与皮温差从 3℃转为 1℃。

5. 尿量 >20ml/h。

6. 中心静脉压（CVP）恢复正常。

输入新鲜冷冻血浆 300~600ml，对凝血功能障碍有一定改善作用。

三、全身止血治疗

常用的全身止血药：适用于各种原因的消化道出血。

1. 云南白药　口服 0.5~1g，每日 3 次。

2. 卡巴克络　10mg 静脉注射，每日 2 次。

3. 酚磺乙胺　4~6g 静脉注射。

4. 氨甲苯酸　150~300mg 静脉注射。

5. 巴曲酶　是酸性止血药，可直接作用于外源性凝血系统，形成凝血活酶，促进凝血酶的形成，起到止血作用。首次要静脉注射和肌内注射各 1U，继而每日肌内注射 1U。

四、非曲张静脉上消化道出血的治疗

包括消化性溃疡、急性胃黏膜病变等出血。

（一）抑制胃酸分泌药物

血小板聚集及血浆凝血功能所诱导的止血作用，需在 pH>6.0 时才能发挥有效作用。相反，新形成的凝血块在 pH<5.0 的胃液中会迅速被消化。因此，抑制胃酸分泌，提高胃内 pH 在理论上有止血作用。

1. 雷尼替丁　150mg 缓慢静注，每 12 小时 1 次，或 150~300mg 加入液体中持续静脉点滴。

2. 法莫替丁　20mg 溶于生理盐水或葡萄糖 20ml 缓慢静注，每日 2 次。

3. 西咪替丁　200~400mg，每 6 小时 1 次，静脉点滴。

4. 奥美拉唑　40mg 静注，每日 1 次。

5. 生长抑素及其衍生物　治疗应激性溃疡出血，疗效较好。生长抑素可抑制胃泌素的释放，促进溃疡的愈合。

（二）局部止血

1. 去甲肾上腺素冰生理盐水　可使胃黏膜血流低下，是减少或停止胃十二指肠出血的辅助方法。100ml 冰生理盐水（4℃）中加入去甲肾上腺素 8mg，先从胃管内尽量抽取胃内容物，然后注入 100~200ml 去甲肾上腺素生理盐水，变换患者体位，每 1~2 小时 1 次，根据胃内抽取物是否含有血迹，酌情延长注入间隔，直至停止。

2. 控制胃内 pH

（1）通过胃管抽取胃内容物如 pH<6.5，注入 10% 氢氧化铝凝胶 60ml，或 5% 苏打

50ml,直到 pH 为 7。每小时测 1 次 pH,并加以调整。

（2）先用冰生理盐水洗胃后注入西咪替丁 300mg,每 6 小时 1 次,直至止血。

3. 孟氏液的应用（Monsellshi 液灌注） 本药具有缩短胃黏膜创面出血的作用,用药后在出血创面上形成一层黑棕色附着牢固的敛膜而止血。胃管注入,一般应用 10%~25% 溶液 10ml 加冰生理盐水 90ml。一次注入胃内并夹住胃管,1 小时后放开胃管观察出血是否停止。如用药 2~3 次无效,可能为大动脉出血,应考虑手术治疗。

4. 凝血酶 凝血酶的特点是局部止血迅速,疗效显著,无明显不良反应,首次剂量要大,8000~20 000U 溶于 80~100ml 生理盐水或牛奶中口服或胃管内注入,每 2~6 小时 1 次,切忌血管内或肌肉内注射,如出现过敏性反应立即停药。

5. 侧腹部腹穿 腹腔注入 250ml 生理盐水加 8mg 去甲肾上腺素,协助患者来回翻动腹部,有效者出血 10 分钟可止。

6. 局部喷药法 在纤维胃镜下直接向出血处喷去甲肾上腺素,以局部出现苍白圈为度。去甲肾上腺素止血迅速。

7. 肾上腺素 在出血病变血管周围做黏膜下局部注射 1:10 000 肾上腺素 5~10ml 形成水肿。通过肾上腺素血管收缩及水肿压迫血管作用达到止血目的,但这种止血有时是暂时的。因此,必须在同一部位再注射 2~5ml,使血管腔闭塞,达到止血目的。尤其对年老有并发症者,应用药物局部注射可避免手术治疗,局部还可注射无水酒精、乙氧硬化醇、肾上腺素和高渗盐水混合溶液等。

8. 内镜止血夹和机械止血 可直接夹闭肉眼可见的出血性血管和病灶。

（三）口服药物

1. 组胺 H_2 受体拮抗剂 西咪替丁口服一次量后 1 小时可减少胃酸分泌量的 80%,能促进糜烂、溃疡愈合,减少或防止胃出血。

2. 前列腺素 具有保护胃黏膜、增强胃黏膜屏障功能。抗御损伤因子、抑制胃酸及胃泌素分泌、调节十二指肠黏膜的碱分泌,具有保护胃、十二指肠黏膜性能,从而对消化性溃疡及上消化道出血有较好的疗效。而且无毒性及严重的副作用,可视为较有前途的药物。

（四）其他方法

1. 高频电凝止血 最适用于胃溃疡出血,不适用于食管静脉曲张破裂出血。止血方法:首先消除出血区凝块,然后用单极球形电凝器稍微接触出血灶,用凝固电流,时间 2~3 秒。电凝时电凝器勿紧密接触出血的血管,以免烧灼后撤去电凝器撕脱焦痂再出血;其次,应先从出血灶周围电灼,如不能止血最后再电凝出血点,本法止血成功率 90% 左右。

2. 电灼止血 系应用单极电极,靠近而不接触出血组织,通过放电电离空气,放出电火花,使蛋白质受热凝固而止血。本法止血率 95%,无并发症,较电凝止血更为表浅,故更适用于黏膜止血。

3. 激光止血 本法自 1975 年首次经内镜进行激光照射治疗消化道出血以来,目前已广泛用于临床,对各种原因引起的消化道出血均有止血作用。有人报告激光止血率为 67%,最高 91%。激光止血的原理在于光凝固作用,具有相当强度的激光照射适当吸收的组织时,光能可转化为热能,产生高热。以 80W 的钇铝石榴石（Na:YAG）激光照射,半秒以内可达 160~200℃,使细胞水分蒸发,组织蛋白质凝固和小血管收缩闭合,立即出现机械性血管闭塞或小血管内膜发生血栓,就产生光凝止血。影响激光止血效果因素包括激光器的功率、光导纤维的性能、光纤的发散角以及光纤维前端与靶组织的距离等。

内镜激光止血合并 CO_2 同轴喷射,可提高激光止血效果,无烟,无臭味,视野清晰。

4. 高频氩气刀止血。

(五)治疗性血管造影

治疗性血管造影于 20 世纪 70 年代才发展起来,此方法用于消化道出血治疗后,取得了比较满意的效果。

1. 血管内血管加压素注射　选择性血管造影发现出血部位之后选用垂体后叶素、血管紧张素、去甲肾上腺素、肾上腺素或麻黄碱,经导管滴入,可使小动脉和毛细血管收缩、出血停止。用于出血胃炎、应激性溃疡、贲门黏膜撕裂症最有效。止血率 77%~82%。

2. 选择性动脉栓塞止血　注入血管加压素失败者、胃及十二指肠溃疡大出血、上消化道恶性肿瘤出血、原因不明确不能进行手术治疗者。临床常用栓塞物质有:自体血凝块,改良血凝块,明胶海绵。

3. 经导管气囊止血　选择性血管造影时小气囊插管进入动脉,进行治疗性阻塞治疗。

(六)铁磁合剂
(七)手术治疗

消化性溃疡出血的手术指征:

1. 上消化道大量出血不止,经内科紧急处理无效。

2. 出血量虽不大,但长期保守治疗无效。

3. 既往有反复出血史。

4. 溃疡病史长,过去有合并穿孔或幽门梗阻。

5. 年龄 >50 岁。

五、肝硬化食管胃底静脉曲张破裂出血的治疗

(一)药物止血

1. 垂体后叶素　作用机制是通过对内脏血管的收缩作用,减少门静脉血流量,降低门静脉及其侧支循环的压力,从而制止食管胃底静脉曲张破裂出血。

垂体后叶素使用时可 1 次静脉推注(或小壶加入)20U,每 4 小时重复 1 次,以后持续静脉滴注每分钟 0.2~0.6U,持续 24~48 小时。此药半衰期较短,仅 10~20 分钟,宜加注意。此药止血率 70%,但复发率为 60%。

垂体后叶素的副作用:腹痛、血压升高、心律失常、心绞痛,严重者发生心肌梗死。也可使肠系膜动脉收缩而发生小肠坏死,也有报告脑血管意外者。因此,高血压、冠心病患者禁用。又因垂体后叶素减少进入门静脉的血流量,久用影响肝功能诱发肝性脑病。

为防止这些并发症,垂体后叶素与血管扩张药联合应用。联合应用有利于克服垂体后叶素的副作用,进一步加强止血作用。必须强调,任何血管扩张剂和血管收缩剂联合应用时,均应注意调整剂量,以防血管过度扩张抵消血管收缩剂的作用。

在输注垂体后叶素后,每半小时含化硝酸甘油 0.4~0.6mg;或静脉滴注 200μg/min。还可用皮肤贴剂和缓释软膏,每 24 小时释出 5~10mg。用于预防再出血。长效的有硝酸异山梨醇酯和单硝酸异山梨醇酯,均可降低门静脉压力,临床使用时,前者 20mg,每日 2 次,

长期服用安全有效,可使门静脉压梯度下降24.7%。后者口服40mg,可使门静脉压力下降29%,也是安全有效的。但这类药物均降低动脉压,在大出血低血容量休克时不宜单独使用。

在给垂体后叶素同时,静脉滴注异丙基肾上腺素0.002mg/ml,每小时50ml。

在给垂体后叶素同时静脉滴注硝普钠1U/(kg·min)。

2. 血管加压素　血管加压素比垂体后叶素的不良反应小,疗效基本相近。用药剂量在0.1~1.0μg/min,一般0.2~0.4μg/min持续静滴,持续24小时可再用12小时。

3. 三甘氨酰赖氨酸加压素　是人工合成的血管加压素衍生物,其在体内的分解产物甘氨酸血管加压素会在较长时间内以较低剂量缓慢释放,这样会使其不良反应比血管加压素显著减少,故可1次静脉推注后维持长效,此外其起效时间短,仅1~2分钟,对全身血管的收缩作用亦弱。每6小时给药2mg的止血率可达70%。临床实验显示,此药在控制食管曲张静脉出血的作用比垂体后叶素和血管加压素均强,如与硝酸甘油联合应用能增强减低门静脉压力的作用,并减少各种不良反应。

4. 生长抑素及其衍生物　奥曲肽(亦称善得定)是一种人工合成的八肽生长抑素类似物,能明显减少内脏血流量及其静脉血流量,明显降低门静脉压力及侧支循环血流量,对全身血流动力学几乎无影响,控制急性食管胃底静脉曲张破裂出血疗效肯定、安全。对垂体后叶素治疗无效者也有理想的止血疗效。最大特点是半衰期和作用时间长,可静脉注射,亦可静脉滴注或肌肉、皮下注射。

首次剂量100~200μg静脉注射,以后每6~8小时注100μg,每日总量可达400~600μg,必要时可增加至每日800μg,亦可每8小时皮下注射100μg。或醋酸奥曲肽(善宁)0.1mg加入10%葡萄糖中静脉推注,继以25~50μg/h的速度加入10%葡萄糖1000ml中静滴24~48小时。

主要副作用是局部和胃肠道的局部反应,包括:疼痛,注射部位针刺和烧灼感,伴红肿,这些现象极少超过15分钟,注射前使药物达室温,则可减少局部不适。

胃肠道副作用有厌食、恶心、呕吐、痉挛性腹痛、腹胀、稀便、腹泻及脂肪泻。

给药前避免进食,则可减少副作用的发生。此药价格昂贵。

5. β肾上腺素受体阻滞剂　最常用的是普萘洛尔(propranolol),亦名心得安,它是一种非选择性β肾上腺素受体阻滞剂,既能阻断$β_1$受体,使心率减慢,心排出量减少;又可阻断$β_2$受体而使α受体兴奋,使内脏循环阻力增加,减少门静脉的血流量和压力;普萘洛尔不影响脑和肾的血流量。服用后很快被胃肠道吸收,广泛分布在体内,在肝内代谢,有一定积蓄量。实验还观察到普萘洛尔可明显降低奇静脉血流量,对门脉高压症患者给予药量40~80mg,一日2次,心率下降至原心率25%,药量宜在3~6日渐增34%。普萘洛尔不仅在急性出血时用以止血,还可用于预防再出血,可在首次出血后即开始服用,直至决定性手术治疗时。其不良反应有头痛、恶心、呼吸困难和肝性脑病等,如突然停药还能发生心律失常,长期服用者更应注意。对晚期肝硬化患者,普萘洛尔因能减少入肝血流量而易诱发肝性脑病,应慎用或禁用。

其他β受体阻滞剂还有阿替洛尔(atenolol,氨酰心安),这是一种选择性$β_1$受体阻滞剂;纳多洛尔(nadolol,萘羟心安),它不在肝内代谢,疗效较普萘洛尔显著。这两种药物的血清内半衰期均较长,也较少出现中枢神经系统的不良反应等。

6. 中枢神经 α 受体兴奋剂　最常用的是可乐定(clonidine)，通过降低血浆儿茶酚胺和肾素浓度而降低门静脉压力，对肝硬化患者可降低高动力循环和门静脉压力。临床使用0.15mg，每日 2 次，服用 8~12 周。此药可降低门静脉压力，但不影响肝血流量和肝脏功能。可乐定可引起心排出量减少，在低血压时慎用。

7. α 受体阻滞剂　如苯氧苄胺、哌唑嗪、酚妥拉明等，它们可扩张肝内门静脉支、肝静脉末梢分支和肝窦，降低肝窦压和 WHVP。临床使用酚妥拉明 0.1~0.2mg/min 静脉滴注控制止血，止血后再口服哌唑嗪 1~2mg，每日 3 次，可预防再出血。

8. 钙通道阻滞剂　维拉帕米可降低门静脉阻力和压力，并改善肝脏循环，实验显示它可降低食管静脉曲张患者的 1 年再出血率。氟桂利嗪可降低门静脉压力，缩小食管曲张静脉管径，并降低其压力。口服每次 50mg，每日 3 次。

9. S_2 受体阻滞剂　5-羟色胺具有维持门静脉高压的作用，大剂量的 5-羟色胺阻滞剂可降低门静脉压力。临床使用的 S_2 受体阻滞剂酮舍林(katanserin)，10mg 静脉滴注，可降低门静脉压力，但一部分患者用药后可出现可复性肝性脑病的症状。最近使用的另一种 S_2 受体阻滞剂坦舍林(ritanserin)，能降低肝内和门静脉侧支阻力，与酮舍林相比较，亲和力更好，又不会引起动脉血压下降，10mg 口服，每日 2 次，用药 5 天后可降低门静脉压力 23.1%，是一种治疗食管曲张静脉出血时有希望的药物。

10. 血管紧张素转换酶抑制剂　卡托普利 6.25mg，每日 2 次，已用于治疗门静脉高压症。另一种硫甲丙脯酸也用于临床。

11. 其他　吗多明(molsidomine)，通过扩张静脉降低动脉压，再反射性收缩内脏动脉，最后降低门静脉血流量。硝普钠是一种均衡型血管扩张剂，可用于治疗门静脉高压症。

12. 利尿剂　门静脉高压症患者常呈高动力循环状态，循环血容量扩张，且与门静脉压力升高有关，使用利尿剂可降低门静脉压力。临床常用螺内酯 100mg，口服每日 1 次，连续4 周，可明显降低门静脉压力；呋塞米口服，每日 40mg，连续 4 周，亦可奏效。

以上各类药物如联合应用，会更明显地降低门静脉压力，更有效地预防出血和减低再出血率，如 β 受体阻滞剂加用血管扩张剂、β 受体阻滞剂加用 S_2 受体阻滞剂、β 受体阻滞剂加用 α 受体阻滞剂等，均能提高疗效。

（二）三腔双囊管压迫止血

三腔双囊管的应用：用于肝硬化门脉高压症有食管胃底静脉曲张破裂出血患者的急救。

1. 用前检查气囊是否漏气，管腔是否通畅，分别向胃囊和食管囊注气，测试气囊达到足够大时的注气量。

2. 三腔管前段，双囊及患者鼻腔涂上液体石蜡润滑。

3. 向患者交代下双囊三腔管的方法，嘱其斜坡卧位，如何做吞咽动作配合。

4. 当胃管到达胃时(65cm)，胃管内抽出胃液向胃囊注气 6.6kPa(50mmHg)压力，夹住管口，向外牵拉三腔管遇到阻力时表示胃囊已到达胃底部，在有中等阻力的情况下，用宽胶布将三腔管固定于患者面部，或用沙袋或其他重物通过滑车牵引固定。

5. 向食管囊注气，使囊内压力 4~5.3kPa(30~40mmHg)。

6. 抽出胃内容物，并经常观察胃内容物变化以了解止血效果，也要经常检查双囊压力。

7. 持续压迫时间最长不应超过 24 小时。每隔 12~24 小时气囊放气 1 次，放气前后先口服液体石蜡 20ml，如果两个气囊都在充气压迫，放气时先放食管囊气体，以防食管囊上滑压迫喉头,每次放气大约 30 分钟,观察有无出血,如无出血可继续观察 24 小时,如果仍无出血可拔除三腔管,一般三腔管留置时间为 72 小时,或适当延长。

8. 缺点 患者痛苦大,并发症多。

最常见的并发症是吸入性肺炎,发生率在 10% 左右,其严重程度与患者意识状况和气道管理情况有关,使用四腔双囊管可显著减少此并发症的发生。其他并发症还有食管炎、食管黏膜坏死、心律失常等。

急性喉阻塞是最严重的并发症,多因胃气囊充气不足或过度用力牵引(重量 >1.5mg),致使胃气囊向上移位到喉部,压迫气管引起窒息,死亡率高,特别要引起警惕。

此外,气囊压迫致食管穿孔、胃食管黏膜溃疡形成亦为严重并发症。

(三)局部止血

1. 去甲肾上腺素胃内灌注或腹腔内注射,每次含去甲肾上腺素 8mg 的生理盐水 100ml,胃内灌注每 0.5~1 小时 1 次,腹腔注射用盐水 250ml,内含去甲肾上腺素 8mg,对食管静脉曲张破裂出血可作为一种辅助治疗方法。

2. 孟氏液的应用 本药具有缩短胃黏膜创面出血的作用,用药后在出血创面上形成一层黑棕色附着牢固的敛膜而止血。胃管注入,一般应用 10%~25% 溶液 10ml 加冰生理盐水 90ml。

(四)经内镜栓塞硬化治疗

内镜治疗的适应证较外科手术治疗为宽,凡成年患者近期内有出血或正在出血者均可使用,特别是年迈、肝功能较差,或有其他同存病或并发症而不能耐受麻醉和手术者。其禁忌证有重度肝功能不全、心肺肾脑等重要脏器功能极度衰竭而病情垂危、出血倾向严重、食管狭窄不能插入内镜、曲张静脉宽度 >20mm 者。

经内镜注射的硬化栓塞疗法,实际上是两种不同情况:一是将某些药物注射在食管曲张静脉周围,药物引起的非感染性炎症反应,导致纤维组织增生而使其曲张静脉周围组织变硬、静脉受压闭塞,即所谓 "硬化疗法"。一是将药物注射在食管静脉曲张静脉血管内,药物引起血栓形成而使之闭塞,即所谓的栓塞疗法。在实际操作中两者兼有之。

门脉高压症食管胃底静脉曲张,经内镜注射硬化剂治疗,止血成功率 90% 左右,有的高达 95%。有人报告注射硬化剂住院死亡率为 28%,但均由肝衰竭引起。

注射硬化剂治疗可能出现局部和全身的并发症,注意选择适应证和禁忌证。

目前使用较多的栓塞硬化剂有:5% 鱼肝油酸钠,乙醇胺油酸酯,1% 乙氧硬化醇,α-d 氰基丙烯酸酯(TH 胶),0.5%~1.5% 十四羟基硫酸钠以及纯乙醇等。近来有人将几种不同的硬化剂减少浓度制成复方联合应用,以提高疗效减少副作用。

注药间隔 1 周较适宜,再出血率下降显著,也可间隔 2~3 周。曲张静脉内注射优于曲张静脉旁注射。使用此种治疗需注意如长期注射可使食管狭窄,另外还会发生门静脉和其他内脏静脉壁硬化者,也有并发食管癌的个案报道。

(五)内镜套扎法

利用内镜将高弹性橡皮圈套扎在食管曲张静脉基底部,使结扎处组织坏死脱落和血管闭塞,原理与橡皮圈结扎内痔方法相似,以达到止血和防止再出血的目的。疗效确切,止血成功率达 90% 以上,曲张静脉闭塞率在 80% 以上,复发出血率在 17%~34%。总的疗效优于内镜注射治疗,是治疗食管曲张静脉出血的首选方法。

（六）经颈静脉肝内门体分流术

经颈静脉肝内门体分流术（transjugularintrahepatic portosystemic stent-shunt，TIPSS），是近年开展的一种使用介入放射技术，经颈静脉途径，在肝内的肝静脉与门静脉之间置入支架，建立通道性门体静脉分流术，从而降低门静脉压力，治疗食管胃底曲张静脉出血，并控制腹水的产生。经临床应用观察，其创伤小，并发症较少，适应证广，近期疗效较好，并可重复施行，故很快开展起来。作为一种暂时性应急治疗措施，特别作为肝移植术的准备，这种方法是有一定价值的。从国内外的经验综合分析，TIPSS 的技术成功率在 95% 左右，可使门静脉压力下降 40%~60%，总的止血率在 90% 左右，随诊 1 年再出血率为 4%~21%，术后肝性脑病的发生率在 15%~20%，为确定 TIPSS 的远期效果，尚需严格地做随机对照研究。

适应证：

1. 晚期肝硬化并食管胃底曲张静脉出血，经硬化治疗、套扎治疗后效果不佳，肝功能差又不能急症手术。

2. 已施行过门体分流术、断流术，之后又复发出血。

3. 顽固性腹水，经支持治疗无效。

4. Budd-Chiari 综合征。

5. 肝硬化并肝癌，同时有食管胃底曲张静脉出血，还可在 TIPSS 同时行肿瘤的栓塞治疗。

肝移植术的准备，TIPSS 作为一种暂时性姑息治疗方法，可缩短手术时间，减少出血量，降低危险性。

TIPSS 方法降低再出血的疗法明确，但发生脑病等并发症多，仅在内镜治疗无效时才考虑使用。

（七）经皮经肝血管栓塞术

此法用在食管胃底静脉曲张破裂出血者效果更好。超选插入胃左静脉和（或）胃短静脉之后，证实食管胃底静脉曲张之血管是它们所供应，并经造影证实无误方进行栓塞。

栓塞剂有多种均可选用。有的单位采用 50% 葡萄糖 60~80ml，继之无水酒精 30~50ml，对未栓全的再加海绵少许。

止血率 89%~100%，3~5 个月再出现率为 65%，有的 33 周再出血 61%。

（八）外科手术治疗

食管胃底曲张静脉急性大出血时，病情危急，死亡率极高，所以在急症治疗时首选非手术治疗方法。只有在各种非手术方法无效时，才考虑手术治疗，在进行急诊手术时，也应以抢救患者生命为目的，力求有效、简单、用时短，以断流术为主要选择，肝功能良好者才考虑施行分流术。在进行择期手术时，应考虑门脉高压症患者的全身和肝功能情况采用分级的方法加以评估，所参考的内容有血清胆红素、血浆白蛋白、凝血酶原时间和 ALT；全身情况有腹水、营养状况和肝性脑病等。目前常用的分级方法有中华医学会外科学会分级法（Ⅰ、Ⅱ、Ⅲ级）、Child 分级法（A、B、C 级）（表9-3）。近年来国际常采用 Child-Pugh 分级法，这是 Pugh 将 Child 分级法改为记分方法，每一项目分为 1、2、3 分，各项相加为总评分，总评分 5~7 分为 A 级，8~9 分为 B 级，10~15 分为 C 级。

表9-3 Child-Pugh 肝脏功能分级法

检查项目	异常程度评分		
	1分	2分	3分
血清胆红素（mmol/L）	17.1~34.2	34.2~51.3	>51.3
血浆白蛋白（g/L）	>35	28~35	<28
凝血酶原时间（s）	1~4	4~6	>6
肝性脑病	无	轻度	中度以上
腹水	无	少量、易控制	中等量、难控制

除了这些分级指标外,如有无黄疸,白/球蛋白比值倒置,特别是γ球蛋白增高等。各种手术治疗的死亡率与肝功能分级有密切关系,有报道 Child-Pugh 分级 A 级的手术死亡率仅 2% 左右,B 级 10% 左右,C 级达 50% 左右,故 C 级患者更应从严掌握手术适应证。

急性大出血时,病势凶险,特别是出血后几天内病情非常重,这时手术的并发症率和死亡率均很高,故应采取积极的非手术治疗措施,如果起到暂时止血的效果,可待肝功能改善和腹水减退 2~3 周后再行决定性手术治疗。如果非手术治疗措施失败,出血不能控制,则需急症手术。急症手术也应经过积极准备后进行,一般宜在控制出血后 48 小时进行,如不能控制急性大出血,则立即进行手术治疗。

六、胆道出血

胆道出血为消化道出血的原因之一,右上腹绞痛、上消化道出血和黄疸是胆道出血的三联症,但黄疸并不多见。随上腹痛发作,即发生呕血或排出柏油便,就应考虑胆道出血的可能性。若伴有寒战,发烧,并出现黄疸,则更要考虑胆道出血。

患者大便或胃液中发现管型血块,是诊断胆道出血的根据,选择性腹腔动脉造影能肯定出血的部位。如果作胃镜检查可以见到鲜血或血块从乳头排出。

急诊处理:

1. 应用止血药。

2. 应用抗生素控制感染。

3. 胆道引流　有助于控制感染和减轻症状。采取穿刺胆囊或胆管方法,如经皮经肝胆道引流、经鼻胆道引流、穿刺胆囊引流。

4. 手术治疗　胆囊切除术（胆囊病变）、结扎肝叶动脉、肝部分切除术等。

七、急性出血性小肠炎

急性出血性小肠炎是一种以小肠急性出血性坏死性炎症为特征的消化系急症。主要表现为腹痛,便血为本病特征之一,还有发烧、呕吐和腹胀,严重者可有休克、肠麻痹等重度症状和肠穿孔等并发症。

急诊处理:

1. 卧床休息　有呕吐、便血、腹痛及腹胀者均应禁食,禁食时间一般不少于 3 天。

2. 支持疗法 禁食期间应予静脉补液,补充复合氨基酸、维生素。每日液体量 2000~3000ml,其中 5%~10% 葡萄糖占 2/3~3/4,生理盐水占 1/4~1/3。贫血或便血严重者给予输血。输液中注意水、电解质、酸碱失调情况,给予及时纠正和补充。

3. 本病与 C 型产气荚膜芽孢杆菌感染有关,所以要给抗生素控制肠道感染。常用抗生素有氨苄西林(4~8g/d)、卡那霉素(1g/d)、头孢他啶(4g/d)。一般以两种抗生素联合应用为好,应用 Welchii(产气荚膜芽孢杆菌)抗血清 42 000~85 000U 静脉滴注,有较好疗效。

4. 本病的发生与胰蛋白酶活性减低及分泌减少有关。补充胰蛋白酶可水解 Welchii 杆菌的内毒素,减少其吸收,并可清除肠道坏死性组织。常用胰蛋白酶 0.3~0.9g/d,每日 3 次口服。

5. 肾上腺皮质激素的应用 可减轻中毒症状,抑制过敏反应,改善和提高机体应激能力,但有加重出血和促进肠穿孔的危险,在高热,中毒性休克时可以应用。使用时采取短期、大量及静脉给药的原则。成人用氢化可的松每日 200~300mg 或地塞米松 5~20mg/d,均可静脉滴注。

6. 对症治疗 高热时物理降温,烦躁不安时肌注地西泮、苯巴比妥或异丙嗪等。

7. 手术治疗 下列情况应考虑手术治疗。

(1)有明显腹膜炎表现,疑有肠坏死、肠穿孔者。

(2)肠出血严重,经反复输血及其他保守治疗无效而有休克趋势者。

(3)肠梗阻,肠麻痹。

(4)腹腔诊断性穿刺证明有脓性或血性液体者。

(5)诊断不明,不能排除其他急需手术的急腹症者。

手术方式可采取肠切除、肠造瘘、腹腔引流及穿孔修补术等。如果肠管无坏死或穿孔者,可予普鲁卡因肠系膜封闭,以改善病变肠段的血液循环。

八、大肠息肉病

大肠息肉是大肠黏膜表面隆起性病变的总称,胃肠道内息肉以大肠最为多见,尤以直肠和乙状结肠为甚。

大多数病例并无明显症状,仅在体检时偶然发现,其症状和息肉大小有关,症状有便血、黏液便、腹痛和息肉脱垂。

便血或大便隐血相对常见。通常息肉愈大愈易出血,直径 <1cm 息肉很少出血,已证明有息肉的病例仅 20%~40% 大便隐血阳性。诊断主要靠钡灌肠、纤维肠镜或乙状结肠镜。

急诊处理:

1. 全身用止血药。

2. 局部处理

(1)将 500~1000U 凝血酶置于小纱布块上,盖于出血部位,然后再将大棉垫盖其上,并适当用力加压 4~5 分钟,观察出血情况。

(2)冰生理盐水 100ml 中加入去甲肾上腺素 8mg 洗肠。先用生理盐水作清洁洗肠,然后注入配好的去甲肾上腺素冰水,作反复冲洗,至出血停止。

(3)在纤维结肠镜下作电凝止血。

(4)手术切除术。

九、毛细血管扩张症

毛细血管扩张症,也称为静脉畸形或血管发育不良、血管瘤,现称"血管畸形"。不明原因的下消化道出血很多系右半结肠黏膜下毛细血管扩张症引起。

肠道血管畸形可以无症状,常常因其他原因做检查时而发现。唯一的临床表现为消化道出血,而消化道出血方式可表现为多样,可表现为急性大量出血,也可为反复间断大量出血或慢性少量出血;25% 以上患者可无显性的消化道出血,仅表现为便潜血阳性和贫血,病程可从几天到数年或几十年。

肠道血管畸形的诊断主要靠血管造影和内镜检查。

急诊处理:无症状的血管畸形无须进行预防性治疗,对于有出血的患者,可进行急诊处理。

1. 内镜下电凝、激光及注射硬化剂等治疗,可多次反复进行治疗。

2. 右半结肠切除术　但病变广泛者术后再出血的发生率高。目前认为只有内镜下治疗多次无效的出血患者以及危及生命的大出血患者才考虑手术治疗。下消化道出血,经非手术治疗无效,可考虑手术治疗。对隐性出血者的剖腹探查,一般收获很小。

十、中医中药治疗

1. 仙桃草冲剂　安徽中医学院附属医院内科用仙桃草全草制成冲剂治疗上消化道出血 52 例,获得了满意的效果。

2. 山西省阳泉市第一人民医院内科应用冰冻牛奶,去甲肾上腺素和云南白药治疗肝硬化并发食管胃底静脉曲张破裂出血患者 31 例,在一般西医内科抢救措施基础上应用本法,取得较好疗效。

3. 海黄散　海螵蛸、生大黄各研细粉,制成胶囊(每粒含生药 0.5g),每次 4~6 粒,每日 4~6 次口服。

4. 番泻叶　番泻叶组止血时间短于西药组与西咪替丁组($P<0.01$),亦短于大黄组($P<0.05$)。

5. 大黄　不同剂型单味大黄治疗溃疡病出血疗效优于西药组。

6. 苎麻根液　每日 30~90ml 口服,将在胃镜直视下喷洒(30~60ml)在出血部位上治疗上消化道出血。

7. Ⅲ号止血粉　应用乌贼骨 50g、川贝 15g、阿胶 50g、大黄 15g,共研细面分几次口服。

8. 血宁冲剂　黄连 330g、大黄 1000g、黄芩 500g,制成冲剂每包 18.3g。

9. 复方五倍子液　五倍子 15g、诃子 5g、明矾 5g 制成复方五倍子液。

10. 止血 1 号　白芨 10g,生大黄 3g,水煎 200ml,冷却后口服,日量 200ml,分 2~3 次口服。止血 1 号对出血后诱发肝性脑病有预防和治疗作用。治疗组和对照组肝性脑病发生率分别为 3.3% 和 16.9%。

11. 复方马勃液喷洒　马勃 100g、大黄 50g 制成复方马勃液喷洒治疗上消化道出血,成功率 94.1%。

12. 胃镜直视下用明矾局部治疗　明矾 300g、葡萄糖 1500g、40% 蔗糖适量,每包 18g,含明矾 3g。2 包加水 100ml 配成 6% 明矾液通过塑料管喷洒于出血病灶,用量 15~100ml,观察10分钟后无出血取镜。

辨证施治：祖国医学历来按其出血原因不同，将上消化道出血分成血热出血、气虚出血、血瘀出血等三个临床辨证类型。但从治疗角度考虑须依次临证：急则治标，活血必活气；血止后则当补血；若失血过多，当补气补血，因失血者必失气，气虚则血滞，补气则能生血、行血。具体辨证分型常见下面四型：胃热壅盛型（胃热型）、肝火犯胃型（肝郁化火）、脾胃虚寒型（脾虚型）、胃腑血瘀型（血瘀型）。

（刘凤奎　李春英　赵志鹏）

参 考 文 献

［1］章天予. 急性上消化道出血//陈敏章. 中华内科学. 北京：人民卫生出版社，1999：2582-2261.

［2］章天予. 便血//陈敏章. 中华内科学. 北京：人民卫生出版社，1999：263-265.

［3］刘凤奎，贺正一，那开宪. 实用内科急症治疗手册. 北京：人民卫生出版社，1999：175-201.

［4］李常青，许东海，李洪璐，等. 胃冠状静脉栓塞治疗肝硬化孤立性胃静脉曲张破裂出血. 中华实用医学，2003，5（18）：40-41.

［5］常江，杨晋辉，琚坚，等. 肝硬化并上消化道大出血的新鲜冷冻血浆治疗. 中华实用医学，2003，5（18）：105.

［6］杨春明. 现代急诊外科学. 北京：人民军医出版社，2001：632.

［7］朱薇，姜泊. 急性上消化道出血常见原因. 中国临床医师，2004，32（4）：6-8.

［8］方维丽，王邦茂. 非静脉曲张性上消化道出血的内镜治疗. 中国临床医师，2004，32（4）：15-17.

10

进食困难

概述

　　进食困难是指食物从口腔运往胃贲门部的过程中,受到阻碍而产生的一种临床症状。进食是通过吞咽运动完成的。吞咽运动是一个复杂的反射性的生理过程。食物从口腔开始吞咽时是通过口咽肌及舌肌的随意运动将食物推到咽部,引起咽部肌肉一系列反射性收缩,包括软腭上举关闭后鼻孔,防止食物进入鼻腔;两侧声带关闭舌骨、喉上举使会厌封闭喉开口暂时停止呼吸,防止食物进入气管;随即食管上括约肌松弛,咽缩肌收缩将食物从咽部推入食管内。随着食管上部横纹肌和下部平滑肌蠕动将食物送入胃内。位于食管下部的食管下括约肌保持食管下端一定的正常张力,使管腔处于闭合状态,防止胃内容物反流。而当吞咽动作时,食管下括约肌松弛使食物进入胃。吞咽动作是受神经控制和协调的运动,受吞咽中枢控制。进食困难多是由于咽、食管和贲门的功能性失调和器质性病变所引起的症状,常常在进食后出现咽部、胸骨后或剑突下食物停滞,以梗噎、阻塞感为主诉。进食困难临床上分为机械性(器质性)进食困难和功能性(运动性)进食困难。机械性(器质性)进食困难包括食管腔内因素、腔壁因素和腔外因素。功能性(运动性)进食困难包括神经中枢性疾病、神经反射失调和食管肌肉功能失调。

病因思考

一、机械性(器质性)进食困难

(一)腔内因素

　　1. 食物团阻塞　食物块过大、食物坚硬、黏稠。常见有牛肉块、糯米糕、薯块、油条、炸糕等。

　　2. 食管内异物　金属异物常见有戒指、耳环、纽扣、铁钉及玩具、义齿等;非金属异物常见有玩具、电池、义齿、布包、塑料薄膜及制品等。

(二)管壁因素

　　1. 炎性肿胀　细菌感染性和化学性水肿,常见细菌、真菌、结核菌感染,反流性食管炎、腐蚀性食管炎。

2. 创伤性狭窄　机械损伤、创伤性食管炎食管黏膜肿胀致使管腔狭窄。

3. 化学性腐蚀伤　食管壁灼伤水肿导致管腔狭窄。

4. 手术后狭窄　术后吻合口狭窄。

5. 放疗后狭窄　放疗后组织损伤瘢痕形成狭窄。

6. 先天性畸形　食管蹼、黏膜环。

7. 良性病变　反流性食管炎后期瘢痕狭窄、腐蚀性食管炎后期瘢痕性狭窄、食管 Crohn 病、食管结核组织增生钙化造成管腔狭窄。

8. 肿瘤　良性肿瘤常见有食管平滑肌瘤、脂肪瘤、血管瘤、食管息肉；恶性肿瘤多见于食管癌、食管肉瘤。

（三）腔外因素

1. 颈胸段骨关节病　骨性关节增生压迫食管使之食物通过受阻。

2. 咽后壁组织水肿、脓肿、肿物阻碍食物进入食管。

3. 甲状腺肿大　重度巨大甲状腺肿压迫食管使之食物通过困难。

4. 食管裂孔疝　疝环缩窄或裂孔缩窄阻碍食物顺利通过。

5. 纵隔肿瘤　尤其是上纵隔巨大肿瘤，常见胸腺瘤、畸胎瘤和神经源性肿瘤压迫食管造成管腔狭窄。

6. 心血管病　心瓣膜病的巨大左房常常压迫食管使之进食受阻。

7. 心包积液或缩窄性心包炎　钙化心包压迫食管，致使管腔狭窄。

8. 主动脉瘤　尤其是胸主动脉瘤常压迫食管出现进食困难。

9. 右主动脉弓、右无名动脉等畸形血管常常出现食管受压导致进食困难。

二、功能性（运动性）进食困难

（一）吞咽运动因素

1. 口腔病变　口咽肌麻痹不能将食物送入食管。

2. 涎腺缺乏　不能充分湿化润滑食物，干涩食物很难进入食管。

3. 舌肌瘫痪　不能充分搅拌食物反射引起咽肌运动，使之不能吞咽。

（二）肌肉功能因素

1. 肌无力　运动神经元病变，常见于引起延髓麻痹的延髓灰质炎、流行性脑炎。

2. 椎基底动脉梗死。

3. 多发性脑神经炎。

4. 颅底肿瘤。

5. 动脉瘤。

6. 延髓空洞症。

7. 多发性硬化症。

8. 神经－肌肉接头病变　临床多见于重症肌无力（吞咽型）、肉毒杆菌中毒、有机磷中毒。

9. 肌病　多发性肌炎、皮肌炎、强直性肌营养不良。

10. 肌痉挛　狂犬病、破伤风、马钱子碱中毒、蕃木鳖中毒。

11. 锥体系病变。

12. 食管痉挛。

13. 食管贲门失弛缓症。

！诊断思路

进食困难的诊断思路见表 10-1。

表 10-1 进食困难诊断思路

分类	分型	因素
机械性（器质性）	腔内	食物团块
		食管内异物
	管壁	炎性病变：细菌性感染肿胀
		反流性食管炎性肿胀
		腐蚀性食管炎性肿胀
		创伤：机械损伤性狭窄
		化学物质损伤性狭窄
		手术损伤性狭窄
		先天性：食管蹼、食管黏膜环
		良性病变：瘢痕性狭窄
		Crohn 病
		食管结核钙化狭窄
		良性肿瘤：食管平滑肌瘤
		食管脂肪瘤
		食管血管瘤
		食管息肉
		恶性肿瘤：食管癌
		食管肉瘤
	腔外	骨关节病、骨质增生症
		咽后壁水肿
		甲状腺肿大
		食管裂孔疝
		纵隔肿瘤
		心血管病：心瓣膜病巨大左房
		心包积液

续表

分类	分型	因素
运动型（功能性）	吞咽运动	口咽肌麻痹
		涎腺缺乏
		舌肌瘫痪
	肌肉功能	运动神经元病变、延髓麻痹
	肌无力	椎基底动脉梗死
		多发性颅脑神经炎
		颅底肿瘤
		动脉瘤
		延髓空洞症
		多发性硬化症
		重症肌无力
		肉毒杆菌中毒
	肌病	多发性肌炎
		皮肌炎
		强直性肌营养不良
	肌痉挛	狂犬病
		破伤风
		马钱子碱中毒
		蕃木鳖中毒
		锥体系病变
		食管痉挛
		食管贲门失弛缓症

一、病史

详细的病史资料是诊断进食困难病因的有力依据。必须亲自采取患者自诉的病史。病史中要注意年龄、性别、发病诱因、发病过程、受阻症状的部位、与饮食的关系、反流情况，有否伴随有疼痛、声嘶、呃逆、呛咳及呼吸困难等症状。

（一）年龄

初生后进食不能，多为先天性食管闭锁。儿童期出现进食困难，首先考虑有否食管内异物。中青年人出现进食困难，应注意到贲门失弛缓症及食管痉挛。高龄及老年人有进食困难，应高度重视警惕食管癌。

（二）性别

缺铁性进食困难多发于女性，而食管癌则多见于男性。

（三）诱发因素

有食管手术史或误吞腐蚀剂史多是因为瘢痕狭窄造成进食困难。有长期反酸史或呃逆症,常想到反流性食管炎所致管腔水肿肥厚增生狭窄。受情绪和精神状态影响而出现的进食困难首先注意的是贲门失弛缓症和食管痉挛。有腹压增大史、长期慢性咳嗽史及重体力劳动者或肥胖者应考虑到食管裂孔疝的存在。

（四）病程

进行性进食困难首当其冲考虑到食管癌的存在。病程较长缓慢出现的进食困难可能是食管的良性狭窄,包括瘢痕性、炎性及食管内外的良性肿瘤。症状时轻时重,时有时无,多见于功能性疾病。

（五）受阻部位

食管上段受阻常见于食管膨出性（内压性）憩室、巨大甲状腺压迫、结核性肉芽肿和食管蹼。食管中段受阻多见于食管癌、纵隔肿瘤压迫、食管良性狭窄、心包积液、心瓣膜病巨大左房及肺门淋巴结压迫。食管下段受阻的多发病有食管癌、纵隔肿瘤、食管贲门失弛缓症及食管裂孔疝。

（六）与饮食的相关性

进食过快或进过冷过热食物时出现进食困难应考虑是运动性进食困难,常见病为贲门失弛缓症、食管痉挛和进行性系统硬化症。

二、伴随症状

（一）呕吐

呕吐出现的时限:进食后立即呕吐为食管近端梗阻,进食后一段时间出现呕吐为食管中下段梗阻或巨大憩室。呕吐量较大,多为贲门失弛缓症。呕吐物性质:血性黏液为食管癌后期,为刚进食物多是贲门失弛缓症。

（二）疼痛

出现疼痛多表明肿瘤或病变刺激或侵犯纵隔胸膜。常出现的部位为胸骨后、剑突下和胸骨柄上凹。无诱因而出现疼痛,常见于贲门失弛缓症、食管癌侵犯胸膜。有诱因引发出疼痛,进酸性食物出现疼痛为食管炎、食管溃疡。过冷过热食物出现疼痛为食管痉挛。

（三）声嘶

声音嘶哑表明出现声带麻痹,是肿瘤压迫和侵犯喉返神经的临床表现。常见于食管癌侵犯纵隔、主动脉瘤、纵隔内淋巴结肿大和纵隔肿瘤。

（四）呃逆

病变刺激膈神经或膈肌时,出现呃逆症状。常见病有食管癌、食管裂孔疝和贲门失弛缓症。

（五）呛咳

病变侵及或压迫喉返神经,或侵入气管形成气管瘘时,出现呛咳。常见于延髓麻痹、食管癌侵犯气管或形成食管气管瘘、食管贲门失弛缓症、食管憩室。

（六）呼吸困难

病变压迫气管或支气管出现吸气性呼吸困难。常见于食管癌、纵隔肿瘤。

三、体格检查

营养状况,进食困难直接影响着全身的营养状况,早期对全身营养状况影响不明显,但后期均表现出明显的营养状况恶化。因此,消瘦往往是进食困难患者的主要症状。全身浅在淋巴结检查,对消化道肿瘤及纵隔肿瘤患者尤为重要。主要检查锁骨上淋巴结、颈部淋巴结和腋下淋巴结、腹股沟淋巴结。锁骨上淋巴结肿大常常标志着食管癌及纵隔肿瘤的晚期转移。浅静脉怒张表明中心静脉受压影响静脉回心血流,尤其是颈静脉怒张提示上腔静脉回流受阻,常见于食管癌晚期纵隔淋巴结转移压迫上腔静脉,纵隔肿瘤也可压迫上腔静脉。若上下腔静脉均回流受阻常见于心包炎、心包积液、心瓣膜病。

四、辅助检查

（一）X 线检查

胸部 X 线正侧位片,可以除外纵隔肿瘤、肺内肿瘤、肺门肿物的存在,同时可以观察膈的位置及膈疝的存在。食管钡剂 X 线检查是对进食困难患者首要的检查手段。它不仅可以观察食管的运动功能,食物的通过情况,同时可以反映食管内的占位性病变、食管黏膜状况及食管外压性病变的存在,还可以观察食管裂孔疝的存在。

（二）食管镜检查

食管镜检查对进食困难的患者是必要的检查手段。它不仅可以直接观察食管腔内通畅情况、食管黏膜状况、食管蠕动功能,还可以发现食管内的病变,肿物大小、位置、形态,并可以同时钳取组织做病理细胞学检查。

（三）食管脱落细胞检查

通过气囊拉网做食管黏膜脱落细胞检查是我国首创对食管癌进行普查（二级预防）简便易行而又行之有效的检查手段,它仅适宜普查认定食管癌的存在,不能确定病变部位及大小。

（四）食管测压

利用食管内压力的测定来判断食管运动功能。常用方法有导管侧孔低压灌水测定法、导管抽出法测压和多腔聚乙烯导管测压法。

常见疾病的检测表现:①食管贲门失弛缓症:检测时出现非蠕动性小收缩波,吞咽后无明显收缩波,食管下括约肌测压测不出压力下降,注入小剂量醋甲胆碱后出现强大的食管收缩波;②食管痉挛:可检测出反复出现的强大的食管收缩波,食管下括约肌松弛功能良好;③进行性系统性硬化症、食管平滑肌瘤:检测时出现非蠕动性小收缩波,吞咽时无明显收缩波,但注入酰甲胆碱时无反应;④多发性肌炎、皮肌炎:检测时出现食管上段蠕动波减弱或消失,食管上括约肌测压时压力减低。

（五）食管酸灌注试验

适应于反流性食管炎检测,而且高度敏感,在滴酸后 7~15 分钟出现胃部灼热感为阳性。

（六）食管 pH 测定

食管内 pH<4 提示有食管反流存在。

！急诊处理

一、食管内食块阻塞

（一）诊断性处理

X线食管钡剂检查,发现并确定阻塞部位及阻塞程度。

（二）治疗性处理

1. 服用润滑剂 润滑食物、促使食块下滑进入胃内。常用药有:植物油50ml口服;液体石蜡50~100ml口服。

2. 食管镜治疗 操作前禁止进食水,肌内注射阿托品0.5mg防止痉挛并减少分泌物。选用局部麻醉,2%利多卡因喷雾口咽部。在直视下缓慢放入食管镜,同时观察食管腔内阻塞物的停滞部位、大小和性质。根据食物团具体情况,可采取钳夹粉碎后推送过贲门进入胃内。也可将坚硬不宜送入胃内的食物块用钳夹住随镜体一起取出。

二、食管内异物

（一）保持患者安静

缓解患者的紧张情绪。

（二）诊断性处理

X线胸部平片可显示出金属异物的存在及形态和部位。食管钡剂X线检查可明确显示金属异物的大小、形态、性质及停滞的部位和活动情况。而对非金属和X线不显影的异物可通过钡剂的充盈影像判定异物的存在、大小、部位、形态轮廓和活动度。

（三）治疗性处理

1. 食管镜钳取异物 操作前禁止进食水,肌内注射阿托品0.5mg。在2%利多卡因口咽局部麻醉下缓慢放入食管镜,根据X线检查情况直视下观察异物的位置,根据异物的形态大小及活动情况、有否嵌入、食管黏膜有否损伤,酌情选择钳取方式。钳取异物时,先钳住异物,顺其松动方向使其成为游离状态后,随镜缓慢一起取出。

2. 通过消化道排出 如果异物较小、光滑不易钳取或钳取不能时,可服用润滑剂或纤维素食物,将其送入胃内,从消化道排出。

三、食管腔狭窄、梗阻、营养代谢障碍

（一）补充基础体液,调节水、电解质平衡

1. 5%葡萄糖盐水溶液 1000ml。

2. 15%氯化钾 20ml。

3. 多种氨基酸 500ml。

4. 5%葡萄糖溶液 1000ml。

5. 维生素C 1g。

静脉滴入,每日一次。

（二）纠正酸中毒

根据患者血液 pH 测定数据适当给予纠正，常用药物为 4% 碳酸氢钠。

（三）纠正低蛋白血症和低血红蛋白血症

适当给予适量的白蛋白或新鲜血。

（四）尽快获得病因学诊断

针对病因学处理。

四、腐蚀性食管炎

（一）急诊处理

1. 准确查明服用腐蚀剂的种类、浓度、进入时间和进入量。

2. 保持呼吸道通畅，必要时做气管切开。

3. 迅速建立静脉通道，开放静脉。

4. 吞服植物油或蛋白液，保护食管胃黏膜。也可用生理盐水及清水稀释冲洗。

5. 处理并发症，防治喉水肿，抗休克治疗，早期发现胃穿孔早期手术治疗，治疗纵隔炎。

6. 预防食管狭窄，应用肾上腺皮质激素和抗生素。

（二）近期处理

伤后 2~3 周，施用食管扩张器治疗食管瘢痕性狭窄。

（三）后期处理

狭窄段较长或经扩张疗法未能达到治疗效果，可采取手术治疗，解决进食困难。术式包括食管狭窄段以远食管切除、胃代食管或空肠、结肠代食管。

五、反流性食管炎

（一）诊断性处理

1. X 线食管钡剂检查，可显示食管下段黏膜紊乱，食管蠕动有激惹现象。

2. 食管镜检查，可直接观察到食管下段黏膜充血、水肿、糜烂及条索样瘢痕增生。

（二）治疗性处理

1. 制酸药　常用药有：

（1）西咪替丁（甲氰咪胍、泰胃美）：0.2g，一日三次。

（2）雷尼替丁（善胃得）：0.15g，一日二次。

（3）法莫替丁（高舒达）：20mg，一日二次。

（4）奥美拉唑（洛赛克）：20mg，一日三次。

2. 食管黏膜保护药　常用药有：

（1）胶体果胶铋：0.15g，一日四次，饭前服。

（2）磷酸铝凝胶（吉胃乐）：20g，一日三次。

（3）硫糖铝（舒可提、素得）：1g，一日三次。

六、重症肌无力

重症肌无力是神经 - 肌肉交接处病变引发出全身肌无力。多见于咀嚼肌、提睑肌、四肢肌肉和吞咽肌。

（一）诊断性处理

新斯的明试验：新斯的明 0.5mg 肌内注射后症状减轻或消失为阳性，证明重症肌无力存在。

（二）治疗性处理

药物治疗：新斯的明 0.5~1.0mg，肌内注射溴吡斯的明 60~120mg，一日三次。

手术治疗：伴有胸腺瘤者施行胸腺及胸腺瘤一起切除，或行全胸腺切除。可有部分患者得到治疗效果。

七、食管痉挛

解痉止痛：阿托品 0.3g 一日三次或 0.5mg 肌内注射；654-2 5~10mg 一日三次或 5~10mg 肌内注射，用于贲门失弛缓症。

手术治疗：施行食管下段肌层及贲门括约肌切开术。

八、后续处理

（一）常见食管良性狭窄

伤后瘢痕性狭窄，包括机械伤和化学伤后。炎性瘢痕性狭窄，包括感染性炎症、反流性炎症、Crohn 病、结核。

1. 诊断性处理　X 线食管钡剂检查，明确狭窄的部位、长度和狭窄的程度。食管镜检查，观察食管内膜状况，除外肿瘤的存在。

2. 治疗性处理

（1）机械性扩张术，适应于局限性、节段性狭窄。常用气囊扩张和硬质扩张器扩张。

（2）手术切除瘢痕狭窄，胃代食管术、结肠或空肠代食管术。适应于狭窄段较长或机械性扩张无效，已影响全身营养状况者。

（二）常见食管良性肿瘤

食管平滑肌瘤、脂肪瘤及息肉。

1. 诊断性处理　X 线食管钡剂检查，可以间接判定肿瘤的存在，同时又可除外其他疾病的存在。

食管镜检查，可直视下观察食管黏膜的状况。平滑肌瘤和脂肪瘤食管黏膜正常，肿物位于黏膜下。而息肉则突出于黏膜。但是，对息肉不能随意做病理组织钳取，容易引起大出血。

胸部 CT 检查，可以显示食管肿物与其周围组织脏器的相互关系，同时可以除外纵隔肿瘤的存在。

2. 治疗方法　常见的平滑肌瘤及脂肪瘤可选用手术切除。但术中要尽量保护食管黏膜不受损伤。对单发食管息肉、基底较小的可通过食管镜电灼切除。对多发性广泛性食管息肉应酌情选择相适应的治疗方法，分次电灼切除或病变食管段切除、胃或结肠代食管术。

（三）常见食管恶性肿瘤

食管癌及食管肉瘤。

1. 诊断性处理

（1）X 线食管钡剂检查：可清楚显示食管内腔的狭窄、食管黏膜紊乱及破坏、钡剂充盈缺损显示肿瘤的形态和所在的部位及长度。

（2）食管镜检查：可直接观察到食管腔内肿物形态呈菜花样，可有溃疡，同时可观察到肿瘤的部位、黏膜破坏的长度。可直接采取组织做病理细胞学检查。

2. 治疗方法　首选治疗方法是手术治疗，适应于食管中下段癌，术式为食管癌根治术、胃食管吻合术。放射治疗适合于食管上段癌及不宜手术的食管癌。

（李伟生）

呃　逆

！概述

  呃逆是一侧或两侧膈肌的阵发性痉挛性收缩。同时伴有吸气期声门突然关闭而出现短促的特殊的出气声音。精神刺激、快速吞咽、吞咽时说话、进干性食物同时少量饮水或进大块食物等因素，都可诱发呃逆。一般情况下呃逆可持续几分钟，也可持续一段时间后自行消退，还可再发。膈肌阵发性痉挛，每分钟可有1~20次不等，膈肌频发性收缩，可使胸内压力降低，出现胸部不适感、膈肌抽动性疼痛等症状。膈肌是受膈神经支配，而膈神经由部分第三颈神经和第四、五颈神经干所组成，同时膈肌也受第6~12肋间神经及膈神经丛所支配。左侧和右侧的膈神经分别支配着左侧和右侧膈肌。膈肌局部受到刺激或膈神经、迷走神经受到刺激都可导致呃逆的出现。因此进食饮水过多过快使胃骤然扩大、大笑、饮酒、姿势体位改变时，肋间肌或膈肌承受力改变也可引发呃逆。

！病因思考

  引发膈肌阵发性痉挛而出现呃逆的常见原因分为中枢神经系统病变和周围神经因素。而周围神经因素包括膈神经局部受累和迷走神经受到刺激的疾病。

一、中枢神经系统病变

（一）神经性疾病

脑炎、脑膜炎、脑干肿瘤、颈部脊髓结核、脊髓老年性变性、癫痫、手足搐搦症。

（二）狂犬病、破伤风、流行性感染性脑炎

（三）中毒性疾病

全身感染性脓毒症、伤寒、痢疾毒血症、肾衰竭终末期的尿毒症、肝性脑病的氨中毒。

（四）精神性疾病

癔症。

二、周围神经性疾病

（一）胸腔内疾病

刺激膈神经的疾病：纵隔肿瘤、纵隔炎、纵隔淋巴结肿大、食管炎、食管癌、心包炎、心肌病、肺炎、胸膜炎和支气管炎。

（二）膈疾病

肺炎伴膈胸膜炎、膈疝。

（三）腹腔内疾病

刺激膈肌的疾病：急性胃扩张、胃炎、胃癌、膈下脓肿、气腹、肠梗阻、肝脓肿、肝炎、肝癌、胆囊炎、胆管炎、胆石症、急性阑尾炎、出血性胰腺炎、弥漫性腹膜炎、术后腹胀。

诊断思路

一、病史采集

在病史的采集中，特别注意发病的诱发因素及既往有无类似发作病史。从而判断呃逆的出现是功能性障碍，还是器质性病变。临床上较常见的诱发因素有饮食过程、吞咽运动、呛咳反射、高声谈笑、深度呼吸、喘息性呼吸、突然间寒冷刺激或姿势体位突然改变，都可以导致膈肌痉挛产生呃逆。而患者在既往病史中有脑部、脊髓、胸部及腹部疾病史或手术史，应考虑呃逆是来自各部位脏器的病变而引发膈痉挛。因此，在临床上进行应急对症治疗的同时，必须注意到器质性病变的存在，进而实施病因治疗。还必须注意到患者既往曾有类似发作及引起发作的相关因素，从而确定病因，实施病因治疗。在病史中也要注意到癔症的存在。

二、体格检查

全身各系统的系统性检查是很重要的，尤其是对趋向功能性呃逆的患者更为重要。

（一）胸部体征及 X 线检查

主要是膈肌的位置及膈肌活动状况。临床上肺炎、胸腔积液、心包积液、纵隔炎症及肿瘤、食管癌和降主动脉瘤等疾病可以刺激或侵犯膈神经，引发膈肌位置改变及活动障碍，从而导致膈痉挛出现呃逆。

（二）腹部体征及 X 线检查

腹部体征表现出的腹腔内脏器的炎症、腹腔内的肿瘤、胃肠梗阻、X 线显示膈下积气、积液均可直接刺激膈肌导致膈肌痉挛出现呃逆症状。

（三）神经系统检查

生理反射消失、病理反射出现可提示神经系统病变的存在，颅脑 CT 检查可发现颅内的占位性病变的存在，引起中枢性呃逆。

三、实验室检查

实验室的各项常规检查及生化指标的检查是必要的，可提供对临床诊断很有价值的诊断佐证。肾功能检查：尿量、尿常规、尿比重检查及非蛋白氮、尿素氮的定量分析可以判断尿毒症的存在。肝功能检查及血氨的测定可提示肝性脑病的存在。脑脊液分析及脑电图检查，结合脑 CT、脑磁共振检查可以判断脑疾病的存在。

！急诊处理

一、休息

保持患者安定的情绪，避免各种精神刺激因素。

二、适当饮食

软质易消化、温热适度的饮食。

三、药物治疗

巴比妥类药物如溴化物、水合氯醛。

氯丙嗪 25mg，口服或肌内注射。

奎尼丁 0.5g，肌内注射，1 小时后再一次。0.32g 口服，3 小时一次。

四、特殊疗法

压迫眼眶、纸袋呼吸法、暗示疗法、膈神经封闭法、胃肠减压抽空胃液。

五、中医中药治疗

针灸治疗：针刺天突、内关、合谷和足三里等穴位。

中药治疗。

六、后续处理

全身系统检查作出病因学诊断，针对病因诊断进行治疗，根除病因。

（李伟生）

12 腹部肿物

概述

　　腹部肿物是指出现并存在于腹壁、腹膜腔、腹膜后腔及盆腔内各个部位、各种组织器官的新生物及占位性病变。从病因学分类,腹部肿物通常分为炎症性肿物、梗阻性肿物、增生性肿物(肿瘤)及先天性肿物;从发病上分为突发性肿物(急性)和缓慢增长性肿物(慢性);从肿物性状上分为实质性和囊性肿物;从病理组织学分为良性肿物和恶性肿物。腹部肿物涉及部位广泛,包括腹壁、腹膜腔、腹膜后腔及盆腔。涉及组织脏器繁多,包括消化道空腔脏器,胃、十二指肠、空肠、回肠、结肠和直肠;胆道系统,胆囊和胆总管;实质性脏器,肝、胰腺及脾;还有肠系膜和大网膜;腹膜后的泌尿系的肾、输尿管和膀胱;盆腔的子宫、输卵管和卵巢等脏器。组织器官病理变化多样而复杂,临床表现又极易相互混淆。因而对腹部肿物的诊断往往是比较困难的,必须开阔思路,采集详细病史资料及全面体格检查,进行有效的、必要的辅助性检查,综合分析判断,才能达到尽早诊断、尽早进行治疗,以免贻误病情、影响治疗效果及生命。

病因思考

一、感染性疾病引发的炎症性肿物

　　腹壁感染性脓肿、腹壁结核性脓肿、肝炎性肝大、细菌性肝脓肿、胆囊炎、胆囊积脓、胃十二指肠溃疡穿孔包裹性局限性腹膜炎、阑尾周围脓肿、腹腔脓肿、胰腺囊肿继发感染性脓肿、回盲部结核、肠克罗恩病、腹膜及肠系膜淋巴结核、肾结核、膀胱结核、盆腔结核、传染性疾病(疟疾、血吸虫病、伤寒、黑热病)所致的脾大。

二、梗阻性疾病引发的腹腔脏器肿大性肿物

　　肝静脉阻塞所致的肝淤血性肝大、胆道梗阻引发的胆囊及胆管淤胆性肿大、胃幽门梗阻造成胃扩张、门脉高压症出现的淤血性脾大、肠套叠时表现出的回盲部肿物、乙状结肠扭转出现左下腹部肿物和前列腺肥大尿潴留造成膀胱胀大。

三、增生性疾病引发的腹部肿物

腹壁肌纤维瘤、脂肪瘤、神经纤维瘤、肝癌、胆囊癌、胃癌、胃肉瘤、白血病的脾大、空肠回肠肿瘤、阑尾类癌、结肠癌、直肠癌、肠系膜淋巴瘤、肠系膜淋巴转移瘤、膀胱癌、卵巢癌、子宫体癌、子宫肌瘤、胰腺癌、肾上腺嗜铬细胞瘤、肾癌、腹膜后纤维瘤、脂肪瘤、畸胎瘤、淋巴肉瘤、交感神经母细胞瘤、腹膜间皮细胞瘤。

四、先天性肿物

多囊性肝囊肿、肝血管瘤、胆总管囊肿、游走脾、阑尾黏液囊肿、肠系膜囊肿、大网膜囊肿、巨大膀胱症、卵巢囊肿、输卵管囊肿、胰腺囊肿、肾上腺囊肿、多囊肾、肾下垂及游走肾。

五、其他因素引起的腹部肿物

妊娠：腹腔内妊娠、妊娠子宫。
血管疾病：腹主动脉瘤、夹层动脉瘤。
外伤：腹壁血肿、腹腔内血肿及腹膜后血肿。

！诊断思路（表12-1）

表 12-1　腹部肿物的诊断思路

	腹壁	腹腔	腹腔后	盆腔
炎性疾病	感染性脓肿 腹壁结核	病毒性肝大 细菌性肝脓肿 胆囊炎、胆囊积脓 胃十二指肠溃疡穿孔局限性腹膜炎 阑尾周围脓肿 腹腔脓肿 回盲部结核 肠克罗恩病 回盲部结核 传染病性脾大	肾结核 胰腺囊肿继发感染	膀胱结核 盆腔结核
梗阻性疾病		肝淤血性肿大 胆囊及胆管淤胆性肿大 胃扩张 淤血性脾大 肠回盲部套叠 乙状结肠扭转		尿潴留膀胱胀大

续表

	腹壁	腹腔	腹腔后	盆腔
增生性疾病	纤维瘤 脂肪瘤 神经纤维瘤	肝癌 胆囊癌 胃癌、胃肉瘤 小肠肿瘤 阑尾类癌 结肠癌 肠系膜淋巴瘤 肠系转移瘤	胰腺癌 肾上腺瘤 肾癌 腹膜后纤维瘤 脂肪瘤 畸胎瘤 淋巴肉瘤 交感神经母细胞瘤 腹膜间皮细胞瘤	直肠癌 子宫肌瘤 膀胱癌 卵巢癌 子宫体癌
先天性疾病		多囊性肝囊肿 肝血管瘤 胆总管囊肿 游走脾 阑尾黏液囊肿 肠系膜囊肿 大网膜囊肿	胰腺囊肿 肾上腺囊肿 多囊肾 肾下垂 游走肾	巨大膀胱症 卵巢囊肿 输卵管囊肿
其他疾病	腹壁血肿（自发性 及外源性）	腹主动脉瘤 腹主动夹层 腹腔内血肿（外源性）	腹腔后血肿（外源性）	异位妊娠 妊娠子宫

一、发病

自幼发现肿物存在多为先天性发育异常所产生的先天性囊肿及畸胎瘤,先天性幽门肥厚、肾母细胞瘤。

青少年时期发病常见于结核性腹部肿物,肠系膜淋巴结核、肠结核。

老年人发病常见于恶性肿瘤,胃癌、肝癌、肠癌。

女性发现肿物多见于生殖器官肿瘤,子宫肌瘤、卵巢肿瘤、盆腔结核。

二、病程

急性发病伴有腹痛、发热及局部压痛的腹部肿物为腹腔内急性感染性疾病。

腹部外伤后出现的腹部肿物首先考虑腹腔内血肿或实质性脏器的被膜下血肿。

肿物增长缓慢,不伴有全身及局部症状多为良性肿瘤。

肿物增长缓慢伴有低热、盗汗及全身乏力等症状多为结核性病变。

肿物进行性增大伴有消瘦、贫血及梗阻症状应考虑为恶性肿瘤。

肿物时大时小伴有疼痛应考虑腹部空腔脏器梗阻,而多见于肠梗阻,粘连性最多见,其次有肠套叠和肠扭转。

肿物时有时无伴有疼痛多为功能性障碍引发的胃肠易激综合征。

三、伴随症状

（一）胃肠道症状

恶心、呕吐、腹泻、便秘、呕血及黑便。

呕吐多出现于梗阻性疾病，常见于幽门梗阻和肠梗阻。若吐物为胆汁样物，表明梗阻部位在十二指肠乳头以远处；若呕吐物无胆汁样物，表明梗阻部位在十二指肠乳头近侧幽门处。

出现恶心多为消化道疾病及肠系膜疾病。

腹泻、便秘及腹胀时应考虑肿物与下消化道有关。

呕血同时黑便表示肿物位于胃、十二指肠及 Treitz 韧带以上的空肠段。

便血为鲜红样血便应考虑病变来自于结肠或直肠。

（二）腹痛

腹痛为阵发性出现同时肠蠕动活跃、肠鸣音亢进表明胃肠道有梗阻，常见有肠粘连、肠套叠和肠扭转。

持续性腹痛向背部放射，表示肿物位于或侵犯后腹膜，常见有腹膜后恶性肿瘤及胃十二指肠溃疡后壁穿孔。

持续性腹痛阵发性加重同时向肩部放射，首先考虑是肝胆病变，常见病有肝癌、胆囊胆管结石和胆囊胆管炎。

（三）黄疸

一般性黄疸多为肝炎、肝癌和胆石症。如果黄疸为进行性重度黄疸一定要注意到胰头癌及胆道癌。

（四）血尿

血尿是泌尿系病变的重要指征，尤其是无痛性血尿，一定注意到肾癌、膀胱癌。肾盂积水也可出现血尿。

（五）月经失调

月经的变化是妇科疾病的一项临床表现，当腹部肿物同时有月经变化应注意妇科疾病的存在，尤其是肿物位于盆腔，多是子宫、卵巢病变。

四、体格检查

（一）部位

肿物的位置常常与其所在解剖部位的脏器存在着密切的相关性，因而临床上常常将腹部分成九个区，即以左右锁骨中点向下与躯体纵轴平行作两条直线，以左右肋弓下缘连成一横线，再以左右髂嵴连成一横线，将腹部分成：右上腹部、剑突下部、左上腹部、脐部、右侧腹部、左侧腹部、耻骨上部、右下腹部和左下腹部。在各个区域内出现肿物应首先考虑本区内存在的组织和器官。右上腹部出现肿物多见于肝、胆囊、结肠肝曲、右肾、右肾上腺的病变。剑突下部出现肿物多是肝、胃、十二指肠、横结肠、大网膜和胰腺的病变。左上腹部出现肿物多见于肝左叶、脾、胰尾、胃、结肠脾曲、左肾和左肾上腺。脐部出现肿物多为横结肠、大网膜、空肠、回肠、肠系膜及腹主动脉的病变。脐右侧腹部出现肿物见于右肾、右侧腹膜后、升结肠的病变。脐左侧腹部出现肿物见于左肾、左侧腹膜后及降结肠的病变。右下腹部出现肿物多见于阑尾、回盲部、右侧卵巢、右侧输卵管的病变。左下腹部出现肿物见于乙状结肠、左侧卵巢、左侧输卵管病变。耻骨上部出现肿物见于回肠、膀胱、子宫及输卵管的病变。在临床上既要考虑解剖学特点，又要注意生理变异、生理功能及病理特点，应具体分析综合判断。

（二）深度

准确地判断肿物所在的深浅度是确定肿物诊断的重要前提。腹壁的表浅肿物可见到明显的隆起，随腹壁而移动，当腹肌收缩时腹壁肿物可以明显触及。而若肿物在腹腔内，当腹肌收缩时则触不到肿物。腹膜后肿物触诊时，感觉肿物很深在，较固定，不易推动，往往采用双合诊才可触清肿物。

（三）大小、形态

肿物的触诊很重要，通过触诊判定肿物的大小形态和数量。临床上肿物较大而且边界清楚、表面光滑多为良性肿物、肿大的脏器或囊肿。如果肿物较大而且表面不平呈不规则结节状时，应重视为恶性肿瘤的可能。肿物边界不清较弥漫多属炎症性肿物。腹腔内多个肿物相互粘连集结，边界不清应考虑为结核性肿物。肿物大小不等、多个而分散、坚韧感时应注意到淋巴肉瘤。

（四）性质

肿物为实质性而且坚韧，为恶性肿瘤可能性大。肿物柔韧质中等硬度则为良性肿物可能。肿物柔软而有弹性多为囊肿或积液的器官。

（五）局部压痛

局部压痛是对腹部肿物性质判定很重要的体征。局部明显压痛的腹部肿物，如伴有腹肌紧张、发热等应考虑为急性感染性病变所致的腹部肿物。局部压痛较轻、无腹肌紧张，如有外伤史，应考虑为血肿可能。局部轻度压痛应注意是慢性炎症或恶性肿瘤。腹部肿物无压痛多为良性肿物。

（六）活动度

准确地掌握肿物的活动度可以推断出肿物发生脏器。肿物随呼吸运动而上下移动时，肿物多是肿大的肝脏和脾脏。而随呼吸运动活动的肿物多是胆囊、胃、横结肠、大网膜。如果肿物移动度较大，多来自于小肠。若肿物随着体位左右移动，而上下移动受限应考虑为肠系膜肿物。随体位上下移动时，注意是否有内脏下垂。肿物可推动则多为良性肿物或囊肿。肿物固定不能推动则应注意到恶性肿瘤，而且是否浸润周围组织器官，但腹腔内的炎症性肿物是不易推动的。

（七）搏动

临床上区分出肿物的直接搏动和传导性搏动很重要。腹主动脉瘤或夹层动脉瘤可以触及与心跳一致的血管膨胀性直接搏动，而血液供应丰富的肉瘤也可触到血管直接搏动。传导性血管搏动表明肿物紧密连接着腹主动脉或侵犯腹主动脉及其他大动脉血管。

（八）叩诊

肿物的叩诊对判断是实质性肿物和空腔脏器很重要。如果肿物叩诊为鼓音，则多是空腔脏器梗阻或扩张。如果肿物叩诊为实音，则肿物与胃肠道疾病的直接关系很小。

（九）听诊

肿物上听到肠鸣音亢进并有高声调的气过水声则是肠梗阻。肿物可听到摩擦音表明肿物与周围组织有粘连。当在肿物上听到血管性杂音时,那么肿物可能是血管瘤或者是肿物已经压迫血管造成血管腔狭窄出现血管性杂音。而肿物出现搏动音,则表示肿物压迫血管而传导出血管搏动音。

（十）指诊

肛门指诊检查对腹部肿物的诊断是简单易行而又不可忽视的检查手段。可以查出直肠癌、直肠旁转移瘤、阑尾脓肿、盆腔脓肿及女性生殖器官病变。

阴道指诊可诊出女性生殖器官病变,但只限于已婚女性。

（十一）腹部常见肿物及诊断思路

1. **胃肿物**　最常见的是胃癌,较少见的是胃肉瘤,均属恶性肿瘤。以上腹部不适、间歇性胃痛转变成持续性胃痛、伴有消瘦、贫血和黑便等临床表现。上消化道钡剂检查及胃镜检查可发现肿物存在的部位、大小和性状,同时可以通过组织钳取组织做细胞学检查、证实诊断。另外,胃十二指肠溃疡局限性包裹性穿孔可在上腹部形成包块,患者既往有溃疡病史,而突发急性化学性腹膜炎症状和体征。但体征局限于上腹部形成包裹的局部有压痛、反跳痛。B型超声波可发现肿物所在。上消化道钡剂造影或胃镜检查可发现溃疡大小、深度和性状。胃内结石较少见,X线腹部平片可见结石阴影,上消化道造影及胃镜检查均可间接或直接反映出结石的大小和活动情况。胃平滑肌瘤一般无临床症状,瘤体较大时可在上腹部触及肿物,上消化道造影可间接显示肿物的影像。胃幽门梗阻潴留性胃扩张、胃下垂均可在上腹部触及肿物,但质软有胃型,叩诊为鼓音,听到胃肠蠕动音。X线上消化道造影可以明确诊断。

2. **肝脏肿物**　肝脏肿物包括肝脏本身的肿大和肝内的占位性病变。肝脏肿大分为感染性肝大,多见于病毒性肝炎、脓毒症和细菌性肝脓肿。还有淤血性肝大,发生在门脉高压症、肝静脉阻塞、布加综合征、心脏疾病的心功能不全、缩窄性心包炎和心肌病。还有淤胆性肝大,可有肝胆管结石、肝胰壶腹癌、肝炎和胆管癌。而代谢性肝大,有脂肪肝、营养不良性肝大、糖尿病和药物性肝炎。肝内占位性病变有原发性肝癌、肝转移癌、肝肉瘤和类癌。而肝内的良性肿瘤多见于血管瘤、毛细血管瘤、畸胎瘤、错构瘤和囊肿。B超检查及CT对肝脏肿物的诊断有非常重要的临床价值。

3. **脾脏肿物**　脾脏肿物以脾大在临床上最多见,而脾大多是继发于其他疾病。临床上分为感染性脾大,多见于急性传染病,同时出现发热、皮疹、皮肤瘀斑、肝大和淋巴结肿大等表现。常见病有病毒性肝炎、伤寒、副伤寒、脓毒血症、结核、细菌性心内膜炎。在慢性传染病的疟疾、黑热病、血吸虫病、布鲁菌病也有脾大的临床表现。还有淤血性脾大,多来自于结节性肝硬化症、门脉高压症、肝静脉阻塞、慢性心功能不全、缩窄性心包炎等腔静脉回血受阻所致的脾淤血性肿大。血液病引发的代偿性脾大也应引起重视,常见病有溶血性贫血、急性白血病、慢性粒细胞性白血病、恶性淋巴瘤、组织细胞瘤、骨髓增生症等均有脾大的临床表现。另外较少见的脾脏肿瘤有血管瘤、淋巴管瘤、恶性肿瘤、脾囊肿及棘球蚴病等也应引起临床重视。

4. **胰腺肿物**　常见病有胰腺癌、胰腺假性囊肿和胰腺囊腺瘤。临床上多有上腹部隐痛,伴有消化不良、消瘦。血胰淀粉酶检测,B型超声波检查可为判断胰腺肿物的存在、实质性和囊性肿物提供依据。腹部CT检查可以显示出胰腺占位病变的形态、大小及位置,从而确定诊断。

5. 胆囊肿物　常见病有胆囊癌、胆囊积脓、胆囊周围脓肿等。若胆囊肿物伴有感染中毒症状时，应考虑为胆囊积脓或胆囊周围脓肿。胆囊局部无痛性肿物则要注意到胆囊癌的可能。B超检查可对胆囊、胆道疾病的诊断提供确切依据。CT检查可作出确定性诊断。

6. 结肠肿物　常见病是结肠癌，其次有乙状结肠憩室炎和乙状结肠内粪块等。结肠部位的肿物，同时伴有大便习惯及性质的改变、出现脓血便、消瘦和贫血应该考虑为结肠癌。X线钡剂灌肠检查可见到结肠狭窄及钡剂充盈缺损，黏膜破坏和肠激惹现象。结肠镜检查可直视肠腔内肿物的位置、大小、形态及黏膜状况，同时可钳取组织做病理细胞学检查，证实诊断。乙状结肠憩室炎主要是炎症刺激肠管出现肠管痉挛性肿物，肿物时大时小，局部有压痛，而有排便次数改变。X线钡剂灌肠可见到憩室的存在，也可有多发性憩室同时存在。结肠镜检查可见到憩室所在的部位、大小和憩室周围的炎症状况。乙状结肠内粪块所表现的肿物多见于老年人，常有习惯性便秘者，临床上在左下腹可触及硬性肿物，可随肠管移动，无局部压痛。X线钡剂检查或结肠镜均可见到肠腔内粪石的存在。

7. 小肠及肠系膜肿物　常见病有小肠癌、肠系膜淋巴瘤、肠系膜淋巴结核、肠系膜囊肿和大网膜囊肿。小肠及网膜和系膜肿物在临床诊断上比较困难，但肿物多居于脐周围，较活动或可以推移。小肠癌常有肠梗阻表现，腹部可见肠型、肠鸣音亢进，有气过水声。系膜淋巴结核多见于青年女性，腹部有局限性压痛及腹膜刺激征，同时有全身结核中毒症状，低热、盗汗、乏力及消瘦等。B超可发现系膜淋巴瘤及肠系膜、大网膜囊肿的存在。CT检查可证实肿物的诊断。

8. 回盲部肿物　常见病有回盲部结核，多发于青壮年，右下腹局限性压痛、肿物中等硬度、较固定、有不全肠梗阻表现，同时有腹泻和便秘交替的排便特点。X线钡剂灌肠可见到回盲部管腔狭窄、黏膜破坏，血化验检查血沉增快、结核菌素试验呈强阳性。还有回盲部Crohn病，临床上有腹痛、腹泻和低热等症状，主要以腹部肿物伴有肠腔狭窄、不全性肠梗阻临床表现，X线钡剂灌肠检查可见狭窄的肠段，结肠镜检查可直观到病变的存在，并可以采取病理组织进行细胞学检查，证实诊断。临床上还有阑尾类癌、阑尾黏液囊肿在右下腹部出现肿物，B超检查可发现阑尾部的病变存在。而阑尾周围脓肿，常有典型的急性阑尾炎发病过程及急性炎症的临床表现。

9. 腹膜后肿物　临床上以肾脏肿物为多见，肾癌多发生在50岁以上患者，主要症状是无痛性血尿、肾区的肿物不光滑而且坚硬、不活动。而肾胚胎瘤多见于婴儿。肾肉瘤则多发于年轻人，以无痛性血尿为常见症状。多囊肾多见于双侧，而且呈多发性，伴有其他脏器的囊肿，临床上有腰痛、血尿及高血压症状和反复感染的病史。肾盂肾炎可扪及肾肿大、质软有韧性、局部有压痛，易发生感染形成肾盂积脓，出现高热、消瘦、贫血，肾区压痛、肾肿大伴有脓尿。肾下垂、游走肾、异位肾，双合诊可扪及肾脏。肾脏肿物在B超检查时可反映肾的大小、形态及位置。CT检查可确定肾肿物的存在及性质。腹膜后间叶组织的肿瘤、良性肿瘤常见的有脂肪瘤、神经节细胞瘤、纤维瘤、畸胎瘤。恶性肿瘤有纤维肉瘤、脂肪肉瘤、淋巴肉瘤、畸胎瘤等。腹膜后肿瘤常以其压迫周围器官、消化道、血管及神经出现相关的症状。B超检查及CT检查对腹膜后肿瘤的诊断是非常重要也是非常必要的。

10. 子宫及卵巢肿物　临床上较多见的是子宫肌瘤，多发在中年人，常表现为月经过多或阴道出血。而子宫内膜腺癌多发于老年人,表现有绝经后阴道出血及恶臭味白带,同时伴有腹痛。卵巢囊肿为良性肿物,一般无症状,多在体检时发现其存在。卵巢癌多发生在单侧,常出现血性腹水、腹胀和子宫出血症状,妇科及 B 超检查可发现子宫及卵巢肿物的存在,盆腔 CT 检查有助于诊断。

11. **膀胱肿物** 临床上常见有膀胱癌,多表现出无痛性血尿,B 超和膀胱镜检查可以间接或直接地观察到膀胱内病变的大小、位置、数量和形态,同时可以取组织做病理细胞学检查。急性尿潴留所致的胀大膀胱也可以膀胱肿物就诊,急性尿潴留原因多见病是前列腺增大,引起排尿困难、排尿无力而膀胱胀大。肛诊可查出增大的前列腺。结核性膀胱炎引起膀胱挛缩,也可以肿物就诊,但患者有尿急、尿频和尿痛等结核性膀胱炎表现,并有全身结核中毒症状,盗汗、低热及乏力,血沉增快。B 超及膀胱镜检查可观察到膀胱内膜的状况并取得病理组织学证实。

12. **腹部脓肿** 腹部的各个脏器均可在感染情况下形成腹腔脓肿。常见的脓肿有阑尾脓肿、盆腔脓肿、膈下脓肿、髂窝脓肿及肾周围脓肿。对一个感染性疾病或在感染过程中出现腹腔内肿块时,要注意到腹腔脓肿的可能。肿物可扪及波动,有压痛,同时有全身感染中毒症状及局部感染症状。B 超检查可探清脓肿所在的部位、大小,同时也可在 B 超引导下穿刺抽出脓液证实诊断及抽净脓液后注入抗生素进行治疗。CT 检查可明确脓肿的具体范围及与其周围组织脏器的相关性,确定诊断指导治疗。

！ 急诊处理

一、应急诊断性处理

（一）血、尿、便常规检查

血、尿、便常规检查是在腹部肿物诊断时最基本的不可忽视的必须检查项目。血常规检查注意血红蛋白、白细胞计数及其分类比例、血沉和血小板计数。尿常规检查注意尿比重、尿红细胞计数、白细胞计数及尿蛋白定性。便常规检查注意便的形态和便内细菌的定性及其菌属比例。

（二）X 线检查

X 线检查是诊断腹部肿物应急的首要检查手段。腹部 X 线平片,可观察到肠胀气、膈下气体、肠气液平、胃型肠型和结石影像及腹主动脉形态影像。

（三）B 超检查

B 超检查是诊断腹部肿物简单易行而有效的检查方法。检查一定要包括肝、脾、胰、肾、胆和腹部血管等各脏器的形态、大小和内外占位性病变、性质和范围,腹部肿物与其相邻脏器的关系。

（四）CT 检查

CT 检查是明确腹部肿物存在、大小及其与相邻脏器相关性的可靠检查方法。

二、应急对症性处理

（一）发热

伴有发热的腹部肿物患者,应首先考虑有炎症存在的腹部肿物,在进行诊断的同时首先给予抗感染治疗是非常必要的。

（二）腹痛、呕吐或腹胀

伴有腹痛和呕吐或腹胀的患者应考虑为梗阻性腹部肿物,应按急腹症处理,明确病因的同时,要进行胃肠减压、补充液体、调节水电解质平衡。

（三）呕血、黑便

伴有呕血及黑便的患者为消化道出血性腹部肿物,应先给予止血处理,包括局部措施和全身用药。同时尽快寻找出血原因和诊断。

（四）血尿

伴有血尿的腹部肿物患者,尤其是无痛性血尿要注意到泌尿系肿瘤,多见于肾和膀胱肿瘤,给予止血处理同时对肾及膀胱进行检查。

（五）排尿困难

伴有排尿困难的腹部肿物患者,应注意到急性尿潴留,进行导尿处理,同时寻找其病因。

（六）阴道出血

伴有阴道出血的腹部肿物患者,应想到妇科疾病,给予止血治疗的同时,进行妇科专科检查。

三、后续处理

（一）诊断性处理

1. 实验室生化指标检测　全身各系统的实验室生化指标检测,包括肝功能、肾功能、胰淀粉酶、糖代谢、脂代谢、蛋白代谢的各项检查。

2. 肿瘤生化标记检测　全身各系统的肿瘤生化标记检测,包括甲胎蛋白（AFP）、癌胚抗原（CEA）。

3. CT 及 MRI 检查　对腹部肿物的诊断非常重要,尤其是腹膜后肿物、神经系统病变和大血管肿物 MRI 检查有其特有的诊断价值。

4. 腔镜检查　包括腹腔镜和盆腔镜检查,可以直接观察腹部肿物的存在、部位、形态、大小及其与邻近组织器官的关系。同时可以采取组织进行病理细胞学诊断,还可以通过内镜切除肿物。

5. 活组织检查　对肿物的局部穿刺针吸组织进行病理细胞学检查、对周身表浅肿大的淋巴结穿刺或手术切除进行病理细胞学检查,证实诊断。

（二）治疗性处理

1. 手术治疗　适应证选择:增生性腹部肿物,即肿瘤应首选手术治疗;梗阻性腹部肿物应急选择手术解除梗阻;炎性腹部肿物形成脓肿时,应急施行手术排出或引流脓液;先天性囊肿有碍生理功能或影响全身状况,应手术切除;有增大和压迫症状及有破溃危险的血管瘤应手术切除和实施人工血管置换术。

2. 药物治疗　对炎症性腹部肿物应用抗感染治疗。非特异性感染常用青霉素、庆大霉素、红霉素类及头孢类抗生素。特异性感染抗结核菌药物，常用有异烟肼、链霉素、利福平、乙胺丁醇和对氨基水杨酸钠（PAS）。另外针对不同的特异性感染应用相应的抗病毒药物、抗寄生虫药物和抗传染病药物。增生性腹部肿物，各脏器的恶性肿瘤在手术治疗的同时应配合药物治疗，常用的抗肿瘤药物有磺磷酰胺、5-氟尿嘧啶（5-FU）、阿霉素、长春新碱、卡铂、顺铂、紫杉醇等。免疫制剂有胸腺肽、转移因子、核糖核酸、白介素2等。

（李伟生）

13

咳　嗽

概述

咳嗽是人体的一种保护性反射动作,呼吸道的病理性分泌物和从外界吸入呼吸道的异物可借咳嗽反射动作而排出体外。频繁、剧烈的咳嗽可造成患者体力消耗,影响睡眠或工作,严重者可产生胸痛、肋骨骨折、气胸、咯血、疝气、尿失禁、肺内病变播散、外科伤口愈合困难和咳嗽性晕厥等,这些情况的咳嗽则失去其保护性意义,也是患者在急、门诊就诊的常见原因。咳嗽反射发生机制包括:①末梢咳嗽感受器(气管、支气管的机械感受器、化学感受器和存在于肺泡范围的牵张感受器)接受刺激;②传入神经(迷走神经、舌咽神经、三叉神经、膈神经等)传递刺激信息到延脑;③延脑咳嗽中枢兴奋增强;④传出神经的咳嗽指令下传,开始为快速吸气,接着为一个很迅速的过程,声门关闭,胸部与腹部的呼吸肌用力收缩,胸腔内压突然上升,常超过 100~200mmHg(1mmHg=0.133kPa),然后声门突然开启,气流以很高的线速度冲出,气道内分泌物、气管、支气管和相邻肺组织震动产生咳嗽声音。直接刺激源于支气管黏膜到咽喉部,间接原因较为少见,如耳垢压迫外耳道、炎性胸膜炎等。刺激引发咳嗽有多种原因,如吸入颗粒物、气道黏膜的分泌物、黏液、气道或肺实质炎性渗出物、气道新生物、异物和气管壁外压等。咳嗽本身是一种保护机制,也是一种症状。一般咳嗽属于器质性疾病,但有时心理因素引起的干咳与焦虑、不安有关,心理紧张也可加重由于器质性疾病引起的咳嗽,要结合临床情况分析咳嗽症状。要判断是急性咳嗽还是亚急性或慢性咳嗽,是干咳还是湿咳,要了解患者咳嗽持续的时间、一般情况、有无其他疾病等。急诊还应注意影响咳嗽有效性的因素,咳嗽无力常见于呼吸肌无力、神经肌肉性病变或使用镇静剂等情况。慢性阻塞性肺疾病(COPD)急性加重患者因气流受限常因咳嗽有效性降低,咳嗽无力等造成肺不张、通气换气功能降低和肺炎等。

病因思考

引起咳嗽主要有炎性、机械性和心理性三种情况。常见的是上呼吸道、气管和支气管炎症,机械性刺激如吸入烟雾或粉尘、肺纤维化或肺不张造成支气管扭曲也可引起刺激,心理性咳嗽是由于患者心理问题或有意清喉引起,专注于某一事物及夜间休息时咳嗽消失,常伴有焦虑症状。

咳嗽受体刺激,分为外源性刺激(如吸烟、环境污染、过敏原和异物等)以及内源性刺激[如鼻后滴流(PND)、胃食管反流(EGR)、误吸、胸膜炎、心包炎和膈肌刺激等]。咳嗽敏感性增高常见于变应性咳嗽(AC)、感染后咳嗽(PIC)和胃食管反流性咳嗽(EGRC)。

有人把咳嗽病因按"解剖"分类。中枢神经系统原因,如神经性(心理性)原因;鼻咽部原因,如鼻炎、鼻窦炎、咽炎、会厌炎、悬雍垂过大、扁桃体增大等;气道和肺的原因,如气管 -支气管炎、COPD、细菌性肺炎、吸入性肺炎、过敏性肺炎、非典型肺炎、肺泡炎或纤维化、细支气管炎、药物反应、血管炎、肿瘤、心功能不全等。

咳嗽通常按时间分为 3 类:急性咳嗽、亚急性咳嗽和慢性咳嗽。急性咳嗽时间 <3 周,亚急性咳嗽 3~8 周,慢性咳嗽 >8 周。又可分为干咳和湿咳。

常见病因及特点如下:

一、急性上呼吸道感染、气管 - 支气管炎、肺炎

(一)急性上呼吸道感染
(二)急性气管 - 支气管炎
(三)肺炎
(四)慢性支气管炎急性发作

二、慢性支气管、肺部炎症

(一)慢性支气管炎
(二)支气管扩张
(三)肺结核、气管 - 支气管结核

三、弥漫性肺间质性疾病

四、肿瘤

支气管源性癌、转移癌、纵隔肿瘤。

五、异物

六、心血管疾病

左心衰。

七、其他

如治疗高血压使用血管紧张素转换酶抑制剂(ACEI)等。

诊断思路

几乎所有的呼吸系统疾病都伴有咳嗽、咳痰。另外,胃食管反流刺激、心因性反应,充血性心功能不全也可以引起咳嗽,需要鉴别诊断的疾病有多种,以下情况应予注意,对处理十分必要,图 13-1 是咳嗽的诊断程序示意图。

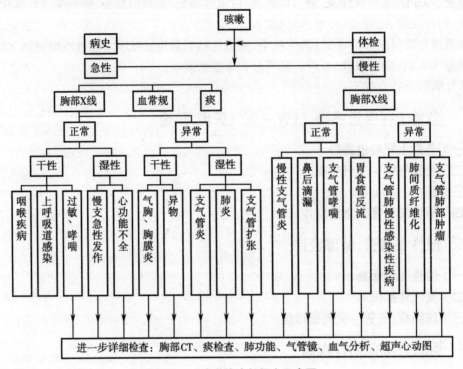

图 13-1　咳嗽的诊断程序示意图

一、持续时间

是急性、亚急性,还是慢性。

急性咳嗽时间 <3 周,亚急性咳嗽 3~8 周,慢性咳嗽 >8 周。

(一)急性咳嗽常见病因

1. 普通感冒　是急性咳嗽最常见的病因,常与鼻后滴流有关。鼻病毒、副流感、合胞病毒等呼吸道病毒常引起感冒症状,也可引起鼻炎、鼻窦炎。当健康成人有以下临床表现时可以诊断为普通感冒:①鼻部相关症状(如流涕、打喷嚏、鼻塞和鼻后滴流),伴或不伴发热;②流泪;③咽喉部有刺激感或不适;④胸部体格检查正常。

2. 急性气管 - 支气管炎　是病毒、细菌感染、物理、化学刺激或过敏反应引起的气管 - 支气管黏膜广泛急性炎症。一般先有上呼吸道感染症状。咳嗽为刺激性及胸骨后"烧灼"样疼痛。早期痰不易咳出,2~3 天后,痰由黏液性转为黏液脓性。咳嗽可为阵发性,也可终日咳嗽。病程一般 4~5 天自限。咳嗽可延长 2~3 周。气道反应性增高者可有哮鸣和气急。诊断急性支气管炎必须是临床或胸片无肺炎表现,确认咳嗽不是感冒、哮喘或 COPD 急性发作而致。

3. **严重疾病** 可危及生命的严重疾病如肺炎、哮喘、COPD 急性发作、肺栓塞和心力衰竭等,常有急性咳嗽的症状。

(二)亚急性咳嗽常见病因

1. **感染后咳嗽** 是亚急性咳嗽最常见原因。呼吸道感染的急性期症状消失后仍有持续咳嗽。除呼吸道病毒外,其他病原体如细菌、支原体和衣原体等均可能引起感染后咳嗽。其中以感冒引起的咳嗽最为常见,又称为"感冒后咳嗽"。感染后咳嗽常为刺激干咳或咳少量白色黏液痰,持续 3~8 周,胸片正常。

2. **上气道咳嗽综合征(UACS)** 是次于感染后咳嗽的原因。上气道咳嗽综合征又称鼻后滴流综合征(PNDS),定义为:鼻部疾病引起分泌物倒流鼻后和咽喉等部位,直接或间接刺激咳嗽感受器,导致以咳嗽为主要表现的综合征称为 PNDS。由于目前无法明确上呼吸道相关的咳嗽是否是由鼻后滴流直接刺激或是炎症直接刺激上呼吸道咳嗽感受器所致,2006 年美国咳嗽诊治指南建议用 UACS 代替 PNDS。患者有下列临床表现可诊断 UACS:①发作性或持续性咳嗽,白天为主,入睡后较少;②鼻后滴流和(或)咽后壁黏液附着感;③有鼻炎、鼻窦炎、鼻息肉或慢性咽炎等病史;④检查可见咽后壁有黏液附着,鹅卵石样改变;⑤经针对性治疗后咳嗽缓解。

3. **咳嗽变异性哮喘(CVA)** 是一种特殊类型的哮喘,咳嗽是其唯一或主要临床表现,无明显喘息、气促等症状和体征,但有气道高反应性。

患者有下列临床表现可诊断 CVA:①慢性咳嗽常伴有夜间刺激性咳嗽;②支气管激发试验阳性,或最大呼气流量(PEF)昼夜变化率 >20%,或支气管舒张试验阳性;③支气管舒张剂、糖皮质激素治疗有效,并排除其他原因引起的慢性咳嗽。

(三)慢性咳嗽常见病因

1. X 线胸片无明显异常慢性咳嗽的病因

(1)上气道咳嗽综合征(UACS)/ 鼻后滴流综合征(PNDS)。

(2)咳嗽变异型哮喘(CVA)。

(3)嗜酸性粒细胞性支气管炎(EB):是以气道嗜酸性粒细胞浸润为特征的非哮喘性支气管炎,与哮喘类似。非哮喘性嗜酸性粒细胞性支气管炎与哮喘不同之处在于 EB 无气流受限或气道高反应性。有下列临床表现可诊断 EB:①慢性咳嗽,多为刺激性干咳,或伴少量黏痰;②胸部 X 线片正常;③肺通气功能正常,气道高反应性检测阴性,PEF 日间变异率正常;④痰细胞学嗜酸性粒细胞比例 ≥ 0.03;⑤排除其他嗜酸性粒细胞增多性疾病;⑥口服或吸入糖皮质激素有效。诊断主要依靠诱导痰细胞学检查。

(4)胃食管反流性咳嗽(GERC):因胃酸和其他胃内容物反流进入食管,导致以咳嗽为突出表现的临床综合征,属于胃食管反流病的一种特殊类型,是慢性咳嗽的常见原因。有下列临床表现患者可诊断 GERC:①慢性咳嗽,以白天为主;②24 小时食管 pH 监测 Demeester 积分 ≥ 12.70 和(或)SAP $\geq 75\%$;③抗反流治疗后,咳嗽明显减轻或消失。

(5)变应性咳嗽(AC):有特应性的因素,抗组胺药及糖皮质激素有效,不能诊断哮喘、EB、变应性鼻炎。有下列临床表现患者可诊断 AC:①慢性咳嗽为刺激性干咳,阵发性,油烟、灰尘、冷空气或讲话诱发;②肺通气功能正常,激发试验阴性;③皮肤过敏源测定阳性,血清总 IgE 或特异 IgE 增高;④排除 CVA,EB,UACS。

(6)慢性支气管炎(ChB):成人慢性咳嗽咳痰史,每年累积或持续超过 3 个月,连续 2 年以上,排除其他呼吸或心血管疾病所致的慢性排痰性咳嗽。咳嗽、咳痰一般晨起明显,咳白色泡沫痰或黏液痰,病情稳定,突然出现排痰量增加,咳脓痰和(或)出现呼吸困难加重,为慢性支气管炎急性加重,临床上很多其他疾病误诊为 ChB,当 $FEV_1/FVC<70\%$ 时,可诊断 COPD,肺功能低下者咳嗽可能持续存在。

2. X 线胸片有异常慢性咳嗽的病因

(1)支气管扩张:是由于急慢性感染、炎症导致支气管壁弹力纤维和平滑肌受损,造成支气管扩张和管腔变形,主要病变在亚肺段支气管。主要临床表现为咳嗽、咳脓痰,甚至咯血。X 线胸片:表现可有卷发征,怀疑支气管扩张时,最佳诊断方法是胸部高分辨 CT。

(2)肺肿瘤:怀疑肺癌或有肿瘤肺转移者,应行胸片和(或)胸部 CT 检查。危险因素如重度吸烟、新发生咳嗽症状、咳嗽性质改变、咯血、被动吸烟、接触硅或氡气职业、肺间质纤维化、COPD 及有肺癌家族史等。怀疑气道肿瘤,胸片正常也应行气管镜检查。

(3)弥漫性肺间质性疾病:是一类以肺间质广泛炎症和纤维化为主要表现的异源性疾病。除特发性间质性肺炎(IIP)外,感染、结缔组织疾病、环境和职业、药物、其他系统疾病、肉芽肿性疾病、某些特异性疾病和遗传因素均可引起。这类疾病分类方法有多种,临床表现相似,咳嗽可能是其症状或合并症之一,合并感染时可有咳痰,伴有活动后呼吸困难。可有杵状指(趾),吸气时双肺底可闻及连续、高调的爆裂音(即 Velcro 啰音)。胸部 X 线片,可表现为线性条状异常纹理,呈网状阴影,也可见网状结节影,在双肺弥漫性分布。胸部 CT,特别是高分辨 CT(HRCT)是诊断肺间质性疾病的重要依据。

3. 其他慢性咳嗽的病因

(1)肺结核、气管-支气管结核:慢性咳嗽是活动性肺结核常见的症状,但不是慢性咳嗽最常见原因。结核高危患者慢性咳嗽时应考虑结核,同时除外其他原因。怀疑肺结核,应连续 3 次痰查抗酸杆菌,胸部 X 线或胸部 CT。一些患者仅为单纯性气管-支气管结核,主要症状为慢性咳嗽,气管镜检查是确诊的主要手段。

(2)咽喉功能不全所致的误吸性咳嗽:咳嗽是咽喉功能不全引起误吸的重要表现(吞咽异常)。因咽喉功能可发生误吸见于急性脑血管意外、颈椎手术。进食时咳嗽提示误吸,但误吸时可无症状。高危患者应进行吞咽功能评估,多学科综合诊断及治疗。有吞咽困难可进行透视,纤维内镜检查吞咽功能。

(3)血管紧张素转换酶抑制剂(ACEI)诱发的咳嗽:是服 ACEI 类降压药后(如卡托普利和依那普利等)不良反应。咳嗽特点是持续干咳,伴喉部刺激感。咳嗽与服药时间长短、剂量无关。停用 ACEI 类药后,咳嗽缓解可确诊。

(4)心理性咳嗽:又称习惯性咳嗽,心因性咳嗽。典型表现为日间咳嗽,专注某件事及夜间消失,常伴有焦虑症状。心理性咳嗽的诊断是排他性诊断,只有排除其他可能的诊断后才能考虑此诊断。

(5)其他:如支气管异物,纵隔肿瘤,左心功能不全,职业、环境因素相关疾病,免疫功能低下者(HIV 感染、肺孢子菌、结核感染),鼻窦支气管综合征(SBS)等。

二、是干咳还是湿性咳嗽

不伴有咳痰的咳嗽为干咳,多是由于咽喉部、胸膜病变所致。支气管肿瘤可以主要表现为干咳,应特别注意。有时老人、女性有痰不易咳出或被吞咽,要认真分析。干咳的音调一般较有痰的液性咳嗽要高。

三、痰的外观

脓性、浆液性和黏液性。

（一）脓性痰

咳脓性痰提示气道感染，没有气道感染而痰中嗜酸性粒细胞增多时也可表现为黄色，与痰的色调相比，痰的浑浊度对于鉴别是否为脓性痰更为重要，脓性痰与黏液性痰相比，因其细胞成分多因而混浊度增加。

（二）浆液痰

咳大量（100ml/d 以上）浆液性痰者称为支气管黏液溢（bronchorrhea）。多见于支气管哮喘、肺泡细胞癌或为特发性。

（三）黏液痰

常是由于气道长期受刺激的结果。有的患者常把鼻液（咽喉鼻漏）或唾液误认为是痰，应特别注意。

痰中带血或咳满口血痰时，应考虑结核、支气管扩张和肺癌的可能。

四、有无伴随症状

（一）上呼吸道症状

如咽痛、音哑、鼻塞，常见于普通感冒。

（二）胸痛

可见于自发性气胸、胸膜炎等。

（三）发热

肺部感染、新病原体如人禽流感感染等。

（四）喘鸣或呼吸困难

常见于支气管哮喘、慢性阻塞性肺疾病急性发作、支气管扩张合并感染、肺水肿等。

（五）胸部物理检查异常

心脏杂音：充血性心功能不全；叩鼓音：气胸；叩浊音：胸膜炎。

五、临床检查

（一）胸部 X 线

注意有无肺部炎症、气胸、胸腔积液及心脏外形的变化。

（二）血液、血清学检查

常规做白细胞计数及分类，必要时做嗜酸性粒细胞直接计数，血 C- 反应蛋白、血清冷凝集试验、支原体、衣原体及军团菌抗体等。

（三）支气管镜检查

怀疑是支气管肺癌、支气管结核或气管异物等引起的咳嗽时应考虑做气管镜检查。

六、痰的检查

（一）细菌学检查

包括革兰染色、抗酸染色查结核菌或培养及敏感试验，为诊断和治疗提供依据。

（二）细胞学检查

除检查有无恶性细胞外,应注意有无嗜酸性粒细胞、中性粒细胞、巨噬细胞数量增加。诱导痰检查嗜酸性粒细胞增高是诊断嗜酸性粒细胞性支气管炎(EB)的主要指标。

七、咳嗽所致的障碍

（一）胸痛、腹痛

持续剧烈咳嗽可引起胸部或腹部肌肉疼痛,严重者可引起气胸、肋骨骨折、疝气及尿失禁等。

（二）进食障碍

咳嗽可引起呕吐,造成进食困难或导致食物、饮料误吸至支气管。

（三）影响睡眠及工作

频繁的咳嗽常使患者入睡困难、谈话及工作困难。

（四）咳嗽性晕厥

多在剧烈咳嗽后数秒钟内突然发生,也可发生在正常人。可能与剧烈咳嗽胸腔内压突然升高影响血液循环有关。急性咳嗽、亚急性咳嗽和慢性咳嗽的诊断流程示意图请分别见图 13-2~ 图 13-4。

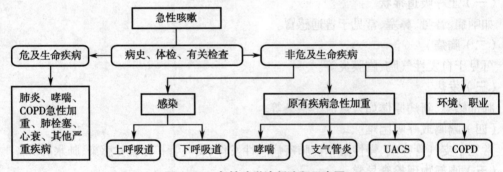

图 13-2 急性咳嗽诊断流程示意图

UACS:上呼吸道咳嗽综合征;COPD:慢性阻塞性肺疾病

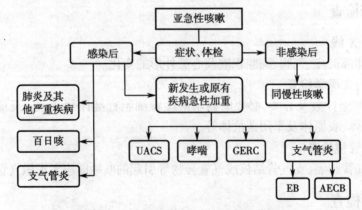

图 13-3 亚急性咳嗽诊断流程示意图

UACS:上呼吸道咳嗽综合征;GERC:胃食管反流性咳嗽;
EB:嗜酸性粒细胞性支气管炎;AECB:慢性支气管炎急性加重

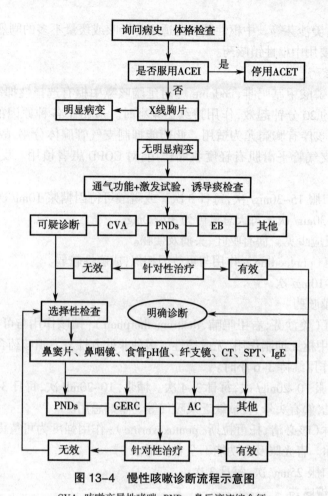

图 13-4 慢性咳嗽诊断流程示意图

CVA:咳嗽变异性哮喘;PNDs:鼻后滴流综合征;
EB:嗜酸性粒细胞性支气管炎;GERC:胃食管反流性咳嗽;AC:变应性咳嗽

！急诊处理

　　轻度咳嗽有利排痰,不需用镇咳药。过度的咳嗽如影响睡眠,防止病变恶化,减少消耗可适量使用镇咳药。湿性咳嗽,使用祛痰药较好,在不得不使用镇咳药时,需与祛痰药并用。单纯干咳,可积极使用镇咳药。

一、镇咳药

　　镇咳药是指抑制咳嗽反射某一环节,包括感受器、传入神经、传出神经及咳嗽中枢的任何一部位,从而达到止咳作用的药物。

(一)中枢性镇咳药

　　直接抑制延脑咳嗽中枢的镇咳药物称为中枢性镇咳药,根据其是否具有成瘾性和麻醉作用又可分为依赖性和非依赖性镇咳药。前者为吗啡类生物碱及其衍生物,具有十分明显的镇咳作用,由于具有成瘾性,仅在其他治疗无效时短暂使用。后者多为人工合成的镇咳药,如喷托维林、右美沙芬等。中枢性镇咳药适用于干咳或痰量不多的剧烈咳嗽。有呼吸衰竭表现的病例,不要用中枢性镇咳药。

1. 依赖性镇咳药

(1) 可待因(磷酸甲基吗啡,codeine):对延脑咳嗽中枢有选择性抑制作用,是标准的镇咳药。口服后约 20 分钟起效,作用持续 2~4 小时。适用于各种原因的干咳,并有止痛作用,对胸膜炎干咳伴有胸痛尤为适用。此药能抑制支气管腺体分泌,故有少量痰时宜与祛痰药合用。对支气管平滑肌有轻度收缩作用,对 COPD 患者慎用。反复使用可产生成瘾性。

用法:成人,口服 15~30mg/ 次,每日 3 次。或磷酸可待因糖浆 10ml/ 次,每日 3 次,必要时可皮下注射 15~30mg/ 次。每天总量可为 30~90mg。

治疗量不良反应少见。偶有呕吐、头痛及便秘。

(2) 福尔可定(pholcodine):作用与可待因相似,成瘾性较弱。

用法:口服 5~10mg/ 次。

2. 非依赖性镇咳药

(1) 右美沙芬(美沙芬,右甲吗喃,dextromethorphan):镇咳作用与可待因大体相等,无镇痛作用,对呼吸中枢无抑制作用,无成瘾性。多种非处方性复方镇咳药含有本品。口服后 15~30 分钟起效,作用维持 3~6 小时。

用法:成人口服 10~20mg/ 次,每日 3~4 次。糖浆,10~20ml/ 次,每日 3~4 次。

不良反应少见,偶有头晕、食欲缺乏及嗳气等。孕妇忌用。

(2) 喷托维林(咳必清、托可拉斯,pentoxyverine):作用强度为可待因的 1/3,同时具有抗惊厥和解痉作用。青光眼及心功能不全者慎用。

用法:成人,口服 25mg/ 次,每日 3 次。

(二)外周性镇咳药

也称末梢镇咳药,通过抑制咳嗽反射弧中的感受器、传入神经及效应器中某一环节而起到镇咳作用。这类药物包括局部麻醉药和黏膜防护剂。

1. 苯丙派啉(benproperine,磷酸苯哌丙烷,哌欣) 阻断由肺 - 胸膜的牵张感受器刺激而产生的肺迷走神经反射,并具有罂粟碱样平滑肌解痉作用,兼有中枢镇咳作用。口服后 15~60 分钟起作用,作用维持 4~7 小时。毒性小,无抑制呼吸作用,无成瘾性,不引起便秘。

适用于各种原因引起的咳嗽。

用法:成人口服 20mg/ 次,每日 3 次。

服后偶见口干、胃部烧灼感、乏力、头晕和药疹。服时不可嚼碎,否则可引起口腔麻木。

2. 那可丁(narcotine、noscapine,复方甲氧那明胶囊、阿斯美主要成分) 为阿片所含的异喹啉类生物碱,作用与可待因相当,无依赖性,对呼吸中枢无抑制作用,适用于不同原因引起的咳嗽。

用法:成人口服 15~30mg/ 次,每日 3~4 次。

3. 莫吉司坦(moguisteine) 外周性非麻醉性镇咳药,作用较强。

用法:成人口服 100mg/ 次,每日 3 次。

4. 苯佐那酯（benzonatate） 丁卡因衍生物，具有较强的局部麻醉作用，抑制咳嗽发射传入神经。

用法：成人口服：50~100mg/次，每日 3 次。

二、祛痰药

咳嗽伴有排痰困难者应使用祛痰药。

（一）恶心性祛痰药

口服这类药物刺激胃黏膜感受器，引起轻度恶心，通过胃 – 肺迷走神经，促进支气管腺体分泌增加稀化痰液，使痰易于咳出。

1. 氯化铵（氯化铔，ammonium chloride） 口服后刺激胃黏膜，反射性引起呼吸道腺体分泌增加，使痰液变稀，易于排出。本品祛痰作用并不强，大剂量可引起恶心、呕吐及支气管痉挛，主要用作祛痰合剂的组成成分。适用急、慢性支气管炎和肺部感染患者痰黏稠不易咳出者。此外，本品尚有酸化体液、尿液的作用。

用法：片剂 0.3~0.6g/次，每日 3 次。或 10% 溶液 10ml/次，每日 3 次，饭后服用。

剂量过大可引起恶心、呕吐、胃痛等症状。

2. 含氯化铵合剂 咳停片、敌咳、异丙嗪伤风止咳露、倍宁咳、复方咳必清糖浆等。

3. 愈创木酚甘油醚（guaifenesin） 可刺激胃黏膜，反射性引起气道分泌物增多，降低黏滞度，有一定的舒张支气管的作用，达到增强黏液排出的效果。常与抗组胺药、镇咳药、减充血剂配伍使用。

用法：片剂 0.1~0.2g/次，每日 3~4 次。糖浆 10~20ml/次，每日 3 次。

4. 植物药 吐根、远志、桔梗及竹沥等也属恶心反射作用为主的祛痰药，多为合剂组成成分。

（二）黏痰溶解药

这类药物能改变痰液的黏性成分，降低痰黏稠度，易于咳出。可分为黏液溶解药、黏液调节药及黏膜润滑药。

1. 溴己新（必嗽平、溴己胺、溴苄环己胺，bromhexine） 主要作用于支气管腺体，促使黏液分泌细胞的溶酶释出，从而使黏液中黏多糖降解，降低痰黏稠度。其黏痰溶解作用较弱。

适用于慢性支气管炎、哮喘、支气管扩张和矽肺等。

用法：片剂 8~16mg/次，每日 3 次。

偶有胃肠道症状及过敏反应。胃溃疡患者慎用。

2. 乙酰半胱氨酸（富露施、易维适，acetylcysteine） 为黏液溶解药，有较强的黏液溶解作用。其分子中所含巯基（–SH）能使痰中糖蛋白多肽链的二硫键（–S–S–）断裂，从而减低痰的黏滞性，使痰液液化而易咳出。本品还能使脓性痰中的 DNA 纤维断裂，使脓性痰溶解。近年本品的抗氧化治疗作用受到重视，用于 COPD 及肺纤维化的治疗。

适用于大量黏痰阻塞而引起的呼吸困难，如手术后、急性和慢性支气管炎、支气管扩张、肺结核、肺炎、肺气肿等引起的痰液黏稠、咳痰困难。

用法：推荐使用泡腾片，600mg/次，每日 1~2 次。

本药可降低青霉素、四环素、头孢菌素类的抗菌活性，使用时应间隔 4 小时，交替使用。

3. 羧甲司坦（羧甲基半胱氨酸，化痰片，carbocisteine） 直接作用支气管腺体，促使唾液黏蛋白分泌增加，减低黏液黏稠度，为黏液调节剂。

适用于慢性支气管炎、哮喘等疾病引起的痰液黏稠，咳痰困难者。

用法：片剂，0.25~0.75g/次，每日 3 次。偶有轻度头晕、恶心、胃部不适、腹泻、消化道出血等。溃疡病患者慎用。

4. 盐酸氨溴索（沐舒坦、溴环己胺醇，ambroxol hydrochloride） 为溴己新的衍生物。促进支气管腺体分泌增加，刺激肺泡 II 型细胞分泌表面活性物质，使黏液理化特性正常，促进纤毛运动，使痰易于排出，为黏膜润滑剂型。

用于急、慢性支气管炎、支气管扩张、肺结核、哮喘及手术前后的咳痰困难。

用法：片剂，口服 30~60mg/次，每日 3 次。糖浆，10ml/次，每日 3 次。雾化吸入，15~30mg/次，每日 3 次。静脉注射，每日 1.2~1.6mg/kg，分 2~3 次注射。使用时可以在 2~3 分钟内缓慢推注，也可以与葡萄糖溶液、生理盐水和林格液一起滴注。

可有上腹不适、食欲缺乏、腹泻、皮疹。

5. 舍雷肽酶（达先、释炎达，serrapetase） 为蛋白分解酶，有缓激肽分解功能及纤维蛋白凝块溶解功能，有利于黏液性脓痰液的去除而达到止咳祛痰作用。并有消除组织肿胀作用，用于外科。

用于支气管炎、哮喘、麻醉后咳痰困难者。

用法：5~10mg/次，每日 3 次。

偶有过敏、肝功异常、食欲缺乏及腹泻、凝血功能异常。过敏者禁用。

6. 标准桃金娘油（吉诺通、稀化粘素，gelomyrtol） 为桃金娘科树叶的标准提取物，是一种脂溶性挥发油。具有溶解黏液、刺激腺体分泌、稀释呼吸道黏稠分泌物、促进纤毛摆动的作用，有助痰液排出。

适用于急、慢性鼻窦炎和支气管炎。

用法：300mg/次，每日 3~4 次，餐前 30 分钟，温水服用。

（三）吸入药物

1. 氯化钠溶液 0.9% 氯化钠溶液与组织等渗，雾化吸入后无刺激性，常用 3~5ml 雾化吸入，湿化气道或作为其他药物的溶剂吸入。

1.8% ~5% 氯化钠溶液是有效的黏液促动剂。雾化吸入后使液体从血管和组织中析入气道，使痰黏稠度降低，并因其容量增加，诱发咳嗽。对于无痰者可用此法诱发咳嗽，留取痰标本。常用量 0.5~2ml/次，每日不超过 10ml。

2. 碳酸氢钠溶液 2% ~7.5% 碳酸氢钠溶液吸入后，使气道黏液呈碱性，降低黏痰的吸附力，加强内源性蛋白酶活性与纤毛运动。其高渗作用，使痰液稀释，易于咳出。

常用量：2~5ml/次，每日 3~4 次。2% 溶液无刺激性，5% ~7.5% 溶液有一定刺激性。气管切开或气管插管患者吸痰后可滴入，每次 5~10ml。碱性环境可使支气管舒张剂破坏加快，并避免同时吸入。但乙酰半胱氨酸在碱性条件增加效果，可同时使用。

（四）使用祛痰药应注意的问题

临床上患者有"胸部不适感"时，一般反映纤毛输送困难，慢性支气管炎患者未合并感染时痰常为拉丝样黏痰，并有"痰咳不出"的主诉，最好使用羧甲司坦类的黏液调节剂与氨溴索类黏膜润滑剂合用。晨起咳痰困难者,使用周期缓释效果的药物如氨溴索效果较好。机械通气、重症哮喘可吸入或注射氨溴索类药物。应根据临床情况采用综合措施,如吸氧时注意湿化、理疗帮助排痰、体位引流、导管吸痰等,与祛痰药同时使用才能得到更好的疗效。

三、不同病因及类型咳嗽的治疗

（一）急性咳嗽

1. 普通感冒　对症治疗为主

（1）减充血剂:盐酸伪麻黄碱,30~60mg/次,每日 3 次,等。

（2）抗过敏药:第一代抗组胺药,如马来酸氯苯那敏（扑尔敏）,2~4mg/次,每日 3 次,等。

（3）退热药:解热镇痛药。

（4）镇咳药:咳嗽剧烈者,可使用中枢或外周镇咳药。

临床常用复方制剂,首选第一代抗组胺药＋伪麻黄碱治疗,可有效缓解打喷嚏、鼻塞症状。

2. 急性气管–支气管炎

（1）镇咳药:剧烈咳嗽者可用镇咳药,如喷托维林、右美沙芬、可待因。

（2）祛痰药:有痰不易咳出时,可用祛痰药,如氯化铵、氨溴索。

（3）抗菌药物:若有细菌感染,如咳黄脓痰或外周白细胞增高者,可依据感染的病原体及药物敏感试验结果选择抗菌药物。未得到病原菌阳性结果前,可选用大环内酯类、β– 内酰胺类等。

（4）支气管舒张药:伴有支气管痉挛时,可使用 β_2– 受体激动剂等。

（二）亚急性、慢性咳嗽

1. 感染后咳嗽　常为自限性。

（1）抗菌药物:大环内酯类用于肺炎支原体、肺炎衣原体引起的感染后咳嗽。

（2）镇咳药:如右美沙芬或可待因。

（3）抗组胺药。

（4）减充血剂:盐酸伪麻黄碱。

（5）抗胆碱药:异丙托溴铵（爱全乐）吸入剂,部分患者有效。

2. 上气道咳嗽综合征（UACS/PNDS）　依据导致 UACS 基础疾病给予治疗。

（1）非变应性鼻炎、普通感冒:①减充血剂:盐酸伪麻黄碱。②抗过敏药:第一代抗组胺药。

（2）变应性鼻炎

1）抗过敏药:无镇静作用的第二代抗组胺药,如氯雷他定等。

2）糖皮质激素:鼻腔吸入剂,丙酸倍氯米松（伯克纳）,每鼻孔 50μg/次,或等同剂量其他皮质激素,如布地奈德（雷诺考特）、氟替卡松（辅舒良）、莫米松（内舒拿）,每日 1~2 次。

3）白三烯受体拮抗剂:孟鲁司特（顺尔宁）,10mg/次,每晚 1 次。

4）特异性变应原免疫治疗:常规药物治疗效果不佳时可使用。

（3）细菌性鼻窦炎

1）抗菌药物：多为混合感染，抗菌谱应覆盖革兰阳性菌、阴性菌和厌氧菌，急性治疗不少于 2 周。常用药如阿莫西林/克拉维酸、头孢类或喹诺酮类。长期低剂量大环内酯类对慢性鼻窦炎有效。

2）糖皮质激素：鼻腔吸入剂。

3）减充血剂：鼻喷剂疗程一般 <1 周。建议联合使用第一代抗组胺药加用减充血剂，疗程 2~3 周。

（4）咳嗽变异性哮喘（CVA）：治疗原则与治疗哮喘相同。

1）支气管舒张药：使用 β_2- 受体激动剂如沙丁胺醇、氨茶碱。

2）糖皮质激素：吸入剂，如倍氯米松。或使用复方制剂，如布地奈德/福莫特罗（信必可都保）、氟替卡松/沙美特罗（舒利迭），必要时口服小剂量糖皮质激素。

3）白三烯受体拮抗剂：孟鲁司特（顺尔宁），10mg/ 次，每晚 1 次。

（5）嗜酸性粒细胞性支气管炎（EB）

1）糖皮质激素：治疗反应良好，治疗后咳嗽很快消失或减轻。吸入剂，倍氯米松，250~500μg/ 次，或等效剂量的其他糖皮质激素，每日 2 次，持续 4 周以上。

2）初始治疗可联合应用泼尼松口服，每日 10~20mg，3~5 天。

（6）胃食管反流性咳嗽（GERC）

1）调整生活方式：控制体重，避免过饱或睡前进食，避免进食酸性、油腻食物，避免饮用咖啡类饮料及吸烟。

2）抑制胃酸分泌药：选用质子泵抑制剂，如奥美拉唑、兰索拉唑、雷贝拉唑及埃索拉唑，或 H_2 受体拮抗剂如雷尼替丁或其他类似药物，以质子泵抑制剂效果为佳。

3）促胃肠动力药：如多潘立酮（吗丁啉）。

内科治疗时间需要 3 个月以上，一般需 2~4 周才显疗效。

（7）变应性咳嗽（AC）

1）抗组胺药：有一定效果。

2）糖皮质激素：必要时吸入或短期（2~3 天）口服。

（8）ACEI 诱发的咳嗽

1）停用：4 周后咳嗽消失或明显减轻。

2）可用血管紧张素Ⅱ受体拮抗剂替代 ACEI 类药物。

（9）心理性咳嗽

1）镇咳药：作为辅助药物短期应用。

2）抗焦虑药：用于年龄较大的重症患者。

3）心理咨询或精神干预治疗。

（贺正一）

参 考 文 献

［1］蔡柏蔷. 21 世纪医师丛书·呼吸内科分册. 北京：中国协和医科大学出版社，2000：1-12.

［2］周汉良，陈季强. 呼吸药理学与治疗学. 北京：人民卫生出版社，1999：433-452.

［3］Fishman AP, Elias TA, Fishman JA, et al. Pulmonary diseases and disorders. 3rd ed. New York：McGraw-Hill, 1998：376-378.

［4］中华医学会呼吸病学分会哮喘学组. 咳嗽的诊断与治疗指南（2009 版）. 中华结核和呼吸杂志，2009，32（6）：407-413.

14

咯　血

概述

　　喉部以下的呼吸器官出血,经咳嗽动作从口腔排出称为咯血。咯血可表现为痰中带血、满口鲜血到致命性的大咯血,在量上有很大的差别。咯血是患者在急诊就诊的常见原因。大咯血是急诊的危重情况之一,是指危及生命的咯血。关于大咯血有多种定义,有人根据发生窒息死亡率情况,把24小时内咯血量在600ml以上定为大咯血。也有人强调将一次咯血量在100ml以上,或24小时内咯血量超过200ml视为大咯血。应该注意的是如果患者咯血前由于基础疾病肺功能低下,即使出血量不大也有致死可能。另外,肺出血可能淤存在肺中或咽下,咯出的血量并不能反映实际的出血量,应根据患者生命体征情况,采取适当紧急措施。引起咯血原因广泛,出血部位可发生在支气管动脉、肺动脉、肺毛细血管或静脉和动静脉瘘处。支气管动脉是发生大咯血的主要部位,多数是肺感染性病变所致,如肺脓肿、肺结核和真菌感染等。慢性气道炎症如支气管扩张、支气管循环增加、血管扭曲和扩张,容易受损和破裂。肺动脉可以是肺栓塞或肺梗死后的咯血来源,靠近感染性肺空洞病变的肺动脉,可以发生逐渐凸向腔内扩张,肺动脉壁变得薄弱,感染时引起破裂出血。肺动脉先天异常或胸部损伤也可引起咯血。肺静脉出血一般量小,其发生与肺静脉高压有关,尤其与左心衰竭有关。主动脉动脉瘤瘘入肺实质也可合并咯血。小的肺血管如毛细血管、小静脉、小动脉也是出血的来源。大部分肺泡毛细血管基底膜表面受损,称为弥漫性肺泡出血综合征,分为伴有毛细血管炎和不伴有毛细血管炎两种情况。虽然大咯血发生率并不高,但易引起气道阻塞发生窒息而危及患者生命。临床医师在采取紧急措施的同时,尽可能快地明确病因十分重要。

病因思考

　　引起咯血原因繁多复杂,有人统计文献资料,近百种疾病可引起咯血,应全面考虑。常见咯血病因有:

一、感染性疾病

是咯血最常见的原因。

（一）肺结核

（二）肺炎

（三）气道炎症性疾病

1. 支气管扩张。

2. 支气管炎。

3. 弥漫性泛细支气管炎（DPB）。

4. 支气管结石、息肉。

（四）真菌感染

（五）寄生虫感染

二、肿瘤

（一）支气管肺癌

（二）类癌

（三）转移癌

肺转移癌偶尔发生咯血。恶性黑色素瘤、乳腺癌、绒毛膜癌、甲状腺癌和骨肉瘤等肺转移常引起咯血。

三、肺血管、心血管疾病

（一）肺血管疾病

1. 原发性或继发性肺动脉高压。

2. 先天性肺动脉静脉畸形可以是孤立性的，也可以是 Osler–Weber–Rendu 综合征、出血性遗传性毛细血管扩张症的一部分。

3. 肺动脉血栓栓塞症。

4. 肺动静脉瘘。

（二）心血管疾病

1. 二尖瓣病变、左心衰竭。

2. 主动脉瘤。

四、免疫性疾病

（一）系统性红斑狼疮（SLE）

（二）坏死性肉芽肿性血管炎（NGV, Wegener 肉芽肿）

（三）Goodpasture 综合征（肺出血–肾炎综合征）

其他疾病如特发性肺含铁血黄素沉着症、高安病、Behset 病等也可发生咯血。

五、医源性咯血

（一）支气管镜检查

特别是在支气管黏膜活检、经支气管肺活检（TBLB）后。

（二）经胸壁针刺活检

经 B 超、CT 引导系经胸壁针刺活检时损伤肺血管可并发咯血。

（三）肺动脉导管球囊扩张损伤

肺动脉导管检查可造成局部梗死或破裂。

（四）药物

如抗凝药（华法林）、溶栓药等。

六、其他

外伤、气管异物、肺隔离症、子宫内膜异位、肺淀粉样变、血小板减少、血友病、骨髓移植后等。

七、病因不明的咯血

经过仔细的诊断措施仍不能找出明确咯血病因的称为病因不明咯血。诊断措施包括支气管镜、痰细胞学、胸部 X 线、血清学检查、胸部高分辨 CT 检查等。有人统计病因不明咯血约为 5%~10%。

！诊断思路

根据患者症状，详细采取病史和物理检查，结合实验室检查结果是对咯血评估的最初步而又重要的阶段。咯血的诊断程序示意图请见图 14-1。

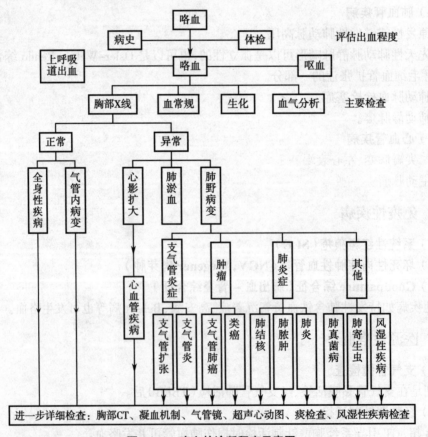

图 14-1 咯血的诊断程序示意图

一、确定出血是否来自下呼吸道、肺

痰中带血丝或血痰容易诊断，但在咯血或呕血时患者和家属均紧张，要正确判断患者和家属提供的主诉。上气道出血、上消化道出血可被吸入气管内咯出，咯血也可被咽下造成便潜血试验阳性。因此判定咯血时需注意以下方面：

（一）除外上呼吸道出血

询问有无呼吸道症状、口腔疾病、检查鼻部、咽喉部、有无出血性疾病如血管瘤、肿瘤，必要时请耳鼻喉科医师帮助诊查。

（二）除外上消化道出血

咯血多有呼吸道症状或病史，呕血常可问出胃病或肝病史。咯血一般为鲜红色、带有气泡、混有痰成分，随咳嗽一起咯出，可伴有气喘。pH 为碱性，镜检可见肺泡巨噬细胞并有含铁血黄素。消化道出血一般为暗红色，混有食物残渣，常诉恶心、呕吐。pH 为酸性，含有食物。气道肺出血日后常有痰中带陈旧暗红色血可帮助判断。

二、判定咯血次数、咯血量

（一）咯血次数

是反复多次还是偶尔一次，应详细记录发生时间和具体次数并询问是否为以下情况：

多年反复咯血：常见于支气管扩张、支气管炎、肺曲菌病、类癌等。

首次咯血：青年患者伴低热、咳嗽等症状有肺结核可能。50 岁以上吸烟男性患者应认真检查有无肺癌。

（二）咯血量

有痰中带血丝、痰中带血、满口鲜血、大量咯血数百毫升甚至到上千毫升，量的差别很大，应说明每次咯血量以及估计的总咯血量。同时应询问咯出的血的颜色、黏稠度及咯出容易程度，对估计病情指导治疗很重要。如咯出黏稠血块提示血在肺内已淤滞一定时间。

小量咯血：常见于感染性支气管、肺疾病，如：支气管扩张、支气管炎、肺结核、肺炎及支气管肺癌等。

大咯血：常见于肺结核空洞形成的动脉瘤破裂，肺癌侵蚀肺动脉大量出血，慢性肺疾病基础上形成肺囊腔、支气管扩张性病变、腔内合并曲菌感染或有曲菌球形成时。

三、咯血伴随症状及相关因素

（一）伴咳嗽

常见于感染性支气管、肺疾病，如：肺结核、支气管内膜结核、支气管炎、支气管扩张及肺炎等。咯血伴咳嗽也是支气管肺癌的常见症状。

（二）伴发热

1. 低热　特别是午后低热。常见于活动性肺结核。
2. 高热　细菌性感染，如肺炎、肺脓肿和真菌感染等。全身性疾病，如急性系统性红斑狼疮、坏死性肉芽肿性血管炎等。

（三）伴胸痛

常见于支气管肺癌，侵犯胸膜或胸壁、肺转移癌、肺栓塞症、肺结核、肺炎等。

（四）伴呼吸困难

咯血肺内淤积本身可引起呼吸困难,若有呼吸困难不能平卧,应考虑是否有急性左心功能不全引起肺水肿或肺栓塞。

（五）相关因素

发生咯血时应询问有无相关因素,如胸部顿挫伤或贯通伤后造成支气管破裂咯血。异物吸入后造成气管黏膜损伤、肺部手术后、气管镜检查、经胸壁肺活检、肺动脉导管检查、使用抗凝剂等医源性因素。接触一些溶媒剂可诱发 Goodpasture 综合征,月经期伴咯血可能为子宫内膜异位症"替代性月经"。

四、体格检查

鼻咽部检查帮助除外上呼吸道出血原因,如鼻咽部肿瘤、坏死性肉芽肿性血管炎。注意有无全身其他部位的毛细血管扩张、胸部杂音,可提示肺动静脉血管畸形。胸部听到水泡音、捻发音或喘鸣音并不能确定就是出血部位,因为血液可在支气管内移动,如上叶出血可在下叶出现体征或在 X 线上有出血表现。咯血伴有一侧或双侧下肢水肿应注意有无深静脉血栓问题。

五、胸部 X 线检查表现

胸部 X 线片是咯血患者必需的检查

（一）浸润阴影

肺结核、肺炎、肺梗死。

（二）肺纹理粗重或"轨道征"

支气管炎。

（三）蜂窝状或卷发样改变

支气管扩张。

（四）空洞

肺结核、肺化脓症、癌性病变。

（五）空腔内伴有菌球影

肺曲菌病。

（六）球形影

肺癌、转移性肺癌、动静脉瘘。

（七）肺不张

肺癌引起支气管阻塞。

（八）肺水肿

左心功能不全、尿毒症。

（九）两肺弥漫性阴影

Goodpasture 综合征、特发性肺含铁血黄素沉着症。咯血时有些病例胸部 X 线片可完全正常,咯血后血流可流注到末梢气管内,造成浸润阴影或广泛的肺透明度降低。

胸部 CT 能直接判定动静脉畸形、小的肺癌病灶、淋巴结病变。增强 CT 扫描对诊断肺栓塞诊断价值高。高分辨 CT 对支气管扩张有重要价值。这些检查应在咯血病情稳定后进行。

六、实验室与特殊检查

（一）一般实验室检查

1. **血液常规和生化检查**　所有咯血患者都应进行血液常规检查,包括全血细胞计数、血小板计数、血色素、血型、电解质、尿素氮、肌酐、血糖等,应有尿常规检查,重症者应作血气分析检查。

2. **凝血机制方面检查**　凝血酶原、活化部分凝血活酶时间（APTT）、凝血酶原时间（PT）、凝血酶时间（TT）、D- 二聚体等相关检查。

3. **痰细菌学及细胞学检查**　在病因不明时要尽早进行痰细胞学、革兰染色、培养及药敏感试验,抗酸菌和真菌检查。

4. **有关风湿性疾病的检查**　怀疑血管炎,如坏死性肉芽肿性血管炎、系统性红斑狼疮（SLE）、Goodpasture 综合征等风湿性疾病所致咯血时,应查类风湿因子、C- 反应蛋白、抗核抗体和抗中性粒细胞胞浆抗体（ANCA）等。

（二）特殊检查

1. **超声心动图**　若怀疑心源性因素引起咯血,如先天性心脏病、二尖瓣狭窄和肺栓塞时应作超声心动图检查,必要时作左心或右心导管检查。

2. **气管镜检查**　无活动性大出血可行纤维支气管镜检查,帮助明确出血部位和原因。作为抢救治疗措施在慎重选择下可进行检查。

急诊处理

一、小量出血

（一）一般处理

如患者仅为痰中带血或咯数口鲜红色血,劝告患者不用精神紧张,让患者休息,口服或肌注抗生素,适当服镇咳药。

（二）止血药物

可口服止血药:卡巴克络（安络血）每次 5~10mg,每日 3 次;云南白药,每次 0.5g,每日 3 次;肌内注射酚磺乙胺（止血敏）250mg,每日 2 次。

二、中等量、大咯血

处理原则上注意三方面:预防呼吸道阻塞、支持生命体征和止血。

（一）预防气道阻塞

1. **一般处理**　安慰患者,消除紧张情绪,鼓励其把血咯出,避免进食热的食品,保持大便通畅,必要时服缓泻药,如新清宁,每次 5 片,每日 3 次。便秘时可灌肠,避免用力排便作屏气动作。避免过度使用镇咳药。咳嗽剧烈者可使用可待因 30mg,口服或肌注。

2. **体位**　如体征或 X 线提示出血部位,采取向患侧侧卧位,避免血液流向健侧。咯血量大时采取头低侧卧位,利用重力引流,改善气道通气。

（二）加强监护

1. 生命体征检测　要判定患者基础肺功能情况、气道开放情况、自身清除出血的能力,加强血压、脉搏、呼吸监测,有条件作血气分析检查,使用脉氧仪监测氧合情况。

2. 抢救措施的准备　配血、准备开口器、舌钳、喉镜、气管插管、粗的吸引管及吸引器、心肺复苏装置等,把患者安置在便于抢救的位置。请胸外科、麻醉科、放射科等有关科室会诊,有所准备。

3. 吸氧　注意气体湿化。

（三）止血药物及其他方法

1. 垂体后叶素（pituitrin）　通过使肺循环血流量减少及肺血管收缩而起止血作用,为大咯血首选药物。垂体后叶素 5~10U 加 5%~50% 葡萄糖液 20~40ml,缓慢静注,以后 10U 加入 5% 葡萄糖液 500ml 静滴维持。不良反应为患者面色苍白、心慌、恶心、胸闷、腹痛及有便意等。妊娠者禁用,高血压、冠心病患者慎用或禁用。咯血较顽固者,一日可用 2~3 次,必要时在大咯血停止后数天内可每日静点 10u,防止再咯血。

2. 促凝血药

（1）氨甲苯酸（对羧基苄胺,aminomethyl benzoic acid）:有较强的抗纤维蛋白溶解作用。每次 0.1~0.3g,用 5% 葡萄糖注射液或 0.9% 氯化钠注射液 10~20ml 稀释后缓慢静注。

（2）氨甲环酸（妥塞敏,transamin）:抗纤维蛋白溶解。口服 0.25~0.5g/ 次,每日 2~4 次。静脉注射或静脉点滴 0.25~0.5g/ 次,0.25~2.0g/d。

（3）酚磺乙胺（止血敏,etamsylate）:可增强血小板功能及黏附性,加快血块收缩,降低毛细血管通透性,有利止血。每次 0.25~0.75g,肌注、静注或静滴,一日 2~3 次。

（4）蛇凝血素酶（hemocoagulase）:从巴西毛头蛇的毒液中分离,精制的高纯度凝血类物质。其中类凝血酶作用在出血部位促进血小板凝集,形成血栓,产生止血效应。另一种类凝血激酶作用,释放血小板因子 3（PF$_3$）,使出血部位产生更多的凝血酶而产生止血作用。急性出血,一次 2 克式单位（KU）,静注。非急性出血,1KU,肌注,隔 24 小时 1 次,至出血停止。

3. 糖皮质激素　有非特异性抗炎作用,减少血管渗出,抑制肥大细胞脱颗粒反应,降低肝素水平,用于炎症性疾病,如:结核、肺炎等咯血,在加强抗结核、抗感染的基础上短期使用,可试用地塞米松,每日 10~20mg,或氢化可的松每日 100~300mg。

4. 血管扩张剂　可降低肺动脉压,肺血流分流到四肢及内脏造成"内放血",减少咯血。可选用 α 受体阻滞剂:酚妥拉明或酚苄明 10~20mg,加入 5% 葡萄糖液 250~500ml 静滴。血容量不足时可造成血压下降,应适当补充血容量。亦有使用 654-2、少量氯丙嗪、普鲁卡因等药的报道。

5. 抗菌药物　如炎症性疾病引起咯血应根据基础疾病情况使用广谱抗生素。硝咪唑类药被认为有促凝及抗肝素作用,对支气管扩张合并感染、肺脓肿,尤其厌氧菌感染效果较好。常用甲硝唑,每次 500mg,2~3 次 / 日,静滴。或替硝唑,每次 400~800mg,2 次 / 日,静滴。

6. 萎陷疗法　经药物治疗咯血不止,两侧膈肌及胸膜无明显粘连,心肺功能尚好,可使用人工气腹疗法,通过使腹腔内压力升高,膈肌上升,肺得以放松,病变部位选择性萎缩,有利止血,出血来自肺下部者效果较好。紧急止血可注气 1000~1200ml。

7. 经气管镜止血 小量咯血或大量咯血稳定后,而且咯血原因不明时是纤维支气管镜检查的指征。对于顽固性咯血,使用药物治疗无效时,根据患者的情况及操作者的能力,可通过气管镜进行止血。纤维支气管镜检查时要经气管插入带气囊的气管插管检查。监测血压、心电图、血氧,同时吸氧。判定出血部位十分重要,对有活动性出血,或有凝血块不易吸除,视野不清时,可用 0.9% 氯化钠注射液冲洗。明确出血部位后,可把纤维气管镜前端楔入肺叶或肺段支气管内,以肾上腺素生理盐水(0.9% 氯化钠注射液 20ml+ 肾上腺素 0.5ml)每次 5~10ml 注入后吸出,观察止血效果。出血不止可注入凝血酶溶液(100U/ml),每次注入 5~10ml。血止后吸出凝血块。现在认为冰盐水灌洗方法对患者没有益处。

在气管镜检查止血治疗时出血不止,防止出血流入健侧,影响氧合,危及生命。可经气管内插管内向健侧置放 Fogarty 导管,气囊充气压迫阻断出血,并保持健侧正常通气,24~48小时后放气观察。也可在纤维支气管镜引导下,做单侧气管内插管使健侧与出血患侧分离。

以前文献强调,在大咯血时使用硬质气管镜,便于吸除出血及凝血块。实际上使用此种方法者并不多,因其要在手术室进行,有一定危险性,而且熟练掌握这项技术的医师并不多。

8. 动脉造影与栓塞治疗 大咯血出血源多数来自支气管动脉,如:陈旧性肺结核、肺真菌病等。慢性感染疾病除支气管动脉外,出血源可来自体循环,如锁骨下、乳内、肋间、腋下动脉等侧支动脉复合因素。肺动脉出血仅为 10% 左右,如肺结核空洞形成的 Rasmussen 动脉瘤、肺动静脉瘘、Swan-Ganz 导管所致血管损伤等。在确定出血的血管进行栓塞,短期止血效果可达 80% ~100%。动脉造影栓塞已成为大咯血诊断和治疗的重要方法。对于肺功能差的大咯血患者,此种方法是一种救命的手段。在下列情况应考虑行动脉造影栓塞治疗:①反复大咯血,内科保守治疗无效;②肺功能差,大咯血不具备手术条件;③胸部 X 线片正常,怀疑血管病变者;④反复咯血出血部位不能确定者。如有可能在动脉栓塞前最好作纤维支气管镜检查,帮助确定是右侧或左侧肺出血。

一般经股动脉插入导管,选择性插入支气管动脉,大多数支气管动脉开口位于 5~6 胸椎水平,降主动脉上。右侧一般 1~2 支,左侧 2~3 支。正常支气管动脉内径 1~2mm。导管头嵌入支气管动脉后试注入 40% 泛影葡胺 5~10ml,咯血的病侧见到造影剂经血管外溢较少,多见的是明显的血管扩张扭曲、增生和体 – 肺动脉交通支。可在距支气管动脉起始部 4cm左右处,对病变部位供应血管进行栓塞治疗。栓塞物质可采用明胶海绵、氧化纤维素等。近来有专用记忆铂金螺旋状栓塞环,该制品质地柔软,放置前为细丝状,在 X 线透视下易观察,经专用放置器械放置在预定部位后呈 "龙卷风" 样螺旋状,其空隙间带有化学合成纤维,可以最大限度阻断血流,形成血栓,达到止血效果。

支气管动脉栓塞的并发症主要是:①栓塞物漏入主动脉,流入腹腔脏器动脉,发生肠坏死、肾栓塞、下肢末梢坏死等;②栓塞血管供血部位缺血变化,常见的是缺血引起的疼痛、脊髓损伤、支气管瘘、食管瘘、主动脉瘤、肺组织坏死等。最大的问题是可能阻塞或栓塞脊髓前动脉的血流造成截瘫。操作熟练的放射科介入治疗医师作支气管动脉造影栓塞治疗一般是安全的,只要在栓塞前认真辨认脊髓供血动脉解剖,可以把危险限制到最低程度。明显并发症发生率不到 1%,而对患者的益处高于其危险性。

支气管动脉栓塞后仍咯血的病例,可能出血部位为多处,栓塞部位不充分,或是肺动脉系统出血,如空洞中的动脉瘤等,可做肺动脉造影,必要时作肺动脉栓塞治疗。

行支气管动脉栓塞治疗的患者多是顽固大咯血患者,若有大量失血,应在术前输血,并准备有大咯血发生窒息的可能,必要时气管插双腔管,可把出血支气管阻塞,并保证健侧通气。

动脉栓塞治疗咯血止血成功率高,随着时间推移有 20% 患者可有再咯血,特别是慢性感染性病变出血,可能与新的侧支血管形成有关。

9. 外科手术　在采取以上措施无效,出血部位明确,患者肺功能贮备能力能进行手术时,可考虑手术治疗。目前倾向作为选择性治疗方法,而不是紧急治疗方法。

三、并发症及其处理

（一）窒息

是咯血致死主要原因。

1. 原因　患者肺功能差,出血量大,甚至出血量不大,因咳嗽无力血液淹溺或患者过度紧张血块刺激引起喉头、支气管痉挛是窒息的主要原因。窒息症状表现为咯血突然停止,胸闷、烦躁、发绀、表情恐怖或意识丧失、牙关紧闭、挣扎及大小便失禁等。

2. 抢救措施　主要是保持气道通畅和维持生命体征。

（1）体位引流:采取头低脚高向患侧卧位,用开口器打开紧闭的牙关,舌钳拉出舌部,将头向后仰,用吸引器吸出或用手指掏出患者口腔及咽部凝血块,可拍击患者胸背部,促使血液咯出。

（2）气管插管:体位引流无效时应立即在直、间接喉镜下插入气管插管或硬式气管镜,吸除凝血块,如插管医师有插双腔管的经验,最好插双腔管,这样可以判断出血来自哪侧肺,并可阻断患侧出血,保证健侧通气。必要时可做紧急气管切开。

（3）呼吸兴奋剂:肌注或静脉注入尼可刹米（可拉明）、洛贝林等药物。

（4）吸氧:经鼻导管给高流量吸氧。

（5）人工通气:患者呼吸微弱或消失时应做人工呼吸,气管插管、气管切开者可接呼吸机进行机械通气。

（二）失血性休克

1. 临床表现　如出血量超过体重的 30%（咯血量约达 1500ml 以上）,可能出现失血性休克危及患者生命。患者表现为表情淡漠或烦躁、面色苍白、出冷汗、四肢厥冷、脉搏细数、血压下降。

2. 抢救措施

（1）开放静脉通路、补液:可予羟乙基淀粉（706 代血浆）、平衡液静滴。

（2）输血:指征为收缩压 <80mmHg,或较基础收缩压下降 >30mmHg;血红蛋白 <50g/L,血细胞比容 <25%;心率 >120 次 / 分。根据情况最好输新鲜血,一般多用静脉加压快速输血。

（3）药物:补充血容量后休克仍未纠正,给予抗休克的血管活性药物,如多巴胺 200mg,加 5% 葡萄糖溶液 250ml,根据血压调节浓度和滴速。

（4）纠正酸中毒:出血性休克常伴有酸中毒,可先补充 5% 碳酸氢钠溶液 250ml。

（5）防止多脏器功能衰竭:失血性休克可引起多脏器功能衰竭,应加强监测,注意心、肾功能。

（三）感染、肺不张

咯血可造成支气管、肺继发感染，应加强抗菌治疗。肺结核咯血可引起肺内播散，应注意加强抗结核治疗。

凝血块可引起阻塞性肺不张，咯血后服溴己新（必嗽平）、羧甲司坦（化痰片）、盐酸氨溴索（沐舒坦）、祛痰合剂等祛痰药。必要时行气管镜检查，有时可吸出凝血造成的支气管铸型。

四、中医中药治疗

非大咯血患者可采用中医中药辅助治疗。常用中成药：云南白药 0.5g，每日 3 次。有止血作用的中药有紫珠草、蒲黄、白芨、地榆、大蓟、三七等。

可用中西医结合方法治疗咯血，如针刺或电针治疗。取孔最、鱼际、郄门、肺俞、太溪等穴。也可用 5% 普鲁卡因 0.5ml，双侧尺泽、内关穴位封闭治疗。

（贺正一）

参 考 文 献

[1] 刘瑶华. 咯血病因分析—附 917 例纤维支气管经检查结果. 中华结核和呼吸系疾病杂志, 1986, 9（2）：95-97.

[2] 刘凤奎, 贺正一, 那开宪. 实用内科急症治疗手册. 北京：人民卫生出版社, 1999：111-116.

[3] 贺正一. 支气管腺瘤 28 例临床分析. 中华结核和呼吸系疾病杂志, 1985, 1：39-41.

[4] 郭品淮. 肺出血炎症综合征二例报告. 中华结核和呼吸系疾病杂志, 1984, 7：252.

[5] 贺正一, 张希玲. 经纤维支气管镜注入凝血酶治疗咯血及活检后出血. 中国内镜杂志, 1996, 2（2）：10-11.

[6] 何礼贤. 选择性支气管动脉造影及栓塞在大咯血诊断和治疗上的价值. 中华医学杂志, 1989, 67：590-592.

[7] 工藤翔二, 中田紘一郎, 贯和敏博. 呼吸器疾病患最新の治療. 東京：南江堂, 1998：126-128.

[8] Shoemaker WC. Textbook of Critical Care. 4th ed. Beijing：Science Press/Harcourt Publishers Limited, 2001：1515-1523.

[9] 丁嘉安, 王兴安, 郑华. 大咯血的急诊外科治疗. 中华结核和呼吸杂志, 2003, 26（5）：294-295.

[10] 陵春华, 王光杰, 黄建安, 等. 支气管动脉栓塞对急性大咯血的治疗价值. 中华结核和呼吸杂志, 2003, 26（5）：295-296.

[11] 蔡柏蔷, 李龙芸. 协和呼吸病学. 北京：中国协和医科大学出版社, 2005：138-142.

[12] 大野聖子. 気管支拡張症に対する治療. 日胸, 2009, 68：740-747.

15

呼吸困难

概述

呼吸困难是患者主观感觉空气不足、呼吸费力或气短。客观上患者表现为呼吸频率、深度和节律的改变,辅助呼吸肌参与呼吸运动,严重者可呈端坐呼吸或其他被动性体位呼吸。呼吸困难的感觉与胸腔结构特别是肌肉组织及化学感受器包括中枢、周围和局部感受器传入刺激的强度有关。有肺部疾病的患者常有呼吸受阻、呼吸机械力学异常、肺变僵硬、呼吸肌疲劳及化学感受器传入刺激增强而出现呼吸困难。呼吸困难程度从稍有呼吸费力、气短到感觉呼吸窘迫,范围广泛,不同疾病及不同人感觉也有差异。呼吸困难可分为急性发作呼吸困难和慢性或间断发作呼吸困难。

1. **急性发作性呼吸困难** 是指数小时以内出现中等以上呼吸困难,与劳累后呼吸困难加重的慢性呼吸困难不同,急性呼吸困难多发作在安静状态。急性发作呼吸困难患者一般需要紧急处理,并做必要的检查,两者应同时进行。

2. **慢性(间断发作性)呼吸困难** 多种原因可引起慢性或间断发作性呼吸困难,常在运动或劳累后出现,多数患者是在原有症状上加重时就诊,提示原有疾病恶化或急性发作,与急性发作性呼吸困难一样,在作紧急处理的同时进行必要的检查。

病因思考

一、急性发作性呼吸困难

急性发作性呼吸困难主要见于:支气管哮喘、慢性肺源性心脏病急发作、心血管疾病、肺水肿、急性左心衰、吸入肺炎、过敏肺炎、肺栓塞、胸壁外伤、自发气胸、急性呼吸窘迫综合征(ARDS)、胸腔积液、肺出血、严重贫血。

成人急性发作呼吸困难常见于支气管哮喘首次发作或急性加重期、慢性肺疾病急性恶化、心血管病伴肺水肿、吸入性肺炎、过敏性肺炎、肺栓塞、胸壁或胸壁内结构创伤、自发性气胸、急性呼吸窘迫综合征(ARDS)、胸腔积液、肺出血或消化道出血造成严重贫血等。急性呼吸困难主要见于:

（一）支气管哮喘

支气管哮喘（简称哮喘）是由多种细胞包括气道的炎性细胞和结构细胞（如嗜酸性粒细胞、肥大细胞、T 淋巴细胞、中性粒细胞、平滑肌细胞和气道上皮细胞等）和细胞组分参与的气道慢性炎症疾病。这种慢性炎症导致气道高反应性，通常出现广泛多变的可逆性气流受限，并引起反复发作性的喘息、气急、胸闷或咳嗽等症状，常在夜间和（或）清晨发作、加剧，多数患者可自行缓解或经治疗缓解。

1. 诊断标准

（1）反复发作喘息、气急、胸闷或咳嗽，多与接触变应原、冷空气、物理、化学性刺激、病毒性上呼吸道感染及运动等有关。

（2）发作时在双肺可闻及散在或弥漫性、以呼气相为主的哮鸣音，呼气相延长。

（3）上述症状可经治疗缓解或自行缓解。

（4）除外其他疾病引起的喘息、气急、胸闷和咳嗽。

（5）临床表现不典型者（如无明显喘息或体征）应至少具备以下一项试验阳性：

1）支气管激发试验或运动激发试验阳性；

2）支气管舒张试验阳性：一秒钟用力呼气容积（FEV_1）增加≥12% 以上，且 FEV_1 增加绝对值≥200ml；

3）最大呼气流量（PEF）日内（或 2 周）变异率或昼夜波动率≥20%。

2. 分期

（1）急性发作期：喘息、气急、咳嗽和胸闷等症状突然发生，或原有症状急剧加重，带有呼吸困难，以呼气流量降低为其特征，常因接触变应原等刺激物或治疗不当等所致。

（2）慢性持续期：在相当长的时间内，每周均有不同频度和（或）不同程度地出现症状，如喘息、气急、胸闷和咳嗽等。

（3）临床缓解期：经治疗或未经治疗症状体征消失，肺功能恢复到急性发作前水平，并维持 3 个月以上。

3. 病情评估

（1）治疗前的病情分级：未使用激素、支气管扩张剂初诊，或已中断治疗 3 个月以上者。

1）间歇状态（第 1 级）：症状 < 每周 1 次，夜间哮喘≤每月 2 次。肺功能正常。

2）轻度持续（第 2 级）：症状≥每周 1 次，但 < 每天 1 次，夜间哮喘 > 每月 2 次，但 < 每周 1 次。历次发作之间肺功能正常。

3）中度持续（第 3 级）：每天有症状，影响运动和睡眠，夜间哮喘≥每周 1 次，FEV_1 占预计值 60%~70%，或 PEF 占 60%~79% 个人最佳值，PEF 或 FEV_1 变异率 >30%。

4）重度持续（第 4 级）：每天有症状，经常出现夜间哮喘，体力运动受限，FEV_1 占预计值 <60% 或 PEF<60% 个人最佳值，PEF 或 FEV_1 变异率 >30%。

（2）评估治疗期间的控制水平：是原来医师给患者评定的哮喘严重度结合给予正规治疗后，按目前临床症状和肺功能，重新评估患者的严重程度，可指导是否调整目前治疗方案，以取得更好的哮喘控制。控制水平分级见表 15-1。

表 15-1 控制水平分级

临床特点	完全控制 （满足以下各点）	部分控制 （任何 1 周出现以下 1~2 种表现）	未控制 （在任何 1 周内）
白天症状	无（或≤2 次/周）	>2 次/周	出现≥3 项部分控制的 特征
活动受限	无	有	
夜间症状/憋醒	无	有	
需要缓解药物 次数	无（或≤2 次/周）	>2 次/周	
肺功能 （PEF 或 FEV1）	正常或≥80% 正常 预计值或本人最佳值	<80% 正常预计值 或本人最佳值	≥1 次急性发作
急性发作	无	≥每年 1 次	

（3）急性发作期：严重程度分级见表 15-2。

表 15-2 哮喘急性发作期的严重程度分级

临床特点	轻度	中度	重度	危重
气短	步行、上楼时	稍事活动	休息时	
体位	可平卧	喜坐位	端坐呼吸	嗜睡或意识不清
讲话方式	连续成句	单词	单字	不能讲话
精神状态	可有焦虑， 尚安静	时有焦虑或 烦躁	常有焦虑或 烦躁	嗜睡或意识不清
出汗	无	有	大汗淋漓	
呼吸频率	轻度增加	增加	常 >3 次/分	
辅助呼吸肌活动 及三凹征	常无	可有	常有	胸腹矛盾运动
哮鸣音	散在，呼吸末期	响亮，弥漫	响亮，弥漫	减弱乃至无
脉率（次/分）	<100	100~120	>120	脉率变慢 或不规则
奇脉（收缩压下降）	无，<10mmHg	可有，10~25mmHg	常有，10~25mmHg	无，提示呼吸肌疲劳
使用 β₂ 激动剂后 PEF 占预计值或本 人最佳值 %	>80%	60%~80%	<60% 或 <100L/min 或作用时间 <2h	
PaO₂(吸空气, mmHg)	正常	≥60	<60	
PaCO₂	<45	≤45	>45	
SaO₂（吸空气）	>95%	91%~95%	≤90%	
pH			降低	

（二）心脏疾病

很多种心脏疾病可发生呼吸困难,有些心血管疾病并未发生肺淤血,如肺动脉狭窄,在运动后出现呼吸困难,可能与运动时心排出量不足有关。多数心脏性呼吸困难与肺血流和水分含量增加有关,常见于左心衰竭和二尖瓣狭窄,两者合并肺静脉和毛细血管压力升高,肺循环血管床充血,造成肺间质和肺泡水肿,使肺变硬,肺顺应性降低,并刺激"J"通气感受器。肺水肿伴有气管支气管黏膜水肿,使气道阻力增加。由于肺顺应性下降、气道阻力增加,胸膜腔内压力在呼吸周期中变化增大,呼吸功及能量消耗增加,轻度的低氧血症状需附加呼吸驱动力。运动可加重肺淤血和肺水肿,加重动脉及混合静脉低氧血症,使呼吸困难加重。

1. 诊断要点

（1）呼吸困难特点

1）早期出现:左心功能不全、肺淤血,早期即可出现呼吸困难,表现为呼吸频率及呼吸速度增加。

2）逐渐加重:早期在爬山、上楼梯时出现,肺淤血加重时平路行走甚至安静状态也可出现呼吸困难。

3）夜间呼吸困难、焦虑不安:常表现为入睡后 1 小时左右由于呼吸困难从睡眠中惊醒。必须采取坐位或站立才能进行呼吸,常伴有咳嗽。几分钟到 1 小时后呼吸困难缓解,可再入睡。发生频率可以数周 1 次或数日 1 次,严重者每晚发生,少数患者一夜发生数次而被迫采用坐位睡眠。

4）端坐呼吸:患者需用两三个枕头垫在背后以缓解呼吸困难,常可见到吸气及呼气的喘鸣音,称之为心脏性哮喘,是肺淤血伴有气道阻塞所致。

5）陈 – 施呼吸:是左心功能不全的症状之一,周期性出现过度通气与呼吸暂停,常在睡眠中出现。

（2）呼吸困难伴有咳嗽

1）劳累或仰卧位时发生,是肺淤血的特征。

2）肺部合并感染时常有咳泡沫血痰。

（3）呼吸音异常

1）可闻及捻发音、水泡音:早期仰卧位在背部、坐位在肺下部可听到湿啰音,病情发展,满肺可闻及湿啰音。

2）也可伴有闻及干性啰音。

（4）心音异常:听到第三心音奔马律是心功能不全的特征性表现。

（5）脉搏异常

1）脉率加快,脉压减少。

2）血压可随呼吸出现 10~20mmHg 幅度的变化。

（6）皮肤异常:可有皮肤湿冷、发绀,是由于心排出量减少、末梢循环不全、缺氧所致。

（7）伴有水肿:伴有心功能不全时可有下肢或下垂部位水肿。

（8）胸部 X 线异常

1）肺淤血时出现 Kerley B 线:肺野外周横向线状阴影,为淋巴管扩张、纤维组织增生、肺静脉压增高的表现。

2）肺上野血管影增强，肺下野血管影减少。

3）肺门阴影增强，心脏扩大，胸水等。

2. 常引起左心衰竭、肺淤血的疾病

（1）高血压心脏病。

（2）主动脉瓣狭窄、关闭不全，二尖瓣狭窄、关闭不全。

（3）急性心肌梗死。

（4）心肌病。

（三）肺栓塞

肺栓塞（PE）是以各种栓子阻塞肺动脉系统为其发病原因的一组疾病或临床综合征的总称，包括肺血栓栓塞症、脂肪栓塞综合征、羊水栓塞、空气栓塞等。肺血栓栓塞症（PTE）为来自静脉系统或右心的血栓阻塞肺动脉或其分支所致的疾病，以肺循环和呼吸功能障碍为其主要临床和病理特征。PTE 为 PE 的最常见类型，占 PE 的绝大多数，通常 PE 是指PTE。肺动脉栓塞后，若其支配区的肺组织受阻或中断而发生坏死称为肺梗死。

PTE 的临床症状从无症状、轻微症状到突然死亡，表现多种多样。可分为急性肺栓塞和慢性肺栓塞，亦称为慢性肺血栓栓塞性肺动脉高压症。早期诊断，适当处理急性 PTE 可明显减少该病的死亡率。急诊以急性肺栓塞为多见。

1. 危险因素　引起 PTE 的血栓主要来源于深静脉血栓形成（DVT），PTE 常为 DVT 的并发症。PTE 与 DVT 共属于静脉血栓栓塞症（VTE），为 VTE 的两种类型。任何可以导致静脉血液淤滞、静脉系统内皮损伤和血液高凝状态的因素均可引起 PTE，包括原发性和继发性两类。原发性由遗传变异引起，包括 V 因子突变、蛋白 C 缺乏、蛋白 S 缺乏和凝血酶缺乏等，常以反复静脉血栓栓塞为主要临床表现。继发性是指后天获得的易发生 PTE 的多种病理生理异常。偏瘫、心脏疾病、恶性肿瘤、妇科和骨外科手术常是发生 PTE 的基础（表 15-3）。危险因素可单独存在，也可同时存在，协同作用。

表 15-3　静脉血栓栓塞症的危险因素

原 发 性	继 发 性	
抗凝血酶缺乏	创伤/骨折	血小板异常
先天性异常纤维蛋白血症	髋部骨折	克罗恩病
血栓调节因子异常	外科手术	充血性心力衰竭
高同型半胱氨酸血症	疝修补术	急性心肌梗死
抗心磷脂抗体综合征	腹部大手术	恶性肿瘤
纤溶酶原激活物抑制因子过量	冠脉搭桥术	肿瘤静脉内化疗
凝血酶原 *20210A* 基因变异	脑卒中	肥胖
VIII因子缺乏	肾病综合征	长期卧床
V 因子 Leiden 突变（活性蛋白 C 抵抗）	中心静脉插管	长途航空或乘车旅行
纤溶酶原缺乏	慢性静脉功能不全	口服避孕药
纤溶酶原不良血症	吸烟	真性红细胞增多症
蛋白 S 缺乏	妊娠/产褥期	巨球蛋白血症
蛋白 C 缺乏	血液黏滞度增高	植入人工假肢，高龄

2. 诊断要点

（1）症状

1）呼吸困难及气促：活动后明显。

2）胸痛：多数为胸膜性疼痛，少数为心绞痛。

3）烦躁不安,惊恐甚至濒死感。

4）晕厥：可能是 PTE 的唯一或首发症状。

5）咳嗽。

6）咯血。

7）心悸。

（2）体征

1）呼吸系统：呼吸急促,发绀,频率 >20 次 / 分,双肺可闻及哮鸣音和（或）细湿啰音,偶有胸膜摩擦音或胸腔积液相应体征。

2）心血管系统：严重时出现血压下降甚至休克、心动过速、P_2 亢进及收缩期杂音、三尖瓣区收缩期杂音、心包摩擦音,可有右心衰体征如致静脉充盈或搏动。

3）下肢静脉血栓体征：患肢肿胀,周径增粗,疼痛或压痛,僵硬、色素沉着和浅静脉曲张。

（3）实验室检查

1）胸部 X 线检查：常见的有区域性血管纹理稀疏、纤细,透亮度增加,栓塞部位肺血流减少,未受累部分纹理相对增多（肺血流分布不多）。肺梗死时可表现为肺野局部浸润性阴影;尖端指向肺门的楔形阴影;肺不张或膨胀不全;右下肺动脉干增宽或伴截断征;肺动脉段膨隆及右心室扩大,患侧横膈抬高;少至中等量胸腔积液等。胸部 X 线片也可正常。

2）动脉血气分析：低氧血症、低碳酸血症、肺泡动脉氧分压差［P（A–a）］增大,部分患者正常。

3）心电图：有非特异性的心电图异常,包括 V_1~V_4 的 T 波改变和 ST 段异常,部分病例有 $S_I Q_{III} T_{III}$ 征（即 I 导 S 波加深,III 导出现 Q 波及 T 波倒置）;完全或不完全右束支传导阻滞;肺型 P 波;电轴右偏、顺钟向转位等。

4）超声心动图：直接征象有右心房血栓、肺动脉主干及左右分支栓塞;间接征象有右心室和（或）右心房扩大;室间隔左移和运动异常;肺动脉增宽、三尖瓣反流及肺动脉高压等。

5）核素肺通气 / 灌注扫描：典型征象是呈肺段分布的肺灌注缺损,并与通气显像不匹配。检查结果分为：高度可能;中度可能;低度可能;正常。

6）螺旋 CT 和 CT 血管造影 –CT 静脉造影（CTA-CTV）：是 PET 的确诊手段之一。直接征象为肺动脉半月形、环形充盈缺损、完全阻塞及轨道征;间接征象为中心肺动脉及远端血管分支减少或消失等。并可发现梗死灶及胸膜改变等。

7）磁共振成像（MRI）、磁共振动脉造影（MRPA）：对肺段以上的肺动脉内栓子诊断的敏感性和特异性较高,可避免注射造影剂的缺点。

8）血浆 D- 二聚体（D-dimer）：对急性 PTE 有较大的排除诊断价值,若其含量 <500μg/L,可基本除外急性 PTE。

9）肺动脉造影：是诊断 PTE 最可靠的方法。直接征象有肺血管造影剂充盈缺损,伴或不伴有轨道征的血流阻断;间接征象有肺动脉造影剂流动缓慢,局部低灌注,静脉血流延迟等。此项检查为有创性,应严格掌握适应证。

10）下肢深静脉检查:①血管超声多普勒检测;②静脉造影;③放射性核素静脉造影。

（四）急性呼吸窘迫综合征

急性呼吸窘迫综合征（ARDS）是肺内、肺外严重疾病引起的肺部炎症反应,通透性亢进,肺间质水肿,肺顺应性下降,功能残气量下降,通气血流比例失调,以急性进行性呼吸困难和顽固性低氧血症为特征的急性呼吸衰竭;早期可称为急性肺损伤（ALI）,严重者为ARDS,两者具有性质相同但程度不同的病理生理改变。

1. 病因

（1）直接损伤:严重肺部感染,误吸胃内容物,溺水,毒性气体吸入等。

（2）间接损伤:休克,脓毒症,重症胰腺炎,创伤如脂肪栓、胸部挫伤、烧伤、头部外伤,大量输血、输液等。

2. 诊断要点

（1）ALI 诊断标准

1）有发病危险因素,急性起病。

2）氧合指数 PaO_2（动脉氧分压）$/FiO_2$（吸入氧浓度）$<300mmHg$。

3）胸部 X 线片示双肺弥漫性浸润影。

4）肺楔压（PAWP）$\leqslant 18mmHg$ 或无左心房压力增高的临床证据。

（2）ARDS 诊断标准:除 $PaO_2/FiO_2<200mmHg$ 外,其余条件同 ALI。

（五）气胸

空气进入胸膜腔,造成肺萎陷,使肺活量及通气量降低称为气胸,严重者可引起急性呼吸循环衰竭。

1. 病因及分类

（1）根据病因分类

1）特发性自发性气胸:多见于肺部无明显病变,瘦长体型的青壮年人,男性多于女性。这类气胸多是由于肺尖部胸膜下肺大疱破裂所致。

2）继发性自发性气胸:实际是肺或其他疾病的并发症。常见病因有慢性阻塞性肺疾病、哮喘、间质性肺疾病、职业性肺疾病、肺部细菌或寄生虫感染、风湿性疾病、原发或转移性肺癌、先天性结缔组织异常如马方综合征。经期气胸极为少见。

3）损伤性气胸:见于胸部贯通性损伤、肋骨骨折刺破肺脏、胸部压迫性损伤肺泡破裂甚至气管断裂发生气胸。

4）医源性气胸:由于在胸部进行诊断性或治疗性手术造成,可见于胸腔穿刺,胸膜活检,经皮肺活检,气管镜检查、支气管镜肺活检,机械通气,锁骨下静脉穿刺,气管切开,胸椎旁封闭麻醉止痛,针灸,心肺复苏术等。

（2）根据胸腔压力分类

1）单纯性（闭合性）气胸:肺破口小,肺萎陷后破口自行闭合。测胸膜腔压力不高或为负压,抽气后复压持续不变,经一次或数次抽气后肺即复张。这类气胸逸入胸膜腔的气体可逐渐自行吸收。

2）交通性（开放性）气胸:肺破裂口较大或有多处,或因破口周围纤维组织牵拉等原因致破口不能闭合,空气自由出入胸膜腔。测胸腔压力与大气压力相似,抽气时气体源源不断,停止抽气胸腔压转为正负压波动。

3）高压性（张力性）气胸：脏层胸膜破口呈单向活瓣,吸气时空气进入,呼气时破口闭合,空气不能排出,胸腔压力逐渐升高,形成正压。测胸腔压力是较高正压。

2. 诊断要点

（1）症状：取决于气胸严重程度、类型和原有肺功能情况。

1）胸痛：可有一定诱因如剧烈咳嗽,持重物、屏气或剧烈运动时,也可在安静情况下出现患侧一过性疼痛,由于气体进入胸膜腔,压力突然增加刺激胸膜,或原有粘连的胸膜受牵拉所致。疼痛性质多样,开始多为锐痛后转为钝痛,可向肩臂、腹部放射。

2）呼吸困难：常与胸痛同时发生。呼吸困难程度与肺萎陷程度和原有肺功能情况相关,原来肺功能低者即使很小的气胸也可导致严重的呼吸困难。

3）咳嗽：可有刺激性干咳,伴有肺部炎症时有咳痰。

4）休克：张力性气胸或原有肺功能低下者可出现发绀、烦躁、大汗、脉快、四肢厥冷、双眼上翻、大小便失禁及血压下降等急性呼吸衰竭及休克表现。

（2）体征：少量单纯性气胸可无明显体征,肺萎陷严重可见患侧呼吸幅度减低,叩诊过清音,语颤和呼吸音减低,左侧气胸及纵隔气肿时有时可听到与心脏搏动同步的摩擦音或卡塔音（Hamman 征）,有些患者可有皮下气肿。

（3）胸部 X 线检查：是确诊气胸最可靠的方法。主要表现为透明度高、无肺纹理的气腔和萎陷肺缩向肺门,肺野透亮度降低,其边缘为线状脏层胸膜影（气胸线）。有时可见索条状或带状胸膜粘连,如有胸膜腔积液可见液平面。较小范围的气胸透视可能不被发现,可疑者应摄立位呼气后前位胸片,此时肺中气体呼出,可增加肺与其胸腔的对比度,易于发现气胸线。合并纵隔气肿者可见沿纵隔旁有透明带。

实际上人工不能准确说明气胸范围,临床可依靠胸部 X 线片做出估计,简便方法是以肺门为中心,分别与第 1 前肋下达胸壁、垂直肺门和向肋膈角作 3 条连线,分别估计肺萎陷的范围。

有条件可做胸部 CT 检查,可帮助判断胸腔和肺萎陷实际情况,并为诊治提供依据。

（4）心电图：左侧气胸比右侧表现突出可有:

1）额面 QRS 电轴右偏。

2）R 波及 QRS 波振幅降低。

3）心前区导联 T 波倒置。

（六）高通气综合征

由于通气过度超过生理代谢所需而引起的综合征,其特征是临床症状可以用过度通气激发试验诱发出来。$PaCO_2$ 在正常范围以下时,说明有过度通气存在,与体内产生的二氧化碳量相比,肺泡通气量过剩。过度呼吸、过度通气状态和高通气综合征意义不同。多种器质性疾病,如中枢系统的脑卒中、脑脑膜炎,肺部疾病,肺纤维化、ARDS、肺水肿等引起的低氧血症,水杨酸中毒,发热、甲状腺功能亢进等都可伴有呼吸加快、过度通气状况。高通气综合征以 20 岁左右女性为多,由精神因素引发中枢神经的呼吸调节异常,并引起多种精神和躯体症状。此类患者在急诊并不少见。

诊断要点:

1. 有一定的诱因如心理压力大、精神创伤等。

2. 发作时动脉血气分析，$PaCO_2$ 降低，碱血症，不伴有 PaO_2 降低。

3. 常见症状

（1）呼吸：呼吸困难，胸闷憋气，吸气不够，呼吸深或快，叹气，喉头异物感。

（2）心血管：心悸，心率加快，胸痛。

（3）消化：腹痛，腹部胀满，恶心。

（4）神经、肌肉：四肢、颜面甚至全身感觉异常，如麻木、针刺感，肌肉强直，手足搐搦。

（5）中枢神经：头晕、晕倒（但意识清楚）、眼前发黑、注意力不集中。

（6）精神：紧张、焦虑、恐怖、垂死感、抑郁等。

4. 除外器质性疾病，如哮喘、肺栓塞、冠心病、脑血管病、癫痫、甲状腺功能亢进、低血糖等。心电图、胸部 X 线、肺功能、超声心动图、血常规正常，动脉血气分析正常，无通气功能及气体交换功能的障碍。

5. 过度通气激发试验阳性　非发作期时令患者每分钟做 30 次以上的快速而深的呼吸 3 分钟，可诱发高通气综合征的表现。

二、慢性（间断发作性）呼吸困难

常见的病因是慢性阻塞性肺疾病（COPD）急性加重，慢性充血性心功能不全，特别是老年患者区别是心脏病原因或哪种原因为主有时较为困难。反复发作性呼吸困难最常见的是哮喘，少见的原因是支气管、肺曲菌病引起的哮喘和气短。

（一）常见原因和分类

1. 通气障碍

（1）炎症性：支气管炎、肺炎、发热、癌性淋巴管炎等。

（2）气道性：阻塞、狭窄、哮喘、痰潴留、肺不张等。

（3）限制性：胸水、腹水、肺气肿、肺间质纤维化、胸廓畸形等。

（4）呼吸肌性：重症肌无力、侧索硬化。

2. 循环障碍　充血性心功能不全、心包积液、上腔静脉综合征、出血等。

3. 中枢性　脑血管意外、脑肿瘤、药物等。

4. 血液性　贫血等。

5. 代谢性　尿毒症、糖尿病酮症酸中毒。

6. 心因性　不安、恐怖等。

（二）呼吸系统疾病

1. 慢性阻塞性肺疾病

（1）定义与诊断：慢性阻塞性肺疾病（COPD）是一种具有气流受限特征的可以预防和治疗的疾病，气流受限不完全可逆、呈进行性进展，与肺部对香烟烟雾等有害气体或有毒颗粒的异常炎症反应有关。COPD 主要累及肺脏，但也可引起全身（或称肺外）的不良效应。COPD 的诊断应根据病史、危险因素接触史、体征及实验室检查等资料，综合分析确定。肺功能检查是诊断 COPD 的金标准，用支气管扩张剂后，$FEV_1 < 80\%$ 预计值及 $FEV_1/FVC < 70\%$ 可确定为不完全可逆性气流受限。COPD 与慢性支气管炎和肺气肿密切相关，如患者只有"慢性气管炎"和（或）"肺气肿"，而无气流受限，则不能诊断为 COPD。

（2）临床严重程度分级（表15-4）

表15-4 COPD严重程度肺功能分级

COPD严重程度分级	肺功能特征
Ⅰ级（轻度）	$FEV_1/FVC<70\%$ $FEV_1 \geq 80\%$ 预计值
Ⅱ级（中度）	$FEV_1/FVC<70\%$ $50\% \leq FEV_1<80\%$ 预计值
Ⅲ级（重度）	$FEV_1/FVC<70\%$ $30\%<FEV_1<50\%$ 预计值
Ⅳ级（极重）	$FEV_1/FVC<70\%$ $FEV_1<30\%$ 预计值，或 $FEV_1<50\%$ 预计值，伴有慢性呼吸衰竭

2. 限制性肺疾病　　引起限制性肺疾病的原因有多种,其共同之处是肺容积和弥散能力降低。主要见于弥漫性肺间质病变,可分为急性和慢性发生两种情况。其特点是弥散功能降低伴有肺总量、肺活量、功能残气量和残气量的减少,有类似情况的如胸膜增厚、胸廓畸形。而肺血管疾病如肺动脉高压,肺弥散功能降低但肺容积正常;神经肌肉性疾病影响呼吸肌,使最大吸气压下降,仅造成肺活量、肺总量下降,而功能残气量、残气量不受影响。

（1）肺间质性病变

1）急性:①感染性如粟粒性肺结核、病毒、真菌、组织胞浆菌病等;②肺水肿如麻醉剂过量、尿毒症等;③误吸,吸入性肺炎;④免疫性疾病如Goodpasture综合征;⑤肺肿瘤如肺泡细胞癌等;⑥特发性肺间质纤维化。

2）慢性:①吸入性如尘肺等;②放射性如乳腺癌术后放疗;③淋巴播散性:乳腺、肺、胃、胰腺等原发部位肿瘤播散;④全身性疾病如结节病、结缔组织病、淀粉样变等;⑤药物性:如肼屈嗪、博莱霉素、呋喃坦英等;⑥特发性肺间质纤维化。

（2）胸膜病变:胸膜纤维化。

（3）胸廓及腹部原因

1）神经肌肉病变:如脊髓灰质炎。

2）骨骼异常:如严重脊柱后侧凸畸形。

3）肥胖症。

（4）肺血管病:如原发性肺动脉高压。

！诊断思路

一、急性发作性呼吸困难

（一）诱因

1. 与季节特别是花粉多的月份、闻有异味刺激性气体、服用阿司匹林类药物、食用过敏性食品如鱼虾或坚果类食品等有关,常见于支气管哮喘。

2. 既往有慢性支气管炎、肺气肿、陈旧性严重肺结核伴有胸膜粘连等慢性肺疾病,近日因感染、使用镇静剂或吸高浓度氧后出现呼吸困难,多见于慢性肺疾病急性恶化。

3. 中枢神经系统疾病,有意识障碍,伴有反复误吸患者,多为吸入性肺炎。

4. 进入潮湿易生真菌的房间或有空调房间后发生呼吸困难,多见于过敏性肺炎。

5. 患有慢性疾病或手术后期卧床者,应考虑有无肺栓塞。

6. 突发紧张、恐怖感,而且是年轻女性时,可能为高通气综合征。

7. 吸入爆炸性气体、火灾现场气体等,多见于吸入性气道损伤。

8. 重症感染、误吸、重症胰腺炎等伴有呼吸困难应考虑是否有急性肺损伤或 ARDS。

9. 经受交通事故等灾害者,可能有血气胸或气管断裂。

（二）发病时间

1. 在无任何症状时突然出现呼吸困难时多见于:气胸、肺栓塞、冠心病、心肌梗死、高通气综合征和气道异物等。

2. 有一定诱因,较短时间内（数小时内）呼吸困难逐渐加重,见于:哮喘、慢性肺疾病急性恶化、过敏性肺炎、心源性肺水肿和消化道出血伴有严重贫血等。

3. 夜间突然憋气、呼吸困难可能为左心功能不全,后半夜或清晨发作常见于哮喘。

（三）伴随症状

1. 伴胸痛　见于气胸、心肌梗死、肺栓塞和由于事故出现的血胸。

2. 伴发热　见于部分慢性肺疾病急性恶化、吸入性肺炎、血胸、过敏性肺炎、部分肺栓塞和心肌梗死等。

3. 手足搐搦、麻木感　见于高通气综合征。

（四）既往病史

1. 有特异反应性皮炎、过敏性鼻炎史,可见于哮喘。

2. 既往有高血压、二尖瓣狭窄、冠心病等心脏病和慢性肾衰竭等,可见于肺水肿。

（五）体格检查

1. 胸部叩诊　为鼓音者,部分为慢性阻塞性疾病急性恶化或气胸。

2. 胸部听诊

（1）呼吸音低:慢性肺疾病急性恶化、血胸和气胸等。

（2）喘鸣音:哮喘、气道内异物和部分心源性肺水肿等。

（3）湿啰音:慢性肺疾病急性恶化、吸入性肺炎、过敏性肺炎、肺栓塞和心源性肺水肿。

（六）胸部 X 线检查

1. 实变性阴影

（1）中下肺野均匀一致阴影:吸入性肺炎等。

（2）以肺门为中心的阴影:心源性肺水肿。

2. 间质性阴影　部分慢性肺疾病合并感染急性恶化、过敏性肺炎、部分肺栓塞和轻度肺水肿等。

3. 胸廓扩大　气胸、血胸和慢性阻塞性肺疾病急性恶化。

4. 心影扩大　心源性肺水肿。

5. 肋骨骨折　血胸、气胸。

（七）肺功能检查（有可能条件时）

1. 正常　高通气综合征、严重贫血。

2. 阻塞性通气功能障碍　哮喘、慢性阻塞性肺疾病急性恶化、气道内异物和部分肺栓塞。

3. 限制性通气功能障碍　胸膜粘连等慢性肺疾病急性恶化、气胸和肺水肿等。

（八）血常规检查

1. 血红蛋白降低　消化道出血和血胸等。

2. 红细胞增多　部分阻塞性肺疾病。

3. 中性粒细胞增高　有感染引发的慢性肺疾病恶化、吸入性肺炎、过敏性肺炎、肺栓塞和心肌梗死等。

4. 嗜酸性粒细胞增高　哮喘、过敏性肺炎。

（九）呼吸困难病因鉴别（呼吸困难的诊断程序见图 15-1）

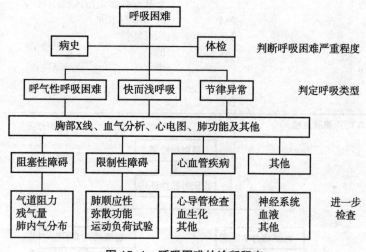

图 15-1　呼吸困难的诊断程序

1. 哮喘与支气管异物

（1）两者均可听到哮鸣音,气道异物多见于儿童和老人。

（2）哮喘的呼吸困难,有间断发作病史,而气道异物无既往病史。

（3）胸部 X 线:气道异物多表现上气道阻塞和肺不张。

（4）肺功能:哮喘表现为小气道阻塞性改变,气道异物表现为上气道阻塞。

2. 心源性肺水肿与非心源性肺水肿

（1）心源性肺水肿既往有心血管病史,而非心源性肺水肿没有。

（2）胸部 X 线:心源性肺水肿阴影是以肺门为中心,非心源性肺水肿表现为弥漫性阴影。

（十）肺栓塞的诊断

当患者有突然"不明原因"的气短、劳累性呼吸困难、伴有一侧或双侧不对称性下肢肿胀、疼痛时,依据临床表现结合临床发生肺栓塞可能性评估评分（表 15-5）,按程序进行检查诊断。图 15-2 是急性肺栓塞的诊断检查程序示意图。

表 15-5　肺栓塞临床可能性评估：Wells 评分和 Geneva 校正评分

变量	Well 分值	变量	Geneva 分值
易患因素		易患因素	
既往 DVT 或 PE	+1.5	年龄 >65 岁	+1
近期手术或制动	+1.5	既往 DVT 或 PE	+3
癌症	+1	1 个月内外科手术或骨折	+2
症状		恶性肿瘤进展期	+2
咯血	+1	症状	
体征		单侧下肢痛	+3
心率 >100 次/分	+1.5	咯血	+2
深静脉血栓体征	+3	体征	
临床判断		心率 75~94 次/分	+3
有其他诊断,但更可能是 PE	+3	心率 ≥95 次/分	+5
临床可能性(3 级)		下肢深静脉走行区触	+4
低	0~1	痛和单侧水肿	
中	2~6	临床可能性	
高	>6	低	0~3
临床可能性(2 级)		中	4~10
非 PE	0~4	高	>10
PE	>4		

（PE：肺栓塞；DVT：深静脉血栓）

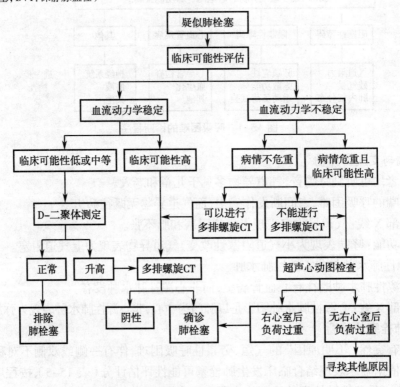

图 15-2　急性肺栓塞的诊断检查程序示意图

临床可能性评估：依据临床判断或 Wells 评分及 Geneva 校正评分。

血流动力学不稳定：患者处于休克状态,或收缩压 <90mmHg 或血压降幅 >40mmHg,并

持续 >15 分钟（无新发心律失常、血容量不足和脓毒症情况）。

不能进行多排螺旋 CT 者，肺通气 – 灌注扫描为备选方法。下肢加压超声检查发现深部静脉血栓（DVT）有助于诊断。经食管超声心动图可发现右心室后负荷过重 PE 患者肺动脉内栓子。

二、慢性（间断发作性）呼吸困难

（一）病史

1. 病因

（1）吸烟及有害气体接触：COPD。

（2）长期粉尘接触：尘肺。

（3）心血管疾病：肺水肿。

2. 呼吸困难严重程度与发生频度

（1）安静时没有，仅劳累后发生：轻度、早期。

（2）安静时也发生：重度。

（3）一过性反复发作：哮喘。

（二）体格检查

1. 视诊

（1）呼吸类型

1）缩唇、频率快、大潮气量呼吸：COPD。

2）频率快、小潮气量呼吸：限制性肺疾病。

（2）胸部：桶状胸，见于肺气肿。

（3）锁骨上窝及肋间凹陷：气道狭窄。

（4）呼吸时扩张受限：胸膜增厚、气胸、胸水等。

（5）发绀、杵状指：可判断病情严重程度。

2. 触诊　肝大，见于肺水肿、肺源性心脏病。

3. 听诊、叩诊

（1）全肺叩鼓音：肺气肿、自发性气胸。

（2）水泡音：慢性支气管炎。

（3）爆裂音、捻发音：肺间质纤维化、肺水肿。

（4）心脏杂音：肺水肿。

4. 双下肢水肿　肺源性心脏病。

5. 意识　嗜睡、恍惚，可见于高碳酸血症。

（三）实验室检查

1. 白细胞增高　慢性支气管炎、其他胸肺部感染。

2. 红细胞、血细胞比容、血色素增高　呼吸衰竭程度判定。

（四）胸部 X 线

1. 基本正常　慢性支气管炎、气管压迫性狭窄。

2. 透光度增高　肺气肿、肺大疱。

3. 局限性病变　与相关疾病鉴别。

4. 弥漫性阴影　与相关疾病鉴别。

（五）病因鉴别

1. 哮喘（常年反复发作）

（1）在间断发作性呼吸困难基础上加重。

（2）原有喘鸣音突然呼吸音减弱要注意可能是病情加重。

（3）有家族过敏史，胸部 X 线基本正常，发作时 PaO_2 降低。

2. 肺气肿

（1）桶状胸，吸气时锁骨上窝及肋间凹陷。

（2）全肺叩诊为过清音，呼吸音减低。

（3）胸部 X 线，特别是侧位像，含气量增加。

（4）呼吸困难严重程度，不如 PaO_2 下降程度明显。

3. 慢性支气管炎

（1）肺内无明显病变，却经常咳嗽，咳黏稠或脓性痰。

（2）肺内散在水泡音。

（3）胸部 X 线无局限性病变，基本正常或有"肺纹理增强"及小点状阴影。

（4）与呼吸困难严重程度相比，PaO_2 下降程度更明显。

4. 支气管扩张

（1）痰量多，间断有脓性痰或有咯血史。

（2）呼吸困难严重程度取决于病变范围。

（3）胸部 X 线多在一侧或双侧下肺野有"卷发征"，胸部 CT 可帮助确诊。

5. 弥漫性肺间质性病变

（1）有原因明确与不明两种情况。

（2）双下肺部可听到断续性爆裂音。

（3）胸部 X 线中下肺野外侧弥漫性纤维化改变，高分辨 CT（HRCT）可帮助诊断。

（4）PaO_2 降低，$PaCO_2$ 正常或轻度降低。

6. 肺结核后遗症（包括脓胸）

（1）既往有肺结核、人工气胸、胸廓成形术或肺切除病史。

（2）胸部 X 线与既往病变相关的多形态表现，如纤维索条、空腔、结节钙化、胸膜增厚和钙化等。

（3）肺功能检查，依据病程可有阻塞性、限制性或混合性通气障碍，PaO_2 降低。

7. 尘肺

（1）既往有长期粉尘接触史（矿工、坑道作业等）。

（2）胸部 X 线依据病程而不同，有特有表现，如小结节、结节性融合影等。

（3）肺功能为限制性、阻塞性、混合性等通气障碍，可有 PaO_2 降低。

8. 肺癌（特别是肺泡细胞癌及淋巴血行转移）

（1）痰及气管镜细胞学检查，可查见恶性细胞。

（2）弥漫性病变、肿瘤本身或淋巴结转移，压迫支气管引起呼吸困难。

（3）呼吸困难为进行性加重。

9. 其他肺弥漫性病变

（1）其中有过敏性肺炎、Goodpasture 综合征、结节病、风湿性疾病、坏死性肉芽肿性血管炎（Wegener 肉芽肿）及肺泡蛋白沉积症等。

（2）除有典型的临床表现外，一般需气管镜甚至开胸活检等特殊检查。

10. 过度通气综合征

（1）多有心因性因素。

（2）虽有呼吸困难的主诉，但观察患者有快而浅的过度通气表现。

（3）$PaCO_2$ 显著降低，pH 升高，使用面罩（或纸袋囊）重复呼吸方法可缓解。

11. 神经、肌肉疾病

（1）胸部 X 线，肺内没有病变，却有呼吸困难。

（2）自主地进行过度通气却无过度通气（$PaCO_2$ 无降低）。

（3）其他方面肌肉神经障碍，如吞咽困难、肌肉萎缩等。

12. 肺源性心脏病

（1）既往有慢性呼吸系统疾病，特别是 COPD。

（2）有下肢水肿、少尿等心功能不全的表现。

（3）胸部 X 线有肺动脉增宽、心脏扩大表现。心电图有肺型 P 波，$V_1R/S>1$，$V_5V_6R/S<1$ 等。超声心动图亦可帮助诊断。

13. 特发性肺动脉高压

（1）缺乏咳嗽、咳痰等呼吸系统症状，而有呼吸困难特别是劳累时发生。

（2）胸部 X 线没有引起继发性肺动脉高压的肺及胸廓疾病，肺动脉增宽，而末梢部细小，因此有肺透光度增高表现。

（3）心电图左心室肥厚，右心导管肺动脉压增高，平均压 >25mmHg，非毛细血管嵌压正常。

14. 充血性心功能不全

（1）既往有心脏病（先天、后天性）。

（2）有心功能不全的症状，如肺水肿、静脉怒张、尿少等，端坐呼吸，夜间发作（心源性哮喘）。

（3）胸部 X 线可见心脏扩大、肺血管影增强（淤血像），有时有右侧胸腔积液或叶间积液。

！急诊处理

一、急性发作性呼吸困难

（一）依据生命指征

部分呼吸困难患者处于休克状态，常见于张力性气胸、肺水肿、急性心肌梗死和出血等。

1. 张力性气胸　根据胸部 X 线明确诊断后可采取以下紧急措施：

（1）排气治疗：胸腔穿刺抽气，穿刺针最好用专用气胸针或动静脉穿刺导管。使用气胸箱或电子胸腔治疗仪抽气，可观察胸腔压力并可计算抽气量，避免刺伤肺脏。

（2）胸腔闭式引流：插管部位多取锁骨中线第 2 肋间，最好根据胸片所提示气胸情况决定插管位置。水封瓶容量以 2000ml 为宜，亦可用输液瓶代替，要注意无菌消毒。连接管长度应以患者立位插管口至地面的距离稍长以不影响患者活动为好。管腔通畅（观察水柱随呼吸上下活动），用力呼气或咳嗽，引流管无气体逸出，X 线片证实肺已复张，夹管 24 小时后

X线检查气胸无复发可拔管。

紧急情况可用粗注射器针头连接无菌密闭输液器导管,另一端置入输液瓶水面下2~3cm,即可胸穿,成为简单的胸腔闭式引流,为抢救患者争取时间。

单纯水封瓶闭式引流治疗肺仍不能复张,可用持续复压吸引(-10~-5cmH$_2$O),5~7天后肺仍未复张可增加负压,仍无效应考虑手术治疗。

闭式引流或负压吸引不当可发生皮下气肿。

治疗气胸时偶尔发生复张性肺水肿,见于肺萎缩时间长(>3天)或突然排出大量气体及突然用较大负压吸引等情况,此时按急性肺水肿处理。

闭式引流可用于气胸萎陷范围大、交通性、张力性、双侧气胸。肺萎陷范围不大的闭合性气胸但有症状可试用排气治疗,若无效应使用闭式引流方法。肺萎陷<20%的闭合性气胸而又无症状者,可随诊观察。以立位胸片观察直至气体完全吸收。每日气体自行吸收量约为原肺活量的15%,因此,15%的气胸肺可在10天左右完全复张。

2. 急性肺水肿

(1)让患者安静采取半坐位,双腿下垂,以减少回心血量改善呼吸困难(休克时不宜采取此体位)。

(2)吸氧:可采用鼻导管式面罩吸氧。

(3)保证静脉通道,可留置静脉导管。

(4)药物治疗

1)利尿剂:用于心源性肺水肿。呋塞米20~40mg静注,一般15分钟内起利尿作用,要注意低钾和血容量过低等副作用。

2)茶碱类药:氨茶碱每次0.25g稀释后缓慢静注,或用二羟丙茶碱(喘定)0.25g静注,4~6小时后可重复。

3)强心剂:心源性肺水肿及二尖瓣狭窄伴快速心房颤动(简称房颤),可静脉缓慢注射稀释后的毛花苷丙0.4mg。

4)血管扩张药:硝酸山梨酯10mg舌下含服,5~10分钟可重复。硝酸甘油10mg加入500ml液体中静点。硝普钠25~50mg加入500ml液体中缓慢静点。如血压低,可合并使用多巴胺。

5)激素:可提高细胞对缺血的耐受性,降低毛细血管通透性,有利于水肿液的吸收,缓解支气管痉挛。可用5~10mg地塞米松静注,每日3~4次,或甲泼尼龙,每次40mg,每日3~4次。

(5)监测血压、心电图。

(6)血流动力学监测:有条件经漂浮导管监测心排出量、肺动脉压及肺毛细血管楔压,并指导输液。

若因心肌梗死、出血等原因伴有呼吸困难、休克者,首先应保证静脉通道,并尽早采取措施维持血压。

(二)依据动脉血气分析

低氧血症(PaO$_2$<60mmHg),PaCO$_2$正常,可吸入高浓度氧,流量可在5L/min以上。

低氧血症,伴PaCO$_2$升高,低流量氧吸入,流量2L/min。

(三)支气管哮喘

哮喘患者多因急性发作到急诊就诊,应按前面所述对患者的严重程度做出判断,采取相应措施尽快缓解患者症状,可按哮喘急性发作时的医院治疗程序进行。以往习惯把重症哮喘持续发作 24 小时以上称为"哮喘持续状态",实际上死亡的哮喘患者,约 20% 在急性发作 2 小时内死亡,故应主要依据临床表现做出判断处理。图 15-3 是哮喘急性发作患者医院内处理流程示意图。

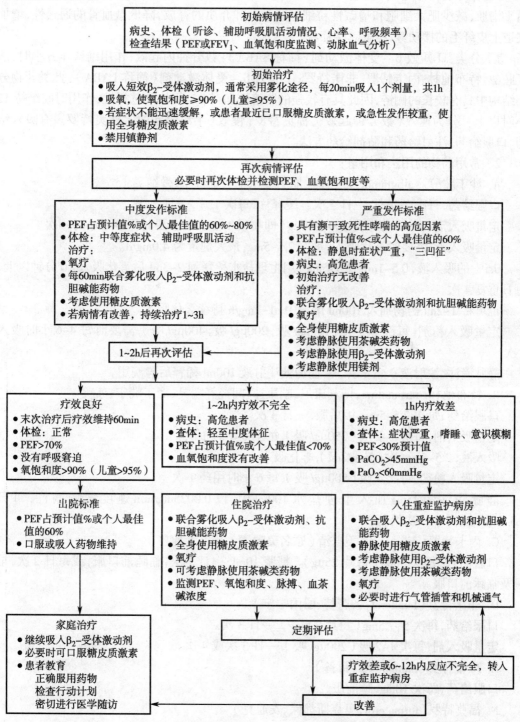

图 15-3　哮喘急性发作患者医院内处理流程示意图

1. 一般处理　休息、保持安静，适当补液，有呼吸道感染表现者，应用抗生素。注意观察病情变化，特别是氧合情况。

2. 治疗哮喘常用药

（1）β_2-受体激动剂：通过对气道平滑肌和肥大细胞膜表面的 β_2-受体的兴奋，舒张气道平滑肌，减少肥大细胞和嗜碱性粒细胞脱颗粒和介质的释放，降低微血管的通透性，增加气道上皮纤毛的摆动等，缓解哮喘症状。

1）分类：①短效 β_2-受体激动剂（简称 SABA）：数分钟内起效，作用维持 4~6 小时，沙丁胺醇、特布他林、丙卡特罗、非诺特罗；②长效 β_2-受体激动剂（简称 LABA）：此类药物分子结构中具有较长的侧链，因此具有较强的脂溶性和对 β_2-受体的选择性，作用时间维持 12 小时以上。分为速效（数分钟起效），福莫特罗；慢效（半小时起效），沙美特罗。有吸入给药、口服给药、注射给药和贴剂给药方法。

2）常用药物的用法和用量：

A. 沙丁胺醇［salbutamol，万托林（原名喘乐宁）、全特宁、爱纳灵］

口服给药，每次 2~4mg，一日 3 次。缓释片，每次 1 片，一日 2 次。

定量吸入剂（pMDI），每次 100~200μg（即喷吸 1~2 次），必要时每 4~6 小时一次。

定量吸入液，需要时雾化吸入，每次 2.5~5mg，最大剂量为 4.0mg/d。

0.5% 的吸入液，0.5~1ml（2.5~5mg）用生理盐水稀释到 2~3ml 后雾化吸入 10 分钟以上，每日重复 4 次。

也可将 1~2ml 药物加入 100ml 溶液中，1~2mg/h 持续雾化吸入。

定量吸入粉剂，每次 1~2 吸（100μg/吸，200μg/吸，400μg/吸），需要时每 4~6 小时吸入 1 次。

静脉滴注，注射液 0.4mg 以 5% 葡萄糖注射液 100ml 稀释后静滴用。

B. 特布他林（terbutaline，博利康尼、喘康速、间羟舒喘灵、舒丁喘宁、苏顺）

口服给药，每次 2.5~5mg，饭后服，一日 3 次。

定量吸入剂，每次 1~2 吸（250μg/吸），每 4~6 小时 1 次。

吸入液，2.5~5mg/次（5mg/2ml），雾化吸入。

定量吸入粉剂，每次 1 吸（500μg/吸），每 6 小时用药 1 次。

静脉滴注，0.25mg 加入生理盐水 100ml 中，以 0.0025mg/min 速度缓慢滴注，每日 0.5~0.75mg，分 2~3 次给药。

C. 丙卡特罗［procaterol，美普清（原名美喘清）、普鲁卡地鲁］

口服给药，每次 50μg（每片 25μg）。糖浆 10ml，一日 1 次，临睡前口服，或每日 2 次，早晨及临睡前口服。

D. 非诺特罗（fenoterol，备劳特、酚丙喘宁）

口服给药，每次 5~7.5mg（每片 2.5mg），一日 3 次。

定量吸入剂，每次 1~2 吸（200μg/吸），一日 3 次或 4 次。

E. 班布特罗（bambuterol，帮备）

口服给药，每次 10mg，睡前服。

F. 福莫特罗（formoterol，奥克斯都保、安通克）

口服给药，每日 160μg，分 2 次口服。

定量吸入剂,每次 1~2 吸(4.5μg/吸),一日 1~2 次。

G. 沙美特罗(salmeterol)

定量吸入剂,每次 1 吸(25μg/吸),一日 2 次。

定量吸入粉剂,每次 1 吸(50μg/吸),一日 2 次。

H. 妥洛特罗(tulobuterol,阿米迪)

贴剂给药,透皮吸收剂型:0.5mg,1mg,2mg,一日 1 次贴敷。

此剂型采用结晶贮存系统控制药物的释放,药物经皮吸收,全身不良反应少,1 贴可维持 24 小时,对预防"晨降"有效,使用简单方便。

3)使用 β$_2$- 受体激动剂注意事项:①哮喘急性发作时,吸入短效制剂是缓解症状的首选药物。必要时可 20 分钟重复一次,1 小时后观察疗效;②应间歇使用,不宜长期单一使用,过量可有骨骼肌震颤、低血钾、心律失常等不良反应;③压力型定量手控气雾剂(pMDI)和干粉吸入装置不适用于重度哮喘发作,其溶液(如沙丁胺醇、特布他林、非诺特罗及其复方制剂)经雾化泵吸入适用于轻~重度哮喘;④口服制剂适用于不能使用吸入制剂者,不良反应较吸入制剂明显。缓释和控释制剂作用维持时间可达 8~12 小时,可减少用药次数,适用于夜间哮喘的预防和治疗;⑤注射制剂作用迅速,全身不良反应发生率高,急诊可根据病情使用。急救时可用 1:1000 肾上腺素 0.3ml 皮下注射,必要时隔 20 分钟重复 2~3 次,并注意心率变化;⑥推荐联合吸入激素和 LABA 治疗哮喘。两者有协同的抗炎和平喘作用,可增加疗效和患者的依从性,减少较大剂量吸入激素所致不良反应,适于中到重度持续哮喘患者的长期治疗。不推荐长期单独使用 LABA,应在医师指导下与吸入激素联合使用。

(2)糖皮质激素(简称激素):是最有效的抗变态反应性炎症的药物。其主要作用机制包括干扰花生四烯酸代谢,减少白三烯和前列腺素的合成;抑制嗜酸性粒细胞的趋化与活化;抑制细胞因子的合成;减少微血管渗漏;增加细胞膜上 β$_2$ 受体的合成等。给药途径有吸入、口服和静脉应用等。首选吸入性糖皮质激素(ICS)。

1)吸入给药:药物直接作用呼吸道,所需剂量较少,通过消化道和呼吸道进入血液的药物大部分被肝脏灭活,全身不良反应较少。口咽部不良反应包括声音嘶哑、咽部不适和念珠菌感染。吸药后及时用清水含漱咽部可减少不良反应。吸入激素是长期治疗持续性哮喘的首选药物,常用吸入激素每天剂量高低与互换关系见表 15-6。

表 15-6 常用吸入激素每天剂量高低与互换关系

药物	低剂量(μg)	中剂量(μg)	高剂量(μg)
二丙酸倍氯米松	200~500	500~1000	>1000~2000
布地奈德	200~400	400~800	>800~1600
丙酸氟替卡松	100~250	250~500	>500~1000
环索奈德	80~160	160~320	>320~1280

A. 二丙酸倍氯米松(beclometasone dipropionate, BDP、必可酮、安得新、必酮碟)

定量吸入剂(50μg/吸),每次 1~4 吸,一日 2~4 次。

定量吸入剂(250μg/吸),每次 1~2 吸,一日 2~4 次。

吸入粉剂(100μg/吸、200μg/吸),每次 1~2 吸,一日 2~4 次。

B. 布地奈德（budesonide，BUD、丁地去炎松、英福美、普米克、普米克令舒）

定量吸入剂（50μg/吸、100μg/吸、200μg/吸），每次 1~4 吸，一日 2~4 次。

吸入粉剂（200μg/吸、400μg/吸），每次 1~2 吸，一日 2~4 次。

吸入液（500μg/2ml 1mg/2ml），每次 0.5~2mg，一日 2 次雾化吸入。

C. 丙酸氟替卡松（fluticasone propionate，FP、辅舒酮）

定量吸入剂（25μg/吸和 50μg/吸），每次 2~4 吸，一日 2 次。

吸入粉剂（50μg/吸和 100μg/吸），每次 1~4 吸，一日 2 次。

2）口服激素：用于急性发作病情较重或重度持续（4 级）哮喘吸大剂量激素后无效患者及激素依赖型哮喘。通常短期应用（3~10 天），产生满意疗效后逐渐减少至最低有效量，可隔日服用，长期用药应评估利弊。

A. 甲泼尼龙：每日 7.5~60mg，早晨服用或隔日服用 1 次。

B. 泼尼松龙：每日 40~60mg，每日 1 次或分 2 次服。

C. 泼尼松：每日 30~60mg，每日 1 次或分 2 次服。

3）静脉用药：用于严重急性哮喘发作，控制症状后改为口服用药。

A. 甲泼尼龙：每日 80~160mg，静注。

B. 琥珀酸氢化可的松：每日 400~1000mg，静点。

C. 地塞米松：每日 5~20mg，静注。

（3）茶碱：为甲基黄嘌呤类的衍生物，具有舒张支气管平滑肌的作用，并具有强心、利尿、扩张冠脉、兴奋呼吸中枢和呼吸肌等作用。低浓度茶碱具有抗炎和免疫调节作用。

1）口服用药：用于轻~中度哮喘发作和维持治疗。一般剂量为每天 6~10mg/kg。控（缓）释型茶碱血药浓度稳定，平喘作用可维持 12~24 小时，尤其适合夜间哮喘的控制。茶碱与激素和抗胆碱药物联合应用具有协同作用。与 β 受体激动剂联合应用，易出现心律失常，应慎用并适当减少剂量。

A. 茶碱控释片（葆乐辉）：每片含无水茶碱 400μg，每晚 1 次，吞服。

B. 茶碱缓释片（舒氟美）：每次 100~200mg，一日 2 次。

C. 多索茶碱：每次 400mg，一日 2~3 次。

2）静脉用药：用于哮喘急性发作，缓慢静脉注射［注射速度不宜超过 0.25mg/（kg·min）］，或静脉滴注。负荷量 4~6mg/kg 静滴 20~30 分钟。维持量 0.6~0.8mg/（kg·h）。

A. 二羟丙茶碱（喘定）：肌内注射，每次 0.25~0.5g。静脉注射，每次 0.25~0.5g，一日 3~4 次。

B. 茶碱有效、安全的血液浓度范围为 6~15mg/L。发热、心功能不全、西咪替丁、喹诺酮类、大环内酯类药使茶碱清除减慢。

（4）抗胆碱能药：为 M 受体拮抗药，可阻断节后迷走神经传出支，通过降低迷走神经张力而舒张支气管。其舒张支气管作用比 β₂ 受体激动剂弱，起效也较慢，长期应用不易产生耐药。与 β₂- 受体激动剂联合应用具有协同、互补作用。对吸烟老年哮喘较为适宜，对妊娠期妇女和患有青光眼或前列腺肥大的患者慎用。

1）异丙托溴铵（ipratropium bromid，爱全乐）：

定量吸入剂（20μg/吸）每次 2 吸，一日 3~4 次。

吸入液（250μg/ml）每次 2ml 雾化吸入，一日 3~4 次。

2）噻托溴铵（tiotropium bromide，溴化泰乌托品、思力华）：新一代长效选择性抗胆碱能药。

吸入粉剂（100μg/吸）每次 2 吸，一日 1 次。

（5）复方吸入剂

1）可必特（COMBIVENT）：

定量吸入剂（溴化异丙托品 20μg，沙丁胺醇 120μg/吸），每次 2 吸，一日次。

吸入液（异丙托溴铵 0.5μg，沙丁胺醇 2.5μg/2.5ml），每次 2.5~5ml 雾化吸入，一日 3~4 次。

2）舒利迭（沙美特罗 50μg，丙酸氟替卡松 100μg 或 250μg/吸）：适用于可逆性阻塞性气道疾病的常规治疗。注意不适用于哮喘急性症状的缓解。每次 1 吸，一日 2 次。

3）信必可都保（布地奈德 80μg 或 160μg，福莫特罗 4.5μg/吸）：每次 1~2 次。一日 2 次。任何一次加重情况下，使用该药不能超过 6 吸。每日总量通常不需 >8 吸，但可暂时用到 12 吸。

（6）白三烯调节剂：目前主要应用的是半胱氨酰白三烯受体拮抗剂，对气道平滑肌和其他细胞表面白三烯（Cys LT$_1$）受体的拮抗，抑制肥大细胞和嗜酸性粒细胞释放出的半胱氨酰白三烯的致喘和致炎作用，产生轻度支气管舒张和减轻变应原、运动和 SO$_2$ 诱发的支气管痉挛等作用。作为联合治疗中的一种药物，可减少中～重度哮喘吸入性激素的用量，尤适用于阿司匹林过敏性哮喘和运动性哮喘的治疗。

1）孟鲁司特（montelukast，顺尔宁），每次 10mg，睡前服。

2）扎鲁斯特（zafirlukast，安可来），每次 20mg，一日 2 次。

（7）吸入性色甘酸类：为非糖皮质激素类抗炎药，可抑制 IgE 介导的肥大细胞等炎症细胞中炎症介质的释放。适用于轻度持续哮喘的长期治疗，应在运动前或接触过敏之前使用。

1）色甘酸钠（sodium cromoglicate，色甘酸二钠、咽泰）：

定量吸入剂（1mg 或 5mg/吸）每次 2 吸，一日 4 次。

定量吸入粉剂（20mg/吸）每次 1 吸，一日 4 次。

2）奈多罗米钠（nedocromil sodium）：

定量吸入剂（2mg/吸）每次 2 吸，一日 2~4 次。

（8）口服抗组胺药

1）酮替芬（ketotifen），每次 1mg，一日 2 次。

2）西替利嗪（cetirizine，仙特明），每次 10mg，一日 1 次。

3）氯雷他定（loratadine，开瑞坦），每次 10mg，一日 1 次。

治疗哮喘吸入性药物，定量气雾剂（pMDI）使用方便，但体弱、肺功能差者，很难真正把药吸到下呼吸道。建议使用储雾器（spacer）。重度持续发作患者可通过以压缩空气或高流量氧为动力的射流式雾化吸入装置吸入 β$_2$– 受体激动剂或联合使用抗胆碱能药物，可望取得好的支气管舒张效果。

3. 吸氧 重度患者均应吸氧，可用鼻导管低流量 2~4L/min 为宜，吸氧可使黏膜干燥，故用时一定要湿化。

4. 纠正水、酸碱失衡和电解质紊乱 要补充已经和正在失去的液体，根据患者情况每日可补 2500~3000ml。重症哮喘患者抗利尿激素分泌增多,可出现低钾、低钠,应注意电解质情况,大量输液时应补钾。

患者缺氧、呼吸困难、呼吸功增加,可合并有代谢性酸中毒;气道严重阻塞,二氧化碳潴留可有呼吸性酸中毒,如 pH ≤7.20 时可给 5% 碳酸氢钠 40~60ml,纠正到 pH7.30 即可;以呼吸性酸中毒为主,应考虑机械通气。

5. 机械通气　重度或危重哮喘发作时,经氧疗、$β_2$- 受体激动剂、全身使用激素等症状继续恶化者,早期可试用鼻(面)罩无创性通气。若出现意识障碍、pH<7.20、严重低氧、濒死样呼吸等情况应果断经口插管建立人工气道,进行机械通气。插管时可能发生呼吸心搏骤停,插管前使用阿托品、麻醉剂,并做好心肺复苏的准备。通气模式开始选择容量控制,潮气量 7~10ml/kg,呼吸频率 16~22 次 / 分。以后可用同步间歇强制通气(SIMV)及压力通气模式(PSV 或 PCMV)。必要时酌情使用呼气末正压(PEEP),最好低于内源性 PEEP。患者躁动不合作或人机呼吸矛盾,可用镇静剂地西泮 10~20mg 或氯胺酮 50mg 静注,肌肉松弛剂琥珀酰胆碱 50~100mg 加入 5% 葡萄糖 100ml 静滴。使用机械通气时应注意呼吸监测,避免气道压力过高发生气胸或纵隔气肿。如果需要过高的气道峰压和平台压才能维持正常通气量,可试用允许高碳酸血症通气策略以减少呼吸机相关性肺损伤。注意气道管理,加强湿化,稀释痰液,及时吸除内分泌物。

(四)肺栓塞

肺栓塞诊断明确后应判断其临床类型。

大面积肺栓塞:临床上以休克和低血压为主要表现,即体循环动脉收缩压 <90mmHg,或较基础值下降幅度≥40mmHg,持续 15 分钟以上,须除外新发生的心律失常、低血容量或感染中毒性休克所至的血压下降,栓塞 2 个肺叶或以上。

非大面积肺栓塞:不符合大面积肺栓塞的诊断。

次大面积肺栓塞:不符合大面积肺栓塞但有超声心动图或临床上有心功能不全表现。

目前肺栓塞的治疗趋向规范化。接受治疗者的病死率为 5%~8%,不治疗者为 25%~30%。治疗达到的目的为:①防止致死的肺栓塞发生;②防止静脉血栓或肺栓塞复发;③防止或减少栓塞后综合征的发生。

1. 一般处理　监测呼吸、心率、血压、心电图及血气等,绝对卧床 2~3 周,吸氧,胸痛严重者可给止痛药。保持大便通畅,避免用力。应用抗菌药物控制下肢血栓性静脉炎和预防肺栓塞并发感染。

2. 急救措施　以改善休克、低氧血症和右心功能不全为目的。

(1)循环支持:合并休克者给予多巴胺 5~10μg/(kg·min),多巴酚丁胺 3.5~10.0μg/(kg·min)或去甲肾上腺素 0.2~2.0μg/(kg·min),维持平均动脉压 >80mmHg,心脏指数 >2.5L/(min·m²),尿量 >50ml/h。

(2)呼吸支持:有低氧血症,可用鼻导管或面罩吸氧。出现严重呼吸衰竭时,可用鼻 / 面罩无创性机械通气或气管插管机械通气。应避免做气管切开,以免在抗凝剂或溶栓治疗时局部大出血。

(3)纠正急性左心衰竭:可用利尿剂和血管扩张剂,如硝酸酯类、血管紧张素转换酶抑制剂和钙通道阻滞剂等,慎用洋地黄类药物。

应积极进行溶栓、抗凝治疗,争取病情迅速缓解。

3. 溶栓治疗

（1）溶栓指征：主要用于2周以内新鲜血栓，2周以上也可能有效。

1）大面积肺栓塞。

2）肺栓塞伴休克。

3）急性右心功能衰竭，肌钙蛋白升高。

4）原有心肺疾病的伴有心功能不全的次大面积肺栓塞。对于血压和右室运动正常的病例，不推荐进行溶栓。

（2）溶栓禁忌证

1）绝对禁忌证：有活动性出血，近期内有颅内出血。

2）相对禁忌证：2周内的大手术、分娩、器官活检或不能压迫止血部位的血管穿刺；2个月内的缺血性脑卒中；10天内的胃肠出血；15天内的严重创伤；1个月内的神经外科或眼科手术；难以控制的重度高血压（收缩压>180mmHg，舒张压>110mmHg）；血小板<100×10^9/L；妊娠；细菌性心内膜炎；严重肝肾功能不全；糖尿病出血性视网膜病变；近期曾行心肺复苏等。

（3）溶栓并发症及注意事项：主要并发症是出血。

1）溶栓前配血、宜置外周静脉套管针，避免反复穿刺血管。

2）监测血小板、D-二聚体、凝血酶原时间（PT）、全血凝固时间（ACT）、活化的部分凝血活酶时间（APTT）。

3）如有出血时可以用对羟基苄胺或6-氨基己酸治疗，严重者可补充纤维蛋白原或输新鲜全血。

（4）溶栓药物及用法

1）尿激酶（UK）：负荷量4400IU/kg，静注10分钟，随后以2200IU/（kg·h）持续静滴12小时；另可考虑2000IU/kg持续静滴2小时方案。

2）链激酶（SK）：负荷量25万IU，静注30分钟，随后以10万IU/h持续静滴24小时。SK具有抗原性，用药前需肌注苯海拉明或地塞米松，以防止过敏反应。

3）阿替普酶（alteplase，rt-PA，重组人组织纤维蛋白溶酶原激活剂，爱通立）：50~100mg溶于0.9%盐水100ml中，静脉滴注2小时。

使用UK、SK溶栓期间勿用肝素。

溶栓结束后，每2~4小时测定PT或APTT，当其水平低于正常值2倍，即应重新开始规范的肝素治疗。

4. 抗凝治疗　临床诊断肺栓塞时，即可使用肝素或低分子肝素进行有效的抗凝治疗。治疗前应测定基础PT、APTT、血常规，注意有无禁忌证。

（1）肝素（heparin）：2000~5000IU或80IU/kg静注，继以18IU/（kg·h）持续静滴。在开始治疗后的最初24小时内每4~6小时测定APTT，根据APTT调整剂量，尽快使APTT达到并维持正常值的1.5~2.5倍，达到稳定治疗水平后，改为每天上午测定APTT一次。使用肝素务求有效水平，若抗凝不充分将影响疗效并可导致血栓复发率的显著增高。可考虑调整肝素用量（表15-7）。

表 15-7　根据 APTT 监测结果调整静脉肝素用量的方法

APTT	初始剂量及调整剂量	下次 APTT 测定的间隔时间（h）
测定前基础 APTT	初始剂量：80IU/kg，静注然后按 18IU/（kg·h）静滴	4~6
APTT<35s（<1.2 倍正常值）	予 80IU/kg 静注，然后增加静滴剂量 4IU/（kg·h）	6
APTT 35~45s（1.2~1.5 倍正常值）	予 40IU/kg 静注，然后增加静滴剂量 2IU/（kg·h）	6
APTT 46~70s（1.5~2.3 倍正常值）	无须调整剂量	6
APTT 71~90s（2.3~3.0 倍正常值）	减少静滴剂量 2IU/（kg·h）	6
APTT>90s（>3 倍正常值）	停药 1h，然后减少 3IU/（kg·h）后恢复静滴	6

肝素亦可皮下注射给药，先静注负荷量 2000~5000IU，然后按 250IU/kg 剂量每 12 小时皮下注射一次。调节剂量使注射后 6~8 小时的 APTT 达到治疗水平。

APTT 并不是总能可靠地反映血浆肝素水平或抗栓活性，若有条件测定血浆肝素水平，使之维持在 0.2~0.4IU/ml（鱼精蛋白硫酸盐测定法）或 0.3~0.6IU/ml（酰胺分解测定法），作为调整肝素剂量的依据。

肝素可能会引起血小板减少症（HIT），若血小板持续降低达 30% 以上，或血小板计数 $<100 \times 10^9$/L，应停用肝素。

（2）低分子肝素（LMWH）：不需监测 APTT 和调整剂量，但过度肥胖者或孕妇宜监测血浆抗 Xa 因子活性，并据以调整剂量。

1）达肝素（dalteparin sodium，低分子肝素钠，法安明）：200 抗 Xa U/kg，皮下注射，每日一次。

2）依诺肝素（enoxaparin，克赛）：100 抗 Xa U（1mg）/kg 皮下注射，每 12 小时 1 次；或 150 抗 Xa U/kg 皮下注射，每日 1 次。

3）那屈肝素（nadroparin，低分子肝素钙）：86 抗 Xa U/kg，皮下注射，每 12 小时 1 次。

肝素或低分子肝素需至少用 5 天，对大面积 PTE 或髂股静脉血栓，肝素约需用至 10 天。

（3）维生素 K 拮抗剂：在肝素/低分子肝素开始应用后的第 1~3 天内加用华法林（warfarin）。初始剂量为 3.0~5.0mg/d，与肝素需至少重叠应用 4~5 天。当连续两天测定的国际标准化比率（INR）达到 2.5（2.0~3.0）时，或 PT 延长至 1.5~2.5 倍时，即可停用肝素/低分子肝素，单独口服华法林治疗，治疗至少 3~6 个月。

5. 肺动脉血栓摘除术　适用于经积极保守治疗无效的紧急情况，有条件及经验者可进行。

适应证：①大面积 PTE 肺动脉主干或主要分支完全阻塞，不合并固定性肺动脉高压者（尽可能通过血管造影确诊）；②有溶栓禁忌证；③经溶栓和其他积极治疗无效者。

6. 经静脉导管碎解和抽吸血栓　用导管碎解和抽吸肺动脉内大血栓或行球囊血管成型,同时可进行局部小剂量溶栓。

适应证:①肺动脉主干或主要分支大面积 PTE;②溶栓和抗凝治疗禁忌;③经溶栓或积极的内科治疗无效;④缺乏手术条件。

7. 静脉滤器　为防止下肢深静脉大块血栓再次脱落阻塞肺动脉,可于下腔静脉安装滤器。

由急性呼吸窘迫综合征(ARDS)所引起的急性发作呼吸困难,见第 15 章"呼吸困难"。

二、慢性(间断发作性)呼吸困难

处理原则与急性发作性呼吸困难相同

(一)氧气吸入

使 PaO_2 维持在 70mmHg。

(二)保持气道通畅

可使用 β_2- 受体兴奋药、茶碱类药、激素等。

(三)确保静脉通路

静脉输液或静脉给药。

(四)机械通气

必要时使用呼吸兴奋药、气管插管、气管切开,建立人工气道,行机械通气。

(五)COPD 急性加重期的治疗

1. 控制性氧疗

(1)鼻导管吸氧:低流量吸氧,1~3L/min,吸氧时注意湿化,避免痰干结。吸入氧浓度 FiO_2 经验公式为 $FiO_2=21+4 \times$ 氧流量(L/min)。

(2)Venturi 面罩:可较为精确地调节吸入氧浓度,一般 $FiO_2<40\%$ 是安全的。

(3)监测氧合水平调节吸氧浓度:维持 $PaO_2>60mmHg$ 或 $SaO_2>90\%$,而且无 CO_2 潴留。

2. 保持呼吸道通畅

(1)祛痰:痰黏稠不易咳出者可口服祛痰药物如溴己新 8~16mg,每日 3 次,口服。盐酸氨溴索(沐舒坦)每次 30~60mg,每日 3 次,重者可 2~5 支静脉注射。

口腔内分泌物多或有阻塞时,采用适当方法吸除,拍背,体位引流。

(2)支气管扩张剂

1)短效 β_2- 受体激动剂:如沙丁胺醇、特布他林定量吸入或雾化吸入。

2)抗胆碱药物:如异丙托溴铵(爱全乐)定量吸入。或每次雾化吸入 500μg/2ml,每日 3~4 次。或定量吸入或雾化吸入沙丁胺醇与异丙托溴铵复方制剂。

3)茶碱类药物:长效制剂每次 0.1~0.2mg,每日 2 次口服;或氨茶碱负荷量 4~5mg/kg,静滴 20~30 分钟,维持量 15~16mg/kg,持续 24 小时静滴。

二羟丙茶碱(喘定)肌内注射,每次 0.25~0.5g,静脉注射每次 0.25~0.5g,每日 3~4 次。

4)激素:在使用支气管扩张剂基础上加服或静脉使用。口服泼尼松龙每日 30~40mg,连续 10~14 天。也可静脉给予甲泼尼龙 40mg,每日 1 次,3~5 日后改为口服。

3. 改善通气

(1)呼吸兴奋剂:用于低氧血症伴有二氧化碳潴留的 Ⅱ 型呼吸衰竭,与抗感染、扩张支气管和排痰等措施配合使用。一般使用 24 小时,若 PaO_2、$PaCO_2$ 无改善,应考虑建立人工气道机械通气。可选用以下药物：

A. 尼可刹米：4~8 支（0.375g/ 支，即 1.5~3.0g）加入 5% 葡萄糖液 500ml 中静滴，每日 1~2 次。

B. 多沙普伦（doxapram）：0.5~1.0mg 静注，效果持续 5~12 分钟，1.0~3.0mg/（kg·h），静滴。

（2）机械通气

1）无创性机械通气：COPD 急性加重早期可使用无创性间断正压通气（NIPPV），可以降低 $PaCO_2$，减轻呼吸困难，减少插管、有创通气的使用，降低病死率。使用 NIPPV 时应注意合理操作方法，减少鼻式面罩漏气，辅助吸气压力从低到高逐渐增加。使用指征尚不统一，以下适应证供参考。

A. NIPPV 使用指征（至少符合其中 2 项）：①中至重度呼吸困难，伴辅助呼吸肌参与呼吸并出现胸腹部矛盾呼吸；②中至重度酸中毒（pH 7.30~7.35）和高碳酸血症（$PaCO_2$ 45~60mmHg）；③呼吸频率 >25 次 / 分。

B. NIPPV 使用禁忌证（符合下列条件之一）：①呼吸抑制或停止；②嗜睡、意识障碍及不合作者；③易误吸者；④痰液黏稠或有大量气道分泌物；⑤近期曾行面部或有胃食管手术者；⑥头面部外伤、固有的鼻咽部异常；⑦极度肥胖；⑧严重的胃肠胀气。

2）有创机械通气：经积极的药物和 NIPPV 治疗后，患者呼吸衰竭仍呈进行性恶化，出现危及生命的酸碱异常和（或）意识改变时宜用有创性机械通气。

有创性机械通气在 COPD 加重期应用指征：①严重呼吸困难，辅助呼吸肌参与呼吸，并出现胸腹矛盾呼吸；②呼吸频率 >35 次 / 分；③危及生命的低氧血症（PaO_2<40mmHg 或 PaO_2/FiO_2<200mmHg）；④严重的呼吸性酸中毒（pH<7.2）及高碳酸血症；⑤呼吸抑制或停止；⑥嗜睡、意识障碍；⑦严重心血管系统并发症（低血压、休克、心力衰竭）；⑧其他并发症（代谢紊乱、脓毒血症、肺炎、肺栓塞、大量胸腔积液）；⑨NIPPV 失败或有禁忌证。

机械通气模式可使用辅助 - 控制通气（A-CMV）、压力支持通气（PSV）或同步间歇强制通气（SIMV）。COPD 患者一般存在内源性呼气末正压（PEEPi），为减少因 PEEP 所致的吸气功耗和人 - 机不协调，可加用适度水平（约为 PEEPi 的 70%~80%）的外源性呼气末正压（PEEP）。

4. 控制感染　COPD 加重多数由细菌感染诱发，原则上根据过去用药情况，痰涂片及培养结果选择抗菌药物，一时难以确定感染病原体时可选用广谱抗生素，最好静脉给药。

5. 治疗心功能不全　心功能不全，有效循环血容量不足，常是呼吸衰竭低氧血症不易纠正的原因。肺源性心脏病心功能不全以利尿为主。呋塞米（速尿）10~20mg 顿服，或氢氯噻嗪每次 25mg，每日 3 次。静脉使用利尿剂效果快，易引起电解质紊乱。经控制感染和利尿，心功能不全不能纠正者可用强心药，应选用短效制剂如毛花苷丙、地高辛等。由于缺氧易引起洋地黄中毒，应从小剂量开始，以常规剂量的 60% 左右为宜。

6. 其他治疗措施

（1）营养支持：适当补充液体和电解质，不能进食者需经胃肠道补充要素饮食或经静脉高营养，碳水化合物 50%~60%，蛋白质 15%~20%，脂肪 20%~30%。给予复方氨基酸有利于呼吸肌疲劳的恢复，谷氨酸酰胺有利于保证肠黏膜上皮的再生和完整性。

（2）肝素的应用：对卧床、红细胞增多症或脱水患者，可使用肝素 50mg，经静脉或肌肉给药，6~8 小时 1 次，要监测凝血指标，或用低分子肝素 0.4~0.6ml 皮下注射，每日 1 次或每 12 小时 1 次。

（3）伴随疾病及合并症的治疗：可参照有关章节的介绍，注意可能伴随的疾病如冠心病、糖尿病及合并症（休克、DIC、消化道出血、多脏器功能不全等）的治疗。

（贺正一 刘 颖）

参 考 文 献

［1］刘凤奎，贺正一，那开宪. 实用内科急症治疗手册. 北京：人民卫生出版社，1999：111-170.

［2］中华医学会呼吸病学分会哮喘学组. 支气管哮喘防治指南（支气管哮喘的定义、诊断、治疗和管理方案）. 中华结核和呼吸杂志，2008，31（3）：177-185.

［3］中华医学会呼吸病学会. 肺血栓栓塞症的诊断与治疗指南（草案）. 中华结核和呼吸杂志，2001，24（5）：259-264.

［4］中华医学会呼吸病学分会慢性阻塞性肺疾病学组. 慢性阻塞性肺疾病诊治指南（2007 年修订版）. 中华结核和呼吸杂志，2007，30（1）：8-17.

［5］Fishman AP, Elias TA, Fishman JA, et al. Pulmonary disease and disorders. 3rd ed. New York：McGraw-Hill，1988：366-376.

［6］Rabe KF, Hurd S, Anzueto A, et al. Global strategy for the diagnosis, management, and prevention of chronic obstructive pulmonary disease：GOLD executive summary. Am J Respir Crit Care Med，2007，176（6）：532-555.

［7］中华人民共和国卫生部. WS 318-2010 慢性阻塞性肺疾病诊断标准. 北京：中国标准出版社，2010.

［8］徐巧莲，万献尧. 急性肺栓塞的诊断和治疗. 中国呼吸与危重监护杂志，2011，10（3）：308-311.

16 发绀

！概述

发绀（cyanosis）又称紫绀，是指皮肤和黏膜呈现蓝色的异常外观，其原因是由于毛细血管血液中的去氧血红蛋白超过正常水平。发绀多在皮肤较薄、色素较少和毛细血管丰富的部位，如：口唇、舌、口腔黏膜、鼻尖、颊部、耳垂和指（趾）末端最为明显。发绀实际上是一种体征，但在急诊的一般体格检查时很容易被临床医师忽视。

血红蛋白是红细胞内的色蛋白，结合氧分子后形成氧合血红蛋白，释放氧分子后的血红蛋白称为去氧血红蛋白。不同形态的血红蛋白吸收不同波长的光线，从而呈现出不同的色泽。氧合血红蛋白为鲜红色，去氧血红蛋白则略带紫色，因此当去氧血红蛋白的绝对含量增多（>50g/L）时，患者的皮肤或黏膜上可表现为一种浅蓝色的外观。

影响发绀观察的因素很多，首先，检查发绀应在良好的自然光线下进行；其次如果患者有明显的皮肤色素沉着、黄疸或水肿时，可能会掩盖发绀的呈现。更重要的影响因素是血红蛋白的含量。当患者合并有红细胞增多症时，即使患者的血氧饱和度下降程度并不严重，发绀可能也会很明显；而重度贫血的患者即使在出现致命性的血氧下降时也可毫无发绀表现。因此，发绀并不能作为观察血氧下降与否的绝对指标。

！病因思考

引起发绀的病因非常复杂，涉及呼吸、循环系统的多种疾病，中毒以及药物等多种因素。通常分为如下两大类：

一、血液中去氧血红蛋白增多

导致毛细血管血液中去氧血红蛋白含量增多的因素主要有以下两方面：一是动脉血内氧浓度的下降；二是组织从毛细血管中摄取氧数量的增多。如果毛细血管血液中去氧血红蛋白增加是由于动脉血氧不饱和，此型发绀称之为中心性发绀。如果是由于组织从血中摄取过多的氧，此型发绀称之为周围性发绀。

（一）中心性发绀

该类发绀是由于心、肺疾病导致动脉血氧饱和度降低引起的。发绀特点是全身性的，可见于头部、躯干和四肢的皮肤及黏膜组织，发绀处皮温正常。引起中心性发绀的疾病又可分为由呼吸系统疾病导致的肺源性发绀和由各种心脏病所致的心源性发绀。

1. 肺源性发绀　见于各种严重呼吸系统疾病。由于疾病导致通气/血流比例失调、肺内分流、肺泡低通气、弥散功能障碍等引发呼吸功能衰竭、氧合作用不足，使毛细血管中去氧血红蛋白量增多而出现发绀。常见疾病有：

（1）慢性阻塞性肺病（chronic obstructive pulmonary disease，COPD）：慢性支气管炎、阻塞性肺气肿患者在肺功能严重障碍的基础上往往由于某些诱因，如：呼吸道感染、痰液引流不畅、不适当氧疗、应用镇静剂和手术麻醉等，引起肺功能障碍的进一步加重，导致血氧饱和度下降、呼吸衰竭，使血液中的去氧血红蛋白含量增加，出现发绀。

（2）支气管哮喘：支气管哮喘是一种慢性气道炎症。当哮喘发作时，气管平滑肌收缩、黏膜水肿、慢性黏液栓形成等导致广泛的气道狭窄，从而引起气流阻塞、肺功能下降。严重者可导致血氧下降、呼吸衰竭。

（3）支气管扩张：支气管扩张发生发绀是由于长期反复感染导致气道阻塞，甚至可发展至广泛的肺纤维化，引起通气和弥散肺功能的下降所致。另外，当支气管扩张引起大咯血时，患者可出现急性呼吸衰竭和发绀表现。

（4）上呼吸道梗阻：引起上呼吸道梗阻的疾病很多，包括气道内异物、肿瘤、感染、喉运动障碍、创伤及医源性等原因，可表现为呼气性呼吸困难，严重梗阻可导致气体交换障碍，从而出现发绀。

（5）弥漫性肺疾病：包括肺间质纤维化、肺泡蛋白沉着症、结节病、硅沉着病等。此类弥漫性肺部疾病往往导致肺组织的广泛破坏、修复和纤维化，使通气和（或）弥散功能下降。

（6）支气管和肺肿瘤：当肿瘤组织外压或阻塞气道引发肺不张或是肿瘤组织广泛破坏肺组织时，可引起肺功能的下降和血氧饱和度的降低。合并咯血时也可进一步加重血氧的降低。

（7）胸膜疾病：气胸、胸腔积液、严重的胸膜增厚均可导致肺容量缩小、通气功能降低、通气/血流比例失调，从而引起氧合障碍。当肺组织压缩严重，尤其在张力性气胸时，可由于胸膜腔内失去正常的负压吸引导致回心血流的减少，引发循环功能降低、血压降低甚至发生休克。此时的发绀合并有周围性发绀的因素，称为混合性发绀。

（8）肺血管性疾病：肺动静脉瘘的患者由于血管畸形，肺静脉血直接由肺动脉流入肺静脉，从而导致动脉血氧饱和度下降，患者常会出现发绀，在活动后尤其明显。肺源性心脏病和原发性肺动脉高压患者随病情发展，可逐渐出现右心后负荷增加、右心室肥厚和扩张，最终导致右心衰竭。同时，由于原发疾病导致血管硬化、血管床减少、肺顺应性下降、肺容量减少，加之毛细血管血流量降低，导致肺通气/灌注比例失衡，出现低氧血症和发绀的发生。另外，右心衰竭的患者由于体循环压的下降可导致组织灌注不良，从而合并发生周围性发绀。

（9）肺结核：肺结核感染可导致机体的渗出、增殖和坏死等病理改变，从而导致肺组织的损伤。严重肺结核患者由于病变广泛，以破坏性、不可逆性病变为主，同时常合并有咯血、气胸、肺源性心脏病等并发症,晚期可出现呼吸衰竭和发绀现象。

（10）肺栓塞：大面积的肺栓塞可导致气管反射性的痉挛,同时血管活性物质的释放也可进一步加剧气道的阻力,使肺通气量减少。同时,肺栓塞后,栓塞部分形成无效腔,引发肺内分流,导致严重的通气/血流比例失调。另外,栓塞后肺泡表面活性物质减少及肺泡上皮通透性增加均可导致通气和弥散功能进一步下降。以上因素均可导致肺泡通气量的下降,从而发生低氧血症,并引发发绀。

（11）肺部感染：严重肺部感染可因分泌物增多导致气道阻塞,同时大面积的肺组织炎症性渗出和实变,均可影响气体交换导致发绀发生。另外,严重的肺部细菌或病毒感染是引起急性呼吸窘迫综合征（ARDS）的常见病因,尤以杆菌感染最为多见。ARDS可导致弥漫性的肺泡损伤和充血性肺不张、肺间质水肿、透明膜及微血栓形成。患者常发病早期即出现缺氧表现,且随着病情的发展,发绀现象越来越明显,并且不因吸氧治疗而改善。

（12）其他疾病：肺部外伤（肺挫伤、溺水等）、肺血管炎（Wegener肉芽肿、肺出血肾炎综合征、冷球蛋白血症等）、非心源性肺水肿、医源性损伤、胸廓或脊柱畸形、肥胖、神经肌肉疾病等均可导致呼吸障碍和低氧血症,从而出现发绀。

2. 心源性发绀　常见于发绀型先天性心脏病和心功能不全的患者。

（1）先天性心脏病：是心源性发绀的常见病因。多发生在由右向左分流的先天性心脏病患者中,通常在分流量达到大约为30%左心搏出量时,即可发生发绀。其机制是由于部分分流的血液不经肺部气体交换直接流入肺静脉,导致体循环的动脉和毛细血管内的血液血氧饱和度不足,即去氧血红蛋白含量增高,从而发生发绀。此类分流分为三种情况：①右心流出道狭窄,同时存在大的间隔缺损,如：Fallot四联症、肺动脉闭锁；②较大的间隔缺损,随着病情的发展,肺血管逐渐出现阻塞,导致血流倒向,由右向左分流（如：室间隔缺损）；③左右共用心脏,右心血流进入肺动脉前,氧饱和血与氧未饱和血混合。如：单心室。

（2）风湿性心脏病：由于心脏瓣膜性病变可导致肺动脉高压和肺循环淤血,导致肺弥散功能下降、肺通气/灌注比例失调,引起低氧血症的发生。

（3）心源性肺水肿：见于各种原因引起的左心功能不全,如瓣膜病、高血压心脏病、冠状动脉粥样硬化性心脏病、心肌病等。由于左心功能不全,导致肺循环流体静压升高、液体漏出至毛细血管,引起肺气体交换障碍。往往同时合并有周围性发绀。

（二）周围性发绀

此类发绀是由于周围循环血流障碍所致。发绀的特点是常见于肢体的末梢与下垂部分,如肢端、耳垂与鼻尖,发绀处皮肤发凉。此型发绀又可分为淤血性和缺血性周围性发绀。

1. 淤血性周围性发绀　如右心功能不全、缩窄性心包炎、局部静脉病变（血栓性静脉炎、上腔静脉综合征、下肢静脉曲张）等,其发生机制是因体循环淤血,周围血流缓慢,氧在组织中被过多摄取,从而导致血液中去氧血红蛋白含量增高,出现发绀。

2. 缺血性周围性发绀　常见于严重休克,由于周围血管收缩,心排出量减少,循环血容量不足,周围组织血流灌注不足、缺氧,致皮肤黏膜呈现发绀。亦可见于小动脉收缩（寒冷时）、闭塞性脉管炎、雷诺病等。

（三）混合性发绀

即中心性发绀与周围性发绀并存。可见于各种原因所致的心功能不全,如:肺源性心脏病、肺水肿等,因原发肺疾病或肺淤血导致肺内氧合不足,同时体循环压降低、血流缓慢,毛细血管内血液去氧过多。大量气胸或胸腔积液导致回心血流减少、纵隔摆动,导致低血压和休克时,出现的发绀也是混合性发绀。

二、血液中存在异常血红蛋白衍化物

（一）药物或化学物质中毒所致的高铁血红蛋白血症

正常血红蛋白分子含二价铁离子,当二价铁被三价铁所取代,血红蛋白就失去了与氧结合的能力,成为高铁血红蛋白。可由伯氨喹、亚硝酸盐、氯酸钾、非那西汀、磺胺类、苯丙砜、硝基苯、苯胺等药品或化学物质中毒引起。

发绀特点是急骤出现、暂时性、病情严重,经过氧疗青紫不减,抽出的静脉血呈深棕色,暴露于空气中也不能转变为鲜红色,若静脉注射亚甲蓝溶液或大量维生素 C,均可使发绀消退。高铁血红蛋白达 20%~30% 时即可出现发绀、恶心、呕吐、呼吸急促、心率增快、头痛、疲倦等症状。当高铁血红蛋白超过 55% 时可发生昏睡、心力衰竭、呼吸困难,甚至死亡。

由于大量进食含有亚硝酸盐的变质蔬菜或食品而引起的中毒性高铁血红蛋白血症,也可出现发绀,称"肠源性发绀"。

婴儿和新生儿对此类药物比较敏感,可能与高铁血红蛋白还原酶尚未达到正常水平有关。

（二）先天性高铁血红蛋白血症

包括先天性酶缺陷所致的高铁血红蛋白血症和先天性高铁血红蛋白血症合并血红蛋白 M 病。患者自幼有发绀,而无心、肺疾病及引起异常血红蛋白的其他原因。

（三）硫化血红蛋白血症

硫化血红蛋白不存在于正常红细胞中。凡能引起高铁血红蛋白血症的药物或化学物质也能引起硫化血红蛋白血症,但须患者同时有便秘或服用硫化物（主要为含硫的氨基酸）、在肠内形成大量硫化氢为先决条件,临床上比较少见。所服用的含氮化合物或芳香族氨基化合物则起触媒作用,使硫化氢作用于血红蛋白,生成硫化血红蛋白。亦可见于硫化氢气体中毒时。

当血中硫化血红蛋白含量达 5g/L 时,即可出现发绀。患者的血液呈蓝褐色。发绀的特点是持续时间很长,可达几个月或更长,原因是硫化血红蛋白一经形成,不论在体内或体外均不能恢复为血红蛋白,而所影响的红细胞寿命仍正常。

! 诊断思路

引起发绀的病因繁多,涉及多系统和器官的疾病,且单纯发绀表现并不能正确反映患者的血氧情况,因此要求急诊的医师在短时间内通过问诊、体检和必要的实验室检查,明确诊断方向,为进一步查明病因、有效地治疗做好准备。发绀的诊断思路示意图见图 16-1。

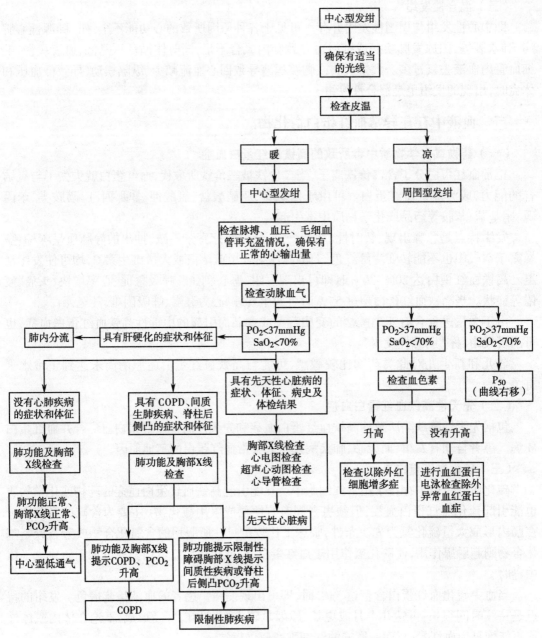

图 16-1　诊断思路示意图

一、问诊

　　问诊时要注意发绀出现的年龄、起病的缓急、持续的时间以及有无特殊化学制剂、药品、食物的接触史。

　　发绀患者往往同时出现许多的伴随症状，在问诊时要详细追问，并注意这些伴随症状之间的相关关系。如发绀伴呼吸困难：常见于重症心、肺疾病和急性呼吸道梗阻、气胸等；高铁血红蛋白血症和硫化血红蛋白血症虽有显著发绀，但一般无呼吸困难或相对症状轻微；急性发绀伴意识障碍和衰竭表现,见于某些药物或化学物质急性中毒、休克、急性肺部感染或急性心功能不全等。

常见伴随症状与相关疾病见表 16-1。

表 16-1　发绀的伴随症状

伴随症状	相关疾病
反复发作咳嗽、咳痰、喘息、呼气困难	支气管哮喘、肺心病、支气管扩张、尘肺等
咯血、胸痛、发热	毁损性肺结核、肺栓塞、大叶性肺炎、风湿性心脏病二尖瓣狭窄、冠心病、张力性气胸等
呼吸困难、杵状指(趾)、劳累加重	先天性心脏病、肺气肿、肺心病、支气管扩张
下肢水肿、呼吸困难、心率加快或不齐	充血性心力衰竭、缩窄性心包炎等
衰竭状态或意识障碍	某些药物或化学品急性中毒、急性心力衰竭、急性肺部感染或休克
发绀而无明显呼吸困难,也无杵状指(趾)	高铁血红蛋白血症与硫化血红蛋白血症
起病急,伴有头晕、倦怠、乏力和其他消化道症状,严重者出现昏迷休克	肠源性发绀,进食过量含亚硝酸盐的蔬菜、食品所引起
青年女性多见,皮肤受凉后苍白、青紫,皮肤冰冷、麻木并有刺痛感,加温或揉擦后可缓解	雷诺病

二、鉴别诊断及体格检查

(一)发绀的性质

1. 中心性发绀与周围性发绀的鉴别　中心性发绀的发绀部位广泛,发绀处皮温正常,常伴有杵状指(趾),体力负荷时加重。且发绀时动脉的血氧饱和度一般 <85%,实验室检查多伴有代偿性红细胞增多。而周围性发绀部位相对局限,发绀处皮肤发凉。若按摩或加温耳垂或肢端,使之温暖,发绀即可消失。而中心性发绀即使按摩或加温后,发绀仍不消失。

2. 心源性或肺源性发绀的鉴别　除急性肺水肿外,单纯的心源性发绀一般没有严重的呼吸困难。而肺源性发绀一般均合并有严重的呼吸困难。在吸入纯氧后,肺源性发绀可明显减轻甚至消失,而心源性发绀则无明显改善。只有当降低肺血管阻力或输入含有溶解性氧的液体时,心源性发绀才能有所减轻。

(二)体格检查

体格检查除了可以鉴别中心性或周围性发绀,更可进一步明确原发疾病的性质。原发肺部疾病的患者除发绀外,常合并有肺部体征,如:桶状胸、肺部的干湿性啰音或特征性的爆裂音等。心脏疾病的患者常有典型的心脏杂音表现及周围循环障碍的表现如下肢水肿等。

三、实验室检查和其他检查

(一)一般检查

1. 血液常规和生化检查　发绀患者应进行血液常规检查,包括全血细胞计数、电解质、肝肾功能、心肌酶等检查以迅速了解患者的身体状况。

2. 血气分析及异常血红蛋白检查　发绀患者均应完善血气分析检查。不仅可了解患者的氧合情况，并可鉴别发绀的性质。检查血液中是否含有异常血红蛋白，可有效鉴别异常血红蛋白衍化物所致的发绀。

3. 凝血机制方面检查　急性肺栓塞患者需进行凝血机制检查，包括部分凝血活酶时间（APTT）、凝血酶原时间（PT）、凝血酶时间（TT）、D- 二聚体等相关检查。

4. 痰细菌学及细胞学检查　肺源性发绀患者需尽早进行痰细胞学、革兰染色、培养及药敏感试验、抗酸菌和真菌检查。

5. 其他实验室检查　如哮喘患者尚需完善过敏原检测，肺弥漫性疾病患者应检查类风湿因子、抗核抗体和抗中性粒细胞胞浆抗体（ANCA）等。

（二）其他检查

1. X 线检查　肺部及心脏的 X 线检查有利于对肺部和心脏疾病的诊断。如出现肺部片状、块状阴影，肺部弥漫性病变或局部肺纹理消失，则分别提示肺部炎症或占位性病变、间质性病变或气胸。而肺源性心脏病或先天性心脏病在胸片上则可看到相应心腔、血管束的改变所形成的特异性心脏形态。胸部 CT 有利于对肺部不明阴影、弥漫性病变和血管性病变的明确诊断。

2. 心电图　肺源性心脏病患者可出现电轴右偏、肺型 P 波、右束支阻滞等改变。急性肺栓塞患者可出现 $S_I Q_{III} T_{III}$ 的特征行改变。先天性心脏病患者可因相应心腔扩大而在心电图上出现心房、心室的高电压表现，合并心律失常时心电图的监测尤为重要。

3. 超声心动图　怀疑先天性心脏病、肺源性心脏病、肺栓塞时应作超声心动图检查以了解心腔改变、血流和血管压力变化。必要时作左心或右心导管检查。

4. 气管镜检查　气道梗阻、肺部严重感染、肺部弥漫性病变或不明原因的肺部阴影可行纤维支气管镜检查，帮助明确病变位置和原因，并可作为改善通气、解除气道梗阻或清理气道分泌物的抢救治疗措施。

5. 肺功能检查　对于支气管哮喘和慢性支气管炎患者的诊断有重要意义，并可作为治疗效果监测的指标。

6. 肺通气、灌注核素检查　怀疑肺栓塞的患者应行肺核素检查以明确诊断。

！ 急诊处理

发绀患者的处理主要是针对原发病进行治疗，针对病因迅速采取措施，改善患者的氧合情况，挽救生命。

一、肺源性发绀

肺源性发绀主要是由于肺部疾病导致患者通气不足、氧合障碍所致，因而氧疗是关键。

（一）氧疗

是用以纠正缺氧的一种治疗方法。

1. 氧疗的适应证

（1）低氧血症：低氧血症可分为两类：单纯低氧血症（如：急性肺损伤和 ARDS）和低氧血症伴高碳酸血症（如 COPD、肺心病患者）。对于这两类患者须采取不同的给氧方针。前者可给予高流量氧疗，而后者需使用精确的低流量给氧方式。

（2）血氧正常的缺氧：在没有低氧血症或仅有轻度低氧血症时发生的组织缺氧。包括：心排出量降低、急性心肌梗死、贫血、CO 中毒、血红蛋白 - 氧饱和度动力学的急性紊乱和急性高代谢状态。临床上，在这些疾病情况下，即使无 PO_2 的下降仍需常规给予氧疗。

2. 给氧的方法

（1）鼻导管或鼻塞给氧是临床上最常用的方法，具有简单、方便、价格低廉等优点。通常计算吸入氧浓度与氧流量的公式为：

$$FiO_2=21+4 \times 氧流量$$

缺点是吸入氧浓度不恒定，局部易阻塞，可导致鼻黏膜干燥和局部刺激症状。

（2）面罩给氧：包含简单面罩、附贮袋的面罩、Venturi 面罩等。可稳定可靠地提高 FiO_2，减少局部刺激。

（3）高压氧疗：是指超过 1 个大气压的高压条件下给氧。常用于治疗一氧化碳中毒、安眠药中毒及心脑肺复苏等情况。

（4）机械通气氧疗：可通过改善肺泡通气量和换气，降低呼吸功、减少氧耗量等作用纠正低氧血症，呼气末正压通气（PEEP）还可使塌陷小气道和肺泡复张，改善通气与血流失调，减少肺内分流。机械通气包括无创性机械通气、有创性机械通气、高频通气等多种方式。无创性机械通气主要用于 COPD 所致慢性呼吸衰竭、睡眠呼吸暂停综合征、肥胖性低通气、胸廓畸形所致慢性呼吸衰竭、慢性神经肌肉疾病致肺功能不全患者等。高频通气可用于 ARDS、检查或术中支持等方面。

3. 长期家庭氧疗（long term domiciliary oxygen therapy，LTDOT） 有研究显示，每日氧疗 15 小时以上的患者比没有氧疗者的 5 年存活率增加 1 倍。在健康状况和生活质量、提高运动耐力等方面均有显著改善。对于肺源性心脏病、慢性呼吸衰竭的患者长期的家庭氧疗不仅可以改善氧合，还有利于降低肺动脉压、减轻右心负荷。

（1）LTDOT 的适应证：慢性阻塞性肺疾病伴低氧血症和水肿，即"发绀型"患者；慢性阻塞型肺疾病伴严重低氧血症，没有水肿或高碳酸血症；运动或睡眠时出现明显的低氧血症。对于肺纤维化、脊柱后凸侧弯、高度肥胖等引起的严重低氧血症，氧疗尚无可靠的疗效证据。

（2）给氧方法：常用的有鼻导管或鼻塞给氧，面罩给氧等。

（二）积极治疗基础疾病

使用抗生素治疗感染、缓解气道阻塞、降低肺动脉压力、适当引流以减少对肺脏和心脏血管的压迫（气胸或胸腔积液）、肺栓塞患者在急性期可进行溶栓或抗凝治疗等。

（三）对症治疗

保持呼吸道通畅，根据病情适当使用支气管扩张剂、止咳化痰药物，必要时可给予雾化治疗。维持出入平衡。

（四）营养支持

适当的营养支持可纠正营养不良所导致的呼吸系统结构和功能损害，为疾病的康复打下良好的基础。营养支持的方式包括胃肠道或胃肠外途径。

（五）其他

包括康复期治疗、中医药治疗、手术等。

二、心源性发绀

（一）手术

心源性发绀的主要病因是先天性心脏病，因而早期手术治疗是治疗的关键。一旦发生严重的肺动脉高压和右向左分流，通常患者预后欠佳。

（二）降低循环压力、控制心力衰竭

可根据原发病选用利尿、扩血管、强心药物进行治疗。

（三）其他

包括控制诱发因素、休息、氧疗、维持出入平衡、营养支持等。

三、急性高铁血红蛋白所致的发绀

（一）脱离接触、休息、氧疗

（二）药物治疗

1. 亚甲蓝　可用 1% 亚甲蓝 1~2mg/kg 加入 25% 葡萄糖 20ml 中，缓慢静注。必要时可重复一次。每日不超过 0.6g。可连用 2 日。同时可给予维生素 C。亚甲蓝注射过速，可出现恶心、呕吐、腹痛等副作用。大剂量亚甲蓝（>15mg/kg 体重）在婴儿可引起溶血反应。

2. 对兼有严重溶血性贫血的患者除输血外，可静脉滴注氢化可的松。

（三）其他

对症、支持治疗。

（刘　颖）

参 考 文 献

[1] 朱元珏,陈文彬. 呼吸病学. 北京:人民卫生出版社,2003:621-627.

[2] 毛焕元,杨心田. 心脏病学. 北京:人民卫生出版社,1995:8-9.

[3] Jefferies A, Turley A, Horton-Szar D. 快速医学教程. 北京:科学出版社,2002:118-119.

[4] 刘又宁. 机械通气与临床. 2 版. 北京:科学出版社,1998:54-70.

17

胸　　痛

概述

　　胸痛是临床最常见的症状之一,仅次于腹痛为第二位患者就诊主诉,同时也是急诊医师应该高度重视的病症。之所以这样强调,是因为急性胸痛包括了一组致命性的疾病。其特点是:起病急、变化快、死亡率高,其预后与抢救是否及时、正确有着密切的关系。并非所有的胸痛患者都是因冠心病所致,据统计以胸痛到医院就诊者,仅 1/3 的患者为冠心病所致,其余 2/3 的患者为其他疾病。因此在诊断冠心病时要与其他非心源性胸痛疾病相鉴别。

病因思考

引起胸痛的主要病因有:

一、胸廓或胸壁疾病

胸壁肌肉劳损、肋间神经痛、带状疱疹、急性皮炎、皮下蜂窝织炎、流行性胸痛、肌炎、非化脓性软骨炎、肋骨骨折、多发性骨髓瘤等。

二、心血管系统疾病

心绞痛、急性心肌梗死、心肌炎、急性心包炎、二尖瓣或主动脉瓣病变、主动脉瘤、主动脉窦瘤破裂、夹层动脉瘤、肺栓塞、肺动脉高压及心脏神经症等。

三、呼吸系统疾病

胸膜炎、胸膜肿瘤、肺炎、肺脓肿、急性气管炎、肺栓塞、肺癌、自发性气胸等。

四、消化系统疾病

胃食管反流病、胃溃疡、十二指肠溃疡、食管裂孔疝、胆囊炎、胰腺炎、肝脓肿、食管癌等。

五、纵隔疾病

纵隔炎、纵隔脓肿、纵隔肿瘤等。

六、其他

肋软骨炎、膈下脓肿、脾梗死、肾栓塞、心脏神经症等。

上述部位的各种病变和理化因素,如炎症、缺氧、内脏膨胀、组织坏死、机械压迫、异物、外伤和肿瘤等刺激了分布在该部位的感觉神经末梢产生痛觉冲动,此冲动传导到大脑皮质的痛觉中枢,便会产生胸痛的感觉。另外,病变内脏与分布体表的传入神经进入脊髓同一节段并在后角发生联系,故内脏的刺激也可在大脑皮质产生相应体表区域的痛觉,即放射痛或牵涉痛。

！ 诊断思路

急性胸痛中包括了一组以胸痛为主要表现的疾病,其中危险性最高的分别是:急性心肌梗死、急性肺栓塞、主动脉夹层动脉瘤及自发性气胸。这些患者可能随时会发生死亡。急诊医师的任务是在众多表现为急性胸痛的患者中识别出这些高危的疾病并给予及时、妥善地处理。

这些高危的患者是否能够在急诊被及时准确地识别出来主要靠:①急诊医师一定要时刻保持对这些疾病的警惕性;②急诊医师一定要具备掌握这些疾病的主要临床特征;③急诊科要有鉴别这些疾病的合理流程及与其他科室建立良好的协作精神;④急诊科要能够提供必要的检查手段;⑤急诊科医师必须作出准确的判断和及时的处理。值得指出的是急诊科医师对每一位急性胸痛患者均应测量生命体征,对生命体征不稳定的患者,首先维持生命体征的稳定,为诊断和治疗疾病赢得时间。

一、诊断及鉴别诊断时需要考虑的因素

(一)年龄和性别

在上述几种危险的急性胸痛中,年龄和性别对鉴别诊断具有重要的意义。心绞痛、心肌梗死的可能性随着年龄的增大而逐渐增加。一般妇女在绝经期前较少发生心肌梗死,对于中年以上男性如果发生急性胸痛应考虑心肌梗死的可能性。

90% 的肺栓塞主要发生在 50 岁以上患者。如果没有其他引起血栓性疾病的病史,则两性的发生率没有显著差别。生育期的妇女如果长期口服避孕药则发生肺栓塞的机会明显增加。

自发性气胸多发生于患有慢性阻塞性肺疾病及有肺大疱的患者,因此年龄一般较大。年轻人男性的发病率明显高于女性,并多见于扁平胸的人。

夹层动脉瘤多并发于有长期高血压的患者,故发病的年龄多在 40~70 岁。男性发病率为女性的 3~5 倍。

(二)胸痛的时限性

对于自述胸痛的患者一定首先要问清是急性胸痛还是慢性胸痛。急性发生的胸痛起病急骤,患者可以讲清楚确切的开始时间、诱因及疼痛的部位;而慢性发生的胸痛,则开始的时

间、诱因、疼痛部位等往往不十分明确。

上述所讲的自发性气胸、肺栓塞、心绞痛、夹层动脉瘤、心肌梗死等均属于急性发生的胸痛,这些患者是急诊医师重点关注的对象。而慢性胸痛则不属于急诊处理的范畴。

(三)病史及伴随情况

在急诊处理急性胸痛的患者时要尽可能利用有限的时间仔细询问病史和进行较详细体格检查,这常常能够给我们提供下一步思考的正确方向。

在询问病史时,需要注意:

1. 既往的病史;

2. 胸痛诱发和加重的因素;

3. 胸痛的部位、胸痛的性质;

4. 胸痛缓解的因素;

5. 胸痛是否放射;

6. 胸痛与进食关系;

7. 伴随症状以及其他病史;

8. 胸痛含服硝酸甘油后是否能够很快缓解。

(四)辅助检查

急诊的特点是时间短、病情急、可利用的检查手段较少,故我们要尽可能合理安排检查,本着安全、快捷、便利的原则,在最短的时间内完成对患者的检查。在安排检查时要考虑的问题是:①什么是最急需要的检查? ②应该如何安排检查的先后顺序?

急诊科常应用的检查范围有:心电图、X线、常规化验、腹部及心脏超声、CT、磁共振等。

决定检查的顺序时要根据下述情况妥善安排:①危险性最大,最需要首先排除的疾病是什么? ②最能明确诊断的检查是什么? ③最方便、最及时的检查是什么?

对于所有胸痛的患者,首先是要进行详细的体格检查,尤其是要注意生命体征,其次才是借助仪器的检查。有些疾病经过仔细地体格检查就能够发现特征性的表现,如剧烈胸痛者发现脉搏不对称及血管杂音强烈提示大动脉夹层等,切忌一切依赖仪器。

对于一个急性胸痛的患者,辅助检查应该按照以下顺序进行为宜:

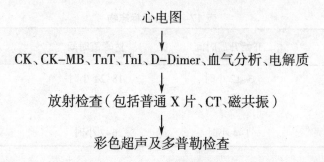

心电图

↓

CK、CK-MB、TnT、TnI、D-Dimer、血气分析、电解质

↓

放射检查(包括普通 X 片、CT、磁共振)

↓

彩色超声及多普勒检查

之所以把心电图放在第一位是因为:①心电图是急诊医师手边最为便利的检查手段;②心电图能够对急性胸痛中最危险的疾病如急性心肌梗死快速做出明确的诊断;③猝死的原因中最主要是由于心脏的问题,尤其是急性心肌梗死导致的室性心律失常;④如果能排除心脏原因引起的胸痛(尤其是急性心肌梗死),再去作其他的检查就相对安全了。

在做心电图的同时,应抽血查 CK、CK-MB、TnT、TnI、D-Dimer、血气分析及电解质。这些实验室检查需要有一定的等待时间,所以应在体格检查后立即采血。

1. 心电图　心电图对急性心肌梗死有特殊的诊断意义。急性心肌梗死的心电图有动态演变的特点,切勿根据一次心电图未发现异常就排除急性心肌梗死的可能。有些患者可能在做第一次心电图时尚未出现典型的临床表现,故一般应该在留院观察后半小时内再做一次心电图。第一次心电图必须做 18 导联,以避免遗漏正后壁及右心室的梗死。

心电图典型表现依次为最早期或超急期出现高尖的 T 波,数小时后 ST 段明显抬高,呈弓背向上,与直立的 T 波相连,形成单向曲线,同时 R 波降低。数小时或 1~2 天内出现病理性 Q 波。ST 段抬高持续数日至 2 周左右再降至基线水平。由于超急期持续的时间很短,在急诊科见到的大多数是 ST 段抬高的患者。但也有可能遇到超急期的患者,如果遇到急性胸痛伴有 T 波高尖的患者,一定要进行数小时的短暂留院观察,并动态观察心电图及心肌酶学变化,以免遗漏早期的急性心肌梗死患者。

约有 20%~30% 的急性心肌梗死患者心电图改变不典型。这些患者除有胸痛、心肌酶学的系列变化及心电图改变仅表现为相邻 2 个或以上导联的 ST 段下降≥2mm,或 ST 段较前压低明显,尤其是 R 波高于 20mm 的导联 ST 段压低超过 1mm,或 T 波倒置(或加深),不出现病理性 Q 波,应诊断为非 ST 段抬高性急性心肌梗死。

肺栓塞的心电图表现多与急性右心负荷过重、右室扩张有关。典型表现是 S_I、Q_{III}、T_{III},即 I 导联出现深的 S 波,III 导联出现深的 Q 波并伴有 T 波明显倒置。但是有相当部分急性肺栓塞患者不出现或仅出现不典型的心电图改变。

自发性气胸一般不出现有特殊意义的心电图变化。

夹层动脉瘤时心电图无特异性改变,但如果夹层累及冠状动脉则可以出现急性心肌梗死的心电图表现。

2. 实验室检查　CK(肌酸激酶)、CK-MB(肌酸激酶的同工酶)、TnT(肌钙蛋白 T)和 TnI(肌钙蛋白 I)(表 17-1)主要用于诊断急性心肌梗死。CK 在起病 6 小时内升高,24 小时达高峰,2 日后恢复正常。CK-MB 在发病 4 小时内升高,16~24 小时达高峰,2 日后恢复正常。TnT 和 TnI 在起病后升高更早,恢复更晚。TnT 和 TnI 目前都有快速检验的试剂盒,数分钟即可获得结果。其他几种疾病时这些指标常无特异性的改变。

表 17-1　心肌标志物

标志物	开始升高时间	达峰值时间	持续时间
CK 及 CK-MB	3~12 小时	18~24 小时	36~48 小时
肌钙蛋白 T/I	3~12 小时	18~24 小时	10~14 天
肌红蛋白	1~4 小时	6~7 小时	24 小时

肌红蛋白虽然对早期缺血性胸痛诊断有意义,但它易受其他因素影响,如外伤、肌病、肾脏等疾病。CK 及 CK-MB 持续时间短,仅 2 天,而肌钙蛋白 T/I 持续时间达 10~14 天,因此判断急性心肌梗死时,肌钙蛋白 T/I 测定要优于 CK 及 CK-MB。

D-Dimer 在急性心肌梗死和急性肺栓塞时均可升高,尤其是对肺栓塞的诊断有一定的帮助。D-Dimer<500μg/L 可基本排除急性肺动脉栓塞,可以避免进行不必要影像学检查。

自发性气胸及单纯的大动脉夹层时 D-Dimer 一般不升高。

急性肺栓塞时大多数患者血气分析可出现不同程度的低氧血症伴低碳酸血症（一般认为肺血管床堵塞超过 15% 以上时即可出现低氧血症和低碳酸血症）。其他三种疾病时血气分析没有特异性的改变。

3. 放射检查　X 线检查最有诊断意义的是对自发性气胸的诊断，通过普通的 X 线胸片就可以确诊，并可以确定肺压缩的程度。

急性肺栓塞时普通 X 线胸片上可出现底部朝向胸壁的三角形阴影，但特异性不高，阳性率也较低。普通胸片的真正意义在于排除其他的肺部疾病。螺旋 CT 是急诊诊断肺栓塞的一种较好的方法。肺栓塞时螺旋 CT 可见段一级动脉的栓子，当发生肺栓塞时（即伴有出血、渗出、白细胞浸润及坏死时）可发现栓塞以下的肺段实变。通气 - 血流扫描诊断肺栓塞具有较高的特异性和灵敏性。放射性核素标记的蛋白颗粒由于不能越过肺血管中存在的栓子部位，扫描照片就显示出该处灌注缺损。一般肺灌注扫描正常就能排除肺栓塞的诊断。

急性主动脉夹层时普通 X 线片可见纵隔增宽，且有搏动，其可靠性可达 40%~50%。增强 CT 和磁共振能显示裂口的部位及真、假腔，可为夹层动脉瘤提供诊断意义的依据。主动脉逆行造影是主动脉夹层最为可靠的检查手段。

放射检查对急性心肌梗死的意义不大，但可显示心影的大小，心力衰竭时可观察肺水肿的情况。

4. 彩色超声及多普勒检查　彩色超声及多普勒检查对急性心肌梗死和急性大动脉夹层动脉瘤诊断的意义较大。

彩超和多普勒可用于大动脉夹层的检查，但其具有一定的局限性。彩超仅能看到升主动脉和腹部、髂部的血管。主要的征象是主动脉明显增宽，主动脉壁分离形成的真腔与假腔，有时还可见内膜的裂口。

腹部超声还可用于鉴别胆石症、脾梗死、胰腺炎等一些膈下疾病。

急性心肌梗死时二维超声心动图可见梗死的部位室壁运动低下、运动消失或反常运动。

超声心动图检查可作为诊断急性肺栓塞的首选方法。可获得肺动脉血流信息，测量肺动脉压力，并可推测出栓子大小，可观察心内结构变化，可动态观察左右心室功能及肺动脉压力变化。还可以从右心负荷过重的表现间接判断肺栓塞的可能性：如右心室壁局部运动幅度下降，右心室和（或）右心房扩大，三尖瓣反流速度增快以及室间隔左移运动异常，肺动脉干增宽等。

超声对自发性气胸的诊断意义不大。

二、几种急诊常见胸痛的诊断

（一）急性心肌梗死

1. 典型急性心肌梗死临床特点

（1）梗死前先兆：大约 30%~65% 的急性心肌梗死患者，在发生急性心肌梗死前数日可有以下前驱症状：

1）不同于原有心绞痛，心绞痛发作突然加重，发作时间延长、频繁，用硝酸甘油效果不如以前有效。

2）新近发生的心绞痛，且发作频繁，逐渐加重。

3）有心绞痛史，发作诱因不明显，活动或安静状态下可发作，发作时间长、频繁。

（2）胸痛：为多数急性心肌梗死患者首先出现的症状，表现为突发性胸骨后压榨性疼痛，可放射至左肩、左上肢、颈部或后背。休息或舌下含硝酸甘油无效，伴有出冷汗、胸闷、气短、胸部紧束感、濒死感及恐惧感。部分患者伴恶心、呕吐和上腹胀满，可同时伴血压下降、心律失常、心力衰竭，心源性休克等。但也有大约 20%~30% 的急性心肌梗死患者临床症状不典型，如表现为牙疼、肩背疼痛、猝死等。

（3）心电图动态变化：随着胸痛的发生，出现相应的心电图变化：T 波高尖→ST 段呈弓背向上抬高→Q 波形成→抬高的 ST 段下降→T 波倒置等动态改变。但有 20%~30% 病例心电图改变表现为非 ST 段抬高、也无 Q 波形成，仅表现为相邻 2 个或以上导联的 ST 段下降≥2mm，或 ST 段较前压低明显，尤其是 R 波高于 20mm 的导联 ST 段压低超过 1mm，或 T 波倒置（或加深）。

（4）实验室检查：常于梗死后几小时白细胞总数可增高，一般不超过 20×10^9/L。中性白细胞计数可达 80%~90%，体温于发病 24~48 小时升高，一般于 38℃ 左右，极少超过 39℃，可持续 3~5 天，随病情稳定逐渐恢复正常。发病 24~48 小时后血沉开始增快，持续 1~3 周。血清心肌酶，尤其是肌钙蛋白 T 或 I 异常升高。

2. 诊断要点

（1）男性多见，40 岁以上多发，有糖尿病、高血压及既往有冠心病者多发；

（2）胸部压榨性疼痛，服硝酸甘油不缓解，伴烦躁、出冷汗、濒死感；

（3）心电图有相应导联 T 波高尖、ST 段抬高、Q 波形成的动态变化；

（4）CK、CK-MB、TnT 或 TnI 明显升高。

对于突发急性胸痛的患者（尤其是中年以上的男性患者及糖尿病患者）短时间留院观察进行动态的心电图和血清酶学检查是避免漏诊的可靠措施。

（二）肺栓塞

肺栓塞最易发生于以下人群：心房颤动伴心力衰竭，高龄、长期卧床、长时间旅行、动脉疾病（含颈动脉及冠状动脉病变）、近期手术史、创伤（尤其是骨盆骨折）或活动受限如脑卒中、肥胖、真性红细胞增多症、管状石膏固定患肢、VTE 病史、急性感染、抗磷脂抗体综合征、恶性肿瘤、妊娠、口服避孕药或激素替代治疗等。另外随着医学科学技术的发展，心导管、有创性检查及治疗技术［如植入型心内复律除颤器（ICD）植入和中心静脉置管等］的广泛开展，也大大增加了肺栓塞的发生。肺栓塞除了胸痛外，这类患者还伴有呼吸困难、咳嗽、咯血、晕厥及惊惧或濒死感。较大面积的肺栓塞患者常伴有突然晕厥，有些患者甚至以晕厥为首发表现。

1. 主要的体征

（1）呼吸急促：呼吸频率 >20 次 / 分，为常见的体征，发生率 70%，主要为低氧血症、惊恐、焦虑，刺激呼吸中枢所致。

（2）心率快：心率 >90 次 / 分，发生率为 30%~40%。

（3）血压变化：多数患者可无明显变化，大面积肺栓塞者可有血压下降，甚至休克。

（4）发热：发生率 14%~43%，多为低热，7% 患者可为中度以上发热，一般持续约一周。

（5）发绀：发生率 11%~16%，为低氧血症及右心功能不全所致。

（6）右心负荷增加表现：颈静脉充盈、怒张，或搏动增强，肺动脉第二音亢进、肝脏增大、胸腔积液、肝颈静脉反流征和下肢水肿等。

（7）肺部可闻哮鸣音（5%）和（或）细湿啰音（18%~51%）。

（8）在下肢肢体检查中，如患肢浅静脉扩张、僵硬度增加、肿胀或一侧大腿或小腿周径较对侧>1cm，即有诊断价值。

2. 临床常见症状

（1）呼吸困难：为肺栓塞最重要、最常见症状，发生率为80%~90%，呼吸困难的严重程度多与栓塞面积有关。多表现为突然发生的呼吸困难，或在原有呼吸困难基础上突然加重，以活动后呼吸困难明显。

（2）胸痛：为肺栓塞常见的症状，发生率为40%~70%，可分为胸膜炎性胸痛（40%~70%）及心绞痛样胸痛（4%~12%）。

1）胸膜炎性胸痛：常为较小栓子栓塞周边的肺小动脉，局部肺组织中的血管活性物质及炎性介质释放累及胸膜所致。胸痛多与呼吸有关，吸气时加重，并随炎症反应消退或胸腔积液量的增加而消失。

2）心绞痛样胸痛：常为较大栓子栓塞大的肺动脉所致，是梗死面积较大致血流动力学变化，引起冠状动脉血流减少，患者发生典型心绞痛样发作，发生时间较早，往往在栓塞后迅速出现。

（3）咯血：约占10%~30%，多于梗死后24小时内发生，大咯血少见，多示肺梗死发生。

（4）烦躁、惊恐感：约占55%，多示梗死面积较大，与严重呼吸困难或胸痛有关。

（5）咳嗽：约为20%~37%，可于栓塞后很快出现，多为干咳或伴有少量白痰。当继发感染时，可出现脓痰。也可伴有喘息症状。

（6）晕厥：发生率为11%~20%，为大面积肺栓塞所致心排血量降低致脑缺血，值得重视的是临床上晕厥可见于肺栓塞首发或唯一临床症状。出现晕厥往往提示预后不良，有晕厥症状的肺栓塞死亡率高达40%，其中部分患者可猝死。

（7）心悸：发生率约10%~18%。

3. 诊断要点

（1）病史：长期卧床、下肢静脉曲张、风湿性心脏病伴心房纤颤、新近手术、外伤后及长期口服避孕药者多发。

（2）突然胸痛、咳嗽、咯血、呼吸困难、发绀、躁动、肺部啰音。

（3）血气分析示低氧血症伴低碳酸血症：由于动脉血氧分压随年龄的增长而下降，所以血氧分压的正常预计值应按照公式 PaO_2（mm Hg）=106-0.14× 年龄（岁）进行计算。70%~86% 的患者示低氧血症及呼吸性碱中毒，93% 的患者有低碳酸血症，86%~95% 的患者肺泡-动脉血氧分压差 $P（A-a）O_2$ 增加（>15mmHg）。

（4）D-Dimer>500μg/L；D-二聚体水平与血栓大小、堵塞范围无明显关系。外科手术、外伤和急性心肌梗死时 D-二聚体也可增高，应注意鉴别。

（5）肺栓塞的心电图表现多与急性右心负荷过重、右室扩张有关。典型表现是 S_I、Q_{III}、T_{III}，即 I 导联出现深的 S 波，III 导联出现深的 Q 波并伴有 T 波明显倒置。但是有相当部分急性肺栓塞患者不出现或仅出现不典型的心电图改变。

（6）胸部 X 片见基底朝向胸壁的三角形阴影。肺通气-血流扫描见肺组织放射性充盈缺损。

（7）超声心动图：超声心动图检查可作为诊断肺栓塞的首选方法。

（8）多层螺旋 CT 肺动脉造影：目前已广泛用于临床，是肺栓塞的主要确诊手段之一。可显示主肺动脉、左右肺动脉及其分支的血栓或栓子，不仅能够发现段以上肺动脉内的栓子，对亚段肺栓塞的诊断价值较高。肺栓塞的直接征象为肺动脉内的低密度充盈缺损，部分或完全包围在不透光的血流之间（轨道征），或者呈完全充盈缺损，远端血管不显影。间接征象包括肺野楔形密度增高影，条带状的高密度区或盘状肺不张，中心肺动脉扩张及远端血管分支减少或消失等右心室改变的征象。

（9）肺动脉造影：是公认诊断肺栓塞的金指标，肺动脉造影可显示直径 1.5mm 的血管栓塞，其敏感性为 98%，特异性为 95%~98%。肺动脉造影影像特点为：直接征象为血管腔内造影剂充盈缺损，伴或不伴轨道征的血流阻断；间接征象为栓塞区域血流减少及肺动脉分支充盈及排空延迟。

高危的病例出现难以解释的突发性呼吸困难、胸闷、咳嗽、咯血、或头晕、晕厥等症状，尤其是伴有单侧或双侧不对称性下肢肿胀、疼痛等要考虑到肺栓塞的可能，应首先查心电图、血气分析和 D-Dimer，如果有可疑发现，应根据患者具体情况选择做相应影像学检查。

（三）急性夹层动脉瘤

主动脉夹层动脉瘤是主动脉中层形成夹层血肿并沿主动脉壁延伸剥离的一种严重心血管急症。病因主要为长期高血压、动脉粥样硬化、马方综合征、主动脉缩窄、妊娠和外伤等。其后果是夹层破裂导致大出血或影响所累及器官的供血。本病发病急骤，突然发作的撕裂样或刀割样胸骨后疼痛（疼痛也可以发生在腰背部）是本病最重要、最突出的特点。疼痛可向前胸、后背及上腹放射，常难以忍受。未治疗的急性期主动脉夹层动脉瘤每小时死亡率增加 1%，12 小时死亡率为 13%，24 小时为 21%，2 周内接近 80%。

1. 体格检查特点

（1）血压在疼痛发作初期常下降，甚至休克，但以后又可上升且可达较高的水平。血压变化的特点是疼痛时血压降低，缓解后血压可上升。

（2）疼痛发作后心底部出现收缩期及（或）舒张期杂音，有些患者在大动脉分支处出现收缩期杂音。

（3）部分患者可有胸锁关节搏动。

（4）血肿压迫的表现，如夹层累及动脉侧的脉搏减弱或消失、皮温降低、心电图出现急性心肌梗死的表现、患者血压正常但出现无尿等。另外，患者还由于神经中枢受压引起呼吸困难、喉返神经受压引起声音嘶哑、支气管受压出现咳嗽或哮喘、食管受压出现吞咽困难、颈动脉受压出现脑缺血等。

2. 诊断要点

（1）既往高血压及动脉粥样硬化病史；

（2）在心前区或胸骨后突然出现的剧烈的烧灼痛或撕裂痛，可放射至头、颈、上肢、背、腰、中下腹甚至下肢，伴呼吸困难；

（3）一般情况下疼痛持续时间较长，程度较重，烦躁或紧张，有些患者出现心包摩擦音；

（4）有时四肢血压和脉搏不对称差异明显，可有一侧桡动脉搏动减弱或消失；

（5）X 线下纵隔增宽，且有搏动。CT、磁共振、彩色多普勒超声及主动脉逆行造影显示裂口的部位及真、假腔。

（四）自发性气胸

自发性气胸容易发生于患有慢性阻塞性肺疾病的患者或既往有肺大疱病史的年轻人，还有一部分年轻人的气胸找不到明确的病因，称之为特发性气胸。自发性气胸的特点为突然用力、憋气或咳嗽后出现剧烈刀割、针刺样的胸痛，有时可放射到肩、臂、颈、心前区及上腹部。胸痛多伴有呼吸困难、胸闷、憋气。

自发性气胸根据裂口的状态和胸腔内的压力分为：闭合型气胸、开放性气胸和张力性气胸。其中最危险的是张力性气胸，此时肺表面的破裂口形成单向活瓣，气体只能经破裂口进入胸腔，而胸腔内气体不能逸出，使胸腔内压力越来越高，造成纵隔移位、大血管受压而出现严重后果。

典型的自发性气胸可发现患侧胸部饱满，叩诊音增强，呼吸动度减弱或消失，呼吸音、语颤减弱或消失，气管向健侧移位。

诊断要点：

（1）既往有慢阻肺或肺大疱病史；

（2）负重或憋气时突然发生胸痛、呼吸困难；

（3）发绀，患侧胸廓饱满，呼吸音减弱或消失；

（4）X 胸片显示患侧肺纹理消失，透亮度增加，肺压缩。

！急诊处理

一、急性心肌梗死

急性心肌梗死急诊处理的程序是：

基本抢救：吸氧，心电监护，建立静脉通道，准备除颤仪。

为再灌注治疗做准备：血常规，尿常规，肌酶，肌钙蛋白 T 或 I，血生化，DIC 全套，血气分析，电解质。

再灌注治疗：静脉溶栓（仅限于 ST 段抬高性心肌梗死）；急诊经皮腔内冠状动脉成形术（PTCA）（限于 6~12 小时内急性心肌梗死）；静脉溶栓（仅限于 ST 段抬高性心肌梗死）+ 急诊 PTCA。

其他治疗：心律失常，心力衰竭，心源性休克等。

（一）基本处理

1. 限制患者活动，给予吸氧、建立静脉通道、行心电监护，准备心脏除颤仪、急救药物。

2. 患者胸痛应首选吗啡止痛，用吗啡 5mg 皮下注射，效果不满意时，5 分钟重复 1 次。舌下给予口含硝酸甘油 0.6mg，如果不缓解，每 5 分钟 1 次，总量不超过 3 片。收缩压 >90mmHg，心率 >50 次 / 分钟者给予静脉输注硝酸甘油，从 10μg/min 的速度开始，可酌情逐渐增加剂量，每 5~10 分钟增加 5~10μg，直至症状得到控制。

3. 无出血倾向的患者可立即口嚼 150~300mg 阿司匹林肠溶片。无低血压，心室率≥70 次 / 分时，服用 β 受体阻滞剂，可以选择美托洛尔 6.25mg 或比索洛尔 1.25mg。

4. 纠正低血压和低灌注状态,存在有右心室梗死者尤为如此,此时应立即停止应用硝酸甘油、抬高下肢、快速补液,严重低血压者可静脉输注多巴胺。

(二)心律失常治疗

1. **心房扑动或心房颤动** 如果心室率快,并影响到血流动力学,立即行电复律是最有效、简单的方法,起始能量为100~200J。如果复律失败,则可以选择更高的能量。如果血压正常,毛花苷丙0.4mg,静脉缓慢注射,以减慢心室率;也可考虑胺碘酮静脉复律。

2. **频发室性期前收缩或阵发室性心动过速** 首选胺碘酮:首剂150mg稀释后缓慢静推(超过10分钟),继以1mg/h静滴6小时,尔后0.5mg/h静滴18小时。最大剂量2.2g/d。如果阵发室性心动过速胺碘酮治疗无效应该及时考虑同步电复律。

如果无胺碘酮可应用利多卡因50~100mg缓慢静脉注射,随后2~4mg/min静点维持。

如因室性心动过速而出现低血压、休克等临床征象时,应立即用直流电同步电转复(200~300J)。

3. **室性心动过速、心室扑动或心室颤动** 立即直流电非同步电除颤,200J。如一次除颤后心电图仍表现为心室颤动,可连续除颤。同时静脉注射胺碘肤酮150mg,或肾上腺素。

4. **缓慢心律失常** 如出现窦性心动过缓、心率>50次/分的二度Ⅰ型或心率不低于50次/分的二度Ⅱ型房室传导阻滞,一般不需针对心率进行特殊治疗。对伴血流动力学异常的显著窦性心动过缓(心率<40~50次/分)和房室传导阻滞者,常需要提升心率,可给予阿托品0.5~1.0mg静脉注射,3~10分钟重复1次(总量不超过2.0mg),使心率增加到接近60次/分为宜。对于急性前壁心肌梗死或下壁心肌梗死伴高度或三度房室传导阻滞者,应用阿托品无效,可慎重考虑应用异丙基肾上腺素1mg加入500ml液体中缓慢静点,应密切监测患者血压及心电活动,有条件可行临时心脏起搏治疗。

(三)心源性休克

如因低血容量、心律失常、剧痛所致的低血压状态,则对症处理。若血压不升则在此基础上用多巴胺或多巴酚丁胺治疗[5~10μg/(kg·min)]。如效果不好应尽早做主动脉内球囊反搏,并在其保护下做紧急冠状动脉血运重建术。

(四)左心功能不全的处理

坐位,吗啡5~10mg皮下注射,呋塞米20~40mg静脉注射,硝酸甘油静脉点滴,维持血压在100/60mmHg以上。血压偏低者可加用多巴胺静脉点滴。

(五)再灌注治疗

1. **静脉溶栓** 对ST段抬高性急性心肌梗死发病3小时内行静脉溶栓治疗。患者无出血倾向和出血历史,否认有肿瘤和夹层动脉瘤的年龄<75岁的患者均可以考虑实施静脉溶栓治疗。其主要不良反应是出血,因此需要对患者的利弊权衡之后,在家属同意情况下做出决定。虽然有ST段的抬高,但发病时间已经>3~4小时,胸痛消失或仅有ST段压低者不宜行溶栓治疗。尿激酶是应用最广和最早的溶栓剂,150万~200万U溶于100ml盐水中静点(30分钟内静点完毕),配合肝素或低分子肝素治疗。链激酶150万U于30分钟~1小时内静脉滴注,配合低分子量肝素皮下注射。也可应用重组组织型纤溶酶原激活剂,首先给予8mg静脉注射,继之90分钟内静脉滴注42mg;在应用前给予肝素5000U静脉注射,然后以1000U/h的速度持续静脉滴注。

2. **急诊经皮冠状动脉血管重建术(PCI)** 即对急性心肌梗死患者进行直接冠状动脉成

形术,可明显提高冠状动脉的再通率。适用于:

（1）急性 ST 段抬高的 MI

1）急性 ST 段抬高的 MI 或新发生的 LBBB 的 MI 者,有以下情况者应优选 PCI 治疗:

①有外科支持的熟练介入治疗技术及条件,就诊 – 球囊扩张时间≤90 分钟;②高危急性 ST 段抬高的 MI:心源性休克、心功能 Killip 3 级以上;③有溶栓禁忌证;④非早期发病（症状发生 >3 小时）。

2）ST 段抬高的急性心肌梗死经溶栓治疗后,ST 段抬高无明显回落,或仍有反复胸痛,或反复心肌缺血,或仍有残留严重狭窄病变。

3）ST 段抬高的急性心肌梗死或新发左束支传导阻滞（LBBB）,缺血症状发作 <12 小时,或 >12 小时（12~24 小时）仍有症状者。

（2）非 ST 段抬高的急性心肌梗死不能够行静脉溶栓术,应采用抗栓和抗血小板治疗,如果条件允许尽快行经皮冠状动脉血管重建术（PCI）。

二、急性大动脉夹层

急性大动脉夹层的急诊处理原则是尽量减少动脉夹层的发展,一般不主张在急性期行外科手术。

（一）处理原则

1. 第一步处理　镇静,镇痛,吸氧,建立静脉通道。

2. 控制血压　主要是静脉用药,如硝普钠、乌拉地尔等。

3. 进一步处理　介入（支架）;外科手术。

（二）治疗原则

1. 一旦怀疑为主动脉夹层动脉瘤,限制患者活动,给予吸氧、建立静脉通道、行心电监护,准备心脏除颤仪、急救药物。

2. 患者胸痛应首选吗啡止痛,并给予镇静剂。

3. 为了减少主动脉压力,防止主动脉破裂,应尽快有效地控制血压。一旦拟诊为急性主动脉夹层动脉瘤,尽早使用非口服降压药。首选硝普钠,硝普钠能同时直接扩张动脉和静脉,降低心脏前、后负荷。开始时以 50~100mg/500ml 浓度每分钟 10~25μg 速率静滴。有条件时最好使用静脉泵入的方式,泵入速度同静滴。最大 10μg/（kg·min）。快速降压的目标是在 30 分钟内,使血压控制在 100~110/60~70mmHg。

4. 降低心率　为了控制心动过速,减少主动脉射血次数,单用扩血管药是不够的,最佳方法是 β 受体阻断剂与扩血管药联合使用,可有效控制心率、降低心肌收缩力、降低心脏向主动脉内的射血速度。理想的心率应控制在 55~70 次 / 分,尤其在急性期 24 小时内。

5. 除密切观察血压、心率外,同时应注意观察意识、末梢循环,特别是尿量变化。

6. 手术治疗

（1）指征:①夹层动脉瘤波及升主动脉时;②夹层动脉瘤造成主动脉瓣关闭不全,而致心力衰竭者;③血肿局限性的或即将发生破裂时;④接受最大剂量药物治疗后,血肿仍继续发展者;⑤主动脉某一分支已被血肿压迫或闭塞;⑥胸腔或心包内有积血;⑦发病 4 小时以内,血压及心肌收缩力不能得到理想控制时。

（2）方法：①主动脉内膜"开窗"术；②人工血管移植术；③介入性治疗（植入支架）。近些年来主动脉腔内支架置入术具有微创、简便、相对安全、恢复快等优点，逐渐成为主动脉夹层动脉瘤的重要治疗手段。

三、肺栓塞

急性肺栓塞的处理首先是稳定由于肺动脉阻塞引起的循环障碍，其次是再灌注治疗。

第一步处理：镇痛，镇静，吸高浓度氧，建立静脉通道，心电监护。

继续处理：抗休克，纠正急性右心衰竭。

对因处理：溶栓治疗，外科或介入取栓，下腔静脉网。

（一）急性肺栓塞的治疗

首先应对肺栓塞进行危险度分层：危险度分层主要根据临床表现、右室功能不全征象、心脏血清标记物（脑钠肽、N末端脑钠肽前体、肌钙蛋白）进行评价。

依据危险度分层决定其治疗（表17-2）。

表17-2　急性肺栓塞危险分层及其治疗

肺栓塞死亡危险	休克或低血压	右心室功能不全	心肌损伤	推荐治疗
高危（>15%）	+	+	+	溶栓或肺动脉取栓术
	−	+	+	
中危（3%~15%）	−	+	−	住院治疗
低危（<1%）			+	短期住院或门诊治疗

1. 一般性治疗

（1）绝对卧床休息2~3周，保持大便通畅，避免用力，以防血栓脱落。

（2）密切监测患者的生命体征，动态监测心电图、动脉血气分析。

（3）对症治疗：如胸痛、烦躁给予吗啡；缺氧予以吸氧；心力衰竭按心力衰竭治疗等。

（4）对合并下肢深静脉血栓形成的患者应绝对卧床至抗凝治疗达到一定强度（保持国际标准化比值在2.0左右）方可，并应用抗生素控制下肢血栓性静脉炎和预防肺栓塞并发感染。

2. 溶栓治疗　可迅速溶解血栓，恢复栓塞区肺组织再灌注，减少肺动脉阻力，降低肺动脉高压，改善右心功能，可降低肺栓塞病死率及复发率。故溶栓治疗应越早越好，其溶栓的时间窗为肺栓塞起病48小时内即开始行溶栓治疗能够取得最大的疗效，但对于那些有症状的肺栓塞患者在起病6~14天内行溶栓治疗仍有一定作用。溶栓治疗主要并发症为出血，最严重的是颅内出血，发生率1%~2%，近半数死亡。用药前应充分评估出血的危险性，必要时应配血，作好输血准备。溶栓前宜留置外周静脉套管针，以方便溶栓中取血监测，避免反复穿刺血管。

（1）溶栓适应证

1）二个肺叶以上的大块肺栓塞者；

2）不论肺动脉血栓栓塞部位及面积大小如何,只要血流动力学有改变者;

3）并发休克和体动脉低灌注[如低血压、乳酸酸中毒和（或）心排血量下降]者;

4）原有心肺疾病的次大块肺栓塞致循环衰竭;

5）有呼吸窘迫症状（包括呼吸频率增加,动脉血氧饱和度下降等）的肺栓塞患者;

6）肺血栓栓塞后出现窦性心动过速的患者。

（2）溶栓治疗绝对禁忌证

1）活动性内出血;

2）近期（14天内）自发性颅内出血。

（3）溶栓治疗相对禁忌证

1）2周内的大手术、分娩、器官活检或不能压迫止血部位的血管穿刺;

2）2个月内的缺血性脑卒中;

3）10天内的胃肠道出血;

4）15天内的严重创伤;

5）1个月内的神经外科或眼科手术;

6）难于控制的重度高血压（收缩压 >180mmHg,舒张压 >110mmHg）;

7）近期曾行心肺复苏;

8）血小板 $<100 \times 10^9/L$;

9）妊娠、分娩期;

10）感染性心内膜炎;

11）严重肝肾功能不全;

12）糖尿病出血性视网膜病变;

13）出血性疾病;

14）动脉瘤;

15）左心房血栓;

16）年龄 >75 岁。

（4）溶栓常用药物及治疗方案

1）链激酶:负荷量 25 万 U,静注 30 分钟,随后 10 万 U/h,持续 24 小时静滴。

2）尿激酶:①尿激酶 12 小时组:负荷量 4400IU/kg,加生理盐水 20ml,静注 10 分钟,随后 4400IU/（kg·h）,加入生理盐水 250~500ml 静滴 12 小时;②尿激酶 2 小时组:2 万 IU/kg 加入生理盐水 100ml 中持续静滴 2 小时。

3）重组组织型纤溶酶原激活剂（rt-PA）:rt-PA 50~100mg 加入注射用水 100ml,持续静滴 2 小时。

（5）各种溶栓方案比较:链激酶溶栓效果不如尿激酶及 rt-PA,而且易发生过敏反应,临床上已较少应用。目前国内常用溶栓方案为尿激酶 2 万 IU/kg 加入生理盐水 100ml,持续静滴 2 小时及 rt-PA 50~100mg 加入注射用水 100ml 持续静滴 2 小时。为了对比常用溶栓方案的优劣,自 2002 年 6 月—2004 年 12 月,由北京朝阳医院牵头观察 246 例肺栓塞病例不同溶栓方案治疗效果,发现尿激酶 12 小时组、尿激酶 2 小时组、rt-PA 50mg 组及 rt-PA 100mg 组临床有效率分别为 95.59%、94.34%、98.36% 及 94%,示 rt-PA 50mg 治疗组临床疗效最好。rt-PA 具有纤维蛋白特异性,溶栓作用强,半衰期短,发挥作用快,能有效降低早期死亡率,减少了出血的不良反应,能够降低远期慢性血栓栓塞性肺动脉高压及下肢深静脉瓣功能不全后遗症的发生危险,用药后不会发生过敏反应。因此,溶栓治疗首选 rt-PA 方案。

3. 抗凝治疗　抗凝疗法为肺栓塞的基本治疗方法,常用于非大面积急性肺栓塞或溶栓后抗凝治疗,可有效防止血栓再度形成和复发,同时可使自身纤溶机制溶解已存在的血栓,有效阻止静脉血栓的进展。当临床疑诊肺栓塞时,即可予以抗凝治疗。常用的抗凝药物为肝素、低分子肝素及华法林,在治疗初期先用肝素或低分子肝素。一般来讲普通肝素、低分子量肝素至少应用 5 天,直到临床症状稳定方可停药。对于大块肺栓塞、髂静脉及(或)股静脉血栓患者,约需用至 10 天或者更长时间,然后以华法林维持治疗。目前已研制成功新型抗凝药物,有磺达肝癸钠和利伐沙班等,为选择性 Xa 因子抑制剂,目前正在进行临床试验。

当使用尿激酶、链激酶溶栓时不主张同时使用肝素治疗,但以 rt-PA 溶栓时,则必须同时应用肝素治疗。溶栓治疗结束后,应每 2~4 小时测定一次 PT 或 APTT,当其水平降至正常值的 1.5~2 倍时,即应开始规范的肝素治疗。

(1)抗凝治疗绝对禁忌证:①脑出血、消化系统出血急性期;②恶性肿瘤;③动静脉畸形。

(2)抗凝治疗相对禁忌证:①既往有出血性疾病;②血压未控制≥180/110mmHg;③2 周内的大手术、创伤、活组织检查;④产后;⑤严重肝、肾功能不全。

(3)抗凝药物用法

1)普通肝素(UFH):首剂给予负荷剂量 3000~5000IU 或按 80IU/kg 静脉注射,继之以 18IU/(kg·h)持续静脉滴注。抗凝必须充分,否则将严重影响疗效。在开始治疗后的最初 24 小时内,每 4~6 小时测定活化部分凝血活酶时间(APTT),依 APTT 来调整肝素的用量,尽快使 APTT 达到并维持于正常值的 1.5~2.0 倍,当达到稳定治疗水平以后可每日上午检测 APTT 一次即可。肝素亦可用皮下注射方式给药,一般先予静注负荷量 3000~5000U,然后按 250U/kg 剂量每 12 小时皮下注射 1 次,调节注射剂量,使注射后 6~8 小时的 APTT 达到治疗水平。为防止血栓形成,肝素一般用 7~10 天。由于肝素不仅引起出血,还可致血小板减少症,故在应用肝素 3~5 天后必须复查血小板计数,若较长时间使用普通肝素,应在第 7~10 天和 14 天复查。而普通肝素治疗 2 周后较少出现血小板减少症,如发生血小板减少症,需及时停用肝素。一般在肝素停用后 10 天左右,血小板可逐渐恢复。在应用肝素过程中如发生大出血,可用全量鱼精蛋白对抗,即 1mg 鱼精蛋白对抗 100U 肝素。

2)低分子肝素(LMWH):研究表明对于有症状及无症状的非大块肺栓塞及 DVT 患者,抗凝治疗 LMWH 可以替代 UFH,对大块肺栓塞尤其是伴血压低、休克及右心功能不全者仍需 UFH 治疗。由于 LMWH 由肾脏清除,对于肾功能不全,尤为肌酐清除率 <30ml/min 者慎用,应选用 UFH 治疗。两种药物在出血、肺栓塞复发率、病死率等方面均无明显差异,相反 LMWH 具有生物利用度好、无须检测 APTT 和调整剂量、血小板减少症发生率低、安全等优点大大方便临床医师的使用。所有低分子量肝素均应按照体重给药(如每次 100IU/kg 或每次 1mg/kg,皮下注射,每日 1~2 次)方法用药。由于不同的 LMWH 具有不同的抗 Xa/Ⅱa 活性比值和不同半衰期,因此不同 LMWH 的应用剂量是不相同的,国内常用 LMWH 用法见表 17-3。

表 17-3 常用 LMWH 推荐用法

LMWH	剂量	用法	最短用药时间（d）
依诺肝素（克赛）	100 抗 XaU/kg（100mg/kg）	每日二次	7~10
达肝素（法安明）	100 抗 XaU/kg	每日二次	7~10
那屈肝素（速避凝）	0.01ml/kg	每日二次	7~10

3）华法林：为目前常用的口服抗凝剂，华法林是一种维生素 K 拮抗剂，它通过抑制依赖维生素 K 凝血因子（Ⅱ、Ⅶ、Ⅸ、Ⅹ）的合成而发挥抗凝作用，以预防肺栓塞的复发及静脉血栓的形成。由于华法林起效时间为 2~3 天，因此应于 UFH（或 LMWH）停药前 3~4 天开始服用，初始剂量为 2.5~3.0mg/d，依国际标准化比值（INR）来调整华法林剂量。服华法林抗凝目标 INR 范围在 2.0~3.0，服用华法林的并发症主要是出血，故服用华法林监测 INR 是十分重要的。初始服用华法林因 INR 未达标，故需每日监测 INR，达标后头 2 周监测 2~3 次，以后如 INR 趋于稳定，则每周测一次，以后半个月查一次 INR，如 INR 均趋于稳定可 4 周查一次 INR。

服用华法林时应注意以下情况：

a. 华法林代谢受一些药物及食物影响而影响其清除：①可使华法林抗凝作用增强的药物有阿司匹林、保泰松、西咪替丁、D_{860}、奎尼丁、米帕明、头孢派酮、头孢唑林、头孢噻吩、头孢曲松、红霉素、甲硝唑、磺胺类、环丙沙星、氧氟沙星、四环素、氟康唑、伊曲康唑、胺碘酮、普罗帕酮、三环类抗抑郁药、维生素 E、丹参、当归等；②可使华法林抗凝作用减弱的药物有苯妥英钠、苯巴比妥、维生素 K、利福平、螺内酯、卡马西平、硫糖铝、人参、辅酶 Q_{10}、抗甲状腺素药物等。绿叶蔬菜及绿茶也可降低华法林疗效。

b. 华法林可透过胎盘影响胎儿致畸形，故禁用于妊娠妇女，分娩后可用华法林，因母乳中华法林代谢物不具有抗凝作用。

c. 华法林剂量大或 INR>3.0 时易发生出血，发生率 6%，对于轻至中度出血者可用维生素 K 拮抗。

d. 华法林抗凝治疗的时间应因人而异，部分病例的危险因素可短期内消除，如口服雌激素、短期制动、创伤和手术等，抗凝治疗 3 个月即可；对于栓子来源不明的首发病例，给予抗凝治疗至少 6 个月；对于高危险因素的肺栓塞，如合并恶性肿瘤、复发性静脉血栓栓塞症、特发性或合并凝血因子异常的深静脉血栓形成致肺栓塞者，并发肺源性心脏病或肺动脉高压者需长期或终身抗凝治疗。

4. 肺动脉血栓摘除术　由于大块血栓所致肺栓塞急性期死亡率达 32%，其中发病 1 小时内死亡达 11%，死因为猝死、休克及呼吸循环衰竭。因此对于大块肺栓塞患者，肺动脉血栓摘除术是迅速有效改善呼吸循环功能障碍的有效方法。

其适应证：

（1）急性大面积肺栓塞；

（2）血流动力学不稳定，尤为伴循环衰竭（右心衰竭）或休克者；

（3）肺动脉主干、主要分支完全堵塞，且有溶栓治疗禁忌证或溶栓等内科治疗无效的患者；

（4）训练有素的介入治疗梯队。

5. 外科疗法　急性大块肺栓塞经溶栓或肺动脉血栓摘除术等方法无效时可考虑行外科肺动脉直接取栓术，其手术风险较大，死亡率高。

（二）深静脉血栓形成的治疗

由于70%~90%的肺栓塞栓子来源于深静脉血栓形成的栓子脱落，其中90%以上来源于下肢深静脉及盆腔静脉血栓，故对于急性肺栓塞治疗同时必须兼顾深静脉血栓形成的治疗，否则肺栓塞易复发。

1. 一般性治疗

（1）卧床2~3周，以防止血栓脱落。

（2）患肢抬高，消肿促进血液循环。

（3）抗感染，主要为G^+菌，应用相应抗生素。

（4）对症治疗。

2. 特殊治疗

（1）肝素及华法林抗凝治疗：方法同肺栓塞，疗程一般为6~12个月。

（2）溶栓治疗：方法同肺栓塞，并非常规应用，需个体化考虑。

（3）取栓：适用于抗凝及溶栓治疗疗效差，病情进展的病例。

（4）下腔静脉滤器：下腔深静脉血栓形成为肺栓塞重要的血栓来源，为防止血栓脱落及肺栓塞再发，在下肢放置下腔静脉滤器。因滤器只能预防肺栓塞复发，并不能治疗深静脉血栓形成，因此需严格掌握其适应证，其适应证：①下肢近端静脉血栓，但抗凝治疗禁忌或抗凝治疗出现并发症者；②下肢近端静脉大块血栓溶栓治疗前；③经充分抗凝治疗后肺栓塞复发者；④伴有血流动力学不稳定的大块肺栓塞；⑤行导管介入治疗或肺动脉血栓剥脱术者；⑥伴严重肺动脉高压或肺源性心脏病患者。近些年来研究表明，植入永久型滤器后能减少肺栓塞的发生，但并发症发生率较高。早期滤器植入部位血栓形成的发生率为10%，晚期DVT发生率约20%，5年闭塞率约22%，9年闭塞率约33%。为避免腔静脉滤器长期留置体内带来的血栓并发症，可选择植入可回收滤器，能有效预防肺栓塞再发。待下肢静脉血栓消失或无血栓脱落风险时，可考虑在12~14天内将腔静脉滤器回收取出。

（三）慢性血栓栓塞性肺动脉高压

为肺动脉内反复栓塞及血栓形成致肺血管阻力增加，表现为栓塞性肺动脉高压及右心功能不全。发病多隐匿、缓慢。内科多为对症治疗，无特异治疗方法，肺移植术及肺动脉血栓内膜剥脱术为主要治疗方法。

四、自发性气胸

少量、非张力性的气胸可经吸氧、休息后逐渐吸收；但较大量的气胸，尤其是张力性气胸应该积极排气并持续引流治疗。

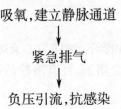

（一）排气

穿刺部位通常在前第 2 或第 3 肋间肋骨上缘,锁骨中线外 1.0cm 处。紧急情况下可用注射器连续抽气,迅速减压以保全患者的生命,每次抽 800~1000ml 气体。随后行胸腔插管和封闭引流。

（二）预防感染

所有患者均应该使用抗生素预防感染。

急性胸痛包括很多种疾病,以上所讲的是急诊遇到最多,也是最为危险的四种疾病,作为急诊医师一定要对这四种胸痛提高警惕,并且要很好地掌握这四种疾病的临床表现、诊断和急诊处理的正确思维方式。

（那开宪　谢苗荣）

参 考 文 献

［1］Canadian Cardiovascular Society, American Academy of Family Physicians, American College of Cardiology, et a1. 2007 focused update of the ACC/AHA 2004 guidelines for the management of patients with ST-elevation myocardial infarction: a report of the American College of Cardiology/American Heart Association Task Force on Practice Guidelines. J Am Coll Cardiol, 2008, 51（2）: 210-247.

［2］中华医学会心血管病学分会. 急性心肌梗死诊断和治疗指南. 中华心血管病杂志, 2001, 29（12）: 710-725.

［3］中华医学会心血管病学分会, 中华心血管病杂志编辑委员会. 急性 ST 段抬高型心肌梗死诊断和治疗指南. 中华心血管病杂志, 2010, 38（8）: 675-690.

［4］Hirsh J, Guyatt G, Albers GW, et a1. Executive summary: American College of Chest Physicians Evidence—Based Clinical Practice Guidelines（8th Edition）. CHEST, 2008, 133（6 Suppl）: 71S-109S.

［5］Van de Werf F, Bax J, Betriu A, et a1. Management of acute myocardial infarction in patients presenting with persistent ST segment elevation. Eur Heart J, 2008, 29（23）: 2909-2945.

［6］Zee RY, Cook NR, Cheng S, et al. Polymorphism in the beta2-adrenergic receptor and lipoprotein lipase genes as risk determinants for idiopathic venous thromboembolism: a multilocus, population-based, prospective genetic analysis. Circulation, 2006, 113（18）: 2193-2200.

［7］急性肺血栓栓塞症诊断治疗中国专家共识. 心血管疾病防治指南和共识. 2009.

［8］Kushner FG, Hand M, Smith SC Jr, et a1. 2009 focused updates: ACC/AHA guidelines for the Management of patients with ST-Elevation myocardial infarction（updating the 2004 guideline and 2007 focused update）and ACC/AHA/SCAI guideline on percutaneous coronary intervention（updating the 2005 guideline and 2007 focused update）: a report of the American College of Cardiology foundation/American Heart Association task force oil practice guidelines. Circulation, 2009, 120（22）: 2271-2306.

18

心 悸

概述

正常人平均 24 小时心脏搏动达 10 万次,但丝毫感觉不到自己的心脏在以一定节律规律性搏动。在心脏搏动频率、节律、起源部位、传导速度、激动顺序及心肌收缩力改变时,感到的一种不舒适的心脏跳动感,被称为"心悸",也称为"心慌"。心悸是一种常见的临床症状,可表现为心律不齐、心率过快、或过慢、过强等,常常是患者就诊的主要原因。当人们在剧烈运动、劳累、情绪激动、饮酒、饮浓茶、咖啡、发热及应用肾上腺素、阿托品、654-2、氨茶碱等药物时,心跳加快,心肌收缩力加强,常感觉到心悸,这种心悸是生理性的,是对心脏跳动过快、过强的一种正常反应。心悸也可见于一些病理情况下,如贫血、甲状腺功能亢进、动脉导管未闭,主动脉瓣关闭不全等疾病所引起的高心排血量时。心悸虽然存在主观因素,但实际上绝大多数心悸仍以心律失常为基础,即心脏冲动的频率、节律、起源部位、传导速度与激动次序发生改变时,这种心悸多发生于心律失常开始或终止时,患者常用"心乱""心里扑通""心脏停搏感""心慌伴窒息感","整个心脏仿佛从咽部跳出来"等语言来形容心悸症状。实际上,多数心律失常表现为良性过程,往往是神经功能失调的一种表现,其临床意义并不大。但在临床实践中发现这类患者十分重视"心悸"这个症状,并易使患者产生不安、害怕及焦虑,总担心自己患上了心脏病。作为医师,如不重视患者这一症状,不认真去检查及开导患者,解除患者思想顾虑,则会使患者因过度害怕、焦虑致交感神经兴奋,心脏收缩力加强,心率加快,心脏节律及频率发生变化,从而加剧"心悸"症状,严重影响患者的身心健康。

尽管多数心律失常表现为良性过程,但是一些潜在的恶性心律失常往往可危及患者的生命,因此,及时评估心律失常性质并给予相应的治疗是十分重要的。

病因思考

心悸常见原因为:期前收缩、心动过速、心动过缓、急性或慢性应激反应。

一、期前收缩

期前收缩亦称为过早搏动、期外收缩或额外收缩(搏动),简称为早搏,早搏可偶发或频发。早搏按其起源部位分类如下：

1. 室性早搏　较常见。

2. 房性早搏　常见。

3. 房室交界性早搏　不常见。

房性早搏及房室交界性早搏常称为室上性早搏。

二、心动过速或心动过缓

心动过速或心动过缓是引起心悸常见的原因,依心脏激动起源将心动过速或心动过缓分类如下：

（一）心脏冲动形成异常

1. 激动自窦房结发出

（1）窦性心动过速。

（2）窦性心动过缓。

（3）窦性心律不齐。

（4）窦性停搏。

2. 激动自异常节奏点发出

（1）被动性异位心律

1）房性逸搏性心律。

2）房室交界性逸搏及房室交界性自搏心律。

3）室性逸搏及室性自搏性心律。

（2）主动性逸搏心律

1）期前收缩（房性、房室交界性、室性）。

2）阵发性房性心动过速。

3）阵发性房室交界性心动过速。

4）阵发性室性心动过速。

5）心房扑动。

6）心房颤动。

7）心室扑动。

8）心室颤动。

（二）心脏冲动传导异常

1. 窦房传导阻滞。

2. 房室传导阻滞（一度、二度Ⅰ型、二度Ⅱ型及三度房室传导阻滞）。

3. 室内传导阻滞（左、右束支及左束支分支传导阻滞）。

4. 房室间传导途径异常　预激综合征。

（三）急性或慢性应激反应

常见于下述情况：

1. 情绪激动、过劳、发热、感染等。

2. 药物　肾上腺素、麻黄碱、氨茶碱、阿托品、654-2、甲状腺素等。

3. 吸烟、饮浓茶、咖啡、酒等。

4. 心搏出量增加的疾病　贫血、甲状腺功能亢进、主动脉瓣或二尖瓣关闭不全等。
5. 更年期综合征或心神经症。

！诊断思路

一、诊断程序（图18-1）

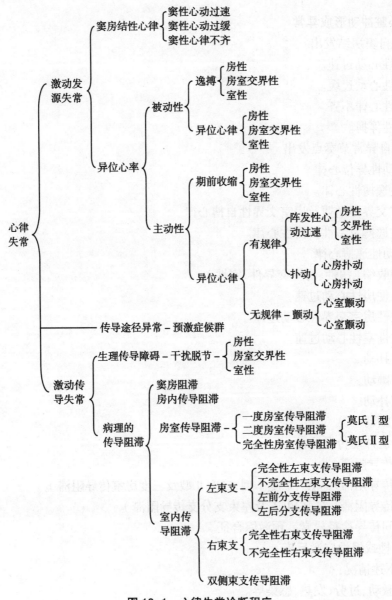

图18-1　心律失常诊断程序

（一）既往史

首先询问患者既往病史,如甲状腺功能亢进、贫血及其他心脏病史,发生心悸时情景及伴随症状,发生心悸前有无情绪激动、吸烟、饮浓茶、咖啡、酒、发热、过累及服药史等。

（二）体格检查

重点检查心脏、注意心悸与心率及节律间关系、心脏大小、心脏杂音。

（三）相应检查

血常规、血脂、血糖、肝肾功能检查、电解质、心电图、24小时动态心电图、T_3、T_4、TSH、FT_3、FT_4及超声心动图等项检查,以明确心悸原因。

二、发生情景与可能的原因（表 18-1）

表 18-1　心悸发生情景与可能发生原因

心悸发生情景	可能原因	拟作检查
孤立性"心跳"或停搏感	过早搏动	心电图、Holter
心动过速突然发生,突然终止	阵发性快速心律失常	心电图、Holter、必要时电生理检查
持续性心动过速与药物、应激无关	甲状腺功能亢进、心房颤动、心房扑动、贫血、焦虑、低血糖等	心电图、Holter、血常规、T_3、T_4、TSH、血糖等
与用药有关	阿托品、肾上腺素、氨茶碱	尽量避免用相应药物,饮浓茶、酒、咖啡等
中年女性常燥热出汗、月经紊乱	更年期综合征	雌激素
心动过速或正常,长期失眠、焦虑	心脏神经症	排除器质性疾病及心理治疗

! 急诊处理

一、期前收缩

（一）临床表现

一般无任何症状,临床症状取决于个体敏感性及频繁发作的程度,患者可有心脏停搏感、心悸、心慌、头晕等不适。

（二）心电图表现

1. 房性期前收缩

（1）过早发生的 P′ 波,其形态与窦性 P 波略有不同。

（2）P′-R 间期≥0.12秒。

（3）期前收缩后 QRS 波形态与正常窦性相同，或因伴差异而畸形（需与室性期前收缩相区别）。

（4）由于房性期前收缩常常侵入窦房结，并使之提前除极，因此房性期前收缩后代偿间歇多属不完全性代偿间歇。如果房性期前收缩出现较晚，发生于窦性周期后 20% 处，由于窦性激动已开始释放，两者在窦房连接处发生干扰，可以形成一个完全的代偿间期。

（5）发生过早的激动到达房室交界区时，如果交界区尚未脱离不应期而处于相对不应期，则可造成激动经过交界区的速度减慢，传导时间延长，使心电图表现出"干扰性"的 P′–R 间期延长。如果期前收缩提前得更早，在交界区则可遇到有效不应期，可使期前收缩的 P′ 波后无 QRS 波，即称之为房性期前收缩未下传（阻滞的房性期前收缩），需与窦性停搏及窦房阻滞相鉴别。

（6）房性期前收缩可呈二联律、三联律或四联律或成对出现。

2. 房室交界性期前收缩

（1）提前出现的 QRS 波群前后，P 波有以下三种情况：①无 P 波；②有逆行 P′ 波：逆行 P′ 波若出现在 QRS 波群之前，P′–R 间期多数 <0.12 秒；逆行 P′ 波若出现在 QRS 波群之后，R–P′ 间期 <0.20 秒；③逆行 P′ 波埋于 QRS 波中。

（2）期前收缩不侵入窦房结，可表现为完全的代偿间歇；如果交界性期前收缩侵入窦房结，使窦房结除极后再重建窦性周期，可表现为不完全性代偿间歇。

（3）提前出现 QRS 波群，其形态多数与窦性 QRS 波群相似，少数伴室内差异性传导而表现为宽大畸形。

3. 室性期前收缩

（1）过早出现的 QRS 波群，其前无 P 波，QRS 波形态宽大畸形，时限 ≥0.12 秒，T 波的方向往往与 QRS 主波方向相反。

（2）期前收缩后大多代偿间歇完全，表现为一个室性期前收缩前后的 RR 间距等于窦性周期的 2 倍。如果代偿间歇不完全，常常见于严重的窦性心动过缓。室性过早搏动于两个窦性心搏之间称插入性室性期前收缩，插入性室性期前收缩无代偿间歇。

（3）多数室性期前收缩与其前心搏间期恒定（配对间期恒定）。

（4）同一导联室性期前收缩形态相同者，且配对间期恒定，称为单源性室性期前收缩，反之形态不同者称多形性或多源性室性期前收缩。若室性期前收缩配对间期不恒定，而且室性期前收缩彼此间间距相等或有恒定的整倍数关系，称平行收缩型室性期前收缩，常出现室性融合波。

（5）室性期前收缩发生于前一心搏的 T 波上（或 P 波上），称 R-on-T、R-on-P 现象，此型易诱发室性心动过速或心室颤动发生。

（6）室性期前收缩可呈二联律、三联律或四联律或成对出现。

4. 三种期前收缩的区别（表 18-2）

5. 室内差异传导与室性期前收缩鉴别

（1）室内差异传导发生于心室率较快时，而室性期前收缩发生于心室率较慢时。

（2）室内差异传导多发生于心室率由慢突然变快时。

（3）室内差异性传导多发生于一个长 R-R 间期之后。

表 18-2　三种期前收缩心电图特点的比较

期前收缩类型	P 波表现	QRS 波群表现	代偿间歇
房性期前收缩	P′ 波提前发生	1. 有,且形态正常 2. 有,宽大畸形(室内差异性传导) 3. 无(未下传的房性期前收缩)	多数不完全
交界性期前收缩	1. P 波或无相关 P 波 2. 有逆行 P′ 波: 在 QRS 之前,P′ –R 间期 <0.12 秒 在 QRS 之后,R–P′ 间期 <0.20 秒	多数与窦性 QRS 波群相似,少数宽大畸形(室内差异性传导)	多数完全
室性期前收缩	1. P 波或无相关 P 波 2. 可有位于 QRS 之后的逆行 P′ 波	宽大畸形	多数完全

（4）室性期前收缩与前一心搏间有恒定配对间期,而室内差异传导无恒定配对间期。

（5）85% 室内差异传导的 QRS 波群呈右束支阻滞型,70% 呈三相型。

（三）治疗

首先应明确有无心律失常相关症状及器质性心脏病（尤其是缺血性心脏病）,其次应立足于改善患者的症状及长期预后,并结合病因及诱发因素进行综合性治疗。

1. 对无症状的孤立性室性期前收缩,一般无须治疗。

2. 对无症状,也无器质性心脏病患者,也无须治疗。

3. 对确有症状,但无器质性心脏病者,首先应心理治疗。

4. 在心理治疗无效情况下考虑药物治疗。

（1）首选 β 受体阻滞剂或钙拮抗剂:

1）维拉帕米:40mg,一日三次。

2）美托洛尔:12.5~25mg,一日二次。

3）阿替洛尔:12.5~25mg,一日二次。

（2）如无效可选用以下药物:

1）普罗帕酮:150mg,一日三次。

2）莫雷西嗪:150mg,一日三次。

在治疗期前收缩过程中,一定要让医师及患者明确,对此类患者治疗目的是减轻症状,而不是期前收缩的完全控制。

5. 期前收缩发生在器质性心脏病者,如无心功能不全及电解质紊乱,首先立足于对发病因素的控制及针对原发疾病的治疗,不主张首选抗心律失常药物治疗,如发病因素控制,仍有心律失常者才依病情选用以下药物治疗:

（1）美托洛尔:口服,12.5~25mg,每日二次。

（2）阿替洛尔:口服,12.5~25mg,每日二次。

（3）维拉帕米:口服,40mg,每日三次。

（4）普罗帕酮:口服,150mg,每日三次。

（5）莫雷西嗪：口服，150mg，每日三次。

后两种药物对于缺血性心脏病患者慎用，虽然它们可减少期前收缩的发生率，但可增加其死亡率。

6. 期前收缩发生于器质性心脏病患者，伴心功能不全者，治疗重点在于改善心功能，在改善心功能基础上仍有期前收缩发生，可应用抗心律失常药物，应禁用Ⅰ类及Ⅳ类抗心律失常药物，首选胺碘酮治疗，胺碘酮 0.2g，一日二次，连用 7~10 天，以后胺碘酮 0.2g，一日一次。对于缺血性心脏病出现频繁或复杂的室性期前收缩以及短阵室性心动过速，如果纠正心肌缺血后心律失常仍存在，应评价心功能，如果射血分数 <35%，应行电生理检查。如能诱发持续性室性心动过速，则应安置植入型心内复律除颤器（implantable cardioverter defibrillator，ICD）；如不能诱发持续性室性心动过速者，应考虑药物治疗，宜选用 β 受体阻滞剂、胺碘酮等药物治疗。

7. 频繁室性期前收缩或短阵室性心动过速发生于器质性心脏病，伴或不伴心功能不全者，如经药物治疗无效，应行电生理检查，如能诱发持续性室性心动过速，则应安置植入型心内复律除颤器（ICD），如不能诱发持续性室性心动过速者，应考虑药物治疗，宜选用胺碘酮治疗。

8. 对于起源于右室流出道的频繁室性期前收缩和短阵室性心动过速者，应考虑行射频消融术或植入型心内复律除颤器（ICD）治疗。

二、阵发性室上性心动过速（PSVT）

多数为折返机制所致，其次为自律性增高及触发性激动所致。临床通常指的阵发性室上性心动过速是特指房室结折返性心动过速及房室折返性心动过速。

（一）临床表现

1. 阵发性发作，突然发生，突然终止，并有反复发作和发作渐频倾向，发作时间长短不一，较少 >24 小时，发作时心率可高达 160~250 次 / 分，心律规则，第一心音强度恒定。

2. 发作时可伴有胸闷、胸憋、心悸、气短、头晕、心绞痛，严重者可发生休克及心衰。

（二）分类

PSVT 按其发生机制可分为：

1. 折返性 SVT　包括：窦房结折返性心动过速、房内折返性心动过速、房室结折返性心动过速、房室折返性心动过速。

2. 自律性增高的 SVT　包括：自主性房性心动过速、非阵发性交界性心动过速。

3. 触发激动性 SVT　包括：房性心动过速伴房室传导阻滞、多源性房性心动过速。

（三）折返性 SVT

1. 房室结折返性心动过速（AVNRT）　为最常见的 PSVT，约占 60% 左右，其发生与房室结双径路或多径路有关。

（1）心电图表现

1）心率通常 140~240 次 / 分，节律规整。

2）不伴室内差异传导、束支阻滞或预激综合征时，QRS 波形与窦性相同。

3）P 波逆行型（Ⅱ、Ⅲ、aVF 导联倒置），P 波常埋藏于 QRS 波内或位于 QRS 终末部分。

4）P 波与 QRS 波保持恒定关系，R–P 间期 <0.12 秒，或 R–P 间期 >P–R 间期 /2。

5）房性期前收缩常可诱发 SVT 发作。

（2）电生理特点,分三型:

1）慢 – 快型:折返途径以慢通道前传,快通道逆传,占 AVNRT 的 90%。AH 间期 >HA 间期。而且 AH 间期≥200~220 毫秒,平均 270~280 毫秒。

2）快 – 慢型:折返途径为快通道前传,慢通道逆传,占 AVNRT 的 5% 左右。AH 间期 <HA 间期。而且 AH 间期 <200 毫秒,平均 90 毫秒。

3）慢 – 慢型:为房室结内多通道传导,激动前传或逆传均经慢通道。AH 间期 >HA 间期。而且 AH 间期≥200~220 毫秒,平均 260 毫秒。

2. 房室折返性心动过速（AVRT） 为常见的 SVT,占 30% 左右。按其折返环路分为顺向型（多见,占 90%）及逆向型（少见,占 10%）。

（1）心电图表现

1）顺向型:心室率 200 次 / 分左右,节律规整,QRS 波形态正常,常有逆行 P 波,可于 QRS 波之后,R–P′ 间期 <P′ –R 间期。

2）逆向型:心室率 150~240 次 / 分,节律规整,QRS 宽大畸形,P′ 波于 Ⅱ 、Ⅲ 、aVF 导联倒置,R–P′ 间期 >P′ –R 间期,不并发房室传导阻滞。

（2）电生理特点

1）顺向型:激动沿正常传导系统下传心室,再由心室经附加旁路逆传到心房。其特点:①心房或心室刺激可诱发或终止心动过速;②心室刺激时不发生递减传导;③ V–A<A–V,呈明显偏心性逆传;左室游离壁旁路 A 波最先见于冠状窦远端;右房 A 波明显领先为右侧旁路;④心室起搏逆传入心房,可致 A–A 间距缩短;⑤旁路同侧功能束支阻滞时,V–A 间期延长 >20 毫秒。

2）逆向型:心动过速折返方向为心房→房室旁路→心室→房室附加旁路→心房。其特点:①呈逆向激动心房顺序,冲动从房室结逆传对称地传导至右和左心房;典型逆向性房室反复性心动过速希氏束总是先除极,而后继续逆传激动心房,故 H 波总在 A 波之前;②房室传导时间缩短;③房性期前收缩或室性期前收缩逆传入心房可终止心动过速;室性期前收缩不改变心房逆传激动顺序,但是改变逆传的 A–A 间距;④心房和心室波呈 1:1 传导。

3. 窦房结折返性心动过速（SANRT） 临床少见,约占 SVT 4%,均发生于器质性心脏病,伴窦房结病变。

（1）心电图特点

1）由连续 3 个以上节律规整的窦性 P 波组成,心室率 100~150 次 / 分,节律规整。常呈短阵发作。

2）P 波形态,P–R 间期,QRS 波型与窦性心律相同。

3）P 波于 QRS 之前,P–R 间期 <R–P 间期。P–R 间期长短与心动过速频率相关。

4）诱发心动过速的房性期前收缩的联律间期与窦性期前收缩联律间期相等,无代偿间期。

5）适当的房性、室性期前收缩可诱发或终止发作。

6）兴奋迷走神经可终止其发作。

（2）电生理特点

1）可为心房、心室起搏诱发及终止，也可为心房期前收缩诱发。

2）心房激动顺序同窦性心律时心房激动顺序。

3）房内和房室传导延迟与心动过速的发作或终止无关。

4）心动过速的周长不受束支阻滞影响。

4. 房内折返性心动过速（IART）　临床少见，约占 SVT 4%，均发生于器质性心脏病，以缺血性心脏病多见。

（1）心电图特征

1）心动过速时 P′形态、幅度、方向及时间不同于窦性 P 波，频率 100~150 次 / 分，节律规整，QRS 波型与窦性相同，P′波于 QRS 波前。

2）P′波形态与窦性心律不同，P′–R>0.12 秒，P′–R 间期 <1/2R–R。R–P′间期 >1/2R–R。

3）诱发心动过速的期前收缩无 P′–R 间期延长，P′波固定在 QRS 波之前，P′–R>0.12 秒。

4）应用刺激迷走神经方法，不可终止心动过速发作。

5）可伴不同程度房室干扰，隐匿性传导、时相性室内差异性传导及束支蝉联现象。

（2）电生理特点

1）房性期前收缩可致房内阻滞而诱发心动过速。

2）心房超速抑制可终止心动过速发作，心室刺激不可终止其发作。

3）发作时心房激动异于窦性心律时心房激动顺序。

4）发作时可发生房室结、希氏束或束支阻滞，但心动过速不中止。

5. 折返性 SVT 治疗

（1）兴奋迷走神经方法，50% 患者可终止折返性 PSVT 发作。

1）咽反射：用压舌板或鸡毛刺激咽部，引起恶心、呕吐。

2）作 Valsalva 动作，深吸气后屏气，再用力作呼气动作。

3）压迫眼球：嘱患者仰卧位，闭眼并眼球向下，术者用拇指适度压迫一侧眼球上部，每次 5~10 秒，以刺激球后迷走神经末梢，无效可压迫另一侧，心率突然减慢，则停止压迫，如压力过大可引起视网膜剥离、青光眼，老年人及高度近视者不宜采用此方法。

4）颈动脉窦按摩：嘱患者仰卧位，头略向后仰，侧颈，在下颌骨角下相当于甲状软骨上缘水平，用手指触及颈动脉搏动，并向颈椎横突方向加压并按摩，先右后左，切忌双侧同时按压，每次按压时间为 5~10 秒钟。有颈动脉病变、颈动脉窦过敏、脑供血不足及老年人禁用此方法。

5）冷水面部浸浴（潜水反射）：嘱患者深吸气后屏气，将面部浸入 2~10 度冷水盆内 20~40 秒，此方法可使血管收缩，血压升高，对高血压、冠心病、病态窦房结综合征及房室传导阻滞者禁用。

（2）升压药应用：通过血压升高，促使颈动脉窦反射而使迷走神经张力增强，适用于心动过速伴血压低者，用药物以求血压达 160~180/90~100mmHg 为宜，对老年人、高血压及器质性心脏病变者慎用此方法，常用药物：

1）甲氧胺（美速克新命）：5~10mg，溶于 20ml 液体中静脉缓注。

2）去氧肾上腺素（新福林）：5~10mg，溶于 100ml 液体中静点。

（3）抗心律失常药物应用：可选用以下药物：

1）维拉帕米：5mg，溶于 20ml 液体中静脉缓注，无效 10 分钟后重复，24 小时总量不超过 15mg。

2）普罗帕酮：70mg，溶于 20ml 液体中静脉缓注，无效 10~15 分钟后重复，24 小时总量 <210mg。

上述两种药除有负性肌力作用外，还有抑制心脏传导系统功能作用，故禁用于心功能不全、器质性心脏病、缓慢性心律失常及病态窦房结综合征者。

3）腺苷及 ATP（三磷酸腺苷）：均为强烈迷走神经兴奋剂，起效快，可有效终止其 SVT 发作，严重副作用为窦性停搏、房室传导阻滞，禁用于 60 岁以上老人、病态窦房结综合征、房室传导阻滞、冠心病、哮喘者。

腺苷：（成功率 90%）3~6mg，稀释后静推（2 秒内），如 2 分钟内 SVT 不终止，再以 6~12mg 稀释后 2 秒内推注。

ATP：10mg，稀释后 3 秒内推注，2 分钟内无反应，则 10~15mg 稀释后 3 秒内推注。

4）毛花苷丙适用于心力衰竭合并 SVT 者，0.4mg 稀释后缓慢静注，由于起效慢，对体力活动等交感神经兴奋时的心室率控制不佳，故必要时往往与 β 受体阻滞剂合用。

5）地尔硫䓬及胺碘酮：对心房颤动及心房扑动效果好，对 SVT 效差。

地尔硫䓬：首剂以 15~25mg 稀释后缓慢静注，然后以 5~10mg/h 静点。

胺碘酮：150mg 稀释后缓慢静注，10~15 分钟可重复，然后以 1~1.5mg/min 静点 6 小时，以后依病情减量至 0.5mg/min，24 小时总量 <1.2g。

（4）经食管心房调搏复律：应用比心动过速频率快 20~30 次 / 分的猝发刺激（一般发放 8 个脉冲）可有效终止 SVT 发作，成功率可达 90%。

（5）直流电同步电转复：适应于对伴有严重血流动力学障碍者的 SVT 及药物治疗无效的 SVT，应用 100~200J 即可（详见心房颤动电转复）。

（6）导管射频消融术：此方法可根治，为目前治疗 SVT 有效手段，成功率达 95% 以上。

（7）抗心动过速起搏器：适用于对药物治疗无效，或不可耐受药物治疗，又不愿接受导管射频消融术治疗者，起搏器价高，大大限制了临床应用。

（8）预防发作：一般讲目前还无药物能有效预防其发作。

1）对于发作不频繁，不管有无器质性心脏病者，无须长期口服抗心律失常药物治疗。

2）对于发作频繁，不论有无器质性心脏病，建议行导管射频消融术以求根治，如不愿接受此方法，而愿服药物治疗者，当心动过速发作时可选用：

普罗帕酮 150mg，一日三次。

莫雷西嗪 150mg，一日三次。

必要时可加氨酰心胺 12.5~25mg，一日二次。

或美托洛尔 12.5~25mg，一日二次。

（四）自律性增高的 SVT

1. 自律性房性心动过速（AAT）　占 SVT 4% 左右，多发生于器质性心脏病及洋地黄中毒。

（1）心电图特征

1）心率 100~180 次 / 分，P′–P′ 间期常不很规则。

2）发作时频率逐渐加速，终止前频率逐渐减速（温醒现象）。

3）QRS 波呈室上性，P′ 波与房性期前收缩 P′ 相同，于 QRS 之前，P′–R 间期 <R–P′ 间期。

4）心动过速发作时，可伴房室或束支传导阻滞。

5）刺激迷走神经方法，常不可使心动过速终止，可能会发生房室传导阻滞。

（2）电生理特点

1）不为心房刺激诱发及终止。

2）超速起搏可抑制其发作。

3）用维拉帕米不可制止其发作。

2. 非阵发性交界性心动过速　常见于洋地黄中毒、心肌梗死、心肌炎等，常为短暂性发作，可自行恢复，不需特殊治疗。

（1）心电图特点

1）心室率 70~130 次 / 分，心律规整。

2）逆行 P 波位于交界性 QRS 波前或后，呈房室分离，室率 > 房率。

3）多与窦性心律并存，常有窦性夺获。

4）心动过速发作前后常常见单个或成对交界性期前收缩。

（2）电生理特点

1）不为超速起搏所抑制。

2）不为程序刺激所诱发及终止。

3）刺激迷走神经方法可使心率减慢，但停止刺激又再度发作。

3. 自律性增高的 SVT 治疗

（1）自律性房性心动过速（AAT）

1）洋地黄中毒所致：①停用洋地黄；②口服或静脉补氯化钾及镁盐（对血钾不高者）；③对血钾高者用苯妥英钠。

2）非洋地黄中毒所致

A. 减慢心室率，可选用：

a. 毛花苷丙：0.4mg 稀释后静脉缓注，无效 2 小时后重复 0.2~0.4mg，24h<1.2mg。

b. 碘酮：150mg，稀释后缓慢静注，10~15 分钟重复，随后 1mg/min 静点 6 小时，6 小时后 0.5mg/min 静点共 24 小时。

c. 普罗帕酮：70mg 稀释后缓慢静注，无效 10~15 分钟重复，24 小时总量 <210mg。

d. 维拉帕米：5mg 稀释后缓慢静注，无效 15 分钟后重复。

e. 地尔硫䓬：15~25mg 稀释后缓慢静注，然后 5~15mg/h 静点。

B. 反复发作 AAT：

a. 缺血性心脏病：可选用 β 受体阻滞剂、胺碘酮及索他洛尔。

b. 无缺血性心脏病及心功不全者：可选用普罗帕酮、莫雷西嗪、β 受体阻滞剂、维拉帕米。

c. 心功不全者：可应用胺碘酮治疗。

d. 并病态窦房结综合征或房室传导阻滞者：可安置永久心脏起搏器。

e. 特发性房性心动过速：可考虑导管射频消融术。

（2）非阵发性交界性心动过速

1）多见于洋地黄中毒、心肌炎、心肌梗死等,治疗主要针对病因及诱发因素治疗。

2）洋地黄中毒:同上述。

3）非洋地黄中毒:可选用 β 受体阻滞剂、钙拮抗剂、普罗帕酮、胺碘酮等。

（五）触发激动型 SVT（少见）

1. 电生理特点

（1）可由房性期前收缩及心房起搏诱发。

（2）自行终止前,可常表现为心率下降。

（3）迷走神经刺激方法可能有效。

（4）维拉帕米治疗有效。

2. 房性心动过速伴房室阻滞（PATB） 其心电图特点:

（1）心房率 150~250 次 / 分,心房节律规整,心室节律可因房室传导阻滞比例而定,可规整,也可不规整。

（2）QRS 波呈室上性,P′ 于 QRS 之前,P′–R<R–P′。

（3）可有文氏型或莫氏型房室传导阻滞。

3. 多源性房性心动过速 又称紊乱性房性心动过速。多见于缺血性心脏病、洋地黄中毒、电解质紊乱等。其心电图特点:

（1）可有形态不同的 P′ 波,频率快慢不一,平均 100~250 次 / 分。

（2）P′–R 间期或 P′–P′ 间期可不等,P′ 于 QRS 波前,P′–R<R–P′ 间期。

（3）心室率快,可不规则,可伴房室传导阻滞。

（4）发作可持续数分钟至数日,可蜕变为心房颤动或心房扑动。

4. 触发激动性 SVT 的治疗

（1）房性心动过速伴房室传导阻滞（PATB）

1）洋地黄中毒者:按洋地黄中毒处理。

2）非洋地黄中毒者:可用洋地黄、β 受体阻滞剂、胺碘酮、维拉帕米等,慎用 Ia 类抗心律失常药物。

（2）多源性房性心动过速（MAT）

1）主要针对原发疾病治疗及控制诱发因素（感染、心力衰竭、洋地黄中毒、电解质紊乱等）。

2）控制心室率:可选用美托洛尔、维拉帕米、胺碘酮等。

三、心房颤动

简称房颤,为常见心律失常,发生率比心房扑动高 20 倍。我国成人心房颤动发病率为 0.77%（男性 0.9%,女性 0.7%）,发病率随年龄增加而增加,60 岁以上 2%~4%,75 岁以上 8%~15%,男性为女性两倍。

（一）临床症状及分类

1. 可分为首诊心房颤动、阵发性心房颤动、持续性心房颤动、长期持续性心房颤动及永久性心房颤动。

（1）首诊心房颤动:指首次发现的心房颤动,患者可有症状、也可无症状,所发生的心房颤动与心房颤动持续时间及相关症状无关。

（2）阵发性心房颤动：心房颤动发作 <7 天，多数 <48 小时，不需药物或电复律可自行转复窦性心律。

（3）持续性心房颤动：心房颤动发作 >7 天，多需要药物或电转复恢复窦性心律。

（4）长期持续性心房颤动：心房颤动持续时间 ≥ 一年，可行节律转复治疗的心房颤动。

（5）永久性心房颤动：心房颤动不可恢复为窦性心律，治疗以控制心室率及抗凝治疗为主。

2. 症状常取决于心室率快慢及心功能的状态　常有心悸、心慌、气短、胸闷等不适，心室率过快可发生心绞痛，心功能不全、血压下降、晕厥等。心房颤动临床危害具有三增（增加死亡率、增加住院率及增加脑卒中发生率，心房颤动可致较高栓塞发生率，心房颤动致脑栓塞发生率为正常人的 5 倍，风湿性心脏病心房颤动栓塞发生率为无心房颤动的 17.6 倍）及三降特点（生活质量和运动耐力降低、心功能降低及认知功能降低）。

3. 心律不规整，第一心音强弱不等，脉搏短绌，运动后更明显。

（二）心电图特点

1. P 波消失，代之以形态、间距及振幅均绝对不规整的心房颤动波（f 波），其频率为 350~700 次 / 分，f 波间无等电位线。

2. R–R 间期不等　如心室率慢而规整，提示合并完全性房室传导阻滞。

3. 无室内差异性传导及束支阻滞时，QRS 波形态正常。

（三）鉴别诊断

1. 心房颤动伴室内差异性传导时，需与心房颤动伴室性期前收缩鉴别（表 18–3）。

表 18–3　心房颤动伴室内差异性传导鉴别

项目	心房颤动伴室性 期前收缩	心房颤动伴室内 差异性传导
基础心率	偏慢	偏快
配对前 R–R 间期	无规律	规律
R–R′ 配对间期	短而固定	不固定
V_1 导 QRS 波	单向或双向波	多呈三相波，类似 RBBB
宽 QRS 形态	无变化	可有变化
对利多卡因或苯妥英钠反应	可减少或消失	无变化
应用洋地黄	可增多	可减少或消失
临床意义	洋地黄过量	洋地黄不足

2. 心房颤动伴快速宽大畸形 QRS 波需与心房颤动伴室性心动过速（简称室速）、心房颤动伴 W–P–W 等鉴别（表 18–4）。

表 18-4 Af 伴快速宽 QRS 波鉴别表

项目	Af 伴 BBB	Af 伴 W-P-W	Af 伴室内差异传导	室性心动过速
心室率与 QRS 关系	无明显关系	室率快 160~250 次 / 分	室率快时 QRS 宽大	室率快伴 QRS 宽大
心室节律	绝对不规整	绝对不规整	绝对不规整	基本规整
QRS 形态	BBB 图形	可有预激波	V_1 呈 rSR′ >149 毫秒但 <160 毫秒	单向室性 QRS 波主波方向一致 >160 毫秒
QRS 易变性	不变	易变,可呈手风琴样效应,与时相无关	与时相密切相关	与时相无关
发作前后 QRS 波变化	与发作前相同	不定,可呈预激图形	呈室上性	呈室上性
发作时 QRS 配对间期	长短不一	长短不一	相对短且不定	多有较固定的配对间期
室性融合波	无	无	无	有
病因	与基础心脏病有关	与房室旁路有关	与过快的心室率有关	与基础心脏病或洋地黄中毒有关
意义	慎用奎尼丁等	禁用洋地黄、维拉帕米	洋地黄不足	停用洋地黄,紧急治疗

（四）治疗

1. 心房颤动治疗原则

（1）减慢心室率,恢复满意的血流动力学状态。

（2）转复或维持窦性心律,减少心房颤动发生。

（3）用药物或电复律难以恢复窦性心律或心房颤动复律后易复发的高危患者,应采用控制心室率、抗凝防止血栓、栓塞事件发生的治疗策略。

（4）对于存在持续性心房颤动而且心功能稳定,左室射血分数 >40% 的患者,心室率的控制采用宽松标准（即静息状态下心室率 <110 次 / 分）。

（5）预防血栓栓塞并发症:

1）不论是阵发性心房颤动、持续性心房颤动、长期持续性心房颤动及永久性心房颤动患者都应该进行抗凝治疗,以预防血栓栓塞并发症发生。

2）抗凝治疗前要对心房颤动患者血栓栓塞发生的危险因素进行危险分层,依据患者具体情况进行归类,分为低危、中危、高危,并根据患者危险类别决定其抗栓药物治疗种类。凡具备女性、年龄 65~74 岁、冠心病、甲状腺功能亢进之任一项的心房颤动患者为血栓栓塞低危,低危患者或有抗凝禁忌者,可口服阿司匹林替代华法林治疗;凡具备年龄 ≥75 岁、高血压、心力衰竭、左室收缩功能受损（LVEF≤35% 或左室短轴缩短率 <25%）、糖尿病之中任一项的心房颤动患者为血栓栓塞中危,选用阿司匹林（81~325mg/d）或华法林治疗（INR

2.0~3.0）均可；凡具备既往血栓栓塞史（脑卒中史、一过性脑缺血发作、其他部位动脉栓塞）、二尖瓣狭窄、人工心脏瓣膜之任一项的心房颤动患者为血栓栓塞高危，凡存在一项以上中危因素或任一项高危因素的患者应服用华法林；无血栓栓塞风险的心房颤动患者（非孤立性心房颤动）应选用阿司匹林预防，孤立性心房颤动可不治疗或口服阿司匹林预防。心房扑动的抗凝方案同心房颤动。建议妊娠期间所有心房颤动患者（孤立性心房颤动和血栓栓塞低危者除外）均行预防性抗血栓治疗，但应根据妊娠阶段选择适宜的抗栓治疗方法。肥厚型心肌病伴心房颤动患者均口服华法林抗凝治疗。必须明确高龄不是服用华法林的禁忌证，但由于年龄 >75 岁的老年人出血的危险性增加，华法林的剂量宜降低，可使 INR 控制在 1.5~2.5。华法林抗凝治疗的主要禁忌证是：活动性胃肠道出血、既往颅内出血、酗酒、日常跌倒史、肝病、严重贫血和同时应用非甾体类抗炎药。2010 年欧洲心脏病学会（ESC）的心房颤动治疗指南明显扩大了心房颤动患者服用华法林的指征，而阿司匹林的地位被进一步削弱。新指南不再强调用"低、中、高危"来描述心房颤动的卒中危险程度，根据患者的危险因素计算 CHA2DS2-VASc 积分（近期心力衰竭史 1 分；高血压史 1 分；年龄 ≥75 岁 1 分；糖尿病 1 分；脑卒中史 / 一过性脑缺血发作 2 分），研究发现积分 0 分者脑卒中发生率为 1.9%，积分 6 分者脑卒中发生率为 18.2%，积分越高，年脑卒中发生率越高。并将危险因素分为主要危险因素和临床相关的非主要危险因素，并建议直接根据危险因素来选择抗栓治疗策略：有 1 个主要危险因素或 2 个以上临床相关的非主要危险因素（CHA2DS2VASC 积分 ≥2 分）者应口服华法林抗凝药；有 1 个临床相关的非主要危险因素（积分为 1 分）者，服用华法林抗凝药或阿司匹林均可，但推荐华法林抗凝药；无危险因素（积分为 0 分）者，可服用阿司匹林或不进行抗凝治疗。如果积分 ≥2 分，推荐口服华法林抗凝药物治疗。应用华法林过程中应监测凝血指标，使 INR（国际标准化比值）维持在 1.7~2.5。

3）华法林治疗中要注意与一些药物的协同作用：

A. 可使华法林抗凝作用增强的药物：阿司匹林、保泰松、西咪替丁、D860、奎尼丁、米帕明、头孢派酮、头孢唑林、头孢噻吩、头孢曲松、头孢唑肟、红霉素、甲硝唑、磺胺类、环丙沙星、氧氟沙星、四环素、氟康唑、伊曲康唑、咪康唑、胺碘酮、普罗帕酮、三环类抗抑郁药、维生素 E、丹参、当归等。

B. 可使华法林抗凝作用减弱的药物：苯妥英钠、苯巴比妥、维生素 K、利福平、螺内酯、卡马西平、硫糖铝、人参、辅酶 Q10、抗甲状腺素药物、绿茶等。

4）由于华法林治疗安全窗窄，药理作用易受患者自身情况、食物及药物（西药、中药）等多种因素影响，可能导致出血或抗凝不足；其剂量反应的个体差异大；需要频繁地监测 INR。因此，在临床应用过程中往往给患者带来不便和难以预料的风险，大大地限制了它在临床上的应用。近年来一些新型的抗凝药物相继问世，以求取代华法林。达比加群（dabigatran）是一种新型口服凝血酶直接竞争性抑制剂，几乎不存在与其他药物和食物间的相互作用，可减少对用药后监测的要求，口服 2 小时达到峰血浆浓度，80% 通过肾脏排泄，半衰期 12~17 小时，固定剂量，无须监测。2009 年公布的 RE-LY 研究证实，与华法林相比，达比加群可有效降低心房颤动患者血管事件和血栓栓塞的发生风险，其所致出血风险与华法林相当。Xa 因子抑制剂利伐沙班（rivaroxaban）是目前临床试验用得最多的药物，利伐沙班选择性作用于 Xa 因子，具有生物利用度高（60%~80%）、半衰期 5~9 小时，起效快、治疗疾病谱广、量效关系稳定、口服方便（每日给药 1~2 次）、出血风险低且无须常规监测，双重途径排泄（28% 经胆道，66% 经肾脏）等优势。2010 年 AHA 年会上公布的 ROCKET-AF 研究结果证实，每日口服 1 次利伐沙班可降低心房颤动患者卒中发生风险，其安全性与华法林相当。另有一些新型抗凝药的相关研究（如 EN-GAGE-AF-TIMI48、AR-ISTOTLE 等）正在进行中。

5）寻找及治疗其诱发因素。

2. 不同类型心房颤动的治疗

（1）首诊心房颤动的治疗：由于此类型心房颤动是首次发现的，但是发生的时间不清楚，可能是阵发性、持续性、长期持续性或永久性心房颤动。其治疗原则是如无临床症状，治疗以控制心室率为宜，等临床进一步观察证实为哪一类型心房颤动，再按相应类型心房颤动治疗。

（2）阵发性心房颤动治疗：阵发性心房颤动多可自行转复为窦性心律，如心室率不快，可观察 24 小时，如 24 小时仍未转复为窦性心律，则用药物或电转复治疗。

1）发作期治疗：减慢快速心室率，一般阵发性心房颤动减慢心室率后可自行恢复窦性心律。

A. 对合并心功不全者，首选毛花苷丙 0.4mg 稀释后静脉缓注，无效 2 小时后重复，其次可选用胺碘酮。

B. 如心室率不能满意控制，可加用 β 受体阻滞剂。

C. 无器质性心脏病、血流动力学稳定、心功能好者，可选用：

a. 普罗帕酮 70mg 稀释后缓慢静脉注射，或顿服普罗帕酮 450~600mg，阵发性心房颤动发作顿服普罗帕酮效果好（老年人慎用）。

b. 地尔硫䓬：首剂以 15~25mg 稀释后缓慢静脉注射，以后以 5~10mg/h 静脉点滴。

c. 美托洛尔 2.5~5mg 稀释后缓慢静注，无效 10 分钟后可重复 1~2 次。

d. 维拉帕米 0.075~0.15mg/kg 稀释后缓慢静脉注射。

e. 上述药物静注时注意低血压及房室传导阻滞发生，无效选择胺碘酮治疗。

D. 冠心病、心肌梗死后、CABG 术后，宜选用胺碘酮治疗。

E. 对高血压无冠心病、LVH 及心力衰竭者，可首选普罗帕酮、地尔硫䓬、索他洛尔治疗，无效选用胺碘酮治疗。

2）间歇期治疗：已转复为窦性心律后，应选择抗心律失常药物维持正常窦性心律（表 18-5）。

表 18-5 抗心律失常药物维持正常窦性心律药物选择

	无器质性心脏病	缺血性心脏病	心力衰竭
首选药物	氟卡尼	胺碘酮	胺碘酮
	普罗帕酮		
	依布利特		
避免选择	I c 类药物	I c 类药物	
	I a 类药物	I a 类药物	

3）对频繁发作的阵发性心房颤动者,可考虑行导管射频消融术。

4）对频繁发作心房颤动者,药物治疗不好,又不愿作射箭频消融术者,可考虑安置植入型心房复律除颤器,此起搏器价格昂贵,寿命短（5年）,放电时患者感疼痛,大大限制了其临床应用。

5）对频繁发作的阵发性心房颤动者应行长期抗凝治疗,以预防血栓栓塞事件发生。

（3）持续性心房颤动治疗:心房颤动持续时间越长,越易导致心房电重构,不利于转复。研究表明药物转复在心房颤动发作7天内转复效果最佳,七天后电转复效果优于药物转复。如心房颤动发作>48小时,转复前应充分华法林抗凝治疗3周,复律后继续服华法林4周,以免因心耳部位收缩延迟恢复形成新的血栓栓塞。如心房颤动病程<48小时者,超声心动图无血栓迹象,可直接复律,复律前给静脉肝素,复律后仍需华法林抗凝4周。

用药物或电复律难以恢复窦性心律或心房颤动复律后易复发的高危患者,应采用控制心室率、抗凝防止血栓、栓塞事件发生的治疗策略。

1）药物转复:

A. 适应证:

a. 心功能Ⅱ级以下,无风湿活动及急性感染,也无电解质紊乱。

b. 超声心动图检查示心房内无血栓,左心房内径<5cm。

c. 风心病心房颤动史<半年,其他原因心房颤动史<1年。

d. 3个月内无动脉栓塞史,二尖瓣分离术或人工瓣膜置换术4~6周后仍有心房颤动者。

e. 基本病因已去除,但心房颤动仍持续存在,如甲状腺功能亢进术后、药物中毒、心力衰竭、电解质紊乱等。

B. 禁忌证:

a. 病态窦房结综合征、心脏传导阻滞。

b. 洋地黄中毒、低血钾、低血镁。

c. 转复后难以用药物维持者。

2）转复药物:已证实能有效转复心房颤动药物为Ⅰa、Ⅰc及Ⅲ类抗心律失常药物,主要为:普鲁卡因胺、胺碘酮、奎尼丁、普罗帕酮、莫雷西嗪、多菲利特（dofetilide）、依布利特、索他洛尔等,上述药物既有复律作用,又有预防复发,维持窦性心律作用,其中效果较好的药物为多菲利特、依布利特、胺碘酮、普鲁卡因胺及奎尼丁,但多菲利特、依布利特为进口产品、价格较贵,目前临床常用奎尼丁、普罗帕酮及胺碘酮复律。决奈达隆为不含碘的苯并呋喃类衍生物,其结构和特征与胺碘酮类似,但减少了碘源性的器官毒性。研究表明决奈达隆在控制心房颤动心室率、维持窦性心律、预防心房颤动复发等方面有显著疗效。但是它在转复心房颤动及维持窦性心律方面效果仍逊于胺碘酮。

A. 奎尼丁复律

A）方法:先服奎尼丁0.1g,观察2小时,如无过敏反应,可以两种方式服药:

a. 奎尼丁0.2g,每8小时1次,连服3天（30%患者可复律）。

b. 第一天:奎尼丁0.2g,每2小时1次,5次;第二天:奎尼丁0.3g,每2小时1次,5次;第三天:奎尼丁0.4g,2小时1次,5次。

B）注意事项:

a. 复律前停服洋地黄2天,停服胺碘酮30天,停服其他抗心律失常药物3天。复律前常规华法林抗凝 3 周,使 INR(国际标准化比值)在 2~3,复律后仍华法林抗凝 4 周。

b. 由于易受自主神经系统影响,服奎尼丁应从中午 12 时开始。

c. 复律中应持续心电监测,严禁患者下地活动,每日测电解质。

d. 第二天复律常规静点极化液,严密观察药物不良反应。

e. 如第三天仍未复律,停止奎尼丁药物复律。

f. 一旦复律成功,停止复律,次日用奎尼丁或胺碘酮等药物维持窦性心律。

g. 注意奎尼丁潜在副作用:QT 间期延长、尖端扭转型室性心动过速、低血压及胃肠不适等。

h. 以往对心房颤动复律传统用奎尼丁复律,成功率为 70%~80%,一年后维持窦性心律达 50%~60%,但研究发现此药物长期应用可增加其死亡率,故目前多不主张奎尼丁复律。

B. 胺碘酮复律

a. 静脉复律:(注意低血压及心动过缓不良反应)

静脉负荷量 150mg(3~5mg/kg)稀释后缓慢静注,10~15 分钟后重复,随后 1~1.5mg/min,静点 6 小时,6 小时后减量 0.5mg/min,共 24 小时,24 小时总量 <1.2g。

b. 口服:0.2g,一日三次,共 5~7 天。

0.2g,一日二次,共 5~7 天。

0.2g,一日一次,维持。

应用胺碘酮不良反应为:心动过缓、低血压、甲状腺功能改变、肝功能异常、肺纤维化、日光敏感性皮炎及角膜色素沉着等不良药物作用。

C. 普罗帕酮复律

a. 口服:450~600mg(10mg/kg),首次给半量,1 小时后再给半量(目前有人推荐 450~600mg 顿服),以后每日 10mg/kg,分三次口服

b. 静脉:1.5~2.0mg/kg,稀释后静脉缓慢(10 分钟)注射,继之以 0.007mg/(kg·min)静脉点滴(<2 小时)

对于心力衰竭、器质性心脏病、严重阻塞性肺疾病、电解质紊乱等应慎用普罗帕酮。

D. 多非利特:一般用于口服转复心房颤动和心房扑动及维持窦律,对心房扑动效果优于心房颤动,口服 250~500μg、2 次/日,肾清除率降低者减为 250μg、1 次/日。如果肌酐清除率 <20ml/min 时禁用。该药不增加心衰患者死亡率,所以可用于左室功能重度障碍者。该药延长 QT 间期,并导致尖端扭转型室性心动过速,约占 1%~3%。

E. 依布利特:转复心房扑动效果优于心房颤动,成人体重 ≥60kg 者用 1mg 溶于 5% 葡萄糖 50ml 内静注。如需要,10 分钟后可重复。成人 <60kg 者,以 0.01mg/kg 按上法应用。心房颤动终止则立即停用。由于应用后 4% 患者可以发生尖端扭转型室性心动过速,因此应用过程中应心电监护。电解质紊乱及心力衰竭患者禁用,用药中应监测 QTc 变化。

3)电转复:采用直流电脉冲电击作用于心脏,使大部分心肌同时除极,使窦房结重新取得对心脏的控制,从而恢复窦性心律。

A. 适应证

a. 心房颤动伴以下情况:①心室率快,药物难以控制;②心室率快,反复诱发心衰或心

绞痛,药物治疗无效;③心房颤动病程 <1 年,左房内径 <5cm,心功能Ⅰ ~ Ⅱ级;④w-P-W 伴心房颤动;⑤去除病因后(如甲状腺功能亢进、心肌梗死、感染、心衰、电解质紊乱等)仍有心房颤动;⑥二尖瓣分离术或人工瓣膜置换术后 4~6 周仍有心房颤动。

　　b. 持续性心房扑动,药物治疗不满意。

　　c. 心房扑动 1∶1 传导,心室率快,致血流动力学障碍。

　　d. 非洋地黄中毒引起的室上性心动过速或室性心动过速,药物治疗效差。

　　e. 室性心动过速,抗心律失常药物治疗无效或伴血流动力学障碍者。

　　f. 快速室性心动过速,QRS 增宽不可与 T 波区别者。

　　g. 心室扑动与颤动。

　　B. 禁忌证

　　a. 洋地黄中毒。

　　b. 病态窦房结综合征、心脏传导阻滞。

　　c. 电解质紊乱伴低血钾、低镁。

　　C. 患者准备

　　a. 转复前用华法林充分抗凝 3 周,转复后仍抗凝 4 周,测 INR 于 2~3。如心房颤动史 <48 小时,超声心动图检测又无血栓,可直接转复,转复前用一次静脉肝素,转复后仍华法林抗凝 4 周。

　　b. 纠正水电解质酸碱平衡紊乱。

　　c. 积极配合医师,并签字知情同意书。

　　d. 术前禁食 4 小时。

　　e. 胸部皮肤清洁干净,并剃除电极板接触部位皮肤的胸毛。

　　D. 医务人员准备

　　a. 详细了解患者病史及所作各项检查。

　　b. 向家属及患者谈及电复律过程及并发症,消除其顾虑,并签字知情同意书。

　　c. 依患者情况充分考虑术中发生情况及应变措施。

　　d. 作好气管插管及复苏准备。

　　e. 仔细检查心电图、呼吸机、除颤器等仪器的性能,并熟练操作之。

　　E. 电复律步骤

　　a. 患者平卧于木板床上,作心电图、血压、呼吸监测。

　　b. 吸氧 10~15 分钟,开通静脉通道。

　　c. 再次检查电复律器同步性能,并充电至所需能量水平。

　　d. 应用 10cm 的电极板,电极板涂上导电糊或裹上 4 层盐水纱布,将一个电极板放于患者心尖部,另一电极板放于胸骨右缘 2~3 肋间,两电极板之间相距 >10cm,术者将电极板紧贴皮肤,每个电极板施以 12kg 压力。

　　e. 缓慢静注地西泮 10~20mg,嘱患者报数至患者睫毛反射消失,于患者呼吸末放电。

　　f. 能量选择:依心律失常类型及患者具体情况选择电能,尽量使一次复律成功。

　　一般初始电能为:室上性心动过速 50~100J;心房颤动 100~200J;心房扑动 50~100J;室性心动过速 100~200J;心室颤动 200~300J;心室扑动 200J。

　　g. 不成功可再次电击并酌情加大电量。

h. 术后密切观察患者心率、血压、呼吸及心律变化 6~12 小时。

F. 电击复律并发症：

A）皮肤灼伤（5%~10%）

a. 原因：多数为电极板按压不紧、导电糊涂得不均匀或太少、皮肤胸毛未剃除有关。

b. 防治：①清除与电极板接触部位皮肤上一切可产生电阻的物质，剃除胸毛；②电极板均匀地涂上导电糊；③电击时每个电极板施以 12kg 压力。

B）低血压（1%~3%）

a. 原因：与血容量及高电能电击有关。

b. 防治：①术前补充血容量；②选择合适电能。

C）心律失常：最常见，多为一过性，但可为严重的或致命的。

a. 原因：①患者存在潜在窦房结功能不良或房室传导阻滞；②心脏本身病变较重；③低氧血症；④水电解质、酸碱平衡紊乱，尤为低血钾；⑤复律器同步性能不良；⑥电能过大或过小。

b. 防治：①术前积极对原发疾病进行治疗，改善心脏功能；②纠正电解质及酸碱平衡紊乱；③术前吸氧 10~15 分钟；④术前认真检查复律器性能，认真选择合适的电能；⑤怀疑存在病态窦房结综合征或有潜在房室传导阻滞，术中应放置临时心脏起搏器；⑥严重心律失常：按心律失常类型分别加以治疗。

D）体循环或肺循环栓塞（1%~3%）

a. 原因：①心房颤动病程 >7 天；②心功不全；③心肌梗死后心室壁瘤形成；④心肌病、瓣膜置换术后；⑤术前未充分抗凝。

b. 防治：①术前尽量改善心功能状态；②术前充分抗凝 3 周；③发生栓塞应积极抗凝或溶栓治疗。

E）急性肺水肿（0.3%~2%），多发生于电击后 1~3 小时内。

a. 原因：①左心房及左心功能不良；②肺栓塞。

b. 防治：①术前纠正心功能；②按肺水肿治疗。

F）心肌损伤（3%）

a. 原因：①心肌本身病变；②电能过大或多次电击。

b. 防治：①术后积极治疗心脏本身疾病；②选择合适电能；③术前服用钙拮抗剂，可减轻电击后心肌细胞内钙超载。

G. 维持窦性心律：电击复律后要用药物维持窦律，可选用Ⅰ类或Ⅲ类抗心律失常药物，治疗原则如下：

a. 对有心功能不全者选用胺碘酮。

b. 对有缺血性心脏病者，应选用胺碘酮，索他洛尔及 β 受体阻滞剂，不宜选用Ⅰ类抗心律失常药物。

c. 对心功良好，无冠心病及左室肥厚患者，可首选普罗帕酮、莫雷西嗪，多非利特、决奈达隆，无效可选用胺碘酮。尽管奎尼丁对维持窦性心律效果较好，但长期服用可致死亡率增加，故目前已不作为长期维持窦性心律的常规药物。

3. 长期持续性心房颤动治疗　对于这类型心房颤动尽管心房颤动时间已超过一年，但行射频消融术治疗可取得满意效果。

4. **永久性心房颤动治疗** 此类心房颤动不可恢复为窦性心律,治疗原则以控制心室率,保护心功能及长期抗凝减少血栓、栓塞并发症发生。

（1）有效控制心室率,保护心功能。

1）药物控制心室率:①心功不全者首选地高辛,如心室率控制不满意可加用β受体阻滞剂;②血流动力学稳定、无器质性心脏病及无心功不全者可首选β受体阻滞剂,其次可选用维拉帕米或地尔硫草有效控制心室率;③冠心病有心功能不全者宜选择β受体阻滞剂、地高辛、胺碘酮治疗;冠心病无心功能不全者宜选择地尔硫草、维拉帕米、β受体阻滞剂控制心室率;④对高血压无心功能不全、冠心病及左心室肥厚者应首选β受体阻滞剂,其次可选用维拉帕米或地尔硫草有效控制心室率。

2）非药物控制心室率:房室结射频消融术,其优点是:阻断过快心室率;其缺点是:①仍为心房颤动;②需植入心脏起搏器治疗;③需长期抗凝治疗。

（2）心室率控制程度:以往心室率要求控制在休息时 60~80 次 / 分、日常中等活动时 90~110 次 / 分。研究表明上述标准适用于持续性心房颤动伴心功能差,左室射血分数 <40% 的患者。对于存在持续性心房颤动而且心功能稳定,左室射血分数 >40% 的患者,心室率的控制采用宽松标准（即静息状态下心室率 <110 次 / 分）。

（3）长期抗凝减少血栓栓塞并发症发生。

四、心房扑动

心房扑动简称房扑,是介于房性心动过速与心房颤动之间的快速性心律失常,临床较少见,多为器质性心脏病所致。

（一）房扑分型

1. **Ⅰ型房扑** 心房率为 240~340 次 / 分,Ⅱ、Ⅲ、aVF 导联 F 波倒置,V_1 导联直立,电生理检查时可以诱发和终止,折返环位于右心房。

2. **Ⅱ型房扑** 心房率为 340~430 次 / 分,Ⅱ、Ⅲ、aVF 导联 F 波向上,F 波不典型,电生理检查不能诱发和终止。Ⅱ型房扑有时介于心房颤动与房扑之间,称为不纯性房扑。

（二）心电图

1. 无 P 波,代之以规律而均齐的锯齿状心房波（F 波）所替代,于Ⅱ导联及 V_1 导联最明显。

2. F 波间无等电位线,频率在 250~350 次 / 分。

3. 心室率规则与否,取决于房室传导比例是否恒定,房室传导比例至心室可以以 2:1~4:1 传导至心室,但是以 2:1 传导最为常见。

4. 无室内差异传导、束支阻滞情况下 QRS 波形正常。

（三）临床表现

1. 多数为阵发性,可持续数小时、数天,少数为持续性。

2. 发作时感心悸、心慌、气短、心前区不适,室率不快者往往无症状,房扑往往表现不稳定,可恢复窦性心律或进展为心房颤动。

3. 心室率在 150 次 / 分左右,规则,房室比例多为 2:1,如房室比例为 5:1、4:1、3:1 时心室率可慢而规律,房室比例不固定时,心室率可不规律。

4. 颈静脉搏动与心室率不一致,颈静脉显示快而浅的搏动,超过心室率。

（四）治疗

1. 治疗原发疾病及祛除诱因。

2. 一般来讲药物控制心室率效果较差，因此常常采用节律控制策略。

3. 直流电复律　为房扑心室率较快者首选治疗手段（方法见心房颤动治疗），成功率高达95%，应用50~100J电能。

4. Ⅰ型房扑射频消融是首选方法，成功率达到83%~96%。

5. 房扑药物治疗原则与心房颤动相同。

6. 房扑患者抗凝治疗原则同心房颤动。

五、预激综合征（W–P–W综合征）

系指心房与心室之间存在着先天性异常传导组织（附加通道、旁道），使来自心房的冲动提前抵达心室的某区域，并使之提前激动。心电图上可见提前激动的心电波，即δ（delta，Δ）波，这种房室间传导加快，使正常激动的同步性受到干扰而形成的心律失常，称预激综合征，其人群发生率为0.1%~3%，可见于任何年龄，男性>女性，多数无器质性心脏病。但也可以伴有器质性心脏病，而以爱勃斯坦（Ebstein）畸形、发绀型四联症和二尖瓣脱垂症等先天性心脏畸形为多见。

（一）临床表现

预激综合征常引起各种快速型心律失常，其发生率为4.3%~90%，并随年龄增加而增加。出现室上性心动过速者可达70%~80%，而在正常人中仅有1.4%。另一方面，在阵发性室上性心动过速患者中，还有15%~30%为隐匿性预激综合征所引起。发作心律失常时患者感心悸、气短、胸憋闷、低血压、心力衰竭等，此外，预激综合征还可引起心房颤动和扑动，室性心动过速甚至诱发心室颤动乃至猝死。射频消融术是目前治疗最有效方法。

（二）心电图表现

依房室附加旁道不同分为：

1. 房室旁路（Kent束）　连接心房与心室肌的异常传导束。

（1）P–P间期<0.12秒，多数为0.10秒。

（2）QRS波>0.12秒，QRS波起始部粗钝（称delta波）。

（3）继发性ST–T改变，与QRS波主波方向相反。

依心前区导联QRS波形态分为A、B、C三型：

1）A型：全部心前区导联的QRS波群主波向上（呈R或Rs型），有时类似右束支传导阻滞图形。A型预激发生于左室或右室后底部，预激波的方向由后向前。

2）B型：预激波和QRS波群主波于V₁导联均向下，V₅、V₆导联向上，示预激发生在右室前侧壁，预激波的除极方向指向左后。其鉴别表见表18–6。

3）C型：右心前区导联QRS主波向上，左心前区导联QRS主波向下。预激区在左室前侧壁。此型很少见。

表 18-6　W-P-W 综合征（B 型）与 LBBB 鉴别

	W-P-W 综合征	左束支传导阻滞
P-R 间期	<0.12 秒	>0.12 秒
QRS 时限	存在"Δ"波，QRS>0.10 秒，QRS 异常宽大少见	常 >0.12 秒，QRS 波异常宽大多见
P-J 间期	<0.27 秒	常 >0.27 秒
QRS 形状	初始部有预激波	初始部无预激波
可变性	可诱发，也可正常，可变性大且快	恒定，或随病理过程有变化
伴发异常心律	往往伴 PSVT 发作	多不伴 PSVT 发作

2. 房结、房希旁路（James 束）　为心房与房室结下部或房室束的通道，又称 L-G-L 综合征。

（1）P-R 间期≤0.12 秒，多数在 0.10 秒。

（2）QRS 波群时限正常。

（3）QRS 波群起始部无预激波。

3. 结室、束室连接（Mahaim 纤维）　房室结下端发出的一组纤维组织与心室肌相连，或希氏束与心室肌相连，或束支与心室肌相连。

（1）P-R 间期正常。

（2）QRS 波≥0.12 秒。

（3）QRS 波群起始部明显 delta 波。

4. 多条旁路与复合旁路　上述多条旁路可并存，使心电图表现多样化。

5. 显性 W-P-W 窦性心律心电图与旁路位置关系见表 18-7。

表 18-7　显性 W-P-W 窦性心律心电图与旁路位置关系

旁路位置	负向预激波	前额面 QRS 电轴	心前区导联 R>S 移行区
左侧壁	Ⅰ 及（或）AVL	正常	V_1~V_3
左后壁	Ⅲ 及 aVF	-75° ~ + 75°	V_1
后间隔	Ⅲ 及 aVF	0° ~90°	V_2~V_4
右游离壁	AVR	正常	V_3~V_5
前间隔	V_1 及 V_2	正常	V_3~V_5

六、W-P-W 伴心房纤颤和房扑

W-P-W 伴房扑极为少见，伴心房颤动较常见（15%~30%）。其中以 A 型预激综合征者多见，心房颤动多为阵发性，W-P-W 伴心房颤动为严重心律失常，可恶化为室性心动过速致心室颤动，应及时治疗。

（一）临床特点

1. 多见无器质性心脏病的年轻人，呈阵发性反复发作。

2. 发作时心率 150~250 次 / 分，患者感心悸、心慌、气短、胸闷、头晕，重者血压下降，甚至晕厥发作。

3. 同步检查心电图，数心率及脉搏，可有三个数字不一样，即心电图记录心室率多于听诊心率，而听诊心率又多于脉率。

（二）心电图特点

1. 心房激动大部分或全部经旁路下传，各导联 QRS 波增宽，类似室性心动过速，但 QRS 波起始向量与窦性心律时相同。

2. 心房激动经房室结和旁路下传的比例多变，同一导联 QRS 波宽度和幅度不等，QRS 波的形态和时间呈多样性，R–R 间距绝对不整齐，差异 >50 毫秒。

3. 心房颤动转复窦性心律后心电图可有预激波。

（三）治疗

1. 对 W–P–W 伴心房颤动或房扑有晕厥及低血压时，则立即行电转复。

2. 药物治疗　心动过速发作时无血流动力学异常者，行药物治疗。用普罗帕酮、胺碘酮可有效终止其发作，禁用洋地黄类药物，因洋地黄可加速旁路传导，可致室性心动过速或心室颤动发生。腺苷及钙拮抗剂能阻碍房室结前传，也应避免应用，β 受体阻滞剂不能减慢心房颤动经旁道的前传，但阻碍房室结前传，故禁用。

3. 对 W–P–W 伴 Af、W–P–W 伴房扑，心房颤动或房扑转复后尽早行导管射频消融术。

七、室性心动过速

室性心动过速简称室速，系指起源于希氏束以下水平的左右心室或心脏的特殊传导系统，发生至少 3 个或 3 个以上的快速性心律失常。

（一）分类

1. 按室性心动过速时 QRS 形态

（1）单形性室性心动过速：室性心动过速发作时，QRS 波形态一致，呈 RBBB 或 LBBB 图形。

（2）多形性室性心动过速：室性心动过速发作时，QRS 波形态呈两种或两种以上形态。

2. 按室性心动过速发作时间

（1）非持续性室性心动过速（NSVT）：室性心动过速发作持续时间于 30 秒以内，可自行终止。

（2）持续性室性心动过速（SVT）：室性心动过速发作持续 30 秒以上，不可自行终止，或持续时间 <30 秒，但患者血流动力学状态已属恶化者。

3. 按室性心动过速持续时间和形态

（1）单形性持续性室性心动过速。

（2）单形性非持续性室性心动过速。

（3）多形性持续性室性心动过速。

（4）多形性非持续性室性心动过速。

（二）临床表现

1. 阵发性发作，突然发生，突然终止，发作时心率 100~250 次 / 分，持续性室性心动过速的频率大多在 180 次 / 分左右，心律略不规整，第一心音强弱不等。

2. 发作时感心悸、心慌、头晕、胸闷、胸憋、恶心、吐，重者血压下降甚至休克、心力衰竭、心绞痛、晕厥等。

（三）心电图特点

1. 连续 3 个或 3 个以上的室性异性激动，QRS 波宽大畸形，时限 >120 毫秒，ST-T 波方向与 QRS 波主波方向相反。

2. 心室率为 100~250 次 / 分，节律略不规整。

3. 可见窦性 P 波，但 P 波与 QRS 波无关，心室率快于心房率，呈房室分离。

4. 可见心室夺获和室性融合波。

（四）鉴别诊断

1. 室性心动过速与室上性心动过速伴室内差异性传导相鉴别

（1）室上性心动过速伴室内差异性传导心电图特征

1）心动过速发作时均由期前发生的 P 波开始。

2）QRS 波群呈逆传 P 波的间期（RP 间期）≤0.10 秒。

3）心动过速的 QRS 形态与正常 QRS 形态相一致。

4）P 波与 QRS 通常呈 1∶1 房室比率，亦可出现 2∶1 或文氏型房室传导阻滞。

5）常呈 RBBB 图形，V_1 导联呈 RSR′（三相波）。

6）呈长短周期序列，即在长 R-R 间期后紧跟着短 R-R 间期，常发生室内差异性传导。

（2）室性心动过速心电图特征

1）可见心室夺获和室性融合波。

2）可见 P 波，P 波与 QRS 波无关，心室率 > 心房率，呈房室分离。

3）QRS 时限 >0.14 秒，电轴左偏。

4）QRS 形态示 RBBB 时，V_1 导联呈单相或双相波；如呈 LBBB 时，电轴右偏，V_1 导联负向波较 V_6 深。

5）全部心前区导联 QRS 波主波方向呈同向性，即或全部向下或全部向上。

2. 室性心动过速与 W-P-W 伴心房颤动的鉴别见表 18-8。

表 18-8   室性心动过速与 W-P-W 伴心房颤动的鉴别

鉴别要点	室性心动过速	W-P-W 伴心房颤动
病史	多有器质性心脏病史	多有心动过速史
心率	一般 <200 次 / 分（多形性室性心动过速除外）	180~360 次 / 分，常 >200 次 / 分
窦性 P 波	时可见，与 QRS 波无固定关系	消失
f 波	无	有
Δ 波	无	存在
QRS 形态	规则或略有不同	多变
QRS 波节律	基本规整	不
R-R 间期	互差 ≤0.03 秒	互差 >0.10 秒
房室分离	有	无
发作前后心电图	可见与 VT 同一波形的室性期前收缩	可见预激图形

3. 室性心动过速与心室扑动的区别见表18-9。

表18-9 室性心动过速与心室扑动的区别

	室性心动过速	心室扑动
发生率	相对较多	极少
对循环功能影响	心排出量↓血压↓甚至伴有晕厥发生	大多有阿-斯综合征
心室率	150~250次/分,可低至100次/分	180~250次/分,多见200~250次/分,也可<180次/分
心室节律	基本规则	规则
心室波形一致性	单源性一致,多源性不一致	一致
心室波时限	一般较宽	最宽
心室波幅	可大,可小	最大
心室波形	可分辨出QRS和T波	不可分辨QRS-T波,呈正弦样曲线
基线	仍可见到	消失
发作时可显示窦性P波	可有	被遮盖
持续时间	最长	最短,很快转变为室性心动过速或心室颤动
预后	差	恶劣
治疗	药物为主,必要时电击	立即电击,心肺复苏术

4. 宽QRS波心动过速的简单鉴别法

（1）Brugada四步法（图18-2）：用于鉴别室性心动过速与室上性心动过速伴差异性传导或束支阻滞。

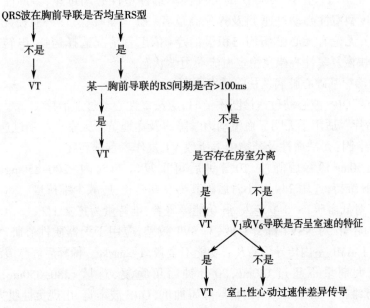

图18-2 Brugada四步法

1）如心前 V_1~V_5（V_6）导联的 QRS 波均不呈 RS 或 Rs 型,可诊为 VT。

2）心前 V_1~V_5（V_6）导联的 QRS 波呈 R 型,且 RS 间期 >100 毫秒,可诊为 VT。

3）如能确定存在房室分离或心室夺获和（或）房室融合波,可诊断 VT。

4）如心前区导联 V_1 或 V_6 的 QRS 波形态支持室性心动过速的形态诊断,即: V_1 导联为 RS 型,QRS 波时 RS 时段 >70 毫秒,可诊为 VT; V_6 导联 QRS 波起始为正向波,而 R/S<1,可诊为 VT。

（2）Antunes 三步法:用于鉴别室性心动过速与室上性心动过速伴房室旁路前传。

1）胸前 V_4~V_6 导联为负向主波?

a. 如是,可能是室性心动过速。

b. 如果不是,进入下一步。

2）V_2~V_6 导联出现 QR 波?

a. 如是,可能是室性心动过速。

b. 如果不是,进入下一步。

3）心动过速时是否存在房室分离?

a. 如是,可能是室性心动过速。

b. 如果不是,可能是房室旁路伴室上性心动过速。

（五）治疗

1. 治疗原则

（1）无器质性心脏病发生 NSVT 但无症状及晕厥发生,可应用 β 受体阻滞剂治疗,不主张常规长期应用抗心律失常药物治疗,除非有明显临床症状,才短期用药,原则上与室性期前收缩相同。

（2）有器质性心脏病发生 NSVT,应积极治疗原发病及触发因素（如电解质紊乱,感染等）,在此治疗基础上用抗心律失常药物治疗,首选胺碘酮及 β 受体阻滞剂。

（3）严重的 SVT［室率≥230 次的持续性单形性室性心动过速、多形性室性心动过速（包括尖端扭转型室性心动过速）］及猝死高危者（EF ≤40%、急性心肌梗死、Brugada 综合征、猝死史等）,无论有无心脏病均需积极治疗（依患者情况选择药物、电转复、介入治疗、ICD 等）,以尽快恢复窦性心律及稳定血流动力学状态。

（4）积极治疗基础心脏病及祛除诱发原因。

（5）对于宽 QRS 波心动过速诊断不清时,应按室性心动过速治疗。

2. 药物治疗　适用于无明显血流动力学障碍及洋地黄所致室性心动过速。

（1）利多卡因:是缺血性及药物中毒所致 VT 发作者首选药物。

1）用法:50mg 稀释后静注,10 分钟后可重复,1 小时内 <200~250mg,VT 终止后以 1~4mg/min 静脉维持,连用 24~48 小时后因其半衰期延长,应减少维持量。

2）注意:对低血压、>70 岁老人,肝功能障碍者,维持量为正常 1/2。

（2）普罗帕酮:对 NSVT 部分有效,对 SVT 效差,应用于无器质性心脏病,心功能良好的 VT,不适用于 AMI、室内传导阻滞及心功能不全者,1~2mg/kg。稀释后静脉缓注,以 10mg/min 静注,单次最大剂量不超过 140mg,20 分钟后可重复,总量 <280~350mg,VT 终止后以 0.3mg/min 静脉维持。副作用为室内传导障碍加重,QRS 波增宽,出现负性肌力作用,诱发或使原有心力衰竭加重,造成低心排血量状态,进而室性心动过速恶化。因此,不适用于 AMI、

室内传导阻滞及心功能不全者。

（3）普鲁卡因胺：静注可致低血压或室内传导阻滞，长期应用（口服）可致狼疮样反应。100~200mg，稀释后静脉缓注，10~15 分钟重复，而后以 1~4mg/min 静点，总量 <1000mg/24h。

（4）胺碘酮：可有效控制恶性（致命性）室性心律失常，明显降低心源性猝死发生率，负性肌力较小，促心律失常不良反应发生率低，尤其适用于器质性心脏病合并心功能不全的患者，常用于伴血流动力学障碍的 SVT 患者，静注副作用为低血压和心动过缓。用法：150mg（3~5mg/kg）稀释后静脉 10 分钟注入，10~15 分钟可重复，随后 1~1.5mg/min，静点 6 小时，以后依病情逐渐减量至 0.5mg/min，24 小时总量 <1.2~1.8g，最大可达 2.2 g，静脉用药持续 2~5 天，并于静脉用药第一天开始口服胺碘酮用药 0.2g，每 8 小时 1 次，共 5~7 天，以后 0.2g，每 12 小时 1 次，共 5~7 天，然后 0.2g，每日 1 次维持治疗。

（5）β受体阻滞剂：为唯一能够显著减少心肌梗死后心力衰竭患者猝死率，降低总病死率的抗心律失常药物，常用于 VT 预防及复发的治疗。如 SVT 发作时，可用美托洛尔 5~10mg 稀释后静脉缓注，VT 终止则立即停药，如无效改用利多卡因或胺碘酮治疗。

3. 非药物治疗

（1）电转复：适用于药物治疗无效者、SVT 发作伴血流动力学障碍、有 SVT 或 Vf 发作史及非洋地黄中毒所致尖端扭转型室性心动过速，初始电能为 200~300J，无效可增大电能，最大至 360J。

（2）食管心房调搏术：适用于上述方法无效，作程控刺激或超速起搏治疗。

（3）导管射频消融术：以往常用于无器质性心脏病的特发性室性心动过速者，成功率达 90% 以上，近些年来导管射频消融术也用于器质性室性心动过速治疗包括：①频繁室性期前收缩、非持续性室性心动过速、持续性室性心动过速；②存在束支折返或分支内折返室性心动过速；③对抗心律失常药物治疗效果差的反复发作的室性心动过速或心室颤动。

（4）外科手术治疗：对有明显局部结构异常的右室发育不良所致 VT，心肌梗死所致心室壁瘤引起的室性心动过速，可手术将异位结构异常处或室壁瘤切除，可减少其 VT 发作。对先天性多形性 VT 伴长 Q-T 间期综合征用 β受体阻滞剂治疗，无效者可行高位左胸交感神经节切除术或 ICD 治疗。

（5）埋藏式心脏转律除颤器（ICD）：适用于反复发作伴血流动力学障碍的 SVT 药物治疗难以控制者，尤为猝死高危患者的 VT 有较好疗效，可显著降低猝死及心脏病总死亡率，其疗效明显优于抗心律失常药物及其他方法治疗，目前已成为危及生命及猝死高危的 VT 治疗的首选治疗手段。

必须明确 ICD 对基础心脏病不发生影响，也不能防止 VT 的发作，应与其他治疗基础心脏病的药物和抗心律失常药物联合应用。

（六）特殊类型的室性心动过速

1. 特发性室性心动过速

（1）特点

1）为一组无明显心脏结构和功能异常的 VT。

2）好发于年轻人。

3）发作时多数患者血流动力学稳定。

4）部分可由运动或静点异丙基肾上腺素可诱发发作。

（2）分类：按心电图特点及 VT 起源可分为：

1）右室型特发性室性心动过速：①VT 多起源于右室流出道；②VT 发作时心电图表现为 QRS 波呈 LBBB，电轴左偏；③此型常见（60%~70%），普罗帕酮有效率达 80%。

2）左室型特发性室性心动过速：①VT 多起源于左室间隔；②VT 发作时心电图表现为 QRS 波呈 RBBB，电轴左偏，QRS 波较窄（100~140 毫秒）；③此型少见（30%），维拉帕米治疗有效率 85%（称维拉帕米敏感性室性心动过速）。

（3）左室型及右室型特发性室性心动过速的鉴别见表 18-10。

表 18-10 左室型及右室型特发性室性心动过速的特点

项目	右室型特发性 VT	左室型特发性 VT
起源处	多为右室流出道	常为左室间隔
性别	女＞男	几乎为男性
心动过速类型	常为非持续性	常为持续性
发生机制	触发活动，异常自律性	触发活动，折返激动
诱发		
运动	50%~70%	20%~50%
电生理	25%	75%
电生理+异丙基肾上腺素	50%	90%
预后	好	好
治疗		
药物	普罗帕酮、Ⅲ类药、β 受体阻滞剂	维拉帕米、普罗帕酮、Ⅲ类药物
导管射频消融术成功率	90%	95%~100%

2. 极短联律间期的多形性室性心动过速

（1）临床表现：VT 发作时可有心慌、心悸、头晕、晕厥，反复发作可致猝死。

（2）临床特点：①多见于青年女性，无器质性心脏病；②反复发作多形性 VT，不论单一或诱发 VT 的室性期前收缩均显示有极短联律间期，常于 200~320 毫秒；③基本心律中 T 波或 U 形态及 QT 间期均正常；④交感神经兴奋剂（如异丙基肾上腺素等）可加重发作；⑤Ⅱ、Ⅲ类抗心律失常药物治疗无效。

（3）治疗

1）维拉帕米可有效终止及预防其发作，但不可防止其猝死发生。用法：维拉帕米 5~10mg 稀释后缓慢静注，常可终止其发作，有效后可口服维拉帕米 40mg，一日三次，预防其发作。

2）有条件安置 ICD。

3. 加速性室性自主心律（亦称缓慢型室性心动过速）

（1）临床特点

1）一种异位室性心律，发生机制与自律性增加有关。

2）心率常 60~110 次 / 分,常可耐受,为良性异位心律,多为一过性。

3）见于冠心病、风心病、高血压病、心肌炎、扩张型心肌病、洋地黄过量、吸食可卡因等,也可发生于正常成人和儿童。在急性心肌梗死,特别是再灌注治疗时,其发生率可达 80% 以上。

（2）治疗

1）由于频率不快,通常可耐受,不必治疗,主要针对病因治疗。

2）如心室率快,引起症状者,按 VT 治疗。

3）一般用阿托品提高其窦性心律,夺获心室可终止其发生。

4. 尖端扭转型室性心动过速（TdP） 为多形性 VT 的一个类型,常可进展为心室颤动和猝死。

（1）临床表现

1）突然发生,突然终止,可进展为心室颤动。

2）发作时心室率为 200~250 次 / 分。

3）发作时可有心悸、心慌、头晕、胸闷等,发作时间长可致晕厥,甚至猝死。

（2）临床分型

1）获得性尖端扭转型室性心动过速,特点为:①多发生于药物（多见于抗心律失常药物、三环抗抑郁药等）、低钾、低镁或明显心动过缓基础上;②Q-T 间期明显延长,并与明显的长 R-R 间期有关。

2）先天性尖端扭转型室性心动过速,特点为:①以儿童、少年为多见,随年龄增长发作可减少,有遗传倾向;②Q-T 间期明显延长,可见巨大 T 波（TU 融合）;③运动、情绪激动、惊吓等可诱发其发作,并可呈反复发作性晕厥。

（3）心电图表现

1）发作时 QRS 波呈宽大、频率 200~250 次 / 分不等,心律可规则或不规则。

2）QRS 波群尖端以基线为轴,时而上,时而下,每次发作历时数秒至数分钟,且易复发。

3）窦律时 Q-T 间期明显延长,T 波或 U 波增宽（常融合）

（4）治疗

1）获得性尖端扭转型室性心动过速:

a. 停用一切可以引起 TdP 和 Q-T 间期延长的药物,纠正水电解质、酸碱平衡紊乱。

b. 硫酸镁:首剂 2~5g 静注（3~5 分钟）,然后以 2~20mg/min 速度静滴,对低钾、低镁引起 TdP 有效。

c. 异丙基肾上腺素:可增加心率,缩短心室负极时间,用于获得性 QT 延长综合征、心动过缓所致尖端扭转型室性心动过速而没有条件立即行心脏起搏者。

用法:0.1~0.2mg 加入 100ml 液中缓慢静点,使基础心律达 100~120 次 / 分以上为度。有报道异丙基肾上腺素可使部分 VT 转变为心室颤动,故应小心应用。

d. 上述药物无效,可立即行心脏起搏治疗,可明显缩短 Q-T 间期,消除心动过缓,预防心律失常进一步加重。

e. 药物及起搏治疗无效者,VT 仍持续发作,宜行电击复律,宜用低电能,50J 或 100J,对明显低钾、严重房室传导阻滞者、洋地黄中毒者慎用电击复律。

2）先天性尖端扭转型室性心动过速

a. 避免应用延长 Q-T 间期的一切药物,包括非心血管药物。

b. 首选 β 受体阻滞剂,并达到患者可耐受的最大剂量。

c. 对已使用足量 β 受体阻滞剂仍有晕厥发作者,可作高位左侧第 4~5 交感神经节切除术。

d. 上述方法无效者行 ICD 治疗。

5. Brugada 综合征

(1)临床特点

1)心脏结构及功能正常,年死亡率为 10%。

2)心电图示 RBBB 伴胸前导联(V_1~V_3)ST 段穹窿样抬高,可见 J 波,V_1~V_3T 波倒置。

3)猝死前及心肺复苏时可记录到室性心动过速或心室颤动。

4)猝死发生与 ST 段抬高密切相关。

5)Brugada 综合征与早期复极综合征的鉴别见表 18-11。

表 18-11　Brugada 综合征与早期复极综合征鉴别

项目	早期复极综合征	Brugada 综合征
胸痛	有	无
心律失常	常无	有
ST 段抬高	V_2~V_4 ST 段凸面向上	V_1~V_3 ST 段呈穹窿型
T 波	T 波直立,高尖	T 波倒置
RBBB	常无	有
异丙基肾上腺素	均可使 ST 段抬高幅度降低	
β 受体阻滞剂	均可使 ST 段抬高幅度增加	

(2)治疗

1)尚无药物可预防其发作。

2)β 受体阻滞剂不能降低其死亡率,反可促心律失常发作,目前认为奎尼丁及双异丙吡胺可抑制钠离子通道和瞬间外向钾离子电流,对 Brugada 综合征有效。

3)仅 ICD 对治疗其猝死及恶性心律失常有效,为治疗 Brugada 最佳治疗方案。

6. 致心律失常型右室心肌病(ARVC)

(1)临床特点

1)常染色体显性遗传性原因不明心肌病,20~40 岁青壮年及运动员多见,男 > 女
(2.7:1)。

2)右心室心肌进行性非缺血性萎缩,部分心肌组织被纤维 - 脂肪组织所替代,逐渐出现右心室扩大,室壁变薄及室壁瘤形成。

3)临床表现为室性心动过速、心力衰竭、发作性晕厥和心源性猝死。

4)VT 发作心电图呈 LBBB 型室性心动过速,V_1~V_3 ST 段自发性抬高,V_1~V_3 T 波倒置,可见 Epsilon 波,右胸导联 QRS 延长,右胸导联 S 波≥55 毫秒。

(2)治疗

1)应用 β 受体阻滞剂及Ⅲ类抗心律失常药物控制室性心动过速发作。

2)心力衰竭治疗原则与一般心力衰竭相同,包括利尿剂、血管紧张素转换酶抑制剂、血

管转换酶受体阻滞剂、洋地黄及抗凝等治疗。

3）导管射频消融治疗，不是治本治疗措施，仅适用于电生理诱发的单一形态的 VT，由于右室壁薄，作射频消融治疗时要小心。

4）对高危患者（有晕厥史、猝死史、反复发生室性心动过速等）应首选植入 ICD。

5）对终末期心力衰竭患者，可考虑心脏移植。

八、心室扑动与心室颤动

心室扑动与心室颤动，导致心室机械性收缩消失，心脏丧失搏血功能，均为致命性心律失常。心室扑动是介于室性心动过速与心室颤动之间的恶性心律失常，在极短时间内可转为心室颤动。

（一）临床特点

表现为阿斯综合征，患者突然发生意识丧失，抽搐、呼吸表浅，迅即转为呼吸停顿，此时患者心音、血压、脉搏均消失。

（二）心电图表现

1. 心室扑动

（1）QRS 波与 ST-T 混于一起，无法辨认，呈正弦波形，波幅大而规整。

（2）正弦波频率为 150~250 次 / 分。

2. 心室颤动

（1）P 波、QRS 波及 T 波被形状各异、大小各异，极不均匀的心室颤动波所替代。

（2）心室颤动波频率为 150~500 次 / 分，如心室颤动波波幅≥0.5mV，称粗波型心室颤动，表示对电复律及预后较好。如心室颤动波波幅 <0.5mV，称细波型心室颤动，示患者存活机会极少。

（三）治疗（参阅心脏性猝死）需要强调以下问题

1. 心脏除颤应注意的问题

（1）近年来出现的一种可以提供体外自动心脏除颤的设备，称为自动体外除颤器（AED）。自动体外除颤器是由计算机编程与控制的、用于体外电除颤的自动化程度极高的除颤仪。它能够自动识别心室颤动，并通过自动释放电流，刺激"紊乱"的心脏，使心室颤动终止，让心跳重新恢复到正常节律。自动体外除颤器体积小、重量轻、携带十分方便，为了便于应用，目前自动体外除颤器都有语音提示和应用向导，十分简便。国外一些发达国家将自动体外除颤器已普及到家庭、影院、商场等场所，使现场心肺复苏成功率大大提高。我国也逐步推广应用，在一些公共场所如机场、饭店、会议中心、商场等逐步配备自动体外除颤器。应用步骤：

1）将自动体外除颤器放在患者身旁，打开自动体外除颤器的电源开关。

2）解开患者胸前的衣服，裸露其胸部，擦干胸部皮肤。

3）按照自动体外除颤器应用提示，将自动体外除颤器的两个电极片分别贴在患者左下胸及右上胸部皮肤上。

4）暂时终止心肺复苏术，此时仪器可以自动采集并分析心律，一旦明确患者为致命性心律失常（室性心动过速、心室颤动），自动体外除颤器便通过语音提示和屏幕显示的方式，建议操作者实施电除颤。

5）要求现场的人员不可以接触患者，然后按下电击键实施电除颤。

6）除颤后，继续进行心肺复苏术，2分钟后再由自动体外除颤器分析患者心律。如果自动体外除颤器显示不需要电击，则继续行心肺复苏术。

7）如果自动体外除颤器显示需要电击，则按要求进行电击。

8）如果患者未恢复意识，应重复心肺复苏术及自动体外除颤器的交替应用。

（2）迅速进行电击除颤，不主张反复多次电击除颤，采用单次除颤效果优于多次除颤。

2. 初级心肺复苏术的顺序　传统的初级心肺复苏术顺序是 A（开通呼吸道）→ B（人工通气）→ C（胸外按压）。研究表明传统的初级心肺复苏术顺序成功率较低，如果能够改变心肺复苏的顺序，可大大提高心肺复苏的成功率。实践表明心肺复苏的三个步骤中，首先是 C，而 B 在允许的范围内可延迟，即 CAB 更实际些。但执行 C 不能代替 B，如果有体外除颤设备，则首先要除颤，即按 D → C → A → B 顺序。

3. 成人、儿童、婴儿初级心肺复苏术总结（表 18-12）。

表 18-12　成人、儿童、婴儿关键基础生命支持步骤总结

内容	建议		
	成人	儿童	婴儿
识别	无反应（所有年龄）		
	没有呼吸或不能正常呼吸（即仅仅是喘息）	不能呼吸或仅仅是喘息	
	对于所有年龄，在 10 秒内未扪及脉搏（仅限医务人员）		
心肺复苏程序	C-A-B		
按压速率	每分钟至少 100 次		
按压幅度	至少 5cm	至少 1/3 前后径大约 5cm	至少 1/3 前后径大约 4cm
胸廓回弹	保证每次按压后胸廓回弹 医务人员每 2 分钟交换一次按压职责		
按压中断	尽可能减少胸外按压的中断 尽可能将中断控制在 10 秒以内		
气道	仰头提颏法（医务人员怀疑有外伤：推举下颌法）		
按压 - 通气比率（置入高级气道之前）	30:2 1 或 2 名施救者	30:2 单人施救者 15:2　2 名医务人员施救者	
通气：在施救者未经培训或经过培训不熟练的情况下	单纯胸外按压		
使用高级气道通气（医务人员）	每 6~8 秒钟 1 次呼吸（每分钟 8~10 次呼吸） 与胸外按压不同步 大约每次呼吸 1 秒时间 明显的胸廓隆起		
除颤	尽快连接并使用 AED，尽可能缩短电击前后的胸外按压中断，每次电击后立即从按压开始心肺复苏		

注：AED 自动体外除颤器

4. 心肺复苏成功的指标

（1）凡经心肺复苏抢救后恢复窦性心律,血压恢复,有自主呼吸,意识恢复同心脏猝死前情况,属复苏成功。

（2）如只有一种功能恢复,如心搏及血压恢复,但无自主呼吸,意识不恢复者,均属复苏失败。

5. 心肺复苏终止指标

（1）脑死亡:患者经正规心肺复苏抢救 15~30 分钟后,仍处于深昏迷状态,对任何痛觉、触觉、声音、光等刺激无任何反应,无自主呼吸,瞳孔散大并固定。

（2）心脏死亡:15 分钟以上正规心肺复苏术,包括初级及高级心肺复苏术等措施,始终未见心电活动。

九、窦性心律失常

起源于窦房结的心律为窦性心律,当频率及节律发生变化时,可致窦性心律失常,可分为:

（一）窦性心动过速

窦性心律频率 >100 次 / 分及 <180 次 / 分,称为窦性心动过速。

1. 临床特点

（1）可发生于生理情况:如情绪、运动、发热、饮酒、浓茶、咖啡、吸烟、体劳及服用某些药物（阿托品、654–2 等）。

（2）病理情况:如贫血、甲状腺功能亢进、心肌炎、心力衰竭、肺源性心脏病、心包炎等。

（3）生理性窦性心动过速常常无症状,病理性窦性心动过速时患者可有心悸、气短、胸部不适、头晕等。

2. 心电图特点

（1）P 波于 Ⅰ、Ⅱ、aVF 导联直立,AVR 导联倒置,P–R 间期于 0.12~0.20 秒,频率为 100~180 次 / 分。

（2）刺激迷走神经,心率可减慢,停止刺激心率可恢复原有水平。

3. 治疗 主要针对病因及诱发因素进行治疗,有症状可用 β 受体阻滞剂、维拉帕米及地尔硫䓬治疗。

（二）窦性心动过缓

窦性频率 <60 次 / 分,常伴窦性心律不齐,称为窦性心动过缓,如果窦性频率 <45 次 / 分,称为显著窦性心动过缓。

1. 临床特点

（1）心室率 <45 次 / 分时,临床症状明显,可有心悸、心慌、气短、头晕等。

（2）见于生理情况:健康年轻人、运动员、迷走神经张力高、睡眠状态及服用药物（如 β 受体阻滞剂、钙拮抗剂、胺碘酮、洋地黄等）。

（3）病理情况:常见颅内压高、急性下壁心肌梗死、甲状腺功能低下、梗阻性黄疸、病态窦房结综合征等。

2. 心电图特点

（1）P 波于 Ⅰ、Ⅱ、AVL 导联直立,AVR 导联倒置、P–R 间期为 0.12~0.20 秒。

（2）频率 <60 次 / 分,不同 P-R 间期差异 >0.12 秒。

3. 治疗

（1）心率 >50 次 / 分者无须治疗,主要针对病因及诱发因素治疗。

（2）有症状心动过缓可服用 654-2,阿托品、氨茶碱等药物,以提高心室率。

（3）对药物治疗无效的严重而持续心动过缓,又有明显症状者,可行心脏起搏治疗。

（三）窦性停搏（窦性静止）

1. 临床特点

（1）窦房结在某一时间内不能产生电冲动。

（2）常见于迷走神经张力亢进及颈动脉窦过敏者、急性心肌梗死、心肌炎、高血钾,洋地黄中毒、抗心律失常药物尤为Ⅰ类药物的不适当应用。

（3）一般可有心悸、心慌、气短等不适,停搏时间长可有头晕、眩晕,甚至于阿斯征发作。

2. 心电图特点

（1）P 波于Ⅰ、Ⅱ、aVF 直立,AVR 倒置,P-R 间期为 0.12~0.20 秒。

（2）较长时间内无 P 波及 QRS 波出现,停搏时间长可有交界性或室性逸搏或逸搏性心律发生。

（3）长 PP 与正常窦性 PP 间无倍数关系。

3. 治疗 同窦性心动过缓。

（四）窦房传导阻滞

1. 临床特点

（1）窦房结的冲动传到心房过程中发生延迟或完全阻滞,一般无临床症状。

（2）常见于迷走神经张力高及颈动脉窦过敏者。

（3）还可见于心肌炎、急性心肌梗死、心肌病、洋地黄中毒、高血钾或Ⅰ类抗心律失常药物应用不当等。

2. 心电图特点 按程度不等分为 3 度。

（1）一度窦房阻滞,心电图可不显示。

（2）二度窦房阻滞。

1）文氏型窦房阻滞:①PP 间期进行性缩短,直至因窦性 P 波脱落而出现一次长 PP 间期;②该长 PP 间期短于基本 PP 间期的两倍;③长间期后的第一个 PP 间期大于其前的 PP 间期。

2）莫氏型:长 PP 间期为正常 PP 间期的整倍数。

（3）三度窦房阻滞:称完全性窦房阻滞。所有窦性激动均于窦房连接处发生传导阻滞,导致心房收缩。心电图示在一段时间内无窦性 P 波,但是可有心房、房室交界区或心室发出的逸搏或逸搏心律。

3. 治疗 同窦性心动过缓

十、病态窦房结综合征

简称病窦综合征,是由于窦房结及其邻近组织的器质性病变,引起窦房结起搏功能及（或）窦房传导功能障碍,产生多种心律失常和相应临床表现的综合病征。

1. 临床特点

（1）发病年龄有两个高峰，第一高峰为 30~40 岁，第二高峰为 60~70 岁，进展缓慢，从无症状到有症状可长达 10 年之久。

（2）常见于传导系统退行性病变、器质性心脏病、低钾、高钾、洋地黄中毒、心脏外科手术等。

（3）临床表现取决于病程及心律失常类型：

1）轻度：乏力、心悸、气短、头晕、记忆力下降等。

2）重度：心动过缓有关的心脑等脏器供血不足表现，乏力、头晕、黑矇、心绞痛、心功能不全、栓塞、甚至于发生晕厥。

2. 心电图表现

（1）明显持久的窦性心动过缓（室率 <50 次 / 分）。

（2）窦性心动过缓伴窦性停搏、窦房阻滞或延迟发生的逸搏心律。

（3）窦房阻滞与房室传导阻滞并存，伴逸搏性心律（双结病变）。

（4）心动过缓 – 心动过速综合征、心动过速发作终止时窦性心律恢复较慢，常 >1.5 秒。

3. 治疗

（1）针对病因治疗。

（2）针对缓慢心律失常治疗，可应用 654–2、阿托品、氨茶碱等药物治疗。

（3）主张安置心脏起搏器。

十一、房室传导阻滞

冲动从心房传至心室过程中，冲动在房室结、希氏束及束支等部位的任何部位发生传导延迟或受到阻滞，致冲动部分或完全不能下传至心室，称房室传导阻滞（AVB），按其阻滞程度可分一度 AVB、二度Ⅰ型、二度Ⅱ型 AVB 及三度 AVB。

（一）临床特点

1. 可发生于迷走神经张力亢进、药物中毒（洋地黄中毒、抗心律失常药物不适当应用等）、电解质紊乱、心脏外科手术等。

2. 也可发生于器质性心脏病，如急性心肌梗死、心肌炎、高血压、心力衰竭、先天性心脏病等。

3. 临床症状常取决于 AVB 类型　二度 AVB（Ⅰ型），可有心悸感；二度 AVB（Ⅱ型）常感头晕，心悸、乏力；三度 AVB 常感心悸、头晕、气短、心绞痛、心功不全，重者晕厥、阿斯综合征发作。

（二）心电图表现

1. 一度 AVB　P–R 间期 >0.20 秒，每个 P 波后均有 QRS 波群。

2. 二度 AVB（Ⅰ型）

（1）P–R 间期逐渐延长，直至 P 波后无 QRS 波。漏跳后的第一个下传心搏的 P–R 间期往往于正常范围内。

（2）R–R 间期逐渐缩短，直至出现一次长间歇，最长的 R–R 间期小于最短 R–R 间期的 2 倍。

3. 二度 AVB（Ⅱ型）

（1）P-R 间期正常或延长,但恒定。

（2）QRS 波群呈周期性脱漏,房室传导比例可为 2:1、3:1、3:2、4:3 等等,常常将房室传导比例在 3:1 以上称为高度房室传导阻滞。

4. 三度 AVB　心房冲动不能下传心室。

（1）P 波与 QRS 波无关,心房率 > 心室率。

（2）心房冲动可来自窦房结或异位心房节律（房性心动过速、房扑或心房颤动）。

（3）QRS 波群形态取决于阻滞点位置,阻滞点于希氏束以上,QRS 波群形态正常,心室率 40~60 次 / 分;如阻滞点于希氏束以下,QRS 波群宽大畸形,心室率在 40 次 / 分以下。

（三）治疗

1. 病史及诱发因素治疗　停用一切影响 AVB 的药物,纠正电解质紊乱等,并对原发疾病进行治疗。

2. 一度 AVB 及二度 AVB（Ⅰ型）　由于心室率不慢,无须治疗。

3. 二度 AVB（Ⅱ型）及Ⅲ度 AVB　心室率慢,可伴血流动力学障碍,则应立即治疗,可选用以下药物（对急性心肌梗死、冠心病及陈旧性心肌梗死者禁用阿托品及异丙基肾上腺素治疗,应选择起搏治疗）:

（1）阿托品:0.3mg,口服,一日三次或一日四次;0.5mg 静注或肌内注射,一日三次或一日四次,累计剂量 <3mg。青光眼禁用。

（2）氨茶碱:0.1~0.2g 口服,一日三次或一日四次。

（3）异丙基肾上腺素:5~10mg 口服,一日三次至一日四次;1~2mg 加入 500ml 液中静点,使心室率达 60~70 次 / 分。异丙基肾上腺素慎用于高血压、冠心病、地高辛中毒、室性心律失常、心绞痛等。心室率慢,药物治疗不好,或心率慢,有明显症状者尽快安置临时或永久心脏起搏器治疗。

（那开宪）

参 考 文 献

［1］赵志宏,郭继鸿,李学斌. 2006 年 ACC/AHA/ESC 室性心律失常治疗和心脏性猝死预防指南的解读. 中国心脏起搏与心电生理杂志, 2006, 20（6）: 469-473.

［2］Zipes DP, Camm AJ, Borggrefe M, et al. ACC/AHA 2006 guidelines for management of patients with ventricular arrhythmias and the prevention of sudden cardial death. executive summary: A report of the American college of Cardiology/American Heart Association Task Force and the European Society of Cardiology Committee for Practice Guidelines（Writing Committee to Develop Guidelines for Management of Patients With Ventricular Arrhythmias and the Prevention of Sudden Cardial Death）Developed in collaboration with the Europe an Heart Rhythm Association an d the Heart Rhythm Society. Eur Heart J, 2006, 27（17）: 2099-2140.

［3］Hunt SA, Abraham WT, Chin MH, et al. 2009 Focused Update incorporated into the ACC/AHA Guidelines for the Diagnosis and Management of Heart Failure in Adults: a Report of the American College of Cardiology Foundation/American Heart Association Task Force on Practice Guide1ines. Developed in collaboration with the Internation society for Heart and Lung Transplantation. J Am Coll Cardiol, 2009, 53（15）: e1-e90.

［4］Epstein AE, DiMarco JP, Ellenbogen KA, et al. ACC/AHA/HRS 2008 Guidelines for Device-Based Therapy of Cardiac Rhythm Abnormalities: a report of the American College of Cardiology/American Heart Association Task Force on Practice Guidelines（Writing Committee to Revise the ACC/AHA/NASPE 2002 Guideline Update for Implantation of Cardiac Pacemakers and Antiarrhythmia Devices）developed in collaboration with the American Association for Thoracic Surgery and Society of Thoracic Surgeons. JAm Coll Cardiol, 2008, 51（21）: e1-e66.

［5］张澍, 华伟, 黄德嘉, 等. 植入性心脏起搏器治疗: 目前认识和建议（2010年修订版）. 中华心律失常学杂志, 2010, 14（4）: 246-259.

［6］Doherty JU, Fuchs S, Tecce MA. Ventricular arrhythmias. Preventing sudden death with drugs and ICD device. Geriatrics, 2000, 55（8）: 26-28, 31-32, 35-36.

［7］Aronow WS. Atrial fibrillation. Heart Dis, 2002, 4（2）: 91-101.

［8］中华医学会心血管病学分会, 中华心血管病杂志编辑委员会. 急性ST段抬高型心肌梗死诊断和治疗指南. 中华心血管病杂志, 2015, 43（5）: 380-393.

猝 死

概述

猝死指的是一个平素看来健康或病情已基本恢复或稳定者,突然发生意想不到的非人为死亡。大多数患者发生于急性发病后即刻至一小时内,心脏性猝死占猝死的 50%,占总死亡人数的 20%~30%,冠心病为其主要原因,约占心脏性猝死的 75%。绝大多数心脏性猝死为致命性心律失常(约 90%),其中 80% 为心室颤动,20% 为心脏停搏。全世界每年死于心血管疾病患者达 1900 余万人,其中 50% 是心脏病猝死。在美国每年约 40 万 ~50 万人发生心脏性猝死,平均每分钟有一人死于心脏性猝死,在我国每年有 54 万人死于心脏性猝死。流行病研究发现男性发生猝死者高于女性,还发现心源性猝死年龄发生呈双峰分布,即第一峰发生于出生后 6 个月(称婴儿猝死综合征),第二峰多发生于 45~75 岁,这与冠心病年龄分布是相吻合的。猝死的时间分布呈明显生物学节律,即上午 6~12 时是猝死高发时段,人们常把此时段称为"魔鬼"时间。猝死的生物学节律是受儿茶酚胺、肾素、血管紧张素 Ⅱ、醛固酮及组织纤溶酶原激活物抑制剂 –1 等神经体液因子调控的,这些神经体液因子具有生物学节律,均为清晨水平升高。由于神经体液因子在清晨水平升高,使心脑血管对收缩血管的刺激敏感性增加、血小板聚集性增高,纤维蛋白溶解活性减低,导致血压升高、高凝状态,促使血栓形成,导致心脑血管事件发生。

心脏性猝死 20% 以上发生于医院外,其中发生在家中为 25%~50%,绝大多数死于床上;发生在工作岗位上仅占 8%~12%;发生于公共场所占 6%;发生于医院内占 20%~30%。因此,猝死患者绝大部分发生在医院外,由于得不到及时地抢救而死亡,所以全民普及心肺复苏知识是十分必要的。大脑的重量为体重的 2%,血流量为全身的 16%~29%,占心排出量的 15%,耗氧量占全身的 20%,可见大脑细胞对氧是十分敏感的。在常温下循环停止 3 秒钟,可发生头晕;循环停止 10~20 秒钟,会发生昏厥或抽搐;循环停止 30~60 秒,可发生瞳孔散大;循环停止 4~6 分钟,大脑细胞会发生不可逆性死亡,故对猝死患者救治要争分夺秒,时间就是生命。

病因思考

猝死可发生于所有的心血管疾病及其他引起心电异常的疾病,但冠心病是引起猝死最常见的原因。

一、常见原因

（一）冠心病

包括急性冠状动脉综合征（不稳定型心绞痛、急性非 ST 段抬高心肌梗死、急性 ST 段抬高心肌梗死）、缺血性心肌病。

（二）心肌疾病

肥厚型心肌病、扩张型心肌病、左心室肥厚、高血压、心肌炎、致心律失常性右室发育不良、心脏瓣膜病、先天性心脏病等。

（三）原发性心电异常

长 Q-T 间期延长综合征、Brugada 综合征、特发性室性心动过速、特发性心室颤动、电解质紊乱、药物尤其是抗心律失常药物致心律失常作用等。

（四）Brugada 综合征

此综合征特点为无心脏结构及功能异常，心电图示 RBBB 伴 V_1~V_3 ST 段抬高，死前及心肺复苏时可记录到室性心动过速或心室颤动发作，胺碘酮及 β 受体阻滞剂不能降低其死亡率，埋藏式自动复律除颤器（ICD）可明显降低其死亡率。

二、猝死危险因素

据著名的 Framingham 研究表明猝死与以下危险因素有关（表 19-1），其中以冠心病、左心室功能障碍及室性心律失常为猝死高危因素。

表 19-1　猝死的危险因素

不可改变因素	可改变因素
年龄	冠心病
遗传	心肌梗死
性别	左室功能障碍
种族	室性心动过速
	高血压
	糖尿病
	过度疲劳
	肥胖
	吸烟
	酗酒

三、猝死的诱发因素

临床常见为：低氧血症、低镁血症、低钾血症、儿茶酚胺及精神负荷过度、抗心律失常药物不适当应用等。如能对上述可改变的因素及诱发因素加以防治，可大大减少猝死的发生。

！诊断思路

一、临床表现

尽管心脏性猝死来势迅猛,多数患者猝死前无任何症状,但据统计,大约有1/4的猝死者在猝死当日或数日有心绞痛、心悸、乏力、过度疲劳感或胸闷、气短、呼吸困难等先驱症状。

猝死的临床表现大体可分为四个时期:

(一)前期症状期

猝死前数日至数周,患者发生新的心脏病相关的症状或原有症状加重,但往往不少患者可无任何症状而发生心搏骤停。

(二)终末事件发生期

此时期时间短暂,急性发病一小时内,表现为急剧发生的心悸、心慌、心动过速、气短及头晕等。

(三)心搏骤停期

1. 临床表现

(1)意识突然丧失、心音及大动脉(颈动脉、肱动脉及股动脉等)脉搏突然消失、呼吸断续或在几次短促痉挛性呼吸后消失、瞳孔散大和皮肤黏膜发绀。

(2)部分患者可发生抽搐(阿-斯综合征)。

2. 心电图表现

(1)恶性室性心律失常(最常见占80%以上)。

(2)缓慢性心律失常。

(3)电-机械分离。

3. 注意事项

(1)意识丧失、呼吸停止及心音、大动脉搏动消失是猝死的主要依据,瞳孔散大于循环停止后30~60秒后发生,故不能依此作为猝死的早期主要诊断。

(2)在猝死的抢救中,由于时间就是生命,不主张把时间过多花费在听诊及触摸颈动脉搏动上,识别时间应在3~5秒,即开始心肺复苏,以免延误抢救时机。近年来认为决定是否发生猝死,意识的丧失及对外界刺激的反应是至关重要的,无须检查患者的脉搏及心音,更不必要做心电图检查,这对争取抢救时机是至关重要的。

(3)具体做法:主张在拍打或摇晃,或大声呼唤患者:"喂!你怎么了?",如患者没有反应,立即用手指甲去掐患者的人中穴达3~5秒钟,如仍无反应则立即行人工心肺复苏术(即基础生命支持)。

(四)生物学死亡

心搏骤停超过4~6分钟可致大脑细胞不可逆性死亡,随后数分钟发生生物学死亡,此时患者几乎无存活可能。

二、预后

研究表明心源性猝死在心肺脑复苏成功者，40% 的患者，在成功抢救后 24~48 小时内可再次发生猝死。

（一）类型

研究表明与猝死预后有密切关系。

1. 以室性心动过速为表现的猝死中，经抢救康复出院者占 67%。

2. 以心室颤动为表现的猝死者，有近一半患者死于医院外，经抢救康复出院的仅为 27%。

3. 以缓慢性心律失常或心脏停搏为表现的猝死，几乎 90% 以上死于医院外，而收入院的患者（9%）中，无一例能康复出院。

（二）心室率

心肺脑复苏成功后的心室率与猝死预后有密切关系。

1. 复苏成功后心室率 <60 次 / 分者，73% 的病例可再次发生心搏骤停，其中 90% 的患者经再次心肺复苏未能存活。

2. 复苏成功后心室率介于 60~100 次 / 分，则预后较好。

3. 复苏成功后心室率 >100 次 / 分，再次发生猝死机会大大减少。

所以对于心源性猝死者预防再次猝死是十分重要的，而且应注意其心律失常发生的类型及心室率。

（三）特殊检查

应对每个心搏骤停后生还者及猝死的高危患者进行特殊检查，以便对恶性心律失常进行识别及预测。

1. 常用无创检查方法

（1）室性期前收缩的 Lowns 分级：Lown 把室性期前收缩分成简单型和复杂型两种，复杂型室性期前收缩临床常被认为是预警性心律失常，可发生心室颤动或室性心动过速，故具有积极早期干预治疗的意义。复杂型室性期前收缩包括成对室性期前收缩、多型性室性期前收缩、R-on-T 现象和短阵室性心动过速等，但随后研究多表明这一分类方法存在较大的局限性（仅适用于急性心肌梗死），无任何实际恶性心律失常事件的预警意义，故目前此分类法已被废弃。

（2）活动平板负荷试验：对于猝死的高危人群，以往人们应用活动平板负荷试验来诱发室性心律失常，以发现猝死的高危患者，但经临床证实此方法价值仍有限。

（3）动态心电图监测（Holter 监测）：Holter 监测可用于识别心脏性猝死的高危患者。但单凭 Holter 监测来指导临床治疗是有其局限性的。

1）Holter 监测的特异性及敏感性低。

2）室性异位搏动的自然变异性较大，以 Holter 监测来指导用药盲目性较大，而且长期用抗心律失常药物来预防其发生，药物的毒副作用不能不重视。

3）一系列临床试验证明抑制室性期前收缩或室性心动过速和控制死亡率是两回事，尽管 I 类抗心律失常药物能有效地控制室性期前收缩和室性心动过速，但远期死亡率却出人意料地增加，也就是说可发生医源性心律失常。

（4）心室晚电位：应用信号平均法进行 QRS 叠加，再测定处理后的 QRS 波宽度，最后

40毫秒的波幅以及QRS波末的低幅高频信号持续时间,阳性为QRS波宽>120毫秒,波幅<25μV等。研究证实心室晚电位阳性与持续性室性心动过速的发生有关,对心肌梗死后患者预后有密切关系,故心室晚电位的检测广泛用于对心肌梗死预后的预测。有人研究发现心肌梗死后第一年持续性室性心动过速的发生率在心室晚电位阳性者为14%~29%,而心室晚电位阴性者仅为0.8%~4.5%。

（5）心率变异性:应用时域或频域法进行心率变异性测定,正常时>100毫秒,如<50毫秒示心率变异性明显减少,用于评估交感神经及副交感神经张力。当交感神经张力增高时,可使心室颤动的阈值降低,如心率变异性减低,表明交感神经张力增高,则发生心律失常危险性增加。

（6）Q-T间期离散度:应用12导联同步记录的心电图计算不同导联Q-T间期最长与最短之间的差值,正常值为30~50毫秒,如该值增大提示不同部位的心室复极速度不均匀。据研究离散度越大,恶性心律失常发生危险性就越大,且目前尚存在严格、统一的测量方法。

（7）T波电交替:此方法为心肌缺血时预测恶性心律失常发生的独立指标。应用快速傅里叶转换或其他方法进行波谱分析,以微伏为单位检测不同心动周期存在的肉眼不能发现的T波电交替。当T波交替比≥3.0,或交替伏>1.0μV(静息时)及>1.9μV(运动时)为阳性。研究发现T波电交替出现的时间多发生于缺血后2~3秒,再灌注后20~30秒,大多数患者心室颤动发生前均有T波电交替发生。

1）检查适应证:①冠心病患者,尤其是急性冠脉综合征患者病情不稳定;②易引发猝死疾病,如充血性心力衰竭、肥厚型心肌病、长Q-T间期延长综合征等。

2）注意:以上这些检查预测恶性心律失常敏感性及特异性较低。近年来不少研究证实如把几项无创性检测联合应用,可大大提高对恶性心律失常高危患者的检出率。

2. 心内电生理检测　属有创检查,对检测及预测恶性心律失常敏感性及特异性较高。

（1）方法:通过周围血管[静脉或(和)动脉]将电极导管送到心脏内不同部位(如心房、心室、希氏束、左右束支等),进行心电活动的记录并应用程序心脏刺激器,经电极导管刺激心脏,观察心脏电活动对刺激的反应。

（2）适用于:①各种原因不明的心律失常如心动过速、心动过缓或其他心律失常者;②猝死生还者预后的评价及处理;③指导抗心律失常药物的选择;④评估患者是否适宜于抗心律失常外科手术治疗或自动心律转复除颤器(ICD)的植入。

三、猝死的防治

对猝死患者首先应进行危险分层,对于平素无症状或极少症状,心功能好的患者,除对病因治疗外,对于室性期前收缩的发生可行解释或用β受体阻滞剂控制室性期前收缩发作。对于室性心律失常症状明显,无冠心病但心功能正常者应选用β受体阻滞剂、普罗帕酮、莫雷西嗪、索他洛尔及胺碘酮等药物治疗,必要时行心电生理检查。对猝死生还者或心肌梗死后心功能差(EF<40%)伴频繁室性早搏者应行电生理检查,如可诱发恶性室性心律失常者应在药物治疗基础上尽快选择ICD治疗。

研究表明心源性猝死生还者两年内猝死发生率为90%,用胺碘酮治疗者猝死发生率为12%;在电生理诱发室性心动过速并指导给药者,猝死发生率为12%;在药物治疗下仍能在电生理诱发下发生室性心动过速者,猝死发生率为30%~40%;以往有过持续性室性心动过速者,猝死发生率为 12%,而用 ICD 治疗者仅 0%~2% 的患者发生猝死。说明 ICD 是治疗和预防猝死有效的手段。

研究还表明 ICD 对于室性心动过速者存活率明显优于胺碘酮,对于猝死高危患者如能应用 ICD 进行预防性治疗也显著降低其病死率。

目前公布的 ICD 一级预防性试验及二级预防性试验均证实 ICD 已被公认为室性心动过速 / 心室颤动第一线治疗手段,可作为对心脏性猝死的一级及二级预防性治疗措施,但必须指出的是由于反复发作的室性心动过速可引致 ICD 频繁放电,或可出现其他心律失常尤其为心房颤动,故近 1/3 的 ICD 患者需要应用抗心律失常药物治疗。

！急诊处理

一、心搏骤停的抢救

心搏骤停的抢救:即为心肺复苏术(cardiopulmonary resuscitation, CPR)。是针对心搏骤停所采取的一系列抢救措施,主要为胸外心脏按压,形成暂时的人工循环,人工呼吸代替自主呼吸,快速电击除颤转复心室颤动及尽早使用药物恢复自主循环的急救技术。它可分为基础生命支持和高级生命支持。近些年来为提高心肺复苏成功率,强调"生存链"的概念。生存链是由四个"早"组成,即:早进入急救系统;早初级心肺复苏;早电击除颤;早高级心肺复苏,并一致认为早电击除颤是提高生存率最重要的方法。发生心搏骤停后抢救时间窗为 10 分钟,也称为黄金 10 分钟。最佳抢救时间是最初的 3~5 分钟,每延迟 1 分钟心肺复苏和除颤,心搏骤停的生存率以 7%~10% 递减。如果在现场提供心肺复苏条件(如:救护人员经过心肺复苏的技能培训,现场有自动体外除颤器等),可以做到每分钟仅有 3%~4% 的下降,可以使心肺复苏成功率大大提高,使生存率上升 3~4 倍。

（一）基础生命支持

基础生命支持(basic life support, BLS)指的是在呼吸停止、心脏停搏情况下,所作的基本急救技能,习惯上把基础生命支持措施分为"A、B、C"三个步骤。心搏骤停复苏成功与心肺复苏的时间密切相关,时间就是生命,心肺复苏时间开始越早,存活率越高。因此,实施者一旦确诊心搏骤停,应分秒必争,实施心肺复苏术。

传统的基础生命支持顺序是 A(开通呼吸道)→ B(人工通气)→ C(胸外按压)。研究表明传统的心肺复苏术顺序成功率较低,如果能够改变心肺复苏的顺序,可大大提高心肺复苏的成功率。实践表明心肺复苏的三个步骤中,首先是 C,而 B 在允许的范围内可延迟,即 CAB 更实际些。但执行 C 不能代替 B,如果有体外除颤设备,则首先要除颤,即按 D → C → A → B 顺序。

1. A 步骤　气道通畅

（1）置患者于仰卧位,张开口。

（2）救护人员一手置于患者前额向后向下压,使其头部尽量后仰,另一手将患者颈部向前(上)抬起,让舌根抬起,使之不压迫咽后壁。

清除其口中异物(如义齿、分泌物等),使气道保持通畅(图 19-1)。

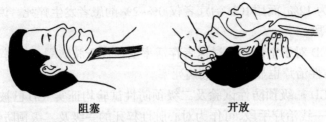

阻塞　　　　　　　　开放

图 19-1　气道通畅

（3）对于颈椎骨骨折者,不适合应用此方法,推荐使用仰头抬颏法开放气道。

2. B 步骤　人工呼吸

（1）口对口人工通气法:见图 19-2。

1）救护者使患者头于后仰位,张开患者的嘴巴,手指捏住患者鼻翼,用嘴封住患者的口。

2）救护者深吸气后对着患者口缓慢将气吹入肺内,先连续吹气两口,每次吹气时间为 1 秒,吹入气量为 800~1200ml,使患者的肺膨胀充分;并检查开放气道的效果,每吹一次气后,将口松开,检查患者是否有自主呼吸。

3）然后以 12~15 次 / 分进行口对口人工呼吸。每次吹气时间为 1 秒,每次通气时,确保见到患者胸部起伏,使肺充分膨胀。

（2）口对鼻呼吸:当患者牙关紧闭不能开口或口唇外伤等情况下,可选择此方法。救护人员用手闭合患者的嘴,用口封住患者的鼻部吹气,每 5 秒重复吹气一次。

（3）简易面罩呼吸器:简易面罩呼吸器是一种有效的口对口或口对鼻替代方法,使用球囊面罩可提供正压通气,一般球囊充气容量约为 1000ml,足以使肺充分膨胀。

（4）注意事项:在 4 分钟内复苏未成功者,应及早行气管插管人工呼吸机给氧。在机械通气时主张先给予短时间高浓度氧,以还"氧债",并适当过度通气,以利体内积蓄的二氧化碳排出体外。及时有效给氧可减轻或消除因缺氧所致的脑水肿,是复苏成功的重要一环。

在循环功能未恢复前,不主张用呼吸兴奋剂,否则更加剧缺氧。

3. C 步骤

（1）胸前捶击术:见图 19-3。

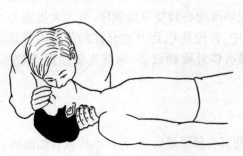

图 19-2　口对口或口对鼻呼吸

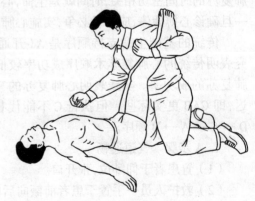

图 19-3　胸前捶击术

1）方法：①抬起患者双腿；②救护者立即握拳以尺侧部从 20~30cm 高处垂直向胸骨中下三分之一处捶击 1~2 次，每次 1~2 秒；③此方法对部分心室颤动有效，如无效应立即施行心脏按压术。

2）效果：①胸前捶击相当于 5J 能量，具有起搏和除颤的作用；②适用于心室颤动患者的急救、更适于高电压电击患者的抢救。

3）注意事项：①不可多次重复拳击心前区；②此方法不适用于儿童；③对严重心动过缓者，拳击可致心室颤动；④此方法对部分心室颤动有效，如无效应立即施行心脏按压术。

（2）人工心脏按压术：见图 19-4~ 图 19-7。

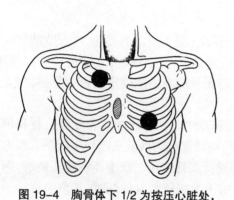

图 19-4　胸骨体下 1/2 为按压心脏处，
●示胸外电击除颤电极板置放处

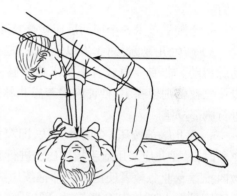

图 19-5　抢救者的适当姿势，其两手正在
伤员胸骨上方，两肘关节伸直下压

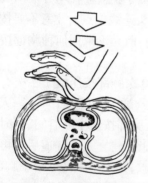

图 19-6　手掌根部放在胸骨位置，另一手放于其上，
把胸骨压向脊柱，按压占一个周期的 50%

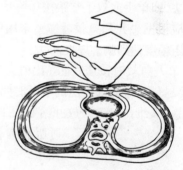

图 19-7　松解压力，让胸恢复膨胀，
松解占一个周期的 50%

1）原理：胸外心脏按压术可通过增加胸腔的压力，或直接按压心脏产生血液流动，可向脑、心等重要脏器提供氧。

2）方法：

a. 患者应仰卧于硬板床或地面等平坦、坚实表面，头部与心脏处于同一水平，适当抬高患者下肢，以增强回心血流量。救护人员应紧靠于患者胸部一侧，以保证按压的作用力能够垂直作用于患者胸部。

b. 救护人员将左手掌根部置于患者胸骨中下 1/3 处（患者两乳头连线与胸骨相交处），手掌根部与胸骨长轴平行，右手掌根部置于左手背部，两手掌根重叠，十指相扣，保持两手根部平行及其手指伸直,使手指不接触患者胸壁。救护人员按压时上半身前倾,双肩位于双手的正上方,两上肢肘部伸直(肩、肘、腕在一条直线上,并与患者身体平面垂直),凭借自身上半身的重量和肩背部肌肉的力量,有节奏地、垂直地向胸骨按压,压力以使胸骨下陷 >5cm 为宜,每次按压时掌根不得离开按压处。

c. 每次按压后应完全解除压力,按压频率至少为 100 次 / 分,按压与抬举时间应为 1:1。

d. 无论是单人还是双人复苏,按压与通气比都为 30:2,即每作 30 次心脏按压,进行口对口吹气 2 次。如果已实施气管插管,则在保持胸外按压不断的情况下,按压频率至少为 100 次 / 分,通气频率应为 8~10 次 / 分。为增加按压效果,可同时按压腹部,以提高胸腔内压力。

e. 心肺复苏术 5 个周期后应检查复苏效果。

3)新生儿复苏:对 1 岁以上小儿,检查颈动脉搏动;对 1 岁以下婴儿,检查肱动脉或股动脉搏动。非专业急救者不要求检查脉搏,应在给予 2 次人工呼吸后立即进行胸部按压。专业急救者则应在 10 秒钟内检查患儿脉搏情况,若无脉搏或不能确定是否有脉搏,应立即进行胸部按压。

a. 婴儿胸部按压:有两种方法,即双指按压法和双手环抱按压法。非专业急救和单人急救时,对婴儿应采用双手指按压法进行胸部按压,按压部位为两乳头连线中点下。双人急救时推荐专业急救者使用双手环抱按压法对婴儿进行胸部按压。双手环绕婴儿胸廓,拇指置于胸骨下 1/2 处,其余四指分开并环绕胸廓,拇指用力按压胸骨的同时,其余手指给予反压力以按压胸廓。

b. 小儿胸部按压:对小儿进行胸部按压时,非专业和专业急救者均可采用成人胸部按压的方法,即单手或双手掌跟按压胸骨下 1/2 处(约为乳头连线中点),注意不要按压剑突或肋骨。应根据患儿和急救者体型采用单手或双手按压法,但无论采用何种胸部按压方法均应使按压幅度达到胸廓厚度的 1/3~1/2(图 19-8)。

c. 单人急救时按压 / 通气比值为 30:2,即每进行 30 次胸部按压给予 2 次有效的人工呼吸,要尽量缩短胸部按压的中断时间。双人急救时按压,通气比值为 15:2,一人进行胸部按压,另一人维持气道开放并给予人工呼吸,并尽量缩短胸部按压中断时间,同时避免人工呼吸和胸部按压同时进行;患儿建立人工气道后不再按照上述按压 / 通气周期进行双人急救,其中一人持续给予胸部按压,频率为 100 次 / 分,另一人给予人工呼吸,频率为 8~10 次 / 分。

d. 按压深度以胸廓前后径的 1/3 为宜。

4)注意事项(成人):①在实施过程中,体外心脏按压不可中断,要与人工呼吸同时进行;②不管一个人或两个人进行心肺复苏术,按压与通气比为 30:2,即每进行 30 次胸部按压给予 2 次有效的人工呼吸。

5)并发症:肋骨骨折、肋骨与胸骨分离、气胸、血胸、肺栓塞、肺挫伤、肝脾撕裂伤及脂肪栓子等。

(3)开胸心脏按压术:是一种特殊的复苏方法,研究表明在心搏骤停早期,经短期体外心脏按压无效后,可行开胸心脏按压术,能提高患者的存活率。

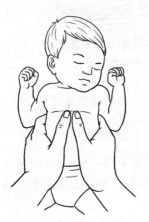

图 19-8　小的新生儿—双手拇指并排胸外按压法

　　适应证：在下列情况下可考虑急诊开胸心脏按压术：①体温过低,肺栓塞、心肌梗死或心脏压塞；②胸廓畸形,可以导致 CPR 无效；③胸部外伤为穿透伤。

　　4. D 步骤

　　（1）电击复律

　　1）电击除颤的意义：心搏骤停在最初的时间内多数为心室颤动,而终止心室颤动的最有效的方法为电除颤,早期电除颤是抢救心搏骤停、心室颤动唯一有效的方法,应力争尽早电除颤。必须指出的是,当患者发生心搏骤停时如果当时没有仪器判断患者心律是心室颤动还是心脏停搏/无脉电活动,为了争分夺秒,最大程度抢救患者生命,应执行盲目电除颤,尔后行 30∶2 心脏按压 - 人工呼吸术,2 分钟后检查心律,根据心律情况再考虑是否行电除颤。

　　2）电除颤每延误 1 分钟,患者生存率便降低 7%~10%,延迟超过 12 分钟,其生存率仅有 2%~5%。

　　3）在心搏骤停 1 分钟内实行电除颤,患者生存率可高达 90% 以上。

　　4）若能在心搏骤停发生后 3~5 分钟内行电除颤,同时进行心肺复苏术,则复苏成功率可高达 70% 以上。

　　5）心搏骤停第 7 分钟行电除颤,成功率下降至 30%。

　　6）心脏停搏 9~10 分钟行电除颤,成功率达 10%。

　　（2）电击除颤方法

　　1）电击板放置位置（常用两种方法）：①一电击板置于胸骨右缘锁骨下方,另一电击板置于左乳头外侧腋中线处；②一电击板置于心前区左侧,另一电击板置于心脏后边右肩胛下区；③对安置永久心脏起搏器及 ICD 者,施行电击除颤时,电击板不能靠近起搏器,否则电击可损伤起搏器功能。

　　2）电击能量选择：①单相波电除颤器：首次 200J,无效 300J 及 360J；②双相波电除颤器：均为 150J；③体外自动除颤仪自动发放电能；④每次电击后不应检查心律,立即恢复有效的 30∶2 心脏按压 - 人工呼吸术。

　　3）顽固心室颤动处理：①连续 3 次电除颤无效,仍为心室颤动,继续心肺复苏,建立静脉通路；②静脉给利多卡因,剂量为 1mg/kg 或胺碘酮 150mg 稀释后静脉缓注；③肾上腺素 1mg 静推,无反应可再次 1mg 静脉推注,以后每 3~5 分钟重复,并重复电除颤；④应寻找顽固心室颤动原因：如通气不好、酸碱平衡失调、低血钾、低血镁、低氧血症等原因,并给以相应的治疗,以改善心电生理状态,以利于重建稳定的心律。

　　4）电击除颤并发症：见第 18 章心悸。

　　（二）高级生命支持

　　高级生命支持（advanced cardiac life support, ACLS）指在基础生命支持的基础上,借助于仪器和药物而进行的进一步生命支持措施,其目的是保护重要脏器,有益于心肺复苏成功。

　　1. ACLS 包括

　　（1）基本生命支持。

　　（2）建立和维护静脉通路及心电监护。

　　（3）使用仪器和设备建立及维持有效通气和循环。

　　（4）治疗引起猝死的原发疾病及诱因。

（5）迅速判断心肺复苏过程中出现的特殊情况及其并发症，并给相应处理。

2. 建立和维持有效通气及循环

（1）应用面罩或气管插管法，尽早给纯氧和加强通气，有条件应气管插管、人工呼吸机进行机械通气辅助呼吸。

（2）维持有效通气情况下，坚持人工胸外心脏按压术。

（3）有条件可应用人工胸外按压器、主动加压－减压胸外按压器代替人工作胸外心脏按压术。

（4）适当抬高下肢和腹部加压可增加回心血量，提高复苏成功率。

3. 复苏药物的应用　以促进自主心搏恢复，增加心排血量，改善有效循环。

（1）给药途径

1）复苏时首选外周静脉给药：①一般选择上肢及近心端静脉，如：锁骨下静脉、颈内静脉、肘静脉等，不主张心内注射给药，因可导致冠状动脉撕裂、心脏压塞及气胸的危险；②从外周静脉注射复苏药物，则应在用药后再静脉注射20ml液体并抬高肢体10~20秒，以促进药物更快到达中心循环。

2）骨内给药：如果静脉通道无法建立，可行骨内给药。骨内给药穿刺部位常常选择胫骨前、髂前上棘、股骨远端等部位，骨内给药可以起到与中心静脉给药相似的作用。

3）气管内给药：在紧急情况下，如果静脉或骨内穿刺均无法完成，可经气管插管，从气管导管中将药物滴入。①药物剂量为静脉剂量的2~2.5倍，而且药物要稀释至静脉的5~10倍量才可达到静脉给药的效果；②气管给药后，立即少量快速通气，以便使药液雾化加速药物吸收；③气管内给药方法一般主张在静脉通路未建立或骨内穿刺前使用。

（2）常用药物

1）肾上腺素

A. 作用

a. 具有α、β受体兴奋作用：小剂量主要兴奋β受体，扩张血管，增加心率及心肌收缩力作用；中等量具有兴奋α、β双重作用；大剂量主要为α受体兴奋作用，可收缩外周血管，增加外周循环阻力，提高主动脉舒张压。

b. 通过兴奋β_1受体可增加心肌收缩力。

c. 收缩外周血管，升高大动脉舒张压，增加冠状动脉灌注和心脏血流量。

d. 收缩颈外动脉，提高脑部血液灌注压，增加脑血流量。

e. 使细小心室颤动变为粗颤，有利于电击复律，促进心脏复跳。

f. 适用于因心室颤动引起的心搏骤停、无脉性室性心动过速、心脏停搏及无脉性电活动。

g. 主张在第一时间即发现心搏骤停和CPR同时使用此药，否则影响复苏效果。

B. 方法

a. 推荐剂量为1mg，静脉注射或骨内给药。

b. 如无效或心脏停搏时间较长者可3~5分钟重复1次肾上腺素剂量，剂量仍为1mg。

c. 肾上腺素的升压作用在2~3分钟达到高峰，5分钟消失，因此每3~5分钟给药一次是适当的。

d. 气管内给药，首剂2~2.5mg，生理盐水10ml稀释后气管内注入，并少量快速通气，以加速药物吸收。

C. 注意事项

a. 心搏骤停患者应用大剂量肾上腺素是禁忌或有害的,只有在钙拮抗剂或β受体阻滞剂过量时才可考虑应用较高的肾上腺素剂量。

b. 大剂量肾上腺素可引起复苏后中毒性肾上腺素状态,增加心肌耗氧量,影响心内膜、心外膜及肺的血流,导致心肌收缩带坏死,并引起复苏后的迟发性心律失常,加重复苏后心功能不全,并对脑细胞有直接毒性作用,影响复苏后脑功能的恢复。

c. 大剂量肾上腺素不能提高患者出院存活率,故在心肺复苏中不主张用大剂量肾上腺素。

d. 如对顽固的室性心动过速和心室颤动者,肾上腺素如与胺碘酮联合应用可有明显效果。

2）血管加压素

A. 作用

a. 为非肾上腺素能血管收缩药,不引起心肌耗氧量增加。

b. 具有较强的血管收缩作用,能引起冠脉和肾血管收缩,可增加冠脉灌注压及重要脏器血流量。

c. 血管升压素在心肺复苏时能增加脑血流量和脑供氧,有利于神经功能恢复。

d. 研究表明血管升压素与肾上腺素比较,对于自主循环恢复、生存率及出院率等方面无任何差异。

B. 应用指征:血管升压素仅适用于无脉性心搏骤停患者的治疗,由于其半衰期长（10~20 分钟）,故仅用一次。

C. 用法:单剂血管加压素 40U 静脉给药可替代第 1 次或第 2 次肾上腺素。

3）异丙基肾上腺素:①为 β 受体兴奋剂,对循环影响为负面效应;②增加心肌耗氧量,降低冠状动脉灌注,不作为心脏复苏常规用药。

4）去甲基肾上腺素

A. 作用

a. 具有 α_1、α_2 受体兴奋作用。

b. 致周围血管痉挛、收缩,增加心脏后负荷,增加心肌耗氧量。

c. 不作为心脏复苏常规用药,研究表明在心肺复苏时应用去甲肾上腺素与肾上腺素比较,未发现去甲肾上腺素比肾上腺素有益,相反可导致更差的神经预后。因此,心肺复苏时去甲肾上腺素仅适用于严重低血压及周围血管阻力低的患者。

d. 常用作心肺复苏后顽固性休克的治疗。

B. 用法:初始剂量为 0.5~1.0μg/min,顽固休克剂量为 8~30μg/min。

C. 注意:①在碱性液体中失活,不能和碱性液体合用;②外渗可致组织坏死;③渗漏:酚苄明 5~10mg 稀释 10ml 局部封闭。

5）葡萄糖:不主张于 CPR 时用葡萄糖。① CPR 时存在一过性高血糖;②加重因循环骤停导致高血糖发生。

6）阿托品

A. 作用

a. 为抗副交感神经药,可阻断迷走神经对心脏的抑制作用,促使窦房结发放冲动。缓解迷走神经对心脏的抑制作用,适用于迷走神经过度兴奋引起的心搏骤停。还可用于心脏复跳后的心动过缓或房室传导阻滞。

b. 症状性窦性心动过缓、心室停搏、房室结水平的房室传导阻滞。

B. 用法

a. 心脏停搏:1.0mg/次,静推,如果停搏持续存在,可每3~5分钟重复使用一次,连续3次或直至总量达到3mg。

b. 心动过缓:0.5~1.0mg/次,静注,3~5分钟可重复,总剂量<0.04mg/kg。

C. 注意:①适用于迷走神经过度兴奋所致心脏停搏,可与肾上腺素合用;②由于该药有加重或诱发心室颤动的可能性,故心室颤动时应慎用。

7)钙剂

A. 不主张心肺复苏时常规应用钙剂

a. 心肌缺血时,细胞内钙离子及冠状动脉平滑肌细胞内钙离子迅速增加,使冠状动脉痉挛,心肌血供减少,心肌顺应性下降及石头心,不利于心肺复苏。

b. 当心脏停搏时,心肌缺血堆积过多的钠离子,致钠离子-钙离子交换增加,钙离子进入细胞内,钠离子排出细胞外,线粒体摄取钙离子增加,致线粒体结构和功能发生障碍,ATP生成减少,钙离子不可有效泵出细胞外,使心肌于舒张过程中钙离子浓度下降,致收缩障碍或舒张不全,最终导致心肌细胞坏死。

c. 在神经元内,由于钙离子明显增加,加速神经元代谢反应,促进其死亡。

d. 动脉平滑肌细胞内钙离子浓度增加导致脑血管痉挛、加重脑缺血。

B. 以下情况可应用钙剂:①低血钙;②高血钾;③高血镁;④钙拮抗剂中毒。

C. 用法:10%葡萄糖酸钙10ml加入注射用水10ml,静脉缓注;5%氯化钙10ml加入注射用水10ml,静脉缓注。

8)碳酸氢钠

A. 不主张过早补碳酸氢钠。

a. 心脏停搏后组织缺血缺氧,无氧代谢增加导致乳酸性酸中毒。

b. 由于组织缺血缺氧,二氧化碳于体内滞留,故于心搏骤停初期主要为呼吸性酸中毒,而不是代谢性酸中毒。此时纠正措施主要为有效胸外按压基础上保证充分通气,可增加二氧化碳的排出、增加重要脏器的血供,如通气不充分、过早补充碳酸氢钠,所产生的二氧化碳会进一步加重呼吸性酸中毒。

c. 过早过量补充碳酸氢钠,可增加血红蛋白和氧的亲和力,使氧离曲线右移,抑制氧的释放和组织对氧的摄取,加剧了组织缺氧,抑制心肌和脑细胞功能,降低冠状动脉灌注压,加重中枢神经系统酸中毒。

d. 碳酸氢钠还可致高钠血症及高渗状态,并导致高黏滞血症,加剧了微循环障碍,促使血小板聚集,血栓形成,使心肺复苏难以成功。我们体会在心搏骤停4分钟内复苏成功者,一般可不给碳酸氢钠,如心搏骤停在5~10分钟以上,应补充碳酸氢钠,以纠正代谢性酸中毒。

B. 应用原则:①宜小不宜大;②宜晚不宜早;③宜慢不宜快。

C. 适应证:①原有代谢性酸中毒;②高钾血症;③三环类抗抑郁药物过量所致的心搏骤停患者;④心脏停搏>5分钟或长时间心肺复苏。

D. 用法：首剂以 1mmol/kg（相当于 4% 碳酸氢钠 2.1ml/kg），以后每 10~15 分钟重复给半量，并以血气分析结果来指导补充碳酸氢钠用量。对于高血钾或猝死前已存在代谢性酸中毒者，应及时补充足量的碳酸氢钠。

应用时须严密监测碳酸氢根离子和剩余碱，防止发生碱血症。碳酸氢钠最好不与肾上腺素类药物混合，以免使后者失活。

9）胺碘酮：胺碘酮可影响钠、钾、钙通道，并有阻断 α 和 β 肾上腺素能特性。

A. 应用指征：①心搏骤停伴心室颤动或室性心动过速者、快速心房颤动、心房扑动；②顽固性心室颤动和室性心动过速者。

B. 用法：在心肺复苏中如 1 次电除颤和血管活性药物无效时，立即用胺碘酮 300mg（或 5mg/kg）静脉注射，然后再次除颤。如仍无效可于 10~15 分钟后重复追加胺碘酮 150mg（或 2.5mg/kg），注意用药过程中不应干扰心肺复苏和电除颤。VF 终止后，可用胺碘酮维持量静脉滴注。最初 6 小时以 1mg/min 速度给药，随后 18 小时以 0.5mg/min 速度给药，第一个 24 小时用药总量应在 2.0~2.2g 以内。第二个 24 小时及以后的维持量根据心律失常发作情况酌情减量。静脉应用胺碘酮主要副作用为低血压及心动过缓，而且低血压发生率往往与静脉注射速度有关。故静脉使用胺碘酮时注射速度不宜过快，并应密切监测血压及心率。

10）利多卡因：院前双盲随机对照研究发现，使用胺碘酮的患者存活出院率高于利多卡因，而利多卡因更易引起除颤后心脏停搏。

A. 应用指征：利多卡因是临床上常用的两种抗室性心律失常药物之一，但是仅适用于电复律无效的心室颤动或室性心动过速而无法获取胺碘酮时应用。

B. 用法：起始剂量 1~1.5mg/kg，静脉注射，如果 VF/ 无脉 VT 持续存在，5~10 分钟后可再用 0.5~0.75mg/kg，静脉注射，最大剂量为 3mg/kg。尔后可以静脉点滴 1~4mg/min 维持，24 小时后减量。

C. 注意事项：下述情况应减量应用：①心功能不全；②年龄 >70 岁；③肝功能异常。

11）纳洛酮

A. 作用

a. 心脏呼吸骤停时激发各种应激状态，使 ACTH 和 β– 内啡肽等内源性吗啡肽释放增加，后者可通过激动阿片受体，抑制心脏活动和降低血管张力，减少脑血流，加速缺血脑组织向坏死发展。

b. 纳洛酮是阿片受体拮抗剂，可透过血脑屏障，拮抗内源性吗啡肽的不利影响，并在脑缺氧情况下，提高脑的灌注压，逆转吗啡肽的不利作用。

c. 阻断钙通道防止细胞内钙超载，抑制线粒体释放氧自由基，阻止脂质过氧化，稳定溶酶体膜和线粒体膜。

d. 纳洛酮还可抑制花生四烯酸代谢，阻止 TXA2 生成，减少血栓及神经细胞的伤害。

B. 用法：纳洛酮在心肺复苏时仅在大剂量时才对内源性吗啡肽有拮抗作用，首次剂量为 0.04mg/kg，静脉注射，5~10 分钟重复给药，也可将纳洛酮 4~10mg 加入 250~500ml 液中缓慢静点。

4. 心室颤动和无脉性室性心动过速的抢救措施见图 19–9。

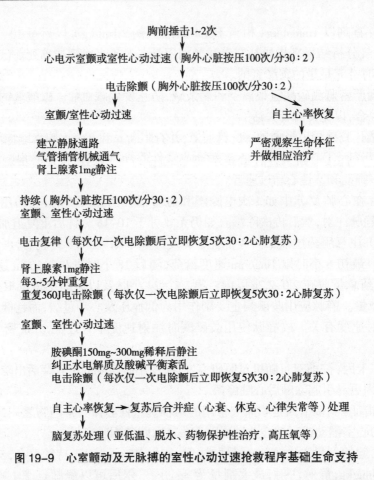

胸前捶击1~2次

心电示室颤或室性心动过速（胸外心脏按压100次/分30:2）

电击除颤（胸外心脏按压100次/分30:2）

室颤/室性心动过速   自主心率恢复

建立静脉通路   严密观察生命体征
气管插管机械通气   并做相应治疗
肾上腺素1mg静注

持续（胸外心脏按压100次/分30:2）
室颤、室性心动过速

电击复律（每次仅一次电除颤后立即恢复5次30:2心肺复苏）

肾上腺素1mg静注
每3~5分钟重复
重复360J电击除颤（每次仅一次电除颤后立即恢复5次30:2心肺复苏）

室颤、室性心动过速

胺碘酮150mg~300mg稀释后静注
纠正水电解质及酸碱平衡紊乱
电击除颤（每次仅一次电除颤后立即恢复5次30:2心肺复苏）

自主心率恢复 → 复苏后合并症（心衰、休克、心律失常等）处理

脑复苏处理（亚低温、脱水、药物保护性治疗，高压氧等）

图 19-9　心室颤动及无脉搏的室性心动过速抢救程序基础生命支持

5. 缓慢性心律失常或心脏停搏的抢救措施　缓慢性心律失常或心脏停搏的治疗有别于心室颤动和室性心动过速的治疗。主要抢救措施（图 19-10）为在给予基本生命支持的情况下，应尽力恢复患者稳定的自主心律或尽快实行人工心脏起搏术。

基础生命支持

建立静脉通道，心电监护，
持续（胸外心脏按压100次/分30:2）

肾上腺素1mg（首次）静注以后1mg每3~5分钟重复

血管加压素40U静推/骨通道，可代替第一或第二次肾上腺素

阿托品1mg静推/骨通道，3~5分钟可重复一次，最多3次

纠正水电介质及酸碱平衡紊乱

继续5次30:2按压——人工呼吸循环

心脏停搏/无脉电活动，重复上述步骤

图 19-10　心脏停搏或严重心动过缓抢救步骤

（三）心肺复苏后应注意的问题

1. 维持有效循环，有条件行血流动力学监测，及时治疗复跳后的心律失常、心功能不全

及休克。

（1）心律失常处理（见心悸）

（2）心功能不全及休克处理（酌情选用以下药物）

1）多巴胺（适用于低血压治疗）：5~20μg/（kg·min），静点，如 20μg/（kg·min）不能维持血压，应加用间羟胺等。

2）多巴酚丁胺（适用于低心排血量者）：5~20μg/（kg·min），静点，如 >20μg/（kg·min），可致心率增加，加重心肌缺血及室性心律失常发生。

3）氨力农和米力农（适用于收缩功能不全及前负荷过重者）：氨力农首剂 0.75mg/kg，静注，而后 5~15μg/（kg·min），静点 2~3 天。米力农首剂 50μg/kg，静脉缓注，而后 375~750μg/（kg·min），维持静点 2~3 天。

4）去甲肾上腺素（见前述）。

5）血管加压素（见前述）。

6）硝酸甘油（适用于心功能不全,高血压急症、心肌缺血等治疗）：①初始剂量：10~20μg/min，每 5~10 分钟增加 5~10μg/min，至临床满意效果；②小剂量：30~40μg/min，扩张静脉，降低心肌耗氧，适用于肺水肿、左心功能不全、急性冠脉综合征者；③大剂量：150~500μg/min，扩张动脉，适用于高血压危象、心功能不全；④连续用药 24 小时以上，易发生耐药性，注意用药过程中低血压、心动过速、头痛等不良反应。

7）硝普钠（适用于心功能不全、高血压危象、用硝酸甘油效果不满意心衰、高血压者）：①以 12.5μg/min 起静点，依患者反应逐渐调整剂量，范围为 0.1~5μg/（kg·min），最大剂量 10μg/（kg·min）；②肝功能不全慎用，用药 >3 天注意氰化物及硫氰酸积累；③氰化物和硫氰化物中毒，应用亚硝酸钠及硫代硫酸钠治疗。

2. 维持呼吸、保证充分供氧

（1）无自主呼吸，在呼吸机应用下，可选择下述呼吸兴奋剂静脉滴注：①尼可刹米 0.75~1.5g；②洛贝林 3~6mg；③二甲弗林 4~8mg。

（2）有自主呼吸但不稳定，可用呼吸兴奋剂，酌情调整呼吸机通气模式与参数。

（3）必要时作气管切开。

（4）加强气道管理，防止感染。

3. 防止脑水肿（见后文"二、脑复苏"）。

4. 纠正水电解质紊乱及酸碱平衡失衡（见第 80 章）。

（1）高钾血症

1）轻度（血钾 5~6mmol/L）：利尿剂呋塞米 1mg/kg，静注。

2）中度（血钾 6~7mmol/L）：①碳酸氢钠：100~150ml 缓慢静点；②50g 葡萄糖加胰岛素 10u 缓慢静点。

3）重度（血钾 >7mmol/L）：①5% 氯化钙 10ml 加注射用水 10ml 静脉缓注，或 10% 葡萄糖酸钙 10ml 加注射用水 10ml 静脉缓注；②碳酸氢钠：100~150ml 缓慢静点；③50g 葡萄糖 + 胰岛素 10u 缓慢静点，呋塞米 40~80mg 静注；④透析。

（2）低钾血症（血钾 <3.5mmol/L）

1）轻度低血钾（3.0~3.5mmol/L）：口服钾盐。

2）中度低血钾（2.5~3.0mmol/L）：口服钾盐及静脉补钾，每日补钾达 3.0~4.5g。

3）重度低钾（<2.5mmol/L）：补钾 10~20mmol/h，静脉滴注，密切监测血钾水平，于 48~72 小时内达正常水平，补钾同时补镁（每日 10% 硫酸镁 10~20ml）有利于较快纠正低血钾。

（3）高钠血症（Na^+>145mmol/L）：补液量 =（血清 Na^+ 浓度 –40）÷140× 正常体液总量，以 0.5~1.0mmol/h 速度静脉滴注补液来降低 Na^+ 浓度，前 24 小时血钠下降 <12mmol，于 48~72 小时内使血钠恢复正常。

（4）低钠血症（Na^+ ≤135mmol/L）：Na^+ 需要总量 =（Na^+ 目标值 – 现在 Na^+ 值）×0.6× 体重（kg），以每小时增加 0.5mmol/L 钠离子速度补钠，头 24 小时内补钠总量 <10~15mmol/L。

5. 防治急性肾衰竭及多脏器衰竭（见第 79 章"急诊抢救多器官功能衰竭"）。

二、脑复苏

脑复苏指的是心肺复苏基础上对患者在缺血、缺氧以及血流再灌注过程中所导致的以大脑为主全身各脏器的损害进行治疗，其目的是挽救患者生命，恢复患者生活自理能力，改善患者智能。重点是保证较好的脑灌注压，及时阻断脑水肿引起的恶性循环，降低脑代谢，恢复脑功能，其主要措施为：

（一）患者体位

应使患者取仰卧位，头抬高 30°，以增加颈静脉回流，以维持足够的脑灌注压（80~100mmHg），否则可因头低位颈静脉回流受阻致颅压升高。

（二）亚低温及冬眠疗法（降温疗法越早越好）

1. 作用

（1）体温降低 1℃，基础代谢率约降低 7%，颅内压下降 5.5%。

（2）降温疗法可降低脑代谢及其耗氧量，还可降低颅内压，提高大脑细胞对缺氧的耐受性。

（3）可使四肢肌张力降低，使因严重缺氧导致的去大脑强直现象改善或消失，对保证脑组织供氧，促进脑功能恢复是十分有利的。

2. 方法

（1）将冰帽置于患者头部，冰袋置于患者颈部、腹股沟及腋下。

（2）通过血管内置入冷却导管，膀胱内注入冰生理盐水，应用冰毯、冰袋、冰帽等，迅速将患者体温降至 32~34℃，持续 12~24 小时。

（3）冬眠疗法：异丙嗪 50mg，氯丙嗪 50mg，哌替啶 100mg 加入 100ml 液体中缓慢静点。

3. 注意事项

（1）降温要求肛温 32~34℃为宜，<31℃容易致心室颤动的发生。

（2）溺水、低温所致的心脏停搏及复苏后低体温患者一般不实施诱导低温。

（3）冬眠疗法时注意血压及心率监测。

（三）脱水疗法（降低颅内压）

1. 方法

（1）可应用利尿剂（呋塞米）与甘露醇交替应用，可降低其颅内压，改善脑血流。

（2）甘露醇还具有清除氧自由基的作用，适当应用人血白蛋白，血浆等增加血液内胶体渗透压，以利脱水。

2. 用法

（1）20% 甘露醇 125~250ml，一日 3~4 次，静脉点滴，交替应用呋塞米 20~40mg（必要时可 60~100mg）静注,每日 2~3 次。

（2）25% 白蛋白静点,1 日 1 次或静脉输新鲜血浆 100~200ml,每日一次或隔日一次。

3. 注意事项　应用脱水剂时要注意肾功能及水电解质平衡紊乱发生。

（四）高压氧疗法

1. 治疗机制

（1）高压氧（hyperbaric oxygen,HBO）可迅速提高血、细胞间液和淋巴液的氧分压和氧含量,可增加脑代谢酶类如 6- 磷酸葡萄糖酶、碱性磷酸酶、乳酸脱氢酶等的活性,促进有氧代谢和 ATP 合成,纠正因缺氧或无氧代谢所致的酸中毒,稳定脑内环境。高压氧可增加氧弥散半径,提高组织氧储备,可增加网状激活系统和脑干部位的氧供,有助于改善醒觉状态。

（2）高压氧环境中,脑血管收缩,血流量减少,血管通透性降低,有利于对脑水肿的控制;高压氧环境下心纳素分泌增加,尿量比常压下增加 3 倍,有助于对肾功能的保护。

（3）高压氧可改善脑组织循环,抑制血小板及红细胞的聚集,降低血液的黏稠度,减少血栓形成,从而进一步改善脑灌流;高压氧还可阻断因脑缺氧而产生的氧自由基生成途径,从而保护了脑神经细胞功能;高压氧还可使细胞线粒体和细胞器中酶的合成功能增强,这有利于组织的生物合成和解毒反应,从而保护脑细胞功能及促进脑组织正常代谢。

（4）高压氧还通过其高气压作用,使气泡体积减小,并可将气泡中的氮气置换出来,加速气泡的消失,使气泡阻塞的血管通畅,恢复血运,这对心肺复苏造成的气栓症治疗有极其重要的意义。

2. 脑复苏中高压氧治疗的适应证

（1）心肺复苏成功后,生命体征不稳定,全身缺氧状况没有缓解,抽搐发作频繁者。

（2）脑水肿及肺水肿未控制。

（3）有早期神经系统受累征象。

3. 脑复苏时高压氧治疗时机

（1）治疗时机:HBO 治疗越早越好,对复苏成功无禁忌证者,应尽快行高压氧治疗,以减少后遗症发生。由于复苏后易发生心电不稳定,易致心律失常发生,故必须在心电相对稳定后才行高压氧治疗。

（2）高压氧治疗压力,以 0.2~0.25MPa（兆帕）为宜,其治疗次数视病情而定。

（五）药物性保护治疗

（1）中枢神经兴奋剂的应用（不主张应用）:由于心搏骤停后脑组织急性缺氧缺血导致脑组织损伤,患者苏醒均有不同程度的延迟,此时用中枢神经兴奋剂是不妥的,因在患者处于深昏迷状态时,应用中枢神经兴奋剂难以奏效,反而可因药物致耗氧量增加或药物不良作用增加（如抽搐）,对脑复苏不利。

（2）钙拮抗剂的应用,在脑复苏治疗中用钙拮抗剂有如下好处:

1）阻断钙离子内流,减轻神经元内钙离子超负荷,对缺血心肌有保护作用,有助于心脏功能的恢复。

2）解除脑血管痉挛,改善脑循环和后发的持续性低灌流状态,从而减轻脑水肿和脑细胞损害。

3）终止有害的生化通路,如抑制磷脂释放花生四烯酸和血小板形成 TXA_2,减轻血管痉挛所致的脑细胞缺血损伤,常用尼莫地平 5~10mg 加入 100ml 液中,以每小时 1~2mg 缓慢静点，也可尼莫地平 0.6~1.2mg，加入 1000ml 液中缓慢静点（>8 小时）。

（3）脑细胞促能剂应用：可视患者情况应用以下药物：

1）ATP：20~40mg、辅酶 A 100~200U 溶入 250~500ml 液中静点、一日一次。

2）胞二磷胆碱：0.5~1.0g 加入 250ml 液中静点，一日一次。

3）脑活素：5~10ml 溶入 250ml 液中静点，一日一次。

4）维生素 C：3~5g 溶入 250~500ml 液中静点，一日一次。

（六）心肺脑复苏中并发症处理

心肺脑复苏中常见并发症为心律失常、休克、心力衰竭、肺水肿、心肌损伤、感染、肾功能不全等，可对发生不同情况做相应处理。

（七）应重视对血糖的控制

高血糖在心搏骤停患者中十分常见，而且高血糖的存在往往预示预后不良。因此必须对这类患者密切监测血糖浓度，并加以控制，可明显改善患者预后，降低其病死率，并能保护中枢及外周神经系统。研究表明严格控制血糖，易发生低血糖，因此，对于心搏骤停患者应控制血糖浓度以不超过 8mmol/L 为宜。

（八）心肺脑复苏成功指标

（1）成功指标

1）凡经复苏抢救后恢复窦性心律、血压恢复、自主呼吸及意识恢复。

2）使一种功能恢复，如心搏及血压恢复，但无自主呼吸，或意识不恢复，均属复苏失败。

（2）心、肺、脑复苏成功后，脏器功能恢复秩序：

心跳恢复→呼吸恢复→瞳孔对光反射→角膜反射→吞咽、咳嗽反射→痛觉反射→头动→肢动→听觉反应→意识恢复。

（九）停止心肺脑复苏指征

（1）脑死亡：患者处于深昏迷，对痛、触、声、光等刺激无任何反应，无自主呼吸，瞳孔固定及扩大 15~30 分钟。

（2）心脏死亡：15 分钟以上的心肺复苏术，包括药物及电击除颤等治疗，始终未见心室的电活动。

（那开宪）

参 考 文 献

［1］赵志宏，郭继鸿，李学斌. 2006 年 ACC/AHA/ESC 室性心律失常治疗和心脏性猝死预防指南的解读. 中国心脏起搏与心电生理杂志，2006，20（6）：469~473.

［2］Zipes DP, Camm AJ, Borggrefe M, et al. ACC/AHA 2006 guidelines for management of patients with ventricular arrhythmias and the prevention of sudden cardial death. executive summary：A report of the American college of Cardiology/American Heart Association Task Force an d the European Society of Cardiology Committee for Practice Guidelines（Writing Committee to Develop Guidelines for Management of Patients With Ventricular Arrhythmias and the Prevention of Sudden Cardiac Death）Developed in collaboration with the Europe an Heart Rhythm Association an d the Heart Rhythm Society. Eur Heart J, 2006, 27(17): 2099-2140.

[3] Hunt SA, Abraham WT, Chin MH, et a1. 2009 Focused Update incorporated into the ACC/AHA Guidelines for the Diagnosis and Management of Heart Failure in Adults: a Repo rt of the American College of Cardiology Foundation/American Heart Association Task Force on Practice Guidelines. Developed in collaboration with the International society for Heart and Lung Transplantation. J Am Coil Cardio1, 2009, 53(15): 1-90.

[4] Epstein AE, DiMarco JP, Ellenbogen KA, et a1. ACC/AHA/HRS 2008 Guidelines for Device-Based Therapy of Cardiac Rhythm Abnormalities: a report of the American College of Cardiology/American Heart Association Task Force on Practice Guidelines(Writing Committee to Revise the ACC/AHA/NASPE 2002 Guideline Updatefor Implantation of Cardiac Pacemakers and Antiarrhythmia Devices)developed in collaboration with the American Association for Thoracic Surgery and Society of Thoracic Surgeons. J Am Coil Cardiol, 2008, 51(21): e1-e62.

[5] Kuck KH, Cappao R, Siebels J, et al. Randomized Comparison of antiarrhythmic drug therapy with implantable defibrillators in patients resuscitated rom Cardiac arrest: The Cardiac arrest Study Hamburg(CASH). Circulation, 2000, 102(7): 748-754.

[6] American Heart Association in Collaboration with the International liaison Committee on Resuscitation Guidelines 2000 for Cardiopulmonary Resuscitation and Emergency Cardiovascular Car. Circulation, 2000, 102(8 Suppl): I22-I166.

[7] 中国心脏起搏与心电生理杂志编辑部,中国生物医学工程学会心脏起搏与电生理分会. 心脏猝死的防治建议(续). 中国心脏起搏与电生理杂志, 2003, 17(1): 4-17.

[8] 中国医学救援协会,中国医师协会急救复苏专业委员会,中国灾害防御协会救援医学会,等. 中国心房复苏指南(2010).

尿频、尿急、尿痛

概述

　　尿频、尿急、尿痛又称尿路刺激征,多合并存在,是膀胱、尿道和前列腺炎症时的常见临床症状和特征性表现。

　　尿频是指排尿次数明显增加(正常成人平均白天排尿 4~6 次,夜间排尿 0~2 次),可分为生理性和病理性。饮水过多、精神紧张或气温降低引起的尿频属生理性;因泌尿生殖系统病变或其他病因所致的尿频为病理性。病理性尿频常伴有尿急或尿痛。尿急指一有尿意便需立即排尿,常常出现尿失禁。尿急不伴尿痛者常与精神因素有关。尿痛指排尿时尤其是排尿终末时会阴部、耻骨上区或尿道内产生的疼痛或烧灼感。严重尿痛伴尿频时每次尿量甚少。

病因思考

一、感染和非感染性因素刺激

　　1. 感染性炎症　　见于细菌、真菌、病毒或寄生虫感染引起的肾盂肾炎、肾结核、膀胱炎、尿道炎、前列腺炎、龟头炎、阴道炎和尖锐湿疣等;也可为膀胱和尿道邻近器官如子宫、直肠和阑尾的炎症等。

　　2. 非感染性炎症　　常见间质性膀胱炎、放射性膀胱炎和药物(环磷酰胺、避孕剂和泡浴等)导致的化学性膀胱炎。

　　3. 其他因素的激惹　　膀胱、尿道及输尿管下 1/3 段的结石,膀胱、尿道和前列腺的肿瘤或膀胱、尿道内异物等。

　　上述因素是尿路刺激征的最常见原因。

二、膀胱容量减小

　　膀胱内巨大肿瘤、结石占位或膀胱外肿物(包括妊娠子宫)压迫,或肿瘤及结核病变浸润使膀胱壁变硬挛缩,均可造成膀胱有效容量减小。因而患者每次排尿量减少,尿频症状显著,但尿急、尿痛可不明显。

三、膀胱神经调节功能失调

精神紧张、寒冷、癔症及神经系统疾病引起的膀胱调节功能障碍均可引起尿频,甚或尿急,但无尿痛。

诊断思路

尿频、尿急、尿痛是患者的主观感觉,往往主诉明确。临床上应根据病史、体格检查和辅助检查进行综合分析,确定病因诊断,诊断思路见图20-1。

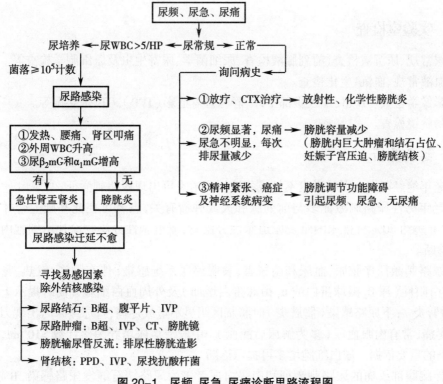

图20-1 尿频、尿急、尿痛诊断思路流程图

一、病史

1. 性别、发病年龄。

2. 尿路刺激征的特点 ①尿频严重程度、呈间歇型或持续性存在;②伴随表现:有无排尿异常(排尿不畅、尿流中断或尿潴留等)、尿色异常(血尿、脓尿、乳糜尿等)及肾区和膀胱区疼痛等;③有无发热等全身中毒症状;④有无盆腔器官(如子宫、卵巢、结肠、直肠或阑尾等)疾病的表现。

3. 既往史 结核病史、糖尿病史、应用细胞毒药物(环磷酰胺)史、尿路结石史、尿路器械检查史等。

二、体格检查

除全身系统体检外,应重视泌尿生殖系统的检查,包括:

1. 肾脏大小、形态及硬度(如能扪及肾脏)。
2. 肾区压痛、叩痛。
3. 诸输尿管压痛点有无压痛。
4. 膀胱大小及有无压痛。
5. 尿道口异常、包茎、有无脓血性液体流出、处女膜伞。
6. 前列腺大小、硬度、结节等。
7. 必要时作妇科检查、肛门直肠指诊,了解妇科病变、直肠、前列腺及其他盆腔器官情况。

三、实验室检查

1. 尿常规、尿沉渣检查、前列腺液检查、尿细菌学、尿寄生虫及尿细胞学检查等。
2. 血液常规、血沉、生化检查。
3. 影像学检查 B 超、X 线腹部平片、静脉肾盂造影(IVP)、CT、磁共振等。
4. 膀胱镜检查。

四、综合分析

1. 老年绝经期妇女因雌激素不足或萎缩性阴道炎可出现尿路刺激征。

2. 老年男性尿路刺激征多与前列腺肿大或肿瘤有关,患者可在此基础上合并尿路感染;男性淋病约 80% 有排尿困难及尿道脓性分泌物,尿道脓性分泌物涂片示细胞内双球菌可提示诊断。

3. 尿路刺激征伴脓尿、血尿和菌尿者,表明泌尿系统感染;伴有腰痛、发热、肾区叩压痛、尿蛋白阳性(尿 β_2 微球蛋白或 α_1 微球蛋白增加)及外周血白细胞升高时提示上尿路感染(肾盂肾炎);下尿路感染(膀胱炎)时膀胱区明显不适或疼痛,排尿终末时出现刀割样或烧灼样疼痛,常有肉眼血尿(多为解尿后滴血)。中段清洁尿培养菌落计数 $>10^5$/ml,是确诊尿路感染的重要依据。尿白细胞增多可提示诊断。

4. 伴腰腹部绞痛的尿路刺激征和肉眼血尿者多为尿路结石继发尿路感染,B 超、腹部平片等影像学检查有助诊断。

5. 泌尿系统结核晚期侵犯膀胱,导致膀胱壁硬化、挛缩,膀胱容量明显减小,引起严重尿频尿急与尿痛。患者常伴有结核的全身中毒症状。男性发现附睾结核者更支持诊断。

6. 有些女性患者可因膀胱尿道黏膜的非特异炎症或易兴奋状态而出现明显的尿频(也可伴尿痛),尿常规正常,尿培养无细菌生长,称为尿道综合征。其发病机制可能是膀胱括约肌松弛功能不协调、或对化学制剂过敏,也可因尿道畸形或处女膜伞所致。

7. 尿频与接受放射线治疗膀胱肿瘤有关,应考虑放射性膀胱炎;如尿频发生于应用化学药品(如环磷酰胺)之后并伴有肉眼血尿,应注意化学性膀胱炎可能,停药后可自愈。

8. 尿道狭窄、瘢痕形成、尿道肉阜等可表现为排尿时费力和尿流细小甚或滴尿。盆腔器官病变(炎症、脓肿、肿瘤等)累及膀胱和尿道时,可有明显尿频。

9. 部分患者尿频与精神紧张有关,此时不伴尿急和尿痛等症状。

！急诊处理

由于尿路刺激征主要由细菌感染引起,因此治疗上重点讨论抗感染亦即抗生素的临床应用。

一、治疗概述

1. 抗菌药物的选用原则

(1)选用对致病菌敏感的药物:在未获得尿细菌培养和药敏实验结果之前,宜选用对革兰阴性杆菌有效的药物。如治疗 72 小时症状无改善,则应根据药敏实验结果调整用药,如已奏效,则不必改药。

(2)选择在肾内和尿液内具有较高浓度的抗生素:膀胱炎为膀胱浅层黏膜感染,主要通过肾脏排泄的抗生素可发挥有效作用;肾盂肾炎是肾实质深部感染,要求抗生素在尿内和血中均有较高的浓度,才能达到肾内有效浓度。对上尿路感染宜选用杀菌剂。

(3)选用肾毒性小的抗菌药物:应该尽可能避免使用有肾毒性的抗生素,对伴有肾功能不全的患者尤需注意。

(4)联合用药:严重尿路感染需联合应用两种或两种以上的抗菌药物,以产生协同作用、提高疗效。

2. 治疗方案　应针对不同临床类型的尿路感染,实施不同的治疗方案。例如膀胱炎、急性肾盂肾炎、再发性尿路感染、无症状性菌尿、男性及小儿尿路感染等均有相应的治疗方案。

3. 疗效评定标准　①有效:抗菌治疗后尿细菌学检查阴性;②治愈:抗感染疗程结束时尿菌阴性,此后一周和一个月复查尿培养仍为阴性;③治疗失败:治疗后持续菌尿,或疗程结束时阴性,但在一个月内复发。

二、各种类型尿路感染的治疗

1. 急性膀胱炎

(1)单剂量疗法:对无复杂因素存在的膀胱炎推荐应用。通常用磺胺甲基异噁唑(SMZ)2.0g、甲氧苄啶(TPM)0.4g 加碳酸氢钠 1.0g,一次顿服(简称 STS 单剂)。

(2)3 天疗法:SMZ 1.0g、TPM 0.2g 加碳酸氢钠 1.0g,每日 2 次;或阿莫西林 0.5g,每日 4 次;或甲磺酸左氧氟沙星 0.2g,每日 2 次。

2. 急性肾盂肾炎

(1)轻型肾盂肾炎:对轻度发热和腰疼的肾盂肾炎宜口服有效抗生素 14 天。常用抗生素为增效联磺片、阿莫西林、甲磺酸左氧氟沙星和头孢呋辛酯等。

(2)较严重的肾盂肾炎:表现为发热(体温 >38.5℃)、肾区叩痛和血白细胞升高者,宜肌内注射或静脉滴注抗生素,可用甲磺酸左氧氟沙星 0.2g,每日 2 次,或头孢唑啉 0.5g,每 8 小时 1 次,或氨苄西林 2.0g,每 6 小时 1 次。获药敏实验结果后酌情调整抗生素。患者体温正常 48 小时后，可改有效抗生素口服，疗程 2 周。

（3）重症肾盂肾炎：重症肾盂肾炎均有高热、寒战、血白细胞显著升高、核左移等全身中毒表现。如静脉滴注常规广谱抗生素治疗 3~5 天仍未奏效，在未获得药敏实验结果之前，可选用下述抗菌药联合应用。

1）半合成广谱青霉素：主要为酰脲类青霉素，如氧哌嗪青霉素 40mg/kg，每 6 小时静滴 1 次，硫咪唑青霉素和苯咪唑青霉素 50mg/kg，每 6 小时静滴 1 次。

2）氨基苷类抗生素：可选阿米卡星（6mg/kg，每 6 小时静滴 1 次）。

3）第三代头孢菌素类：常用头孢曲松钠 1.0g，每 12 小时 1 次，头孢哌酮钠 2.0g，每 8 小时 1 次。

通常使用一种氨基苷类，在加用一种半合成广谱青霉素或第三代头孢菌素类。如不能排除革兰阳性细菌感染，可加用氨苄西林 30mg/kg，每 6 小时静滴 1 次。

三、再发性尿路感染的处理

再发性尿感是指尿路感染经抗感染治疗，尿细菌学检查转阴，以后又再次发生尿菌阳性（6 个月内尿路感染发作 ≥2 次或 1 年内 ≥3 次）。再发可分为复发和重新感染，复发是由原先的致病菌在停药一个月内再次引起尿路感染；重新感染则是另一种致病菌侵害尿路导致的感染。对于再发的尿路感染，予以 3~7 天抗菌药物治疗，疗程完毕 7 天后复查。

1. 如症状消失，尿细菌转阴，尿中无白细胞，说明尿路感染的再发是重新感染，而不是复发，并提示尿路抵御细菌能力减退，可考虑用长程低剂量抑菌疗法。可选用以下药物于每晚入睡前排尿后服用一次，如呋喃妥因 50mg、增效联磺片 1 片或甲磺酸左氧氟沙星 0.1g。通常连续用药 6 个月。

2. 如复查时仍有菌尿和白细胞尿，表明治疗失败，应根据药敏试验结果调整抗生素，再作短程疗法。换药后治疗成功则诊为重新感染，处理方法同上述；如仍未奏效则可认为复发，且为肾盂肾炎，应按药敏试验结果选择有效的强有力的杀菌性抗生素，足量治疗 6 周。如不成功，需延长疗程或改为注射用药。

四、男性尿路感染

50 岁以上的男性由于前列腺增生易患尿路感染。可用敏感抗生素 4~6 周、甚至 12 周的疗程治疗。如有再发可重复同样治疗，或选用长疗程低剂量抑菌疗法。

（陈海平）

参 考 文 献

[1] 叶任高. 尿路感染 // 叶任高. 内科学. 北京：人民卫生出版社，2000：547–554.

[2] 黄锋先，余学清. 尿路感染 // 王海燕. 肾脏病学. 北京：人民卫生出版社，2008：1246–1279.

[3] 张玉强，梅长林. 肾脏疾病的常见症状 // 林善炎. 当代肾脏病学. 上海：上海科技教育出版社，2001：313–325.

21 水　肿

概述

人体血管外组织间隙体液积聚时,则形成水肿。水肿发生的机制与下列主要因素有关:钠和水的潴留;毛细血管滤过压降低;血浆胶体渗透压降低;毛细血管壁通透性增高;淋巴回流受阻以及组织液压力降低等。一般认为,临床上全身性水肿的基本病理生理改变是钠和水在体内潴留,其中钠潴留更为重要,是原发因素。

病因思考

根据水肿发生的性质、特点和部位,可分为以下几类:

1. 凹陷性水肿和非凹陷性水肿　凹陷性水肿是由于体液渗聚于皮下疏松结缔组织所致。当潴留的水分超过体重11%时,组织间隙胶体物过分膨胀不能再吸收水分,才出现游离体液积聚于组织间隙中,这种流动的液体经压迫可至周围而成凹陷,减压后恢复原位,凹陷消失;非凹陷性水肿常发生于慢性淋巴回流受阻(如丝虫病象皮腿)或甲状腺功能减退引起的黏液性水肿。

2. 炎症与非炎症性水肿　炎症与非炎症性水肿在临床上一般不难鉴别。炎症性水肿以局部潮红、灼热、疼痛与压痛为特征,是一种局限性水肿。

3. 全身性水肿与局限性水肿　体液积聚于局部组织间隙中时,称为局限性水肿;当身体各部分(主要是皮下组织)的组织间隙均有液体积聚时,则为全身性水肿。由于水肿液在体内各组织中呈弥漫性分布,即使有一定量的体液潴留,但早期并无外观异常而仅有体重增加。全身性水肿依其病因或病变程度的不同,轻者仅有晨间轻度眼睑水肿,或久坐久立之后足背水肿、手指发胀。严重全身水肿延及会阴部、胸腹壁,可伴胸水、腹水,并出现行动不便甚至呼吸困难。全身水肿为对称性分布。

以下重点讨论全身性水肿与局限性水肿。

！ 诊断思路

就诊处理（鉴别诊断流程示意图见图 21-1）

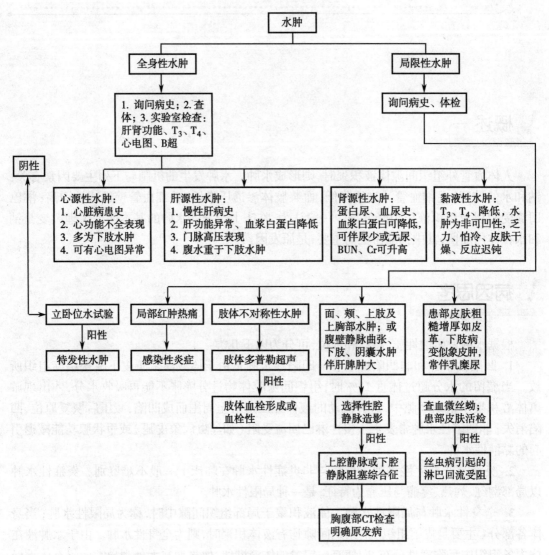

图 21-1 水肿鉴别诊断流程图

流程图内容：

水肿
├── 全身性水肿
│   └── 1.询问病史；2.查体；3.实验室检查：肝肾功能、T₃、T₄、心电图、B超
│   （阴性）
│   ├── 心源性水肿：
│   │   1. 心脏病患史
│   │   2. 心功能不全表现
│   │   3. 多为下肢水肿
│   │   4. 可有心电图异常
│   ├── 肝源性水肿：
│   │   1. 慢性肝病史
│   │   2. 肝功能异常、血浆白蛋白降低
│   │   3. 门脉高压表现
│   │   4. 腹水重于下肢水肿
│   ├── 肾源性水肿：蛋白尿、血尿史、血浆白蛋白可降低，可伴尿少或无尿、BUN、Cr可升高
│   └── 黏液性水肿：T₃、T₄ 降低，水肿为非可凹性、乏力、怕冷、皮肤干燥、反应迟钝
└── 局限性水肿
    └── 询问病史、体检
        ├── 立卧位水试验（阳性）→ 特发性水肿
        ├── 局部红肿热痛 → 感染性炎症
        ├── 肢体不对称性水肿 → 肢体多普勒超声（阳性）→ 肢体血栓形成或血栓性
        ├── 面、颊、上肢及上胸部水肿；或腹壁静脉曲张、下肢、阴囊水肿伴肝脾肿大 → 选择性腔静脉造影（阳性）→ 上腔静脉或下腔静脉阻塞综合征 → 胸腹部CT检查明确原发病
        └── 患部皮肤粗糙增厚如皮革，下肢病变像似象皮肿，常伴乳糜尿 → 查血微丝蚴；患部皮肤活检（阳性）→ 丝虫病引起的淋巴回流受阻

一、全身性水肿

（一）心源性水肿

1. 病因　心源性水肿常发生于各种心脏疾病导致的心力衰竭（主要为右心衰竭），还可见于慢性缩窄性心包炎和原发性心肌病。

2. 发生机制　充血性心力衰竭时的水肿除与交感神经兴奋性增强因素有关外,内分泌系统发生的改变是心源性水肿的病理生理基础。

（1）肾素－血管紧张素－醛固酮系统（RAAS）：心力衰竭时，由于心输出量减少，肾灌注压降低，使 RAAS 活性增强，血浆肾素活性（PRA）、血管紧张素 I、II（A I、A II）和醛固酮（ALD）含量均升高。PRA 决定 A I、A II 和 ALD 的水平。高水平的 A II 加重心力衰竭时的肾功能损害，促使 ALD 分泌增加，后者强烈的保钠作用可加重水钠潴留而导致水肿。

（2）心钠素（ANF）：ANF 是哺乳动物心房肌细胞中的一种具有强大排钠利尿作用、扩张血管和抑制肾素、醛固酮的激素。心力衰竭时，ANF 水平显著增高，但却无利尿排钠作用。其原因可能是内源性 ANF 不足以抵消激活了的 RAAS 的强力作用，也可能与血中 ANF 持续增加导致肾脏特异性受体重新分布或反应性降低有关。

（3）抗利尿激素（ADH）：ADH 的主要生理作用是增加远曲肾小管和集合管对水的重吸收。大多数心力衰竭患者血中 ADH 较正常人平均升高 2 倍以上，其产生机制为：① ALD 增加引起水钠潴留、晶体渗透压增高，兴奋下丘脑渗透压感受器、促使 ADH 分泌；②心力衰竭时，A II 增加可能直接兴奋中枢促进 ADH 分泌；③有效循环血量减少，兴奋动脉牵张感受器，反射性引起 ADH 分泌。上述机制导致心力衰竭患者水钠潴留、稀释性低钠血症及水肿形成。

3. 临床表现

（1）症状：由于脏器慢性持续性淤血、水肿，患者可有食欲缺乏、恶心、呕吐、腹胀、尿量减少及体重增加，重者出现肠源性蛋白丢失，甚至形成恶病质。

（2）体征

1）颈静脉充盈或怒张：半卧位或坐位时可见充盈的颈外静脉，其程度和体静脉压升高的程度呈正相关。肝颈静脉反流征阳性，这一体征有助于鉴别心力衰竭和其他原因引起的肝大。

2）肝大和压痛：早期肝大柔软，触诊有压痛，常发生于皮下水肿之前。右心衰竭好转或缓解后，肝脏可缩小。长期右心衰竭，肝脏慢性淤血，可形成肝源性肝硬化，表现为肝质地较硬，压痛及肝颈静脉反流征不明显，常伴黄疸、腹水和慢性肝功能损害。

3）水肿：水肿发生于身体下垂部位（重力性水肿），活动者出现在脚、踝内侧及胫前部位，长期卧床者见于腰骶部和股内侧。颜面部一般无水肿。水肿呈凹陷性和对称性。

4）胸水和腹水：右心或全心衰竭时可出现双侧或单侧胸水，前者多见。如为单侧胸水，一般位于右侧。单侧左侧胸水提示有肺栓塞可能。腹水是右心衰竭的晚期表现，多与心源性肝硬化有关，但有三尖瓣关闭不全者，腹水也可较早出现。

5）心脏病变体征：多见心浊音界扩大。胸骨左缘第 3~4 肋间可闻及舒张期奔马律。右心显著扩大导致的三尖瓣相对性关闭不全时，三尖瓣区有收缩期吹风样杂音。长期严重右心衰竭者可出现发绀。

4. 治疗

（1）治疗病因、去除诱因：控制血压减轻后负荷，应用药物或介入治疗改善冠状动脉供血，治疗甲状腺功能亢进，手术矫正心瓣膜病和先天性心脏畸形等。此外，还需控制感染、心律失常以及纠正贫血和电解质、酸碱平衡失调等心功能不全的诱发因素。

（2）减轻心脏负荷

1）休息：限制体力活动。

2）低盐饮食：控制钠盐摄入。由于治疗心源性水肿时同时应用利尿剂的排钠作用，钠盐的控制不必过严,以免发生低钠血症。

3）应用利尿剂:利尿剂通过肾小管抑制钠、水重吸收而减少循环血量、消除水肿。临床上呈全身水肿的心源性水肿为右心衰竭引致,因此利尿治疗不必过强。轻度水肿者可以噻嗪类或祥利尿剂间歇应用,如氢氯噻嗪 25mg 每周 2 次,或呋塞米片 20mg 每周 2 次。中度水肿者采用保钾类利尿剂持续服用合并噻嗪类或祥利尿剂间歇应用。重度水肿者上述疗法无效时,可以保钾利尿剂和排钾利尿剂合并持续应用。

（3）增加心肌收缩力:应用洋地黄类药物适用于中、重度收缩性心力衰竭患者,尤其是伴有心房纤颤快速心室率者。可选用地高辛 0.25mg,每日 1 次;重者给予毛花苷丙 0.2~0.4mg 静脉注射。

（二）肝源性水肿

1. 病因　各种原因引起的慢性肝脏疾病导致的肝硬化是肝源性水肿的常见病因。

2. 发生机制

（1）激素灭能作用减退:肝功能减退时,肝脏对 ALD 及 ADH 的灭能作用减退,引起继发性 ALD 及继发性 ADH 增多,导致肾钠、水重吸收增加。

（2）低白蛋白血症:肝脏合成蛋白质功能障碍造成的低白蛋白血症使血浆胶体渗透压降低,血管内水分进入组织间隙。

（3）门静脉压力增高:门静脉压力 >2.94kPa（300mmHg）时,腹腔内血管床静水压增高,组织液回吸收减少而漏入腹腔。

（4）肝淋巴液生成增多:肝静脉回流受阻时,血浆自肝窦壁渗透至窦旁间隙,致肝淋巴液生成增多,并自肝包膜及肝静脉渗出。

（5）有效循环血量不足:有效循环血量不足使肾脏交感神经活动增强,前列腺素、心房态以及激肽释放酶 – 激肽活性降低,引起肾脏血流量和排钠减少。

3. 临床表现　肝硬化患者在腹水出现前常先有下肢轻度可凹性水肿及腹胀。大量腹水使腹部膨隆,横膈抬高,出现呼吸困难及脐疝。部分病例可有胸水,多见于右侧。患者多伴有门脉高压症的其他表现（食管静脉曲张、上消化道出血、脾大、脾功能亢进等）、肝功能试验异常,可有黄疸、肝性脑病等。

4. 治疗

（1）基本治疗:治疗肝性水肿的基本措施着重于改善肝功能,包括休息、增加营养、加强支持疗法等。

（2）限制钠、水摄入量:给予低盐饮食,有腹水者每日摄入钠盐量应控制在 500~800mg（氯化钠 1.2~2.0g）;进水量限制在 100ml/d 左右。部分患者（约 15%）通过钠水摄入量的限制可产生自发性利尿。

（3）增加钠水的排出

1）利尿:利尿剂的应用原则上先用螺内酯（安体舒通）,无效时加用呋塞米或氢氯噻嗪。测定尿钠 / 尿钾比值有助于药物的选择,如尿钠 / 尿钾比值 <1,螺内酯利尿效果较好;>1 则应呋塞米与螺内酯合用。螺内酯初始剂量为 20mg,每日 4 次,根据利尿反应每间隔 5 天增加 80mg/d,若效果仍不满意,则加用呋塞米 40~80mg/d。利尿治疗以每周减轻体重不超过 2kg 为宜,利尿剂量不宜过大,利尿速度不宜过猛,以免诱发肝性脑病、肝肾综合征等。

2）导泻:利尿治疗无效或合并肝肾综合征及低钠血症的患者,可服用甘露醇导泻,20g,

每日 1~2 次,以通过肠道排出水分。

3)提高血浆胶体渗透压:出现大量腹水的患者每周定期少量、多次静脉输注新鲜血浆或白蛋白,有助于改善机体一般状况、恢复肝功能、提高血浆胶体渗透压,促进腹水和全身水肿的消退。

(4)腹水的机械消除

1)放腹水加输白蛋白:单纯放腹水只能暂时改善症状,2~3 天内腹水迅速恢复原状。每日或每周 3 次放腹水,每次 4000~6000ml,同时静脉输注白蛋白 40g,可维持治疗效果,且疗效优于大剂量利尿、并发症少。

2)腹水浓缩回输:难治性腹水时常采用腹水浓缩回输效果较好,除可减轻或消除腹水、清除钠和水分外,尚能提高血浆胶体渗透压及有效血容量,改善肾血流量。每次放出腹水5000ml,通过超滤或透析等浓缩处理成 500ml 在静脉回输。副作用和并发症为发热及电解质紊乱。

(三)肾源性

1. 病因　各种原因引起的肾实质损害均可导致水肿。

2. 发生机制

(1)血浆胶体渗透压降低:肾病综合征时,由于大量血浆蛋白质随尿液丢失引起低白蛋白血症、血浆胶体渗透压降低,使血管内水分进入组织间隙产生水肿。

(2)神经内分泌因素:血管内水分进入组织间隙可引起血容量减少,通过下列机制引起水钠潴留:①肾交感神经兴奋,一方面使肾血流量减少、肾小球滤过率下降,另一方面促使肾小管和集合管重吸收钠增加;②RAAS 兴奋,继发 ALD 及 ADH 增多;③ANF 等利钠因子受抑制,加重水钠潴留。

(3)球管失衡:肾炎时由于内皮细胞肿胀使肾小球滤过率下降,但肾小管重吸收钠的能力并未相应下降,造成所谓"球管失衡"和肾小球滤过分数下降。这时肾小球滤出的钠明显减少,而肾小管重吸收钠接近正常,因而导致钠水潴留。

(4)肾小球滤过率下降:慢性肾脏疾病使肾单位逐渐毁损,肾小球滤过率下降,造成水钠潴留。

3. 临床表现　肾脏疾病患者出现了水肿,可确定为肾性水肿。肾性水肿轻重不一,轻者无可见的水肿,隐性水肿仅有体重增加(体重突然增加 3kg 以上肯定有水肿),或在清晨有眼睑及颜面部水肿或表现踝部水肿;重者水肿波及全身,甚或伴胸、腹腔积液,致体重增加十几公斤。水肿与肾脏病变的严重程度不成正比。患者可伴有少尿,尿检异常(蛋白尿、血尿或管型尿)、高血压、肾功能减退或眼底改变。

4. 治疗

(1)限制钠水摄入量:低盐饮食,每日氯化钠摄入量 <3.0g。严重水肿及尿量减少者应控制水摄入量。

(2)利尿消肿:可选用以下利尿剂。

1)噻嗪类利尿剂:常用氢氯噻嗪 25mg,每日 1~2 次。应注意补钾,防止低钾血症。肾功能减退者(血肌酐 >250μmol/L,或肌酐清除率 <30ml/min)不宜使用,以免发生或加重高尿酸血症;已有高尿酸血症者禁用。

2)潴钾类利尿剂:单独使用时利尿效果较弱。常用螺内酯 20mg,每日 1~2 次,或氨苯蝶啶 50mg,每日 1~2 次。肾功能不全者慎用。

3)袢利尿剂:利尿作用较强。呋塞米常用剂量 20~120mg/d,根据病情用药途径选择口服或静脉注射,肾功能不全时可逐渐加大剂量。需谨防低钠血症及低钾、低氯性碱中毒。

4)渗透性利尿剂:肾病综合征患者可选用低分子右旋糖酐或 706 代血浆 250~500ml 隔日 1 次静脉点滴,但少尿(<400ml/d)时应慎用。

5)提高血浆胶体渗透压:肾病综合征患者通过静脉滴注血浆或血浆白蛋白,可提高血浆胶体渗透压,防止血管内水分外渗,并促进组织中水分回吸收,从而利尿。但血浆制品输注过多过频,可由于输入的蛋白质于 24~48 小时内由尿排出而造成长时间的肾小球高滤过和肾小管高重吸收,加重肾脏损害,轻者可影响糖皮质激素的药物疗效延迟疾病缓解。因此,一般不主张通过补充血浆蛋白提高血浆渗透压来获得利尿效果。

肾性水肿时常以噻嗪类利尿剂和潴钾类利尿剂作为基础治疗,两者并用可提高利尿效果,减少钾代谢紊乱。中度水肿且上述治疗无效时,则改为渗透性利尿剂并用袢利尿剂治疗,于静脉输注渗透性利尿剂(或血浆蛋白)完毕时静脉注射呋塞米可得到满意的利尿效果。但利尿不宜过猛,以免并发血栓形成。

(3)血液净化:因急性肾衰竭或慢性肾衰竭终末期发生少尿或无尿而导致的水肿,需通过肾功能替代疗法(血液透析或腹膜透析)排除体内潴留的水分,消除水肿。

(四)内分泌障碍

1. 黏液性水肿

(1)病因:常发生于甲状腺功能减退者。幼年者多为原发性,成年人则多为继发性。一般与下列病况有关:①甲状腺功能亢进症手术治疗或放射性同位素 ^{131}I 治疗后,过量抗甲状腺药物也可引致;②继发于垂体前叶功能减退和(或)视丘下损伤;③与慢性甲状腺炎或甲状腺自身免疫性疾病有关。

(2)临床表现:黏液性水肿的特点为皮肤受压时无明显的凹陷,颜面及下肢出现水肿,严重病例全身皮下组织均可累及,甚至可出现心包积液和胸、腹水。临床上如出现不能解释的全身乏力、怕冷、皮肤苍黄而干燥、非可凹性水肿、毛发脱落、反应迟钝、便秘、女性月经失调与中等度贫血等情况时,应考虑本病。实验室检查可见血浆蛋白结合碘常 <3μg%,血清胆固醇多增高,甲状腺 ^{131}I 吸收试验常 <10%。

(3)治疗:甲状腺素替代治疗:左旋甲状腺素钠片起始量 25~50μg/d,每次可增加 25μg,维持量 100~150μg/d,每日晨服用一次。

2. 经前期紧张综合征 本综合征与雌激素的分泌周期以及雌激素引起的水钠潴留有关,临床表现颇为复杂。水肿是常见的症状,但神经症表现常见而突出。患者兴奋性增高、烦躁、易怒、多失眠、常有头痛、疲乏困倦或精力不集中。体重可增加,伴眼睑、手部及踝部水肿。可有乳房胀痛或盆腔部沉重感。上述症状月经开始前 7~14 天出现。于月经来潮时消退。月经来潮后,患者排尿量增加水肿及其他症状逐渐缓解。

(五)特发性

如水肿发生而无任何明显的、已知的原因,称为特发性水肿。特发性水肿作为一种原因未明的综合征,常发生于女性。

1. 发生机制 内分泌功能失调以及对直立体位的反应异常被认为是特发性水肿的主要发生机制。患者直立位时血浆肾素活性增高,显著高于正常人,提示存在继发性醛固酮增多。继发性醛固酮增多似是肾小管重吸收钠增加及水钠潴留的重要原因,但特发性水肿确切的发生机制尚未明了。

2. 临床表现 特发性水肿几乎仅发生于女性,水肿往往有和月经周期相关的周期性。患者的体位适应性与健康女性比较有明显的差别。患者经卧床休息水肿消退之后,再作相应指标的测定,可发现清晨和晚间体重差别较大,下肢体积增加,取直立位时收缩压下降较多;同时血浆肾素活性升高,尿中 ALD 排量增多。多数患者无排卵周期,血中孕酮含量不足、雌激素浓度相对增高。多有经前期水肿。特发性水肿的确立需除外心、肝、肾等器质性病变,立卧位水试验*有助于诊断。特发性水肿时立卧位水试验异常,立位时尿量低于卧位尿量 50% 以上。

3. 治疗 采取卧床休息、穿弹性长袜、限制食盐摄入量、服用 ACEI 类药物或补充孕酮等措施可使水肿减轻及消退。

*立卧位水试验:嘱患者清晨空腹排尿后,于 20 分钟内饮水 1000ml,然后每小时排尿一次,连续四次,测量并记录总尿量。第一天取卧位(去枕平卧),第二天取立位(随意活动或工作),用上述方法各重复一次。

二、局限性水肿

(一)局部炎症所致的水肿

由于疖、痈、丹毒、蜂窝织炎等局部炎症所致的水肿,一般伴有局部潮红、皮温增高及压痛,诊断不难。抗感染治疗有效。

(二)肢体静脉血栓形成及血栓性静脉炎

肢体静脉血栓形成是静脉内有血栓形成,血栓性静脉炎是在静脉血栓形成基础上继发炎症或静脉炎合并血栓形成。多见于下肢,表现为非对称性水肿。两者的鉴别在于血栓性静脉炎有局部炎症表现。

治疗:①卧床休息;②抗凝:华法林 2~3mg/d。

(三)慢性上腔静脉阻塞综合征

慢性上腔静脉阻塞综合征大多由恶性肿瘤(肺癌、恶性淋巴瘤等)引起,少数为"良性"阻塞,由慢性结核性纵隔炎、原发性上腔静脉血栓形成和白塞病导致。

水肿出现于面、颈、上肢及上胸部,形成所谓"披肩状"水肿。伴颈静脉怒张、前胸部浅表静脉扩张、血流方向向下,常有肝大,或兼有发绀、气促、咳嗽与声音嘶哑。上腔静脉压显著升高。严重病例可有全身性水肿、胸水、腹水。选择性上腔静脉造影可显示阻塞的部位。

(四)慢性下腔静脉阻塞综合征

引起下腔静脉阻塞的原因有血栓形成、恶性肿瘤压迫或肿瘤组织侵入静脉堵塞血管。患者可表现为腹胀、腹壁静脉曲张、下肢与阴囊水肿,伴肝或脾大,因此临床上易误诊为肝硬化。本综合征主要特点或与肝硬化的主要鉴别点有:①腹壁静脉曲张的血流均向上,而肝硬化时脐以上水平者血流向上,而脐以下水平者血流向下;②下肢水肿出现较早,或与下肢静脉曲张同时出现,伴下肢静脉压升高;③有精索静脉曲张;④肘静脉血氨浓度与腹壁静脉血氨浓度相近,肝硬化时后者较前者为高;⑤选择性下腔静脉造影或 CT 血管成像检查可显示阻塞部位。

(五)淋巴回流受阻

淋巴回流受阻可引起该处淋巴系统输纳区域的局限性水肿。其中以丝虫病引起的慢性淋巴管炎最常见。

　　丝虫寄生于淋巴系统引起淋巴管炎及淋巴结炎，由于影响淋巴液回流出现局限性水肿。如淋巴血流长期受阻合并反复继发感染时，便可逐渐形成象皮肿。象皮肿是晚期丝虫病的特征性表现之一。患部皮肤粗糙增厚，如皮革样，并起皱褶，皮下组织也显著增厚。象皮肿以下肢最常见，其次为阴囊、阴唇、上肢等部位。此外，患者还可表现为乳糜尿或乳糜血尿。诊断需根据临床表现、血中检出微丝蚴以及患部皮肤活组织检查。

（陈海平）

参 考 文 献

［1］李士梅，尹培达. 病史、症状学和体格检查方法 // 李士梅. 临床肾脏病学. 上海：上海科学技术出版社，1984：106-139.
［2］李世军，刘志红. 肾脏疾病常见临床表现 // 黎磊石，刘志红. 中国肾脏病学. 北京：人民军医出版社，2008：36-45.
［3］张玉强，梅长林. 肾脏疾病的常见症状 // 林善炎. 当代肾脏病学. 上海：上海科技教育出版社，2001：313-325.
［4］王宝恩. 肝硬化 // 王宝恩，张定凤. 现代肝脏病学. 北京：科学技术出版社，2003：534-563.

少尿与无尿

! 概述

肾脏为分泌尿液、排泄代谢废物和调节水、电解质及酸碱平衡的重要器官。健康成人 24 小时尿量 1500ml 左右,并与水的摄入量成正比。

少尿是指尿量 <400ml/24h 或 <17ml/h;儿童尿量 <0.8ml/(kg·h),应视为少尿。如 24 小时尿量 <50~100ml,或 12 小时完全无尿,则称为无尿。少尿和无尿是临床上威胁生命的极其严重的症状,应积极寻找病因、及时做出诊断,并进行迅速有效的救治。

临床上少尿或无尿是肾功能障碍的主要表现。肾功能在短时间内突然下降并持续存在、造成内环境平衡失调的一组临床综合征称为急性肾损伤(acute kidney injury,AKI)。肾功能下降可发生在既往无肾功不全的患者,也可在原有慢性肾脏病(chronic kidney disease,CKD)基础上急性加重。2012 年 KDIGO(Kidney Disease:Improving Global Outcomes)AKI 工作组公布的急性肾损伤临床实践指南制定了 AKI 的定义(或界定指标)和分期诊断标准(表 22-1)。

表 22-1　急性肾损伤分期诊断标准

分期	SCr 标准	尿量
Ⅰ期	增至基线值的 1.5~1.9 倍 或 ≥26.5μmol/L(0.3mg/dl)	<0.5ml/(kg·h),6~12 小时
Ⅱ期	增至基线值的 2.0~2.9 倍	<0.5ml/(kg·h),≥12 小时
Ⅲ期	增至基线值的 3.0 倍以上 或 SCr ≥4.0mg/dl(354μmol/L), 或开始肾脏替代治疗 或 <18 岁患者 eGFR 降至 <35ml/(min·1.73m^2)	<0.3ml/(kg·h),≥24 小时 或无尿≥12 小时

AKI 定义(符合以下任一标准 AKI 诊断即可成立):

1. 48 小时内血清肌酐(SCr)升高 ≥0.3mg/ml(≥26.5μmol/L);或

2. 已知或推测 7 天内 SCr 增高至基线水平的 1.5 倍;或

3. 6 小时内尿量 <0.5ml/(kg·h)。

！病因思考

少尿和无尿的病因可归纳为以下三类：

（一）肾前性

由于肾外原因引起肾血流灌注不足，导致肾小球滤过率减少，并由此引发急性氮质血症。常见原因：

1. 血容量不足　各种原因导致的重度脱水、大出血、细胞外液迅速外移（大面积烧伤等）、或大剂量应用利尿剂等。

2. 心搏出量减少　见于心功能衰竭、严重心律失常、急性心肌梗死和急性心脏压塞等。

3. 有效血浆容量减少　由于肾病综合征、肝衰竭、败血症、休克、应用血管扩张药或麻醉药所致。

（二）肾性

肾性少尿或无尿是由于各种肾实质疾病引致，或由肾前性因素未能及时纠正发展而成。

1. 肾小管病变　为急性肾衰竭或急性少尿或无尿的主要病因，以急性肾小管坏死（ATN）为多见（约占40%）。肾缺血和肾中毒（药物等）为其常见原因。

2. 肾小球病变　见于各型新月体肾炎、重症急性链球菌感染后肾炎以及活动性弥漫增生性狼疮肾炎等。

3. 急性间质性病变　常见于急性药物过敏性间质性肾炎，也可见于感染（如葡萄球菌或革兰阴性杆菌间质性、严重急性肾盂肾炎并发肾乳头坏死）。

4. 肾血管病变　①小血管病变：各种原发或继发性肾小血管的坏死性、过敏性血管炎以及恶性高血压引起的小血管炎；②大血管病变：肾脏的单侧或双侧肾动脉或肾静脉血栓形成或栓塞等。

5. 慢性肾脏病变的急剧恶化　慢性肾脏疾病在某些因素作用下，肾功能急剧减退而出现少尿和无尿。

（三）肾后性

由各种原因引起的尿路梗阻所致。梗阻原因多为尿路内存在结石、血块、坏死组织等，或尿路外肿瘤及腹膜后纤维化、肿大的前列腺或脱垂的子宫压迫尿道和（或）尿路其他部位等。

！诊断思路

少尿、无尿诊断思路见图22-1。

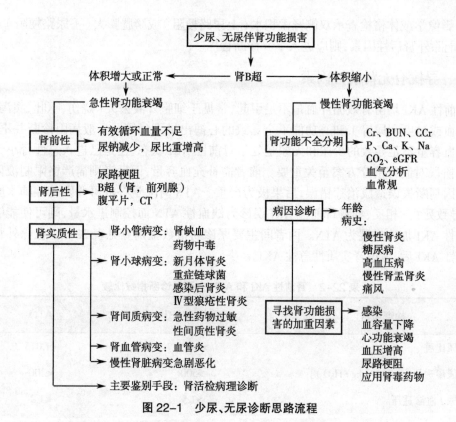

图 22-1　少尿、无尿诊断思路流程

一、排除慢性肾功能不全

在确认急性肾损伤（AKI）引起的少尿和无尿之前,应首先排除慢性肾衰竭（CRF）终末期的存在。

CRF 的主要特点:

1. 多有慢性肾脏病史。

2. B 超检查常显示肾脏缩小。

3. 贫血明显,多伴钙磷代谢紊乱。

在排除 CRF 原因造成的少尿和无尿后,可确定为 AKI 引致。其特点为:

1. B 超示肾脏体积常肿大或正常。

2. 血清肌酐（SCr）每日上升 26.6~44.3μmol/L（0.3~0.5mg/dl）以上。

3. 贫血不显著,甲状旁腺激素水平多正常。

二、寻找有无肾后性因素

尿路梗阻因素引起的肾后性 AKI 常可通过外科手术措施得到迅速缓解,因此一旦梗阻性病变诊断成立,应立即请泌尿外科会诊,并转泌尿外科治疗。肾后性 AKI 的临床特点:

1. 突然无尿起病。

2. 多伴肾绞痛或腹痛。

3. 常见镜下血尿或肉眼血尿。

4. 影像学或体格检查示双侧肾盂积水(上尿路梗阻)或膀胱膨大(下尿路梗阻)。

如能除外肾后性因素,则应进入下一诊断程序。

三、寻找有无肾前性因素

肾前性 AKI 均由有效循环血量不足引起,常见于细胞外液丢失(烧伤、呕吐、腹泻、消化道大出血或过度利尿等),和心功能不全导致的心搏出量下降等。一般病因诊断并不困难。但鉴别血容量不足导致的少尿和无尿是处于肾前性 AKI 状态、还是已进入急性肾小管坏死(ATN)阶段对制订治疗方案至关重要。前者需补充血容量,而后者则需严格限制液体摄入量。如因判断失误造成治疗错误,后果极为严重。ATN 时大量补液可并发急性肺水肿或脑水肿,导致死亡;相反,如将肾前性 AKI 误诊为缺血性 ATN 而控制进水量,则可使能够逆转的肾前性 AKI 加速进展为 ATN。两者间主要尿诊断指数鉴别点见表 22-2。在除外肾后性和肾前性 AKI 后,考虑肾实质性急性 AKI。

表 22-2　肾前性 AKI 和 ATN 主要尿诊断指数比较

检查项目	肾前性 AKI	ATN
尿比重	>1.020	<1.015
尿渗透压[mOsm/(kg·H$_2$O)]	>500	<300
尿 / 血渗透压	>1.5	<1.2
尿钠(mmol/L)	<20	>40

四、肾性少尿和无尿的病因诊断

(一)肾小管疾病

多为缺血或药物(氨基苷类抗生素多见)对肾小管上皮细胞的直接毒性作用引起的 ATN。主要特点:近端肾小管功能损害表现为小分子蛋白尿(尿蛋白定量 <1g/d,尿 β$_2$ 微球蛋白增高等)、肾性糖尿和氨基酸尿;远端功能损害表现为浓缩稀释功能障碍及肾小管酸中毒等。

(二)肾小球疾病

临床呈现急进性肾炎综合征,伴或不伴肾病综合征。狼疮性肾炎可有其他系统表现(光敏、口腔溃疡、关节疼痛、浆膜炎、血液系统改变及自身抗体阳性等)。

(三)肾间质疾病

以急性药物过敏性间质性肾炎多见。临床表现:①全身过敏表现:发热、皮疹、关节痛;②肾局部过敏表现:尿嗜酸性粒细胞增多,伴上述小管功能障碍。

(四)肾血管疾病

表现为 AKI 的系统性小血管炎在临床上可呈急进性肾炎综合征,血清抗中性粒细胞抗体(ANCA)可阳性;出现单侧或双侧肾动脉或肾静脉血栓形成或栓塞时可出现发热、腰痛、蛋白尿、血尿、血压增高等。放射性核素肾动态显相、肾动脉造影以及选择性下腔静脉或肾静脉造影,分别对肾动脉及肾静脉病变的诊断有帮助。

（五）肾功能急剧减退

在慢性肾脏疾病基础上，由某些原因引起的肾功能急剧减退。诊断要点：①多有慢性肾脏病史；②引起的肾功能急剧减退的原因多见严重感染、脱水、心功能不全、尿路梗阻、药物毒性作用等。

肾活检病理诊断是鉴别肾实质性 AKI 病因的重要手段。

急诊治疗

一、病因治疗

（一）肾前性

补充血容量，并积极治疗导致血容量减少或有效循环血量不足的原发病。

1. 补充血容量　24 小时补液量为显性失液量及不显性失液量之和减去内生水量。显性失液量指前一日尿量、粪、呕吐、出汗、引流液及创面渗液量的总和；不显性失液量指每日从呼吸中失去水分（约 400~500ml）和从皮肤蒸发的水分（约 300~400ml），也可按每日 12ml/kg 计算；内生水指 24 小时内体内组织代谢、食物氧化和补液中葡萄糖氧化所生成的水总和，约为 300ml。

补液量适中的参考指标为：①皮下无脱水或水肿征象；②每日体重不增加；③血清钠浓度正常，如偏低且无失盐基础，提示体液潴留；④中心静脉压正常 0.59~0.98kPa（6~10cmH$_2$O），若 >1.17kPa（12cmH$_2$O），提示体液过多；⑤胸部 X 片血管影正常，如显示肺充血征，提示体液潴留；⑥心律快、血压升高、呼吸加速，如无感染，应疑有体液过多。

2. 治疗引起血容量减少的原发病。

（二）肾后性

解除尿路梗阻（请泌尿外科协助治疗）。

（三）肾实质性

1. **急性肾小管坏死**　根据病因不同，积极抗感染、补充血容量，或停用肾毒性药物。

2. **肾小球病变**

（1）重症急性链球菌感染后肾炎只需对症处理：利尿消除水肿、服用降压药物控制血压、休息，必要时透析治疗。

（2）新月体肾炎、狼疮性肾炎：需用糖皮质激素和免疫抑制剂治疗。

1）糖皮质激素

a. 泼尼松：1mg/（kg·d），每日晨一次顿服，持续 8~12 周后逐渐减量。新月体肾炎需根据疗效决定疗程（病变不可逆时可快速减停）；狼疮性肾炎减至维持量后维持数年。

b. 甲泼尼龙冲击疗法：0.5~1.0g 溶于 5% 葡萄糖溶液 250ml 中，每日静滴一次，连续 3 次为一疗程。间隔 3~5 日后可重复一次，最多不超过 3 个疗程。

2）免疫抑制剂

a. 环磷酰胺：①冲击疗法：1.0g 溶于 5% 葡萄糖溶液 250ml 中静脉滴注，每 2~4 周一次；②常规疗法：口服 0.1g，每日 1 次；静脉注射为 0.2g+ 生理盐水 20ml 隔日 1 次，累计量

6~8g。

　　b. 霉酚酸酯：1.5~2.0g/d。6 个月后酌情减量，总疗程 1 年左右。

　　3）血浆置换疗法：新月体肾炎尤其是Ⅰ型（抗肾抗体型）适用。应用血浆置换机，以正常人血浆置换患者血浆，每日或隔日一次，每次置换 2L，直至血中抗肾小球基底膜抗体（Ⅰ型）或免疫复合物（Ⅱ型）转阴，病情好转。一般需置换 10 次以上。

　　（3）急性药物过敏性间质性肾炎

　　1）停用致敏药物。

　　2）小剂量糖皮质激素短程治疗：泼尼松 30~40mg/d，1 个月后减停。

　　3. 肾血管病变

　　（1）系统性小血管炎给予糖皮质激素及免疫抑制剂治疗（同上）。

　　（2）肾静脉血栓形成应去除病因（血液浓缩、高凝状态等），早期抗凝和溶栓治疗。

　　（3）动脉栓塞和血栓形成需适时抗凝治疗，早期介入性肾动脉内溶栓及手术治疗。

　　4. 在慢性肾脏疾病基础上的肾功能急剧减退　积极治疗导致急性肾功能减退的致病因素（脱水、心功能不全、感染、尿路梗阻等）。

二、对症治疗

（一）纠正水、电解质和酸碱平衡紊乱

　　1. 肾实质性 ARF 者严格限制水分摄入量，24 小时补液量为显性失液量及不显性失液量之和减去内生水。

　　2. 透析治疗　提倡早期透析。临床上出现以下任一种情况为透析指征：

　　（1）急性肺水肿；

　　（2）高钾血症，钾 >6.5mmol/L；

　　（3）高分解代谢状态；

　　（4）无尿 2 天或少尿 4 天以上；

　　（5）严重代谢性酸中毒，二氧化碳结合力 <13mmol/L；

　　（6）尿素氮 21.4~28.6mmol/L（60~80mg/dl）或肌酐 >442μmol/L（5mg/dl）。

（二）营养支持

　　加强营养支持疗法可减轻负氮平衡，降低尿毒症毒素含量，提高机体抵抗力，并能提高急性肾衰竭的生存率。

　　口服补充营养是营养疗法最安全的途径，不能口服者可采用管饲和胃肠外营养疗法。基础能量需要一般为 30~45kcal/（kg·d）左右。

　　1. 每日葡萄糖摄入量≥100g。

　　2. 脂肪摄入量应占总热量的 30% 以上。

　　3. 蛋白质和氨基酸的补充应根据尿素氮生成率（UNA）决定。对 UNA ≤4~5g/d、无明显营养不良、未进行透析治疗的患者，可补充 0.2~0.5g/（kg·d）的必需氨基酸，或 0.6g/（kg·d）的蛋白质或混合氨基酸，反之，UNA>4~5g/d、合并营养不良、需接受透析的患者，最好给予 1.0~1.2/（kg·d）的蛋白质或氨基酸。腹膜透析患者应补充蛋白质 1.2~1.5g/d。

（陈海平）

参 考 文 献

［1］王海燕. 急性肾功能衰竭（急性肾损伤）// 王海燕. 肾脏病学. 北京：人民卫生出版社, 2008：826-846.

［2］张玉强, 梅长林. 肾脏疾病的常见症状 // 林善炎. 当代肾脏病学. 上海：上海科技教育出版社, 2001：313-325.

［3］Kidney Disease：Improving Global Outcomes（KDIGO）Acute Kidney Injury Work Group. KDIGO Clinical Practice Guideline for Acute Kidney Injury. Kidney Inter, 2012, Suppl 2：1-138.

23

血 尿

!概述

！概述

血尿是泌尿系统疾病常见的临床表现。正常人尿中可有少量红细胞（RBC）。离心尿液在显微镜高倍视野（HP）下偶然发现 1~2 个 RBC 属正常现象。

尿液离心沉淀（1500 转 / 分钟）后取沉渣镜检，当 RBC ≥3 个 /HP，或 Addis 计数 >50万 /12 小时或 >10 万 / 小时时，表明肾脏或 / 和尿路系统有异常出血，称为镜下血尿。由于尿常规自动分析仪检测尿潜血假阳性率较高，且血红蛋白尿和肌红蛋白尿均可呈阳性反应，因此必须以新鲜尿液的镜检结果作为判断是否存在镜下血尿的标准。每升尿液中血液超过 1ml 时肉眼可见血性尿色异常，称为肉眼血尿。肉眼血尿中可混有血凝块。临床上血尿可呈一过性、间断发作或持续存在。血尿的程度和引起血尿疾病的严重与否常无平行关系。

肉眼血尿的颜色因尿中含血量和酸碱度的不同而有差别。出血量多时尿色深浓；酸性尿液呈棕黑色、棕色、酱油色或深茶色，RBC 中的血红蛋白较快溶于尿中；碱性尿液呈鲜红色、粉红色或洗肉水样。在低渗尿中，RBC 体积增大，易破坏崩解。

！病因思考

泌尿系统本身疾病是引起血尿的主要原因。此外，某些全身性疾病累及肾脏也可导致血尿。

一、泌尿系统疾病

泌尿系统病变占血尿病因的 95%~98%，常见感染、非感染性炎症、结石和肿瘤等因素。

（一）泌尿外科疾病

泌尿系统结石、肿瘤、结核、外伤、异物、血管变异、手术或导尿损伤、介入性器械检查治疗、肾下垂和游走肾等。

（二）肾内科疾病

1. **肾实质性病变** 各型原发性或继发性肾小球肾炎、肾小管间质性肾炎、遗传性肾炎、薄基底膜肾病、溶血尿毒综合征、多囊肾、海绵肾、肾乳头坏死等。

2. 尿路感染。

3. 血管疾病　肾梗死、肾皮质坏死、肾动脉硬化、动静脉瘘、肾静脉血栓形成、动脉炎及肾小球毛细血管坏死等。

二、全身性疾病

1. 血液系统疾病　血小板减少性紫癜、血栓性血小板减少性紫癜、再生障碍性贫血、白血病、血友病等其他出、凝血功能障碍的疾病。

2. 感染性疾病　败血症、流行性腮腺炎、流行性出血热和感染性心内膜炎等。

3. 免疫性疾病　系统性红斑狼疮、结节性多动脉炎、过敏性紫癜等。

4. 代谢性内分泌疾病　痛风、甲状旁腺功能亢进、淀粉样变及 Fabry 病等。

5. 其他　药物、毒物和放射线的肾毒性反应。

三、尿路邻近器官疾病

常见急性阑尾炎、盆腔炎或盆腔脓肿、输卵管及附件炎、子宫或阴道炎症以及直肠、宫颈或卵巢肿瘤等。

四、生理性血尿

多见于剧烈活动、高热、重体力劳动和长时间站立（胡桃夹现象）后发生的血尿。

▌诊断思路

血尿患者由于病因不同，因而所伴随的症状、体征和实验室检查结果也不尽相同。详细询问病史、体检和辅助检查并将获取的临床资料进行综合分析，对确定血尿的部位和原因具有重要意义。

一、病史

病史常常能提供血尿病因的诊断思路和依据，因此在问诊过程中应重点注意以下诸方面。

1. 性别和年龄　①儿童和青少年镜下血尿常见原因为急性上呼吸道感染、急性肾小球肾炎、泌尿系统畸形和梗阻、或小儿特发性高钙尿症；②青壮年血尿以尿路结石和慢性肾炎多见，育龄期女性血尿多为尿路感染；③老年男性出现血尿以前列腺肥大继发尿路感染、前列腺癌、肾盂膀胱肿瘤、肾或输尿管结石发病率为高，老年女性则以膀胱肿瘤和尿路感染常见。

2. 肉眼血尿发生方式　①排尿初血尿多为前尿道病变，如炎症、异物、结石、息肉或阴茎段尿道损伤；②排尿终末血尿或滴血常见于后尿道、精囊、膀胱三角区和前列腺的炎症、息肉和肿瘤等；③全程血尿常见于肾炎以及肾脏、输尿管和膀胱的炎症、结石和肿瘤。

3. 疼痛部位和性质　①腰部酸痛且伴有乏力多为肾小球肾炎，持续钝痛或胀痛常为多囊肾或直径较大的单发肾囊肿的表现；②肾区绞痛伴放射痛是肾、输尿管结石的特征;③腹部阵发性绞痛并向会阴部放射提示输尿管结石、血块或异物堵塞;④排尿终了时疼痛伴尿频尿急见于膀胱炎症,如尿路刺激征反复发作则应注意膀胱结核或肿瘤的可能。

4. 前驱感染　①上呼吸道感染或腹泻后数小时或 1~3 日内出现血尿(多为肉眼血尿),主要见于急性肾炎综合征,肾活检病理诊断以 IgA 肾病多见;②血尿于皮肤或上呼吸道感染后 1~3 周内发生者是急性肾小球肾炎的诊断标准之一;③部分新月体肾炎患者常于起病前一个月左右有上呼吸道感染史;④感染性心内膜炎后出现血尿可见于肾小球肾炎。

5. 体重变化　①体重减轻应考虑泌尿系统结核或肿瘤;②体重增加伴水肿是肾小球肾炎和肾病综合征的临床表现,且以后者为甚。

6. 发热　①持续低热通常为泌尿系统结核或肿瘤的征兆,前者常伴生殖系结核(如附睾结核);②高热伴腰部疼痛多为上尿路感染和肾周脓肿;③发热伴关节痛、皮疹、口腔溃疡及蛋白尿高度提示系统性红斑狼疮。

7. 运动和体位　①肉眼血尿前有剧烈运动,短期内血尿自行消失应考虑为运动性血尿;②青少年患者长时间直立体位后出现血尿与胡桃夹现象有关。

8. 高血压和蛋白尿　①血尿伴高血压、蛋白尿常见于肾小球肾炎;②伴听力障碍和眼部异常,并有家族史者多为遗传性肾炎;③高血压发病在前应考虑为高血压肾损害;④血尿出现前已有糖尿病史多年,并以蛋白尿为主要尿检异常为糖尿病肾病;⑤伴咯血和短期内肾功能进行性减退是肺出血肾炎综合征特征性表现之一。

9. 皮疹　①表现为蝶形红斑、盘状红斑或日光性皮炎者为狼疮性肾炎;②发作性出血性皮疹(紫癜)常为过敏性紫癜;③药物治疗后出现皮疹、关节痛、淋巴结肿大和发热多见于药物引起的急性间质性肾炎。

10. 血尿持续时间　①肾小球肾炎时肉眼血尿间断出现,通常持续数小时或数日可自行缓解,镜下血尿多持续存在;②尿路感染或结石时血尿随感染控制后或结石排出或移动至较大的空腔内(如膀胱)时消失;③泌尿系统肿瘤常先表现为镜下血尿,后出现持续肉眼血尿;④肾穿刺活检术或肾外伤后并发动静脉瘘可为持续肉眼血尿,或镜下血尿和肉眼血尿交替出现。

11. 药物治疗　①环磷酰胺和氮芥等细胞药物可导致出血性膀胱炎;②应用抗凝剂引起出血倾向也可呈现血尿;③药物过敏(以抗生素多见)累及肾脏时常表现为镜下血尿。

12. 外伤手术史　①腰部外伤造成的肾挫伤可造成尿路出血;②肾穿刺活检术后数日或数周内可持续存在因动静脉瘘形成导致的肉眼血尿。

二、体格检查

认真进行体格检查对血尿的病因诊断有一定帮助。在系统体检过程中如获以下阳性结果应考虑相应疾病的可能。

1. 血压　血压增高:肾实质病变可能。

2. 皮肤　①紫癜:紫癜性肾炎;②面部蝶形红斑、盘状红斑:狼疮性肾炎;红色斑丘疹伴淋巴结肿大:药物过敏;③出血点、瘀斑:出血性疾病;④苍白(贫血):肾功能损害、狼疮性肾炎或出血性疾病等。

3. 水肿　双下肢对称性可凹性水肿甚或伴胸水、腹水:原发性或继发性肾小球疾病、急性或慢性肾衰竭。

4. 听力　粗测听力减退：遗传性肾炎。

5. 心脏听诊　①杂音：感染性心内膜炎所致肾小球肾炎；②心律不齐（心律绝对不齐、心音强弱不等：心房纤颤）：附壁血栓脱落引起肾栓塞。

6. 腹部触诊　①触及肾脏且位置较低、活动度较大：游离肾；②双侧巨大肾脏：多囊肾；③诸输尿管压痛点压痛、膀胱区压痛：尿路感染；④肋脊角压痛、肾区叩痛：急性肾盂肾炎（急性上尿路感染）。

7. 关节　指间关节畸形：类风湿关节炎肾损害。

8. 肛门指诊　前列腺肥大：前列腺增生或前列腺癌。

三、辅助检查

1. 肾实质性血尿定位诊断检查　血尿病因诊断中的一个关键环节是鉴别肾小球性血尿和非肾小球性血尿。下列检查方法简便易行，可区分这两类来源的血尿。

（1）尿沉渣中的管型：尿中观察到红细胞管型及颗粒管型等主要见于肾小球肾炎。用相位差显微镜检查阳性率较高。

（2）尿蛋白检测：尿蛋白检测对血尿病因的定位诊断极有帮助。下列结果通常提示肾小球病变：①尿蛋白定性显示镜下血尿时 >+、肉眼血尿时 >++；②尿蛋白定量镜下血尿 ≥0.5g/d、肉眼血尿 >1.0g/d；③尿蛋白分析示白蛋白含量明显增高、IgG 增高；④尿圆盘电泳示中分子蛋白尿，或伴有高分子区带蛋白尿。

（3）尿红细胞相位差镜检：在新鲜离心尿 RBC 计数 ≥3/Hp 或 >10 000/ml 的基础上，采用相位差显微镜观察，如 RBC 70% 以上为异常形态（畸形或多型性）可确定为肾小球性血尿。

（4）尿红细胞容积分布曲线：利用血细胞自动分析仪检测新鲜尿标本 RBC 平均容积和分布曲线，以横坐标代表尿 RBC，纵坐标代表相应容积 RBC 的数量。如尿 RBC 平均容积 <72fl 且分布曲线呈小细胞性分布，则表明血尿多来源于肾小球。用尿红细胞容积分布曲线区别血尿来源，可避免相位差显微镜观察者的主观误差。

2. 尿三杯试验　虽然此检查方法临床已不多用，但对诊断或除外下尿路血尿仍有一定帮助。具体方法为患者在排尿过程中，不间断地分别收集初、中、终段尿液置于 3 个玻璃杯中进行肉眼观察和显微镜检查。初段血尿来自尿道口括约肌以下的前尿道；终末血尿多为膀胱基底部、前列腺、后尿道和精囊出血；三杯均有程度相同的血尿，则来源于膀胱颈以上的部位。

3. 非肾实质性血尿检查手段　非肾小球性血尿的疾病来源于尿路病变，多见于感染、结石、结核、肿瘤和血管畸形。在确定为非肾小球性血尿后可根据患者病情酌情选择以下检查。

（1）尿细菌学检查：①拟诊尿路感染的患者应作清洁中段尿培养和药物敏感试验，必要时作真菌培养；②疑有尿路结核时，需浓缩尿找抗酸杆菌检查，连续 3 次以上。有条件者作抗酸杆菌培养。

（2）肾脏 B 超检查：对肾脏的实质性及囊性占位、结石、肾盂积水、肾周围脓肿或血肿有诊断价值。此外，显示弥漫性肾实质回声增强者，可提示肾实质病变。

（3）腹部平片：约 90% 的尿路结石不透 X 线，因而腹部平片对诊断尿路结石有较大的帮助,还可了解肾脏的形态、大小和位置。

（4）静脉肾盂造影（IVP）：IVP 是检查尿路解剖结构的良好方法,能清晰地显示肾盏、肾盂、输尿管和膀胱的形态,并反映肾脏的排泄功能。对肾脏先天性发育畸形、慢性肾盂肾炎、肾结核、多囊肾、肾乳头坏死、肾盂积液和输尿管狭窄等疾病的诊断均有意义。

（5）逆行肾盂造影或输尿管镜检查：对于肾盂肾盏的微小肿物和尿路的细小结石有较高的诊断价值。尿路梗阻性损害、IVP 显示尿路系统有充盈缺损或观察肾盂肾盏不满意者,适用于本法检查。

（6）CT 扫描：利用 CT 扫描可检出和确定占位性病变位置及范围、鉴别实质性肿物和囊肿、了解肾盂肾盏有无积水扩大和梗阻的部位以及观察肾动脉瘤和肾静脉血栓形成。其敏感性、准确性均高于 B 超、IVP 和逆行肾盂造影。

（7）膀胱镜检查：IVP 不能明确诊断且有持续血尿者应进行膀胱镜检查。有助于了解下尿路出血原因和诊断单侧肾脏和输尿管的出血。

（8）肾动脉造影：诊断价值主要有两方面：①对原因不明的血尿患者有助于发现肾血管异常引起的血尿；②对鉴别肾脏肿块是囊肿或实性占位、是良性肿瘤或恶性肿瘤有一定意义。

（9）尿细胞学检查：40 岁以上的血尿患者应常规进行尿脱落细胞检查,这是诊断泌尿系统肿瘤的重要而有效的手段之一,反复多次本项检查可明显提高阳性检出率。

（10）尿钙测定：原因不明血尿患者可在正常饮食下留取 24 小时尿液测定钙浓度。如每日尿钙排泄量 >0.025mmol/kg（4mg/kg）,而血钙在正常范围,则血尿原因与特发性高钙尿症有关。特发性高钙尿症在 3~18 岁无症状性血尿患者中的发生率约为 31.0%~36.0%。

（11）肾脏细胞学及组织学检查：①细针穿刺抽吸肾脏占位性病变组织细胞做细胞学检查,明确恶性或良性病变；②血尿原因为肾实质病变者有必要进行粗针肾穿刺活检,以明确病理诊断。

四、诊断思路

血尿诊断思路请见图 23-1。

（一）确定真性血尿

首先应确定是否为真性血尿,除外使尿液呈现红色的干扰因素。某些食物（如甜菜、辣椒、番茄叶等）和某些药物及其代谢产物（如利福平、苯妥英钠、酚噻嗪等）可导致红色尿液；血管内溶血引起的血红蛋白尿和肌细胞损伤造成的肌红蛋白尿可使尿潜血呈阳性反应。上述情况的鉴别要点是尿沉渣镜检无红细胞。

（二）血尿的定位诊断

首先采用检测方法简单、诊断价值较高、患者无痛苦和经济费用较低的肾实质性血尿定位检查手段——尿红细胞相位差镜检,根据检查结果并结合临床表现将血尿原因初步确定为肾小球性血尿或非肾小球性血尿,再按照初步确定的血尿类别作进一步相关检查。

（三）血尿的病因诊断

1. 肾小球性血尿 初步考虑血尿由肾小球病变或肾实质病变引致后,应继续以下诊断步骤。

（1）了解肾功能状态：检测血清肌酐（SCr）、尿素氮（BUN）和内生肌酐清除率（CCr）。

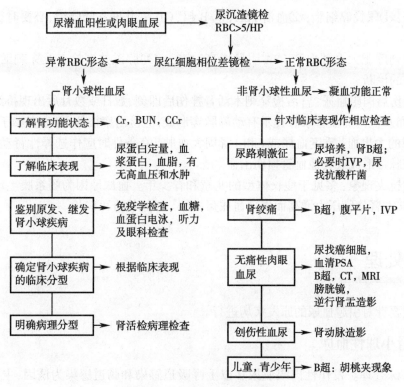

图 23-1　血尿诊断思路流程图

（2）明确临床表现是肾炎综合征或肾病综合征：检测尿蛋白定量、血浆蛋白水平、血脂浓度。如尿蛋白定量 >3.5g/d、血浆白蛋白 <30g/L，伴或不伴高脂血症，可确定为肾病综合征，否则为肾炎综合征。

（3）鉴别原发和继发性肾小球疾病：免疫学检查（自身抗体、免疫球蛋白、血清补体、抗肾小球基底膜抗体、抗中性粒细胞胞浆抗体等）、血糖测定、血浆蛋白电泳、听力及眼科检查等。

（4）确立原发性肾小球疾病的临床分型：如为原发性肾小球疾病，应根据起病方式、病程、症状、体征和实验室检查结果等进行临床分型（如急、慢性肾小球肾炎、急进性肾炎、隐匿性肾炎和肾病综合征等）。

（5）肾穿刺活检：凡肾实质病变者，只要无禁忌，为明确病理诊断和病变程度，均有进行肾穿刺活检的适应证。某些肾脏疾病如急进性肾炎、急性肾衰竭者必须行肾活检，借以鉴别病因、确定病理类型、判断预后并指导治疗。

2. 非肾小球性血尿　如确定为非肾小球性血尿，应针对患者的临床表现作相应检查。

（1）尿路刺激征：提示尿路感染：①清洁中段尿细菌培养；②抗感染久治不愈者反复留尿查抗酸杆菌、尿结核杆菌培养、PPD 试验、肾脏 B 超和 IVP，明确有无肾结核。

（2）肾绞痛：须确定有无尿路结石：①肾脏 B 超、腹部平片；②必要时行 IVP。

（3）无痛性肉眼血尿：反复发作性或持续性无痛性肉眼血尿，伴血块或坏死组织；或初为持续镜下血尿，后呈持续肉眼血尿；尿红细胞大小均一，形态正常。此时应警惕肾盂癌、膀胱癌或前列腺癌的可能。后者部分病例以转移病灶表现为首发症状，如肺部阴影或锥体病变。检查：①尿找癌细胞；②血清 PSA；③ B 超、CT、磁共振和膀胱镜，必要时行逆行肾盂造影。

（4）前列腺肥大合并血清 PSA 明显增高：应行前列腺磁共振检查及穿刺活检，确定有无前列腺癌的诊断。

（5）创伤后肉眼血尿：肾活检穿刺术活肾挫伤后即刻、数日或数月后出现持续性肉眼血尿，肾区可闻及低调的血管杂音提示有动静脉瘘形成，但检出率很低，确诊有赖于动脉造影。对难以控制的大出血［重度血尿或（和）肾周大血肿］有条件时应作选择性肾动脉造影，明确有无动静脉瘘形成或其他血管损伤出血。

（6）胡桃夹现象：多见于瘦长体型的儿童和青少年。血尿原因为肠系膜上动脉压迫左肾静脉，引起左肾静脉压力增高而出现血尿蛋白尿。B 超检查可确诊。

！急诊处理

治疗主要针对引起血尿的原发疾病进行。

一、肾小球性血尿

无须特殊处理。发作性肉眼血尿多以上呼吸道感染和肠道感染为诱因，主要见于 IgA 肾病等，当感染灶控制后肉眼血尿可自行缓解。

二、非肾性血尿

1. 抗感染　尿路感染（详见 "尿频、尿急、尿痛" 章节）。

2. 抗结核　尿路结核。

3. 排石　服用排石冲剂、碎石疗法（参考下册 "体外冲击波碎石" 章节）或手术取石。

4. 手术　肾癌、肾盂癌和前列腺癌等。

5. 止血　尿路大量出血尤其是上尿路出血时，不易应用大剂量凝血药（如巴曲酶等），以免形成血凝块阻塞尿路。应在积极输血纠正贫血和补足血容量的基础上，采用输液泵持续静脉输入垂体后叶素（20U/250ml），初始用量可稍大，6~8U/h，第 2 小时起根据尿色变化减为 2~6U/h，直至尿色正常再维持 6~8 小时；也可酌情同时留置导尿用生理盐水持续膀胱冲洗。

6. 介入治疗　选择性肾动脉造影如能证实动静脉瘘形成或其他血管损伤出血，即可考虑肾动脉分枝栓塞止血。肾动脉栓塞可分为非永久性和永久性栓塞，前者常用的栓塞剂有明胶海绵、自身血凝块及肌肉等。明胶海绵栓塞血管后，数天至十数天可能再通，自身血凝块可在 1~2 天内被吸收，既能帮助止血又不致严重肾梗死，因此常作为首选的栓塞剂。永久性栓塞剂通常采用不锈钢圈、硅橡胶和聚乙烯醇等。

（陈海平）

参 考 文 献

［1］李世军,刘志红. 肾脏疾病常见临床表现 // 黎磊石,刘志红. 中国肾脏病学. 北京:人民军医出版社, 2008:36-45.

［2］刘刚. 肾脏病的临床表现及诊断思路 // 王海燕. 肾脏病学. 北京:人民卫生出版社, 2008:413-422.

［3］张玉强,梅长林. 肾脏疾病的常见症状 // 林善炎. 当代肾脏病学. 上海:上海科技教育出版社, 2001: 313-325.

［4］叶任高,郑智华. 血尿 // 叶任高,沈清瑞. 肾脏病诊断与治疗学. 北京:人民卫生出版社, 1994:100-106.

24

昏 迷

! 概述

昏迷(coma)即持续性意识丧失,是意识障碍中最严重的一种。昏迷的发生意味着在各种病理情况下高级神经活动处于极度抑制状态,也是脑功能衰竭的主要表现之一。

人的正常意识活动由觉醒状态与意识内容两个不同但又相互关联的方面组成。前者指的是人脑的一种生理过程,即睡眠-觉醒周期相交替的清醒状态,属皮层下激活系统的功能;后者指人的知觉、思维、记忆、情感、意志活动等心理过程,此外还有通过言语、听觉、视觉、技巧性运动及复杂反应与外界环境保持联系的能力,属大脑皮层的功能。一般说来,医学上所谓"意识存在",是指能合理地判断自身和周围的环境,并能对自身和周围环境产生基本反应的觉醒状态。而意识丧失的涵义包括了意识内容和觉醒状态的丧失。因此,昏迷是指觉醒状态、意识内容及躯体运动均完全丧失的一种极严重的意识障碍。

意识活动是高级神经活动中最复杂的一种,脑干上行网状激活系统、丘脑弥散投射系统和大脑皮质是维持正常意识活动的解剖学基础。睡眠-觉醒周期交替出现的醒觉状态是人脑的一种正常生理过程,人只有在正常的觉醒状态下才能有正常的意识内容活动。这一过程的建立有赖于人脑的上行投射系统,它包括特异性上行投射系统与非特异性上行投射系统两部分,后者与正常的睡眠-觉醒周期关系更为密切。位于脑干中轴两侧的脑干上行网状结构与丘脑非特异性核团、下丘脑后区和中脑中央灰质等区域相联系,它们对皮层具有"唤醒"功能,此外,各种感觉通路和大脑皮层的广泛区域也有侧支进入脑干网状结构。解剖学研究早已证实,在大脑皮层-丘脑非特异性投射核团-脑干网状结构之间有往返的神经联系。单纯大脑皮层弥漫性病变时,意识内容丧失而觉醒存在。若脑干上行网状激活系统或(和)丘脑弥散投射系统受损,皮层处于极度抑制状态,患者不但觉醒不能,意识内容也完全丧失。

! 病因思考

一、分类

昏迷的分类主要是根据导致昏迷发生的不同原因、病变部位及其发病原理,分为以下两大方面。

344

（一）颅内病变

1. 幕上病变　幕上结构主要包括双侧大脑半球,其中大脑皮质、丘脑、间脑中央部、中脑上行网状激活系统的病变都可导致昏迷。

2. 幕下病变　幕下结构主要包括脑干、小脑及第四脑室。凡颅后窝病变影响到脑干网状结构者临床上即可发生昏迷。

3. 颅内弥漫性病变　主要见于急性脑膜和（或）脑实质病变,这些病变引起急性颅内压增高所致广泛脑水肿,导致脑血流减少及间脑中央部、脑干网状结构受压而发生昏迷。

上述病变常见病因有肿瘤、颅脑外伤、脑炎和脑血管病等。

（二）颅外病变

1. 脑的血液循环障碍和必需营养物质不足　脑功能的正常有赖于正常流动的血液携带氧气和葡萄糖为脑代谢提供充足的能量。当脑灌注压下降到一定程度时,几分钟内脑组织就会发生缺血性损害,若循环停止,患者在15秒内即可出现意识丧失。超过5分钟即可造成永久性脑损害。

脑的必需营养物质包括氧、葡萄糖、氨基酸、维生素B_1等。氧是维持正常脑代谢的重要元素,脑是人体所有器官中耗氧量最大的。多数情况下,$PaO_2<6.67kPa$即可引起精神错乱,$PaO_2<3.33kPa$则出现昏迷。脑组织代谢的主要能量来源于葡萄糖,由于脑组织中糖原很少,所有代谢所需的葡萄糖几乎都要靠血糖来供应。一般认为,血糖<2.8mmol/L人就会昏迷。

2. 内源性代谢紊乱　人在发生重要脏器功能严重损害或急性重症感染时,会产生一些毒性代谢产物,它们可透过血脑屏障,抑制脑干网状结构和大脑皮层的功能,引发昏迷。如肝性脑病的发生就与许多代谢产物和毒性物质有关。

3. 外源性中毒　某些药物或毒物很容易对脑干网状结构产生抑制。特别是镇静催眠药、麻醉药,多数都对脑干网状结构的突触传递有选择性抑制作用。摄入过量即可发生昏迷。某些毒物则是通过对体内一些重要的酶系统产生抑制（如:有机磷化合物主要抑制胆碱酯酶等）而引发昏迷。

二、常见病因

（一）颅外病变

全身性疾病是引发昏迷的常见病因,通常包括各种原因所致的代谢性脑病和各种中毒引起的中毒性脑病两大类。

1. 代谢性脑病

（1）肝性脑病（急性、慢性）。

（2）肾性脑病（尿毒症脑病、透析脑病等）。

（3）肺性脑病。

（4）心源性昏迷（严重心律失常、急性大面积心肌梗死、心搏骤停）。

（5）胰性脑病。

（6）糖尿病酮症酸中毒、高渗性非酮症性昏迷。

（7）低血糖昏迷。

（8）其他内分泌疾病（甲状腺功能亢进危象、肾上腺危象、垂体危象等）。

（9）休克。

（10）电解质紊乱、酸碱失衡。

（11）中暑昏迷。

（12）营养缺乏性脑病。

2. 中毒性脑病　包括感染中毒性脑病和外源性中毒两大类。

（1）感染中毒性脑病。

（2）药物中毒。

（3）一氧化碳中毒。

（4）农药中毒。

（5）急性酒精中毒。

（6）重金属中毒。

（7）霉变甘蔗中毒。

（二）颅内病变

按病变部位常分为幕上性病变、幕下性病变和颅内弥漫性病变,常见疾病有:

1. 脑外伤(脑震荡、脑挫裂伤、颅内血肿等)。

2. 脑肿瘤及瘤卒中。

3. 颅内局灶性感染(脑脓肿、肉芽肿等)。

4. 颅内弥漫性感染(脑炎、脑膜炎、脑膜脑炎)。

5. 寄生虫感染。

6. 急性脑血管病(脑出血、蛛网膜下腔出血、脑梗死等)。

7. 高血压脑病。

8. 脑桥中央髓鞘溶解症。

9. 急性播散性脑脊髓炎。

10. 某些神经疾病。

！诊断思路

一、判断患者是否发生昏迷

主要应与假性昏迷和某些类似昏迷的一些临床现象进行鉴别,常见的有以下几种:

（一）癔症性不反应状态

为癔症的一种类型,由精神心理因素引起。发病前多有心因性因素,部分患者有类似发作的病史。患者常闭目不动,对外界一般声、光及疼痛刺激无反应,呼吸增快或屏气,体格检查时患者可有躲避或抵抗现象,肌张力多变,但生命体征平稳,经暗示治疗多可恢复。

（二）木僵状态

患者多有精神病史。表现为缄默不语、不食不动、口内涎液外流,大小便潴留,对外界刺激无反应。以上症状可持续一段时间,貌似昏迷。与昏迷患者不同的是,患者存在蜡样屈曲、违拗等表现,脑干反射存在,夜深人静时可稍事活动和进食,有些患者还有情感反应。

（三）闭锁综合征

由于脑桥腹侧的双侧皮质脊髓束和支配三叉神经以下的皮质延髓束受累而位于脑干背侧的上行网状激活系统功能保留所致，多见于脑桥腹侧梗死，也可见于外伤、肿瘤和脱髓鞘病等。患者表现为四肢瘫痪，眼球水平活动障碍、垂直运动保留，双侧面肌、舌肌瘫痪等。但患者感觉和认知功能正常，能理解语言，可通过睁闭眼等动作对别人的指令作出反应。

二、昏迷的病因诊断过程

由于引起昏迷的病因不同，患者的临床表现也各异。必须通过详细询问病史，了解昏迷发生的经过，进行认真的全面体检和必要的实验室检查，才能得出正确的诊断。

（一）病史

病史是建立正确诊断的关键一步。详细准确的病史能为诊断提供重要的线索。在患者病情初步稳定后，要向患者的家属及所有了解患者情况的人员详细了解患者的社会背景、既往病史、发病经过及发病时患者所处的环境。以下情况有助于昏迷的病因诊断：

1. 起病　重点了解昏迷的发生速度、持续时间及演变过程。

（1）起病急骤，多见于急性脑血管病、心脏疾病、脑外伤、急性脑缺氧和某些中毒。

（2）亚急性起病，多见于颅内感染、多种代谢性脑病等。

（3）渐进性发生昏迷者多见于颅内占位性病变、慢性硬膜下血肿等。

（4）阵发性发生昏迷多见于癫痫、某些心源性休克、高血压脑病等。

2. 首发症状和伴随症状

（1）昏迷前剧烈头痛、呕吐，考虑脑出血、蛛网膜下腔出血。

（2）昏迷前发热，有脑炎、脑膜炎、脑型疟疾及感染中毒性休克的可能。

（3）昏迷前出现过精神症状，有病毒性脑炎、额颞叶肿瘤及某些代谢性脑病之可能。

（4）昏迷前出现肢体瘫痪，考虑脑血管病和颅内占位性病变的可能。

（5）昏迷前曾有眩晕发作，应考虑到基底动脉血栓形成和小脑出血。

（6）发病前有严重心因因素，暴露过轻生厌世念头的要注意患者有无服毒的可能。

总之，临床医师应善于从患者昏迷前的症状和伴随症状中寻找蛛丝马迹，以利快速准确及时地明确诊断。

3. 既往史　了解患者以往的病史对昏迷的病因诊断十分重要，要向有关人员详细询问了解，以利揭示病因。

（1）有高血压病史，要注意有无高血压脑病、急性脑血管病的可能。

（2）有心脏病心房颤动病史且起病急骤者应考虑有无脑栓塞之可能。

（3）对有糖尿病病史的患者应详细了解平日用药情况，注意有无低血糖、糖尿病酮症酸中毒、高渗性非酮症性昏迷的发生，同时还要联想到有无因并发脑血管病、肾脏和心脏疾病而昏迷的可能。

（4）有慢性肾脏疾病史者应考虑尿毒症性脑病、透析性脑病及平衡失调综合征，有慢性肺部疾病史者要想到肺性脑病的可能。

（5）外伤史提示脑震荡、脑挫裂伤、硬膜下（外）血肿的可能。

（6）有疫区居住史的要想到相关的传染病如脑型疟疾、流行性出血热等所致的昏迷。

4. 昏迷患者所处的环境

（1）患者处于高热且通风差的环境,应考虑中暑或高热昏迷的可能。

（2）室内有煤炉,应考虑一氧化碳中毒。

（3）有可疑的特殊气味应注意排除中毒等。

此外,了解昏迷患者来院之前的处置情况对诊断和处理也有很大的帮助。

（二）体格检查

对昏迷患者进行体检是获得诊断依据的一个重要手段。在病因不清的情况下,一定要对患者全身各系统进行认真仔细的检查,在此基础上再根据获得的病史资料进行有重点的检查。

1. 一般检查　无论什么原因造成的昏迷,生命体征的检查都是最重要的。

（1）体温过高,多见于中暑、重症感染、脑干出血等病变。

（2）体温过低,往往是休克、低血糖、甲状腺功能低下和某些药物中毒的表现之一。

（3）通过观察昏迷患者呼吸节律与频率的变化,可初步判断患者的病变部位:

1）呼吸频率增快多提示呼吸性碱中毒,可见于肺炎、心力衰竭、肺水肿、气道不全梗阻的患者;呼吸深快提示患者可能有代谢性酸中毒发生。

2）呼吸频率减慢多见于一些药物中毒（吗啡、巴比妥类药物）、颅内压增高和脑出血性病变。

3）呼吸节律不规整见于脑干呼吸中枢损害。

（4）心律失常多见于心脏本身的病变,如昏迷患者心率减慢与血压升高同时出现则提示颅内压增高。

（5）血压升高多见于脑出血、高血压脑病、高颅压的患者。血压降低多见于心肌梗死、休克、酒精及安眠药中毒等原因引起的昏迷。

（6）皮肤、黏膜的变化常常能为我们提供重要的线索:

1）口唇青紫提示缺氧,皮肤苍白提示贫血。

2）面部樱桃红色提示一氧化碳中毒。

3）皮肤、巩膜黄染常提示患者有肝性脑病、溶血性疾病、钩端螺旋体病所致昏迷的可能。

4）发现肘前部有多个注射针斑,要注意患者是否为静脉吸毒者。

5）患者口唇周围疱疹可见于单纯疱疹病毒脑炎。

6）皮下发现出血点或瘀斑可见于败血症、流行性脑脊髓膜炎、流行性出血热等。

7）对患者呼出气体及呕吐物的气味也要留心,如:大蒜味提示有机磷农药中毒;氨味提示尿毒症;烂苹果味提示糖尿病酮症酸中毒性昏迷等。

2. 神经系统检查　神经系统检查是昏迷患者检查中重要的一环,对原因未明的昏迷患者重点要进行以下几方面的检查。

（1）眼部检查:

1）瞳孔:瞳孔的大小形状对神经系统病变以及某些代谢中毒性疾病有较大的诊断意义。但应当注意的是在发现患者瞳孔异常时要注意询问患者既往有无眼病及眼部外伤史,以资鉴别。

一侧瞳孔散大多提示颅内病变引起的颅内压增高,是病灶侧颞叶钩回疝的表现之一。

双侧瞳孔散大,提示阿托品类药物中毒或脑缺氧。

双侧瞳孔针尖样缩小常提示脑干上部病变,也可见于某些中毒(如吗啡、安眠药等)引起的昏迷。瞳孔对光反应是否正常也是判断昏迷程度的一个重要指标。

2)眼球:重点检查眼球的位置和活动情况。

发现患者眼球浮动,提示患者脑干功能受损。

双眼球位置固定于中间位,则提示患者进入深昏迷。

昏迷患者双眼向一侧凝视,提示可能有大脑半球或脑干损害,若双眼向瘫痪侧注视提示对侧脑干病变;若双眼向瘫痪对侧注视则提示病灶位于同侧大脑半球。

3)眼底:昏迷患者原则上均应进行眼底检查。眼底视乳头水肿或出血多见于高血压脑病、脑出血和各种原因引起的颅内压增高的患者。而对患有糖尿病、尿毒症、血液病的昏迷患者也能从眼底的改变上获得一些线索。

4)角膜反射:根据双侧角膜反射的存在与否可判断患者昏迷的程度。一侧角膜反射消失往往提示脑干病损。

(2)颜面部检查:昏迷患者无法配合医师的检查,这时观察患者颜面部的某些体征,是捕捉有无颅内病变的一个重要线索。一侧鼻唇沟变浅,口角低垂,呼气时瘫痪侧面部肌肉由于无力而鼓起较高(鼓帆征)提示面神经受损。此外,可刺激患者面部皮肤来比较患者双侧面部表情是否一致,若一侧痛觉反应差提示三叉神经受累、感觉传导束或感觉皮层受累。

(3)运动功能检查:昏迷患者肢体自主活动多丧失,可通过以下方法来判断有无肢体瘫痪:①将患者双侧肢体被动抬高后任其自然落下,落下较快的一侧为瘫痪侧(落鞭征);②压迫患者一侧眶上孔,瘫痪侧肢体无回缩动作;③患者仰卧位,将其双腿屈曲立于床上,瘫痪侧迅速向外倒。

(4)反射检查:一般来讲,无脑局限性病变的昏迷患者的深、浅反射呈对称性减低或消失。若有局限性脑病变存在,患者肢体的深、浅反射可出现不对称性改变。瘫痪侧的肢体的反射可减低,也可亢进,与病程有关。

昏迷患者出现一侧病理反射多提示对侧脑部病变,若病情继续进展有可能演变成双侧病理反射。绝大多数代谢、中毒性脑病引起的昏迷出现的病理反射是双侧的。双侧病理反射还见于脑的弥漫性病变引起的昏迷。当患者进入深度昏迷时,病理反射与其他生理反射一同消失。

(5)脑膜刺激征:昏迷患者出现脑膜刺激征多见于颅内感染、脑出血、蛛网膜下腔出血、脑瘤,以化脓性脑膜炎最明显。蛛网膜下腔出血在发病几小时内脑膜刺激征可不明显。

(三)实验室检查

实验室检查的目的是为昏迷病因诊断的建立进一步寻找客观证据,一定要结合询问病史和体检所得的结果尽可能地缩小诊断的范围,实施必要的实验室检查。在病史不明、体征不多的情况下,实验室检查对昏迷的病因诊断具有更大的意义。

1. 血液检查

(1)血常规:有助于各种原因造成的贫血、感染、血液病、弥散性血管内凝血等疾病的诊断。

(2)血液生化检查:血液中各种离子的测定对由于电解质紊乱及内分泌脑病引起的昏迷(如低钠血症等)的诊断有重要意义;肌酐、尿素氮等指标过高提示肾功能严重受损,对尿毒症性昏迷的诊断有重要的参考价值；血糖的测定除可快速判定低血糖昏迷外，对糖尿病昏迷的诊断也有很大帮助。血渗透压测定对高渗性 / 低渗性昏迷的诊断有重要意义。

（3）血气分析：能迅速了解体内血氧、二氧化碳含量，酸碱平衡情况。对诸多代谢、中毒疾病引起的昏迷的诊断及治疗有重要意义。

2. 各种脏器功能检查

（1）心脏：心电图、心肌酶等。

（2）肝脏：见第 6 章"黄疸"。

（3）肾脏：见第 22 章"少尿与无尿"。

3. 脑脊液检查　脑脊液检查对一些怀疑有颅内疾病的昏迷患者是必不可少的，特别是对一些颅内感染的诊断有决定性的意义。对昏迷患者进行腰穿检查时除了要检查生命体征是否平稳外，还要特别注意有无高颅压情况的存在，原则上对已出现脑疝的患者不应再行腰穿检查。对已有颅内压增高表现患者的腰穿检查可在使用脱水药物以后进行，在操作时可选用细针穿刺，放脑脊液时要注意少量、慢速的原则，以免患者出现生命危险。

（1）脑脊液压力增高多见于脑肿瘤、脑脓肿、脑出血、蛛网膜下腔出血、硬膜下血肿、脑炎、脑膜炎、高血压脑病、感染中毒性脑病等多种疾病。

（2）脑脊液外观的改变也有重要的诊断意义。血性脑脊液提示蛛网膜下腔出血、脑室出血、脑出血、出血性脑梗死、脑外伤等。脑脊液呈黄色可由于脑脊液中蛋白升高所致，见于结核性脑膜炎、化脓性脑膜炎、真菌性脑膜炎、脑瘤等疾病。此外，蛛网膜下腔出血时的脑脊液黄变、肝性脑病患者伴有血清胆红素增高时脑脊液也可呈黄色。脑脊液浑浊主要见于多种颅内感染性疾病，特别是流行性脑脊髓膜炎及其他化脓性脑膜炎时这种改变可更加显著，甚至呈"米汤样"。

（3）脑脊液白细胞数增高主要见于各种颅内感染。一般而言，化脓性脑膜炎、脑脓肿及其他多种脑膜炎、脑炎的急性期以多核白细胞增多为主，随着病情的演变可转为淋巴细胞为主。脑内寄生虫感染可有嗜酸性粒细胞增多。

（4）脑脊液蛋白含量增高主要见于颅内占位性病变、感染性疾病。颅内出血时由于脑脊液中出现大量的红细胞，脑脊液的蛋白含量也可增高。

（5）脑脊液糖、氯化物含量减低主要见于结核性脑膜炎、化脓性脑膜炎、真菌性脑膜炎、脑膜癌病、脑寄生虫病等。病毒感染时脑脊液糖含量可略增高，糖尿病患者脑脊液糖也可升高。

（6）脑脊液涂片、培养及病毒学检查对一些疾病的诊断有确定意义。

4. 颅脑影像学检查　头颅平片可发现颅骨骨折和一些肿瘤的病理性钙化，还可见到颅内压增高的一些间接征象。

头颅 CT 对一些急性脑血管病、颅内感染、脑外伤、颅内占位性病变的诊断有重要价值，为首选检查手段。脑出血的 CT 特征性改变为出血灶密度增高，血肿周围的低密度影为水肿带，血肿及其水肿带可挤压周围组织造成脑室变形、中线移位等占位效应。典型脑梗死的 CT 改变为梗死区域呈低密度影，但部分脑梗死患者在发病 24~48 小时内低密度改变可不明显，脑梗死面积较大的也会因周围组织水肿而出现占位效应，这些在临床工作中都要特别注意。头颅 CT 能对硬膜下（外）血肿、积液等作出较为准确的诊断。部分脑炎 CT 可显示低密度病灶，在单纯疱疹脑炎患者还可在颞叶等处见到高密度影。此外，CT 对部分脑血管畸形的诊断也有帮助。

脑 CT 可对大部分颅内占位性病变的部位、数量和大小进行确定。但由于一些脑肿瘤有许多不典型之处，需要进行增强扫描，临床医师必须结合患者的其他临床资料作出进一步检查和诊断。

与头颅 CT 相比，头颅 MRI 的价格较高，患者接受检查的时间也较长，但 MRI 对脑肿瘤的显示，特别是对脑干、小脑等颅后窝病变的显示优于 CT，在临床上应合理应用之。

三、昏迷程度的判断

在临床上对急性意识障碍程度的判断有多种分类方法，其中比较公认的是 Glasgow 昏迷计分法。这一计分方法更多是用在临床监测中，在急诊工作中一般根据患者的觉醒状态、意识内容、对刺激的反应、神经系统体征及生命体征的变化等临床表现来判断患者的意识障碍程度（表 24-1）。

表 24-1　意识障碍程度的简单判断方法

检查程度	言语理解	痛觉反应	吞咽反射	角膜反射	对光反射	瞳孔大小	肌腱反射	呼吸调节	循环调节	温度调节
清醒	良好	+	+	+	+	等大	+	+	+	+
嗜睡	唤醒时可	+	+	+	+	等大	+	+	+	+
轻度昏迷	−	+	+	+	+	等大	+	+	+	+
中度昏迷	−	±	±	±	±	异常	±	+	+	+
深度昏迷	−	−	−	−	−	散大	−	障碍	障碍	障碍
过度昏迷	−	−	−	−	−	散大	−	−	±	±

！急诊处理

一、急救处理原则

昏迷是极危重的急症。一旦接诊昏迷患者，医务人员一定要沉着冷静、分秒必争，迅速果断地采取急救措施。无论何种疾病引起的昏迷，首诊医师一定要先进行初步的急救处理，以防止患者脑功能和基本生命体征的进一步恶化，为进一步的处理奠定基础。然后再采集病史和完成所需的各种检查，尽早找出昏迷的原因，作出正确诊断。初步急救处理具体如下：

（一）迅速清理呼吸道，保持气道通畅

昏迷患者多被人或抬或背送到医院，由于紧张慌乱多不注意头部的位置。头部的位置不正确本身就会造成或加重窒息，加之昏迷的患者咳嗽反射和吞咽反射出现障碍，呼吸道的分泌物、口咽部的呕吐物及其他异物极易堵塞呼吸道。正确的做法是：

1. 迅速松解患者领口,将患者置侧卧位或头偏向一侧,用压舌板或吸引器清理口腔内阻塞物,必要时可用喉镜去除咽喉部异物。这种体位利于口腔内分泌物的引流。

2. 遇有舌后坠严重的患者可去除枕头,抬起患者颈部,使患者头部充分后仰,下颌前移,使气道保持通畅。

3. 口咽导管的使用可有效地防止牙齿和舌阻塞呼吸道。对呼吸道阻塞严重而以上方法不能奏效的可实施气管插管,必要时可行气管切开,以利痰液的清除和呼吸机的使用。

4. 清理呼吸道的同时要积极给氧,以纠正脑缺氧。根据患者情况可给予鼻导管给氧、面罩给氧、高频给氧,必要时予以气管插管人工呼吸机供氧。同时用血气分析监测,保持患者血氧分压 >80mmHg,二氧化碳分压在 30~35mmHg,以保证心脏和脑组织基本供氧。

（二）建立静脉通道,维护循环功能

在清理呼吸道的同时应尽快开放静脉通道,保持患者的血容量、血压和心排出量在正常水平,以保证脑部的血液供应和各项抢救治疗药物的给予。对有休克、心律失常等其他循环障碍情况的要及时予以纠正,对呼吸、心搏骤停者要立即复苏(详见第 19 章猝死)。对昏迷伴有血压高的患者(如:高血压脑病、脑出血等),使用降压药物时要注意不可把血压降得过低,维持在正常稍高的水平即可,以免造成脑灌注不足。

（三）迅速控制外出血,保护脊髓

若昏迷由外伤(多见于脑外伤)引起,应迅速控制出血;对可能有脊柱损伤的昏迷患者要尽量减少不必要的搬动,必须搬动时要将患者置于硬板床上,保持头部为中间位为宜,严格禁止弯曲转动患者身体和转动头部,以免造成脊髓的进一步损伤。

（四）处理脑水肿,保护脑功能

无论哪一种原因引起的昏迷都会合并程度不同的脑水肿,特别是颅内病变所致的脑水肿可能更为严重,甚至有脑疝发生。因此,能否阻止或减轻脑水肿的发生是昏迷抢救成功的关键环节。使用脱水药的原则是患者有正常的循环功能和肾功能,同时要注意患者的水电解质平衡。脑保护剂、脑细胞活化与脑代谢改善药物的应用旨在改善各种病因引起的脑功能障碍,应根据患者当时的具体情况予以选用,对有癫痫发作的昏迷患者在使用有兴奋脑细胞膜药理作用的药物时要慎重选用,以免诱发癫痫发作。常用的脱水药有 20% 甘露醇 250ml 快速静脉点滴,合并心脏和(或)肾功能不全患者可选用呋塞米,脑外伤或炎症引起的脑水肿可给予地塞米松等皮质激素静脉滴注。脑细胞代谢改善药物可用胞二磷胆碱等。

（五）控制抽搐,预防感染,控制高热

持续抽搐会造成患者呼吸暂停,加重脑缺氧,引起患者脑组织的进一步损害,应立即处理(详见第 27 章抽搐)。每隔 1~2 小时应给患者翻身一次,保持皮肤清洁干燥,必要时留置导尿管,防止呼吸道和尿道感染和压疮。对高热的患者在积极进行病因治疗的同时,要采用酒精擦浴、冰袋、冰帽等物理降温手段,将体温控制在 37℃左右。

二、昏迷患者的监测

昏迷患者的脑功能已处于衰竭阶段,应对其进行严密的监护,以保证抢救成功。重点应监测以下几方面:

（一）生命体征

1. 血压 每半小时测量血压一次，必要时随时测量，观察血压有无变化。一般而言，当收缩压 <10.66kPa（80mmHg）时，心、脑等主要脏器的血流量就会减少；而血压过度升高会加重脑水肿和发生其他并发症，同样会对生命造成威胁。若患者有颅内压增高的同时伴有血压高，心率减慢则属于一种机体的反应（Cushing 反应）。

2. 呼吸 注意观察患者呼吸的频率、节律的变化。>24 次 / 分为呼吸增快，<12 次 / 分为呼吸减慢。呼吸节律不整多见于深度昏迷的患者，提示脑干呼吸中枢受损。呼吸骤停多见于窒息、枕骨大孔疝、心搏骤停和镇静麻醉药物过量。在观察上述指标的同时要注意患者肺内听诊，及时发现啰音的变化。

3. 心率与脉搏 严密观察患者心搏与脉搏的速率与节律。对使用心电监护仪的患者不能仅观察显示屏上心电图的变化，一定要同时检查患者的脉搏和周围循环情况。

4. 体温 昏迷患者的体温变化较为复杂。持续高热除见于各种感染性疾病外，也可见于一些非感染性疾病（如甲状腺功能亢进危象、中暑等），此外，由于各种原因引起的丘脑下部体温调节中枢受累而致中枢性高热在昏迷患者也比较常见，其特点是体温多在 39~40℃以上，脉搏增加与体温不成正比，多见于颅内病变和癫痫持续状态。体温过低且不升多见于中毒、代谢性疾病所致的昏迷。一般患者每日应测 4 次体温，必要时可随时测量。

5. 脑功能 脑功能的监测主要通过观察患者的意识障碍程度的变化、瞳孔、眼球运动、肢体运动功能等多方面来实现。以上内容在昏迷患者的神经系统检查中已经提及，不再赘述。

此外，有条件可对昏迷患者进行颅内压、脑电和脑干诱发电位的连续监测，这对了解脑的功能状态、判断昏迷程度及诊断都有帮助。

（二）实验室检查

动态的实验室检查指标的变化能反映出某些昏迷患者的病情变化，由于引起昏迷的病因很多，具体观察项目依病因而定，请参照有关章节。

三、常见昏迷并发症的处理

1. 水、电解质、酸碱平衡失调 低钠血症、高钠血症、低钾血症、高钾血症、酸中毒、碱中毒等（详见第 80 章水、盐、电解质、酸碱平衡失调的治疗）。

2. 继发感染（详见第 1 章发热）。

3. 消化道出血（详见第 9 章呕血、黑便、便血）。

4. 急性肾衰竭（详见第 22 章少尿与无尿）。

5. 凝血功能障碍（DIC）（详见第 79 章急诊抢救多器官功能衰竭）。

四、中医中药治疗

中枢神经系统感染及脑卒中（包括出血性、缺血性）引起的昏迷应尽早运用通腑化痰治则，同时采用醒神开窍、解痉止抽的对症疗法。

大黄汤：大黄 30g，水煎 15 分钟，200ml 分次鼻饲。通腑除邪泻热。

复方竹沥水（鲜竹沥、鱼腥草、桔梗）：20ml/ 次，每日 3 次。祛痰开窍通络。

清开灵注射液（牛黄、水牛角、金银花、黄芩、栀子等）：20~40ml，加入 10% 葡萄糖 200ml

静脉点滴,日用量不宜超过 120ml。清热解毒,醒神开窍,化痰通络。

醒脑静注射液(麝香、冰片、栀子、郁金等):20ml/次,每日 2 次静脉点滴,促苏醒,解痉止抽。

针灸:高热可针人中、尺泽(放血)、曲池、大椎穴。

五、急症处理

(一)颅内弥漫性感染

常见的颅内弥漫性感染主要指各种原因所引起的脑炎、脑膜炎。昏迷前发热、头痛,临床体检有颅内压增高的体征(如眼底视乳头水肿、脑膜刺激征等)为它们的共同特点。

1. 脑炎　临床上容易发生昏迷的脑炎以乙型病毒性脑炎和单纯疱疹病毒脑炎为常见。分别简述如下。

(1)乙型病毒性脑炎(简称乙脑):

1)临床表现:乙型病毒性脑炎由乙型脑炎病毒感染引起。夏秋季多发,发病患者以儿童为主,近年来由于在儿童和青少年中广泛接种乙脑疫苗,发病率大为减少,成人、老人的发病率相对增加。乙脑中 70% 左右为轻型和普通型,多不出现昏迷,而 80% 的老年乙脑患者、重型和极重型乙脑常常出现昏迷。

患者起病急骤、高热,体温多达 40℃ 以上,患者可反复发生抽搐并很快出现昏迷,进入深昏迷前可出现肢体瘫痪、腱反射亢进、双侧病理反应及脑膜刺激征。压眶时可出现去皮层强直(双上肢屈曲、下肢伸直)或去脑强直(四肢伸直、上肢旋前),眼球固定、瞳孔散大对光反应消失,部分患者出现脑疝和中枢性呼吸衰竭。在以上临床表现中呼吸衰竭出现较早为本病的一个主要特征。

2)辅助检查:外周血白细胞总数升高,多型核白细胞达 80% 以上。脑脊液压力升高,外观多为无色透明状,白细胞数增多,早期以中性粒细胞为主,后可以单核细胞为主,蛋白轻度升高,糖、氯化物多正常。补体结合实验可检测到特异性 IgG 抗体,但多在病程的第 3~4 周才出现阳性反应,不能用于早期诊断。乙脑特异性 IgM 抗体在病后 3~4 天出现,2~3 周达高峰。有人用逆转录 – 套式 – 聚合酶链反应从发病 2~7 天乙脑患者的血清中检测到乙脑病毒的核酸,为本病的诊断提供了快速准确的依据。

3)一般处理:在进行一般处理时要注意以下几点:

A. 患者所处的环境应通风良好并有防蚊和降温设备。

B. 补充热量时应鼻饲饮食和静脉输液共同进行,鼻饲应以碳水化合物为主,可予少量蛋白质和脂肪类食物;静脉补液成人 1500~2000ml/d,儿童 50~80ml/(kg·d),高热时可适当增加,注意含钠液体量不要过多,占液体总量的 1/5~1/3 为宜,输液速度不要过快,以免加重脑水肿。

C. 脱水药的应用:首选 20% 甘露醇 250ml 快速静脉点滴(20 分钟滴完),每日 2 次;地塞米松 10~20mg 加入点滴中,每日 2 次;用药时应注意患者心、肾功能和水电解质平衡。

4)对症处理主要包括以下几点:

A. 高热:可在患者头部、颈部、腋下、腹股沟等处放置冰袋或在以上部位施予酒精擦浴进行物理降温。可适当应用退热药、中药、针灸等方法进行退热(参见第 1 章发热:高热的处理)。必要时可用亚冬眠疗法,氯丙嗪、异丙嗪各 0.5mg/kg,肌内注射或缓慢静脉注射,4~6

小时可重复一次,用药过程中应密切注意患者呼吸、血压和分泌物情况,老年患者剂量酌减。

B. 抽搐:对反复发作的患者可给予地西泮肌内注射或稀释后缓慢静脉注射。成人10~20mg/次,儿童0.1~0.3mg/kg(1次<10mg);水合氯醛稀释后保留灌肠,成人1.5~2.5g/次,儿童60~80mg/kg;苯巴比妥肌内注射,成人0.1~0.2g/次,儿童5~8mg/kg。用药时应在建立良好呼吸道通气功能的条件下进行,注意观察患者呼吸节律、频率及深度的变化,同时要及时清理分泌物,出现呼吸抑制应立即停药。

C. 呼吸衰竭:为本病的主要死亡原因之一。自接诊患者开始就要密切注意保持患者呼吸道通畅,必要时行气管切开术,使用人工呼吸机辅助呼吸(详见第65章机械通气)。

5)中药:该病在中医属暑瘟。

A. 热重型(高热、神昏、谵语、抽搐、便秘):局方至宝丹(犀角、牛黄、玳瑁、琥珀),1丸/次,每日2~3次,溶化后鼻饲。清热解毒、开窍镇惊。还可选用牛黄清热散(人工牛黄、黄连、寒水石、玳瑁),1.5~3g/次,每日2~3次,溶化后鼻饲。清热镇惊。

B. 湿热型(发热、嗜睡昏迷、舌质淡红、苔白腻):藿香12g、佩兰12g、双花30g、连翘15g、菖蒲10g、茵陈15g、六一散15g、郁金10g、薄荷6g。水煎服,每日2次。

(2)单纯疱疹病毒脑炎:

1)临床表现:单纯疱疹病毒脑炎患者多为急性或亚急性起病,首发症状多为发热、头痛和精神异常,患者昏迷前可出现淡漠、接触不良、人格障碍、谵妄、幻觉、行为异常易激惹,记忆和定向障碍等,若病灶累及额叶底部可出现幻嗅,少数患者口唇周围还可出现疱疹。部分患者可出现偏瘫、失语、共济失调、抽搐和肢体瘫痪等症状,多数患者出现脑膜刺激征和病理反射。

脑脊液和神经影像学检查对诊断有重要意义,典型的脑脊液改变为脑脊液压力增高,白细胞增多以淋巴细胞为主,亦可有红细胞增多。脑脊液蛋白含量轻至中度升高,糖含量正常或轻度减低。脑脊液单纯疱疹病毒IgG、IgM抗体的测定和PCR扩增单纯疱疹病毒DNA序列对确诊有帮助。头CT和MRI检查可发现典型改变,在额叶、颞叶底部可见片状、周边不规则病灶,部分病例病灶内可见出血。这两种检查手段相比,MRI较为敏感,在发病早期即可发现病变区域有异常信号改变,而CT则多在发病一周左右才可将病灶显示清楚。

2)处理:临床上一旦疑诊单纯疱疹病毒脑炎就应立即开始治疗。首选药为阿昔洛韦(acyclovir),10mg/kg加入100ml液体静脉点滴,1~2小时滴完,每8小时重复一次。该药毒性较低,可透过血脑脊液屏障,对DNA病毒有较好的疗效。其他抗病毒药物(如:膦甲酸钠、阿糖胞苷、阿糖腺苷等)也可使用。

根据患者颅内压增高的情况选用20%甘露醇250ml快速静脉点滴(20分钟滴完),每日2~4次;地塞米松10mg加入点滴中,每日2次,以降低颅内压。高热患者可采取冰帽、酒精擦浴、服用中药来降低体温,并应给予足够的能量和液体补充。出现频繁抽搐的患者可给予抗癫痫药物治疗(详见第27章抽搐)。精神症状严重者可予地西泮10mg或氟哌啶醇5mg肌内注射对症治疗,同时对患者进行特别看护,以防伤人和自伤。

2. 化脓性脑膜炎　化脓性脑膜炎是颅内感染中严重的一种,部分病例与脑脓肿并存,严重者可出现昏迷。化脓性脑膜炎可由多种致病菌引起,与患者的年龄有一定的关系,其中由脑膜炎双球菌感染引起的流行性脑脊髓膜炎较易发生昏迷。该病属传染性疾病,主要经呼吸道飞沫感染传播,发病季节以冬春季为主。成人化脓性脑膜炎的致病菌则以脑膜炎双球菌较为常见,部分患者在身体其他部位存有感染病灶。

（1）临床表现:流行性脑脊髓膜炎潜伏期为1~7天,临床上可分为轻型、普通型、暴发型和慢性败血症型四种类型。出现昏迷者主要见于暴发型。该型多见于儿童、青壮年,特别是在来自边远地区,机体抵抗力下降的人群中也有发病。这种类型起病急骤、病情进展迅速、临床经过凶险。患者表现为寒战、高热、头痛、呕吐,部分病例可有谵妄、意识模糊直至昏迷,出现明显的颈强直,克匿格征等脑膜刺激征,但老人和婴幼儿脑膜刺激征可不明显。根据其临床特点又分为败血症休克型、脑膜脑炎型和混合型。前者的突出特点是循环衰竭,可出现休克的各种临床表现（详见第79章急诊抢救多器官功能衰竭:休克）。体检可发现部分患者前胸、背部及肢体有出血点。后者颅内压增高症状突出,头痛、呕吐更为剧烈,并有反复的惊厥发作,严重者可出现脑疝,呼吸衰竭。部分患者可出现脑神经损害的体征,少数患者可出现偏瘫、失语及病理反射。

（2）辅助检查:外周血象白细胞总数升高,中性粒细胞占80%~90%以上,中毒症状严重者可有血小板降低、血沉增快。有时在皮下出血点的血涂片中可找到病原菌。脑脊液压力明显升高,外观浑浊,可呈"米汤样",白细胞总数多在（100~2000）×10^6之间,以中性粒细胞为主。蛋白含量增高,糖、氯化物含量降低,脑脊液涂片可见病原菌。

（3）处理:

1）及时选用足量的对致病菌敏感的抗生素是抢救成功的关键。当致病菌一时无法确定时,可根据患者年龄、流行病学资料和脑脊液的初步检查结果进行估计,选用广谱抗生素,一旦确定了病原菌应立即更换敏感抗生素。流行性脑脊髓膜炎首选药物为磺胺嘧啶,成人首次剂量为50~100mg/kg,缓慢静脉注射,以后为80~160mg/（kg·d）,分4次静脉注射;儿童每日剂量为75~100mg/kg,注意予以等量的碳酸氢钠和足够的水,以防出现少尿、血尿。一般疗程为5~7日,可根据病情酌定。对暴发性流行性脑脊髓膜炎可大剂量青霉素加氯霉素联合用药,成人每日用青霉素1600万~2000万单位,持续静脉点滴,氯霉素50mg/kg,口服或静脉点滴;儿童每日用青霉素20万单位/kg,分次静脉点滴,氯霉素30~50mg/kg,静脉点滴,5~7日为一疗程。用药期间要复查外周血象,以便及时发现药物引起的骨髓抑制更改用药。

2）败血症休克型治疗:应予抗休克治疗（详见第79章急诊抢救多器官功能衰竭:休克）。

3）脑膜脑炎型的治疗:治疗的另一重点是减轻脑水肿,防止脑疝和呼吸衰竭。

4）中药:

A. 流行性脑脊髓膜炎（极期,暴发型中的脑膜脑炎型）:中医属风温。可用新血丹（石膏、牛黄、冰片、穿心莲、芒硝、寒水石、栀子、竹叶等）,1.5g/次,每日2~3次。凉血解毒、清热泻火、治温热病气营两燔。另可选用瓜霜退热灵（羚羊角、麝香、冰片、西瓜霜、磁石、玄参、沉香、甘草等）,4~6片/次,每日2~3次,水溶化后鼻饲。

B. 流行性脑脊髓膜炎（败血症休克型）:可用生脉注射液（玄参、麦冬、北五味子）10~20ml/次,加入到10%葡萄糖20ml缓慢静推或40~100ml/次加入到5%葡萄糖250ml中静脉点滴,每日1~2次,益气养阴,复脉固脱。另可选用参附注射液（红参、附片）10~20ml/次,用5%葡萄糖250~500ml稀释后静脉滴注。回阳救逆,益气固脱。

（二）急性脑血管病

1. 颅内出血　脑出血、蛛网膜下腔出血、脑室出血及外伤性脑出血（见脑外伤）都可引起昏迷。脑出血中壳核和丘脑大量出血、脑干出血及小脑出血所致昏迷较为常见,特别是脑干出血患者在发病早期可迅速进入昏迷。而蛛网膜下腔出血和脑室出血的出血量较大者也会引起昏迷。

(1)临床表现:颅内出血的共同特点是起病急骤,多为活动状态下起病,多数患者昏迷前有头痛、呕吐,脑膜刺激征多为阳性。患者多面色潮红、鼾声呼吸、大汗淋漓、血压急剧升高。严重者出现高热和呕吐咖啡样物。CT 或 MRI 可见出血病灶。大部分病例腰穿可有血性脑脊液。但由于出血部位的不同,患者可表现出不同的症状和体征。如内囊出血患者偏瘫多见,严重者可合并颞叶钩回疝;脑干出血患者的瞳孔可呈针尖样,还可表现为四肢瘫痪和注视麻痹、高热和呼吸节律改变;小脑出血昏迷前可有较严重的眩晕和呕吐,四肢肌张力低下,腱反射减弱,出血量大者血肿破入第四脑室患者很快昏迷并容易发生枕大孔疝;蛛网膜下腔出血和脑室出血患者的头痛及脑膜刺激征往往比其他部位的出血更为剧烈和明显,但老年患者的上述症状可不明显,而表现为意识障碍和精神异常;大量脑室出血一发病即可昏迷,可有去脑强直发作、瞳孔缩小、眼球分离,多迅速死亡。

由于处于昏迷的患者四肢多无自主活动,可通过以下几点来初步判定患者是否存在脑实质损害:压迫眶上孔,无痛苦表情和肢体动作的一侧为病灶侧;瘫痪侧口角下垂、鼻唇沟变浅,呼吸时瘫痪侧面颊随呼吸扇动;一侧瞳孔散大,对侧肢体可能有瘫痪;仰卧位时瘫痪肢体可呈外旋位。

(2)处理:尽可能就地治疗,减少不必要的搬动,防止继续出血。

1)迅速降低颅内压、控制脑水肿、防止脑疝发生。常用药物有:20% 甘露醇 250ml 快速静脉点滴或静脉注射,每 6~8 小时重复一次。甘露醇的主要副作用是肾损害、水电平衡失调和诱发心力衰竭,用药时需予以注意。此外,对糖尿病患者要在用药前后注意监测血糖、尿糖,以免诱发高渗性非酮症性昏迷。亦可用地塞米松 10~20mg 加入点滴中,每日 2 次,有益于脑水肿的防治和自由基的清除。对不适宜使用甘露醇的患者可用甘油果糖 250ml 静脉点滴,每 8~12 小时重复一次,还可配合使用呋塞米 20~40mg 静脉注射,但对较严重的脑水肿病例其效果均不及甘露醇。

颅内压增高时,为了保证脑组织的血液供应血压会出现代偿性升高,一般不使用降压药物。若血压达 26.6kPa(200mmHg)以上时,可适当给予降压药物。

对合并消化道出血的病例可应用止血药。

蛛网膜下腔出血患者除上述治疗外,为防止血凝块溶解引发再出血可用 6- 氨基己酸 4~6g 或氨甲苯酸 0.6g 溶于生理盐水或葡萄糖溶液中静脉点滴,持续 7~10 天。为防治继发脑血管痉挛,在发病早期可用尼莫地平 20~40mg 缓慢静脉点滴,每日 2~3 次,持续 3 周以上。

2)外科手术治疗:颅内血肿手术治疗的目的是清除血肿,降低颅内压,恢复血肿周围受压而未被损伤的神经元的功能,挽救患者的生命。常用的手术方式有血肿清除术和血肿抽吸术,应根据患者的出血量、出血部位,并结合患者的全身情况来选择是否手术和采取何种手术方式。一般来说,凡小脑出血的出血量在 10ml 以上者可考虑手术治疗,对有脑干受压表现者应行急诊手术治疗。丘脑、内囊等部位出血量较大,CT 有明显占位效应且引起中线移位或有脑疝形成者亦应考虑手术。对原发或继发脑室出血患者可行侧脑室引流术。对经数字减影血管造影(DSA)证实为血管畸形或动脉瘤破裂造成的颅内出血应视患者情况采取手术治疗,以防止再出血。

3)中医中药:

A. 脑出血:

a. 闭证:突然神昏、牙关紧闭、双手紧握。治法:开窍、息风、豁痰。

阳闭:面赤气粗、二便闭结、痰声如锯、舌苔黄腻、脉弦滑数。局方至宝丹 1 丸 / 次,每日 2~3 次;复方竹沥水 20ml/ 次,每日 3~4 次;安宫牛黄丸,1 丸 / 次,每日 2~3 次(或牛黄清热散 1.5 克 / 次,每日 2~3 次)。

阴闭:面白唇紫、痰声壅盛、四肢不温、舌苔白滑腻、脉沉滑。苏合香丸,1 丸 / 次,每日 2~3 次。针灸:人中、合谷、太冲、大陵。

b. 脱证:四肢逆冷,汗出痰壅。主证:双眼紧闭、口张、两手撒开、鼾声、尿失禁。脉细弱或浮大,或沉细欲绝。治法:固脱、益气回阳。参附注射液(红参、附片)10~20ml/ 次,用 5% 葡萄糖 250~500ml 稀释后静脉滴注。针灸:人中、合谷、太冲、大陵。

B. 蛛网膜下腔出血:

主证:头痛眩晕,突发口眼歪斜、颈项强直、舌强失语或半身不遂。舌质红、脉弦滑数。

治法:滋阴凉血、息风化痰。新血丹,1.5g/ 次,每日 2~3 次;牛黄清心丸,1 丸 / 次,每日 2 次。

2. 脑梗死　脑梗死是脑血管病中最常见的一种,临床上指脑部血液供应障碍引起的脑组织缺血、缺氧、软化坏死而言,有多种临床类型。大部分患者发病后意识清楚,少数严重者可引起昏迷,通常见于基底动脉闭塞和部分一侧大脑中动脉主干阻塞引起的大面积脑梗死的急性期。

(1)临床表现:一般来说,脑梗死可由脑血栓形成或脑栓塞引起。

脑血栓形成多见于有动脉粥样硬化的中老年患者,常在高血压病、糖尿病、高脂血症等疾病的基础上发病,患者多为安静状态下起病,约四分之一发病前有短暂性脑缺血发作(transient ischemic attack, TIA)史,发病数小时至 1~2 天达高峰。后者在安静或活动状态下都可发病,多数患者在兴奋、激动或活动中发病,起病急骤,在发病数秒至数分钟症状即达高峰,发病年龄跨度大,各种原因的心脏瓣膜病、心内膜炎及心律失常所致的心源性脑栓塞占第一位,脂肪栓塞和空气栓塞较少见。此外,除脑栓塞本身症状外,还会有原发疾病的一些症状和体征。

由于发生病变的血管部位不同,昏迷前的临床表现也各异,病变发生在颈内动脉系统的患者可有头晕、头痛、呕吐、双眼向病灶侧注视,病变对侧面部及肢体偏瘫、偏身感觉障碍、偏盲,还可伴有失语等。患者多由于梗死灶本身及其周围组织的水肿对丘脑、脑干形成压迫而出现昏迷,部分患者还合并同侧的颞叶钩回疝。基底动脉发生闭塞时,病程中可出现眩晕、呕吐、耳鸣、复视、眼球震颤、共济失调、四肢瘫痪等表现,双侧大脑后动脉受累时可有视觉症状,严重者出现"皮层盲",伴随昏迷还可出现双侧瞳孔缩小、高热和呼吸节律的改变。

影像学检查对脑梗死的诊断有很大帮助。脑梗死灶在 CT 图像上呈低密度影,但 CT 在发病 6 小时之内往往显示不出病灶的影像,24 小时之内也仅仅能检测出 50% 的病灶,对发病 24 小时以上的病灶绝大部分能被 CT 检出。与 CT 相比,MRI 能更早地检测出脑缺血病灶,一般在 6 小时内已能显现出病灶,病灶在 T1WI 上呈低信号,T2WI 上呈高信号。此外,MRI 对颅后窝病变(脑干、小脑)的检出率也明显高于 CT。

（2）急性脑血管病的鉴别：急性脑血管病的鉴别诊断主要包括脑卒中之间的鉴别以及与颅内占位性病变的鉴别。颅内占位性病变一般起病较缓，瘤卒中前多有过头痛或肿瘤本身对周围神经组织的压迫症状，若为脑脓肿则可能还有感染的表现，CT 或 MRI 有助于鉴别。急性脑血管病间的鉴别见表 24-2。

表 24-2　急诊常见的急性脑血管病间的鉴别

鉴别要点	脑血栓形成	脑栓塞	脑出血	蛛网膜下腔出血
好发年龄	中年以上	青壮年	中年以上	中青年
主要病因	脑动脉硬化	瓣膜病、心房颤动	高血压	血管畸形、动脉瘤
诱因	血流缓慢、血压下降	激动、用力	激动、用力	激动、用力
起病形式	较缓，多安静时发病	急骤	较急，多活动时发病	急骤
起病时血压	多数正常或偏低	多数正常	多数升高	多数升高
高颅压症状	多无或较轻	有，短暂	有，多较重	明显
瞳孔改变	多无	多无	可有病灶侧散大	可有病灶侧散大
局灶体征	有	有	有	多无
脑膜刺激征	多无	多无	可有	明显
脑脊液	多正常	多正常	初压高，有血	初压高，呈血性
头 CT	低密度灶	低密度灶内可有高密度影	高密度灶	蛛网膜下腔内可见高密度影

（3）处理：脑梗死所致昏迷的治疗首先是挽救生命的治疗。除部分脑梗死患者因脑水肿而致颅内压增高，发生脑疝致死外，多数患者都死于并发症。故接诊医师首先要进行昏迷的一般紧急处理，才能为进一步的治疗创造条件。主要治疗方法如下：

1）减轻脑水肿：脱水治疗（见颅内出血）。

2）溶栓治疗：目前我国溶栓治疗的"时间窗"建议为发病 6 小时之内，超过 6 小时者治疗效果差，且合并出血的概率加大。选择溶栓治疗的主要条件是脑 CT 扫描无低密度梗死灶、无出血证据。原则上对有以下情况的患者不做溶栓治疗：①脑栓塞以及有严重意识障碍的颈内动脉系统血栓者（但对基底动脉梗死患者因其预后极差，可不作为禁忌）；②年龄过大（多不超过 75 岁）者；③收缩压 >180mmHg，舒张压 >110mmHg；④有糖尿病、严重肝肾疾病、出血倾向者。溶栓治疗的途径有经动脉和静脉两种，两者药量不同，目前国内常用药物为尿激酶，静脉溶栓的剂量多为 100 万单位，加入 500ml 生理盐水静脉点滴，动脉内溶栓一次用量为 10 万 ~30 万单位。溶栓后为防止脑水肿可酌情使用 20% 甘露醇 250ml 静脉点滴，时间和剂量应个体化，动脉内溶栓属介入治疗，应在有条件的医院进行。组织型纤维蛋白溶酶原激活剂（t-PA）由于价格昂贵而在临床上应用较少。溶栓治疗最主要的并发症是出血（包括颅内出血和其他组织脏器出血），应在溶栓治疗后 24 小时内复查 CT、血小板计数和凝血酶原时间，并注意观察有无其他组织脏器的出血。应当指出的是，目前我国尚无溶栓治疗的大样本随机双盲对照性临床研究,有关溶栓治疗疗效的报道也不尽一致,但溶栓后出血并发症增多却为大家所认同,所以如果采用这一疗法除在有条件的医院严格选择适应证并告知患者和家属这一疗法的风险外,一定要密切观察病情变化,发现出血应立即停药并予以相应的处理。

3)降纤治疗:有关脑梗死急性期降纤治疗的疗效目前国内各家报道不一,很难作出一个可信的评价。目前临床应用较多的药物有巴曲酶(东菱迪芙),主要用于高纤维蛋白原血症的患者。常用剂量首次为10BU,隔日5BU,静脉注射,3次为一个疗程。注意每次用药前后应复查血纤维蛋白原含量,<2mg者应慎用,临床应注意观察出血倾向。

4)抗凝治疗:对进展性卒中、心源性脑栓塞的昏迷患者可予抗凝药物,常用药有肝素,可先予50mg静脉注射,然后再将50mg肝素溶于5%的葡萄糖或生理盐水500ml中持续静脉点滴,每分钟20滴左右,以凝血酶原时间和活动度来调节肝素的滴速和用量。现低分子肝素的应用比较普遍,其抗凝活性较肝素低,安全性较高。现临床使用的有多个品种,如低分子肝素钙(速必凝,fraxiparin)等,0.4ml,皮下注射,每日1~2次。10~14天一疗程。应用抗凝药物时要注意药物的禁忌证,有出血倾向、溃疡病(活动期)、高血压病、肝肾功能不全者禁用。

5)钙离子拮抗剂:有防止脑动脉痉挛、扩张血管、改善红细胞变形能力等作用,用于缺血性脑血管病急性期治疗尚存有争议,常用药物有尼莫地平10mg静脉点滴(大于6小时滴完)。用药过程中应注意点滴速度并监测血压。

6)对严重脑水肿、颅内压明显增高,内科治疗困难者可行去骨片减压术来防止脑疝形成,以挽救患者的生命。

7)高血压的处理:急性脑梗死发病初期血压升高的因素是多方面的,有可能由于颅内压增高引起,也可能与患者的紧张、焦虑等情绪有关。首先应分析患者血压升高的原因并加以去除,而不是一味地盲目使用降压药去追求"正常血压"。除对高颅压患者予以脱水降颅压治疗外,原则上不急于使用降压药,但对血压持续升高并有可能对心脏功能造成损害者应予药物降压,用药时应严密控制药量和给药速度,切忌将血压降得过快过低,一般将血压控制在160/100mmHg以下即可,以免加重脑缺血。

8)高血糖的处理:无论是患者以往患有糖尿病,还是应激性的血糖增高,都应予以严密关注,积极处理。可根据患者血糖情况在静脉输液中加入适量的胰岛素,要对血糖进行监测,及时调整胰岛素用量,切忌出现低血糖,以免加重脑损害。

9)中医中药:活血祛瘀、通脉活络对防止血栓增大或再发有一定作用。

主证:头痛头晕,突然言语不利、口眼歪斜、半身不遂、手足麻木。舌苔白腻,脉浮滑。

治法:活血通络,祛风化痰。

药物:①血塞通注射液(三七总皂苷)400mg,加入5%葡萄糖注射液500ml静脉点滴,每日1次;②脉络宁注射液(牛膝、金银花等)10~20ml,加入5%葡萄糖注射液250ml或0.9%生理盐水250ml静脉点滴,每日1次;③血栓通注射液(由三七中精制为人参皂苷Rg1)10ml,加入5%葡萄糖注射液250ml静脉点滴,每日1次;④再造丸(丹参、三七、血竭、川芎、安息香、苏合香、沉香、人参、天麻)1~2丸/次,每日2次;⑤活络丹(麝香、人工牛黄、当归、天麻、威灵仙、全蝎等),1丸/次,每日2~3次。

针灸:百会、合谷、曲池、外关、阳陵泉、足三里、太冲。

（三）急性播散性脑脊髓炎

急性播散性脑脊髓炎是一种常发生在感染或疫苗接种之后由免疫介导的广泛中枢神经系统白质脱髓鞘病变,病因尚不清楚。

1. 临床表现

（1）青壮年期发病较多,多在感染或疫苗接种后 2 周左右出现临床症状。

（2）多数患者急性起病,表现为精神异常和意识障碍,可有头痛、呕吐、抽搐、言语障碍、脑神经麻痹、偏瘫和共济失调等症状。脊髓受累者可出现截瘫和大小便障碍。

（3）暴发性起病者可突然头痛、呕吐、高热、精神异常,多在 24 小时内发生昏迷,出现去脑强直发作。

（4）体检除存在与症状相应的神经系统体征外,还可出现脑膜刺激征。

（5）脑脊液压力正常或稍高,细胞数增多（轻度）,以淋巴细胞为主;蛋白含量轻度增高;部分患者可见寡克隆带和髓鞘碱性蛋白。

（6）MRI 可见脑、脊髓白质内多发斑片状长 T1 长 T2 信号。CT 有时也可显示片状低密度影,但没有 MRI 敏感。

2. 治疗

（1）急性期尽早使用糖皮质激素治疗,遵循足量、短疗程的原则。以下几种可供选用:

1）甲泼尼龙 1000mg,静脉点滴,每日 1 次,连用 3~5 天后逐渐减量,以后可改为口服给药。

2）地塞米松 20~30mg,加入 5% 葡萄糖 500ml 静脉点滴,每日 1 次,10~14 天后改为泼尼松口服并逐渐减量。

激素治疗过程中应注意对有激素使用禁忌的患者原则上不应使用。用药过程中应注意患者的出入量和电解质情况,防止消化道出血、低血钾、低血钙、股骨头坏死、感染等并发症的发生。

激素治疗效果不理想者可考虑加用免疫抑制剂,可予硫唑嘌呤 2mg/（kg·d）,口服,用药过程中应监测血象,出现白细胞减少应停止使用。

免疫球蛋白 0.2~0.4g/（kg·d）,隔日一次,10 次为一个疗程。大剂量免疫球蛋白有封闭 T 细胞受体,从而阻断免疫反应的作用,缺点是费用昂贵。

（2）对症治疗:对有颅内压增高的患者可予 20% 甘露醇 250ml 快速静脉点滴或静脉注射,每 6~8 小时重复一次。

抽搐频繁发作者予抗癫痫药治疗（见第 27 章抽搐）。

昏迷患者应给予昏迷的一般处理。

（四）颅脑损伤和血肿

颅脑损伤在平时和战时均常见。其死亡率和致残率依然高居身体各部位损伤之首。亦是引起昏迷的常见病因之一。

1. 颅脑损伤方式　外界暴力造成颅脑损伤一般有两种方式:

（1）直接损伤:暴力直接作用于头部引起的损伤。直接损伤包括 3 种:

1）加速性损伤:相对静止的头部突然遭受外力打击,头部沿外力作用方向呈加速运动而造成的损伤。损伤主要发生在着力部位,即着力伤（coup injury）。

2）减速性损伤:运动着的头部突然撞于静止的物体所引起的损伤。损伤不仅发生于着力部位，也常发生于着力部位的对侧，即对冲伤。

3）挤压性损伤：两个不同方向的外力同时作用于头部，颅骨发生严重变形而造成的损伤。

（2）间接损伤：暴力作用于身体其他部位，然后传导至头部所造成的损伤。间接损伤主要有以下3种：

1）坠落时双足或臀部着地，外力经脊柱传导至颅底引起颅底骨折和脑损伤。

2）外力作用于躯干，引起躯干突然加速运动时，头颅由于惯性，在颅颈之间发生强烈的过伸或过屈，造成颅颈交界处延髓与脊髓连接部的损伤，即挥鞭伤。

3）胸部突然遭受挤压时，胸腔压力升高，经上腔静脉逆行传递，使该静脉所属的上胸、肩颈、头面皮肤和黏膜及脑组织发生弥散点状出血，称为创伤性窒息。

2. 颅脑损伤分类

（1）按临床应用分类：以颅脑解剖部位和损伤病理形态分类。

1）头皮损伤：擦挫伤、裂伤、撕脱伤、头皮血肿（皮下血肿、帽状腱膜下血肿、骨膜下血肿）。

2）颅骨损伤：按骨折与外界是否相通分为闭合性颅骨骨折与开放性颅骨骨折；按骨折部位分颅盖骨骨折与颅底骨骨折；按骨折形态分为线状骨折、粉碎性骨折、凹陷性骨折、粉碎凹陷性骨折、乒乓球样骨折（多见于儿童）、洞穿骨折、多发骨折等。

3）脑损伤：按脑组织是否与外界相通分为闭合性脑损伤与开放性脑损伤；按脑损伤与外伤的关系分为原发性脑损伤与继发性脑损伤，前者是暴力作用在脑组织的一瞬间就已造成的损伤，包括脑震荡、脑挫裂伤、原发性脑干损伤、弥漫性轴索损伤；后者为脑原发性损伤之后所产生的一系列病理生理改变，包括颅内血肿（硬膜外、硬膜内、脑内、脑室内血肿等）、脑水肿、脑肿胀、脑积水以及脑疝。

（2）按病情分类（国内制定）：

1）轻型（指单纯性脑震荡伴有或无颅骨骨折）：①昏迷<30分钟；②仅有轻度头昏、头痛等自觉症状；③神经系统和脑脊液检查无明显改变。

2）中型（指轻度脑挫裂伤伴有或无颅骨骨折及蛛网膜下腔出血，无脑受压者）：①昏迷在12小时以内；②有轻度神经系统阳性体征；③体温、呼吸、脉搏、血压有轻度改变。

3）重型（指广泛颅骨骨折、广泛脑挫裂伤及脑干损伤或颅内血肿）：①深昏迷，昏迷在12小时以上，意识障碍逐渐加重或出现再昏迷；②有明显神经系统阳性体征；③体温、呼吸、脉搏、血压有明显改变。

4）特重型（指重型中更急更重者）：①脑原发伤重，伤后深昏迷，去大脑强直或伴有其他部位的脏器伤、休克等；②已有晚期脑疝，包括瞳孔散大、生命体征严重紊乱或呼吸已近停止。

（3）按昏迷程度分类：目前，国际上较通用的一种方法是根据格拉斯哥昏迷计分（Glasgow coma scale, GCS）（表24-3）所作的伤情分类法。分别对伤员的运动、言语、睁眼反应评分，再累计得分，作为判断伤情的依据：①轻型：13~15分，伤后昏迷时间<20分钟；②中型：9~12分，伤后昏迷20分钟至6小时；③重型：3~8分，伤后昏迷>6小时，或在伤后24小时内意识恶化并昏迷>6小时。

表 24-3　格拉斯哥昏迷计分（GCS）

运动反应计分（分）		言语反应计分（分）		睁眼反应计分（分）	
按吩咐动作	6	正确	5	自动睁眼	4
定位反应	5	不当	4	呼唤睁眼	3
屈曲反应	4	错乱	3	刺痛睁眼	2
过屈反应	3	难辨	2	不睁眼	1
伸展反应	2	不语	1		
无反应	1				

3. 颅脑损伤昏迷的特点

（1）原发性昏迷：伤后当时即发生的昏迷，为原发性脑损伤所致。昏迷时间越长、昏迷程度越深、昏迷时伴有其他神经系统症状和体征以及生命体征的变化越明显，说明原发性脑损伤越重。

（2）继发性昏迷：伤后一段时间后出现的昏迷，为继发性脑损伤所致。昏迷出现越早、进展越迅速、昏迷程度越深，说明继发性脑损伤越重、病情越凶险。

（3）头皮损伤和颅骨损伤只有合并脑损伤才会出现昏迷。

4. 几种不同类型的原发性脑损伤

（1）脑震荡：轻度脑损伤引起的临床综合症状群，其特点为伤后即刻发生短暂的意识障碍和近事遗忘，有不同程度的头痛、头晕和一些自主神经功能紊乱症状，而无其他神经系统缺损的表现。

一般认为脑震荡引起的意识障碍主要是脑干网状结构受损的结果。这种损害与颅脑损伤时脑脊液的冲击瞬间产生的颅内压力变化、脑血管功能紊乱、脑干的机械性牵拉或扭曲等因素有一定关系。传统观念认为，脑震荡仅是中枢神经系统暂时的功能障碍，并无可见的器质性损害。但近年来的研究发现，脑震荡患者可有细微的器质性损害。

1）临床表现和诊断：伤后立即出现短暂的意识丧失，一般不超过半小时，同时有自主神经和脑干功能紊乱的表现。意识恢复后，有逆行性遗忘（近事遗忘）。多有头痛、头晕、恶心、呕吐、疲乏无力、耳鸣、心悸、畏光、情绪不稳、失眠、记忆力减退等症状，一般持续数日、数周，少数持续时间更长。

诊断主要根据病史和临床症状，神经系统检查多无明显阳性体征。腰椎穿刺，颅内压力和脑脊液在正常范围。头颅 CT 检查颅内无异常。

2）治疗：一般无特殊治疗，以安静休息及对症治疗为主，酌情使用镇静、镇痛及改善脑神经功能药物，多数患者预后良好。

（2）脑挫裂伤：脑挫伤与脑裂伤的统称。是外力造成的原发性脑器质性损伤。既可发生于着力部位，也可发生于着力部位的对侧（对冲伤），尤其是后者，损伤常更为严重并以额、颞叶前部及底面为多，此种情况，多见于枕、顶部的减速性颅脑损伤。

轻者仅见脑表面局部软膜下皮质散在点片状出血、水肿。严重者脑皮质及其深部的白质广泛碎裂、坏死，局部出血、水肿，甚至形成血肿。

1）临床表现与体征：因致伤因素、损伤部位和程度不同而各异，差别很大。

A. 意识障碍：是脑挫裂伤最突出的症状。伤后多立即发生，根据损伤的程度不同，持续时间长短不一，由数分钟至数小时、数日、数月乃至迁延性昏迷。但轻者可无原发性昏迷，如单纯的凹陷性骨折。一般临床常以昏迷时间超过 30 分钟作为判定脑挫裂伤的参考时间。

B. 头痛、恶心、呕吐：与蛛网膜下腔出血、颅内压增高或脑血管运动功能障碍有关。伤后早期的恶心、呕吐可因受伤时第 4 脑室底的呕吐中枢受到脑脊液冲击、蛛网膜下腔出血对脑膜的刺激或前庭系统受刺激引起，较晚发生的呕吐大多由于脑肿胀、颅内血肿致颅内压增高引起。

C. 局灶症状和体征：伤后立即出现与脑挫裂伤部位相应的神经功能障碍或体征。依损伤部位和程度而不同，如仅伤及额颞叶前端等所谓哑区可无神经功能缺损表现；若功能区受损可出现相应的瘫痪、失语、视野缺损、感觉障碍以及癫痫等。

D. 脑膜刺激征：蛛网膜下腔出血引起。表现为颈抵抗、闭目畏光、头痛、呕吐、低热等。

E. 生命体征变化：轻度脑挫裂伤可无明显改变。中、重度脑挫裂伤的体温、血压、脉搏、呼吸可有明显变化。由于出血和脑水肿引起颅内压增高，可出现血压上升、脉搏徐缓、呼吸深慢。严重者可发生脑疝，出现昏迷加深、瞳孔扩大、心跳、血压、呼吸的进一步紊乱甚至衰竭。

2）诊断：

A. 根据受伤病史、临床症状及体征，可作出初步诊断。确诊常需依靠必要的辅助检查。

B. CT 能清楚地显示脑挫裂伤的部位、范围和程度，以及有无继发性损伤，如出血和水肿情况。是目前最常用、最有价值的诊断和鉴别诊断方法，应作为首选检查。

C. 头颅 MRI（磁共振成像）对较轻的脑挫伤灶及处于 CT 等密度阶段的血肿的显示优于 CT。故对脑干、脑神经、轴索损伤及慢性和亚急性血肿的诊断有独到的优势。

D. 头颅 X 线片：能通过对骨折的了解分析致伤机制和判断伤情。

E. 腰椎穿刺：检查脑脊液是否含血，可与脑震荡鉴别。同时可测定颅内压及引流血性脑脊液以减轻症状。但对颅内压明显增高的患者，腰穿禁忌，以免引发脑疝。

3）治疗及预后：

A. 非手术治疗：

a. 严密观察意识、瞳孔和其他生命体征的变化。加强基础护理，防治心、肺、肝、肾、消化道、血管及血液等器官和系统的并发症。

b. 体位：抬高床头 15°~30°，利于颅内静脉回流，降低颅内压。

c. 保持呼吸道通畅，给氧，保持良好血氧状态。预计昏迷时间长者，宜早行气管切开，雾化吸入，以利排痰和气道通畅。采取多种措施防治肺部感染。

d. 保持水、电解质平衡、加强营养支持和控制血糖。多日不能进食者可给予鼻饲。防治消化道应激性溃疡。

e. 高热、躁动和癫痫发作可进一步加重脑缺氧和其他器官负担，危及生命。应查明原因，并做相应处理。高热应给予物理降温；癫痫用抗痫药物控制；躁动要排除脑疝前症状。上述状态严重者可应用冬眠低温疗法。

f. 控制脑水肿或脑肿胀、降低颅内压、防止颅内高压危象和脑疝发生。轻者给予头高位卧床、吸氧、激素及适量脱水治疗。重者可行过度换气、大剂量激素、加大脱水力度及冬眠低温疗法。

g. 适当应用脑保护剂、促苏醒和神经功能恢复药物。

B. 手术治疗：

a. 下列情况应考虑手术治疗：继发性脑水肿严重、脱水治疗无效、病情日趋恶化、出现颅内血肿（幕上 >30ml，幕下 >10ml），出现颅内高压危象或脑疝。

b. 手术方法：脑挫裂伤灶清除、颅内血肿清除、额极或颞极切除内减压、颞肌下或大骨瓣去除减压等。

C. 脑挫裂伤患者的预后与下列因素有关：原发性脑损伤部位、程度和范围；有无脑干或丘脑下部原发性损伤；继发性脑损害情况及是否出现脑疝；合并其他脏器损害情况；年龄；诊治是否及时恰当。

（3）脑干损伤：脑干损伤是一种严重的，甚至是致命的损伤，分原发性与继发性两类。前者是指受伤当时直接发生的脑干损害；后者是由于颅内血肿或脑水肿引起的颅内压增高，出现脑疝对脑干压迫造成的损害。①外伤时，脑干为同侧小脑幕游离缘挫伤；斜坡冲撞致伤；枕骨大孔缘撞击受伤；②旋转性损伤中，脑干遭受牵拉和扭转而受伤；③在挥鞭样损伤中，延髓与颈髓交界处受伤；④双足或臀部着地引起延髓损伤。

脑干损伤的病理变化轻重不一：轻者仅在显微镜下见点状出血或水肿；重者神经结构断裂，片状出血、水肿及组织坏死。

1）临床表现：

A. 意识障碍：伤后立即出现，多较严重，持续时间长。

B. 瞳孔、眼球位置和运动异常：

C. 锥体束征和去脑强直：早期多表现为软瘫、反射消失，以后出现痉挛性瘫痪。严重者可有去脑强直，此为脑干损伤的特征性表现。

D. 生命体征变化：伤后立即出现呼吸功能紊乱是脑干严重损伤的重要征象之一。此外，还可有循环功能衰竭、高热等。

E. 内脏症状：常见的有消化道出血和顽固性呃逆。

2）诊断和治疗：伤后随即出现典型脑干症状和体征外，还需借助 CT、MRI 和脑干听觉诱发电位确定诊断和鉴别诊断。治疗方法与脑挫裂伤非手术治疗相似。原发脑干损伤的死亡率及致残率均很高。

（4）丘脑下部损伤：丘脑下部是自主神经系统的皮质下中枢，与机体的内脏活动、代谢、内分泌、体温、意识和睡眠等关系密切。当丘脑下部损伤后，可出现一系列特殊的症状，严重者可导致死亡。

1）临床表现：

A. 意识障碍

B. 体温调节障碍：丘脑下部前区损伤可引起高热，后区损伤则可导致体温过低。

C. 尿崩症：尿量每日 4000ml 以上，多者达 10 000ml，尿比重 <1.005，系视上核或视上核 – 垂体束受损的结果。

D. 消化道出血：与大量分解性代谢激素（ACTH，胃泌素等）释放，胃酸和胃蛋白酶及交感神经兴奋使胃肠道黏膜缺血有关。

E. 循环呼吸紊乱：丘脑下部的外侧核和后核受刺激致血压升高、心率加快，损害时则产生相反的症状。

F. 糖代谢紊乱：室旁核受损可引起血糖升高。

2）诊断和治疗：

A. 丘脑下部损伤的诊断主要依靠临床表现，CT 和 MRI 检查可能发现该区域异常密度（信号）影。

B. 治疗原则：与脑挫裂伤非手术治疗相仿，某些丘脑下部损伤后出现的特殊表现，可作如下处理：①尿崩症：垂体后叶素 5~10U，皮下或肌内注射，每日 1~3 次。待尿量控制后，以氢氯噻嗪替代，25~50mg，每日 2~3 次，或用鞣酸加压素（长效尿崩停）维持。也可用醋酸去氨加压素片（弥凝，minirin），0.1~0.2mg，口服，每日 3 次；②消化道出血：参看消化道出血部分。

（5）弥漫性轴索损伤：弥漫性轴索损伤是头部遭受加速性旋转外力作用时，因剪应力而造成的以脑内神经轴索肿胀断裂为主要特征的损伤。在重型颅脑损伤中约占 28%~50%。诊断及治疗均较困难，预后差。

1）临床表现：伤后即刻发生的长时间的严重意识障碍是弥漫性轴索损伤的典型临床表现。特别严重者数小时内即死亡，即使幸存下来，也多呈严重失能或植物状态。

2）诊断：目前较为公认的诊断标准为：伤后持续昏迷（>6 小时）；CT 示脑组织撕裂出血或正常；颅内压正常但临床状况差；无明确脑结构异常的伤后持续植物状态；创伤后期弥漫性脑萎缩；尸检见特征性病理改变。

关于弥漫性轴索损伤与原发脑损伤的关系，近年来有一些新的见解。不少人认为，原发性脑干损伤实际上就是最重的（Ⅲ级）弥漫性轴索损伤，而脑震荡则是最轻的一类。

3）治疗和预后：治疗方法基本与脑挫裂伤非手术治疗相同。

弥漫性轴索损伤的致死率和致残率很高。有人认为，几乎所有植物生存的脑外伤患者及 1/3 的脑死亡病例，都由弥漫性轴索损伤所引起。死亡率高达 64%。其原因，除因脑干受损引起中枢性功能衰竭外，还与严重持久的意识障碍所致的多系统并发症有关。

（6）颅内血肿：颅内血肿是颅脑损伤中最常见、最严重的继发病变，颅脑损伤致使颅内出血，血液在颅腔内聚集达到一定体积称为颅内血肿。颅内血肿引起脑受压的程度主要与血肿量、出血速度以及出血部位有关。在重型颅脑损伤中发生率可达 40%~50%。如不能及时诊断处理，多因进行性颅内压增高，形成脑疝而危及生命。

1）颅内血肿按症状出现时间分为特急性血肿（伤后 3 小时内）、急性血肿（3 日内）、亚急性血肿（4~21 日）和慢性血肿（22 日以上）。

2）按部位则分为硬脑膜外血肿、硬脑膜下血肿、脑内血肿、脑室内血肿、颅后窝血肿、多发性血肿以及迟发性血肿等。

A. 硬脑膜外血肿：血肿的主要来源是脑膜中动脉，此外，颅内静脉窦、脑膜静脉、颅骨板障静脉或导血管损伤也可导致硬膜外血肿。多数是由于颅骨骨折造成血管撕破出血所致，且多见于加速性脑损伤。

B. 硬脑膜下血肿：多见于减速性脑损伤。血肿常发生于对冲部位（如额极、颞极），出血多来源于脑挫裂伤处破裂的脑血管。

C. 脑内血肿：多见于减速性脑损伤。血肿常发生于对冲部位，部分可发生于着力部位，出血多来源于脑挫裂伤处破裂的脑血管。

D. 脑室内血肿：多见于脑内血肿破入脑室或脉络丛出血。

3）临床表现：

A. 意识障碍：进行性意识障碍是颅内血肿形成并增大的主要症状。其变化过程与原发性脑损伤的轻重和血肿形成的速度及体积密切相关。临床上常见 3 种情况：

a. 原发脑损伤轻，伤后无原发昏迷，待血肿形成后开始出现意识障碍（清醒→昏迷）；

b. 原发脑损伤略重，伤后一度昏迷，随后完全清醒或好转，但不久又陷入昏迷（昏迷→清醒或好转→再昏迷）；

c. 原发脑损伤较重，伤后昏迷进行性加重或持续昏迷。

硬膜外血肿原发脑损伤多数较轻，所以大多表现前两种情况；硬膜下血肿及脑内血肿多表现后两种情况。

B. 颅内压增高：头痛、呕吐，呼吸、脉搏减慢及血压增高。

C. 瞳孔改变：脑疝形成时，瞳孔可一侧扩大、或双侧扩大，同时直接和间接对光反射消失。

D. 神经系统体征：脑挫裂伤及血肿压迫引起的脑局灶性体征，如偏瘫、失语、癫痫等。脑疝时可出现脑干症状。

4）诊断：根据临床表现可作出初步诊断，X 线片有助于诊断，头颅 CT 可以确诊。

5）治疗：

A. 非手术治疗：意识清楚、病情稳定、生命体征基本正常；无局限性脑压迫致神经功能损害；CT 所示血肿量幕上 <30ml，幕下 <10ml，中线结构移位轻（<1cm）；颅内压监护压力在 3.33~4.0kPa（25~30mmHg）以下，可在密切观察下行药物治疗。方法见脑挫裂伤的治疗。

B. 手术治疗：

a. 手术指征：凡是病情急重、有颅内高压危象者均应刻不容缓，尽早施行手术治疗。病情较轻行非手术治疗者，治疗过程中病情恶化，亦应改行手术治疗。

b. 手术方法：可根据情况采取一种或多种手术方式：①危急时可直接行钻颅探查，根据探查结果选择进一步手术方式；②开颅清除血肿及挫裂的脑组织；③切除额极、颞极行内减压术；④颞极下减压或去除大骨片外减压术；⑤部分病情较轻、较缓者或不具备开颅手术条件者，可行钻颅颅内血肿穿刺排空术。

6）预后：

A. 原发脑损伤程度越轻效果越好。因此，广泛的脑挫裂伤、脑干损伤预后较差，单纯的硬膜外血肿疗效最好。

B. 治疗越及时效果越好。特别是有无脑疝及脑疝持续时间长短对结果影响极大。

C. 年龄及其他并发症情况对预后有明显的影响。

（五）高血压脑病

高血压脑病是一种常见的临床急症，其表现为由于血压急骤升高引起的剧烈头痛、恶心、呕吐、抽搐、意识障碍等颅内压增高为主要表现的急性脑功能失常。

1. 临床表现

（1）在原发性或继发性高血压基础上血压急骤升高，以舒张压增高明显，常超过 17.3kPa（130mmHg）。

（2）剧烈头痛、头晕、耳鸣、心悸、恶心、呕吐、烦躁不安、抽搐、意识障碍、甚至发生暂时性偏瘫、失语。

（3）发作时间短暂：数分钟至数小时不等，甚至达数日，一旦迅速降压，脑部症状与体征可于数小时内消失，不遗留任何脑损害。

（4）脑脊液压力升高：达 21.5~39.2kPa（250~400mmH$_2$O），蛋白含量增高。

（5）眼底检查：眼底动脉痉挛，视网膜渗出、出血或视乳头水肿。

2. 治疗　力求短时间内急剧降压至安全范围，即血压 21.3/13.3kPa（160/100mmHg），制止抽搐及降低脑水肿。

（1）迅速降压可选用以下药物：

1）首选硝普钠 50mg 加入 500ml 液体中缓慢静点，滴速 10~20 滴/分钟，一般 30 秒钟可出现降压作用，并依血压随时调整药量，此药化学性质不稳定，配置后应于 12 小时内应用完毕，如持续应用超过 48 小时，应每日监测血内硫氰酸盐浓度。

2）乌拉地尔（利喜定，亚宁定），它是一种选择性 α_1 受体阻滞剂，具有外周和中枢双重降压作用。

用于治疗高血压危象、重度和极重度高血压及难治性高血压。

静脉注射，缓慢静注 10~50mg，监测血压变化，降压效果应在 5 分钟内即可显示。若效果不够满意，可重复用药。持续静脉点滴或使用输液泵，本品在静脉注射后，为了维持其降压效果，可持续静脉点滴，将乌拉地尔 250mg 加入在合适的液体中，如生理盐水、5% 或 10% 葡萄糖液中，静脉输液的最大药物浓度为每毫升中乌拉地尔 4mg，输液速度根据患者血压酌情调整。推荐初始速度为 2mg/min，维持速度为 9mg/h。

若将乌拉地尔 250mg 溶解在 500mg 液体中，乌拉地尔 1mg 相当于 44 滴或 2.2ml 输入液。

血压下降的程度由前 15 分钟内输入药物的药物剂量决定，然后用低剂量维持。疗程一般不超过 7 天。

3）硝苯地平为钙离子拮抗剂，舌下含服降压效果较好，每次 10~20mg 舌下含服，5 分钟后血压下降，10~15 分钟血压下降最大值。如 30 分钟降压不明显，可改用其他药物。

4）硫酸镁，可松弛血管平滑肌，减轻脑水肿，25% 硫酸镁 10ml 稀释成 20ml 缓慢静注。

（2）制止抽搐，可选用以下药物：

1）地西泮每次 10~20mg，稀释后静脉注射，无效半小时后重复，24 小时不得超过 100mg。

2）10% 水合氯醛 15~20ml，保留灌肠。

3）副醛 5ml 深部肌内注射。

（3）降低颅内压、减轻脑水肿：头部置冰袋，可选用 20% 甘露醇 250ml 或 25% 山梨醇 250ml 静滴，4~6 小时后可重复，也可用呋塞米 20~40mg 稀释后缓慢静注。

（六）肾上腺危象

1. 临床表现　凡有下列之一者，要想到肾上腺危象的可能：

（1）艾迪生病患者或其他原因所致的慢性肾上腺皮质功能减退者，因感染、皮质激素治疗突然中断、减量过速或遇到其他应激情况后，出现发烧、胃肠道症状以及意识改变、血压下降者。

（2）脑膜炎双球菌等所致败血症或脓毒血症伴有广泛出血现象，经抗生素治疗后一度好转，忽又发生高热、发绀、出血加重、循环衰竭者。

（3）双侧肾上腺切除后 8~12 小时突然高热、休克、昏迷及重度的胃肠道反应者。

（4）抗凝治疗 1~2 周，如出现剧烈腹痛、血压下降；或疑有肾上腺静脉血栓形成，出现肾区或肋缘下剧烈疼痛，但无其他急腹症体征，很快出现循环衰竭、高热昏迷者。

（5）手术后患者突然出现全身衰竭，病情迅速恶化，而不能用术后常见并发症如出血、感染等解释者。

2. 治疗

（1）肾上腺皮质激素治疗：

1）补充糖皮质激素，将氢化可的松 100mg，溶于 5% 葡萄糖生理盐水 500ml 中，静脉快速点滴，3~4 小时内滴完。此后根据病情，每 6~8 小时可继续静滴 100mg。第 1 天一般滴入 300~500mg 或更多，连续 2~3 天。病情好转逐渐减量，减至 50mg 时，改为口服。1~2 周后，再逐渐过渡到慢性肾上腺皮质功能减退症患者所需要的维持量。

2）补充盐皮质激素，在使用氢化可的松治疗后，如果收缩压仍不升到 13.33kPa（100mmHg）和（或）有低钠血症，则应同时肌内注射醋酸去氧皮质酮 1~3mg，每日 1~2 次。当病情好转能进食时，改为口服氟氢化可的松 0.05~0.2mg/d。

（2）纠正水、电解质平衡失调，根据患者脱水、缺钠、酸碱平衡失调情况给予补充。抗休克，根据病因给予纠正，或给予血管活性药物，如多巴胺。

（3）其他治疗：针对病原菌给予抗生素。治疗低血糖。对症及支持治疗。

（七）低血糖昏迷

系由于多种原因引起的成年人血糖 <2.8mmol/L（50mg/dl），临床上产生以交感神经过度兴奋及中枢神经系统功能障碍为突出表现的综合征。严重的低血糖可导致昏迷，称为低血糖昏迷。

1. 引起低血糖急症的病因

（1）空腹低血糖

（2）内分泌性：

1）胰岛素过多：胰岛素瘤、多发性内分泌腺瘤型。

2）胰岛素样物质增多：胰外肿瘤。

3）拮抗胰岛素激素缺乏：垂体前叶功能低下、肾上腺皮质功能减退症、甲状腺功能减退症等。

（3）肝源性：

1）胰岛素自身免疫综合征。

2）糖异生基质不足：严重营养不良、妊娠空腹低血糖。

（4）肾源性：

1）肾性糖尿。

2）肾衰竭。

（5）葡萄糖消耗过多：剧烈运动、长期饥饿、长期发热、慢性腹泻等。

（6）餐后（反应性）低血糖。

（7）特发性功能性低血糖。

（8）滋养性低血糖症。

（9）胃大部切除后低血糖症。

（10）胃肠运动功能异常综合征。

（11）2型糖尿病早期。

（12）饮食性低血糖症：酒精性低血糖。

（13）药物诱发低血糖：

1）胰岛素用量过多。

2）引起低血糖急症的原因中最多的是药物,尤其是糖尿病患者应用胰岛素或口服降血糖药是最常见的医源性低血糖急症,以磺脲类药物最常见,如格列本脲(优降糖)、格列吡嗪(美吡达)、格列喹酮(糖适平)等,可在剂量不变、服药数周至数月后出现低血糖。

3）水杨酸类制剂。

4）磺脲类口服降糖药过量。

2. 临床表现

（1）交感神经过度兴奋：无力、出汗、心动过速、心悸、震颤、神经质、激动、口周及手指麻木感、饥饿感。

（2）神经系统功能障碍：头痛、体温降低、视力模糊、反应迟钝、精神错乱、记忆缺失、昏迷、癫痫样发作、肌肉疼挛。

（3）化验检查：血糖 <2.8mmol/L（50mg/dl）,尿糖（－）,尿酮体（－）。

3. 治疗

（1）立即抽血查血糖。

（2）静脉注射 50% 葡萄糖 40~60ml,多数患者能立即清醒,但即使意识完全恢复,仍需继续观察；如注射 50% 葡萄糖后仍不清醒,则应反复注射,然后持续静脉滴注 10% 葡萄糖 500~1000ml,以每小时滴入葡萄糖 12g 的速度,保持血糖浓度在正常范围,直至患者能够口服或进食为止。

（3）严重及顽固低血糖急症应在静注葡萄糖同时,选用或合用下列药物：静脉注射糖皮质激素如地塞米松 2~10mg/d,皮下或肌注肾上腺素 0.25~0.5mg；胰高糖素 0.5~1mg,皮下、肌内注射。

4. 治疗中需注意的问题　低血糖危害是以小时甚至分钟计算的,如果低血糖昏迷时间 >6 小时,脑细胞因缺乏能量而发生不可逆的变性、坏死、严重损害中枢神经功能,甚至死亡,即使经治疗血糖恢复正常后也成痴呆或终生呈去大脑状态。一般而言,血糖值越低,发展越快,持续时间越长,则症状越明显,预后就越差。因此,及时诊断、分秒必争的抢救是治疗成功的关键。

因服磺脲类口服降血糖药物引起的低血糖急症,即使抢救后患者恢复意识,再陷入昏迷的可能性仍很大,宜继续静滴葡萄糖,根据病情需要观察数小时至数天。

患者即使精神神经症状很轻,也不宜口服葡萄糖,以免误入气管,且发挥作用也相对缓慢。

（八）糖尿病非酮症性昏迷

高渗性非酮症性糖尿病昏迷简称高渗性昏迷,是糖尿病急性代谢紊乱的另一临床类型。

1. 病史　无糖尿病病史或轻型糖尿病史,50~70 岁多见。

2. 诱因

（1）高热、各种感染、脑血管病、心肌梗死、大手术、脑外伤、严重烧伤等。

（2）因意识不清、护理不周、吞咽困难、长期不能进水、不能进食者。

（3）呕吐、腹泻引起脱水者。

（4）肾功能不全。

（5）医源性疾病，如颅压增高时大量应用高张葡萄糖脱水治疗，长时期的静脉高营养或鼻饲治疗，高糖饮食，不恰当的长期使用利尿剂、血液透析、腹膜透析等。

（6）某些药物如苯妥英钠能抑制胰岛素释放；大剂量肾上腺皮质激素、噻嗪类利尿剂、免疫抑制剂等有对抗胰岛素的作用，均可使血糖升高。

3. 临床表现 起病隐袭，多有数天到数周的烦渴、多尿、软弱无力、头晕、头痛、精神萎靡、思睡、食欲缺乏、恶心、呕吐。

发生原因不明的严重失水现象，进行性意识障碍，局灶性癫痫和局限性神经系统体征，而不能用其他疾病解释者。

4. 实验室检查

（1）高血糖：>333mmol/L（600mg/dl）。

（2）高血钠：>145mmol/L。

（3）高血浆渗透压：>350mOsm/L，血浆渗透压计算公式参看第80章水、盐、电解质、酸碱平衡失调的治疗。

（4）血浆尿素氮增高。

（5）尿糖强阳性。

（6）尿酮体定性阴性，或为弱阳性。

（7）血白细胞计数增多，血细胞比容增高。

（8）血浆二氧化碳结合力正常或稍低。

5. 鉴别诊断 患者如既往有糖尿病史，发生昏迷时应首先与糖尿病酮症酸中毒，低血糖昏迷，乳酸酸中毒昏迷等鉴别；由于此病大多无糖尿病史，因此夏季伴有高热的患者应与脑炎相鉴别；当发生昏迷时应与脑血管意外、癫痫、感染中毒性脑病、尿毒症、肝性脑病等鉴别。

6. 治疗 老年人意识不清者、病因不明时切忌盲目给予10%葡萄糖溶液或5%葡萄糖盐水，可以先给生理盐水保持静脉通道，经过实验室检查确定为高渗性非酮症性糖尿病昏迷时立即采取以下措施。

（1）补液、纠正高渗状态：

1）如无休克，而血糖、血钠、血浆渗透压均显著增高，宜先补充0.45%~0.6%氯化钠液体250~500ml，应注意大量的低渗溶液可使血浆渗透压下降过快，有发生溶血和导致继发性脑水肿及低血容量休克的危险，加重昏迷。

2）如已出现了休克，先静滴等渗盐水或平衡液及一定量的血浆容量扩充剂，如706代血浆等，待血压上升后，再根据血浆渗透压酌情使用低渗溶液。

3）当血糖下降至13.9~16.5mmol/L（250~300mg/dl）时，应静滴5%或10%葡萄糖溶液或5%葡萄糖生理盐水。

4）补液量最初24小时内3000~5000ml，重者再酌情增加，最初8~12小时内要求达到总量的2/3，在补液过程中要监测血压、中心静脉压、血浆渗透压、血细胞比容、尿量等，并注意患者的心、脑、肾功能状况，随时调整补液速度。

5）胃管输入凉白开水,可减少静脉补液量,防止低渗液体过量;意识清楚者可自饮白开水。

6）确诊本病后,可参考如下液体:血压正常,血渗透压 >350mOsm/L,补半渗液体,降至350mOsm/L 改为等渗液体;血压正常,血渗透压 <350mOsm/L,补生理盐水;血压低于正常,血钠 <155mmol/L,补生理盐水。低血压可酌情补血浆或全血。

（2）降低血糖、小剂量胰岛素治疗:胰岛素用量:0.1U/（kg·h）,即每小时 4~6U 的速度持续静脉点滴,当血糖 >139mmol/L（250mg/dl）时,用生理盐水 + 胰岛素;如血糖 ≤139mmol/L（250mg/dl）时,开始输入 5% 葡萄糖 + 胰岛素,可按葡萄糖与胰岛素用量为 4g:1U,要根据血糖浓度调节胰岛素的剂量及速度,在治疗过程中要注意个体差异,要防止血糖下降过快或低血糖昏迷,防止再发生脑水肿。

（3）纠正低血钾和酸中毒:补钾要根据血钾及尿量来决定。

1）如治疗前血钾低于正常,开始治疗时即补钾,开始 2~4 小时每小时可静滴 1.0~1.5g 氯化钾。

2）治疗前血钾正常,每小时尿量 >40ml,可在输液及应用胰岛素时开始补钾。

3）治疗前血钾高于正常或无尿者,暂不补钾;在补液及胰岛素治疗后,随着葡萄糖的利用,钾进入细胞内,并随着血容量的增加,肾功能得到改善,尿量增多,可能发生低钾血症;血钾在 4.0~5.0mmol/L 以下,有尿者,按 0.3% 的浓度补钾,补钾量为每小时 10~15mmol/L,一般患者 24 小时总量不超过 4~8g;病情允许以口服为宜,补钾期间每小时尿量 ≥50ml。近年来已注意到机体失钾常常同时伴有失镁,要注意检测血镁,如低于正常要及时补充硫酸镁等。

轻、中度代谢性酸中毒不用碱性药物,但当 pH<7.2,二氧化碳结合力 <11.2mmol/L 应予以补碱,可给 50mmol 碳酸氢钠（5% 碳酸氢钠 84ml 用蒸馏水稀释成 1.25% 的液体）快速静滴,30 分钟后再测 pH,CO_2CP 等决定是否再补碱。勿用高渗的碳酸氢钠溶液,不要使用乳酸钠溶液,因可能有乳酸酸中毒存在。

（4）积极去除诱因,防止各种并发症:

1）抗感染:感染常为本病的主要诱因,有可能继发于本症,要积极寻找感染灶,使用足量而有效的抗生素。

2）急性肾衰竭:在充分补液后尿量仍 <50ml/h 应立即调整输液量和胰岛素用量,同时注射呋塞米（速尿）40~80mg,若尿量仍少或患者在治疗前已有少尿或无尿,应按急性肾衰竭处理。

要注意观察血尿素氮的动态变化,在改善肾功能、补充血容量后,血尿素氮如果下降则可能为肾前性氮质血症;如补充血容量,中心静脉压正常或高于正常,血尿素氮仍不下降者提示肾脏有实质性损害,表示预后不良。

3）心功能衰竭:若发生心功能不全时,要减慢输液速度,并给予一定量的强心药如毛花苷丙（西地兰）、呋塞米（速尿）及血管扩张药等治疗左心功能不全的措施。

4）癫痫大发作:发作时,在降低血糖、纠正脱水同时,静脉注射地西泮（安定）或水合氯醛灌肠等对症治疗。禁用苯妥英钠治疗,因其非但无效,反而引起能破坏内源性胰岛素的释放使血糖升高而加重昏迷,已有注射苯妥英钠引起死亡的报道。

5）脑水肿:脑水肿常发生于治疗 6 小时后,血糖已降低,而患者意识由清楚转入昏迷或昏迷加深,可能与血糖下降太快、碱性药物输注过快、脑缺氧等有关。防止脑细胞从脱水转为脑水肿的可能,要及时采取脑细胞脱水剂如甘露醇、地塞米松等静脉滴注。

(九)糖尿病酮症酸中毒

糖尿病酮症酸中毒是以高血糖、高酮血症和代谢性酸中毒为主要特征的临床综合征,是糖尿病严重的急性并发症之一,亦是临床上常见的一种代谢性酸中毒。

1. 诱因

(1)感染:尤其是急性化脓性感染(皮肤、呼吸道、泌尿系统、胆道感染等)。

(2)外科手术、麻醉、创伤、烧伤。

(3)胃肠道功能紊乱(呕吐、腹泻、不能进食等)。

(4)停用胰岛素或大量减少胰岛素,例如:胰岛素依赖性糖尿患者突然完全停用胰岛素、口服降糖药等。

(5)饮食失调、进食过量。

(6)妊娠、分娩。

(7)严重的精神刺激。

(8)对胰岛素产生抗药性。

(9)并发甲状腺功能亢进症。

2. 临床表现

(1)可出现有关诱因的临床表现。

(2)原有糖尿病的症状加重,如烦渴、多尿、消瘦、食欲减退、恶心、呕吐,约20%~30%伴发急性腹痛、头痛、嗜睡、最后发生昏迷。

(3)体格检查:可见不同程度脱水征。如皮肤干燥、缺乏弹性,舌干、红,眼球下陷,血压下降、四肢厥冷、休克,呼吸加深、加快,呼气中可有烂苹果样丙酮味,嗜睡、烦躁不安、甚至昏迷,各种反射迟钝或消失。

3. 实验室检查

(1)尿糖定性强阳性。

(2)尿酮体定性为强阳性。

(3)血糖明显增高,一般16.7~27.8mmol/L(300~500mg/dl)。

(4)二氧化碳结合力降低。

(5)血气分析是代谢性酸中毒:pH常<7.35,碳酸氢盐[HCO_3^-]降低至10~15mmol/L以下,阴离子间隙增大,剩余碱(BE)负值增大(>-2.3mmol/L),缓冲碱(BB)明显降低(<45mmol/L),二氧化碳分压(PCO_2)降低至2.67kPa(20mmHg)以下等。血pH>7.2,CO_2CP 15~20mmol/L为轻度酸中毒;血pH 7.1~7.2,CO_2CP 10~15mmol/L为中度;血pH≤7.1,CO_2CP≤10mmol/L为重度。

(6)血尿素氮、肌酐可升高。

(7)血浆渗透压可升高。

(8)白细胞可增多,以中性粒细胞增多为主。

4. 鉴别诊断 对原因不明的昏迷患者应考虑到糖尿病酮症酸中毒昏迷的可能,怀疑本病时,应进行尿糖、血糖、二氧化碳结合力、尿酮体、血气分析等检查,并排除脑血管意外、尿毒症、肝性脑病等。对低血糖昏迷、糖尿病高渗性昏迷、乳酸性酸中毒与本病的鉴别详见表24-4。

表 24-4　糖尿病并发昏迷的鉴别

鉴别要点	酮症酸中毒	低血糖昏迷	高渗性昏迷	乳酸性酸中毒
病史	多发生于青少年,较多有糖尿病史,常有感染、胰岛素治疗中断等病史	有糖尿病史,有注射胰岛素、口服降糖药、进食过少、体力活动过度等病史	多发生于老年,常无糖尿病史,常有感染、呕吐、腹泻等病史	常有肝、肾功能不全,低血容量休克,心力衰竭,饮酒,服苯乙双胍等病史
起病及症状	慢(2~4天),有畏食、恶心、呕吐、口渴、多尿、昏睡等	急(以小时计),有饥饿感、多汗、心悸、手抖等交感神经兴奋表现	慢(数日),有嗜睡、幻觉、震颤、抽搐等	较急,有厌食、恶心、昏睡及伴发病的症状
体征				
皮肤	失水、干燥	潮湿多汗	失水	失水
呼吸	深、快	正常	加快	深、快
脉搏	细速	速而饱满	细速	细速
血压	下降	正常或稍高	下降	下降
尿糖	(++++)	(−)或(+)	(++++)	(−)或(+)
尿酮	(+)~(++++)	(−)	(−)或(+)	(−)或(+)
血糖	显著增高,多为16.7~33.3mmol/L	显著降低 <2.8mmol/L	显著增高一般>33.3mmol/L	正常或增高
血酮	显著增高	正常	正常或稍增高	正常或稍增高
血钠	降低或正常	正常	正常或显著升高	降低或正常
pH	降低	正常	正常或降低	降低
CO_2结合力	降低	正常	正常或降低	降低
乳酸	稍升高	正常	正常	显著升高
血浆渗透压	正常或稍升高	正常	显著升高,常>350mOsm/($kg \cdot H_2O$)	正常

5. 治疗

(1)小剂量胰岛素治疗:一般按 0.1U/(kg·h)胰岛素持续静脉点滴,每2~3小时测血糖、尿糖、尿酮体,如果治疗2小时后血糖值下降不足原来值的10%,应将胰岛素加倍输入或加快输液速度。当血糖降至 13.9mmol/L(250mg/dl),尿酮体仍阳性时,继续输入胰岛素同时应用5%葡萄糖盐水,注意按3~4g葡萄糖加1U胰岛素计算。当尿酮体阴性时,可将胰岛素改为皮下注射,胰岛素的剂量应根据血糖测定值随时调整,故输入胰岛素的静脉通道应与补充液体分开两个静脉通路。由于静注胰岛素的有效半衰期短,要改用皮下给药应有1小时静脉和皮下注射重叠的时间,以防血糖再度上升。

(2)纠正电解质紊乱及酸碱平衡失调:

1)补液:以等渗氯化钠液体开始,补液总量按体重10%估算,滴速宜先快后慢,当

血钠 >155mmol/L 时,可输入 0.45% 氯化钠溶液,但输液速度要减慢,当血糖 ≥13.9mmol/L(250mg/dl)时不必给葡萄糖溶液,如血糖降到 ≤13.9mmol/L 时,改为 5% 葡萄糖盐水静脉滴注,以防低血糖反应。无心功能不全者,开始 2 小时输入液体 1000~2000ml,24 小时剂量为 4000~6000ml 或更多,视血压、心率、末梢循环、尿量或中心静脉压决定补液量,老年人、心功能不全者应在中心静脉压监测下调节,滴注速度应减慢。

2)碱性药物:糖尿病酮症酸中毒时不宜过多过早给碱性药物,因为酸中毒主要由酮体引起,宜积极给胰岛素及液体纠正酮症,过多过早用碱性液体,可引起低血钾、氧离曲线左移引起末梢组织缺氧。一般认为下列情况之一考虑补碱治疗:在二氧化碳结合力 <9mmol/L(20Vol%)、pH<7.1、血 HCO_3^-<5mmol/L、血钾 >6.5mmol/L 时。可按 AlberJi 教授建议,血 pH<7.1 时给予 50mmol $NaHCO_3$(5% $NaHCO_3$ 84ml 加入生理盐水稀释成 1.25% 溶液)加 13mmol 氯化钾,30 分钟滴完;血 pH<7.0 时,给予 100mmol $NaHCO_3$ 加 26mmol 氯化钾,145 分钟滴完。pH>7.2 或 CO_2CP>15mmol/L 时停止补碱。输入碱性液体时,不应与胰岛素用同一通路,以免降低胰岛素效价。酸中毒不严重者,一般不必用碱性液体。

3)钾盐:糖尿患者在发生酮症酸中毒时,体内大量钾丢失,但由于失水、少尿或尿闭,血钾浓度往往在正常范围甚至偏高,经过大量胰岛素治疗及补液治疗,糖代谢紊乱得到纠正,钾盐移到细胞内,开始排尿以后,钾自肾排出再加上补液后钾被稀释,因而血钾浓度迅速下降,可达严重程度,甚至危及生命。因此补钾原则是无尿不补钾,有尿、用胰岛素时应补钾,可在 500ml 液体中加 0.7~1.0g 氯化钾,并密切观察,在酮症酸中毒纠正后数天内,一般为 5~7 天,患者血钾往往持续较低,应继续补充钾盐,恢复饮食应仍继续口服氯化钾 1 周,视血钾水平及尿量调节。少数患者补钾后血钾仍不升,提示可能有镁的缺乏,在证实有低血镁时可给予 10% 硫酸镁 10ml 加入 500ml 液体中静脉点滴。

糖尿病并发昏迷的鉴别见表 24-4。

(3)治疗并发症:

1)低血压、休克在给予充分胰岛素并补充足量的盐水后,大多数患者的周围循环衰竭情况可以改善,对于严重、持久的循环衰竭者应积极进行各项检查除外其他情况并积极治疗。

2)严重感染,特别是革兰阴性杆菌败血症、重症肺炎、肾盂肾炎伴肾乳头坏死、化脓性胆道炎等。

3)急性心肌梗死。

4)急性重症胰腺炎。

5)急性肾上腺皮质功能衰竭。

6)肾衰竭:如果应用大量胰岛素并及时补液后仍少尿或尿闭,尤其是低血压时间持续较长者,提示有发展为急性肾衰竭的可能。原来已有糖尿病肾病伴有慢性肾功能减退者,酸中毒特别严重,在采用足够胰岛素及补充电解质后,酸中毒仍然存在,应按肾性酸中毒处理。

7)脑水肿:为少见的致死并发症。一般在治疗过程中,临床症状及生化检查均已改善而突然发生昏迷、抽搐及急性呼吸衰竭,不一定有先兆性头痛或视乳头水肿,最常见的为弥漫性水肿,有时发生脑疝。治疗上应用脱水药。

(4)治疗中应注意的问题:

1)急诊时医师未考虑酮症酸中毒而昏迷与其血糖有关,错误地用了高张葡萄糖,促使渗透压增高及加重细胞内失水,因此必须及时测血糖、尿糖、尿酮体等。

2)酮症酸中毒患者有严重脱水,生理盐水补充不足或先用胰岛素治疗而未及时补充液体可使细胞外液转移至细胞内,进一步使细胞外液丢失,促使周围循环衰竭。

3)在胰岛素使用前用钾盐,可造成致死性高钾血症。

4)胰岛素已开始作用而未及时正确补钾,也可引起致死性低钾血症。

5)过快纠正高血糖,血糖下降过快易导致脑水肿的发生。

6)血糖下降至 13.9mmol/L(250mg/dl)时未使用葡萄糖溶液可诱发低血糖,而低血糖如不及时诊治可造成不可逆的脑损害。

7)未等待尿酮体完全消失、肝糖原储存恢复,而过早地停用静点胰岛素及葡萄糖液,可使酮症及酸中毒复发。

(十)肝性脑病(肝昏迷)

肝性脑病为肝功能不全所引起的神经精神综合征,可发生于急性肝功能不全者,亦可发生于慢性肝病者,特别是发生于有门静脉分流的患者。多种原因均可导致肝功能不全。

根据临床表现不同,肝性脑病可分为急性肝性脑病、慢性肝性脑病、肝脑变性和痉挛性截瘫 4 种。前两种主要是功能性的,后两种则常有明显的器质性损害。

1. 临床表现

(1)病史:有严重的肝脏病史,多数有诱发因素,如进食蛋白质过多,上消化道出血,服用含胺药物,大量利尿和放腹水、感染、手术、肾衰竭等。

(2)肝性脑病分期和分度:

1)前驱期:轻度性格和行为改变,如沉默、冷漠或兴奋、欣快。常无或仅有轻微的神经体征。

2)昏迷前期:精神错乱、行为反常,计算、定向及理解力减退,神经体征明显,如反射亢进、肌张力增强、病理反射阳性,出现肝臭和(或)扑翼样震颤。

3)昏睡期:以昏睡和浅昏迷为主,各种神经体征持续或加重,少数有极度的精神运动性兴奋。

4)昏迷期:昏迷阶段,对各种刺激均不起反应。

(3)五度划分法:

1)一度:患者可出现神经衰弱的症状,情绪有异常的变化,如欣快、抑郁、冷漠等,扑翼样震颤可阳性。

2)二度:患者可出现性格和行为的异常,如嗜睡和扑翼样震颤阳性。腱反射亢进、踝阵挛阳性等。

3)三度:患者出现定向力障碍,意识不清,有时可呈木僵状态,神经反射仍阳性。

4)四度:患者躁狂,进入昏睡状态,对刺激尚有反应。

5)五度:患者进入深昏迷状态,对刺激无反应,腱反射消失。

(4)四度划分法:

1)一度:相当于上述的一度。

2)二度:相当于上述的二度和三度。

3)三度:相当于上述的四度。

4)四度:相当于上述的五度。

（5）肝功能明显损害,有明确的肝病症状和体征。

（6）血氨升高,部分患者血中的支链氨基酸降低,芳香族氨基酸含量增高。有条件可做脑出血检查。

（7）检查凝血酶原活动度（<40%以下）和血浆游离蛋氨酸的浓度（>100mmol/L）,有助于急性肝性脑病的诊断。

（8）慢性肝性脑病:亦称为慢性复发性脑病或慢性肝性脑病,其特点是可反复多次发作。神经精神综合征表现与急性肝性脑病相似。可能由于神经系统已受到较长时期的慢性损害,其临床表现更加多样化。慢性肝性脑病早期,作脑电图有助于早期的诊断,但不具有特异性,亦可作脑功能检查如写字、画图或作手工作业等。其他如查血氨、血浆氨基酸谱检查出现异常。

（9）肝脑变性:此病多发生于晚期肝硬化的患者,由于患者发生广泛的脑组织的退行性变,可出现多种脑病的变化,如智力减退、说话缓慢、构音困难、吐字不清等,尚可有小脑性共济失调和小脑意向性震颤,扑翼样震颤常阳性。可出现舞蹈性手足徐动,四肢可有扭转性痉挛或呈齿轮状强直,意向性肌痉挛,患者有扮鬼脸、咂唇、伸舌、点头或呈面具脸等锥体外束的异常征象。有的患者可出现轻度偏瘫、局灶性癫痫等症状,锥体束受损害,病理反射常可引出。

（10）痉挛性截瘫:本病常见于晚期肝硬化患者,患者除广泛退行性变化外,还可有皮质脊髓束、脊髓小脑束和后索发生的脱髓鞘的变化。

（11）病变若累及脊髓神经,则可称为肝性脑病脊髓病。若脑病并不明显,脊髓神经病变较突出,从而引起痉挛性截瘫者,称为肝性脊髓病。

2. 治疗

（1）搜寻和去除病因。

（2）减少含氨毒素的产生和吸收:

1）饮食:原则上应停止或限制口服蛋白质,用植物蛋白代替动物蛋白,少食动物蛋白,食用乳制品（牛乳或乳酪）,含氨量较肉制品少。同时服用乳果糖。口服支链氨基酸一般10~30g/d,可与天然食物混合食用。

2）保持大便通畅:一般泻药或灌肠（勿用碱性溶液,因为使氨基吸收增加）,可用新清宁每次5片（1.5g）,每日3次,以使大便2~3次/日为宜。

3）应用乳果糖:用量因人而异,一般30~60mg/d,分2~4次口服,患者每日2~3次不成形大便为宜,也可用乳果糖灌肠,保留灌肠用50%乳果糖100ml加水至250ml,每日1次,新霉素和乳果糖并用效果更好。

4）口服抗菌药物:应用肠道不吸收或很少吸收的抗菌药物,以减少产生毒素的细菌。新霉素2~4g/d,分次口服或经直肠灌入。巴龙霉素、卡那霉素均每日2g。甲硝唑每次0.2g,每日4次。

（3）血液净化疗法:

1）血浆交换疗法,本法只适用于急性肝性脑病的患者。

2）微囊包裹活性炭血液灌流:本法只用于急性肝性脑病的患者。另外本法合用前列腺素PGI2对血小板有保护作用,活性炭还能吸附肾上腺素、去甲肾上腺素、T3、醛固酮、胰岛素等。所以应用时应注意其副作用。

3）血液透析：用聚丙烯腈膜进行透析效果好。

4）其他疗法：慢性肝性脑病可试用乳酸杆菌制剂（如金双歧等），试用抑制肠道尿素酶活性物质。

谷氨酸和精氨酸治疗肝性脑病，近年国外已少用。在治疗急性肝衰竭方面近年有一些发展，如 N-乙酰半胱氨酸，已引起重视，提倡早期应用。胺 0.6~0.9g 每日静点一次。疗程视病情而定。

预防和及时处理并发症，少用或禁用对肝有害药物也很重要。

（4）调整氨基酸谱及神经介质：为了营养的目的，对少数需限制进食蛋白以控制肝性脑病的肝硬化患者，应用支链氨基酸仍是合理的。

肝性脑病使用左旋多巴疗效各家报道不一，应用剂量 0.2~0.6g/d，静脉点滴；也有用至 1.2g/d，也可 2~6g/d 分 2~4 次口服。本药不宜与维生素 B_6 同用，因维生素 B_6 有多巴脱羧酶的作用；也不宜与单胺氧化酶抑制剂如麻黄碱同用，以免发生血压骤然升高。

溴隐亭治疗慢性肝性脑病效果较好。开始剂量 2.5mg/d 口服，每 3 日递增 2.5mg/d，达到 15mg/d 时维持此剂量。最好同时给乳果糖 40ml/d，限制蛋白质摄入。

（5）其他防治措施：

1）维持水电解质和酸碱平衡：对急性肝性脑病患者，其入量成人最好每日不超过 1500ml 或前一日尿量加 500ml。慢性肝性脑病，成人每日 2000ml 左右。对急性的和慢性肝性脑病患者注意低血钾、低镁和碱中毒。治疗中注意避免出现上述变化，一旦出现变化，则应迅速纠正。

2）重症肝炎患者脑水肿发生率高，应及时治疗脑水肿。20% 甘露醇或 25% 山梨醇 250ml，快速静脉滴注。

（十一）甲状腺危象

1. 临床表现　由于甲状腺危象病情重，无特殊的实验室检查指标可作为确定的依据，所以主要靠临床症状和体征。甲状腺功能亢进患者一旦出现甲状腺功能亢进症状突然加重就应考虑危象。典型甲状腺功能亢进危象包括：①高热，体温 >39℃，一般解热措施无效；②心率 >160 次/分，心搏动强而有力，部分患者可有心律失常及心力衰竭；③恶心、呕吐、大便次数多、大汗、脱水、电解质紊乱；④神经精神障碍、焦虑、烦躁、精神变态、谵妄、昏睡和昏迷。北京协和医院根据甲状腺危象的主要临床表现，提出危象前期和危象期的 7 项诊断依据，如表 24-5 所示。

表 24-5　甲状腺危象前期和危象期的主要诊断依据

项目	体温	心率（次/分）	出汗	意识	消化道症状	大便	体重
危象前期	<39℃	120~159	多汗	烦躁嗜睡躁动	食欲减退、恶心	次数增多	降至 40~45kg 以下
危象期	>39℃	>160	大汗淋漓	谵妄嗜睡昏迷	呕吐	腹泻	降至 40~45kg 以下

甲状腺功能亢进患者凡具有下述 7 项条件中的 3 项者,可分别诊断危象前期和危象期。

2. 治疗

(1)尽快控制或去除诱发因素,如严重感染、机体的应激状态、精神刺激、过度疲劳、突然停药、外伤和外科手术等诱因。

(2)降低血液循环中甲状腺素的浓度:

1)丙硫氧嘧啶 600~1200mg 口服(首次剂量)。之后丙硫氧嘧啶 300~600mg/d,分 3 次口服。

也可用甲巯基咪唑或卡比马唑 60~120mg,然后用甲巯基咪唑 30~60mg/d,分 3~4 次口服。

病情不是十分危重者,可用甲巯咪唑或卡比马唑,每次 20~30mg;或用甲(或丙)硫氧嘧啶 200~300mg,每 6 小时 1 次。危象控制后,逐渐减量。外科手术后发生的危象,硫脲类药物可以不用。

对硫脲类药物过敏或疗效不佳者,可慎用过氯酸钾,剂量为 1000mg 分 3 次口服,症状缓解后改为 250~500mg/d 维持。

2)Lugol 碘液,每日 10~20 滴,每 6 小时一次,首次剂量可大些。口服或碘化钠 0.5~1.0 加入 10% 葡萄糖液中静脉点滴 24 小时 1.0~3.0g。Lugol 液每 ml 含碘 126.5mg,每滴含碘约为 6mg。在急性症状控制后,碘剂可减量。一般用 3~7 日后可停药。碘剂对外科手术引起的甲状腺危象无效。

对碘过敏者可选用碳酸锂,剂量为 900~1500mg/d,分次口服。肾功能损害、酸碱平衡失调、电解质紊乱者禁忌。

3)清除血液循环中过高的甲状腺素:①换血法:每次放血 600~800ml,再以健康人血液输入;②血浆除去法;③腹膜或血液透析法。

(3)其他治疗:

1)利血平:首次 5mg 肌注,此后每次 1~3mg 肌注或口服,每日 4~6 小时 1 次,重症患者可用 1mg 加入葡萄糖溶液中静脉滴注。用药 3~6 日。

对于有昏迷、嗜睡者,选用胍乙啶,每日 1~2mg/kg,分 3 次口服。

2)普萘洛尔:20~80mg 口服,每 4~6 小时 1 次。严重病例用普萘洛尔 1~5mg 溶于 10% 葡萄糖 20ml 中缓慢静脉注射,必要时可每 4 小时重复 1 次。

(4)低温及人工冬眠:镇静药、物理降温,在头部和四肢大血管处放冰帽和冰袋,或用冰生理盐水灌肠、酒精擦浴、电风扇等。不宜用阿司匹林类药降温。阿司匹林能与甲状腺素结合球蛋白结合,反使游离甲状腺激素增加。

常用冬眠合剂(哌替啶 50~100mg、异丙嗪 25~50mg、双氢麦角碱 0.3~0.6mg)肌内注射。根据病情每 4~12 小时 1 次,以达到亚冬眠为度。将体温维持在 34~36℃。

(5)全身支持疗法:

1)琥珀酸钠氢化可的松 200~400mg 或地塞米松 10~30mg,每日静滴 1 次,病情好转后逐渐减量。

2)吸氧。

3)补充水、电解质、能量及维生素,低镁者给予补充镁。有心力衰竭者注意补液速度和补钠量,需注意强心。

4）镇静：有狂躁、抽搐者苯巴比妥钠 0.2 肌内注射，10% 水合氯醛 15~20ml 保留灌肠等。

5）治疗并发症如充血性心力衰竭、急性肺水肿，抗感染及预防感染。

（十二）肺性脑病（见第 16 章发绀）

（十三）低钠血症

详见第 80 章水、盐、电解质、酸碱平衡失调的治疗。

（十四）高热昏迷

详见第 1 章发热。

（十五）药物（毒物）中毒

详见第 43 章中毒。

（张 健 刘凤奎 赵淑颖 王光弟）

参考文献

［1］陈清棠. 临床神经病学. 北京：北京科学技术出版社，2000：21-34.

［2］朱日华，朱梅佳，张秀清. 神经系统疾病急症诊疗学. 济南：山东大学出版社，2000：40-47.

［3］王新德. 神经病学（神经系统血管性疾病）. 北京：人民军医出版社，2001.

［4］匡培根. 神经系统疾病药物治疗学. 北京：人民卫生出版社，2002：318-346.

［5］杨期东. 神经病学. 北京：人民卫生出版社，2002：130-136.

［6］刘凤奎，贺正一，那开宪. 实用内科急症治疗手册. 北京：人民卫生出版社，1999.

［7］高妍. 甲状腺功能亢进症危象 // 陈敏章. 中华内科学. 北京：人民卫生出版社，1999：3037-3038.

［8］谭明珍. 肝性脑病 // 雷秉均. 感染病诊疗手册. 北京：人民卫生出版社，2000：71-76.

［9］赵晓娟，黄建群. 糖尿病急诊. 中华全科医师杂志，2002，1（1）：54-56.

［10］李梦东. 实用传染病学. 2 版. 北京：人民卫生出版社，1998：343-345.

［11］国家中医药管理局医政司. 全国中医医院急诊必备中成药应用指南，1997.

［12］北京市中医医院. 新编中医学讲义. 北京：人民卫生出版社，1978.

［13］王宝恩. 肝性脑病 // 陈敏章. 中华内科学. 北京：人民卫生出版社，1999：2368-2374.

25

头　痛

！概述

　　头痛是最常见的临床症状之一，也是一个既通俗又模糊的症状，通常是指眉弓以上至枕下部的疼痛。

　　患者所诉的"头痛"可能包含着各不相同的实际意义。各种原因刺激了颅内和（或）颅外对疼痛敏感的结构都会引起头痛，对疼痛敏感的颅内结构主要有：颅底的硬脑膜及支配硬脑膜的动脉；静脉窦及其引流到静脉窦的皮质静脉；组成颅底动脉环的大动脉；三叉神经、面神经、舌咽、迷走神经；第 2~3 脊神经等。对疼痛敏感的颅外结构主要有：头皮、帽状腱膜和骨膜，颅外动脉；鼻腔和鼻窦的黏膜；外耳、中耳和牙龈；头、面及颈部的肌肉。

　　头痛的发病机制十分复杂，有些至今尚不明确，与以下几方面的因素有关：

　　1. 血管改变　颅内、外动脉扩张，见于缺氧、低血糖、一氧化碳中毒及某些血管扩张药的应用。颅内静脉扩张，见于肺气肿、心功能不全等。此外，颅内血管炎症以及颅内小血管的收缩或痉挛等均可引起头痛。

　　2. 脑膜病变　脑膜本身的病变以及颅内病变对脑膜的刺激（如脑膜炎、脑出血、颅内占位性病变等）可引发头痛。

　　3. 脑脊液循环受阻　脑脊液引流不畅使得脑室内压力增高，对颅内疼痛敏感的结构压迫牵拉，见于脑室内占位性病变、脑囊虫病等。

　　4. 颅内肿物及邻近组织病变对颅内痛觉敏感组织的牵拉或移位或对传导痛觉的颅神经或脊神经的直接压迫。如颅内肿瘤、血肿，脑积水等，五官科疾病、颈椎病变所引起的牵涉性头痛。

　　5. 某些生化物质的改变　与偏头痛的发病有关，主要有去甲肾上腺素、5- 羟色胺、前列腺素、β 内啡肽、P 物质、降钙素基因相关肽（CGRP）等。

　　6. 功能性或精神病变。

　　7. 内分泌改变　如发生于月经期、绝经期的偏头痛。

　　8. 其他因素　如过敏、遗传等因素。

！病因思考

头痛是门急诊医师最常听到的主诉,它是一个临床综合征,有多方面的病因和多种分类方法。按 2005 年国际头痛学会的国际头痛疾病分类(第 2 版),将头痛分为三部分,共 14 类,所包含的疾病达 250 多种。

一、原发性头痛

（一）偏头痛

（二）紧张型头痛

（三）丛集性头痛和其他三叉自主神经性头痛

（四）其他原发性头痛

二、继发性头痛

（一）头和（或）颈部外伤所致的头痛

（二）头和（或）颈部血管疾病所致的头痛

（三）非血管性颅内疾病所致的头痛

（四）物质或其戒断所致的头痛

（五）感染所致的头痛

（六）内环境稳态失衡所致的头痛

（七）头颅、颈部、眼、耳、鼻或鼻旁窦、牙齿、口腔或其他面部结构疾病所致的头痛或面痛

（八）精神疾病所致的头痛

三、脑神经痛、中枢性和原发性面痛以及其他头痛

（一）神经痛和其他中枢性疾病所致的面痛

（二）其他类头痛、脑神经痛、中枢性或原发性面痛

！诊断思路

头痛的病因涉及全身各系统的多种疾病,患者所述的"头痛"可能包含了不同的实际含义。一般说来,医师所接诊的大多数"头痛"病例多属于偏头痛、紧张性头痛、神经症等类型,颅内病变等其他原因所占比例较少。但从疾病的后果来考虑,我们对头痛的患者作出诊断的思路应把这些少见的临床类型放在第一位来考虑,通过详细询问病史、进行必要的体格检查(包括神经系统检查、五官科检查及精神方面的检查等)和辅助检查对继发性头痛(诊断思路见图 25-1)加以全面的排查和鉴别。

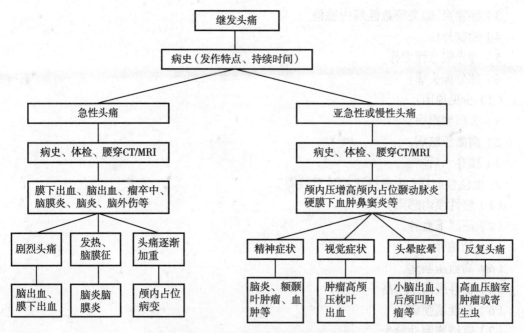

图 25-1 继发性头痛诊断思路流程图

临床上引起头痛的常见疾病包括：①颅内疾病：如脑肿瘤、脑脓肿、脑外伤、硬膜下血肿、蛛网膜下腔出血、脑出血、脑梗死、脑血管畸形、巨细胞颞动脉炎、痛性眼肌麻痹（Tolosa-Hunt 综合征）、颅内静脉窦血栓、低颅压综合征、颅内感染（脑炎、脑膜炎、脑寄生虫病等）、头痛性癫痫等；②全身性疾病：如发热、缺氧、高血压或低血压、心功能不全、尿毒症、甲状腺功能亢进等；③药物、某些物质或其戒断所致的头痛；④颈椎及邻近组织疾病（外伤、肿瘤、炎症、畸形、退行性变等）。

一、病史

对头痛患者病史的询问一定要详细而全面，一般应注意向患者和（或）家属询问头痛开始发生的时间、起病形式及发生的速度，部位及持续时间，头痛的性质及程度，头痛的诱发因素、先兆和伴随症状，既往有无类似发作，家族中有无类似疾病，除头痛外患者有无其他疾病及以往的用药情况等。

以下病史有助于头痛的诊断：

（一）发病年龄

1. 儿童及青年　多见于偏头痛、头痛型癫痫、血管畸形等。紧张性头痛、功能性或精神疾病较少见。

2. 中老年人　高血压病、脑血管疾病较多见。其他原因的头痛亦可见到。

（二）起病形式及发生速度

1. 急性起病（数分钟、数小时内突发）

（1）常见原因：

1）蛛网膜下腔出血。

2）脑出血。

3）脑膜炎、脑炎等急性颅内感染。

4）颅脑外伤。

5）青光眼急性发作。

6）部分偏头痛。

（2）少见原因：

1）头痛型癫痫。

2）高血压脑病。

3）腰穿术后。

2. 亚急性起病（头痛持续数日至数周）

（1）慢性颅内感染。

（2）硬膜下血肿。

（3）脑脓肿。

（4）高血压脑病。

（5）良性颅内压增高。

（6）癌性脑膜病。

（7）巨细胞颞动脉炎。

3. 慢性起病（头痛持续数周至数月以上）

（1）持续性：

1）神经性头痛。

2）紧张性头痛。

3）外伤后头痛。

4）颈椎病。

5）鼻窦炎。

（•2）进展性：

1）颅内占位性病变（肿瘤、慢性血肿、脓肿、囊肿、肉芽肿等）。

2）结核性脑膜炎。

（3）复发性：

1）偏头痛等原发性头痛。

2）高血压病。

3）脑室系统内肿瘤或囊虫。

（三）伴随症状

1. 伴剧烈恶心、呕吐

（1）颅内占位性病变。

（2）颅内感染。

（3）蛛网膜下腔出血。

（4）脑出血。

（5）某些原发性头痛。

2. 伴头晕或眩晕

（1）颅后窝占位性病变。

（2）小脑出血。

3. **伴近期体重减轻**

（1）颅内原发或转移恶性肿瘤。

（2）抑郁症。

（3）巨细胞颞动脉炎。

4. **伴发热和（或）寒战**

（1）颅内感染。

（2）全身性感染。

5. **伴视觉症状**

（1）眼部疾病（如青光眼）。

（2）偏头痛先兆期。

（3）颅内压增高。

（4）某些颅内占位性病变。

（5）某些脑血管病（动脉或静脉）。

6. **伴精神症状**

（1）脑炎。

（2）额颞叶肿瘤。

7. **伴脑膜刺激征**

（1）蛛网膜下腔出血。

（2）脑出血。

（3）颅内感染。

（4）颅内肿瘤（后颅凹肿瘤较明显）、癌性脑膜病等。

8. **伴神经系统定位体征**　多见于颅内各种器质性病变。

（四）诱因

1. **与精神紧张、劳累、情绪变化、睡眠不足有关**　多见于各种类型的偏头痛、神经性头痛、紧张性头痛和焦虑、抑郁状态等。

2. **与内分泌因素有关**　多见于月经期头痛。

3. **与体位有关**　头痛于站立时加重，平卧时减轻多见于各种原因的低颅压头痛。而部分丛集性头痛的患者可在直立时疼痛减轻。

4. **与服用某些药物（或物质）或戒断有关**　临床发病率仅次于紧张型头痛和偏头痛。对不明原因的头痛患者应注意询问近期的用药情况以及患者有无特殊嗜好。临床上能引起头痛的药物繁多，原因各异，通常有以下几种可能：

（1）由于药物本身的药理作用所致：如某些抗心绞痛药物（硝酸甘油、亚硝酸异戊酯等）、钙拮抗剂（硝苯地平等）等其扩张血管的选择性差，引起脑膜小血管的扩张而导致头痛。此外，有些药物本身就具有中枢神经系统毒性，如地高辛、磺胺、某些喹诺酮类抗生素（如诺氟沙星等）、抗真菌药（如两性霉素、酮康唑等）。

（2）药物剂量过大：一般说来，大剂量用药的不良反应出现率要高，如：临床上常用的阿司匹林在大剂量长期使用时可引起头痛、眩晕等中毒症状。

（3）个体差异：药源性头痛的发生与患者的种族、性别、年龄体质等因素有关。口服避孕药也可诱发或加重偏头痛发作。一般说来,女性比男性更容易发生药物不良反应。老人与儿童对药物的耐受性要比成人差。此外,应注意患者在某些病理状态下会出现的药物不良反应。

头痛还可由某些具有血管活性物质作用的物质引起,包括:酒精、大麻、可卡因、味精、硝酸和亚硝酸盐类物质、组胺、尼古丁、咖啡因等。此外,上述物质或某些药物的戒断也会引起头痛,在询问病史时要特别予以注意。

二、体格检查

对头痛患者应进行全面的一般检查和神经系统检查,以下体征有助于头痛的诊断:

(一)体温升高
提示颅内和(或)全身感染性疾病、中毒等。

(二)血压升高
提示高血压病或颅内出血性疾病及占位性病变等。

(三)眼球突出伴球结膜水肿
提示海绵窦血栓形成、眼眶内肿瘤、蝶骨嵴脑膜瘤等。

(四)额部、耳周疱疹伴局部痛觉减退
提示带状疱疹(侵犯三叉神经)。

(五)鼻窦区压痛
提示鼻窦炎引起的头痛。

(六)眼球结膜充血、瞳孔散大、眼压增高
提示青光眼。

(七)颈部、颞部血管杂音
提示血管病变。颞动脉炎可在颞动脉附近扪及条索状物并有压痛。

(八)复视、眼球运动障碍
多见于脑血管病、颅脑外伤、颅内肿瘤等,也可见于眼肌麻痹型偏头痛。

(九)视野缺损、视力下降
多见于脑血管病、颅内占位性病变。

(十)失语、癫痫、精神异常
见于大脑皮层病变(如脑炎、中毒等)。

(十一)肢体运动和(或)感觉障碍
见于各种颅内病变,脑神经和肢体瘫痪在同一侧提示大脑半球病变,脑神经和肢体瘫痪不在同一侧(交叉瘫痪)提示病变在脑干。

(十二)脑膜刺激征
提示脑炎、脑膜炎、蛛网膜下腔出血、颅后窝病变等。

三、辅助检查

(一)常规实验室检查
1. 血常规、生化检查 了解有无感染、代谢紊乱、中毒、肿瘤等病变的证据。如:白细胞总数升高提示细菌、真菌感染,淋巴细胞比例升高应警惕结核菌感染;白细胞总数减低提示

病毒或伤寒杆菌感染。血红蛋白降低提示贫血等。

2. 脑脊液检查　有助于头痛的诊断和鉴别诊断,对颅内感染、蛛网膜下腔出血、低颅压头痛的诊断有决定性意义。一般应进行脑脊液压力、蛋白含量、细胞总数及分类、生化的检查,必要时应做脑脊液细胞学、病毒学和免疫球蛋白的测定(详见第24章昏迷)。

(二)电生理检查

脑电图对一些头痛性癫痫有诊断意义,也可用于功能性疾病和器质性疾病的鉴别。而对多数颅内疾病(如炎症、肿瘤、血管病、外伤等)均显示出弥漫或局灶性改变,无特异性改变。应结合患者的临床表现和其他辅助检查结果作出判断。

(三)X线影像学检查

1. 颅骨平片　根据病情需要可选择拍头颅正位、侧位、颅底相、内听道相、鼻窦相等。颅骨骨折提示颅脑外伤;颅骨骨质破坏多为肿瘤(原发或转移瘤)所致;颅内病理性钙化多见于松果体瘤和脑膜瘤。内听道骨质破坏多见于听神经瘤;鼻窦相可排除鼻窦病变(炎症、肿瘤等)引起的头痛。

2. 颈椎平片　用于排除颈椎病引起的头痛。

3. 数字减影脑血管造影(DSA)　该检查主要用于疑有脑血管畸形、颅内动脉瘤、脑血管狭窄、血管炎的患者。

4. 电子计算机断层扫描(CT)和磁共振成像(MRI)　用于各种颅内疾病的诊断。其中MRI对颅后窝病变、颅内肿瘤和颅内血管病变有较高的诊断价值。

(四)经颅多普勒超声(TCD)

该检查可了解患者脑的血流动力学情况。多用于脑血管病的初步检查,如:脑血管痉挛、狭窄或闭塞、畸形等。对血管性头痛有一定的诊断价值。

(五)放射性核素检查

1. 正电子发射脑断层扫描(PET)　用于一些癫痫、颅内肿瘤、脑血管病及脱髓鞘病的诊断。

2. 局部脑血流量测定　对脑血管疾病有一定的诊断价值。

！急诊处理

一、原发头痛的处理

(一)镇痛药

可用于各种类型的原发头痛。常用药物有:复方阿司匹林、对乙酰氨基酚(扑热息痛)、酚咖片、索米痛片、散利痛、卡巴匹林钙、双氯芬酸钾片等。在常用止痛药物无效的情况下,对剧烈头痛患者可考虑使用二线镇痛药,如哌替啶、曲马多、盐酸二氢埃托啡、吗啡等,但应注意药物成瘾性,不应反复使用,更不能推荐患者自己使用。

(二)曲普坦类药

该类药物为5-羟色胺受体激动剂。代表药物为:舒马曲普坦(英明格)和佐米曲普坦(佐米格)。佐米曲普坦为第二代曲普坦类药,较前者的生物利用度更高,不良反应轻。常用剂量：舒马曲普坦，口服 100mg 或皮下注射 6mg，每日口服最大剂量不超过 300mg；佐米曲普坦，每次口服 2.5mg，若服药 2 小时后头痛仍未缓解，可重复用药一次。该类药物主要用于治疗各种类型的偏头痛。

（三）预防发作药物

1. 对频繁发作、发作持续时间长且严重影响生活的患者，可考虑实行药物预防治疗。所用的药物种类和剂量应遵从个体化原则。偏头痛的预防治疗常用药物有：普萘洛尔（心得安），20~40mg/d 始，视患者情况逐渐加量，一般剂量为 60~160mg/d。丙戊酸：一般剂量为400~600mg/d。钙通道阻滞剂，如氟桂利嗪：开始剂量为 5mg/d，成年男性可视情况增加至10mg/d；尼莫地平：120mg/d。

2. 紧张型头痛的预防治疗　常用药物有：多塞平（doxepin），一般自 10mg/d 开始，可视情况增加至 50~75mg/d，常见不良反应有嗜睡、口干、便秘、心率增快。氟哌噻吨美利曲辛（deanxit），适于同时有焦虑和抑郁的患者，常用剂量为：1~2 片/日，早晨或早晨下午各 1 片。一般在服药 1~2 周后起效。氟西汀（prozac，百优解）、舍曲林（sertraline，左乐复，郁乐复），具有抗抑郁和焦虑作用，氟西汀的一般开始剂量为 10mg/d，视情况可增至 20mg/d，早晨顿服；舍曲林的一般开始剂量为 25mg/d，可视情况逐渐增加至 50~150mg/d，早晨顿服。原则应使用最低有效剂量。

3. 丛集性头痛的预防治疗　常用药物有：维拉帕米（isoptin，异搏定），用量应个体化。平均用量为 240~360mg/d。碳酸锂，开始剂量为 300mg/d，可在发作前数小时服用。此外临床上还可使用皮质类固醇激素，使用遵循小剂量、个体化的原则，用法因人而异。

二、继发头痛的处理

最主要是病因治疗。必要时可使用镇痛药。

（张　健）

参 考 文 献

[1] 吴江，贾建平. 神经病学. 北京：人民卫生出版社，2010：312-324.

[2] 卢亮，王苏. 神经疾病鉴别诊断学—临床与基础. 郑州：河南医科大学出版社，2000：163-170.

[3] 朱日华，朱梅佳，张秀清. 神经系统疾病急症诊疗学. 济南：山东大学出版社，2000：60-68.

[4] Mary Anne Koda-Kimble. Applied Therapeutics The Clinical Use of Drugs. 8th ed. 王秀兰，张健，译. 临床药物治疗学（神经疾病）. 北京：人民卫生出版社，2007：3-23.

26

眩 晕

概述

眩晕是患者的一种主观运动幻觉,是机体对空间关系的定向和平衡障碍。眩晕发作时患者感觉自身或外界物体有旋转感或呈水平、垂直、倾斜运动,表现为站立不稳甚至倾倒,常伴恶心、呕吐、心悸、面色苍白、出汗及心率血压的改变。

人体要维持正常的姿势、平衡和定向能力,需要视觉、前庭位置觉和本体感觉的共同参与。各种外界刺激通过上述感受器传入前庭神经核团、小脑、红核、皮质下中枢等部位,不断调节着躯体的协调运动和平衡。前庭小脑系统包括内耳迷路感受器、半规管的壶腹嵴、椭圆囊斑、球囊斑、前庭神经及其核团、小脑、内侧纵束、前庭脊髓束、颞叶。以上从周围到中枢的任何一个环节受到刺激或发生病损都可能会出现眩晕。由于前庭神经与动眼神经核之间有密切的联系,临床上会出现眼球震颤;由于它与脊髓前角细胞和脑干网状结构之间存在联系,所以临床上会出现站立不稳、身体向一侧倾倒和恶心、呕吐、面色苍白、出汗及心率血压的改变。

多数患者在发作眩晕的同时都伴随有平衡功能失调,表现为步履蹒跚甚至无法站立。眩晕与平衡障碍均比较严重者多见于前庭周围性眩晕,如梅尼埃病急性期;眩晕重而平衡障碍轻者多见于神经症或精神因素为主的疾病;平衡障碍严重者多见于中枢神经系统病变引起的眩晕,如脊髓小脑变性、桥小脑角肿瘤等。

病因思考

眩晕可分为前庭性眩晕和非前庭性眩晕两大类。

一、前庭性眩晕

由前庭系统的病变引起,根据病变部位不同分为周围性(由前庭器官病变引起)和中枢性(由前庭神经核以上病变引起)。

(一)前庭周围性眩晕

1. 梅尼埃病。

2. 前庭神经元炎。

3. 良性位置性眩晕（周围性）。

4. 药物源性眩晕。

5. 流行性眩晕。

6. 耳源性眩晕（中耳炎、迷路炎、内耳震荡、耳硬化症等）。

7. 第Ⅷ脑神经损伤（桥小脑角肿瘤、听神经损害等）。

（二）前庭中枢性眩晕

1. 椎－基底动脉系统缺血性病变。

2. 小脑出血。

3. 小脑或第四脑室占位性病变。

4. 多发硬化。

5. 炎性病变（脑干、小脑炎）。

6. 外伤。

7. 某些变性性疾病（Shy-Drager 综合征、多系统变性等）。

8. 颞叶血管病或占位性病变。

9. 颞叶癫痫（眩晕性发作）。

10. 发育异常（颅底凹陷症、小脑扁桃体下疝畸形等）。

二、非前庭性眩晕（假性眩晕）

（一）眼部疾病

（二）颈椎病变

（三）中毒（药物或毒物）

（四）感染

（五）贫血

（六）心血管系统疾病

（七）血液病

（八）神经症

！ 诊断思路

一、一般诊断程序

首先应判断患者是否为眩晕，要注意与头昏和头晕鉴别。主要通过询问患者有无晕动感［感觉自身或（和）周围物体旋转］和患者有无眼球震颤、共济失调等体征来判断。

确定患者为眩晕之后，再进一步判断患者属哪一种类型的眩晕，通过询问病史、体格检查初步判定患者的眩晕类型，诊断程序见图 26-1。

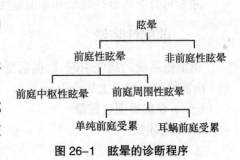

图 26-1 眩晕的诊断程序

前庭性眩晕（真性眩晕）多由神经系统病变（前庭末梢感受器、传导通路及中枢）引起，多在出现眩晕的同时伴随有平衡失调、倾倒、眼球震颤和自主神经症状等。而非前庭性眩晕又称假性眩晕，是为头晕或头昏，患者多感头重脚轻、眼花，常见于全身性疾病。若初步考虑为前庭性眩晕，还应进一步明确是前庭中枢性眩晕还是前庭周围性眩晕（表 26-1）。对考虑为前庭中枢性眩晕者，应根据神经系统检查所得到的阳性体征并结合必要的辅助检查来进一步确定眩晕的病因；若考虑为前庭周围性眩晕还应根据有无耳鸣、听力减退和电测听的检查结果来进一步判定是单纯前庭受累还是耳蜗、前庭均受累。

表 26-1　前庭中枢性眩晕和前庭周围性眩晕的鉴别

鉴别要点	前庭中枢性眩晕	前庭周围性眩晕
发病特点	逐渐起病，眩晕多为持续性	突发，眩晕多呈阵发性
持续时间	较长（数天～数月）	较短（数秒～数小时）个别为数天
眩晕程度	较轻	较重
耳鸣、耳聋	多无	多有
自主神经症状	多不明显	多明显
意识障碍	可有	无
眼震	粗大、持续时间长，呈水平、旋转或垂直，慢相向病灶侧	细小、持续时间短，呈水平、旋转，慢相向病灶对侧
其他神经系统阳性体征	有	无
前庭功能试验	多为正常反应	多无反应或反应减弱
脑干听觉诱发电位	波Ⅰ、Ⅱ、Ⅴ分化不良，波Ⅲ～Ⅴ潜伏期延长	波Ⅰ分化不良，波Ⅰ～Ⅲ潜伏期延长
头 MRI 检查	多有阳性发现	多无阳性发现

二、病因诊断

（一）病史

由于眩晕是患者对自身体验的一种描述，临床医师要特别重视病史的询问。应详细向患者了解眩晕发作的性质、时间、程度、诱因、伴随症状以及既往的发作情况，同时还应注意了解患者有无相关疾病，对眩晕的类型和病因有一个初步的判断，再通过体格检查和其他必要的检查手段来对患者的病因进行最后的确定。以下病史有助于眩晕的诊断：

1. 发病年龄

（1）发病年龄在 60 岁之前，多见于梅尼埃病、前庭神经元炎。

（2）中年以后发病者多见于椎-基底动脉系统缺血性病变、良性位置性眩晕等。

（3）青少年起病者需除外眩晕性癫痫。

2. 病程

（1）一次发作时间为数分钟之内多见于位置性眩晕、流行性眩晕、眩晕性癫痫、颈椎病等。

（2）一次发作时间持续数小时以上多见于梅尼埃病、前庭神经元炎、椎－基底动脉供血不足等。

（3）发作持续时间长且逐渐加重者应警惕颅内肿瘤和其他如小脑及其周围组织病变。

3. 发作诱因

（1）发作与体位有关者应考虑良性位置性眩晕、耳源性眩晕、颈椎病、小脑蚓部和第四脑室肿瘤等。

（2）发作与环境、情绪、劳累相关者应考虑神经症。

4. 伴随症状

（1）伴耳鸣和（或）耳聋：可见于梅尼埃病、药物中毒致眩晕、耳源性眩晕、椎－基底动脉系统缺血性病变、脑干、小脑占位性病变等。对耳鸣和（或）耳聋出现较早且合并其他脑神经损害者应高度警惕桥小脑角肿瘤。

（2）伴头痛（特别是后枕部头痛）：可见于小脑出血、占位性病变等。

（3）伴复视、视物不清、晕厥、肢体麻木、构音不清等，多见于脑血管缺血性病变，特别是椎－基底动脉系统缺血性病变。

（4）伴脑外伤：考虑外伤所致眩晕。

（5）伴其他全身性症状（如：发热、贫血、严重心血管疾病）：见于相关疾病引起的眩晕。

5. 既往发作情况和其他病史

（1）有类似发作史：多见于梅尼埃病、位置性眩晕、颈椎病、神经症、眩晕性癫痫等。

（2）病前有发热：可见于前庭神经元炎、流行性眩晕等。

（3）病前服用可引起位听神经损害的药物（链霉素、卡那霉素、庆大霉素、大观霉素、多黏菌素类药物、抗结核药等）：需考虑药物中毒性眩晕。

（4）有中耳炎、乳突炎等耳部炎症：应考虑耳源性眩晕。

（5）有高血压、糖尿病、高脂血症、脑缺血发作病史：应考虑脑血管病所致的眩晕。

（二）体格检查

包括一般体格检查和神经系统检查。临床医师在检查患者时应认真仔细，不应有遗漏。

1. 一般检查

（1）生命体征：

1）体温高：提示感染性疾病。

2）血压过高：提示患者可能有小脑出血、占位病变。

3）心律不齐：提示患者有心脏疾病的可能。

（2）面色、口唇苍白：提示患者可能有贫血。

（3）锁骨下方有血管杂音：提示有锁骨下动脉盗血综合征引起眩晕的可能。

（4）短颈、后发际低：提示颅颈部先天畸形的可能。

2. 神经系统检查

（1）语言：注意患者讲话时的语速和吐字是否清晰。特别要注意向与患者熟悉的人询问。若出现构音不清、爆破样言语应考虑脑干或小脑病变。

（2）脑神经：

1）眼球震颤：提示为前庭性眩晕。眼震细小、持续时间较短者多考虑为周围性；眼震粗大、持续时间较长、合并其他神经系统阳性体征者多考虑为中枢性。

2）听力：有听力减退提示耳蜗神经受累。

3）眼底：视乳头水肿提示可能有颅内占位性病变或其他原因所致的颅内压增高。

（3）共济运动：出现站立或行走时身体摇摆不定（身体向病灶侧倾斜），走直线时更明显等平衡障碍，而四肢共济运动基本正常，应考虑前庭性眩晕；而以四肢共济失调为主应考虑小脑系统受损。

3. 耳科检查

（三）辅助检查

1. 前庭功能检查　对于鉴别眩晕的性质、确定病变部位有帮助。临床常用的有自发性和凝视性眼震试验、位置试验、变位试验、视跟踪功能检查、视前庭功能相互作用检查、变温试验、人体重心平衡试验等。

2. 眼震电图　能对前庭功能状态作出评价。对前庭周围性眩晕和前庭中枢性眩晕的鉴别以及某些疾病（如梅尼埃病、良性位置性眩晕、桥小脑角肿瘤、小脑变性性疾病等）的诊断有帮助。

3. 脑电图　用于某些眩晕性癫痫的诊断。

4. 听力检查和脑干诱发电位　用于客观评价患者有无听觉异常；发现听神经－脑干中、上部的传导通路上有无亚临床病灶，特别是对桥小脑角肿瘤的早期诊断有意义。

5. 经颅多普勒脑血管超声（TCD）检查　有助于脑血管缺血性病变的诊断。

6. X线检查　颈椎片有助于颈椎病变的诊断；内听道相、乳突相和头颅片对内耳的炎症、内听道肿瘤及外伤的诊断会有帮助。

7. 神经影像学检查　CT或MRI对颅内病变（如肿瘤、血管病、脱髓鞘病、先天畸形等）的诊断有较大的价值。

8. 腰穿和脑脊液检查　有助于颅内炎症、脱髓鞘病、出血性疾病的诊断。

! 急诊处理

一、一般处理

尽管引起眩晕的病因不同，但在眩晕发作的急性期均应以抗晕动、缓解恶心、呕吐等治疗为主。同时采取各种手段尽快明确病因，开展针对病因的治疗。

1. 安静卧床、避免声光刺激，尽量减少体位变化以免引起眩晕加重。

2. 消除患者的紧张、焦虑、恐惧心理，可给患者吸氧，并根据情况适当使用镇静药物，使患者精神和肌肉松弛，同时达到对前庭兴奋的抑制。常用药有：地西泮，口服每次2.5~5mg，每日3次，对呕吐严重的患者可肌内注射10mg，必要时可于3~4小时后重复使用，青光眼及重症肌无力患者禁用。

3. 抗晕动治疗，多为抗组胺类药物。常用药有：

（1）地芬尼多（眩晕停，diphenidol）：口服25mg，每日3次，该药具有阻断前庭终末的刺激和轻度抗胆碱能作用。眩晕停止后应停药。

（2）茶苯海明（乘晕宁，dramamine）：口服每次50mg，每日3次。该药的中枢抑制和抗胆碱能作用较强,有口干、嗜睡等副作用。

（3）异丙嗪（非那根）:口服每次 25mg,每日 2 次。主要副作用有口干、嗜睡等。

4. 微循环改善剂　改善内耳和脑的微循环,用于中枢及周围性眩晕,对多数眩晕、耳鸣等症状的缓解有效。

二、常见疾病

（一）梅尼埃病

除进行一般处理外,还可予以下处理:

1. 血管扩张药物

（1）倍他司汀（倍他定）:口服每次 4~8mg,每日 3 次;静脉点滴倍他司汀氯化钠注射液（倍他司汀 20mg）,每日 1 次。主要副作用为口干、心悸、胃部不适等。同类药有甲磺酸倍他司汀（敏使朗）,口服每次 6~12mg,每日 3 次。

（2）碳酸氢钠:5% 碳酸氢钠 20ml 加入 50% 葡萄糖或注射用水 10~20ml,静脉注射。

（3）氟桂利嗪:口服每次 5~10mg,每晚 1 次。1~2 个月为一疗程。

（4）盐酸罂粟碱:肌内注射每次 30~60mg,每日 2 次。

2. 降低血黏稠度和改善微循环的药物

（1）川芎嗪注射液:肌内注射每次 40~80mg,每日 2 次;或加入 5% 葡萄糖或生理用水 250~500ml 中静脉点滴,每日 1 次。

（2）丹参等中成药制剂:可用于静脉点滴,因目前国内多家生产厂家的产品规格、剂量不一,用药剂量应参考药物说明书。

3. 其他

（1）低分子右旋糖酐:每次 250~500ml 静脉点滴,每日 1 次,10~14 日为一疗程。

（2）三磷酸腺苷:每次 10~20mg 肌内注射或加入低分子右旋糖酐等液体中静脉点滴,每日 1 次。

（3）类固醇激素:用于与自身免疫或变态反应有关的梅尼埃病。可用地塞米松 5~10mg 静脉点滴,每日 1 次,3 天后递减。

（二）前庭神经元炎

若考虑发病与病毒感染有关可选用抗病毒药物。阿昔洛韦适用于疱疹病毒（特别是单纯疱疹病毒）感染,口服每次 200~600mg,每日 4 次,7~10 日为一疗程。余处理同梅尼埃病。

（三）良性位置性眩晕

除针对眩晕症状的处理外,还可应用改善微循环和抗胆碱能药物（同梅尼埃病）,以改善内耳的微循环,抑制前庭神经的兴奋。

针对耳石症的复位治疗是该病治疗的主要手段,目的是依靠体位变换的机械力来帮助耳石复位、分散溶解半规管嵴顶部的微粒,从而改善眩晕症状。具体做法是:令患者闭目坐立,然后侧卧使一侧枕部接触床面,保持该体位直至眩晕消失后坐起。30 秒后向相反方向重复上述动作,两侧交替进行数次。每 3 小时可重复进行。

（四）脑血管疾病

发病原因不一,多见于椎 - 基底动脉系统缺血性病变和前庭小脑系统的出血性病变,以前者更常见。椎 - 基底动脉供血不足的原因是多方面的,多数学者认为与患者的血管状态、血液成分和灌注压密切相关,眩晕发作的程度与受累部位、血流量减少的程度、侧支循环情况、个体耐受能力均有关。

1. 椎－基底动脉系统缺血性病变的处理

（1）原发病的治疗:包括高血压病、糖尿病、高脂血症、心源性疾病的处理。

（2）对超早期脑梗死可根据患者具体情况采用溶栓治疗。对进展性卒中可采用抗凝治疗。

（3）钙离子拮抗剂:常用药物有尼莫地平,口服每次 20~40mg,每日 3 次;氟桂利嗪:口服每次 5~10mg,每晚 1 次。1~2 个月为一疗程。

（4）抗血小板聚集药物:常用药物有阿司匹林,口服每次 75~100mg,每日 1 次,长期使用应注意消化道等内脏出血等情况,并定期检查血小板聚集功能;硫酸氯吡格雷（波立维）,口服每次 75mg,每日 1 次,长期使用应定期检查白细胞计数和血小板聚集功能。

（5）脑组织代谢改善药物:常用药物有阿米三嗪萝巴新（都可喜）,口服每次 40mg,每日 2 次。

（6）抗纤溶药物:多用于高纤维蛋白原血症的患者。常用药物有巴曲酶（东菱迪芙）,若用药前血纤维蛋白原浓度 >400mg/dl,则首次用量为 10BU,溶于 100~200ml 生理盐水,静脉点滴（1 小时以上）,隔日一次,每次 5BU,10 次为一疗程。用药期间应注意监测血纤维蛋白原,遇有出血倾向应停药。

2. 小脑出血的处理　小脑出血的眩晕患者应立即安静平卧,尽量减少不必要的搬动,防止继续出血。密切观察患者血压、呼吸、瞳孔等变化,保持呼吸道通畅。治疗见第 24 章昏迷中脑出血的处理。一般认为,凡出血量 >10ml 或血肿直径 >3cm 者可考虑手术治疗。

（张　健）

参 考 文 献

［1］吴江,贾建平. 神经病学. 北京:人民卫生出版社,2005:160-161.

［2］鄢敏,刘明. 水平半规管良性阵发性位置性眩晕的诊断与治疗现状. 听力及言语疾病杂志,2011,19（1）:81-84.

［3］匡培根. 神经系统疾病药物治疗学. 北京:人民卫生出版社,2002:1137-1153.

［4］朱日华,朱梅佳,张秀清. 神经系统疾病急症诊疗学. 济南:山东大学出版社,2000:138-141.

27 抽搐

抽搐(convulsions)通常是指身体的全部或局部肌肉不自主快速阵发性收缩,有强直、阵挛等多种表现形式,临床上具有发作突然和反复发作的特点。由于引起抽搐的病因不同,其发病机制也各异。大脑皮层神经元的过度放电是各种痫性抽搐共同的病理基础,即凡能导致大脑皮层神经元过度放电的致病因素都可能导致癫痫性抽搐。

引起癫痫发作的机制十分复杂,至今尚未明了。近年来,人类对此进行了多方面的研究。少数癫痫的突变基因的位点已获明确(如少年型肌阵挛性癫痫)。目前认为,癫痫的发作与脑细胞内外的许多电生理和生化变化关系密切。如:细胞外 K^+ 和 Ca^{2+} 的浓度、胶质细胞、神经元内 Na^+,K^+-ATP 酶的活性与癫痫发作的关系,兴奋性氨基酸和 GABA 与癫痫发作的关系;以及与离子通道的关系等都为人们所关注。

反复惊厥发作可造成大量兴奋性氨基酸的释放,可造成神经元及其轴突的水肿;发作时大量的 Ca^{2+} 进入到神经元内造成神经元的不可逆性损伤;而神经元反复放电的后果是造成神经元内部的代谢紊乱,有毒性的代谢产物堆积,进而造成神经细胞的水肿和坏死。

病因思考

抽搐的类型很多,临床上大致分为痫性抽搐和非痫性抽搐两大类。前者主要是指各种原因引起的痫性发作(seizure),发作时多有意识障碍;后者包括了除痫性发作以外的各种抽搐。

一、痫性抽搐

即癫痫发作,其发生的原因非常复杂。临床上习惯根据癫痫病因的不同把其分为原发(病因未明)和继发(症状性)两大类。引起癫痫发作的病因主要有全身各种病理状态所致的脑损伤,遗传和环境因素起一定的作用。痫性抽搐的发作形式有多种,主要包括以下几种:①强直性发作;②阵挛性发作;③强直-阵挛性发作;④肌阵挛性发作;⑤局限性运动性发作;⑥Jackson 癫痫;⑦旋转性发作;⑧痉挛(常见婴儿痉挛)。

痫性抽搐的病因：

（一）神经系统疾病

1. 原发癫痫。

2. 脑外伤。

3. 脑卒中或（和）脑血管畸形。

4. 脑肿瘤（胶质瘤、星形细胞瘤、颅内转移瘤、脑膜瘤等）。

5. 中枢神经系统感染（细菌、病毒、真菌引起的脑炎或脑膜炎、朊病毒病、脑寄生虫病等）。

6. 良性儿童高热惊厥。

7. 神经系统遗传代谢性疾病、变性病。

8. 脑发育异常。

（二）系统性疾病

1. 低血糖。

2. 低钠血症。

3. 低镁血症。

4. 高渗状态。

5. 高钙血症。

6. 尿毒症。

7. 肝性脑病。

8. 血卟啉病。

9. 撤药反应。

10. 高血压脑病。

11. 脑膜白血病。

12. 狼疮脑病。

13. HIV 脑病。

14. 感染中毒性脑病。

15. 高热。

16. 中毒（药物、毒物、酒精中毒）。

17. 营养缺乏病（维生素 B_6 缺乏症等）。

18. 心源性抽搐（严重心律失常、阿 – 斯综合征等）。

19. 妊娠子痫。

20. 某些药物（诱发痫性发作）。

（三）某些传染性疾病（多为脑膜、脑损害）

1. 水痘。

2. 猩红热。

3. 白喉。

4. 布鲁菌病。

5. 中毒性菌痢。

6. 钩端螺旋体病。

7. 流行性出血热。

8. 传染性单核细胞增多症。

9. 艾滋病。

（四）某些药物（或物质）滥用

二、非痫性抽搐

（一）手足搐搦

阵发上肢或手部肌肉强直性收缩。表现为双上肢挺直,掌指关节收缩,指间关节伸直、拇指内收。见于：

1. 维生素 D 缺乏。

2. 低血钙。

3. 碱中毒。

4. 癔症。

（二）强直性肌痉挛

局部或全身肌肉持续性收缩。表现形式多样,可伴肌痛。常见于：

1. 破伤风。

2. 狂犬病。

3. 痛性肌痉挛。

4. 功能性肌痉挛。

（三）非痫性肌阵挛

肢体或躯干某一肌群快速地不自主收缩,可表现为节律性或非节律性的肌阵挛。见于：

1. 中枢神经系统疾病（外伤、脑血管病、肿瘤、脑寄生虫病、脱髓鞘病、变性病、遗传性疾病等）。

2. 原发性肌阵挛病（一种少见的常染色体显性遗传病）。

3. 缺氧性脑病。

4. 肾性脑病。

5. 肝性脑病。

6. 低钠性脑病。

7. 低镁性抽搐。

8. 感染中毒性脑病。

（四）心因性抽搐

1. 癔症性抽搐。

2. 暴怒惊厥（屏气发作）。

（五）其他

1. 阿 – 斯综合征。

2. 面肌痉挛。

三、临床特点

（一）痫性抽搐

于各种场合下均可发作,多数无精神诱因,因发作类型不同而表现各异。可表现为肢体和躯干的强直、阵挛、强直－阵挛发作、肌阵挛发作等，多数发作类型有意识障碍，可伴有双眼上吊或向一方注视、尿失禁、舌咬伤等，部分患者有脑电图异常。发作过后患者意识多在10~30分钟之内恢复，发作后常感头痛、头昏、困倦等。继发痫性抽搐可出现原发疾病的症状。

（二）代谢性抽搐

1. 低钙　见于维生素D缺乏、甲状旁腺功能减退。临床发作以手足搐搦为主。实验室检查提示钙、磷代谢异常。婴幼儿可伴有骨骼发育异常。补充钙制剂症状可好转。甲状旁腺功能减退患者可合并癫痫发作。

2. 碱中毒　呼吸性碱中毒主要见于癔症和过度换气综合征，代谢性碱中毒可由多种代谢紊乱所致。表现以手足搐搦为主。

3. 尿毒症和肝性脑病　患者出现尿素氮、肌酐、血氨升高，临床发作多见于扑翼样震颤、肌阵挛和手足搐搦，严重者可出现癫痫发作。

4. 低血糖　严重的低血糖可表现为全身强直－阵挛发作。特别是患胰岛细胞瘤的患者可表现为反复的癫痫大发作，发作时血糖极低，静脉注射葡萄糖可使发作缓解。

（三）感染性疾病

1. 破伤风　抽搐以强直性发作为主，患者表情痛苦恐惧，大汗淋漓，多伴有肌肉疼痛。发作多自咽喉部、咀嚼肌开始，向面部、躯干和四肢扩展，典型发作呈"苦笑面容"、四肢强直、角弓反张。无意识障碍，肋间肌及咽喉部肌肉受累时可发生呼吸困难。以上发作可由声、光和进食而诱发。

2. 狂犬病　有多种临床表现，大致分为痉挛期和麻痹期。处于痉挛期的患者兴奋性很高，分泌物增多，除躁狂等精神症状外，还表现出喉肌和全身肌肉的痉挛，严重者呈角弓反张样，患者极易因受到声、光的刺激而发作，特别表现为"恐水"，看到水或听到流水的声音即可诱发抽搐；麻痹期患者四肢呈松弛性麻痹。

（四）心因性抽搐

1. 癔症性抽搐　常发生于性格特殊，暗示性、情感性较强，以自我为中心的人群。多有精神因素为诱因，一般在有人的场合下发病且发作时间较长，发作时四肢多伸直，双腕关节和掌指关节屈曲，指间关节伸直，呼之不应，也可表现为四肢无规律的抽动，手足乱舞。可伴哭叫、呼吸急促或（和）憋气，患者多无缺氧表现、尿失禁或意识障碍。查体时患者紧闭双目，有躲避动作，多无阳性体征，暗示能诱发发作或使发作停止。

2. 暴怒惊厥　主要见于3岁以前的儿童，多在受到叱责或暴怒时发作。发作时呼吸突然停止，面色青紫，双眼凝视，四肢抽搐。发作后呼吸正常且意识立即恢复，脑电图无异常发现。

（五）阿－斯综合征

发病时患者突然意识丧失，双眼上翻，瞳孔散大，面色发绀，四肢强直抽搐，可呈角弓反张样。发作可持续10秒左右，心电图有阳性发现，严重者出现呼吸停止、心脏停搏。

（六）面肌痉挛

面部某一块或几块表情肌阵发性抽搐，眼轮匝肌和口角部肌肉最易受累，部分患者在气候寒冷、情绪激动、精神紧张和疲劳等情况下发作加剧，难以自控。多数患者病因不明，为原发性面肌痉挛，少数病例可由桥小脑角肿瘤、椎动脉瘤引起。

！诊断思路

抽搐的诊断（图 27-1）主要依据医师对患者发作的观察或目击者对患者发作情况的描述，参考患者既往发作的情况作出初步的诊断。

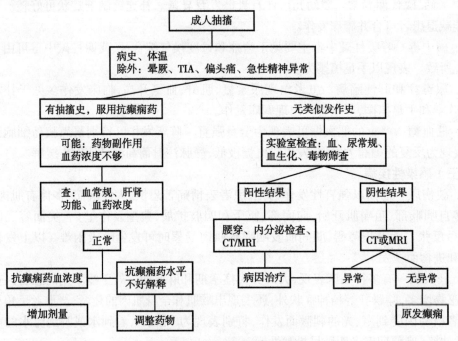

图 27-1 抽搐鉴别诊断流程图

一、判断抽搐的类型

根据患者的发作形式、发作时有无意识障碍,结合部分患者脑电图的变化来初步判断属于痫性抽搐还是非痫性抽搐。但应注意某些痫性抽搐可没有意识障碍和脑电图的异常。确定为痫性抽搐时,需进一步明确发作类型,结合病史、体格检查和实验室检查来明确病因;若为非痫性抽搐,可先根据患者的临床表现和实验室检查对病因做一个大致判断,如:代谢性、感染性、中毒性、心因性等,然后再针对性地进行进一步检查,以明确引起抽搐的病因,进行病因治疗。

二、判断抽搐的病因

（一）性别和年龄

1. 婴幼儿抽搐多考虑为良性高热惊厥、手足搐搦等。

2. 发病年龄在 5~25 岁的病因不明患者多考虑原发癫痫。

3. 成人抽搐以各种脑外伤、肿瘤、感染、全身系统性疾病引起较为多见。

4. 年龄 >40 岁者常见脑血管病、颅内肿瘤和某些代谢性疾病引起的抽搐。

5. 妊娠期妇女应注意有无妊娠子痫。

（二）病史

1. 既往有多次类似发作史且经检查病因未明者可考虑原发癫痫。

2. 有发热、头痛、精神症状等应考虑中枢神经系统感染所致癫痫。

3. 有脑血管病病史者应考虑脑血管病所致癫痫。

4. 有精神运动发育迟滞者，特别是儿童应考虑遗传代谢病引起的抽搐。

5. 有脑外伤史者应考虑脑外伤所致癫痫。

6. 来自囊虫病高发区，有食用"米猪肉"、排绦虫节片史应考虑脑囊虫病。

7. 对发作前常有头痛者要想到颅内肿瘤、脑血管畸形等颅内疾病的可能。

8. 对发作前有系统性疾病病史者（如尿毒症、白血病、系统性红斑狼疮等），考虑由原发疾病所致的脑病引起的抽搐。

9. 发作前有过腹痛、酱油色尿病史者应考虑血卟啉症之可能。

10. 发作前有被狗或其他动物抓、咬伤或外伤后未及时处理伤口者应考虑狂犬病、破伤风之可能。

11. 对来自疫区的可疑发病者应考虑某些传染病之可能。

12. 发作前有可疑食用某些食物（如有毒野蘑菇、霉甘蔗等），动物咬伤（蛇、蝎等），服用毒物、药物和大量饮酒史者应考虑中毒可能。

13. 大手术后、慢性消耗性疾病、恶性肿瘤晚期患者应考虑低钠血症、低镁血症。

14. 室内有煤炉，特别是同室居住者有头痛、头晕、昏迷者考虑一氧化碳中毒。

15. 发作前有心因性因素，发作时有情感色彩者考虑心因性抽搐。

（三）体征

1. 血压低、严重心律失常者应考虑心源性疾病引起的抽搐。

2. 血压急剧升高，应考虑高血压脑病、脑出血性疾病；若在夏季患者同时伴体温升高、意识障碍应考虑中暑脑病。

3. 口中有大蒜味、瞳孔缩小、分泌物增多、有肌束颤动者应考虑有机磷中毒。

4. 胸背部皮肤有出血点者（特别是冬、春季节），应考虑流行性脑脊髓膜炎。

5. 皮肤晦暗、黄疸，有肝掌、蜘蛛痣者考虑肝性脑病。

6. 口唇、外耳道周围皮肤有疱疹者应考虑单纯疱疹病毒脑炎。

7. 面部皮肤呈樱桃红色应考虑一氧化碳中毒。

8. 有皮下结节应考虑脑囊虫病。

9. 出现神经系统阳性体征者应考虑神经系统疾病。

10. 出现脑膜刺激征者应考虑颅内感染性疾病、出血性疾病、占位性病变等。

（四）实验室检查

1. 体液检查

（1）血白细胞计数升高提示细菌性感染，白细胞计数正常或减低提示病毒感染。血液有形成分异常提示血液系统疾病。异型淋巴细胞增多应考虑传染性单核细胞增多症。

（2）外周血嗜酸性粒细胞增多提示寄生虫感染。

（3）血钠、镁含量低，提示低钠血症、低镁血症；渗透压增高提示高渗状态。

（4）血糖降低提示低血糖脑病，若出现不明原因的反复低血糖、抽搐发作应考虑胰岛细胞瘤之可能。

（5）尿素氮、肌酐升高提示尿毒症脑病。

（6）血氨、转氨酶升高提示肝性脑病。

（7）血气检查：血氧分压低、血氧饱和度降低提示缺氧性脑病，pH 异常提示酸中毒或碱中毒。

（8）小便呈酱油色或红色，尿卟胆原阳性者应考虑血卟啉病。

（9）血清学检查、特异性补体结合试验用于对某些传染病的诊断。

（10）血胆碱酯酶活性降低应考虑有机磷中毒。

（11）脑脊液检查：主要用于各种中枢神经系统感染性疾病，蛛网膜下腔出血等疾病的诊断。

2. 脑电图或脑电地形图　主要用于以下目的：

（1）鉴别部分痫性抽搐和非痫性抽搐。

（2）鉴别脑器质性疾病和功能性疾病引起的抽搐。

（3）某些癫痫病灶的定位。

（4）某些癫痫治疗的随访。

（5）某些脑炎的诊断和临床动态观察及预后的判定。

（6）某些中枢神经系统疾病的辅助诊断（如 Creutzfeldt-Jakob 病）。

3. 神经影像检查

（1）电子计算机体层扫描（CT）：主要用于各种颅内病变的诊断。

（2）磁共振成像（MRI）：图像较 CT 清晰度高，特别能清晰地显示颅后窝病变，对单纯疱疹脑炎、脱髓鞘病变的显示也优于 CT。

（3）数字减影血管造影：用于检查颅内血管病变，有无闭塞、畸形、动脉瘤等。

三、常见疾病

（一）癫痫持续状态

为常见的重症急诊之一。指癫痫连续多次发作，在两次发作间期意识障碍不恢复，或持续发作 30 分钟以上。任何一种发作类型都可能会产生癫痫持续状态，临床上以强直阵挛型持续状态最常见。多见于既往有癫痫病史的人，停药、饮酒、感染等为常见诱因，也可见于脑炎、脑肿瘤、脑血管病等继发癫痫。

反复的惊厥发作会导致兴奋性氨基酸、钙超载和一些具有神经毒性的中间代谢产物堆积，造成神经元和轴突的水肿甚至死亡。此外，由于反复惊厥发作引起的全身肌肉收缩，势必产生低氧血症和乳酸的大量堆积，患者会出现严重的代谢性酸中毒，进而造成一系列代谢紊乱和脏器损害，甚至致人死亡。

（二）心因性抽搐

成人多见于癔症，少数儿童可有暴怒惊厥。短暂发作多无大碍，但连续过度换气发作可能造成呼吸性碱中毒。

（三）感染性疾病引起的抽搐

主要有破伤风、狂犬病等，由于良好卫生和生活习惯的建立以及疫苗接种的普及该病现已不多见。患者多有外伤或动物抓咬伤史。

（四）代谢性疾病引起的抽搐

主要有低血糖发作,无诱因连续发作者要警惕胰岛细胞瘤的可能;此外有尿毒症、慢性肝病及某些疾病(如中暑等)引起的严重水、电解质平衡失调等。

急诊处理

一、一般处理

抽搐可由多种原因引起,最严重的情况是由于持续发作引起患者的脑缺氧进而造成脑的不可逆性损伤,甚至危及生命。所以对所有抽搐的患者均应特别注意保持呼吸道通畅、给氧,进行心电、呼吸、血压、血氧监测。对强直阵挛型持续发作的患者要及时吸除痰液和口腔分泌物并放置牙垫,迅速建立静脉通道并注意做好防护,以防止患者坠地、舌咬伤及由误吸造成的窒息和吸入性肺炎等。对出现严重呼吸抑制的患者要及时予以气管插管或气管切开,以维持正常的换气功能。

对反复抽搐发作的患者在监测血压、呼吸、心率的同时,要进行血气分析、血常规、血生化等检查及时纠正低血压、酸中毒、电解质紊乱等,有效地防止和控制呼吸道感染。

在进行以上处理的同时要迅速控制发作并寻找引起抽搐的病因,予以相应的治疗。

二、癫痫持续状态

癫痫持续状态是常见的急症之一,系指反复多次的癫痫发作,两次发作间意识障碍不恢复超过30分钟或持续发作超过30分钟以上。属发作的一种特殊情况,可见于各种类型的癫痫,以强直阵挛持续状态最为常见,占持续状态的85%以上。癫痫持续状态可见于继发癫痫,也可见于服用抗癫痫药物治疗的患者(多由于漏服或未按规定剂量用药,也可由于饮酒、感染等原因诱发),少数癫痫的患者以持续状态为首发症状。对癫痫持续状态的患者除进行以上一般处理外还应特别注意以下几个环节:

（一）控制发作

最重要的是从快控制发作,也是抢救成功、减少并发症和死亡率的关键。静脉注射抗痫药物是最有效的方法,常用药物有:

1. 首选药物为地西泮(安定),成人首次予10~20mg(可稀释至10ml)缓慢静脉推注(速度<2~5mg/min),如有复发15分钟后可重复使用;儿童用量为0.2~0.5mg/kg,最大剂量不超过10mg。若发作暂时停止即应停止推药,改为地西泮100mg加入500ml葡萄糖液中缓慢静脉点滴(12~24小时内),以维持必要的血浓度。该药静脉注射时呼吸抑制作用较明显,用药时要特别注意推药速度并监测患者呼吸节律和幅度的变化,必要时予以人工辅助呼吸。

2. 如发作仍未控制,成人可予苯妥英钠150~250mg/次静脉注射或点滴,速度应<50mg/min。每日总量不超过500mg;儿童用量5mg/kg。用药时要特别注意监测血压和心脏情况的变化。

3. 苯巴比妥钠静脉注射,成人用量200~250mg/kg,速度<60mg/min,最大剂量不超过500mg/d;该药静脉使用易引起呼吸抑制和低血压,与其他抗癫痫药合用则呼吸抑制的风

险增加。静脉穿刺应选择较粗的血管,避免局部刺激过强引起血栓形成,避免穿刺针进入动脉。

4. 丙戊酸钠静脉注射,首次成人 15~30mg/kg 静脉推注后,以 $1mg/(kg \cdot h)$ 的速度静脉点滴维持。

5. 若经以上处理 30 分钟内仍未终止发作,应请麻醉医师协助给患者施行气管插管,在心肺功能的监测下予以静脉麻醉治疗。

（二）维持治疗

癫痫发作初步得到控制后,药物维持治疗十分重要,原则是予以长效抗癫痫药苯巴比妥 100~200mg 肌内注射,每 8 小时一次以巩固疗效。同时应根据发作类型选择口服抗癫痫药。全面性强直阵挛发作应首选丙戊酸,其次可选苯妥英钠、卡马西平等。其种类和剂量应参考患者既往的用药情况决定。若患者由于发作本身和药物的镇静作用仍处于意识障碍阶段,可将药片研碎从鼻饲管内灌入。

三、心因性抽搐

接诊医师自接触患者之时起,应镇静自若,给患者以信任感,谈吐要注意多给患者良性暗示。应向陪同人员讲明病情,取得他们的配合,应保持诊室安静。暗示治疗还可用 10% 葡萄糖酸钙 10ml 加等量 50% 葡萄糖或注射用水静脉注射,针刺合谷、人中、涌泉等穴位等。控制抽搐可用地西泮(安定)10mg 肌内注射。

四、破伤风抽搐

破伤风患者的抽搐可由于强声、光刺激诱发,故应将患者置于安静温暖的单人病房。控制抽搐痉挛的首选药物为地西泮,成人每次 10~20mg,肌内注射,每 2 小时后可重复 1 次,也可静脉给药(参见癫痫持续状态处理)。还可使用苯巴比妥 0.1~0.2g/ 次,肌内注射,每 8 小时后可重复使用。以上处理无效可考虑施予人工冬眠,用氯丙嗪 50mg、异丙嗪 50mg 加入 5% 葡萄糖液 500ml 中缓慢静脉点滴,并对患者的血压、呼吸进行监测,老年患者应慎用。这一治疗应在保障气道通畅的条件下进行,对抽搐频繁不易控制或有喉痉挛、呼吸肌痉挛的患者应及时予气管插管或气管切开。特别注意要及早进行病原治疗,包括彻底清创、应用破伤风抗毒素和抗生素。

五、狂犬病抽搐

应将患者置于单人病房,保持安静,避免声、光刺激,抽搐的处理主要是控制发作,可用地西泮(安定)10~20mg 肌内注射或稀释至 10ml 缓慢静脉推注(速度 <5mg/min),如有复发 20 分钟后可重复使用;氯丙嗪 25mg 肌内注射。用药时要特别注意患者的呼吸,出现呼吸抑制要立即气管插管使用呼吸机。此外,应尽早应用抗狂犬病病毒血清对伤口周围进行浸润注射。

六、癫痫并发症

（一）消除脑水肿
对反复癫痫发作的患者可予 20% 的甘露醇 250ml 快速静脉点滴,每 6~8 小时一次。

（二）纠正酸中毒，维持水、电解质平衡

由于反复抽搐引起的低氧血症和肌肉收缩，血乳酸浓度过高，患者常合并严重的代谢性酸中毒。对血 pH<7.35 的代谢性酸中毒患者可给予 5% 碳酸氢钠静脉点滴，根据血气 pH 调整其用量。反复肌肉收缩易产生高钾，要注意及时纠正。

（三）合理使用抗生素

对合并呼吸道感染的患者应合理使用抗生素（详见抗生素的合理应用）。

七、病因治疗

对各种继发癫痫而言，控制和去除其原发病的病因是治疗癫痫的根本。对引起继发癫痫的脑肿瘤、脑外伤、脑血管病、颅内感染、脑寄生虫等疾病及时予以治疗。

（一）脑外伤

详见第 24 章昏迷。

（二）脑血管病

详见第 24 章昏迷。

（三）颅内感染

详见第 24 章昏迷。

（四）脑寄生虫病（热带病）

（张　健）

参 考 文 献

［1］李世绰，吴立文. 临床诊疗指南（癫痫病分册）. 北京：人民卫生出版社，2007：92–94.

［2］匡培根. 神经系统疾病药物治疗学. 北京：人民卫生出版社，2002：688–691.

［3］吴江、贾建平. 神经病学. 北京：人民卫生出版社，2005：285–307.

［4］Anthony S. Braunwald FE. Hayyison's Principles of internal medicine. 14th ed. New York：McGraw Hill Text，2003：2311–2319.

28

晕　厥

！概述

晕厥（syncope）是较常见的急诊症候之一。其主要临床特征是短暂可逆性意识丧失,这种大脑皮层的高度抑制状态常常由于一过性广泛性脑供血不足或大脑从供氧充足的状态下突然陷入缺氧状态而发生。

正常的脑血流量为 45~50ml/（100g·min）,维持一个人直立时的脑灌注至少需 3.3kPa以上的平均动脉压。通常当脑血流量骤然下降到 30ml/（100g·min）时即可发生晕厥。引起晕厥的原因主要有：

1. 各种原因造成的低血压　包括反射性和直立性两方面。反射性晕厥是由于体内多种调节血压、心率的迷走神经反射活动异常,导致血压下降、心率减慢和血管扩张,引起短暂的全脑血流量骤减而出现晕厥。直立性低血压性晕厥是由于患者从卧位或蹲位突然转变为立位时,自主神经功能出现障碍或病变,不能对这一过程进行调节以及由于各种病理状态造成低血容量（如大量出血、脱水、使用血管扩张药物等）使心排出量减少而致晕厥。

2. 心源性晕厥　由于多种心脏疾病引起,多与体位无关。

3. 脑血管性晕厥　由颈动脉、椎基底动脉血流量突然减低所致,常见于脑动脉硬化、颈部病变（如颈椎病）压迫椎动脉、大动脉炎、锁骨下动脉盗血等疾病。

4. 其他　如癔症性、过度换气、哭泣性晕厥等。

！病因思考

晕厥传统上是根据发病原理分类,有以下几类：

一、低血压性晕厥

（一）反射性晕厥
1. 血管减压性晕厥（单纯性晕厥、血管迷走性晕厥）
2. 颈动脉窦性晕厥（颈动脉窦过敏）

3. 排尿性晕厥

4. 咳嗽性晕厥

5. 疼痛性晕厥（见于舌咽神经痛或其他内脏疼痛）

6. 吞咽性晕厥

7. 仰卧位低血压综合征（见于妊娠后期或腹腔巨大肿瘤）

（二）直立性低血压性晕厥

1. 原发性

（1）特发性直立性低血压（Shy-Drager 综合征）

（2）纯自主神经功能不全

2. 继发性

（1）中枢性（第三脑室或颅后窝肿瘤、颈髓病变、多发硬化、帕金森病等）

（2）周围神经病变

（3）多种自身免疫性疾病

（4）肾衰竭

（5）艾滋病

（6）药物性

二、心源性晕厥

（一）心律失常

1. 完全性房室传导阻滞

2. 室性或室上性心动过速

3. 心房颤动

4. 病态窦房结综合征

5. 长 Q-T 综合征（聋 - 心综合征）

（二）心绞痛、心肌梗死

（三）引起心排出量减少的疾病

1. 先天性心脏病（法洛四联症）

2. 主动脉狭窄

3. 肺动脉高压

4. 左心房黏液瘤

5. 缩窄性心包炎

三、脑源性晕厥

（一）严重脑血管闭塞性疾病

（二）短暂性脑缺血发作

（三）高血压脑病

（四）基底动脉性偏头痛

（五）脑干病变

四、其他晕厥

（一）哭泣性晕厥
（二）过度换气综合征

！ 诊断思路

晕厥的临床特点是发作性短暂意识丧失。但由于病因不同临床表现和程度也有所不同。晕厥发作一般具有以下过程：

晕厥发作前多数患者感头晕、视物模糊、耳鸣或听力减退、全身无力、面色苍白、恶心、出汗、腹部不适等症状，可持续数秒至数十秒。发作时多数患者感眼前发黑，有短暂意识丧失（多在 5 秒内），同时全身肌肉松弛，跌倒在地。发作时伴血压下降，少数意识丧失持续时间超过 15 秒者可出现抽搐、呼吸暂停、心率减慢、瞳孔散大、尿失禁等。发作后多数患者数秒即恢复意识，重者可达 30 分钟以上才能恢复。可伴有面色苍白、恶心、头晕和全身无力等，经休息可缓解，不留任何阳性体征。

接诊一个有过发作性短暂意识丧失的患者，首先应确定患者是否属于晕厥，特别要注意与癫痫发作（seizure）相鉴别。后者亦可表现为一过性意识丧失，是一种由于多种原因以及目前尚不知晓的某些原因引起的大脑神经元异常放电所致的神经功能异常。癫痫发作有多种表现形式，其中强直-阵挛发作和失张力发作均有意识丧失和倒地发作，要特别注意鉴别。其主要鉴别点如表 28-1 所示。应当注意的是确定是晕厥还是癫痫，不能以有无以下症状中的一项或几项来判定，而应全面分析临床资料中的每一症状以及它们之间的联系来作出最后诊断。

表 28-1　晕厥与癫痫发作的鉴别

临床表现	晕厥	痫性发作
发作时体位	多站立时	与体位无关
发作时间	几乎均在白天	昼夜均有，夜间较多
先兆症状	几乎均有，可达数十秒	可无，持续时间为数秒
抽搐	少见	多见
尿失禁或（和）舌咬伤	少见	多见
发作后意识模糊	少见	多见
血压下降	多有	多无
神经系统阳性体征	无	可有
发作期脑电图	多无异常	多有异常

此外,晕厥还应与癔症及发作性睡病(猝倒发作)相鉴别。癔症发作的"意识障碍"不是真正的意识丧失,而是意识范围的缩窄,发作时也无血压、心率的变化和面色苍白、出汗等症状,即便跌倒也多无外伤,症状可由于暗示加重或减轻。发作性睡病中的猝倒发作的患者常有不可抑制的睡眠,发作后可以唤醒。

在确定为晕厥后,要判断引起晕厥的可能原因,以下资料有助于病因诊断。

一、性别和年龄

1. 年轻女性,多见于血管减压性晕厥、基底动脉性偏头痛引起的晕厥。
2. 男性,特别是中年男性考虑排尿性晕厥、咳嗽性晕厥。
3. 老年患者应特别注意心、脑血管疾病引起的晕厥。
4. 幼儿多见于哭泣性晕厥。

二、病史

1. 发病前有疼痛、恐惧、饥饿、疲劳、场所拥挤闷热、长久站立等诱因,多考虑血管减压性晕厥。
2. 男性患者早晨或午睡后起床排尿时或排尿后发病,多考虑排尿性晕厥。
3. 有常年吸烟、慢性支气管炎及剧烈咳嗽患者,多考虑咳嗽性晕厥。
4. 有咽、喉、食管、纵隔疾病患者(如:食管肿瘤、憩室、狭窄等),特别是在食用刺激性食物后发病者应考虑吞咽性晕厥。
5. 患者起床或久蹲站起时发生晕厥,应考虑直立性低血压性晕厥。
6. 突然转头时发生晕厥可考虑有无颈动脉窦过敏。
7. 有心脏病史或有心慌、气短主诉者应注意有无心源性晕厥。
8. 有阳性家族史,晕厥于头痛后出现者应考虑基底动脉性偏头痛。
9. 有脑动脉硬化、蛛网膜下腔出血病史者应考虑脑源性晕厥。
10. 有服用血管扩张药、抗高血压药、抗肿瘤药、抗精神病药、抗癫痫药、抗帕金森病药、抗抑郁药、催眠药、降糖药等药物史者应注意是否为药源性晕厥。
11. 有耳聋病史,心电图提示 Q-T 间期延长突然晕厥导致死亡者应考虑聋－心综合征。

三、体格检查

应以心血管系统检查为重点,同时注意神经系统有无阳性体征。以下几点应特别注意:
1. 卧－立位血压测定　令患者平卧 2 分钟后测定血压,后请其立即站起,旋即测定立位血压。让患者休息 5 分钟后重复测定 1~2 次。以直立时收缩压下降 2.66kPa(20mmHg)以上,舒张压下降 1.33kPa(10mmHg)以上为异常,患者同时出现晕厥或晕厥前期症状即可诊断为直立性低血压。
2. 血压(特别是心律失常)异常升高应考虑高血压脑病或脑源性晕厥。
3. 两侧血压不等、一侧血压消失或动脉搏动消失应注意有无多发性大动脉炎。
4. 出现心律失常或心脏杂音应注意心源性晕厥的可能。
5. 神经系统检查有阳性所见应考虑脑源性晕厥。

四、辅助检查

（一）脑电图

用于与癫痫鉴别,癫痫发作时会有部分患者出现脑电图异常。

（二）经颅多普勒脑血管超声检查

通过对颅内外血管的血流速度、波形及搏动指数等多种参数的测定,初步对脑动脉硬化、脑血管畸形、脑血管狭窄及锁骨下动脉盗血等疾病的部位和程度进行评估,以发现部分脑源性晕厥的病因。

（三）神经影像学检查

用于发现部分颅内病变,特别是头颅 MRI 对颅后窝病变的显示有很大帮助。

（四）心电图

用于心源性晕厥的病因诊断,特别是对心肌梗死及各种心律失常的诊断有很大意义。24 小时心电图检测对突发晕厥的病因检查非常重要。

（五）超声心动图

用于左房黏液瘤、心脏瓣膜病及其他心脏结构异常的诊断。

急诊处理

一、一般处理

由于引起晕厥的原因较为复杂,治疗应遵循个体化的原则对不同原因引起的晕厥进行病因的预防和治疗。一般情况下,多数患者在出现晕厥前会有头晕、心悸、眼前发黑、出汗等症状,也有少数患者无任何先兆症状突然发生晕厥。在患者出现先兆症状或发生晕厥时,无论什么原因,要立即将其就地放平,抬高双脚过胸,解开领扣,部分患者无须再进行特殊处理即可恢复。同时可针对引起晕厥的病因进行必要的处理。

二、反射性晕厥

大部分反射性晕厥不会危及患者的生命(由于意识丧失引起的外伤除外),对晕厥前有先兆的患者应告知在先兆症状出现时立即躺下,稍稍抬高双腿,可做咳嗽动作,有可能避免晕厥的发生。同时应根据病因对患者进行健康指导和采取药物治疗。

（一）颈动脉窦性晕厥

应告知患者不要穿衣领过紧的衣服,防止按压颈部、触摸颈动脉窦,不要转头过猛。

（二）排尿性晕厥

重在预防,告诉患者不要憋尿时间过长,有反复发作史的患者最好采取坐姿排尿,排尿后最好休息片刻后再站立,有利于避免发生晕厥。

（三）咳嗽性晕厥

力劝患者戒烟,积极治疗呼吸系统疾病,避免剧烈咳嗽,就可以防止该病的发生。

（四）吞咽性晕厥

对引起吞咽性晕厥的病因进行干预治疗，必要时可使用抗胆碱能药物治疗。

（五）疼痛性晕厥

采取缓解疼痛的措施能有效地预防疼痛性晕厥的发生，如对三叉神经痛、舌咽神经痛的患者可采用卡马西平 0.1~0.2g 口服，以缓解疼痛，必要时可采取非药物疗法（如局部神经阻滞、外科手术等）。

三、直立性低血压性晕厥

发病时立即将患者放平，或采取头脚高位，松解领扣。对由于直立时血压过低，以至一站立就发生晕厥的患者，可采用盐酸米多君口服。

四、心源性晕厥

明确引起心源性晕厥的病因，针对病因进行治疗（详见第 18 章中心律失常）。

五、脑源性晕厥

脑源性晕厥治疗的根本在于原发疾病的治疗。如：患者血压突然升高，出现头痛、头晕、恶心呕吐甚至晕厥，此时应立即使用降压药同时可用 20% 甘露醇 125~250ml 快速静脉点滴以降低颅内压；若患者患有椎基底动脉严重缺血性病变，则应按缺血性脑血管病处理（详见第 24 章昏迷）；中枢神经系统的变性病、脱髓鞘病、脑干肿瘤、外伤等临床上都可以发生晕厥，应根据不同的病因给予相应的治疗。

（张 健）

参 考 文 献

［1］Aminoff MJ, Greenberg DA, Simon RP. Clinical Neurology. 9th ed. New York：Mcgraw-Hill, 2015：253-274.

［2］吴江. 神经病学. 2 版. 北京：人民卫生出版社, 2010：294.

［3］朱日华, 朱梅佳, 张秀清. 神经系统疾病急症诊疗学. 济南：山东大学出版社, 2000.

［4］匡培根. 神经系统疾病治疗学. 北京：人民卫生出版社, 2002.

肌 无 力

! 概述

　　肌无力是一组由于运动神经元、周围神经、神经肌肉接头和肌肉本身病变引起的综合病症，统称神经肌肉病。运动单位(motor unit)是支配骨骼肌进行自主运动的基本单位，它包括一个脊髓前角运动细胞或脑神经运动核及其轴索组成的周围神经、神经肌肉接头和肌纤维。其中神经肌肉接头承担着将运动神经冲动放大并传递到突触后膜使肌肉发生收缩的作用，乙酰胆碱是神经肌肉接头重要的神经递质。无论运动单位的任何一部分发生什么病变，临床上都会出现肌无力的症状。神经肌肉病的病因和发病机制十分复杂，涉及多个学科和门类，有些至今尚未明了。临床上通常将肌无力分为神经源性和肌源性两大类，主要根据肌无力发病的来源不同，确切的鉴别要靠电生理、神经病理、免疫组化、分子生物学、生物化学等实验室检查手段来确定。

　　不同病因引起的肌无力发生的速度不同，临床经过也各异。部分病例急性起病，而更多的病例是缓慢起病，但在疾病的某一阶段(多为晚期)都可能会发生急性呼吸肌无力，以至不能维持正常的换气功能。本文主要介绍各种急诊常见的肌无力的诊断和处理。

! 病因思考

一、临床表现

　　肌无力的症状在临床上是多种多样的，但无论是何种原因引起，其表现基本相似。为了便于了解肌无力的一般临床特征，我们按临床上发生肌无力的部位来阐述。

　　(一)眼部

　　患者可能会有眼睑下垂、视物成双、视物不清(由于复视引起)的主诉。体检可见一侧或双侧眼睑下垂，眼球某一个或几个方向运动障碍，由于受累肌肉的不同，复视可为一个方向或多个方向。

　　(二)面颈部

　　患者可能会有抬头费力、不能闭眼、饮水进食时食水自口角漏出、咀嚼无力、发音吐字不清、吞咽困难、饮水呛咳等主诉。体检可见一侧或双侧转颈、耸肩无力，严重者头部垂于胸前；眼睑闭合无力、额纹消失，鼓腮漏气，鼻唇沟变浅；咀嚼肌无力、张口下颌偏斜；构音不清、软腭抬举无力等，部分疾病会出现面部、颈部的肌肉萎缩。

（三）肩胛带

患者常有易疲劳感，甚至双手下垂都感沉重。上肢抬举困难，对正常人轻易能完成的动作（如梳头、开门、旋水龙头等）完成困难。部分患者还会出现肩部、上肢的肌肉萎缩，呈现"翼状肩"。

（四）骨盆带、下肢

上下楼、下蹲及站起困难是患者最多的主诉。患者行走蹒跚，典型的会出现"鸭步"，常常跌倒。小腿及踝部肌肉无力的患者走路易扭伤踝关节，严重者可造成足下垂。

二、分类

肌无力的病因非常复杂，目前已知的可引起肌无力的疾病已有数百种之多，有些病因尚未明了。主要有以下几大类：

（一）运动神经元病变

1. 肌萎缩侧索硬化

2. 进行性脊肌萎缩

3. 进行性延髓麻痹

4. 脊髓灰质炎

（二）周围神经病变

1. 炎性脱鞘性

（1）急性炎症性脱髓鞘性多发神经病（吉兰－巴雷综合征）

（2）急性轴索型神经病

（3）Fisher 综合征

（4）慢性炎症性脱鞘性多发神经病

（5）急性自主神经功能不全神经病

（6）多灶性运动神经病

2. 营养不良性

（1）维生素缺乏（维生素 B_1、维生素 B_{12} 等）

（2）叶酸缺乏

（3）酒精中毒

3. 中毒性多神经病

（1）重金属中毒

（2）有机溶剂中毒

（3）药物中毒

4. 副肿瘤综合征

5. 内分泌系统疾病

（1）糖尿病

（2）甲状腺功能减退

6. 感染性疾病

（1）麻风

（2）白喉

（3）Lyme 病多发神经病

7. 结缔组织病

8. 尿毒症

9. 遗传代谢病

（1）淀粉样变性多神经病

（2）Refsum 病

（3）卟啉性多神经病

（4）Fabry 病

（5）异染性脑白质营养不良

（6）球型脑白质营养不良

（7）肾上腺脑白质营养不良

（8）无 β 脂蛋白血症

（9）Tangier 病

（10）线粒体病

（11）腓骨肌萎缩症

（12）遗传性共济失调

10. 嵌压性神经病

11. 虫咬性麻痹

（三）神经肌肉接头病变

1. 重症肌无力

2. Lambert-Eaton 综合征

3. 肉毒中毒

4. 其他外源性（有机磷中毒、毒蛇咬伤等）

（四）肌肉疾病

1. 进行性肌营养不良症

2. 周期性瘫痪

3. 多发性肌炎

4. 强直性肌营养不良

5. 先天性肌强直

6. 代谢性肌病

7. 内分泌肌病

！诊断思路

一、临床表现

（一）病史

在建立肌无力的诊断（诊断流程见图 29-1）中，病史占有非常重要的地位。在询问中要重点注意以下几方面：

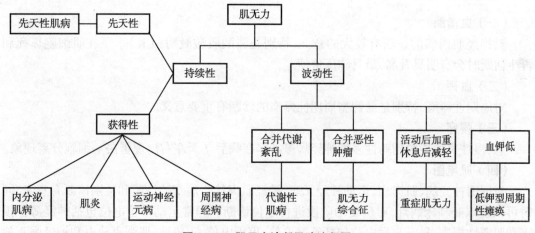

图 29-1　肌无力诊断思路流程图

首先要注意肌无力是波动性的还是持续性的。若临床上呈波动性病程，应重点考虑下列疾病：

1. 重症肌无力

2. Lambert-Eaton 综合征（肌无力综合征）

3. 低钾型周期性瘫痪

4. 代谢性肌病（糖原累积病Ⅱ、Ⅲ、Ⅴ、Ⅶ型，线粒体肌病等）

若肌无力呈持续性，要通过详细了解病史（包括家族史）进一步判断是先天性的还是获得性的。获得性肌无力多见于下列疾病：

5. 多数周围神经病变

6. 肌萎缩侧索硬化症

7. 多发性肌炎

8. 包涵体肌病

9. 内分泌肌病

先天性肌无力发病的年龄各异，多呈进行性进展的病程。如各种类型的肌营养不良症、进行性脊髓性肌萎缩、进行性腓骨肌萎缩症等。鉴于某些先天性肌无力有其特有的遗传类型，故要特别注意患者的性别和家族中有无类似疾病的病史。尽管这类疾病的进展较慢，临床表现也各异，但大部分疾病发展到晚期都会出现呼吸肌无力，需要急诊医师予以救治。

周期性瘫痪、糖原累积病等都可以有反复发作的病史,注意询问患者既往有无类似发作史对诊断会有帮助。

（二）呼吸肌无力的观察和判断

在许多神经肌肉病的晚期或严重阶段都会出现呼吸肌无力,在体检时要特别予以注意。以下情况提示患者存在呼吸肌无力:患者感憋气、胸部有重压感,胸式呼吸减弱、腹式呼吸相对增强,肋间肌动度减弱,呼吸频率和心率加快。有的患者还可有面色发红,出汗等表现。严重者面色灰暗,呼吸幅度变浅,四肢厥冷,呼吸时看不到胸廓的运动,血气分析有助于检查患者有无缺氧及其程度。

二、辅助检查

（一）血清酶

对神经肌肉病的诊断有较大的意义,特别是磷酸肌酸激酶（CK）水平在肌细胞坏死和再生活跃时会有明显升高,最具临床价值。

（二）血钾

对周期性瘫痪,特别是低钾型周期性瘫痪的诊断有重要意义。

（三）腰穿

急、慢性炎症性脱髓鞘性多发神经病患者多在病后 7 天左右出现蛋白 – 细胞分离现象。

（四）肌电图

对周围神经病、肌肉病、运动神经元病、神经肌肉接头病变的诊断和鉴别诊断有意义,同时可以发现亚临床病灶,对病变的阶段进行定位诊断。异常运动单位电位包括神经源性损害和肌源性损害,异常白发电位包括纤颤电位、束颤电位、正锐波、肌强直放电和神经强直放电等。

（五）神经肌肉活检

肌肉活检主要是将待检的肌肉组织通过病理、免疫组化的方法进行处理,来发现肌肉组织的异常,为临床诊断提供依据。神经活检（通常选取腓长神经）可发现周围神经及其周围血管的异常,对周围神经病的病因诊断提供重要的证据。

（六）基因检测

对某些神经系统遗传病（如假肥大型肌营养不良）的诊断有确定意义。

三、常见疾病

（一）急性炎症性脱髓鞘性多发神经病（吉兰 – 巴雷综合征）

是以周围神经和神经根的脱髓鞘及其小血管周围炎性反应为病理特点的自身免疫性疾病,病因尚未明了。多数患者发病前 1~4 周有感染史,急性或亚急性起病,多在 1~2 天内出现四肢完全性弛缓性瘫痪,表现为肌张力低、腱反射减弱或消失,病理反射（－）,部分病例有脑神经受累（多见于面神经、动眼神经,三叉神经及后组脑神经也可见到）。感觉障碍多较运动障碍轻,可表现为对称性末梢性感觉异常和感觉减退。患者亦可出现自主神经功能障碍（如心律不齐、直立性低血压等）,多数患者括约肌功能不受累。病情严重者可出现呼吸肌麻痹。脑脊液可有蛋白 – 细胞分离现象。肌电图显示运动神经传导速度减慢,传导阻滞,远端潜伏期延长和 F 波。

（二）低钾型周期性瘫痪

为常染色体显性遗传性钙通道病，部分病例可散发。过劳、饱餐、酗酒等可诱发，可有家族史和反复发作史，部分患者有甲状腺功能亢进病史。多数患者急性起病，表现为四肢对称性弛缓性瘫痪，多自下肢向上肢发展，程度不一，近端重于远端，肌张力减低、腱反射减弱或消失。头面部和颈部肌肉多不受累，呼吸肌很少受累。不伴感觉障碍。发作期血清钾 <3.5mmol/L，心电图可呈低钾性改变。补钾后症状好转。

（三）多发性肌炎

病因未明，是一种与自身免疫有关的以骨骼肌间质性炎性改变和肌纤维变性为病理特征的综合征。可单独出现，亦可与系统性疾病伴发。多为亚急性起病，肌无力以近端为主，伴有肌痛，部分患者因咽部肌肉无力表现为吞咽困难和构音障碍，呼吸肌受累时可出现呼吸困难。腱反射通常不减低，眼外肌很少受累。实验室检查可有血沉增快、血清酶增高及某些免疫功能异常等。

（四）脊髓灰质炎

由脊髓灰质炎病毒引起，由于计划免疫的广泛实施已很少发病。急性起病，病前有发热，多表现为不对称性四肢弛缓性瘫痪，患肢肌张力低，腱反射减弱或消失，并出现肌肉萎缩，无感觉障碍。脑脊液细胞数可增高。

（五）重症肌无力

为乙酰胆碱受体抗体介导的一种获得性神经－肌肉接头传递障碍的自身免疫性疾病，部分患者可合并胸腺瘤。以受累的骨骼肌异常容易疲劳为特征，症状呈晨轻暮重的波动性变化。疲劳试验和新斯的明试验阳性，大部分患者肌电图重复频率刺激（低频：3~5Hz，高频：10Hz 以上）可出现递减反应（10% 以上）。眼、咽、头颈、面部和四肢肌肉都可受累，根据受累肌肉的不同有多种临床分型，其中以全身型最为严重，可出现呼吸肌无力，严重者因呼吸麻痹或吸入性肺炎致死。在发病或治疗过程中，患者可出现危象（肌无力危象、胆碱能危象、反拗危象），此时患者急骤性地出现呼吸肌和延髓支配肌肉的无力，以至不能维持正常的换气功能，如不及时抢救可致患者死亡。

（六）Lambert-Eaton 综合征

又称肌无力综合征，2/3 的患者与癌症相伴发，以肺癌最多见。临床症状与重症肌无力相似，但无力部位以下肢最重，头面部肌肉较少受累。大部分患者肌电图低频电刺激使动作电位下降，高频刺激使动作电位升高。

（七）肉毒中毒

肉毒毒素是主要的神经毒素之一，通过阻断神经－肌肉接头传递功能而造成骨骼肌瘫痪。该毒素可由腐败肉类或某些特殊食物所携带，亦可被用作生化武器。多有明确的流行病学史，在感染后 2~8 小时出现症状。除消化道症状外，对称性脑神经损害较为常见。主要表现为眼外肌瘫痪、面肌瘫痪、吞咽困难和构音障碍等。肢体瘫痪相对较轻，多以近端为主。有效治疗药物是肉毒抗毒素。

！急诊处理

一、呼吸肌无力的一般处理

在各种疾病引起的肌无力中,最严重的情况莫过于呼吸肌无力,需要给予紧急救治。临床上可根据患者缺氧的程度采取鼻导管给氧、高频给氧,一般对动脉血氧分压 <70mmHg 者应及早采用无创或有创正压通气(详见第 15 章呼吸困难)。同时要做好综合治疗和护理,要定时给患者翻身拍背,帮助患者咳嗽排痰,预防呼吸道感染和肺不张,若合并吸入性肺炎应及时给予抗生素治疗。对合并有吞咽困难的患者要及早鼻饲饮食,以防止吸入性肺炎并保证足够的营养摄入。

二、急性炎症性脱髓鞘性多发神经病的治疗

(一)血浆置换

可去除血浆中的抗体,轻度的患者每周可做 2 次,中度或重度的患者每周做 4~6 次。合并严重感染、心律失常、心功能不全、凝血障碍者不宜进行。

(二)免疫球蛋白

应尽早使用,成人参考剂量为 0.4g/(kg·d),连用 5 天。常见的副作用有面部发红发热,免疫球蛋白过敏或先天性 IgA 缺乏者禁用。

(三)皮质类固醇激素

本病应用皮质类固醇激素治疗是否有效一直存在着争议,至今没有肯定的结论。

(四)并发症的预防和处理

在对患者进行良好生活护理的同时,给患者进行肢体按摩和被动活动,以防止压疮、肢体挛缩和下肢静脉血栓的发生。对出现呼吸肌无力,特别是气管插管或切开的患者要密切注意肺部情况,及时吸痰,有条件的可予胸部超声波理疗,对已经发生呼吸道感染的患者要及时合理地应用抗生素。

部分患者自主神经系统受累比较重,常常会出现心律失常,以窦性心动过速最多见,个别患者也会出现窦性心动过缓、心脏传导阻滞等。通常情况下不需特殊处理,严重的心动过缓、心脏传导阻滞患者可安装临时起搏器。

三、低钾型周期性瘫痪的治疗

1. 10% 氯化钾 10~20ml 口服,每日 3 次。重症患者可同时给予静脉补钾,15% 氯化钾 10~15ml 加入 500ml 输液中静脉点滴,最好用 5% 甘露醇做稀释液,补钾原则上每小时不超过 1g。

2. 口服乙酰唑胺 250mg/ 次,1~4 次 / 日,螺内酯 200mg/ 次,2 次 / 日。

3. 避免饮食过饱、过咸,避免过劳、大量饮酒等诱发因素,高钾饮食。

4. 积极治疗引起低钾型周期性瘫痪的疾病(如甲状腺功能亢进、肾小管酸中毒等)。

四、多发性肌炎的治疗

（一）皮质类固醇激素

对急性重症患者应给予大剂量甲泼尼龙冲击治疗,每次 500~1000mg 静脉点滴,每日 1 次,连用 3~5 天后逐渐减量或改为口服给药。注意足量给药,减量时应根据患者具体情况,切忌过快。激素疗效不佳者可选用硫唑嘌呤、环磷酰胺、甲氨蝶呤等免疫抑制剂。用药过程中要特别注意药物不良反应,注意定期检查血象等。

（二）免疫球蛋白

成人参考剂量为 0.4g/（kg·d）,静脉点滴,连用 5 天,可同时减少免疫抑制剂的用量。

（三）血浆置换

可去除血中的细胞因子和某些抗体,应用次数应根据患者具体情况决定。

五、重症肌无力的处理

重症肌无力的治疗包括抗胆碱酯酶药物、皮质类固醇激素、胸腺切除、血浆置换和其他免疫抑制剂的应用,而急诊医师所进行的重症肌无力的处理主要是危象的处理。据报道约 10% 的重症肌无力患者可发生危象,大手术和呼吸道感染是最常见的促发因素。无论发生哪一种危象,都会出现呼吸肌的麻痹,因此立即进行辅助呼吸、改善通气是最基本最重要的治疗,包括正压通气,必要时给予气管插管或气管切开,人工呼吸机辅助呼吸。此外,还应及时甄别危象的类型,进行针对性的治疗。

（一）肌无力危象

是三种危象中最常见的一种,约占 95%,由疾病本身恶化或抗胆碱酯酶药物不足所致,静脉注射依酚氯铵 5~10mg 或肌内注射新斯的明 0.5~1mg,症状可暂时缓解。应立即增大抗胆碱酯酶药物的用量,同时给予皮质类固醇激素治疗。

（二）胆碱能危象

由于抗胆碱酯酶药物的用量过大,使突触后膜产生去极化阻滞所致,除呼吸肌无力外还常常表现为瞳孔缩小、汗液和唾液增多等。静脉注射依酚氯铵 5~10mg 症状无改善或反而加重。此时应立即停用抗胆碱酯酶药物,静脉注射阿托品 2mg/h,同时予以补液以加速抗胆碱酯酶药物的排出。然后再考虑调整抗胆碱酯酶药物的剂量或改用皮质类固醇激素治疗。

（三）反拗危象

机体对抗胆碱酯酶药物无反应,应用依酚氯铵或新斯的明症状无改善。此时应停用抗胆碱酯酶药物,给予补液支持疗法。也可以改用其他疗法。

事实上,临床工作中有时很难将肌无力危象和胆碱能危象进行区分,在这种情况下原则上暂时停用抗胆碱酯酶药物,用人工呼吸机辅助呼吸。肾上腺皮质激素可继续应用。

六、肉毒中毒的处理

见第 43 章中毒。

（张　健）

参 考 文 献

［1］卢亮,王荪. 神经疾病鉴别诊断学——临床与基础. 郑州：河南医科大学出版社, 2000.

［2］吴江. 神经病学. 2 版. 北京：人民卫生出版社, 2010：327-330, 381-388.

［3］匡培根. 神经系统疾病治疗学. 北京：人民卫生出版社, 2002.

［4］Simon RP, Aminoff MJ, Greenberg DA. Clinical Neurology. 9th ed. New York：Mcgraw-Hill, 2015：186-192.

30

瘫痪

！概述

瘫痪是指骨骼肌的随意运动功能减退或消失的一种临床表现,也是神经内科常见的急症之一。根据运动径路上病变发生部位的不同,可分为上运动神经元瘫痪(皮质脊髓束以上的病变,表现为肌张力增高、腱反射亢进、病理反射阳性、肌肉萎缩不明显)和下运动神经元瘫痪(脊髓前角细胞以下的病变,又称弛缓性瘫痪,表现为肌张力减低、腱反射减弱或消失、病理反射阴性、肌萎缩明显);按瘫痪范围的不同又可分为偏瘫、截瘫、单瘫等类型。偏瘫(hemiplegia)是指身体同一侧的肢体同时发生瘫痪,而某一个肢体的瘫痪称作单瘫(monoplegia);截瘫(paraplegia)是指躯干某一部位以下的双侧肢体瘫痪。临床上相当一部分瘫痪是急性发生的。

随意运动的神经解剖基础是锥体束,它起源于大脑中央前回运动区第五层的大锥体细胞(Bets细胞)和深部的较小锥体细胞,其轴索形成皮质脊髓束和皮质脑干束(合称锥体束),经由放射冠、内囊到达大脑脚。其中的皮质脑干束终止于诸脑干运动神经核;皮质脊髓束继续在脑干下行至延髓下部,大部分纤维交叉到对侧,形成皮质脊髓侧束在脊髓侧索内走行,少部分纤维直接下行进入脊髓前索(皮质脊髓前束),最后这两部分纤维均终止于脊髓前角细胞;脊髓前角细胞发出运动纤维(前根)经神经–肌肉接点到达骨骼肌细胞,支配骨骼肌的随意运动。从一侧大脑皮层运动区到骨骼肌细胞的运动解剖径路上的任何部位发生损害,临床上都可能出现瘫痪。本章节主要就急性瘫痪的诊断和处理进行讨论。

！病因思考

一、偏瘫

(一)大脑皮层损伤

大脑皮层损伤引起偏瘫的特点是上下肢瘫痪的程度不一致,或仅有某一肢体的单瘫,伴有下部面瘫和舌瘫(瘫痪侧鼻唇沟浅、伸舌偏向瘫痪侧);可伴有瘫痪侧的感觉障碍;若病变在优势半球(多为左侧)可出现失语、运动性失用;若病变在非优势半球(通常在右侧)可出现结构性失用、空间功能障碍等。

（二）内囊损伤

内囊聚集了大量的上行和下行的传导束（皮质脊髓束、皮质延髓束、丘脑辐射、视辐射、听辐射等），又是脑出血和脑梗死的好发部位，在临床上有着十分重要的意义。典型内囊病变的特点是病变对侧的肢体完全瘫痪，其程度大体一致，同时可伴有瘫痪侧的偏身感觉障碍和同向性偏盲。

（三）脑干损伤

脑干位于间脑和脊髓之间，由中脑、脑桥和延髓组成。在脑干中有广泛分布的网状结构，有各种运动、感觉和特殊感觉的传导束，也有多数脑神经核（第3~12对脑神经核）、传导深感觉的中继核（薄束核、楔束核）和与调节随意运动有关的核团（红核、黑质等）。脑干病变总的特点是脑神经损害与肢体瘫痪不在同一侧，即"交叉性瘫痪"，出现偏瘫的脑干病变综合征见表30-1，其病因绝大多数为脑血管病。

表 30-1   与偏瘫相关的脑干综合征

综合征	临 床 表 现
Weber	对侧偏瘫 + 同侧动眼神经麻痹
Raymond	对侧偏瘫 + 同侧展神经麻痹
Foville	对侧偏瘫 + 向同侧注视麻痹、周围性面瘫
Millard–Gubler	对侧偏瘫 + 同侧展神经麻痹、周围性面瘫
Dejerine	对侧偏瘫、感觉障碍 + 双眼同侧注视麻痹、同侧面部感觉障碍

（四）脊髓损伤

当病变位于颈髓上部，累及半侧脊髓时，可出现"脊髓半切综合征"，表现为受累同侧的上下肢瘫痪及对侧的浅感觉障碍。

二、截瘫

见于各种原因造成的脊髓横贯性损害。若病变位于高颈段，可表现为四肢瘫；病变位于胸段腰段，可表现为双下肢瘫痪，与之相伴随的有受损平面以下的感觉障碍和大小便障碍。

三、单瘫

与偏瘫不同的是，单瘫既可由中枢神经系统病变所致，也可由脊髓前角细胞和（或）周围神经病变引起。瘫痪肢体既可表现为单纯无力，也可同时伴有萎缩和感觉障碍，这要取决于病变的部位。脑神经运动支的病变也会造成相应支配肌肉的运动麻痹。

四、四肢瘫

凡病变同时累及双侧运动传导通路（如：高颈段病变、脑干病变）和对称性周围神经、肌肉病变，均可出现四肢瘫痪。

五、病因

（一）偏瘫

1. 外伤（脑、脊髓挫裂伤，颅内血肿等）
2. 脑肿瘤及瘤卒中（原发肿瘤和转移瘤）
3. 颅内局灶性感染（脑脓肿，肉芽肿等）
4. 病毒性脑炎
5. 脑寄生虫感染
6. 急性脑血管病（脑出血、脑栓塞、脑血栓等）
7. 播散性脑脊髓炎
8. 多发硬化
9. 脊髓压迫症（高颈段）
10. 其他（低血糖性偏瘫、Todd 麻痹等）

（二）截瘫

1. 脊髓外伤
2. 急性脊髓压迫症
3. 急性脊髓炎
4. 视神经脊髓炎
5. 梅毒性脊髓炎
6. 脊髓出血
7. 脊髓梗死
8. 脊髓蛛网膜炎
9. 亚急性坏死性脊髓病

（三）单瘫

1. 脑血管病（如中央前回中部的梗死）
2. 脊髓灰质炎
3. 脊神经单神经病变
（1）桡神经麻痹
（2）尺神经麻痹
（3）胫神经麻痹
（4）腓总神经麻痹
4. 面神经麻痹

（四）四肢瘫

1. 高颈段病变（外伤、肿瘤、血管病变等）
2. 小脑扁桃体下疝
3. 脑干出血
4. 基底动脉血栓形成
5. 急性炎症性脱鞘性多发性神经病（吉兰 – 巴雷综合征）
6. 周期性瘫痪

7. 重症肌无力（全身型）

8. Lambert-Eaton 综合征（肌无力综合征）

9. 多发性肌炎

10. 进行性肌营养不良

11. 运动神经元病（晚期）

诊断思路

面对一个有瘫痪主诉的患者,临床医师所必须回答的问题是:该患者是否存在病理意义上的瘫痪? 瘫痪由何处损害造成? 什么原因造成的这种损害?

接诊一个瘫痪患者首先应初步判断患者是否是真性瘫痪,临床上应与癔症性瘫痪相鉴别,对于平素身体健康,特别是年轻女性,发病前有明显精神因素,临床表现具有明显功能性色彩且体检无阳性体征的应考虑癔症性瘫痪的可能。

此外应密切结合病史,根据患者临床表现的特点来确定患者属于哪一种类型的瘫痪,这与损伤的部位和持续时间有很大关系。如某患胸段脊髓肿瘤的患者在疾病的较早阶段可能表现为一侧下肢的单瘫,随着病程的进展可发展为双下肢的截瘫。因此,虽然临床医师最早观察到的是瘫痪的类型,但仅此一项在多数情况下对病变部位和病因的诊断并无太大意义,还应依据病史体检和实验室检查综合作出诊断。

接诊一个瘫痪患者,医师首先应根据病史和神经系统检查判断患者的瘫痪是上运动神经元（皮质至脊髓前角细胞以前）损害还是下运动神经元（脊髓前角细胞至肌肉）损害所致,然后再综合病史、体检以及实验室检查的结果作出最后的病因诊断。

一、偏瘫

患者表现为一侧肢体的运动障碍（可合并感觉障碍）,由于受损部位的不同,上、下肢瘫痪的程度可有不同,部分患者可合并瘫痪侧的脑神经损害。

1. 有明显外伤史,外伤后数小时或数日内发生的偏瘫,伴有头痛、呕吐、意识障碍者应考虑颅脑外伤,可进一步做头部 X 线和（或）CT 检查予以明确。

2. 亚急性或慢性起病,伴有头痛、呕吐等高颅压症状,偏瘫逐渐加重者应考虑颅内占位性病变,神经影像学检查有助于诊断。

3. 急性或亚急性起病,有发热、头痛、呕吐、抽搐,出现脑膜刺激征应考虑颅内感染之可能（脑炎、脑脓肿等）,此时应做腰穿,做脑脊液细菌涂片和（或）培养、病毒学检查,必要时做头颅 CT/MRI 检查以助诊断。

4. 对来自某些寄生虫高发地区、伴有头痛、发热、抽搐、精神症状、意识障碍的偏瘫患者,要考虑脑寄生虫病的可能（如脑囊虫病、包虫病、脑型疟疾等）。

可做血、脑脊液的相关涂片（疟疾）、酶标抗体检查,必要时可做头颅 CT/MRI 检查以助诊断。

5. 中年以上,急性起病,既往有高血压、糖尿病等病史,应首先考虑急性脑血管病,活动中发病,头痛、血压升高明显者多考虑脑出血;安静状态下起病,瘫痪前有 TIA 发作者考虑脑梗死；既往有心脏病病史，特别是有心房颤动、心脏瓣膜病的患者突然出现偏瘫应考虑脑栓塞。头颅 CT/MRI 检查有助于诊断。

6. 年轻患者突然出现偏瘫应考虑血管畸形所致，头部 MRI 检查、脑血管造影检查可明确诊断。

7. 青壮年，有缓解复发相交替病史（两次发作的间隔至少 1 个月，每次发作持续 24 小时以上），中枢神经系统白质内有两个以上的病灶者应考虑多发硬化之可能。头颅 CT/MRI 可显示脑室周围、小脑等白质区域内低密度 / 长 T1、T2 信号病灶；视觉、听觉和体感诱发电位可发现相应部位的临床或亚临床病灶；腰穿可显示脑脊液蛋白轻度增高，IgG 比例明显增高，急性期白细胞数增高，以淋巴细胞为主，脑脊液中可显示寡克隆带，髓鞘碱性蛋白升高。

8. 感染或疫苗接种后 1~2 周发病，除偏瘫外伴有头痛、精神症状、抽搐、不自主运动、感觉障碍等，应考虑急性播散性脑脊髓炎、多发硬化。此时腰穿、头颅 CT/MRI 检查常有助于明确诊断。

9. 偏瘫伴颈部疼痛及瘫痪肢体对侧痛觉减退者应考虑高颈段脊髓压迫症，颈部 MRI 可显示病灶所在。

以上疾病中，急诊常见引起偏瘫的病因有急性脑血管病、脑外伤、脑炎、颅内占位性病变等。

二、截瘫

患者表现为两侧肢体的运动障碍，多为双侧对称性损害，但由于病因的不同及疾病进展的过程不同，两侧肢体瘫痪的程度可有差别；在双侧肢体出现运动障碍的同时会出现感觉障碍，临床上往往根据它的位置来判断脊髓受累的水平；除以上表现外，患者还会出现大小便障碍，早期多为尿潴留，后期可出现尿失禁。

1. 有明确的脊柱外伤史，起病初出现损伤平面以下肢体弛缓性瘫痪、腱反射减弱或消失、各种深浅感觉减退或消失、尿便潴留，应考虑急性脊髓损伤；搬重物后突然起病应考虑椎间盘脱出。

2. 缓慢起病，截瘫由一侧瘫痪发展而来，两侧非对称性起病，伴有脊柱或附近的疼痛，用力及咳嗽时加重，应考虑脊髓肿瘤或转移瘤；急性起病，有发热及全身感染症状，背痛明显者应考虑硬膜外（下）脓肿；有结核病史逐渐发生截瘫者应考虑脊椎结核。

3. 青壮年，病前有上呼吸道感染或疫苗接种史，急性起病，双下肢麻木无力、感觉丧失、大小便潴留，应考虑急性横贯性脊髓炎。若在此之前有过视力下降或同时发现视力下降，应考虑视神经脊髓炎。必要时可检查眼底并做视觉诱发电位检查。

4. 缓慢起病，病情迁延波动，两侧瘫痪程度不一致，感觉障碍呈条块状分布者应考虑脊髓蛛网膜炎。

5. 突然起病，出现一侧或双下肢瘫痪，伴 / 不伴尿潴留，或出现脊髓半切综合征，要考虑急性缺血性脊髓血管病；而出现颈部、腰背部撕裂样剧痛，体检发现脑膜刺激征者，应考虑出血性脊髓血管病（脊髓内出血或脊髓蛛网膜下腔出血）。腰穿检查和相应节段的脊髓 MRI 检查有助于诊断。

6. 中年以上慢性起病，逐步发展的非对称性下肢无力，出现束带感和感觉障碍，晚期有括约肌功能障碍者应考虑亚急性坏死性脊髓病。腰穿检查和相应节段的脊髓 MRI 检查有助于诊断，确诊要靠病理诊断。

总之,截瘫的病变部位在脊髓,其部位的初步确定可参考感觉障碍平面。病变性质根据患者的全身情况和其他伴随症状体征来判断。MRI 对于脊髓病变的显示清晰,对诊断有很大帮助;若疑为变态反应性病变,腰穿会对诊断有所帮助;而椎管造影会对椎管内占位性病变的诊断提供证据。

三、单瘫

1. 中年以上,既往有高血压、糖尿病病史,突然起病,一侧上肢无力(多远端重于近端),考虑对侧大脑中动脉皮层支病变;若一侧下肢瘫痪可见于对侧大脑前动脉病变。

2. 儿童,急性起病,突发单一肢体弛缓性瘫痪(多为下肢),可伴有发热,应考虑脊髓灰质炎。病毒学检测、肌电图等神经电生理检查可提供帮助。

3. 某一肢体的一部分出现运动不能 / 受限,应首先考虑脊神经单神经病变,这是临床上单瘫最常见的原因。然后再根据运动障碍的部位、是否伴随相应神经支配区域的感觉和自主神经障碍进一步判断哪一条脊神经受累,并通过详细询问病史、体检和辅助检查(特别是肌电图)来进行定性诊断。常见的有以下几种类型:

(1)桡神经麻痹:主要表现为"垂腕",患者不能伸指和伸腕,前臂不能旋后,前臂背面和手背桡侧一个半手指痛觉减退。急性起病多见于腋部或上肢受压、肩关节脱臼、肱骨及桡骨骨折等,亚急性或慢性起病可见于铅中毒、酒精中毒等。

(2)正中神经麻痹:主要表现为手腕不能外展、屈曲,桡侧三个手指不能屈曲,拇指不能外展、屈曲及对掌,大鱼际萎缩,呈"猿手"。手掌部桡侧三个半手指痛觉减退。急性起病多为外伤,亚急性或慢性起病见于压迫(腕管综合征)和炎症等。

(3)尺神经麻痹:表现为腕部不能屈曲,手指内收、外展障碍,掌指关节过伸、末指节屈曲,小鱼际肌和骨间肌萎缩,典型的会出现"爪形手"。尺侧一个半手指感觉减退。急性起病者多见于外伤;亚急性或慢性起病多见于炎症、麻风和压迫性病变,其中以"肘管综合征(肘管内压迫)"最为常见。

(4)腓总神经麻痹:典型表现为足下垂,小腿腓骨肌和腓骨前肌群萎缩,小腿前外侧及足背痛觉减退,行走呈跨阈步态。急性起病多见于外伤(包括手术损伤)和压迫,缓慢起病者可见于炎症和一些中毒代谢性疾病(如糖尿病、铅中毒、麻风等)。

(5)胫神经麻痹:典型表现为用足尖行走困难,足趾不能跖屈,足内翻力弱,小腿后部及足底感觉减退。可由炎症、外伤、肿瘤(压迫)等原因引起。

4. 面神经麻痹　由脑桥面神经核以下病变引起,表现为一侧(个别为双侧)面部肌肉活动不灵,漱口时患侧口角漏水,眼睑闭合无力,体检可见患侧额纹变浅,眼裂变大,鼻唇沟变浅,口角下垂,鼓腮漏气等。部分患者可合并患侧舌前 2/3 味觉减退。急性发病最多见特发性面神经麻痹,亚急性或慢性起病可见于中耳、迷路、乳突的化脓性病变、腮腺的炎症或肿瘤及颅后窝肿瘤或转移瘤。若合并对称性四肢瘫痪应考虑急性炎症性脱鞘性多发性神经病(吉兰 – 巴雷综合征)。

四、四肢瘫

1. 急性起病,突发四肢瘫痪,可见于以下疾病:

(1)有外伤史者首先应考虑颈髓外伤、脊髓内出血。

（2）合并上肢疼痛、瘫痪肢体的痛温觉消失和大小便障碍，关节位置觉和震动觉相对保留者可见于颈段脊髓前动脉闭塞（少见）。

（3）合并脑神经损害，伴有意识障碍、血压高，出现一侧或双侧病理反射者应考虑脑干出血、基底动脉血栓形成。

（4）四肢瘫为对称弛缓性，瘫痪肢体的肌张力减低、腱反射消失或合并手套袜套样感觉减退，特别是出现脑神经损害并有肋间肌无力者应考虑炎症性脱鞘性多发性神经病（吉兰-巴雷综合征）。

（5）四肢弛缓性瘫痪，下肢重于上肢，无感觉障碍，有类似发作史或家族史，血清钾降低者应考虑低钾型周期性瘫痪。

（6）在四肢瘫同时出现明显肌肉疼痛，近端重于远端，血清酶（特别是 CK）明显增高者应考虑多发肌炎。

2. 亚急性或慢性起病，瘫痪从某一个肢体开始逐渐发展为四肢瘫痪的应考虑以下情况：

（1）四肢无力呈波动性，活动以后加重，休息后减轻，部分合并眼肌麻痹者应考虑重症肌无力（全身型）。

（2）中年以上发病，有类似重症肌无力（全身型）表现，下肢无力重于上肢，应考虑 Lambert-Eaton 综合征，并全身进一步检查寻找是否有恶性肿瘤。

3. 青少年期起病，肢体无力多为对称性进行性加重，且伴有明显的肌肉萎缩，无感觉障碍，应考虑进行性肌营养不良症。

4. 中年以上发病，逐渐出现手部或其他部位的肌肉萎缩无力，进行性加重，病程中出现肌束震颤、锥体束征及吞咽困难和构音不清，以至发展为四肢瘫痪、呼吸肌麻痹，可见于运动神经元病（晚期）。

在以上疾病中，脊髓病变（外伤、肿瘤、血管病）和脑干病变的诊断多需借助于 MRI 检查；而肌电图、神经和（或）肌肉活检，则对神经肌肉病变的诊断有较大意义，在实际工作中可酌情选择。

！急诊处理

一、急性偏瘫的处理

（一）一般处理

接诊医师切记不要只关注患者瘫痪的肢体，一定要首先注意患者的意识和其他生命体征。对血压、心率、呼吸出现异常者要先行处理（详见第 24 章昏迷），然后再进行其他必要的检查和处理。

（二）辅助检查

偏瘫绝大多数由颅内病变引起。对疑有颅内病变且生命体征平稳的患者可先行头颅 CT 平扫检查，此项检查可筛查出急性脑血管病、脑挫裂伤等，若怀疑颅内占位性病变，可再行增强扫描或 MRI 明确病变的性质；若考虑偏瘫可能由颅内炎症所致，还可行腰穿，除进行常规、生化检查外,还应做脑脊液涂片、培养和病毒学抗体检查;对怀疑急性播散性脑脊髓炎、多发硬化的病例,除影像检查外,还可进行脑脊液的免疫球蛋白、寡克隆带、鞘内合成率、髓鞘碱性蛋白的检测,必要时可做视、听、体感诱发电位检查。对少数怀疑高颈段病变的病例可行相应部位的 MRI 检查。

（三）社区医院对急性偏瘫的初步处理

多数情况下,由于条件所限,基层医院的医师无法立即对急性偏瘫的病因做出准确的诊断,但应对患者进行以下初步的评估和处理。

1. 评估患者意识状况,对昏迷的患者要首先清理气道,去除口腔内阻塞物,保持气道通畅。

2. 吸氧。

3. 做心电图,评估心脏情况,维护心功能,避免不适当地降低血压。

4. 急查血糖,评估有无低血糖。

5. 建立静脉通道,除特别需要,避免输入大量液体;除低血糖外,尽量避免含糖液体的输入。

若有条件应尽快将患者转至附近有条件的医院（能 24 小时进行急诊 CT 检查）进一步检查治疗。

（四）治疗

急诊常见的偏瘫有急性脑血管病、脑外伤（脑挫裂伤等）、颅内占位性病变、脑炎等,处理详见第 24 章昏迷。

二、急性截瘫的处理

急诊常见截瘫的原因有外伤、急性横贯性脊髓炎,视神经脊髓炎、其他原因所致的脊髓压迫症也可见到。

（一）急性脊髓、脊柱损伤

1. 搬运　由于对脊柱骨折或脱位的患者搬运不当很容易造成脊髓损伤或使原有的脊髓损伤加重,故搬运这类患者（特别是由于车祸、高空坠落、其他直接或间接暴力致伤）时要平托患者,对颈部损伤的患者要有专人固定住头部和下颌,使患者的枕部和下颌与身体的纵轴保持一致。

2. 处理　详见第 46 章多发创伤。

（二）急性横贯性脊髓炎

1. 急诊医师对疑为急性横贯性脊髓炎的患者所做的第一步是明确诊断,可采取以下方法:①腰穿检查,脑脊液外观呈无色透明状,压力正常或轻度升高,白细胞总数略升高以淋巴细胞为主,蛋白轻度升高,糖、氯化物含量正常;②脊髓 CT 或 MRI 检查无特异性改变。

2. 一般处理　对尿潴留患者施行导尿,定期开放,注意尿道口、外阴部皮肤清洁,防止泌尿道感染;每 1~2 小时翻身 1 次,骨隆起处加垫气圈,防止压疮形成;若病变上升至颈髓,出现呼吸困难,应予辅助呼吸,必要时行气管切开并同时控制呼吸道感染。

3. 药物治疗

（1）短期使用糖皮质激素:成人可用甲泼尼龙 500~1000mg,静脉点滴,每日 1 次,连用 3 天左右开始逐渐减量,约 8~10 天改为泼尼松 60mg 口服给药,然后逐渐减量至停用。为防止激素引起的应激性溃疡或使原有的溃疡病灶出血,可酌情予以 H_2 受体阻滞剂(雷尼替丁、法莫替丁等);同时应关注血钾、钙等电解质的情况,予以必要的补充。

（2）补充大剂量维生素:维生素 B_1 100mg 维生素 B_{12} 200~500μg 肌内注射,每日 1 次。维生素 C 200mg,静脉点滴,每日 1 次。

（三）急性脊髓血管病

1. 缺血性脊髓血管病　同急性脑血管病的治疗(见第 24 章昏迷)。

2. 出血性脊髓血管病　对未出现脊髓压迫症状的患者和未发现血管畸形和肿瘤者可内科治疗,急性期除卧床外,可予 20% 甘露醇 250ml 静脉点滴,每 6~8 小时一次,对有使用禁忌者可选用其他脱水利尿药,以减轻脊髓水肿。对出现脊髓压迫症状的患者应及早手术治疗。对发现脊髓血管畸形的患者可根据患者具体情况决定是否、何时进行栓塞或手术治疗。

三、单瘫的急诊处理

急性单瘫的常见类型有臂丛神经损伤、桡神经麻痹、尺神经麻痹、正中神经损伤、腓神经麻痹等,病因以外伤、脱臼、骨折等最常见(详见第 46 章多发创伤)。

（张　健）

参 考 文 献

[1] 陈清棠. 临床神经病学. 北京:北京科学技术出版社,2000:198-212.

[2] 朱日华,朱梅佳,张秀清. 神经系统疾病急症诊疗学. 济南:山东大学出版社,2000.

[3] 吴江. 神经病学. 2 版. 北京:人民卫生出版社,2010:158-174.

[4] Simon RP, Aminoff MJ, Greenberg DA. Clinical Neurology. 9th ed. New York:Mcgraw-Hill, 2015:186-192.

31 语 言 障 碍

! 概述

语言障碍是较常见的急诊症状之一,患者多会以突然"言语不清"或"不会讲话"作为主诉或主诉之一。语言及其相关功能的神经机制极为复杂,远比其他神经活动(如感觉、运动)要复杂得多,语言障碍在临床上也有着广泛的含义,简言之,从大脑皮层语言中枢及其相关结构到支配发音器官的神经和肌肉的通路上的任何一个部位的病变都可能造成语言障碍,可分为失语症和构音障碍(发音困难)两种,前者由于大脑高级神经中枢损害所致,而后者既可由发音器官肌肉的功能障碍引起,也可由支配这些肌肉的神经麻痹、共济失调或肌张力增高所致。急诊医师工作中常遇到的语言障碍类型有以下几种:

1. 失语(aphasia) 由于脑部病变所致患者理解、形成和表达语言的能力发生障碍。有关的神经解剖研究认为失语主要与大脑皮层的相关结构有关,但一些皮层下结构的病损也会造成失语,确切的研究还在进行中。失语的类型有很多。临床上最常见的有以下类型:

(1)运动性失语:又称 Broca 失语,患者表现为不能讲话或仅能说出一、两个简单的字词,但对别人的语言和书写的文字能理解,但不能正确读出。由左侧额下回后部的运动性语言中枢损害引起。

(2)感觉性失语:又称 Wernicke 失语,主要表现为不能理解别人的语言。患者虽然讲话流畅,但用词不当,内容多无实际意义。由左侧颞上回后部病变引起。

(3)命名性失语:患者语言流畅,但不能称呼人或物体的名称,而代之停顿或错语,患者能对不能命名的物体的用途作出正确回答。由左侧颞中、颞下回后部病变引起,临床上可同时出现 Gerstmann 综合征(失写、失算、自身手指失认和左右辨别不能)。

此外,还有经皮质性失语、皮质下失语、传导性失语、失读等也属于失语症的范畴,但没有上述三种常见。

2. 构音障碍 由于发音器官肌肉的功能障碍所致,可以由于这些肌肉本身的病变(如咽喉部神经、肌肉病变)、共济失调(如小脑病变或小脑与脑干、半球的联系纤维受损)或肌张力增高(如累及基底节的某些疾病)引起,可见于多种神经和(或)肌肉疾病。患者表现为发音不清但用词准确,与失语有着本质的区别。

急诊医师在工作中遇到急性语言障碍的患者还应注意与癔症及某些类型的精神病相伴

发的不语做鉴别,通过仔细询问病史和神经精神检查一般可以鉴别。

病因思考

一、失语

1. 脑外伤。
2. 脑肿瘤及瘤卒中(原发肿瘤和转移瘤)。
3. 颅内局灶性感染(脑脓肿,肉芽肿等)。
4. 病毒性脑炎。
5. 艾滋病中枢神经系统感染。
6. 脑寄生虫感染。
7. 急性脑血管病。
8. 朊蛋白病。
9. 某些神经变性病(Pick 病、海绵样变性等)。
10. 线粒体脑肌病。
11. Landau-Kleffner 综合征(获得性癫痫失语综合征)。
12. 其他(低血糖等)。

二、构音障碍

1. 急性脑血管病。
2. 播散性脑脊髓炎。
3. 多发硬化。
4. 脑肿瘤及瘤卒中(小脑、脑干原发肿瘤或转移瘤)。
5. 运动神经元病(肌萎缩性侧索硬化、进行性延髓麻痹)。
6. 延髓空洞症、颅颈区畸形。
7. 遗传性共济失调。
8. 肝豆状核变性(Wilson 病)。
9. 帕金森病和帕金森叠加综合征。
10. 重症肌无力。
11. 多发性肌炎。
12. 进行性肌营养不良症(眼 - 咽型等)。
13. 萎缩性肌强直。
14. 僵人综合征。
15. 肺癌、鼻咽部肿物。
16. 副肿瘤综合征。
17. 药物不良反应(抗精神病药物、抗癫痫药、甲氧氯普胺等)。
18. 中毒(如锂中毒、肉毒中毒等)。

！诊断思路

语言障碍可以是多种疾病的一个临床征象。急诊医师接诊一个语言障碍的患者,首先应当明确以下几个问题:

1. 患者是否真的存在语言障碍? 注意不要把哑病诊断成失语,此外还要注意区别紧张症等由心理因素引起的语言障碍,必要时应进行神经心理和精神方面的检查。

2. 患者所患的语言障碍属于哪一种语言障碍? 临床上遇到最多的是失语(运动性失语)与构音障碍的鉴别。急诊医师可根据下述表现进行初步判定:不能讲话或仅能发出含义不清的声音,同时不能正确地理解他人的语言或(和)正确书写、阅读的患者多可能存在失语;而讲话的声音(多见嘶哑)、声调、节奏发生改变,一句话中某几个字或词发音不清,而对他人的语言能正确理解并能正确进行书写、阅读者多为构音障碍。

3. 引起语言障碍的病因何在? 应当指出,我们在临床工作中所遇到的语言障碍的症状有些不是那么容易判断的,且症状只是我们认识疾病的切入点之一,如任何失语的症状都可以考虑为优势半球与语言中枢相关的局灶性病变,再综合患者的病史、体检及实验室检查的结果对病因进行判断。

一、失语

1. 有颅脑外伤史,外伤后数小时或数日内发生语言障碍,伴有头痛、呕吐、偏瘫、意识障碍者应考虑颅脑外伤,可进一步做头部 X 线和(或)CT 检查予以明确。

2. 亚急性或慢性起病,伴有头痛、呕吐等高颅压症状,言语不清逐渐加重,同时可能合并语言理解、阅读障碍者应考虑颅内占位性病变,神经影像学检查有助于诊断。

3. 伴有发热、头痛、呕吐、抽搐,出现脑膜刺激征应考虑颅内感染之可能(脑炎、脑脓肿等)。单纯疱疹病毒脑炎多数起病较急,多数患者有意识模糊、精神症状;而某些脑脓肿在临床上可能不易与颅内肿瘤鉴别,此时应做腰穿,做脑脊液细菌涂片和(或)培养、病毒学检查,必要时做头颅 CT/MRI 检查以助诊断。

4. 对来自某些寄生虫高发地区,伴有头痛、发热、抽搐、精神症状、意识障碍的失语患者,要考虑脑寄生虫病的可能(如脑囊虫病、包虫病、脑型疟疾等)。可做腰穿、血、脑脊液的涂片(如找疟原虫)、酶标抗体检查,必要时可做头颅 CT/MRI 检查以助诊断。

5. 中年以上,急性起病,既往有高血压、糖尿病等病史,应首先考虑急性脑血管病;活动中发病,头痛、血压升高明显者多考虑脑出血;安静状态下起病,瘫痪前有 TIA 发作者考虑脑梗死;既往有心脏病病史,特别是有心房颤动、心脏瓣膜病的患者突然出现偏瘫应考虑脑栓塞。头颅 CT/MRI 检查有助于诊断。在急性脑血管病中,缺血性脑卒中引起的失语症更为常见。

6. 年轻患者突然出现偏瘫应考虑血管畸形所致,头部 MRI 检查、脑血管造影检查可明确诊断。

7. 急性或亚急性起病,进行性智能、精神全面衰退且伴有肌阵挛者,应考虑朊蛋白病之可能。该病除可伴有失语外,常见的表现还有小脑性共济失调、吞咽困难、无动性缄默、视力障碍、锥体束和其他锥体外系损害体征。脑脊液 14-3-3 蛋白测定、脑电图和脑活检有助于诊断。

8. 老年患者缓慢起病，记忆力、认知功能和视空间技能全面衰退，出现精神症状和失语等症状，且呈进行性加重者，应考虑 Alzheimer 病的可能。同属中枢神经系统变性病的 Pick 病、海绵样变性等也会出现上述症状。确诊有赖于病理检查。

9. 儿童患者合并癫痫发作者应考虑 Landau-Kleffner 综合征。

二、构音障碍

构音障碍的病因较失语更为广泛，从皮层下的神经纤维到发音器官的肌肉，任何环节发生病变都可能出现构音障碍。临床医师要结合患者的病史和其他神经系统的症状体征加以考虑。

1. 中年以上，急性起病，既往有高血压、糖尿病等病史，应首先考虑急性脑血管病，多为缺血性卒中所致。既往有过脑血管病病史，再次卒中发作后出现原有症状加重、构音不清，合并呛咳、强哭强笑等症状考虑双侧皮质脑干束受累所致的假性延髓麻痹；伴有眩晕、吞咽困难、声音嘶哑、共济失调者考虑延髓受累，多见于小脑后下动脉或椎动脉血栓形成，是为真性延髓麻痹。头颅 CT/MRI 检查有助于诊断。

2. 青壮年，急性或亚急性起病，病前多有感染或疫苗接种史，临床表现复杂多样，应考虑中枢神经系统脱髓鞘病的可能。该病除肢体麻木无力、视力减退、复视、眼球震颤、共济失调、情感精神障碍、尿便障碍等表现外，还可出现包括构音不清、吞咽困难在内的其他皮质脑干束受累的其他体征。若有时间上的多发（病程缓解 - 复发相交替）和空间上的多发（分布神经系统的病灶在 2 个以上），应考虑多发性硬化的可能；若患者伴有发热、意识障碍，脑膜刺激征，临床上呈单向病程，应考虑急性播散性脑脊髓炎的可能性。头颅 CT/MRI 检查、诱发电位检查、腰穿脑脊液常规、生化、IgG 鞘内合成率寡克隆区带检测对诊断有意义。

3. 亚急性或慢性起病，伴有头痛、呕吐等高颅压症状，言语含混不清，呈爆破样或吟诗样，走路不稳，逐渐加重，但对语言的理解、阅读均无障碍者应考虑小脑、脑干原发肿瘤或转移瘤，MRI 检查有助于诊断。

4. 中年以后起病，表现为构音不清、吞咽困难、饮水呛咳、咀嚼无力，病情进行性加重者应考虑运动神经元病的可能。若构音障碍出现在疾病早期且伴有其他延髓损害症状者多考虑进行性延髓麻痹；若临床上构音障碍在肢体无力、肌肉萎缩之后出现，多考虑肌萎缩性侧索硬化。

5. 若患者年纪较轻，缓慢起病，伴有手部肌肉萎缩、无力，痛觉、温度觉减退而触觉和深感觉相对保留，应考虑脊髓 / 延髓空洞症的可能。若患者合并吞咽困难、舌肌萎缩、肢体感觉、运动障碍以及眼球震颤、共济失调等小脑损害的表现，并伴有颈项部的疼痛，应考虑颅颈区畸形。CT/MRI 检查有助于诊断。

6. 中年以后起病，在言语含混之前出现震颤、肢体和躯干的强直、运动障碍者应考虑帕金森病。合并出现眼球运动障碍和智能减退者应考虑进行性核上性麻痹；出现共济失调、腱反射亢进、病理反射、晕厥、性功能障碍和智能减退者应考虑遗传性共济失调。后者属帕金森叠加综合征。

7. 青少年期起病，慢性病程，临床上有震颤、强直、多动、吞咽和发音障碍、学习能力下降、精神异常（情感障碍、思维和人格障碍、类躁狂和精神分裂症状等）等表现，应做肝功能和角膜 Kayser-Fleischer 环检查并询问家族史，若有阳性发现，应考虑肝豆状核变性，血清铜蓝蛋白水平下降可助诊断，基因诊断可确诊。

8. 一些肌病常会累及咽部肌肉，这类疾病多起病隐袭，伴随肌无力出现吞咽困难、饮水呛咳、构音不清等症状。若上述症状呈波动性，活动后加重，休息后减轻应考虑重症肌无力，新斯的明试验、肌电图重复频率电刺激有助于诊断；以近端肌肉无力为主，伴有肌肉疼痛或压痛，血清肌酶和免疫学指标异常者应考虑多发性肌炎；中年以后发病，有家族遗传史，出现骨骼肌萎缩无力、眼睑下垂、眼球活动障碍、吞咽困难、构音不清者应考虑进行性肌营养不良症（眼-咽型等）的可能；合并颈部、肢体肌肉强直的应考虑萎缩性肌强直；若发音不清的患者有躯干、四肢、头颈部肌肉僵硬，刺激后加重，睡眠后消失的症状，应考虑僵人综合征。肌电图、肌活检有助于诊断。

9. 急诊医师对突发的、不明原因的言语障碍，还应考虑到药物不良反应。要注意询问患者的用药情况。这类的语言障碍主要表现为吐字含糊不清，几乎都伴有表情呆板、行动迟缓、震颤、肌张力增高等锥体外系症状体征或头晕、眼球震颤、走路不稳等小脑症状体征。常见引起以上情况的药物有：抗精神病药物（抗精神分裂症药、碳酸锂等）、某些抗癫痫药（苯妥英钠、卡马西平、丙戊酸钠等）、甲氧氯普胺等。

10. 构音不清还可以是某些物质中毒的症状之一，如锂中毒、肉毒中毒等。以上药物服用过量也会造成药物中毒。除故意投毒外，锂中毒多见于服用锂剂治疗的患者，因其治疗剂量与中毒剂量十分接近，故极易用药过量引起中毒。除言语不清外，主要表现有呆滞、无力、嗜睡、头晕、呕吐、腹泻，还可出现意向性震颤、共济失调、癫痫发作等。肉毒中毒主要是由于食用了被肉毒杆菌污染的食物（特别是熟肉制品），起初表现类似食物中毒，以后可出现类似重症肌无力的症状（见第 29 章肌无力）。

应当注意的一点是，在临床实际工作中，以"语言障碍"为单一主诉来就诊的患者较少，主要见于急性脑血管病。而多数患者的"语言障碍"仅是症状之一，甚至不作为主要症状。我们在问诊和查体时应注意患者的语言表达情况及发音，综合其他临床资料进行考虑。

！急诊处理

一、急性脑血管病

见第 24 章"昏迷"。

二、多发肌炎

见第 29 章"肌无力"。

三、肝豆状核变性

肝豆状核变性属常染色体隐性遗传性疾病，为肝豆状核变性基因突变所致。其主要代谢障碍是体内铜排出障碍，因而治疗主要是驱铜，多在门诊进行。多用 D-青霉胺口服，剂量应遵循个体化,逐渐加量的原则,为防止过敏反应首次用药前应做青霉素皮试。成人参考剂量为每日 250mg 始,每 3~4 天增加 250mg,直至每日 750~1500mg,分 3~4 次口服,儿童剂量为 20~30mg/(kg·d),稳定后的剂量可根据 24 小时尿铜排出进行调节。该药的主要不良反应有:发热、皮疹,恶心、呕吐、食欲缺乏、粒细胞减少、血小板降低等。其他药物有二巯基丙醇、二巯基丁二酸钠、二巯基丙磺酸钠、依地酸钙钠等,但均不作为首选。

四、药物不良反应

首先停药,多数患者无须进行特殊处理,停药后一段时间内症状会自动消失(一定详读药物说明书!)。对症状明显的患者可采用相应的药物来缓解症状,对抗精神病药引起的锥体外系反应可用盐酸苯海索 2mg/ 次,每日 3 次;对甲氧氯普胺的不良反应可用东莨菪碱注射液 10mg 肌内注射。

五、中毒

详见第 43 章"中毒"。

(张 健)

参 考 文 献

[1] 陈清棠. 临床神经病学. 北京:北京科学技术出版社,2000:748-787.

[2] 卢亮,王苏. 神经疾病鉴别诊断学. 郑州:河南医科大学出版社,2000:491-504.

[3] 吴江. 神经病学. 2 版. 北京:人民卫生出版社,2010:272-275.

[4] Simon RP, Aminoff MJ, Greenberg DA. Clinical Neurology. 9th ed. New York:Mcgraw-Hill, 2015:186-192.

32

阴 道 出 血

！概述

　　阴道出血是妇产科疾病的常见症状,它更是急诊患者常见的就诊原因,在急诊症的诊治中有重要地位。

　　阴道出血,确切地讲应该称为"异常阴道出血",也就是说要除外女性正常的阴道出血即月经。除了正常月经表现的周期性阴道出血外,其他的阴道出血均应视为异常阴道出血。

　　不同疾病所引起的阴道出血有着各自的特点,包括发病急缓、出血部位、出血量、持续时间、伴随症状等等,而这些特点的形成又有赖于其发生机制的不同。换言之,各种疾病的阴道出血有着不同的发病机制,例如,各种月经紊乱所致的阴道出血皆受人体内、外激素的影响,激素的异常包括卵巢、垂体,下丘脑及其他内分泌腺体的激素在量和比例方面的异常,异常的激素造成各种异常类型的子宫内膜,在临床上表现出不同形式的阴道出血,它们统称为"功能性子宫出血",以区别于因生殖器官本身器质性病变所引起的阴道出血。对阴道出血的诊断和治疗一定要考虑到患者体内激素和子宫内膜的状态。近年来随着组织化学、生物化学的发展及各种先进检测、研究手段的采用,已详细观察到子宫内膜细胞及细胞下组织的病理生理结构和局部反应,说明了它们与子宫出血的关系,成为子宫出血机制的新理论,并对子宫出血的治疗有着重要的指导作用。

　　某些疾病造成的阴道出血其发病机制也可以是综合性因素,如子宫肌瘤所致的大量阴道出血既有局部因素又有全身因素。局部因素包括:子宫内膜面积增大,子宫血管充血、淤血,子宫肌肉因肌瘤结节影响而收缩力差,不能有效关闭血窦等。全身因素是指肌瘤患者常合并体内雌激素水平过高而致使子宫内膜有不同程度的增生,也即内分泌因素。因此在治疗时要全面考虑并因人而异。

　　在诊治阴道出血时,另一点需要注意的是异常阴道出血的病因常与患者的年龄有密切关系。如生育年龄的妇女发生异常阴道出血时,一定要考虑妊娠的因素,即一定要排除与妊娠有关的疾病,忽视了这一点,常常是漏诊、误诊的原因。又如,对绝经后妇女的阴道出血,首先要排除子宫的恶性肿瘤。

　　还需要强调的是,有些患者的阴道出血只是全身疾病的一种表现,如血液病、血凝障碍性疾病及内分泌失调性疾病。

综上所述,阴道出血是一个临床症状,其发生机制很复杂,病因有多个方面,如全身疾病、生殖器官不同部位和不同性质的疾病、内分泌因素、妊娠因素等等,因此在诊治中一定要全面收集相关病史,细致进行必要检查,认真思考、综合分析,力争做到快速、准确、有效。

病因思考

一、功能失调性子宫出血

二、与妊娠有关的阴道出血

1. 流产　难免流产、不全流产常致大量出血、异位妊娠。
2. 滋养细胞疾病　水泡状胎块、侵蚀性葡萄胎、绒毛膜癌、胎盘部位滋养细胞。
3. 前置胎盘。
4. 胎盘早期剥离。
5. 胎盘边缘血窦破裂。
6. 妊娠期下生殖道静脉破裂。
7. 产后出血　子宫收缩不良、胎盘残留、产道裂伤(阴道、宫颈、子宫)。
8. 产后晚期出血。
9. 产后子宫内翻症。

三、与肿瘤有关的阴道出血

1. 良性肿瘤　①子宫肌瘤:黏膜下肌瘤可致大量出血;②子宫血管瘤;卵巢功能性肿瘤。
2. 恶性肿瘤　外阴癌、阴道癌、子宫颈癌、子宫内膜癌、子宫肉瘤、输卵管癌。
3. 妇科子宫内翻症　多发生于子宫肿瘤。

四、与创伤有关的阴道出血

1. 外阴阴道裂伤。
2. 阴道异物。
3. 宫颈手术后出血。
4. 损伤性子宫穿孔　多见于各种宫腔操作中发生,如人流术放置或取出节育器,宫腔镜等。
5. 开腹术后阴道出血　剖宫产术后子宫全切除术后阴道残端出血;子宫次全切除术后宫颈断端出血。

五、与炎症有关的阴道出血

1. 重度阴道炎,特别是萎缩性阴道炎。

2. 宫颈息肉。

3. 宫颈糜烂。

4. 子宫内膜炎。

5. 子宫肌炎。

六、与药物有关的阴道出血

1. 避孕药物引起。

2. 激素替代治疗药物 主要是雌激素及他莫昔芬。

3. 某些活血化淤中药,抗凝药物。

七、子宫血管异常性功能性出血

1. 常因流产或分娩后子宫复旧不良,胎盘附着部位的内膜下层血管变异。

2. 少数绝经后妇女,子宫血管的病变可能是导致阴道出血的原因。

八、子宫腺肌症

常造成经量增多、经期延长。

九、全身疾病引起的阴道出血

血液病、内分泌疾病、肝病。

十、放置宫内节育器

! 诊断思路

首先要考虑是正常月经,局部病变;其次要考虑是否妇产科疾病;最后要考虑全身性疾病的局部表现。

一、病史

从病史入手,作出病因判断。

1. 青春期 功能性出血、外伤、阴道异物。

2. 生育期 月经失调、与妊娠有关的出血、肿瘤。

3. 更年期 月经失调、肿瘤。

4. 绝经后 肿瘤,注意排除恶性肿瘤,服用雌激素类药物。

二、月经史

1. 月经周期规则,经量多、经期长应考虑子宫肌瘤、排卵型功能失调性子宫出血、子宫内膜炎等。

2. 有规则阴道出血多见于功能失调性子宫出血、子宫黏膜下肌瘤、宫内节育器、肿瘤等。

3. 闭经一段时间后又发生阴道出血应考虑与妊娠有关的疾病,或无排卵型功能失调性子宫出血。

三、婚育史

1. 已婚妇女的异常出血应注意除外与妊娠有关的疾病。鉴于当前婚前性行为相当普遍,所以对未婚者也不应绝对排除此种可能。还应特别警惕故意隐瞒这种可能者,否则极易造成误诊。

2. 产时及产褥期出血应考虑子宫收缩不良、胎盘残留和产道裂伤。

3. 流产或足月产后一段时间内阴道持续出血或不规则出血,要考虑胚胎组织或胎盘残留、滋养细胞疾病。

四、伴随症状

（一）腹痛

1. 下腹痛、肛门坠痛、有闭经史、阴道出血量较少,或者晕厥史,提示异位妊娠。

2. 下腹阵发性疼痛、有闭经史、阴道出血较多,可伴恶心、呕吐常提示流产、滋养细胞疾病。

3. 下腹痛,肛门坠感、痛经考虑子宫内膜异位症。

4. 妊娠晚期下腹疼,子宫压痛、板状腹需考虑胎盘早剥、子宫破裂。

5. 下腹及腰骶部疼痛、发热提示盆腔炎症急性发作。

6. 下腹及腰痛,见于慢性盆腔炎。

7. 下腹腰骶部剧痛,向下肢会阴放射且症状渐重,全身情况差可见于恶性肿瘤晚期。

（二）贫血

1. 病情重、病程长的功能失调性子宫出血患者。

2. 子宫壁间肌瘤、子宫黏膜下肌瘤。

3. 恶性肿瘤。

（三）腹部包块

体积较大的子宫肌瘤和卵巢肿瘤。

五、外伤史

包括性暴力,它在幼女的外伤性阴道出血时可见;新婚期、产后期和绝经期妇女可于性交后发生阴道裂伤造成多量出血,注意近期是否接受过各类妇科手术。

（一）避孕措施

1. 放置宫内节育器的妇女,常有月经过多、经期延长、经闭或不规则出血等。有些妇女至绝经后仍保留着宫内节育器,也可发生绝经后出血。

2. 避孕药物可致异常阴道出血,特别当不规范使用时更易发生。

3. 是否使用雌激素类药物 有些患者是治疗非妇产科疾病时使用。如乳腺癌术后长期服用他莫昔芬,骨质疏松和泌尿系感染患者用雌激素类药物等,应引起注意。

4. 进行妇科检查,确定出血部位。

（二）外阴阴道损伤

1. 外阴裂伤　局部肿胀、出血有伤口。
2. 外阴血肿　表面淤血呈紫色。
3. 外阴溃疡　表面皮肤或黏膜脱落呈红色创面，局部可有感染。
4. 外阴裂伤　需用窥器检查发现。性交所致裂伤常发生于后穹隆，呈新月形。

六、宫颈出血病变

1. 裂伤　一般易发生在两侧部位。
2. 息肉　红色小赘生物，单个或多发质软、易出血。宫颈口脱出较大的舌状息肉样组织、有较长的蒂，应考虑子宫内膜息肉、子宫内膜间质肿瘤。
3. 糜烂　宫颈表面呈颗粒状的红色区，也可呈小乳头状突起。
4. 宫颈癌　组织肥大，质硬或脆，触血多。临床分为糜烂型、菜花型、结节型（内生型）和溃疡型。
5. 宫颈带蒂黏膜下肌瘤　可从宫颈管脱出于宫颈口外，表面暗红色，易变性、坏死、感染，形成溃疡和出血。

七、子宫增大

1. 子宫均匀增大，符合闭经周数、质软、子宫颈口未开，提示先兆流产。
2. 子宫均匀增大，符合或略小于闭经周数，宫颈口已开或有组织堵塞，提示不可避免流产或不全流产。常有多量阴道出血，甚至发生休克。
3. 子宫均匀增大，多超过闭经周数，质地很软，峡部增宽呈球形，提示水泡状胎块。
4. 子宫增大超过闭经周数，不对称，软硬不一致或可触及结节，提示妊娠合并子宫肌瘤。
5. 子宫均匀增大，常中等大小，质韧或硬，提示子宫肌壁间肌瘤、子宫腺肌症、子宫肌炎、子宫肉瘤。
6. 子宫结节状增大，子宫体积大小从略大于正常子宫到占据盆腔甚至占据腹腔，结节可1个或多个，提示多发性子宫肌瘤。

八、附件部位肿物

1. 囊性、囊实性或偏实性，境界清楚，表面光滑、活动，提示卵巢良性肿瘤可能性大。
2. 囊性、囊实性或实性，境界不清楚或不规则，肿物活动性差或固定，有压痛，提示炎性包块如卵巢巧克力囊肿，或卵巢恶性肿瘤。
3. 附件部位组织增厚，压痛提示附件炎，若合并子宫活动差和压痛，提示盆腔炎。
4. 后穹隆及子宫骶骨韧带部位触及硬结节，有触痛，提示子宫内膜异位症、盆腔恶性肿瘤、盆腔转移性癌结节。

九、血及尿 HCG 检测

界定妊娠因素：目前采用的酶免疫测定法是一种超微量检测 HCG 的方法，具有特异性强、敏感性高的优点，并且十分快捷和简便。最早在受孕后 10 天左右即月经周期第 23~26

天可得到阳性结果。大多数情况下在停经后数天尿 HCG 可呈阳性反应。所以 HCG 的测定时阴道出血病因的诊断和鉴别诊断是十分必要的。

1. 尿 HCG(+) 提示与妊娠有关的疾病。

2. 尿 HCG(-) 提示与妊娠无关的疾病。

3. 尿 HCG(±) 应重复测定,或抽血测 HCG。

4. 注意 HCG 的假(-)反应,可见于早孕但受孕日期太短。

5. 个体差异 受孕后体内 HCG 水平差异。

6. 胚胎停止发育 可见于胎停育、不可避免流产、不全流产和陈旧性宫外孕等。

7. 个别情况下可出现 HCG 假阳性反应 当发现检测结果与临床表现不符时,应重复测定,目前认为血 HCG 放免测定能正确反映 HCG 的水平。

十、B 超检查

协助判断病变的部位和性质。

(一)宫内妊娠

1. 子宫增大,宫内有胎囊或胎芽,提示宫内妊娠。

2. 胎心(+) 提示先兆流产。

3. 胎心(-) 提示胎停育,难免流产或不全流产。

(二)异位妊娠

1. 子宫正常大小或稍大,宫内无胎囊提示可疑异位妊娠。

2. 附件部位有包块,其内见胎囊或胎心搏动,提示异位妊娠。

3. 子宫后方盆腹腔游离的液性暗区,提示腹腔有出血。

4. 肠管回声飘浮于液体中,提示腹腔大量出血。

(三)宫颈管内胎囊

宫颈内口关闭,宫腔内的回声与颈管无直接关系,提示宫颈妊娠。

宫内、宫外均见到胎囊或胎心搏动,提示异位妊娠与宫内妊娠同时存在,此情况很少见,一旦发生常造成漏诊、误诊,危及患者生命。

(四)滋养细胞疾病

1. 子宫增大,宫腔内见大小不等的片状呈闪亮的光点、光团,如雪花纷飞(落雪状图像),其间混杂大小不等的渣性暗区,提示水泡状胎块。

2. 落雪状图像与胎囊、胎芽或胎儿同时存在,提示部分性水泡状胎块。

3. 落雪状图像及子宫肌层内异常回声提示侵蚀性葡萄胎、绒毛膜癌。

(五)胎盘早剥

1. 胎盘增厚,绒毛板向羊膜腔内隆起,胎盘后不规则液性暗区。

2. 前置胎盘 孕 36 周检查一般能确定,膀胱需适度充盈,以看到子宫颈内口与胎盘最低点为准。

(1)宫颈内口距胎盘下界之间距离 <7cm 提示胎盘低位。

(2)宫颈内口距离胎盘下界之间距离 <5cm 提示胎盘前置。

1)胎盘下缘达宫颈内口边缘提示边缘性前置胎盘。

2)胎盘下缘部分盖过宫颈内口提示部分性前置胎盘。

3）胎盘下缘完全盖住宫颈内口提示中央性前置胎盘,可造成致命的大出血。

（3）胎盘残留：宫腔内强团块回声、点状回声、液性暗区等。

（六）子宫肌瘤

1. 子宫增大,切面形态失常,凹凸不平,轮廓线不规则。

2. 肌瘤结节呈圆形低回声或等回声区以及分布不均的强回声区,常可见与周围肌壁分界的假包膜,此点有别于局限型子宫腺肌症。

3. 子宫内膜回声移位、变形提示肌壁间肌瘤。

4. 内膜回声增强、增宽或显示瘤体结节,常为黏膜下肌瘤。

5. 肌瘤结节内异常回声,提示肌瘤变性。

6. 回声明显减低提示玻璃样变。

7. 无回声区提示囊性变。

8. 区域性或大片反光强回声提示脂肪变性。

9. 肌瘤包膜呈强光环或内部弥漫性强光点、光斑提示钙化。

10. 肌瘤内部回声呈蜂窝状或杂乱波,应考虑肉瘤变。

（七）子宫腺肌症

1. 弥漫型　子宫增大呈圆钝形,结构紊乱,回声不均匀。宫壁回声反射增强,其内有小的低回声区及短线状回声。

2. 局限型　子宫增大不均匀,宫壁上有局限增强回声团块,边缘不清,与子宫壁之间无明显分界。

（八）子宫内膜病变

子宫增大、宫腔扩张、内膜增厚、边缘不规则或回声增强。绝经后妇女内膜增厚 >6cm时,应进一步检查。

（九）卵巢巧克力囊肿

1. 单侧或双侧卵巢增大。

2. 呈无回声透光区,内有细光点。

3. 壁厚不光滑。

4. 常紧贴子宫后侧壁与子宫粘连。

（十）卵巢肿瘤

1. 卵巢增大超过 5cm 以上应考虑卵巢肿瘤。

2. 肿物包膜清楚,囊性或囊实性,无乳头及结节,多房时内部隔薄,隔厚度 <3cm 且隔面光滑,提示良性肿瘤。

（十一）卵巢癌

1. 乳头状突起

2. 软组织结节

3. 内部隔厚度 >3cm

4. 包块边界不清

5. 腹水,子宫直肠陷凹内积液。

6. 网膜增厚

（十二）盆腔炎症

1. 子宫均匀增大,一般 <8 周妊娠大小,保持原有的子宫形态,提示慢性子宫肌炎（子宫肥大症）。

2. 附件部位管状无回声区,提示输卵管积水。

3. 附件部位壁厚低回声结构,内部可有强回声,提示炎性包块。

4. 包块壁不规则,周围有多个腔隙,内有液性暗区,包块多与子宫、肠管粘连,提示输卵管卵巢脓肿。

（十三）宫内节育器

1. 节育器距宫底 >2cm,提示宫内节育器下移。

2. 节育器嵌入子宫内膜、浅肌层、深肌层或达浆膜下,均提示节育器嵌顿。

3. 病理检查,确定诊断。

十一、诊断性刮宫子宫内膜检查

（一）功能失调性子宫出血

1. 无排卵型　子宫内膜表现增生性改变。子宫内膜单纯性增殖、子宫内膜复杂性增殖,伴有或不伴有细胞非典型增生。

2. 排卵型　子宫内膜腺体分泌不良,子宫内膜不规则剥脱。

（二）月经失调与绝经后出血

主要目的是排除恶性肿瘤和寻找出血原因。

1. 绝经后出血患者的诊刮一般采用分段性诊刮,即对宫颈管及宫腔分别诊刮,将获取的标本分别行病理检查,以便确定病变原发部位和浸润范围,对子宫恶性肿瘤的分期十分必要。

2. 对于年轻患者的阴道出血也不应忽视肿瘤的可能,特别是放置子宫内节育器的患者,假若经一般治疗效果不佳者,应行取节育器及诊刮术。临床上即遇到过长期认为放置节育器后出血的患者,经诊刮确诊为子宫内肿瘤。

（三）流产与异位妊娠的鉴别

经诊刮可排除宫内妊娠,常用于可疑异位妊娠的患者。诊刮标本或患者阴道排出组织病理检查证实为胎盘绒毛组织时,可诊断为宫内妊娠,否则仍应考虑异位妊娠。

（四）水泡状胎块

大多数的水泡状胎块肉眼即可分辨,但无论是患者排出的水泡组织还是刮宫取得的组织均应送病理检查。目的是了解滋养细胞的增生程度,与流产的胎盘水泡状变性相鉴别,后者的滋养细胞无增生改变。

十二、宫颈活体组织及宫颈锥形切除标本

1. 宫颈活检　用于可疑宫颈癌者,在阴道镜指示下取材可提高诊断的准确性。

2. 宫颈锥切标本　为了解肿瘤浸润情况,作为选择治疗方案的根据。

3. 宫颈病变的确诊　对宫颈及颈管赘生物、乳头状瘤、尖锐湿疣、可疑结核等病变均应取材行病理检查以明确诊断,有些同时起到治疗效果,如息肉、颈管黏膜下肌瘤。

十三、外阴活体组织检查

1. 久治不愈的溃疡,不排除癌。
2. 外阴尖锐湿疣。
3. 外阴赘生物。
4. 外阴营养不良的诊断、分型。

十四、阴道肿物的活体组织检查

1. 发现阴道肿物、结节、溃疡等病变。
2. 对幼女、少女不明原因的阴道出血应进行肛诊,发现阴道肿物应行窥器检查并取活组织进行病理确诊。此种情况可见于子宫黏膜下肌瘤、阴道葡萄状肉瘤等。曾有一名女中学生,月经量多及经期长已数年,并重度贫血,一直按功能性子宫出血行中西医结合治疗,无明显效果,后发现子宫黏膜下肌瘤已脱出至阴道内,经手术治疗,效果很好。

十五、宫腔镜检查

可用于诊断原因不明的阴道出血,发现病变后有些可同时进行治疗。
1. 子宫内膜息肉。
2. 子宫黏膜下肌瘤。
3. 子宫内膜癌。
4. 子宫内膜间质肿瘤。
5. 子宫内膜炎、内膜结核。
6. 节育器嵌顿。

十六、腹腔镜检查

用于诊断困难的病例,如原因不明的绝经期后出血,为排除卵巢微小的功能性肿瘤、可疑生殖器畸形所致异常阴道出血等。

！急诊处理

一、一般治疗

1. 急性失血伴血压低者,应立即采取平卧位、输液、吸氧等抗休克措施。
2. 急查血常规、血型,做好输血准备,必要时查凝血功能、电解质、肝、肾功能等。
3. 安慰患者,避免精神紧张。

二、控制出血

针对病因采取有力措施,尽快控制出血。

（一）外阴阴道裂伤

手术缝合。

（二）外阴血肿

1. 小血肿继续增大者,局部冷敷、观察,稳定后改热敷,预防感染。

2. 较大血肿或在观察过程中继续增大者,应切开血肿、彻底止血后再缝合切口、放置引流条、局部加压包扎,24 小时后取出引流条。

（三）难免流产、不全流产,水泡状胎块,胎盘残留

立即行清宫术,必要加用宫缩剂。

（四）急性大出血或久治不愈长期出血者

应行诊断性刮宫术,清除子宫内膜,阻断它与卵巢之间的恶性循环,既能止血又可通过病理检查排除子宫的器质性病变。

（五）宫颈部位出血

1. 局部用纱布压迫。

2. 局部用止血药　云南白药、凝血酶干粉。

3. 电灼止血。

4. 大量出血,用以上方法处理无效者,如宫颈锥切后出血,可采用纱条填塞阴道,注意纱条与出血部位必须紧贴。24 小时后取出纱条,如仍出血多,再换纱条填塞。纱条头端可放止血药物,加速止血。

（六）炎症所致的出血

1. 严重的子宫内膜炎

2. 黏膜下肌瘤继发感染

3. 子宫切除术后残端感染

应在止血处理的同时,选择有效抗生素静脉给药。

（七）产前出血

对产前出血的患者,应尽快作出诊断,必要时及早终止妊娠。

（八）手术止血

严重出血危及患者生命,用常规方法止血无效者,应急诊开腹行髂内动脉结扎术,子宫动脉结扎术,近年来开展的动脉栓塞技术可以快速有效控制出血。

（九）止血药物

1. 口服药

（1）维生素 K_4:每次 4mg,每日 3 次。

（2）卡巴克络:每次 2.5mg,每日 3 次。

（3）云南白药胶囊:每次 2 粒,每日 3~4 次。

（4）宫血宁胶囊:每次 2 粒,每日 3 次。

（5）断血流颗粒:每次 9g,每日 3 次。

（6）妇血宁片:每次 5 片,每日 3 次。

2. 注射用药　出血量大者适用

（1）维生素 K_1:每次 10mg,肌内注射,每日 1~2 次。

（2）止血散:每次 250~500mg,肌内注射或静脉注射,每日 2~3 次。

（3）氨甲苯酸：0.1~0.3g 溶于 50% 葡萄糖 20ml 静脉注射或加入 2% 葡萄糖 100ml 静脉滴注，一日总量不超过 0.6mg。

（4）巴曲酶：1.0~2.0kU 肌内注射静脉注射，局部使用，可连用 3 天，观察出血时间。

（十）功能性子宫出血

功能性子宫出血合并贫血者，一般止血治疗效果不佳时，可使用激素类药物止血和调整月经周期。

1. 青春期功血

（1）止血：己烯雌酚 1~2mg 每日 3 次或雌二醇 2mg 肌注每日 2 次；或结合雌激素（倍美力）4~8 片 / 次，每日 1~3 次。

出血停止后，逐渐减量，以不再出血为准，减至维持量后连用 20 天。服药的最后 5 天，同时加服孕酮，一般用量每次 4mg，每日 3 次。停药后内膜脱落出血。

（2）调整月经周期：当上述治疗完成后，为巩固疗效，建立正常的月经周期，一般于出血第 5 天开始，重复用药，雌激素采用维持量，连用 20~22 天，用药的最后 5~7 天，加用孕酮。如此连用 3 个周期或更长。

（3）治疗期间同时要增强体质，纠正贫血。

（4）因甲羟孕酮属合成类孕激素，长期大量应用有使内膜萎缩的作用，对青春期患者要慎用。可改用孕酮肌注，每日 10~20mg。

（5）己烯雌酚为人工合成雌激素，副作用胃肠道反应严重，患者常难以耐受。可改服天然雌激素，目前常用结合雌激素（倍美力），也可肌注雌二醇。

2. 更年期功血

（1）男性激素：可促使子宫内膜萎缩，减少出血量。

丙酸睾酮，每次 25~50mg，肌内注射，3 天后改为口服甲基睾酮，每次 5~10mg，每日 2~3 次，两者总量每月不超过 300mg，以免出现男性化。

（2）男性激素与孕激素合用：甲基睾酮 5mg，每日 2 次，连用 22 天，妇康片，每日 4~12mg，也用 22 天。

此治疗可重复 3 个月经周期或更长时间。病情需要时，上述两药也可同时连用 3 个月，然后停药。

（十一）黄体功能不足或黄体退化不全

临床上表现为月经周期缩短、经期延长或围排卵期出血。

对于少量的围排卵期出血，可不处理或用止血药治疗。对于黄体功能失调者，可在月经周期后半期补充孕酮或采用人工周期治疗。

（十二）子宫内膜增殖症

经诊刮内膜病理结果为"子宫内膜增殖症"者，无论年龄均可服用大剂量合成孕激素，促使增生的内膜蜕膜变和萎缩，达到止血目的。

1. 年轻患者　甲地孕酮，每次 4 片，每日 2~3 次；或甲羟孕酮，每次 4mg，每日 2~3 次。

2. 年龄超过 40 岁　炔诺酮，每次 4 片，每日 2~3 次。

以上三种药均连用 22 天。一般停药数日内发生撤退出血，结束此周期。从出血第 5 天重复用药，开始下一个周期，药物剂量可根据具体情况调整，原则是使用最小剂量达到治疗目的。一般连续治疗 3 个周期，再酌情决定是否停药。

（十三）原发病的手术治疗

1. 子宫、卵巢恶性肿瘤　手术、化疗、放疗、中药等综合治疗。

2. 子宫肌瘤　子宫体积 >12 周；单个肌瘤结节直径 >5cm；出血严重合并贫血，保守治疗效果不佳；黏膜下肌瘤大量出血可行子宫切除术。

3. 功血病情严重患者，非手术治疗失败可行子宫切除术。

4. 小的黏膜下肌瘤（直径≤4cm）导致月经量过多，可经宫腔镜行电切术。

（刘　宜）

下 肢 肿 胀

! 概述

　　下肢肿胀是指下肢局部出现组织肿胀,而表现为肢体的周径增粗、肌肉张力增高的临床现象。它既是全身疾病的局部表现,也是局部疾病的临床体征。因此在临床上对下肢肿胀作出确切的判断常常是很困难的,必须经过全身各系统周密检查及全方位临床思考,不能限于局部观念、忽视全身各系统疾病的存在,又不能不重视局部疾病的存在,而延误诊断、影响治疗效果或危及生命。下肢肿胀包括对称性肿胀及不对称性肿胀。也可以说是双侧下肢肿胀或单侧下肢肿胀。临床上体征上可分为指凹性水肿性肿胀及非指凹性张力性肿胀。从发病上分为急性肿胀及慢性肿胀。从病源上分为感染性肿胀及非感染性肿胀。从病理上分为组织间隙性肿胀、血管性肿胀及淋巴管性肿胀。下肢肿胀是一种临床体征的表现形式,必须引起临床重视,尽早查清病因作出正确诊断、及早实施有效的预防措施、进行有效的治疗,确保患者生活质量及生命安全。

! 病因思考

一、局部组织病变引起的下肢肿胀

(一)软组织疾病

1. **急性感染性疾病**　急性蜂窝织炎、丹毒、急性淋巴管炎。

2. **外伤**　软组织挫伤,皮内血肿、肌肉血肿、骨折。

(二)血管系统疾病

1. **静脉系统**　静脉炎、大隐静脉曲张、静脉血栓形成、静脉闭塞症。

2. **动脉系统**　动脉瘤、动静脉瘘。

3. **毛细血管系统**　海绵状血管瘤。

(三)淋巴系统疾病

1. **原发性淋巴肿胀**　先天性瓣膜功能不全或发育障碍。

2. **继发性淋巴肿胀**　感染疾病有寄生虫病、丝虫病;化脓性疾病有丹毒、真菌性感染;

外伤、手术及淋巴结清除术；肿瘤压迫。

二、局部疾病压迫引起的下肢肿胀

（一）盆腔疾病

妊娠子宫、子宫肌瘤、卵巢囊肿、卵巢癌、膀胱肿瘤。

（二）腹膜后疾病

淋巴瘤、淋巴肉瘤、纤维瘤、血管瘤、间皮瘤。

（三）腹腔疾病

肝癌、肝硬化、直肠癌、肠系膜囊肿、肠系膜淋巴肉瘤。

（四）心脏疾病

心包炎、心包积液、心肌病、心瓣膜病。

三、全身性疾病引起的下肢肿胀

1. 心源性疾病　引发下肢肿胀的常见病有冠心病心功能不全、肺心病、心瓣膜病心功能不全、心肌病、缩窄性心包炎或心包积液。

2. 肾源性疾病　引发下肢肿胀的常见病分为肾前性水肿和肾后性水肿，有慢性肾炎、肾盂肾炎、肾积水、尿毒症、膀胱癌等。

3. 肝源性疾病　引发下肢肿胀的常见病有慢性肝炎、肝硬化、门脉高压症、布－加综合征、肝源性低蛋白血症。

4. 代谢性疾病　有糖尿病、营养不良性低蛋白血症、均可出现下肢肿胀。

5. 肺源性疾病　常见病有肺气肿、肺纤维化症、肺心病、肺炎及呼吸困难综合征，均可出现全身水肿及下肢肿胀。

6. 寄生虫病　引发下肢肿胀较多的是丝虫病、血吸虫病、肺吸虫病。

！诊断思路（表 33-1）

表 33-1　下肢肿胀病因诊断思路

	病变	疾病
局部组织	软组织	急性感染：蜂窝织炎、丹毒、急性淋巴管炎
		外伤性：挫伤、血肿、骨折
	血管	静脉炎、大隐静脉曲张、静脉血栓形成、静脉闭塞症
		动脉瘤、动静脉瘘
		毛细血管海绵状血管瘤、蔓状血管瘤
	淋巴	原发性：先天性淋巴管瓣膜功能障碍
		继发性：寄生虫－丝虫病、丹毒、霉菌性感染

	病变	疾　　病
局限压迫	盆腔	妊娠子宫、子宫肌瘤、卵巢囊肿、卵巢癌、膀胱肿瘤
	腹膜后	淋巴瘤、淋巴肉瘤、纤维瘤、血管瘤、间皮瘤
	腹腔	肝癌、肝硬化、直肠癌、肠系膜囊肿、肠系膜淋巴肉瘤
	心脏	心包炎、心包积液、心肌病、心瓣膜病
全身性疾病	心源性	冠心病、肺心病、心瓣膜病、心肌病、心包炎
	肾源性	肾炎、肾盂肾炎、肾积水、尿毒症、膀胱癌
	肝源性	慢性肝炎、肝纤维化、门脉高压症、布加氏综合征、肝源性低蛋白血症
	代谢性	糖尿病、营养不良
	肺源性	肺气肿、肺纤维化症、肺心病、肺炎
	寄生虫	丝虫病、血吸虫病、肺吸虫病

一、发病及病史

病史对下肢肿胀的诊断是非常重要的,尤其是局部发病的时限和全身各系统的病史,包括呼吸、循环、泌尿、消化、内分泌、神经等各系统既往病史,对下肢肿胀的诊断都有重要意义。

突发性一侧下肢肿胀,腹股沟进展很快,伴有肌张力增高,多为深静脉血栓形成。逐渐发生一侧下肢局限性肿胀、发红伴有全身发热应考虑为感染性下肢肿胀,多见于急性蜂窝织炎或丹毒。

双侧下肢同时出现肿胀,而且缓慢发生、逐渐加重,一定要注意全身性疾病的存在。在病史中有心慌气短、咳白色泡沫痰等为心脏功能不全应多注意心源性水肿。病史中有尿少、腰痛、颜面水肿应注意到肾源性水肿。病史中有肝病史、呕血、腹水或胸腹壁静脉曲张应考虑为肝源性水肿。病史中有咳嗽、气短、呼吸困难、青紫等应注意到肺源性水肿。病史中有消瘦、多饮、多食等糖尿病症状或长期营养不良应注意到代谢性疾病水肿。病史中注意到寄生虫史也很重要。

二、体格检查

（一）局部体征

下肢肿胀伴有发红、明显触痛、局部温度升高为感染性肿胀。若红肿范围弥散、边界不明显为急性蜂窝织炎,若红肿范围局限且高出皮肤、伴有剧痛是丹毒表现。如果肿胀仅限于静脉血管走行,伴有发红、压痛,为浅静脉炎。肿胀广泛涉及整个下肢或小腿,肿胀明显不发红、肌肉张力增高无明显压痛、明显指凹性水肿,多为深静血栓形成。若肿胀仅限于一侧下肢,逐渐出现高度肿胀伴有皮肤增厚、粗糙呈非指凹性肿胀,应考虑为淋巴性肿胀,淋巴管回流障碍常见有丝虫病、血吸虫病及肺吸虫病,当然也要注意盆腔肿瘤压迫造成静脉淋巴间隙受阻。如果肿胀局限于下肢部分,无发红、无压痛,触及时有囊性感觉、皮下有青紫深染,应考虑为海绵状血管瘤的可能,如果肿胀肢体有血管搏动感,注意动静脉瘘或动脉瘤。若双侧下肢对称性肿胀缓慢发展,伴有上肢及颜面水肿应考虑为全身性疾病的存在。

（二）系统体征

双下肢对称性肿胀伴有颜面部水肿、肾区叩痛应注意到肾源性疾病;双下肢对称性肿胀,伴有颈静脉怒张应注意心源性疾病。

三、临床常见疾病

（一）深静脉血栓形成

是急性下肢肿胀的多见病,分为中央、周围型及混合型。髂股静脉血栓形成为中央型,股静脉及小腿静脉血栓形成为周围型,混合型即髂股静脉、股静脉及小腿静脉均有血栓形成。一般起病急骤,下肢明显肿胀,腹股沟有压痛,浅静脉怒张、皮温轻度升高。髂股静脉血栓形成表现为大腿肿胀;小腿静脉血栓形成表现为小腿肿胀伴有疼痛、深部压痛、足不能平踏地面;混合型为全下肢普遍肿胀剧痛。

血管多普勒超声检查可显示病变静脉回流受阻及血栓影像,并可显示出血栓长度。

（二）急性蜂窝织炎

也是急性发病下肢肿胀,但临床上局部有典型的红、肿、热、痛急性感染性症状,肿胀范围弥散、边界不清、明显触压痛、皮肤发红有水疱,伴有全身发热乏力等症状,可扪及肿大的腹股沟淋巴结。

（三）丹毒

是急性感染性疾病,多数有足部感染而诱发小腿肿胀。患者高热、局部肿胀高于周围皮肤、边界清楚似地图样、明显触压痛、皮肤有针刺样剧痛。

（四）淋巴性肿胀

常见有良性淋巴瘤、单纯性淋巴瘤、海绵状淋巴瘤、囊性淋巴瘤及淋巴回流受阻引发淋巴水肿,临床表现为弥漫性肿胀、非指凹性肿胀、皮肤增厚粗糙硬变。超声检查各静脉均通畅。

（五）浅静脉曲张

（六）原发性深静脉瓣功能不全

多由于深静脉瓣发育不全或薄弱,在持久性负荷下回心血量减少,导致静脉管腔扩大,致使深静脉瓣功能失调。还有下肢肌肉泵无力因素使静脉血流逆流造成下肢肿胀。静脉超声多普勒检查可见静脉通畅,可观察到瓣膜活动及逆行血流征。静脉造影可见到静脉通畅,但静脉有扩张及逆流。

▎急诊处理

一、应急诊断性处理

1. **血尿常规检查**　血常规检查包括血红蛋白、白细胞计数及分类、血小板计数、出凝血时间检查,尿常规包括尿比重、尿红细胞及白细胞计数、蛋白定性检查。

2. 肢体周径测量　一般选择髌骨上 15cm 及髌骨下 15cm 测量大腿及小腿周径,两侧均进行测量对比记录。

3. 下肢血管超声多普勒检查　观察下肢动、静脉通畅情况和血栓存在部位大小。

二、应急治疗性处理

1. 绝对卧床、禁用按摩、挤压及热敷。

2. 如果怀疑或诊断深静脉血栓形成,应首先向家属交代病情,因如栓子脱落而发生急性肺栓塞会危及生命。

3. 有发热患者应给予抗生素治疗,首选用青霉素及庆大霉素。

4. 考虑静脉回流受阻性疾病、可先用祛聚药物,首选低分子右旋糖酐静脉滴入。

三、后继处理

（一）后继诊断性处理

1. 全身各系统检查　心电图及超声心动图检查,心、肾功能检查及其他血液检查。

2. 特殊检查　血管超声多普勒检查、寄生虫补体结合试验及寄生虫相关试验如血找微丝蚴。血管造影包括动脉造影及静脉造影,血流图及肌电图检查、淋巴管造影。

（二）后继治疗性处理

1. 治疗引起下肢肿胀的各系统疾病　如心、肝、肾疾病,给予强心利尿纠正低蛋白血症并针对病因治疗。

2. 治疗下肢局部原因引起下肢肿胀的疾病　静脉炎、急性蜂窝织炎、丹毒。处理:抗感染治疗、选用青霉素、庆大霉素或头孢类抗生素,肢体抬高、制动、湿敷、同时治疗引发感染的原发病因。

深静脉血栓形成处理:绝对卧床 4 周、肢体抬高、严禁按摩及推挤,给予溶栓治疗,适合于发病 72 小时之内患者。应用尿激酶 8 万单位加入 5% 葡萄糖 250ml 中,静脉滴入,每 12 小时一次;给予小剂量肝素治疗,一般应用肝素 20ml,每 6 小时一次静脉推入,老年人或有出血倾向者可每 8 小时一次,应用一周;给予祛聚剂,低分子右旋糖酐 500ml 每日一次,应用一周;阿司匹林 50mg 每日一次;双嘧达莫 50mg 每日三次。寄生虫病引起淋巴回流障碍给予治疗寄生虫病相关药物。

3. 手术治疗　下肢深静脉瓣功能不全可选用瓣膜成形术。深静脉血栓形成可选择取栓术,适合于发病 48 小时之内患者,但必须在下腔静脉放置滤网或阻塞情况下进行取栓以防肺栓塞。淋巴管闭塞可行静脉淋巴管吻合术。

（李伟生）

34

皮　疹

概述

皮疹即发生于皮肤的损害,是通过视觉或触觉可以检查出的皮肤黏膜的异常表现。能够认识各种不同皮疹的原因、性质、形态特点对皮肤病的正确诊断是非常有帮助的。

临床上通常将皮肤损害分为原发和继发损害两种。两者既有区别,又可相互转变,两者兼而有之,不能截然分开。在急诊工作中原发疹或继发疹是经常可以见到的,但通常以原发疹为多见。

1. 原发疹　又叫原发性损害(primary lesion),包括以下几种:斑疹(macule)如红斑、褐色斑、白斑等;丘疹(papule)、结节(nodule)、风团(wheal)、水疱(vesicle,blister)与大疱(bulla)、囊肿(cyst)及肿瘤(tumor)。

2. 继发疹　又叫继发性损害(secondary lesion),可由原发损害转变形成,也可由其他原因造成。包括以下几种:鳞屑(scale)、抓痕(scratch)、浸渍(maceration)、糜烂(erosion)、皲裂(fissure)、苔藓化、痂(scab)、溃疡(ulcer)、萎缩(atrophy)及瘢痕(scar)。

病因思考

一、根据皮损形态考虑可能的病因和疾病

在临床工作中当看到一种皮疹时要想到哪些病的可能呢? 这里列举了一些急诊常见的皮损和主要见于哪些皮肤病、病因及主要鉴别点,供临床医师参考(表34-1、表34-2)。

二、不同皮损可能的致病原因

(一)与细菌感染有关的皮损

1. 脓疱疮　俗称黄水疮。多见于儿童,好发夏季,皮损主要分布在面部、手、四肢等暴露部位。表现为红斑、水疱、脓疱,疱壁破后可形成糜烂面、结痂,局部淋巴结可肿大。

2. 毛囊炎　为毛囊性丘疹,周围红晕,渐变为脓疱。好发于面部、颈部、四肢、阴部。

表 34-1　病因及发病机制

疹形	病因及发病机制
红斑	真皮浅层毛细血管扩张
丘疹	表皮的细胞局限性增生或代谢物沉积或真皮的细胞浸润形成
水疱	为局限性高起皮肤的空腔内含液体。可发生于丘疹基础上,也可发生于正常的皮肤上
脓疱	可由水疱继发感染形成,也可原发既为脓疱
风团	真皮浅层急性水肿
痂皮	由破损皮肤表面外渗的浆液、脓液及上皮、微生物组成
糜烂	由破溃的水疱、脓疱或血疱形成
溃疡	继发于某些皮损的破溃如结节、肿瘤、疖肿等形成
抓痕	为搔抓或摩擦所致的表皮或达到真皮浅层的缺损

表 34-2　常见皮损主要见于的疾病和鉴别点

常见皮损	主要见于疾病	鉴别点
红斑	脓皮病	主要见于儿童,红斑基础上脓疱、脓痂。可伴发热
	丹毒、蜂窝织炎	多发生于下肢,患者可有发热、局部红肿热疼
	麻疹	伴高热、卡他症状,颊黏膜可见 Koplik 斑
	风疹	皮疹淡红,初发于面部,一天内迅速蔓延到颈部躯干、四肢。耳后淋巴结肿大,白细胞下降
	幼儿急疹	淡红色斑丘疹,多见 2 岁婴幼儿,高热,3~5 天后热退疹出
	猩红热	发热、咽痛、全身皮损猩红色,口周苍白区、"杨梅舌"、皮肤皱褶处皮损密集
	药疹	发疹型药疹可泛发全身伴发热;固定型药疹红斑反复在一个部位发生,中间暗红甚可起疱
	接触性皮炎	有明显接触某种物质史,皮损边界清,表面可有丘疹、丘疱疹、水疱
	湿疹	变态反应性疾病。除红斑外尚有丘疹、水疱、皮屑、皲裂、苔藓化等多形态损害
	银屑病	红斑的基础上有银白色皮屑,刮去皮屑可见点状出血,皮损多泛发全身
	玫瑰糠疹	皮损多与皮纹走行一致,表面少许糠状皮屑
	二期梅毒疹	梅毒螺旋体。玫瑰色皮疹,可伴手掌足底角化样斑疹,多有冶游史,生殖器有下疳后痕迹
	结节性红斑	真皮脉管和脂膜的炎症。多发生于下肢,为结节样红斑,触痛,一般不破溃

常见皮损	主要见于疾病	鉴 别 点
出血性斑丘疹	过敏性紫癜	多发于下肢,压之不退色,常有过敏史,血小板正常
	血小板减少性紫癜	可伴血小板减少
	变应性血管炎	除有出血性皮损外,尚有溃疡、疼痛
	色素性紫癜性苔藓样皮炎	皮损为桔黄色,伴有皮炎样改变
	冻疮	有明显冻疮史,肢端皮肤温度低、凉
	虫咬皮炎	有明显的虫咬史
	湿疹	除丘疹外,尚同时有红斑、皮屑、丘疱疹、渗出、结痂等多形态损害
	神经性皮炎	常伴有局部肥厚、苔藓化和痒感
	接触性皮炎	发病前多有接触某种物质史
	脂溢性皮炎	多发生于面部,除丘疹外尚有红斑和脂性皮屑
	酒渣鼻	发生于鼻及周围,红斑、丘疹和毛细血管扩张
	虫咬皮炎	有虫咬迹,常伴局部风团甚肿胀
	寻常痤疮	多发于青壮年面、胸、背,表现为粉刺、丘疹、小脓疱或结节
	化妆品皮炎	多发喜化妆女性,或皮肤敏感性较高的女性
	扁平疣	多发青壮年面部、手背,为扁平褐色或接近正常肤色之丘疹
	传染性软疣	丘疹中央内凹似脐窝,故名脐窝状丘疹
	老年疣	发生于老年面部、手背、躯干等部位褐色隆起于皮肤之斑片,表面可光滑可粗糙
风团	荨麻疹	是皮肤黏膜局限性水肿,为红色或正常肤色,形态、大小不一,消退后不留痕迹
	丘疹性荨麻疹	多发生于春秋季,为黄豆或花生米大小样风团,多发躯干四肢伸侧,部分表面可有水疱
	皮肤划痕症	较弱的外来刺激即可引起较强的生理反应,皮肤出现风团。
	药疹	以风团为主要表现的药疹的一型,有明确的用药史
	虫咬皮炎	有虫咬史,大多皮损为丘疹样风团
水疱	白痱	为针尖针头大小的水疱,壁薄、内容液清、退后有细薄的皮屑
	湿疹	除有水疱外,尚有红斑、丘疹、渗出、皮屑、皲裂等
	接触性皮炎	有明显的接触某种物质史,局部有红斑、丘疹、水肿等多种损害
	丘疹性荨麻疹	见风团部分
	虫咬皮炎	有虫咬史,重者可有水疱发生

常见皮损	主要见于疾病	鉴 别 点
水疱	单纯疱疹	多发生于面部,为群集性小水疱
	带状疱疹	沿神经走性分布的群集水疱,伴明显的疼痛
	疥疮	皮损多发生于躯干、腹部、阴部、指间等,夜间瘙痒明显,隧道样皮损内可找到疥虫
	水痘	儿童常见,同时可见丘疹、水疱、结痂等皮损,伴发热,黏膜可受侵犯
	寻常型天疱疮	在外观正常的皮肤或红斑的基础上发生大小不等的水疱,水疱可从豌豆到鸡蛋大小,壁薄松弛,尼氏征阳性,黏膜常受累
	大疱性类天疱疮	好发于老年,水疱大小不等,大者可达鸡蛋大,疱壁紧张,尼氏征阴性,黏膜受累少
	药疹	见于重症型药疹,如大疱性表皮松解坏死型药疹
	毛囊炎	为毛囊性丘疹脓疱
	脓疱疮	多见于夏秋季,皮损特征为丘疹、水疱、脓疱
脓疱	须疮	男子胡须部位的化脓性毛囊炎,中心贯穿毛发
	寻常型痤疮	除脓疱外,还伴有丘疹、粉刺、结节等
	酒渣鼻	发生于鼻部,伴红斑、丘疹和毛细血管扩张
	水痘	水疱继发感染时可有脓疱
	银屑病	皮屑为银白色云母状,易刮除,刮除后可见蜡样薄膜,刮去薄膜后可见点状出血
鳞屑	玫瑰糠疹	皮损与皮纹走行一致,皮屑为糠状
	剥脱性皮炎	在原有皮肤病的基础上出现的大面积的皮肤脱屑,如重症药疹后
	药物性皮炎	通常在发疹型药疹后皮肤可有糠皮样脱屑
	炎症后	在急性皮炎消退后可有皮屑脱落
结痂	脓性结痂	见于炎症性皮肤病如脓疱疮、毛囊炎等
	血痂	各种原因使皮肤血管破裂造成出血均出现血痂如皮肤搔抓后的血痂
	浆痂	任何皮肤损害造成血浆渗出到皮肤表面均可形成浆痂如湿疹、皮炎等
糜烂	急性皮炎湿疹	水疱或丘疱疹破后可形成糜烂
	异位性皮炎	水疱或丘疱疹破后可形成糜烂
	接触性皮炎	水疱或丘疱疹破后可形成糜烂
	脂溢性皮炎	红斑渗出的基础上可形成糜烂
	间擦疹	在浸渍的基础上形成糜烂,多发生在指(趾)间和皮肤间擦部位

常见皮损	主要见于疾病	鉴 别 点
糜烂	尿布皮炎	在红斑和浸渍的基础上形成糜烂,发生在尿布区
	天疱疮	大疱破后
	其他	任何红斑、水疱、丘疹、丘疱疹皮肤病治疗不及时或治疗不当均可造成糜烂
	感染性皮肤病	任何感染性皮肤病破溃后均易造成溃疡
	硬红斑	结节破溃后
溃疡	冻疮	治疗不及时造成皮损破溃
	软下疳	发生阴部、有冶游史、自觉疼痛
	硬下疳	多发生在阴部、有冶游史、不疼、触之鼻骨硬
	深部真菌病	溃疡处真菌培养阳性
	坠积性皮炎	有明显的下肢静脉曲张

3. **须疮** 好发中年男性胡须部。初发为毛囊性丘疹或脓疱,中间有须发。脓疱破后形成结痂,反复发作,可多年不愈。

4. **猩红热** 由 A 组 B 型溶血型链球菌引起,潜伏期 2~5 天,主要发生于儿童,发病急,高热、咽痛、全身皮损为弥漫性细小密集的红斑,压之褪色,在肘窝、腋窝、腹股沟皮肤皱褶处皮损更密集色更深,呈线条状即 Pastia 线。皮损 2~4 天开始消退。可有口周苍白区、"杨梅舌"及白细胞升高。

5. **丹毒** 常见于面部、小腿,患者常有足癣或皮肤外伤史。局部红、肿、热、痛,伴有发热及全身不适。

6. **淋病** 性病的一种,由淋病双球菌引起的急性泌尿生殖系统的感染。大多有不洁性交史。主要表现为尿道口红肿、脓性分泌物或溢脓。伴尿痛、尿急、排尿不畅。可伴发热及全身不适。女性自觉症状不明显,主要表现为白带增多及下腹部不适。

（二）与真菌感染有关的皮损

1. **间擦疹** 多发于夏季,皮肤摩擦部位,由于局部潮湿多汗致使角质层浸渍变软,继发细菌或真菌感染,造成局部炎症。婴幼儿、肥胖、糖尿病患者易发此病。

2. **足癣** 足部皮肤干燥、脱屑、角化、水疱、糜烂等损害。当继发细菌感染时可见红肿热痛表现。

3. **体癣** 发生于光滑皮肤的真菌感染。皮损初发为小丘疹,渐向周围扩大呈环状,故又俗称钱癣。皮损边缘可有丘疹及少许皮屑。

4. **股癣** 发生在腹股沟部位的体癣称为股癣。男性多见,常对称发生,痒感。

5. **花斑癣** 夏季好发,胸背部可见浅褐色或淡黄色斑,表面少许皮屑。

（三）与病毒感染有关的皮损

1. **单纯疱疹** 多发于成人面部如口周、鼻孔、面颊等。表现为红斑基础上的群集水疱,疱破后形成糜烂面。自觉灼热感或疼痛。

2. 带状疱疹 由水痘－带状疱疹病毒引起，皮疹沿神经分布排列，在红斑上出现群集水疱，针头或绿豆大小，疱壁紧张，内液清，自觉疼痛。

3. 水痘 由水痘－带状疱疹病毒引起，好发于儿童，偶见成年人。主要通过飞沫传染。皮疹分布于头面、躯干和四肢，表现为丘疹、水疱，周围红晕，疱破后糜烂、结痂。可伴低热、食欲缺乏、全身不适等症状。

4. 麻疹 由麻疹病毒引起。潜伏期 8~18 天，前驱期症状有高热 39~40℃，卡他症状明显，约发热 4 天后，开始出皮疹，从耳后、发际、颈部、颊部开始渐及躯干四肢，颊黏膜可见 koplik 斑。颈部淋巴结肿大。皮损呈猩红色小点状，压之褪色。

5. 风疹 由风疹病毒引起，潜伏期 14~21 天，前驱期可有发热、乏力等不适，前驱期后的 1~2 天，开始出现皮损，皮疹淡红，斑丘疹样。初发于面部，一天内迅速蔓延到颈部躯干、四肢。耳后淋巴结肿大，白细胞下降。皮损 1~2 天内消退，消退后不留任何痕迹。

6. 幼儿急疹 多见 2 岁以下婴幼儿。潜伏期 10~15 天，突发高热，39~40℃，但一般精神状态尚可。发热 3~5 天后，热退疹出，皮损从颈部开始渐蔓延躯干四肢，淡红色斑丘疹，经 1~2 天后皮疹消退，不留痕迹。

7. 传染性软疣 传染性软疣，俗称"水瘊子"。好发于儿童和青少年。皮疹为米粒至豌豆大小半球形丘疹，中心陷凹似脐窝状，表面稍发亮，皮损内可挤出白色乳酪样物质——疣小体。数目不定，由数个到数十个不等。全身任何部位皮肤均可发疹，但常见为躯干、四肢。一般无明显自觉症状，部分患者有痒感，常可因搔抓引起继发细菌感染。

8. 寻常疣 俗称"刺瘊"，祖国医学称之"千日疮"，是由乳头瘤病毒引起的表皮新生物。常发生于手指、手背、足缘等处，多见于青少年。数目不定，一个至数个，甚至数十个。表现为针头至豌豆大小或更大，灰褐色，高出皮面，表面粗糙疣状损害，遇有摩擦易出血。一般无明显自觉症状。病程慢性，部分患者可自然消退。有学者报告约 65% 的寻常疣可在两年内自然消退。如果寻常疣发生于足底称为跖疣；寻常疣发生于甲下则为甲下疣。生殖器疣又称尖锐湿疣，为性传播疾病。

9. 扁平疣 详见相关章节（详见第 34 章"皮疹"）。

（四）与神经精神因素有关的皮损

1. 神经性皮炎 又名单纯苔藓。病因与神经精神因素有明显的关系。大多数患者有失眠、烦躁等神经衰弱症状。本病多发生于成人，皮损好发于颈部、肘部伸侧、骶尾部等。皮肤角化、增厚呈皮革样改变，自觉痒感。

2. 皮肤瘙痒症 皮肤只有瘙痒而无原发皮损。原因较复杂，但往往与神经精神因素有关系。可因患者反复搔抓造成皮肤抓痕、血痂、皮肤增厚等。

3. 皮痛 常见于神经症或某些器质性神经系统病变患者，皮肤虽无原发损害，患者却有疼痛的感觉。疼痛常常局限在身体的某一部位，患者主诉疼痛的性质可为烧灼感、刺痛、跳痛、异物刺激等。皮肤表面无明显损害。

4. 银屑病 俗称"牛皮癣"，是一种常见的慢性炎症性皮肤病。在我国，北方比南方，城市比农村高。发病年龄以青壮年为主。病程慢性有时可暂缓解。银屑病的病因目前尚不十分明了，但其发病常与以下因素有一定关系：精神和神经因素、遗传因素、感染学说、代谢障碍、免疫学说、外伤、妊娠等等。临床上将银屑病分为四型，以寻常型为最多见的一型。此型大多起病急，皮疹为绿豆至黄豆大小红色丘疹，表面有银白色皮屑；如将皮屑刮掉可见到光亮薄膜现象;再将薄膜刮掉即见到小出血点称点状出血。在疾病发展过程中皮疹形态多种多样,可呈点滴状、钱币状、地图状、带状、牡蛎壳状等。

（五）与免疫系统有关的皮损

1. 系统性红斑狼疮 80%以上的患者有皮肤损害。皮疹表现为多形性,如面部蝶形红斑、手足指(趾)端水肿性红斑、血管炎、紫癜、荨麻疹、雷诺征、光敏、脱发等。

2. 盘状红斑狼疮 皮损好发于面颊部、鼻梁部、口、耳等。表现为红斑,边界清,表面毛细血管扩张、鳞屑、萎缩。

3. 皮肌炎 皮肤主要表现为双睑水肿性红斑,也可累及前额、颈部、胸部等。自觉症状不明显。指(趾)关节伸侧可出现红色扁平丘疹即 Gottron 丘疹。甲周可见皮肤发红、毛细血管扩张。

4. 硬皮病 硬皮病可分为局限性和系统性。共同点均有皮肤变硬萎缩。系统性还可有雷诺征、关节痛、食欲减退、吞咽困难、心、肺及肾等损害。

（六）与药物有关的皮损

1. 药疹 有明显的用药史,通常于第二次用该药或化学结构相似的药物后发生过敏反应。常见的药物有解热镇痛剂、青霉素类、磺胺类、镇静安眠类以及中药等。发疹前除有用药史,还有一定潜伏期,通常 4~25 天,平均 8 天,但如已被致敏,第二次用药 7~8 小时左右即可发病,最快的几分钟,最慢的也可超过 72 小时。

大多为突然发病,皮疹对称分布,疹型多种多样。同一药物在不同的个体可发生不同类型的皮疹,而同一种临床表现又可由完全不同的药物引起。全身反应轻重不一,轻的可无明显的全身症状,重的可有寒战、高热、白细胞增高、肝肾受损,甚至危及生命。病程一般不超过一个月,除重症外,预后一般较好。常见的药疹类型有:

（1）荨麻疹及血管性水肿型:皮疹表现为大小不等风团,颜色比一般的荨麻疹红,持续时间长。近年来,常见因服呋喃唑酮引起荨麻疹型药疹,表现为全身风团样损害,伴高热、头痛、腹部不适、心悸、心率加快等全身症状。常见引起荨麻疹型的药物还有青霉素、磺胺药、阿司匹林、胰岛素、砷剂、吗啡、毛果芸香碱、灰黄霉素、血清制品等。

（2）固定型药疹:常见引起的药物为磺胺、解热镇痛、镇静安眠剂。其特点是在身体的某一个部位反复发生圆形或椭圆形水肿性紫红色斑,重的红斑上有大疱,愈后留有色素沉着。皮疹可发生于身体任何部位,但口唇、口周、龟头、肛门等多见。

（3）猩红热样或麻疹样药疹:皮损如猩红热样或麻疹样,密集对称分布,酷似猩红热或麻疹样表现,是药疹中常见的一种。

（4）剥脱性皮炎或红皮症型:为药疹中严重的一型,全身皮肤鲜红肿胀,渗液结痂大片状鳞屑、剥脱。黏膜亦可受累,伴发热、恶心、甚至蛋白尿、肝大、黄疸等。

（5）大疱性表皮松解萎缩坏死型:最严重的一型。发病急,在全身红斑、斑片基础上发生松弛性大疱及表皮剥脱,酷似烫伤样表现。黏膜亦类似损害,全身中毒症状,并可累及胃肠道、肝、肾、心、脑等器官,如不及时抢救,可死于感染、毒血症、肾衰竭等合并症。

（6）其他型:多型红斑型、湿疹型、光敏性皮炎型、紫癜型以及系统性红斑狼疮样反应。总之,药疹的临床表现多种多样,包括皮肤和内脏损害,甚至危及生命。

2. 荨麻疹 病因复杂,包括:药物、食物和食物添加剂、吸入物、感染、物理因素等。皮疹表现为大小不等风团,颜色比一般的荨麻疹红,持续时间长。

3. 红皮症 又称剥脱性皮炎。为一种严重的皮肤病,其特征是全身皮肤潮红、肿胀、脱屑,伴全身中毒症状和内脏损害。引起红皮病的病因有:①药物:常见的药物有磺胺、解热镇痛剂、青霉素、抗疟药、重金属、镇静安眠等;②继发于某些炎症性皮肤病治疗不当或治疗不及时;③继发于恶性肿瘤如蕈样肉芽肿、血液病、Hodgkin病;④有些原因不明,又叫特发性。临床表现为初起红色水肿性斑片,很快波及全身。皮肤呈猩红样。可伴有渗出、浆液性痂皮,但通常没有水疱和脓疱。黏膜受累包括眼结膜炎、角膜炎、口腔溃疡、唇炎,外阴、肛门部位糜烂。头皮部位常形成壳状,易继发感染,毛发脱落程度不等。自觉痒感。除皮肤黏膜损害外,还可有内脏受损如局部或全身淋巴结肿大、肝脾大、发热或低体温、白细胞升高,血沉加快等。当本病进入皮肤剥脱阶段时,皮肤由红转暗,水肿消退,全身症状减轻,黏膜症状好转。皮肤脱屑为点状或片状,细小鳞屑或壳状鳞屑,手足部呈手套或袜套样脱落。

! 诊断思路

关于皮疹的诊断流程请见图34-1。

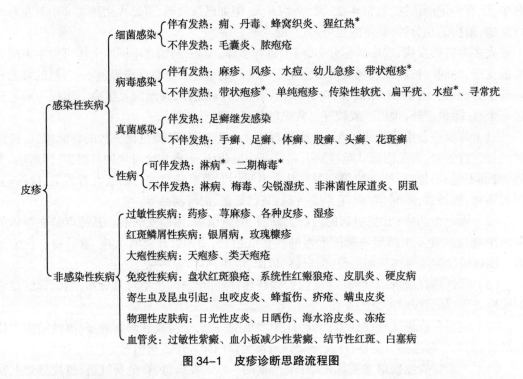

图 34-1 皮疹诊断思路流程图

有些皮肤病的皮损常常发生于身体的特定部位,或伴有全身症状,或与全身疾病有关系,在此提一些急诊常见皮损及常见皮肤病的相关思路。

一、主要发生于面部的皮损

(一)痤疮

俗称"壮疙瘩",是一种毛囊皮脂腺的慢性炎症。主要病因有:体内雄激素水平增加、毛囊口角化、皮脂分泌增加、毛囊内痤疮棒状杆菌的作用。另外，喜食辛辣食物、甜食、大便干燥均可促进皮损的发生与加重。多见于15~30岁青年男女。皮疹主要分布于前额、双颊、下颌，以及胸、背部。初起损害多为粉刺，继之粉刺可演变成炎性丘疹、脓疱、结节、脓肿、囊肿、瘢痕等。

（二）单纯疱疹

由单纯疱疹病毒引起，多为发生于面部之群集性疱疹，俗称"水疱热""面部疱疹"。

发病前常有某种诱发因素如：发热、消化不良、感冒、月经等。临床上最常见为口唇疱疹、颜面疱疹，好发于皮肤黏膜交界处如口角、唇缘、鼻孔及面部其他部位。初起时局部常有灼热或痒感，很快出现密集成群水疱，针头大小，数日后疱液吸收，局部干燥结痂；水疱也可破裂，形成糜烂、渗出，以后逐渐结痂、干燥。病程约为1~2周，愈后局部可留有暂时轻度色素沉着，以后色素沉着斑逐渐消失。

（三）带状疱疹

由水痘-带状疱疹病毒引起，在身体某一部位沿神经分布走行发生群集的水疱伴疼痛，俗称"串腰龙"。本病好发于春秋季节，成人多见。一般发病前多有前驱症状如疲倦无力、食欲缺乏、低热等。发疹部位的皮肤有灼热感或神经痛，2~3天后在相应的部位沿神经分布区域发生红斑和成群的水疱、血疱，粟粒或绿豆大小，伴疼痛。通常年龄越大疼痛越重。数日后水疱可逐渐吸收、结痂。带状疱疹多发生在躯干或四肢单侧，极少数患者在典型皮疹出现同时全身伴发水痘样皮疹，称为泛发性带状疱疹。

（四）扁平疣

又称青年扁平疣，由乳头瘤病毒引起。主要发生于30岁左右青年男女。好发于面部、手背，有时腕部、前臂、膝部也可受累。表现为粟粒至绿豆大小扁平丘疹，表面光滑、质硬，浅褐色或正常肤色，圆形或椭圆形。数目不定，通常为多发，甚至密集成片。一般无自觉症状，部分患者有痒感，常沿抓痕或外伤出现条状排列的皮疹，即为"同形反应"。愈后不留瘢痕。

（五）脓疱疮

本病的病原菌绝大多数为金黄色葡萄球菌，少数由链球菌引起，亦可为混合感染。为接触传染，蔓延迅速。好发于夏秋季，皮损大多发生在皮肤暴露部位如面部、四肢等。皮损初发即为丘疹或水疱，或在红斑的基础上发生水疱，米粒至黄豆大小，迅速增大，疱内液初为清澈，后变为混浊成脓疱。疱壁破后出现糜烂面，后干燥结痂。自觉痒感。重者常伴发淋巴结炎、发热等全身不适，还可引起急性肾炎。

（六）须疮

是发生在男性胡须部位多发性毛囊炎，呈亚急性或慢性。中医称"燕窝疮"，俗称"羊胡子疮"。主要由葡萄球菌感染引起。皮损发生在口周和腮部，开始时为炎症性红丘疹，很快变成脓疱，与毛囊一致，脓疱中心由须毛穿通，脓疱破后形成糜烂面，以后干燥结痂，痊愈后形成瘢痕。上述皮损新旧交替，反复出现，迁延日久。多发生在30~50岁男性，自觉痒痛。

（七）接触性皮炎

皮肤或黏膜接触某种物质发生的炎症反应称为接触性皮炎。可引起接触性皮炎的物质主要有三大类：动物性、植物性、化学性。根据其发病机制分为原发性接触性皮炎和变态反应性接触性皮炎。前者又叫原发性刺激性炎症，是因皮肤接触某些刺激物后引起的一种非过敏性炎症反应。所接触的物质往往有很强的刺激性如强酸、强碱等，任何人接触后在几分钟或几小时内均可发生反应，其反应强度与所接触的物质浓度、量、时间成正比。变态反应性接触性皮炎是皮肤对所接触的某种物质发生的过敏性炎症反应。引起反应的物质本身一般无刺激性，大多为非蛋白性质，属于半抗原，与表皮的载体蛋白结合成完全抗原后才能使机体致敏。机体第一次被致敏后，皮肤没有明显变化，当再次接触，也可第三次、第四次接触同样的抗原后，经12~48小时，才可发生皮炎反应。这是一种迟发型细胞介导的变态反应，只发生于少数人。皮炎的程度取决于该物质的致敏性及患者的反应性，而与致敏物质的浓度和量不成正比。临床表现：

1. 原发性接触性皮炎　由于所接触的物质刺激性较强，临床表现大多较急重。皮疹形态以潮红、水肿、水疱、糜烂、结痂为主，重者可形成大疱甚至溃疡、坏死。皮损一般限于接触部位。

2. 变态反应性接触性皮炎　多表现为潮红、水肿、丘疹及水疱等急性炎症反应，但很少形成溃疡和坏死。皮疹除发生在接触部位外，在接触部位或身体的其他部位亦可发生皮疹，机体高度敏感时，皮疹可蔓延而范围广泛。自觉症状大多有痒感和烧灼感，少数严重病例可有全身不适、恶心、头痛、发热等。

（八）湿疹

由多种内外因素引起的一种具有明显渗出倾向的皮肤炎症反应，在急性阶段以丘疱疹为主，慢性阶段以肥厚、苔藓化为主的瘙痒性皮肤病。病因复杂，内在因素有食物如：鱼、虾、蟹、牛羊肉、奶制品、某些蔬菜、水果、酒、咖啡；吸入物如：花粉、皮屑、尘螨等；另外，消化不良、肠寄生虫、病灶感染、精神紧张、劳累、内分泌功能障碍等均可成为发病因素。外界因素包括各种理化刺激如：动物皮毛、染料等及含镍、铬、汞等化合物，以及日光、搔抓都可成为湿疹患者的敏感因素。周围环境、季节亦与本病有一定关系。临床上根据其反应程度分成三型：

1. 急性湿疹　皮肤上先出现弥漫性红斑及小丘疹，很快变成丘疱疹、水疱，由于搔抓可形成点状渗出或潜在糜烂面。自觉痒感。一般急性湿疹可于2~3周内消退，但部分转为亚急性或慢性湿疹。

2. 慢性湿疹　皮损多呈局限性，主要为浸润、增厚、粗糙、苔藓样变及色素沉着。发生于手足部位时，易有皲裂。

（九）盘状红斑狼疮

一种自身免疫性的结缔组织疾病，多见于女性，年龄以20~40岁为最多。病因目前尚不清楚，但遗传、感染、药物、物理、内分泌因素以及其他外伤、大手术、精神创伤等均可诱发本病或使之加重。初起时为一个或数个红斑，大小不等，上覆以黏着性鳞屑，揭去鳞屑，下面为扩大的毛孔，鳞屑底面为多数角质栓，皮损可持久不退，久之中央萎缩凹陷，色素减退，伴毛细血管扩张，边缘色素加深。皮损好发于面部，犹以面颊和鼻背，呈蝶形分布，其次为口唇、耳郭、头皮等处，皮损若广泛发生在躯干、四肢、手足背及足跟等处称之为播散性盘状红斑狼疮。患者自觉症状轻微，可有痒感，少数患者有关节痛、低热、乏力等。太阳晒后或紫外线照射则皮损加重，病程缓慢，约5%的患者可转为系统性红斑狼疮。

二、夏季常见的皮肤病

（一）与真菌感染有关的疾病

1. 体癣　又名"金钱癣""圈癣"。初起为丘疹、水疱或丘疱疹，渐从中心向外扩展形成圆形损害。边界清楚，稍发红，少许鳞屑。损害稍隆起于皮肤，尤以边缘明显，由散在的丘疹水疱、丘疱疹、痂和鳞屑连接而成。随着皮疹不断扩大，中心部渐变得趋于正常皮肤而呈"铜钱"状，故俗称"钱癣"。有的皮疹可形成几厘米直径的圆形。自觉痒感。本病好发于儿童，尤其是喜欢玩耍猫、狗的儿童，也可因自身的手、足癣或接触患癣患者的衣物被感染。免疫缺陷综合征患者可发生泛发性体癣。本病应注意和玫瑰糠疹、脓疱疮、脂溢性皮炎鉴别。皮屑在显微镜下检查发现真菌，则可确诊。

2. 股癣　股癣多发生于男性大腿上方内侧即股部，多对称发生。炎热潮湿的夏季多见，与股部潮湿、透气不好有关。初起为小面积红斑、鳞屑或水疱，结痂性斑片，边缘逐渐扩大，中心渐痊愈类似体癣样，边缘发生丘疹，脓疱；皮损可向下蔓延至大腿上部，向上蔓延至肛周，但阴囊阴茎很少发生。由于奇痒和反复发作搔抓造成局部粗糙，酷似神经性皮炎。

3. 花斑癣　由卵圆形糠秕孢子菌引起的一种慢性浅表性真菌病。俗称"汗斑"，其皮损特征为色素减退或褐色斑伴秕糠状皮屑。卵圆形糠秕孢子菌是一种条件致病菌，从正常人皮肤及头皮上也可分离出，但一般不发病，只有在某些情况下方能发病如长期应用皮质类固醇激素、健康状况不良、慢性感染、出汗过多等均可为诱发因素。

皮损多发于躯干和上肢，也可发生于腹部、背部及颈部，面部很少受侵。损害为点状或圆形斑片，表面覆细薄鳞屑，黄或棕色，黑皮肤的人为淡灰色或色素减退斑，酷似白癜风。皮疹炎症轻，自觉稍痒，皮屑在显微镜下检查可见弯曲或弧形的糠秕酵母菌丝或圆形孢子。花斑癣多发生于热带、潮湿和气温高的地方。以夏季多见，冬季减轻或消失。青壮年男性多发。

4. 念珠菌病　由念珠菌属引起的黏膜，皮肤和系统性感染，以白念珠菌为多见。念珠菌是一种内源性真菌，健康人的口腔、阴道、消化道等处可以带菌，但不引起疾病。在一定条件下可转变为致病性真菌，其易感因素主要包括宿主自身防御功能改变，长期使用糖皮质激素、抗生素或免疫抑制剂、内分泌或免疫缺陷性疾病以及妊娠等。另外，年龄、口腔异物或皮肤黏膜缺损以及某些适宜念珠菌感染和繁殖的工作和生活条件如洗衣工、屠宰工、厨师等均与念珠菌侵入有关。临床表现多样，深部感染包括食管、胃肠道和多脏器受侵。浅部感染主要侵犯皮肤、黏膜和指（趾）甲。本文重点介绍浅部真菌感染。

（1）口腔念珠菌病：口腔念珠菌病，又叫鹅口疮，是念珠菌侵犯颊黏膜后发生的浅部感染。可发生于任何年龄但以婴儿和老人常见。皮疹特征为口腔两侧出现白色条纹或斑块。周围黏膜出现炎症反应。白斑虽软但不易擦掉，自觉疼痛，影响进食。婴儿鹅口疮可蔓延到食管及支气管引起念珠菌性食管炎或肺炎。

（2）阴道念珠菌病：由白念珠菌引起的阴道念珠菌病占90%。多发生于糖尿病、抗生素治疗、口服避孕药和妊娠妇女。主要症状是外阴瘙痒和烧灼感，阴道分泌物增多呈黄稠状似奶油，可伴有豆腐渣样物质从阴道排出，部分患者同时伴发滴虫性阴道炎。患者阴道壁充血水肿，有白色假膜或斑点，不易剥落。感染可蔓延至阴部周围皮肤，出现丘疹、脓疱，引起湿疹样外观，边缘可见卫星状损害。

（3）皮肤念珠菌病：

1）间擦疹：大多由白念珠菌引起皮肤间擦部位的感染。好发于肥胖妇女、婴儿、糖尿病患者，主要是由于各种原因引起局部长期潮湿多汗、浸渍。常见部位是颈下、腋下、乳房下、腹股沟、肛门、会阴等部位。表现为红斑伴少许鳞屑，表面湿润、浸渍、皲裂及水疱、脓疱，破后形成糜烂，周围亦见卫星状损害。自觉痒感。

2）指（趾）间念珠菌病：由念珠菌引起的指（趾）间感染。好发于中年以上妇女、糖尿病及某些从事着水工作的工人和接触水环境的人如家庭主妇、洗衣工、屠宰工人，厨师等。主要表现是皮肤发白、肿胀、增厚、湿润伴皲裂或糜烂、痒感。

（4）念珠菌性甲沟炎和"甲念珠菌病"：易感者见皮肤念珠菌病。主要表现为甲沟肿胀、潮红、触疼，可伴渗出，甲板受累出现横纹，甲根部白斑，甲板增厚与甲床分离。

（二）与细菌感染有关的疾病

1. **脓疱疮** 是一种常见的由化脓性球菌引起的急性炎症性皮肤病，俗称"黄水疮"。病原菌绝大多数为金黄色葡萄球菌，少数由链球菌引起，亦可为混合感染。为接触传染、蔓延迅速，常可造成在儿童集体单位中流行。本病好发于夏秋季，皮损大多发生在皮肤暴露部位如面部、四肢等。皮损初发即丘疹或水疱，或在红斑的基础上发生水疱，米粒至黄豆大小，迅速增大，疱内液初为清澈，后变为混浊成脓疱，脓汁沉积于疱底部呈半月形积脓现象。疱壁破后出现糜烂面，后干燥结痂，自觉痒感。患者常因搔抓而不断将细菌接种到其他部位，发生新的皮疹。重者常伴发淋巴结炎，发热等全身不适。

2. **毛囊炎** 是由细菌感染使整个毛囊发生化脓性炎症，多因清洁卫生欠佳，机体抵抗力降低等情况发病。经常接触焦油类物质，长期用皮质类固醇药物，皮肤经常摩擦，高温刺激也可发生非化脓性毛囊炎。皮损好发于头部、胸部、臀部，初发时为红色炎症性米粒大小丘疹，很快变成脓点或脓疱，中间有毛发穿出，周围有明显炎症红晕，皮疹散在、多发，但不融合，疱破后有脓液排出，数日后结痂痊愈，一般不留瘢痕，偶有个别患者由于毛发脱落形成小片瘢痕反复发生在须部的毛囊炎叫做须疮。

3. **疖肿与疖病** 疖肿和疖病是细菌侵入毛囊深部和毛囊周围引起的急性化脓性炎症。单发称为疖肿，多发或反复发作称为疖病。中医称为"疔"或"疔疮"，俗称"疖子"。疖肿由金黄色葡萄球菌或白色葡萄球菌感染引起；糖尿病、慢性消耗性疾病，慢性肾炎、机体抵抗力和免疫力低下等易发生本病。清洁卫生不良、局部摩擦、搔抓、外伤、气候湿热等易被细菌侵入而发病。初发为圆锥状丘疹，炎症明显，与毛囊一致，逐渐扩大，浸润较深，形成豆大或指头大或更大硬结，中心化脓成栓，周围皮肤有"红、肿、热、痛"四个炎症特征。脓栓排出，流出脓血或切开排脓后逐渐痊愈，留有瘢痕。自觉疼痛，较重者伴淋巴结重大及发热等全身症状。本病好发于头、颈、面、口、外耳道、鼻前庭、臀部等处。单个疖肿一般经治疗可 7~10 天痊愈，多数反复发生的疖病可呈慢性，经久不愈。

4. **痈** 主要由金黄色葡萄球菌感染，少数由链球菌或混合感染。引起多个毛囊或皮脂腺发生深部化脓性感染。机体抵抗力和免疫功能下降、营养不良、患其他疾病如糖尿病、肾炎、低蛋白血症以及长期使用皮质类固醇激素等易发生本病。清洁卫生不良，工作环境污染，灰尘异物等长期刺激以及不良嗜好，长期饮酒、吸烟、食辛辣等刺激食物，均可为诱发因素。临床表现为多个毛囊发生深在性炎症，浸润较广，形成肿胀性硬块，表面呈暗红或紫红色，紧张发亮，再向周围及深部发展至化脓、坏死、破溃呈多个脓头，脓栓如蜂窝状。当病损破溃或成熟切开排脓后，炎症很快减轻，肿胀逐渐消退，生长新的肉芽组织而痊愈，留有瘢痕。痈好发于颈项、肩背、臀、大腿等处。近位淋巴结肿大，患处疼痛，伴高烧、头痛、寒战、食欲缺乏等全身症状，严重者继发败血症可导致死亡。实验室检查，白细胞总数及中性粒细胞明显增高。

5. **猩红热、丹毒、淋病** 见本章相关内容。

（三）与寄生虫、昆虫及动物有关的皮肤病

1. 蚊虫叮咬皮炎　蚊虫对人类的危害很大，因为它不仅吸血引起皮肤损害，还能传播多种疾病如疟疾、脑炎、丝虫病及黄热病等。蚊虫在夏季及秋季繁殖，白天隐藏在暗处，晚间出来活动。雄蚊不吸血，以植物汁液为食，雌蚊吸血，叮咬人的皮肤，引起皮炎。临床表现：雌蚊叮咬皮肤吸血时以口器部分刺入皮肤，同时分泌唾液。刺激皮肤发生红斑、丘疹、风团等，皮损中央有针头大小之瘀点，患者有刺痛感。皮疹的轻重可因人而异，有些人只有小红丘疹，而有些人可出现明显水肿，甚至瘀斑等，一般皮疹可于 2~3 日消退。

2. 蜂蜇伤　蜂属于节肢动物，常见的有蜜蜂、黄蜂及土蜂等。它们的尾部都有毒刺，与毒腺相通，当人被蜇伤时，毒液即注入皮肤，引起蜂蜇伤。被蜇伤的皮肤有明显的灼痛及痛痒感，并出现红肿、风团、水疱或大疱，中央有被蜇的小瘀点，在眼睑及口唇处肿胀更明显；严重者出现发热、头痛、头晕、恶心、呕吐等症状，若多处同时受蜇则可引起抽搐、昏迷、虚脱、血压下降、心脏及呼吸麻痹而死亡。

3. 蝎蜇伤　蝎属于节肢动物门蛛形纲蝎目，其尾部最后一节有锐利的毒刺，呈钩爪状，与毒腺相通，毒腺内含有神经毒素、溶血性毒素和抗凝血毒素等。蝎多在夜间出来活动，人若被其咬伤，即可发生蝎蜇伤。人被蝎蜇伤后，毒汁注入皮肤立即引起剧烈的灼痛，继而在伤口处出现显著红肿，水疱，并发生淋巴管炎及淋巴结炎，有的严重者由于神经毒素的作用可引起全身反应如头痛、眩晕、发热、呕吐、心悸、嗜睡、发绀、多汗、喉头水肿、尿闭、抽搐、肺水肿、呼吸麻痹而死亡。

4. 海蜇皮炎　海蜇俗称水母，属于腔肠动物门，生活在海水中，其吸口周围的触手和丝状体及肩板上有很多刺丝囊，囊内含有刺激性毒液，毒液所含的成分有类蛋白和肽类、强麻醉剂，5- 羟色胺，致痛剂和组胺等。成熟的海蜇每年 6~12 月浮游海面，当捕鱼或游泳者以及加工过程中，接触了海蜇的触手，刺丝囊放出毒液，数分钟局部即感到刺痒、刺痛或烧灼感，继而出现红肿、丘疹或荨麻疹样皮疹；严重者有皮下出血，并于 1~2 日形成水疱或大疱，以后皮疹渐消退，一般约 1~2 周可痊愈，有些比较严重者，可有倦怠、肌肉疼、胸闷、口渴、出汗、恶心、呕吐、腹痛、失眠等症状，经 1 天多以后可渐减轻，但对毒液过敏者，在被刺蜇后两小时左右出现血压下降、肺水肿、呼吸困难而死亡。

5. 疥疮　疥虫是其病原体。疥虫属于螨类，故称疥螨。疥螨分为动物疥螨和人型疥螨。寄生在人体的是人型疥螨，不仅在人体上活动，还可在衬衣、裤、被单上活动。主要通过密切接触传染如护理疥疮患者、宿舍内、家庭内接触等。也可通过穿患者用过的衣服或使用患者用过的毛巾、床单等传染。皮疹好发于指间、腕部、肘部、腋下、女性乳房下、脐下、大腿内侧、男性阴囊、阴茎和臀部；除免疫力低下患者外，一般不侵犯成人的头皮和面部。婴儿全身皮肤均可受累。皮损的特征是：瘙痒性丘疹和隧道样损害，伴发抓痕、血痂、剧痒，尤以夜间瘙痒为重，很多患者因剧痒搔抓引起表皮脱失、结痂、渗出呈湿疹样改变和淋巴炎等。隧道是稍隆起于皮肤，灰色或黑色，或直或弯曲的线状损害，长约 0.2~0.5cm，也可长到 1cm，多发生在指间，在隧道的末端可有水疱或脓疱发生。雌虫多居于隧道中，并在其顶端产卵。用针可在隧道顶端挑出疥虫或卵。有少数患者发生疥疮结节，多见于男性阴囊、阴茎，约绿豆或黄豆大小。治疗比较困难，痒，有时疥疮治愈后痒感仍可持续数周、数月。

6. 蠕形螨病　是由蠕形螨寄生在人的毛囊或皮脂腺内而引起的炎症。正常人的毛囊或皮脂腺内常有蠕形螨寄生，一般不引起炎症，但由于宿主的个体差异，而影响了蠕形螨的生活环境,致使人体对螨的感染表现出不同的反应,有些人可以出现临床症状,有些人不表现出任何反应。蠕形螨多寄生在面、颈及胸等处,以前额、颊及鼻部最多见。发病年龄以青年及成年人为多。皮损初起时为红斑,由鼻尖蔓延至鼻翼、眉间、额、颏、颊等处,继而出现丘疹、脓疱、结痂、鳞屑,常伴有多脂、毛囊口扩大及毛细血管扩张等,有的患者仅在口周或两口角外下方出现红斑、丘疹等。有轻微痒感。

从鼻沟或鼻尖等处挤出少许皮脂,放在载玻片上,加一滴植物油或液体石蜡,盖上盖玻片,在低倍显微镜下观察,可见蠕形螨。

(四)与日光有关的皮肤病

1. 盘状红斑狼疮 一种自身免疫性的结缔组织疾病,多见于女性,年龄以 20~40 岁为最多。近年来有人描述红斑狼疮为"光谱性疾病",一端为盘状红斑狼疮,另一端为系统性红斑狼疮,中间有亚急性皮肤型红斑狼疮、深在性红斑狼疮等。病因尚不清楚,造成免疫障碍的因素是多方面的:如遗传因素、感染因素、药物因素、物理因素、内分泌因素以及其他外伤、大手术、精神创伤等均可诱发本病或使之加重。盘状红斑狼疮初起时为一个或数个红斑,大小不等,上覆以黏着性鳞屑,揭去鳞屑,下面为扩大的毛孔,鳞屑底面为多数角质栓。皮损可持久不退,久之中央萎缩凹陷,色素减退,伴毛细血管扩张,边缘色素加深。皮损好发于面部,犹以面颊和鼻背,呈蝶形分布,其次为口唇、耳郭、头皮等处,发生于口唇处的皮损为小片糜烂面,表面灰白色,头皮之皮损萎缩,头发脱落。皮损若广泛发生在躯干、四肢、手足背及足跟等处称之为播散性红斑狼疮,患者自觉症状轻微,有的有痒感,少数患者有关节痛、低热、乏力等。太阳晒后或紫外线照射则皮损加重。病程缓慢,个别人转为系统性红斑狼疮。实验室检查有时可有全血减少,血沉加快,丙种球蛋白增高,类风湿因子阳性等。狼疮带检查皮损处阳性率为 80%~90%。

2. 日晒伤 又叫日光性皮炎,是光线(中波紫外线 290~320nm)过度照射皮肤引起的光毒反应。日晒伤皮肤反应的强度与光线强度、照射时间、季节、地区、肤色和体质有关。肤色黑的人比白皮肤对光的耐受性强;城市居民较农民易发生;服用某些光敏性药物如磺胺、氯丙嗪以及食入光敏性食物如芹菜、香菜、灰菜及某些食物均易使皮肤对光敏感。一般于日晒后数小时至十余小时后,被晒部位发生红斑,自觉烧灼感或刺痛,继之肿胀。轻者红斑渐变为暗红,肿胀消退,皮肤脱屑留轻度色素沉着斑,2~3 天内痊愈;严重病例出现水疱,水疱可融合成片,溃破后形成糜烂;双睑、面部水肿,结膜充血。部分患者伴发全身不适、发热、寒战、头痛、恶心、中暑症状。病程持续 1 至数周方能痊愈。皮肤红斑消退、水疱干燥、糜烂面结痂,皮肤成片脱屑,留局部色素沉着斑。

3. 多形性日光疹 多形性日光疹为反复发作的慢性多形性光感性皮肤病。系光变态反应,引起本病的光谱主要为 290~320nm 中波紫外线。临床表现:通常青年女性易发生,男性发病率较低。春夏发病率较高,症状较重;秋冬减轻或自行消退,但来年又复发。多形性日光疹好发于暴露部位如面部、颈"V"区,手足背等。皮疹为多形性,常于日晒后 1 小时内局部出现灼热感或痒感,数小时至数日后出现皮疹:红斑、丘疹、水疱、糜烂、渗出、结痂,慢性者呈苔藓化表现。通常以皮疹的某一型为主故临床上又可将其分为红斑型、湿疹型、痒疹型。患者主要自觉症状为痒感。

(五)与物理因素有关的皮肤病

1. 痱子及痱毒 痱子通常分为两种即白痱和红痱。白痱是含有汗液的透明水疱,皮肤无炎症,也不觉痒,又称晶形粟粒疹。红痱是因环境湿热,汗孔堵塞迅速发生的小丘疹及水疱,周围有红晕、炎症,自觉痒感。有时痱子顶端有针头大浅表性小脓疱,又称脓痱。病因:白痱常于高热后、剧烈运动、穿衣太多、天气骤热时发生。大量出汗使汗液潴留在闭塞的汗孔内时,迅速形成小米大小的透明水疱出现于皮肤上。白痱好发于颈、胸、腹部。红痱多发生在湿热的地区或酷热的夏季,由于汗孔堵塞,汗液不能畅通地流出,下方的汗腺管被汗液胀破,汗液潴留在附近组织内形成水疱,同时阻塞的汗孔附近感染。红痱多见于婴儿、幼童、肥胖或多汗的人。常受累的部位是躯干、面部、尤其易发生于肘窝、腘窝等皮肤皱褶处。

2. 海水浴皮炎　海水浴或海滨游泳后出现的皮肤病称海水浴皮炎。以炎性丘疹性损害为特征。海水浴皮炎病因不甚明了,可能与浮游的海生动物如水母、海星、海葵等引起游泳者皮肤损伤有关,还可能与海水压力有关。临床表现为接触海水后于泳衣覆盖的部位出现瘙痒,继而出现红斑性风团、丘疹或水肿性红斑。皮疹可多可少,重者泛发于全身,可同时伴有头痛,发热等不适。病程有自限性,一般于数日内可消退。

3. 冻疮　是由于寒冷作用于皮肤使小动脉收缩、静脉淤血,导致局部血液循环不良引起局部发生红斑、肿胀,严重者可发生水疱、溃疡。病因:寒冷、潮湿或寒暖急变时易发生冻疮。儿童、妇女、末梢血液循环障碍者及营养不良、自主神经功能紊乱、鞋袜过紧和缺乏运动等亦可导致冻疮。另外,遗传因素对冻疮的发生也有一定的影响。初发冻疮自觉症状常不明显,不久才出现痒感,遇热加重。皮损表现为水肿性红斑或暗紫色斑块,严重者出现水疱、糜烂、溃疡。受累的皮肤发凉、发绀、多汗湿冷。慢性冻疮反复发生于冬季,天气转暖后消失。

(六) 与变态反应有关的皮肤病

1. 接触性皮炎　见相关内容。

2. 湿疹　见相关内容。

3. 荨麻疹　病因复杂,包括药物、食物和食物添加剂、吸入物、感染、物理因素。另外,精神与神经因素、内科疾病、肿瘤、遗传因素对本病也有一定影响。荨麻疹病因复杂,但临床上约 3/4 的患者难以找到病因,尤其是慢性荨麻疹。临床上通常先有皮肤痒感,后发生风团,呈红色或苍白色,可泛发于全身,也可局限于某一部位,大小不等从 0.5cm 到十几厘米直径。一般风团发生快,持续数分钟至数小时消退,退后不留痕迹。除皮肤损害外,还可伴发内脏反应如头痛、恶心、呕吐、腹痛,甚至心悸、胸闷、喉头水肿、血压下降危及生命。如果每天发作持续数月以上,称为慢性荨麻疹。

4. 药疹　药物通过注射、内服、吸入等途径进入人体后引起的皮肤、黏膜反应称为药疹。发疹前除有用药史,还有一定潜伏期,通常 4~25 天,平均 8 天,但如已被致敏,第二次用药 7~8 小时左右即可发病,最快的几分钟,最慢的可超过 72 小时。临床表现见相关章节。

(七) 与农药杀虫剂有关的皮肤病

由农药杀虫剂引起的皮肤炎症反应叫杀虫剂皮炎。我国常见的主要有六六六、有机汞农药、有机磷农药。

六六六为有机氯杀虫剂,易溶于脂肪及有机溶剂,不溶于水,可由皮肤吸收中毒。对皮肤有刺激作用,引起皮炎或湿疹样反应(参阅皮炎、湿疹处内容)。临床表现:有机汞农药的皮疹主要发生在暴露部位及阴部,为红斑、丘疹、水疱或大疱,自觉烧灼感及痒感,停止接触1 周后皮炎片状脱屑渐愈。有机汞中毒时也可伴发皮疹,为麻疹样红斑,严重者可引起剥脱性皮炎。

有机磷农药为高效剧毒杀虫剂,可引起人畜急慢性中毒;可经皮肤吸收,其中敌百虫很少引起皮肤损害,而敌敌畏对皮肤有原发刺激,可引起接触性皮炎,重者出现大疱。

！急诊处理

一、处理原则

皮肤病的治疗包括内用药疗法、外用药疗法和物理疗法,内用药大致分为抗组胺药、糖皮质激素类、抗生素类、抗病毒药、维生素类、免疫抑制、免疫调节剂和其他类如氯喹、氨苯砜等。外用药按性能不同可分为十几种,按剂型又可分为十几种。本节只就不同的皮损介绍一些常用外用药。不同的皮损处理原则不同,在选择不同的药物时,还要注意选择不同的剂型。身体的不同部位敏感性不同,选择药物时也要特别注意。另外,往往女性比男性、儿童比成人皮肤敏感性高,用药时均应注意。以下用药原则供同道参考:

（一）红斑

1. 仅有红斑无渗出时,可用粉剂、震荡剂、膏剂。

（1）氧化锌粉、滑石粉:外涂患处,每日 2~3 次。

（2）氧化锌洗剂:外涂患处,每日 2~3 次。

（3）炉甘石洗剂:外涂患处,每日 2~3 次。

（4）氧化锌硼酸膏:外涂患处,每日 2~3 次。

（5）氢氯乳膏:外涂患处,每日 2~3 次。

2. 红斑伴渗出时,可先用溶液湿敷,之后根据皮损情况选用震荡剂或霜剂。常用的湿敷药有以下几种:

（1）2%~3% 硼酸液:将 6~8 层纱布浸湿放凉后,敷于患处,每次 20 分钟,每日 2~3 次。

（2）0.1%~0.3% 醋酸铅水溶液冷湿敷,方法同上。

（3）马齿苋、败酱草各 60g,水煎放凉后,局部湿敷,方法同上。

（4）红斑伴有脓性渗出时,0.1% 雷夫奴尔液湿敷,方法同上。

（5）马齿苋、败酱草各 60g,水煎放凉后,局部湿敷,方法同上。

（二）褐斑

1. 氧化锌硼酸膏　外涂患处,每日 2~3 次。

2. 维生素 E 霜　外涂患处,每日 2~3 次。

3. 二氧化钛霜　外涂患处,每日 2~3 次。

（三）白斑

1. 补骨脂酊　每早或晚外涂患处,每日 1 次。

2. 激素类软膏　如氟轻松、哈西奈德（肤乐膏）、丁酸氢化可的松（尤卓尔）、糠酸莫米松（艾洛松）等。

（四）丘疹

1. 非炎性丘疹

（1）用药同无渗出的红斑。

（2）非炎性丘疹伴瘙痒：消炎止痒水，痒时外涂；激素类软膏如曲安西龙软膏、肤乐膏、丁酸氢化可的松、糠酸莫米松等。

2. 炎性丘疹（细菌性）

（1）莫匹罗星软膏：外涂患处，每日 1~2 次。

（2）盐酸环丙沙星软膏：外涂患处，每日 1~2 次。

（3）四环素软膏：外涂患处，每日 2 次。

3. 病毒性丘疹（如带状疱疹）　酞丁安膏、酞丁安擦剂，外涂患处，每日 2 次。

（五）角化性皮损

（1）维生素 E 霜：外涂患处，每日 2 次。

（2）2% 水杨酸软膏：外涂患处，每日 2 次。

（3）维 A 酸软膏：外涂患处，每日 2 次。

（六）结节

1. 结节伴痒

（1）氢氯霜：外涂患处，每日 2~3 次。

（2）肤乐膏：外涂患处，每日 2~3 次。

（3）曲安西龙尿素霜：外涂患处，每日 2~3 次。

（4）复方醋酸氟轻松酊（皮炎宁酊）：外涂患处，每日 1~2 次。

（5）曲安奈德新霉素（肤疾宁）贴剂：贴于患处，24 小时更换一次。

2. 结节伴疼痛　10% 鱼石脂膏外涂患处，每日 1 次。

3. 结节不疼不痒　需在皮肤科医师指导下做特殊检查。

（七）风团

1. 炉甘石洗剂　外涂患处，每日 2~3 次。

2. 氧化锌洗剂　外涂患处，每日 2~3 次。

3. 氧化锌硼酸膏　外涂患处，每日 2~3 次。

4. 氢氯乳膏　外涂患处，每日 2~3 次。

5. 消炎止痒水　痒时外用。

（八）水疱

1. 过敏性皮肤病　如湿疹、过敏性皮炎。

（1）炉甘石洗剂：外涂患处，每日 2~3 次。

（2）氧化锌洗剂：外涂患处，每日 2~3 次。

（3）氢氯乳膏：外涂患处，每日 2~3 次。

2. 大疱病　如天疱疮。

（1）需抽吸疱液后，酌情用抗生素纱布贴敷。

（2）各种激素软膏或霜剂。

（3）局部用抗生素软膏，如莫匹罗星、盐酸环丙沙星等。

3. 疥疮

（1）克罗米通（优力肤膏）：外用从颈部至全身，每日早晚各 1 次，连续 4 天，之后洗澡更换衣服、被单等。

（2）丁香罗勒服膏（易舒特软膏）：方法同克罗米通（优力肤膏）。

（3）建议患者购买硫磺皂洗澡用。

（九）脓疱

（1）莫匹罗星软膏：外涂患处，每日 2~3 次。

（2）盐酸环丙沙星软膏：外涂患处，每日 2~3 次。

（3）四环素软膏：外涂患处，每日 2~3 次。

（十）鳞屑

根据不同皮肤病的鳞屑多少选用。

（1）氢氯乳膏：外涂患处，每日 2~3 次。

（2）鱼肝油软膏：外涂患处，每日 2~3 次。

（3）氧化锌硼酸软膏：外涂患处，每日 2~3 次。

（4）2% 水杨酸软膏：外涂患处，每日 2~3 次。

（5）维 A 酸软膏：外涂患处，每日 2~3 次。

（十一）结痂

1. 炎性结痂

（1）莫匹罗星软膏：外涂患处，每日 2~3 次。

（2）四环素软膏：外涂患处，每日 2~3 次。

（3）复方金霉素软膏：外涂患处，每日 2~3 次。

2. 非炎性结痂

（1）鱼肝油软膏：外涂患处，每日 2~3 次。

（2）氧化锌硼酸软膏：外涂患处，每日 2~3 次。

（十二）糜烂

1. 无感染性糜烂

（1）2%~3% 硼酸液：将 6~8 层纱布浸湿放凉后，敷于患处，每次 20 分钟，每日 2~3 次。

（2）马齿苋、败酱草各 60g，水煎放凉后，局部湿敷，方法同上。

2. 伴有脓性渗出时

（1）0.1% 雷夫奴尔液湿敷，方法同上。

（2）马齿苋、败酱草各 60g，水煎放凉后，局部湿敷，方法同上。

（十三）溃疡

1. 马齿苋、败酱草各 60g，水煎放凉后，局部湿敷，方法同上。

2. 0.1% 雷夫奴尔液湿敷，方法同上。

3. 溃疡软膏外涂患处，每日 2~3 次。

4. 莫匹罗星软膏　外涂患处，每日 2~3 次。

5. 盐酸环丙沙星软膏　外涂患处，每日 2~3 次。

6. 四环素软膏　外涂患处，每日 2~3 次。

（十四）皲裂

1. 10% 鱼肝油软膏　外涂患处，每日 2~3 次。

2. 氧化锌硼酸软膏　外涂患处，每日 2~3 次。

3. 2% 水杨酸软膏　外涂患处，每日 2~3 次。

4. 0.025%~0.1% 维 A 酸软膏　外涂患处，每日 2~3 次。

（十五）萎缩

1. 10% 鱼肝油软膏　外涂患处,每日 2~3 次。

2. 维生素 E 霜　外涂患处,每日 2~3 次。

3. 多磺酸黏多糖（喜疗妥）软膏　外涂患处,每日 2~3 次。

（十六）苔藓化

1. 5%~10% 苯柳酸软膏　外涂患处,每日 2~3 次。

2. 曲安西龙尿素膏　外涂患处,每日 2~3 次。

3. 0.025%~0.1% 维 A 酸软膏　外涂患处,每日 2~3 次。

4. 氢氯乳膏　外涂患处,每日 2~3 次。

5. 肤乐乳膏　外涂患处,每日 2~3 次。

6. 复方醋酸氟轻松酊　外涂患处,每日 2~3 次。

7. 糠酸莫米松软膏　外涂患处,每日 2~3 次。

8. 丁酸氢化可的松软膏　外涂患处,每日 2~3 次。

二、药疹

药疹在门诊和急诊工作中非常常见。通常限于皮肤和黏膜反应,不伴明显的内脏损害,但严重者可累及机体的多个系统,甚至危及生命。如何做到对药疹的早期诊断、早期治疗以及防止药疹的发生是十分重要的。

（一）概念

药物通过内服、注射、吸入等途径进入人体,在皮肤和（或）黏膜上引起炎症反应,称为药疹。

药物进入人体的途径有口服、吸入、含漱、注射、栓塞、灌肠、冲洗、滴入、熏洗、离子透入、涂擦、贴敷和皮肤试验等。

中医虽无"药疹"的名称,但早已有对这方面的论述,有称此为"中药毒""风毒肿""石火丹""浸淫疮"等等。其含义较广,包括了药物反应、药物中毒、固定药疹、皮炎湿疹等。

（二）药物不良反应

随着医药事业的不断发展,药物的种类日益增多,这无疑在疾病的治疗上增加了许多新方法,但同时发生的药物不良反应也随之增加。仅西药过敏的种类,由中华人民共和国成立初期的几十种,增加到大于 400 种。尤其近几年来,在国内外皮肤科各类杂志上不断刊出关于药物过敏的报道。曾报道乙肝疫苗引起结节性红斑和多动脉炎;吲达帕胺引起中毒性表皮坏死松解型药疹;白细胞介素 -2 致中毒性表皮坏死松解样反应;口服万古霉素引起红皮症综合征;由多种药物致过敏性休克如:肌注卡那霉素、口服头孢氨苄、硫酸小诺米星、芬太尼、安乃近、低分子右旋糖酐、泛影葡胺、盐酸硫胺、大观霉素、破伤风抗毒素、利多卡因等。另外,中药过敏问题也日益受到重视,1960—1993 年初公开发表在 123 种国内医药学期刊上有关中药不良反应的报道共 780 篇,3009 例,其中 1979 年以前的例数占 3.1%,而 20 世纪 80 年代以后报道例数达 96.9%。有人做过调查,到 1988 年,报告单位中药过敏约 150 种,中药注射针剂 50 余种,中成药达 70 多种。报道一例服用三九胃泰引起全身荨麻疹样反应,报道口服复方青黛丸致便血、阴道不规则出血数例;还有报道:雷公藤糖浆引起变应性血管炎,复方丹参注射液引起过敏性休克,西洋参引起大疱性表皮松解坏死型药疹,克银丸引起剥脱性皮炎等等。近期有资料表明,中成药不良反应涉及神经、循环、泌尿、消化、呼吸、血液系统、皮肤反应,甚至过敏性休克。而以皮肤反应和神经系统反应最多见;中药注射剂不良反应,则以皮肤反应和过敏性休克为多。

关于致敏药物的种类在不同时期有明显改变和增多。在我国20世纪40年代磺胺类与砷剂是常见致敏药物,20世纪50年代磺胺仍居首位,其次是解热镇痛药和抗生素,20世纪60年代抗生素升为首位,砷剂已罕见。自20世纪90年代以来有人统计抗生素仍居首位。

皮肤科专家杨国亮教授曾总结1949—1958年约10年内910例药疹分析,其致敏药物的前四位是磺胺类(21.56%),解热镇痛剂(14.08%),抗生素类(12.32%),巴比妥类(10.78%)。李世荫教授总结的自1960—1984年1172例药疹分析,其致敏药物的前四位为抗生素(28.07%),解热镇痛剂(22.7%),磺胺类(16.89%),呋喃唑酮类(6.31%)。抗生素由第3位升为第1位,磺胺类从第1位降为第3位。呋喃唑酮类取代了解热镇痛类居第4位。谈庆善总结的自20世纪70年代至20世纪90年代初的368例药疹分析中,抗生素仍居第一位,解热镇痛与呋喃唑酮类并居第二,磺胺类居第三,第四位为镇静安眠剂。

近些年来,许多新药致敏陆续有报道,如卡马西平引起大疱性表皮坏死松解型药疹,甚至引起慢性肾衰竭致死,低分子右旋糖酐引起过敏性休克;林可霉素引起剥脱性皮炎;乙肝疫苗引起过敏性紫癜;芬太尼致严重休克;普罗帕酮致荨麻疹型药疹;头孢氨苄致过敏性休克;氧氟沙星引起麻疹样药疹等等。另外,有些在临床上被认为比较安全的药也可引发严重的反应如灰黄霉素引发的SLE样综合征,白霉素过敏致死,乙酰螺旋霉素引起大疱性表皮坏死松解,吲哚美辛引起重症多形红斑,氯苯那敏(扑尔敏)致固定性药疹,维生素 K_1 引起过敏性休克,肌注地塞米松致过敏性休克,吡硫醇致剥脱性皮炎,氯化钾引起荨麻疹等等。有研究者对1993年1~6月国内发表的有关药物不良反应的文章综述中提到,有一位患者因外用红霉素眼膏发生严重过敏致死,一例用1%丁卡因液点眼过敏致死。

药物不良反应的类型有所增加。20世纪50年代在杨国亮教授等人对910例药物不良反应分析中包括12种临床类型,其中以发疹型药疹居首位,占36.3%;固定型药疹次之,占34.92%,而TEN(中毒性表皮坏死松解型药疹)占0.33%。20世纪60年代至20世纪80年代李世荫教授收集的1172例药物变态反应中,以固定型药疹居首占40.61%,发疹型药疹次之占21.93%,TEN达1.02%,全身反应包括过敏性休克、哮喘、药热、血尿、SLE样反应等等。北京友谊医院皮肤科1988—1990年3年门诊确诊为药物性皮炎296例,共7种疹型。其中荨麻疹型117例,占39.52%;固定型药疹110例,占37.16%;麻疹及猩红热样红斑64例,占21.62%;以上3种疹型共计291例,占98.31%。近几年,国内外多种期刊杂志上有报道关于很多新药致TEN和其他皮肤过敏反应如:卡马西平、氧氟沙星、吲达帕胺、白细胞介素-2、氨硫脲、维A酸、阿法罗定等等。

(三)病因及发病机制

药物不良反应的原因是复杂的,包括变态反应、遗传因素和先天素质、光敏、给药方式以及机体内环境因素等。概括来说,药物不良反应的发病机制分为免疫学机制和非免疫学机制。

(四)基本特点

1. 变态反应引起的药疹只发生在少数有特异过敏体质的人,对多数人则不发生反应。

2. 皮疹的发生与药物剂量无平行关系,常规量或小剂量药物也可引发药疹。

3. 有一定潜伏期。

4. 皮疹为多形性。

5. 交叉过敏　药疹治愈后再用与致敏药物化学结构式类似的药物可引起再发药疹。

6. 多价过敏　如有感染、高热、高度敏感时,对以前不过敏的许多药物或食物也可发生过敏反应。

7. 同一种药物在不同的患者身上可发生不同类型的药疹,而同一类型的药疹也可由不同的药物引起。

8. 糖皮质激素治疗有效。

（五）临床表现

1. 固定性药疹　为较常见类型。患者每服用同一种药物后则在同一部位发生皮损,反复服药则不断有新皮损发生。皮损特点为圆形或椭圆形鲜红或暗红斑,重时中心可出现水疱。此型药疹可发生于身体任何部位,但 89% 发生于皮肤黏膜交界处。一般不伴有或轻微全身症状。

2. 荨麻疹型　皮疹与通常的急性荨麻疹一样即风团样损害,但风团广泛、色泽红、持续时间长、全身症状重。

3. 麻疹、猩红热样型或称发疹型　皮疹的形态似猩红热或麻疹样,但有以下鉴别点（表 34-3）。

表 34-3　药疹、麻疹、猩红热的鉴别

鉴别要点		药疹	麻疹	猩红热
病因		药物	麻疹病毒	A 组 B 型溶血性链球菌
潜伏期		大多为 3~10 天	9~11 天	2~5 天
前驱症状		多不明显	通常 3 天,热度逐渐上升,卡他症状明显	起病急剧,突然高热,起病一天后发疹
发疹情况	部位	全身皮肤	耳后—面颈—胸背腹—四肢	颈—胸—躯干—四肢 36 小时内遍布全身
	疹型	红斑、丘疹、水疱,皮屑、弥漫全身	玫瑰色斑或丘疹间可见正常皮肤	弥漫细小密集猩红色斑皮肤皱褶处有 Pastia 线
	口腔	一般无皮疹	发疹 1~2 天后颊黏膜出现 Koplik 斑	"环口苍白圈"、发疹 3~4 天后出现'杨梅舌'
合并症		重症者有 AlT 升高、肾脏损害	支气管炎、肺炎、喉炎、脑炎、心功能不全	扁桃体周围脓肿、中耳炎、急性肾小球肾炎、风湿热,心肌炎
病程		2~3 周	7~14 天	7~8 天时皮疹开始脱屑
治疗		脱敏,重者用皮质激素	抗病毒,预防并发症	抗链球菌感染,青霉素首选

4. 红皮病、剥脱性皮炎型　全身皮肤鲜红肿胀、渗出、结痂、大片叶状鳞屑剥脱、黏膜充血、水肿、糜烂。全身症状明显可伴肝肾损害。

5. 大疱性表皮坏死松解型　为药疹中最严重的一型。发病急,在红斑或暗红斑的基础上出现大小不等松弛性水疱及表皮松解,稍用力表皮即可脱落。黏膜也有大片坏死剥脱。全身中毒症状严重伴多脏器受累,抢救不及时死亡率很高。

　　6. 多形红斑型　圆形或椭圆形水肿性红斑、丘疹、中央常有水疱,似虹膜状改变,常伴发热及关节症状,重时有黏膜损害。

　　7. 紫癜型　通常不伴有血小板减少。

　　8. 湿疹样型　具有湿疹样皮疹之特点即多形态损害。

　　9. 痤疮样型　以毛囊性丘疹、脓疱以及粉刺为主要表现。

　　10. 血管炎型　除皮肤紫癜、瘀斑、结节、坏死外,还可有发热、关节痛、水肿、蛋白尿、血尿及肾功能改变。

　　11. 光敏型　皮疹形态像湿疹样改变,以暴露部位为主,但非暴露部位也可发生。

　　12. 扁平苔藓样型　与扁平苔藓相似,可伴湿疹样损害。

　　哪些药物易引起哪种类型药疹参见表34-4。

表34-4　疹型与药物的关系

皮疹类型	常见致敏药	少见偶见致敏药
红斑、丘疹、斑丘疹为主要表现	青霉素、链霉素、巴比妥类、磺胺类、非那西丁、砷剂、溴剂、碘剂、汞剂、胰岛素、氨苯砜、乙酰螺旋霉素、四环素、土霉素、氨基比林、氯丙嗪、阿托品、洋地黄、卡马西平、曲克芦丁片、头孢拉定、环丙沙星、地高辛、己烯雌酚	二巯基丙磺酸钠、氟桂利嗪、胸腺因子D、多巴酚丁胺、巯乙磺酸钠、氢化可的松、地尔硫䓬、复合维生素糖丸、樟脑酚、脑活素、仙鹤草
麻疹、猩红热样	巴比妥类、磺胺类,非那西丁、青霉素、链霉素、氨基比林、破伤风抗毒素、氢氯噻嗪、氨卡西林、布洛芬、交沙霉素、氧氟沙星	大观霉素,烟酸肌醇酯、洛哌丁胺、甲氧氯普胺、氢化可的松、西咪替丁、茵栀黄注射液
剥脱性皮炎	巴比妥类、青霉素、链霉素、磺胺类、砜类药;氯丙嗪、呋喃西林、水合氯醛、卡马西平、汞剂、砷剂、铋剂、甲硝唑、利福平、林可霉素、头孢唑林	酚酞、吡硫醇(脑复新)、阿苯达唑、颠茄浸膏、萘普生、酮康唑、克银丸,人参蛤蚧精口服液
大疱性表皮松解萎缩坏死型药疹	卡马西平、磺胺类、苯巴比妥盐、氨基比林、灰黄毒素、氨苯枫、四环素、破伤风毒素、异丙嗪、卡那霉素、APC、头孢唑林、青霉素、麦迪霉素、安乃近、速效伤风胶囊、吲哚美辛、甲硝唑、林可霉素、复方氨林巴比妥、万古霉素	安那度尔、鱼腥草注射液、双氯芬酸、复方降压片、诺氟沙星、桂利嗪、西洋参、别嘌醇、吲哚美辛、吲达帕胺、乙酰螺旋霉素、白细胞介素-2,芳香维A酸、氨硫脲,山菠萝、吡罗昔康
单纯性紫癜、过敏性紫癜	水杨酸类、巴比妥酸盐、安乃近、金盐类、链霉素、磺胺类、奎尼丁、血清类、砷剂、汞剂、胰岛素	双氯芬酸、红霉素、阿苯达唑、乙酰螺旋霉素、乙肝疫苗
荨麻疹及血管神经性水肿色素沉着	青霉素、磺胺类、水杨酸盐、可待因、破伤风抗毒素、头孢氨苄、巴比妥盐、诺氟沙星、雌激素、链霉素、呋喃唑酮、普鲁卡因、含碘造影剂、胰岛素、灰黄霉素、奎宁、地塞米松、复方氨林巴比妥、酮康唑、血清、器官浸膏、非那西丁、氨基比林、安替比林、砷剂、二巯基丙醇、乙醚、异烟肼、汞剂、对氨水杨酸、奎宁、阿司匹林、四环素、呋喃唑酮、肝素、垂体后叶激素、促性腺激素、甲状腺素、胰酶	雷尼替丁、维生素C、颠茄片、肝素、三九胃泰、氯化钾、康泰克、阿司咪唑、蛲虫膏、狂犬疫苗、甲硝唑、吲哚美辛、普罗帕酮、肝必复、鹅去氧胆酸、牙周康、溶菌酶口含片、维生素B₆、阿替唑伦片、乙双吗啉、硫酸小诺霉素、甘草锌胶囊、白霉素、叠氮胸苷、巯乙硫酸钠、银黄注射液

皮疹类型	常见致敏药	少见偶见致敏药
剥脱性皮炎	砷剂、金剂、银剂、铋剂、奎宁巴比妥类、青霉素、链霉素、磺胺类、砜类药；氯丙嗪、呋喃西林、水合氯醛、卡马西平、汞剂、砷剂、铋剂、甲硝唑、利福平、林可霉素、孢唑林	酚酞、吡硫醇(脑复新)、阿苯达唑、颠茄浸膏、萘普生、酮康唑、克银丸,人参蛤蚧精口服液
大疱性表皮松解萎缩坏死型药疹	卡马西平、磺胺类、苯巴比妥盐、氨基比林、灰黄霉素、氨苯枫、四环素、破伤风毒素、异丙嗪、卡那霉素、APC、头孢唑林、青霉素、麦迪霉素、安乃近、速效伤风胶囊、吲哚美辛、甲硝唑、林可霉素、复方氨林巴比妥、万古霉素	安那度尔、鱼腥草注射液、双氯芬酸、复方降压片、诺氟沙星、桂利嗪、西洋参、别嘌醇、吲哚美辛、乙酰螺旋霉素、吲达帕胺、白细胞介素–2、芳香维A酸、氨硫脲,山菠萝、吡罗昔康

(六)诊断思路

1. 根据用药史,临床表现一般不难作出诊断,可参阅药疹的特点部分。

2. 斑贴试验 协助诊断。

3. 病理切片 一般来说,药疹的诊断根据病史和临床表现可以作出诊断,不必做切片,但对某些重症、疑难或不典型病例需要病理检查协助诊断和鉴别诊断。如:葡萄球菌引起的中毒性表皮坏死与药物引起的中毒性表皮坏死松解型药疹之鉴别;有色素改变的皮肤损害鉴别;光毒与光变态反应的鉴别;通过皮肤组织免疫荧光检查还可用于红斑狼疮和光敏性皮肤病的鉴别。

4. 皮肤试验

(1)如青霉素皮试,检测即刻型(1型)反应。值得注意的是有些对青霉素过敏的患者皮试可以出现阴性反应。一般来说,皮肤试验应在皮疹消退半个月后才能进行。由于皮试存在一定危险性,对于严重或高敏者不用或慎用。

(2)放射变应原吸附试验(radioallergosorbent, RAST):主要检测即刻型反应,对迟发型不敏感。是用放射性核素标记 IgE 抗体测定药物过敏患者血中特异性 IgE 抗体的定量法。此法所需设备昂贵,还有假阴性和假阳性问题。

(3)ELISA 法(酶联免疫吸附试验):此法设备简单,易于推广,但不易取得高敏和高特异性。为此,有专家通过对 ELISA 法的改良建立了 McAb–BA–ELISA 方法(单克隆抗体–生物素与亲和素–酶联免疫吸附试验)提高了特异性和敏感性。

(4)其他:组胺游离试验、嗜碱性粒细胞脱颗粒试验、淋巴细胞转化试验、巨噬细胞游走抑制试验等等,由于这些方法目前在敏感性和特异性方面还存在一些问题,尚需进一步研究探讨。

(七)防治原则

1. 用药前要详细询问患者有无药物过敏史,避免使用已知过敏或可疑过敏以及与过敏药物化学结构相似的药物。同时应将致敏药物记入病历。

2. 避免滥用药物 可用可不用的药物最好不用。

3. 应用某些药物应做皮试 如青霉素、链霉素、破伤风抗毒素、普鲁卡因等。并于皮试前备好急救药物。

4. 由于引起药疹的药物种类和药疹的表现类型不断增多、变化,因此,用药后应认真观察用药反应,如出现皮肤瘙痒、红斑、丘疹、发热等要立即停药。

5. 一旦确诊或可疑药疹要停用有关药物,注意交叉过敏或多价过敏。

6. 一旦发生了药疹,除积极进行治疗外,要加强护理,鼓励患者多饮水以加速药物的排泄,同时要禁食异种蛋白食物、辛辣食物。

7. 对于轻型药疹停止使用致敏药物,并促进其排泄。或静脉输液加维生素 C,口服抗组胺药、静脉注射 10% 葡萄糖酸钙 10ml 加维生素 0.5g,每日一次。一般停用致敏药物和脱敏治疗后,皮疹大多很快消退。

对于重型药疹则需及早并足量应用皮质类固醇激素,可选择地塞米松 10~20mg/d(分两次),或氢化可的松 200~400mg/d 静脉滴注。同时加强支持疗法,注意抗感染、水电解质平衡以及激素的副作用等等。重症药疹可伴内脏损害,要设专人护理,注意合并症的治疗。

局部治疗主要根据皮损的不同选用不同的外用药物(参见皮疹的治疗章节)。

（赵俊英）

参 考 文 献

［1］赵辨. 临床皮肤病学. 3 版. 南京:江苏科学技术出版社,2001:4.

［2］杨国亮. 皮肤病学. 上海:上海科学技术出版社,1990.

［3］杨德惠. 老年常见疾病. 北京:华龄出版社,1990.

［4］李志文. 现代性传播疾病. 北京:人民卫生出版社,1991.

［5］吴志华,王正文,林元珠,等. 皮肤性病学. 广州:广东科技出版社,1992.

［6］王端礼. 医学真菌学. 北京:人民卫生出版社,2005:535.

35

耳 聋

概述

　　耳聋泛指各种不同程度的听力损失。人类能听到的声音频率为20~20 000Hz,而语言频率通常是在500~3000Hz,听觉的产生是一个从机械声学到神经生物学的转换过程。声波可以通过两种途径传入内耳,即空气传导和颅骨传导,以空气传导为主。声波经外耳进入内耳,将机械能转换为生物电反应,释放化学物质,神经冲动沿脑干听觉传导径路达到大脑颞叶听觉皮质中枢而产生听觉。因此,从外耳到大脑皮层的听觉通路上任何部位及附近的病变都可以引起耳聋。

　　听力损失是以语言频率中500Hz、1000Hz和2000Hz三个频率平均听力损失的分贝数来计算的。耳聋程度的划分根据WHO1980年的《障碍、残疾和残废的国际分类》列出听力障碍的分级如下:

　　1. 正常　<25dBHL。

　　2. 轻度听力障碍　26~40dBHL(听微弱语声有困难)。

　　3. 中度听力障碍　42~55dBHL(听普通语声有困难)。

　　4. 中重度听力障碍　56~70dBHL(听较响语声有困难,影响工作和生活)。

　　5. 重度听力障碍　71~90dBHL(只能听大声喊叫,在儿童影响语言发育)。

　　6. 极重度听力障碍　>91dBHL(残存听力一般不能利用,儿童则为聋哑)。

病因思考

　　耳聋可以根据病变的部位、耳聋的程度、病因和发病时间进行分类。临床常根据耳聋的性质将听力损失划分为三大类,即传导性耳聋、感音神经性耳聋和混合性耳聋。此种分类法可以反映出病因和病变的规律,为治疗和预防耳聋提供依据。

一、传导性耳聋

(一)外耳道阻塞或畸形

1. 外耳道炎性肿胀　如外耳道疖肿、外耳道炎。

2. 外耳道耵聍栓塞。

3. 外耳道异物阻塞。

4. 外耳道胆脂瘤。

5. 先天性外耳道闭锁　第一腮沟发育障碍所致。

6. 后天性外耳道狭窄或闭锁

（1）外耳道感染后闭锁或狭窄。

（2）耳道外伤性瘢痕闭锁或狭窄。

（3）烧、烫伤致耳道变形、闭锁。

（二）中耳疾病或畸形

1. 中耳外伤

（1）鼓膜外伤：直接或间接外力引起的鼓膜破裂、穿孔。

（2）血鼓室：颞骨、颅底骨折引起中耳积血。

（3）听骨链中断：头部外伤、受冲击、震荡引起听小骨中断连接。

2. 各种类型的中耳炎

（1）急性化脓性中耳炎。

（2）慢性化脓性中耳炎。

（3）分泌性中耳炎。

3. 耳硬化症　为骨迷路包囊之密质骨海绵状变性，使镫骨足板与前庭窗连接固定，导致听力下降。此症病因未明，考虑与遗传、内分泌、骨迷路发育和自身免疫等因素有关。

4. 先天性中耳发育畸形　是第一咽囊发育障碍所致，由于鼓室内传音结构的畸形造成听力障碍。

二、感音神经性耳聋

（一）先天性耳聋和遗传性耳聋

1. 受遗传因素、病毒感染、药物及其他不良理化因素影响，致使听泡发育障碍、先天内耳畸形，导致先天性耳聋。遗传性聋可为先天性、亦可后天发病；可为综合征型、亦可不伴综合征仅为单纯性耳聋。

2. 先天性遗传性内耳畸形　有明确家族史。

3. 先天性感染性畸形　由于胚胎早期母体感染风疹、麻疹、腮腺炎等病毒所致，非遗传性。

4. 理化因素损伤性畸形　如孕妇服用沙利度胺、甲丙氨酯、奎宁等药物及接触 X 线、电磁波等，致胎儿畸形。

5. 近亲婚配后代中的非综合征性内耳畸形

（1）Alexander 型：耳蜗管发育不良。

（2）Scheibe 耳蜗管、球囊发育畸形。

（3）Mondini 耳蜗发育畸形。

（4）Michel 全内耳未发育。

6. 综合征性耳畸形　除内耳畸形外，尚有头面部其他器官、肢体及内脏畸形相伴发。

（1）Ushers syndrome：视网膜色素变性、聋哑综合征。

（2）Pendreds syndrome：甲状腺肿耳聋综合征。

（3）Klippel–Feils syndrome：克里波 – 费尔症候群。

（4）Cerico–oculo–acoustic trias：颈 – 眼 – 耳三联征。

（5）Weardenburgs syndrome：华登堡症候群。

（二）老年性耳聋

人进入老年，听觉系统老化或受内、外环境影响，听力逐渐下降。

1. 外部环境影响　噪声和环境的污染。

2. 内环境的改变　血液流变学改变、血管病变等。

3. 听觉系统的变性改变。

4. 内耳相关基因突变。

5. 遗传因素。

（三）感染性耳聋

1. 耳源性或脑膜炎源性迷路炎。

2. 风疹。

3. 腮腺炎。

4. 麻疹。

5. 水痘、带状疱疹。

6. 疟疾。

7. 伤寒。

8. 流感病毒。

9. 梅毒。

10. HIV 病毒感染。

（四）中毒性耳聋

1. 药物中毒性耳聋　已知的耳毒性药物有近百余种，如：链霉素、庆大霉素、卡那霉素、奎宁、顺铂、依他尼酸、沙利度胺等。

2. 化学性中毒　铅、苯、砷、一氧化碳中毒等。

（五）感音损伤性耳聋

长期受噪声刺激而发生的一种缓慢的、进行性的听觉损伤，其受损部位主要在内耳，为感音神经性耳聋。亦有接受一次噪声便发生永久性声损伤。

1. 稳态噪声损伤。

2. 间断脉冲噪声损伤　亦称爆震性耳聋，系枪炮或炸弹爆炸引起的噪声损害。可表现为鼓膜穿孔、听骨链移位、骨折及听觉功能损害。这种强噪声和冲击波最容易引起听觉功能损害。

（六）听觉系统机械损伤

1. 迷路震荡。

2. 脑震荡、颞骨骨折。

3. 中耳手术引起的迷路损伤。

4. 耳压力伤。

5. 内耳放射伤。

（七）梅尼埃病耳聋

原因不明，表现为膜迷路积水。

（八）突发性耳聋

病因不明，学说有二：

1. 迷路供血障碍。

2. 病毒性听神经炎。

（九）听神经瘤和桥小脑角损害

（十）自身免疫性疾病引起的耳聋

1. 全身性自身免疫病

（1）Cogan 综合征。

（2）Wegener 肉芽肿。

（3）系统性红斑狼疮。

（4）类风湿关节炎。

（5）免疫性溶血性贫血。

（6）自身免疫性血小板减少性紫癜。

2. 自身免疫性内耳病

（十一）全身系统性疾病与耳聋

1. 高血压病。

2. 动脉粥样硬化（高血脂）。

3. 糖尿病。

4. 肾脏疾病、肾衰竭。

5. 痛风。

6. 甲状腺功能低下、黏液性水肿。

7. 椎基底动脉供血不足。

8. 多发性硬化症。

三、混合性耳聋

各种原因引起的感音神经性耳聋，合并有传导性耳聋，则表现为混合型耳聋。如：

1. 老年性耳聋合并有外耳道阻塞或中耳炎性病变。

2. 先天性耳聋合并中耳炎或外耳道阻塞。

3. 晚期耳硬化症。

4. 头部外伤或爆震伤致鼓膜穿孔或听骨链中断合并内耳迷路震荡。

5. 自身免疫性疾病内耳受损、中耳渗出或继发感染。

6. 鼻咽癌放疗后鼓膜穿孔、内耳放射性损伤。

四、功能性耳聋

癔症性耳聋，亦称精神性聋。主要原因为心理创伤，非器质性病变。

! 诊断思路

除先天性耳聋外,患者到急诊就医往往是因突发听力下降或因其他急症伴有耳聋而就诊。故对耳聋的诊断要依据病史、系统检查、耳部检查、听力检查及影像学诊断。

一、病史

（一）发病情况

耳聋发生的时间、过程、主要症状及伴随症状、可能的诱因。

1. 小儿耳痛伴听力下降,同时有上感流涕史,多为急性中耳炎。

2. 耳痛剧烈、不能触摸,伴听力下降,如为掏耳后引起,则可能为外耳道疖肿或外耳道炎。

3. 耳聋、耳痛、有流脓史,考虑为慢性化脓性中耳炎、急性发作。

4. 耳聋无痛,牵拉耳后听力有好转,可能为外耳道耵聍栓塞或异物阻塞。

5. 无明显诱因,突发耳聋或伴有眩晕,发病以中青年为多,既往无耳病史,耳道、鼓膜检查正常,则为突发性耳聋。

6. 耳聋伴眩晕、呕吐,有反复多次发作史,听力呈波动性下降,考虑为梅尼埃病。

7. 双耳听力下降,以青壮年为主,但在噪声环境中感觉听力较好,有韦氏误听现象,考虑为耳硬化症。

8. 老年人双耳进行性听力下降,多系老年性耳聋,单侧耳聋多为脑血管病变引起。

（二）病毒感染病史或接触史

近期内有无病毒感染的病史或接触史。有明确的亲神经病毒感染或接触史,如脑膜炎、腮腺炎、风疹、疱疹病毒等的感染或接触,感染期间可能有过耳周的疼痛,继而出现听力下降,可考虑为病毒感染。

（三）全身系统性疾病

有无全身系统性疾病,听力下降与其原发病有关。如以下疾病常可引发耳聋。

1. 高血压病。

2. 糖尿病。

3. 尿毒症。

4. 痛风症。

5. 脑血管病变。

6. 多发性硬化。

7. 自身免疫性疾病与耳聋　类风湿、红斑狼疮、坏死性血管炎等。

（四）家族史

1. 老年性耳聋有家族遗传倾向。

2. 药物中毒性耳聋一家中可有多例发生。

3. 耳硬化症为常染色体显性或隐性遗传,多有家族史。

（五）耳气压伤史

压力（大气压、水压等）骤降或骤升均可造成耳内压力伤。如:

1. 近期内有飞行史,尤其是在感冒时乘飞机常发生航空性中耳炎。

2. 潜水、游泳,高强水压对鼓膜的损伤。

3. 高速路行驶或高海拔盘山路行驶,耳咽管功能发生障碍,引起听力障碍。

（六）头部外伤史

1. 头部直接或间接受外力冲击,颅脑受伤后引起听力障碍。

2. 脑震荡及内耳震荡引发听力下降。

3. 强大声响如爆震引起的耳损伤。

（七）近期或既往用药史

1. 由于某些严重疾病不得不使用一些具有耳毒性的药物。

2. 盲目滥用具有耳毒性的抗生素。

（八）其他中毒史

1. 一氧化碳中毒史（煤气中毒）。

2. 长期接触其他化学物质引起中毒　如铅、砷、苯等。

二、系统检查

（一）全身检查

全面系统的体格检查,以了解内环境对听力的影响。

1. 老年患者重点为心脑血管系统和神经系统疾病。

2. 中青年女性重点为内分泌和免疫系统疾病。

3. 青壮年男性可能存在各系统潜在的疾病。

（二）血液检查

包括血常规、血生化、血清学检测等,以下检测指标的异常与听力下降关系密切。如:

1. 高血红蛋白。

2. 高血脂。

3. 高血糖。

4. 血尿酸增高。

5. 血尿素氮增高。

6. 血沉异常增快。

自身免疫性检测指标异常:免疫球蛋白、补体 CIC、CRP（C 反应蛋白）、ANA、ENA（抗粒细胞抗体等）。

三、耳部检查

耳部检查较为直观,传导性耳聋多有体征,而感音神经性耳聋的耳道、鼓膜均是正常的。

（一）外耳检查

包括耳郭,耳道是否通畅,有无外伤、感染或阻塞。

（二）中耳检查

鼓膜是否完整、有无充血或穿孔、是否内陷,鼓室内有无积液或积血等。乳突是否红肿,有无压痛。

四、听力检测

分为主观测听和客观测听两类方法。

（一）主观测听方法

1. 耳语或秒表测试　正常人听耳语声为 5~6m，秒表为 1m。低于以上米数可视为听力下降。

2. 音叉试验　使用低频 C128 或 C256 音叉和高频 C1024 或 C2048 音叉进行检测。结果：

（1）传导性耳聋 RT(－)，WT 偏向患侧，ST(＋)；

（2）感音神经性耳聋 RT(＋)，WT 偏向健侧 ST(－)；

（3）Gelle 试验：(＋)为正常，(－)为耳硬化症。

3. 纯音测听　主要了解三方面的问题：有无听力障碍、耳聋的性质和耳聋的程度。通过对不同频率听力损失的情况来判断耳聋病变的位置。

（1）气导、骨导曲线均呈坡形下降，为感音神经性耳聋。

（2）气导曲线下降，骨导正常，为传音性耳聋。

（3）骨导大于气导，但双曲线均呈坡形下降，为混合性耳聋。

（4）气导在 4000Hz 时呈 V 形下降，考虑为噪声性听力损害。

（二）客观检测方法

1. 声导抗检查

（1）A 型曲线：正常。

（2）As 型曲线：耳硬化症。

（3）Ad 型曲线：听骨链中断或耳咽管异常开放。

（4）B 型曲线：多为鼓室积液或中耳粘连。

（5）C 型曲线：为鼓室负压。

2. 脑干听觉诱发电位（brainstem auditory evoked potential，BAEP）　脑干诱发电位测听是一种客观的听力检测方法，尤其是对那些不能正确表达听力状况的患者可提供有价值的客观听力资料。可用于：

（1）新生儿和婴幼儿听力筛选。

（2）鉴别器质性和功能性耳聋。

（3）用于脑桥角占位、听神经瘤、多发性硬化、脑外伤、昏迷、脑瘫、脑死亡等中枢神经系统疾病的定位和结果判断。

五、影像学检查

是检查耳聋必不可少的诊断手段，常用 CT、MRI 和动脉造影，为诊断听觉通路功能的现代诊断技术。

1. 了解颞骨内病变，包括传导性和混合性听力损失。

2. 先天性外、中、内耳畸形。

3. 内听道、桥小脑角病变所致听力损失。

4. 胆脂瘤、肿瘤对内耳的损伤。

！急诊处理

一、传导性耳聋

（一）急性外耳道炎或外耳道疖肿

由于外耳道不洁肿胀、耳道狭窄、影响声波传导引起听力下降。

1. 首先要将耳道内存留的耵聍、堆积的脱落上皮和分泌物清理干净,用0.9%生理盐水,水温在37℃进行冲洗,而后用抗生素滴耳剂滴耳、或用浸有抗生素液小纱条放入耳道湿敷消炎、消肿。耳道通畅后听力即可恢复。

2. 若耳疖已形成小脓肿则应切开引流,每日换药或局部点药直到痊愈。

（二）外耳道异物

1. 若为棉花、纸屑等堵塞耳道可直接用镊子取出。

2. 金属异物可用磁铁吸出。

3. 昆虫类异物可先用酒精、甘油等滴入耳道,待昆虫淹死后再用镊子取出或用吸引器吸出。

4. 光滑球形异物不可用镊、钳等夹取,要用异物钩或细长的小刮匙取出。

5. 被泡胀的植物性异物可先用95%酒精脱水后再取出。

6. 异物嵌顿在耳道内又引发外耳道炎时应先控制炎症,以后可以在局部麻醉下将异物取出。

（三）外耳道耵聍栓塞

先用5%碳酸氢钠甘油滴耳以软化耵聍。用法为每次2~3滴,每天3~4次,2~3天后耵聍软化,再到耳科门诊用0.9%温生理盐水冲洗耳道(水温在37℃左右),将耵聍洗出。

（四）急性中耳炎

往往因感冒、鼻腔、鼻咽部感染引起,临床主要表现为耳痛、听力下降。检查鼓膜急性充血,少数可有鼓室积脓或耳漏。治疗主要为消炎、止痛。

1. 口服或注射抗生素,积极抗感染治疗。

2. 局部用药　鼓膜充血、无穿孔可用1%~2%酚甘油或1%氯霉素甘油滴耳,局部消炎,减轻疼痛。配合鼻腔滴用减充血剂,如1%麻黄碱,以减轻鼻炎对中耳的影响。若出现中耳积脓则应行鼓膜切开引流,已经化脓并鼓膜穿孔,应使用3%过氧化氢溶液清洁耳道,将脓液清除干净后滴入抗生素滴耳剂。

3. 慢性化脓性中耳炎急性发作时,治疗方法与急性化脓性中耳炎相同。

（五）鼓膜外伤

1. 各种外力引发鼓膜破裂穿孔可引起听力突然下降。鼓膜外伤后若耳道内无污染,一般3~4周穿孔可自行愈合。

2. 若被污染则应清洁耳道、口服抗生素预防中耳感染,待其自行愈合。

3. 亦可用鼓膜贴补的方法,即用浸有鼓膜生长刺激剂(如尿素、硼酸等)的薄棉片贴敷于穿孔表面,刺激鼓膜生长,加快鼓膜穿孔的愈合。此方法要求严格无菌操作。穿孔愈合时间明显缩短,一般为 1~2 周。

(六)外伤性中耳积血

头部外伤后,中耳腔内有血液存留或中耳内出血造成血鼓室,影响听力。此时除口服抗生素预防感染外,可以经鼻腔滴 1% 麻黄碱液,促使咽鼓管开放,以利中耳腔的引流和积血的吸收。

二、感音神经性耳聋

(一)特发性突聋

由于病因未明,其治疗仍为经验疗法。为挽救听力,发病后一个月内应积极治疗,三个月内不放弃。

1. 糖皮质激素冲击治疗 泼尼松 60mg/d,5 天后逐渐减量,10 天为一个疗程。注意激素治疗的禁忌证。

2. 改变血流变、扩张血管及纤溶治疗

(1)10% 低分子右旋糖酐 500ml,静脉滴注 5~7 天。

(2)复方丹参注射液 8~16ml,或川芎嗪 40~80mg,或者葛根素 400mg,以上选用一种药物行静脉滴注,每日一次,10 次为一个疗程。

(3)尼莫地平 30mg,2~3 次 / 日,或氟桂利嗪 5~10mg,每日一次。

(4)倍他啶 4~8mg,3 次 / 日,或倍他司汀 6~12mg,3 次 / 日。

(5)曲克芦丁 0.2g,3 次 / 日,烟酸 0.1g,3 次 / 日。

(6)东菱克栓酶、尿激酶等抗栓、溶栓药物治疗,但治疗时应住院监测。

3. 保护和营养神经

(1)高压氧治疗,10 次为一个疗程。若无条件可用混合氧治疗。

(2)维生素 B_1 100mg、维生素 B_{12} 100~500μg 或 ATP 20mg 肌内注射,每日一次,营养神经、改善内耳能量代谢。

4. 伴有眩晕时可用 5% 碳酸氢钠 20~40ml 静脉注射,以改善内耳微循环及酸碱平衡。

5. 患病后应低钠饮食,以减轻内耳水肿。

(二)感染性耳聋(传染病中毒性耳聋)

听觉系统受病毒、细菌、立克次体、疟原虫等微生物侵袭,使听力受到损害。如风疹、流感、脑膜炎、腮腺炎、梅毒、疟疾等疾病。对感染性耳聋的治疗主要针对病因治疗,同时注意保护听神经。

(三)药物中毒性耳聋

耳毒性药物已经发现有百余种,如抗疟药、止痛剂、利尿药、抗生素类、抗癌、抗结核及避孕药等,各类药中均有。其对内耳的毒性作用往往为不可逆性。因此一旦发现应马上停药,除非抢救生命必须要用。促进药物自内耳排出,同时给予营养神经药物、保护内耳毛细胞、改善微循环。如维生素 A、D、B、泛酸、ATP、神经营养因子等,糖皮质激素有一定疗效。中药苍术、生地、枸杞对内耳亦有保护作用。具体用药可参照突发性耳聋的治疗,除激素和抗栓治疗外。

(四)爆震性耳聋

亦称间断脉冲噪声损伤。爆震可引起鼓膜破裂、听骨移位、骨折和内毛细胞损伤。70%

的穿孔可自行愈合,听骨移位或骨折需手术治疗。内耳损伤应及早使用血管扩张剂和促进神经代谢的药物,配合中医中药治疗。中药治疗可用:葛根、川芎、川断、柴胡、磁石、党参、石菖蒲各 15g,甘草 10g,水煎服,每日一付。同时服用硫酸亚铁 0.6g,每日三次,和维生素类药物。

(五)梅尼埃病

一侧耳鸣、耳聋,伴突发性眩晕为本病特点,可反复发作并伴有波动性听力下降。

1. 一般性治疗　低盐、低脂饮食,劳逸适度。

2. 药物治疗

(1)镇静药:茶苯海明 50mg,每日三次,地西泮 2.5~5mg,每日三次。

(2)扩张血管药:烟酸 50~100mg,每日三次;山莨菪碱(654-2)5~10mg,肌内注射,或 30~40mg 静脉滴注;5% 碳酸氢钠 40~50ml 静脉注射;桂利嗪 25~50mg,每日三次;或 20~40mg 静脉滴注。

(3)混合氧 7%CO_2+95%O_2 吸入。

(4)钙离子通道阻滞剂:如氟桂利嗪 10mg,每日 1~2 次。

(5)脱水剂:乙酰唑胺 250mg,口服,每 6 小时服一次,或 500mg 静脉滴注;氢氯噻嗪 25mg,每日三次。使用利尿剂时注意血钾的监测。

3. 中药治疗　一般应辨证施治,分型处理。

(1)半夏 9g、天麻 9g、生白术 9g、川芎 6g、云苓 12g、炒枳实 6g、鲜竹茹 12g、石菖蒲 3g、党参 9g,水煎服,每日一剂。

(2)五味子 9g、山药肉 9g、酸枣仁 9g、当归 9g、桂圆肉 15g、甘草 6g,水煎服,每日一剂。

4. 手术治疗　本症手术方法很多,但大多属破坏性手术,主要用于缓解眩晕症状,不能根治内淋巴积水,日后听力仍会继续恶化。

(六)周身疾病引起的耳聋

周身疾病因损害内耳血液循环或毒性物质破坏内耳均可致聋。应查清病因,对症治疗。对高血压、糖尿病、血液疾病、肾脏疾病及内分泌紊乱等应积极治疗。至于中毒缺氧引起的内耳损害可选用血管扩张剂和促进血液循环代谢的药物。

(七)自身免疫性疾病引起的耳聋

基本药物为糖皮质激素和环磷酰胺等免疫抑制剂。用法:①先试验性用药:环磷酰胺 60mg,每日 2 次;泼尼松 30mg,隔日 1 次。共 3 周;②全量治疗:以上治疗有效,再继续 3 个月,后暂停环磷酰胺,继续泼尼松治疗 2 周。2 周后停药,若听力再度下降仍需治疗 3 个月或长期服用维持量激素泼尼松 30mg,隔日 1 次。

(八)精神性耳聋

非器质性耳聋可突然自愈或经各种暗示治疗而快速恢复,助听器常有奇效,但有复发倾向。

（朱晓明）

眼红、眼痛

概述

眼红、眼痛是眼病的常见症状。

眼红是结膜充血的表现，其本身并不是一种疾病，而是眼部病变的反映和体征，因充血的性质和临床表现不同，所显示的意义也不同。正确区分各种结膜充血，对诊断和鉴别诊断各种疾病有重要价值。

因充血的性质不同，临床上可分为两种充血，即结膜周边充血及睫状充血。结膜周边充血为结膜后动、静脉充血，睫状充血为睫状前动脉和结膜前后动、静脉充血。当两者并存时称为混合充血。充血局限于结膜某一部分，称为局限充血。周边结膜充血表示结膜有急性炎症，局限性充血见于泡性结膜炎、巩膜炎。睫状充血表示眼部深层组织或角膜炎症等，如虹膜睫状体炎、青光眼急性发作、角膜溃疡。

充血分为主动充血和被动充血。主动充血见于各种炎症、感染、外伤等；被动充血是由于机械压迫血行受阻等，常见于青光眼急性发作。

一般结膜炎无眼痛，若炎症侵犯角膜可有眼痛。前部葡萄膜炎因毒素刺激睫状神经末梢，引起睫状肌痉挛，可有眼痛，重者发展到眼眶及额部痛，眼球有明显的触痛。急性闭角型青光眼急性发作的患眼与同侧头部剧烈疼痛，疼痛可沿三叉神经分布区域的眼眶周围、鼻窦、耳根、牙齿。

病因思考

眼红眼痛常见的病因有结膜炎、巩膜炎、角膜炎、虹膜睫状体炎及青光眼。

一、结膜炎

（一）急性卡他性结膜炎

俗称暴发火眼，是细菌感染引起的结膜急性炎症。最常见的细菌为肺炎双球菌、金黄色葡萄球菌、柯－魏杆菌、流感杆菌和链球菌等。

（二）流行性角膜结膜炎

本病的致病病原体是腺病毒，以腺病毒Ⅷ型最多见，常造成暴发流行，以接触传染。

（三）流行性出血性结膜炎

本病是一种暴发流行的眼部传染病，俗称红眼病，传染性极强，为微小型核糖核酸病毒（RNA病毒）中的肠道病毒70型引起。

（四）淋菌性结膜炎

1. 成人淋菌性脓漏眼　本病是一种严重危害视力、传染性极强的急性眼病，常由于角膜损害而丧失视力。病原是淋球菌，又称奈瑟双球菌，多为带有淋菌性尿道炎、阴道炎的分泌物被手指、毛巾等带到眼部的自身感染。

2. 儿童淋菌性角结膜炎　病原菌主要来源于患有淋病的父母，通过感染的手、毛巾、衣物等感染患儿。

3. 新生儿脓漏眼　胎儿出生时，被患有淋菌性阴道炎的母亲产道分泌物直接感染。

二、角膜炎

（一）单纯疱疹病毒性角膜炎

多为Ⅰ型单纯疱疹病毒感染。

（二）匍行性角膜溃疡

最常见为肺炎链球菌引起。

（三）铜绿假单胞菌性角膜溃疡

致病菌为铜绿假单胞菌。

（四）真菌性角膜炎

常见的致病真菌有念珠菌、曲霉菌、镰刀菌、酵母菌等。

三、巩膜炎

（一）巩膜外层炎

本病多位于角膜缘至直肌附着线之间赤道前部。病因常不明，可与外源性抗原抗体所致的过敏性反应有关，如结核等。

（二）前巩膜炎

发生在赤道前部的深层巩膜组织，原因多不明，一般可有以下几种：

1. 外源性感染　由细菌、病毒、真菌通过结膜感染灶引起。

2. 内源性感染　包括化脓性转移灶和非化脓性肉芽肿（结核、梅毒等）。

3. 结缔组织疾病的眼部表现。

四、虹膜睫状体炎

本病为常见的眼病，大多原因不明。

1. 某些病例与自身免疫疾病有关　如强直性脊柱炎、类风湿关节炎等。

2. 与感染有关　如顽固性细菌性感染、结核、梅毒等。

3. 由眼部邻近组织的炎症蔓延或继发于角膜炎、巩膜炎。

五、急性闭角型青光眼

本病病因由于虹膜周边部机械性地堵塞了房角,阻断了房水的出路而使眼压升高。小梁和 Schlemm 管等房水排出系统一般是正常的。

！诊断思路

一、病史

1. 患眼曾多次复发角膜炎,劳累、感冒等为复发诱因,考虑为单纯疱疹病毒性角膜炎。
2. 农村患者有麦穗、树枝擦伤眼的角膜炎,考虑为真菌性角膜炎。
3. 有角膜外伤史、溃疡发展快,考虑为铜绿假单胞菌性角膜溃疡。

二、伴随症状

1. 眼睑高度红肿,分泌物极多,考虑为淋菌性。
2. 结膜炎患者伴有结膜下出血、耳前淋巴结肿大,考虑为流行性出血性结膜炎。
3. 患者有剧烈眼痛、头痛、恶心、呕吐者,考虑为急性闭角型青光眼急性发作。
4. 怕光流泪、剧烈眼痛、绿色分泌物,考虑为铜绿假单胞菌性角膜溃疡。

三、急性结膜炎

（一）急性卡他性结膜炎
1. 自觉患眼灼热感或异物感、分泌物多,分泌物为黏液性或脓性。
2. 睑结膜及球结膜周边部充血明显,有时有小点片状出血,严重时有睑结膜假膜形成。
3. 严重时有角膜边缘浸润,形成新月形溃疡,此时有混合性充血。

（二）流行性角膜结膜炎
1. 自觉异物感,有时有畏光、流泪,分泌物水样。
2. 眼睑红肿、结膜充血水肿、睑结膜有滤泡。
3. 结膜炎约一周后角膜中央可出现点状混浊小点。
4. 耳前淋巴结肿大。

（三）流行性出血性结膜炎
1. 自觉症状明显,有异物感、灼热感、怕光流泪、分泌物为水样。
2. 睑球结膜充血、水肿明显,睑结膜有滤泡增生、球结膜有点片状出血。角膜上皮有点状脱落,荧光素染色阳性。
3. 耳前淋巴结肿大。
4. 个别患者合并前部葡萄膜炎。

（四）淋菌性结膜炎
1. 有淋菌性尿道炎或有接触淋病患者污染物历史。
2. 眼睑高度红肿、球结膜高度出血水肿。甚至红肿的结膜突出睑裂部,结膜有出血点及假膜。

3. 分泌物极多,不断由结膜囊内排出,为大量脓性分泌物,并混有血水。

4. 常见角膜并发症,初为浸润,迅速坏死破溃,可在一两天内发生角膜穿孔。

四、角膜炎及角膜溃疡

（一）单纯疱疹病毒性角膜炎

1. 患眼多次复发。

2. 患眼疼痛、畏光、流泪和眼睑痉挛。

3. 角膜知觉减退。

4. 角膜有树枝状、地图状或盘状浸润或溃疡,基质受累时可见后弹力层皱褶,灰白色 KP 及基质水肿,坏死型可出现灰白色前房积脓。

5. 病变组织培养可能分离到病毒。

（二）匐行性角膜溃疡

1. 患眼疼痛、畏光、流泪等明显刺激性症状,视力下降,脓性分泌物多。

2. 眼睑水肿,结膜充血明显,以睫状充血为主或混合充血。

3. 角膜溃疡为类圆形,灰白色浸润,常向中央方向进展有前房积脓。

4. 细菌涂片与培养查找病原菌阳性。

（三）铜绿假单胞菌性角膜溃疡

1. 患眼剧烈疼痛、畏光、流泪、视力下降。

2. 眼睑水肿、结膜明显混合充血及水肿。

3. 角膜中央环形溃疡或脓肿,病变周围角膜上皮水肿呈灰色毛玻璃状。

4. 前房积脓。

5. 大量绿色脓性分泌物。

6. 病变发展迅速,处理不当 2~3 天可穿孔。

7. 结膜囊分泌物或角膜刮片作细菌培养,可见铜绿假单胞菌生长。

（四）真菌性角膜炎

1. 患眼疼痛较轻、病变发展较慢。

2. 结膜有睫状充血或混合充血。

3. 角膜中央基质浸润、基质内脓肿或白色斑点、病灶或溃疡色质浓密而少光泽,呈苔垢状,溃疡外围有环状浸润,并有树根状卫星灶溃疡。角膜后有斑状 KP。

4. 早期出现前房积脓及明显的前房炎性反应。

5. 刮片可能找到菌丝,真菌培养阳性。

五、巩膜炎

（一）表层巩膜炎

1. 突发眼红、眼痛,视力一般不受影响。

2. 病变表层巩膜及其上结膜充血为局限性或呈扇状,巩膜表层血管迂曲、扩张。

（二）前巩膜炎

患眼均有眼红、眼痛、视力减退。

1. 弥漫性前巩膜炎　球结膜及前部巩膜充血、水肿,病变可限于一个象限或占全眼球前部。

2. 结节性巩膜炎　深层巩膜局限性炎性结节,结节紫红色,不能推动。结节单发或多发。部分患者引起继发性浅层巩膜炎。

3. 坏死性前巩膜炎　早期见局限性炎性浸润,色紫红,典型表现为局限性片状无血管区的浅层巩膜组织,局部水肿,巩膜组织严重破坏变薄,甚至穿孔。

六、虹膜睫状体炎

1. 患眼疼痛、畏光、流泪。

2. 睫状充血,触痛明显。

3. 房水混浊　裂隙灯下可见房水闪光及渗出物,表现为 Tyndall 征阳性,有时可发生前房积脓及前房出血。

4. 角膜后沉着　若为非肉芽肿性炎症可见角膜后大小不等灰白色沉着物,肉芽肿性炎症可见角膜后为羊脂状较大沉着物。

5. 虹膜充血纹理不清,虹膜有结节,多为渗出性,灰白色,位于瞳孔缘者称 Koeppe 结节,位于虹膜表面者称 Busacca 结节。

6. 瞳孔变小,对光反射迟钝,瞳孔部分有粘连。

7. 晶状体表面有色素及渗出物。

七、急性闭角型青光眼急性发作期

1. 剧烈眼痛,同侧偏头痛、眼眶痛、恶心、呕吐。

2. 球结膜充血水肿,呈睫状充血或混合充血。角膜上皮水肿,呈雾状,角膜后壁可见棕色沉着物。

3. 前房浅、虹膜水肿、瞳孔半开大呈竖椭圆形、晶状体前囊下有乳白色斑点状混浊,为青光眼斑。

4. 眼压明显升高,可在 50mmHg 以上。

5. 前房角镜检查可见房角关闭。

！急诊处理

一、急性卡他性结膜炎

1. 分泌物过多时可用生理盐水或 3% 硼酸水冲洗结膜囊。

2. 0.3% 氧氟沙星眼液,0.5% 庆大霉素眼液或 0.5% 卡那霉素眼液每小时一次滴眼。睡前用 0.5% 金霉素眼膏、红霉素或四环素眼膏涂入结膜囊内。

二、流行性角膜结膜炎

1. 抗病毒眼液滴眼,如 0.5% 阿昔洛韦滴眼液、0.2% 阿糖胞苷或 0.5% 环胞苷,每小时一次滴眼。

2. 病情严重者可口服阿昔洛韦 0.2g,每日 5 次。

三、流行性出血性结膜炎

治疗与流行性角膜结膜炎治疗相同。

四、淋菌性结膜炎

1. 用 1:5000 高锰酸钾,3% 硼酸溶液冲洗结膜囊,每 0.5~1 小时一次,直至分泌物消失。

2. 滴用 1:2000U/ml 青霉素(青霉素皮试阴性者)、0.3% 氧氟沙星、15% 磺胺醋酰钠、0.1% 利福平等每 5 分钟一次,或 2~3 种药交替滴用,病情缓解后可延长滴药间隔时间,用药时间至少持续两周。

3. 肌内注射青霉素 80 万单位,每 4 小时一次,对青霉素过敏者,可选用其他抗生素。

五、单纯疱疹病毒性角膜炎

1. 0.1% 阿昔洛韦眼液　每日 6 次滴眼,重症患者可每小时一次滴眼及口服阿昔洛韦 0.2g,每日 5 次。

2. 0.1% 碘苷(疱疹净)眼液,每 1~2 小时一次滴眼。

3. 0.05% 环胞苷眼液,每 1~2 小时一次滴眼。

4. 干扰素眼液,每日 6 次滴眼。

5. 0.1% 聚肌胞溶液,每日滴眼 6 次或结膜下注射 0.5ml,每周 2 次。

6. 病变侵犯深层角膜时,可局部滴用最少剂量的皮质类固醇。

六、匐行性角膜溃疡

1. 5% 头孢唑林(先锋霉素 V)眼液,0.3% 氧氟沙星眼液,15%~30% 磺胺醋酰钠眼液及 0.1% 利福平眼液,按病情可每 1~2 小时滴眼一次。

2. 病情较重时可同时结膜下注射抗生素,每日一次。

3. 患眼用 1% 阿托品眼液散瞳每日 2~3 次。

七、铜绿假单胞菌性角膜溃疡

1. 庆大霉素眼液、妥布霉素眼液、阿米卡星眼液及 0.3% 氧氟沙星眼液,每小时滴眼一次。

2. 病情较严重者可同时结膜下注射抗生素,每日一次。

3. 1% 阿托品散瞳每日 2~3 次。

八、真菌性角膜炎

1. 0.2% 氟康唑溶液、0.05% 两性霉素 B 溶液及 1% 咪康唑溶液,每小时一次滴眼。

2. 全身用药　可用氟康唑 200mg 静脉滴注,或用伊曲康唑 100mg 每日 2 次口服。

九、表层巩膜炎

1. 0.1% 利福平眼液,每日 6 次滴眼。

2. 1% 泼尼松龙眼液滴眼,每日 3~4 次,或 0.1% 地塞米松眼液,每日 3~4 次。

3. 布洛芬 0.2g,每日 3 次口服。

4. 查找病因进行病因治疗。

十、前巩膜炎

1. 局部滴眼药同表层巩膜炎。

2. 坏死性前巩膜炎需口服激素,泼尼松 60~80mg,每日一次晨服,每 5 日减 5mg。

3. 尽量找病因进行病因治疗。

十一、虹膜睫状体炎

1. 1% 阿托品眼液滴眼,每日 1~2 次。轻者可用复方托品酰胺,每日 3 次滴眼散瞳。

2. 局部用皮质激素

(1)0.1% 地塞米松眼液每日 4 次滴眼。

(2)病情严重者可同时结膜下注射,地塞米松 0.5ml(5mg/ml)或地塞米松 1.0ml 球旁注射。

3. 全身用药

(1)布洛芬 0.2g,每日 3 次口服。

(2)局部用药无效时可用泼尼松 40~60mg,每日晨顿服,逐渐减量,不超过 7 天停药。

4. 尽量找病因,进行病因治疗,原因不明者可同时应用广谱抗生素治疗。

十二、急性闭角型青光眼急性发作

1. 1%~2% 毛果芸香碱眼液每 5 分钟一次滴眼,半小时后改为 1 小时一次,按病情逐渐减少次数。

2. 乙酰唑胺 0.5g(磺胺过敏者禁用),配以苏打 1.0g 口服每日 2 次。

3. 20% 甘露醇 250ml 静脉滴注,每分钟 60 滴左右。

4. 患者眼痛、恶心、呕吐,以上治疗仍无效时可用 2% 利多卡因 1.5~2.0ml 作球后注射,麻痹睫状神经节,以减少房水生成和止痛。

(胡泳霞 王艳玲)

参 考 文 献

[1] 李凤鸣. 眼科全书. 北京:人民卫生出版社,1996:1524.

[2] 杨钧. 现代眼科手册. 北京:人民卫生出版社,1993:341.

[3] 李美玉. 现代眼科手册. 北京:北京医科大学中国协和医科大学联合出版社,1994:22-42.

[4] 刘英奇,赵亮. 现代眼科学. 南昌:江西科学技术出版社,1996:422.

37

失 明

！概述

眼属于视分析器,由三部分组成:周边部为视网膜,传导部为视神经,中枢为大脑皮质枕叶。视分析器的适应刺激是光,视网膜把光能变成一定的神经冲动沿视神经进入视中枢——大脑皮质枕叶,将视网膜的刺激变成视觉。眼的屈光间质(角膜、房水、晶状体、玻璃体)的疾病使屈光间质失去透明时,或视网膜、视神经、大脑枕叶产生病变不能把光能变成一定的神经冲动或传导阻断时就不会产生视觉,从而发生视力下降甚至失明。

失明是指严重的视力障碍。当一患者来急诊主诉单眼或双眼看不见时,医师必须检查患者确切的视力情况,详细询问发现视力障碍的时间,视力是突然下降还是逐渐发展而来,视远不见或视近不见,甚或远近均不见。来急症视力严重障碍而失明者,常为视力突然消失,只见眼前指数,光感甚或黑蒙。

按照世界卫生组织(WHO)制定的标准:盲是指双眼配镜后,戴镜视力 <0.05。失明与盲有相等意义,因此本章以 0.05 以下视力为失明。检查患者的视力 <0.05,通过屈光检查视力也不能提高者应属于视力严重障碍而失明者。

！病因思考

急性视力严重障碍的常见病因为眼内出血、视网膜及视神经病。

一、眼内出血

(一)糖尿病性视网膜病变玻璃体积血

糖尿病性视网膜病变是糖尿病的严重并发症之一。糖尿病性视网膜病变分Ⅵ期,其中新生血管或合并玻璃体积血为第Ⅳ期,属于增殖性糖尿病性视网膜病变,眼底除有微血管瘤、出血及渗出外还有新生血管与机化物,新生血管管壁薄,易破裂,发生反复性玻璃体积血,导致失明。

(二)视网膜中央静脉阻塞

本病分缺血型及非缺血型,前者视力严重障碍,常突然发生,视力可数指或仅能辨手动。

494

产生视网膜静脉阻塞的因素较为复杂,一般而言,高血压、高血脂、动脉硬化、炎症、血液高黏度及血流动力学等均与视网膜静脉阻塞有关。

（三）视网膜静脉周围炎（Eales 病）

青年复发性视网膜玻璃体积血,本病多见于青年男性。发病年龄以 20~30 岁为最多,40 岁以上和女性发病者较少见。本病发病有多种因素,与自身免疫反应性增强有关。Eales 认为首要考虑结核。

（四）蛛网膜下腔出血引起的玻璃体积血（Terson 综合征）

本病患者视力严重障碍。患者发病时突然头痛、头晕、呕吐后昏迷,苏醒后发现单眼或双眼看不见东西。全身检查有颅内压增高、血性脑脊液诊断为蛛网膜下腔出血。关于颅内出血引起玻璃体积血的发病机制尚有争论,有人认为是颅内压增高使血由蛛网膜下腔直接经巩膜筛板进入眼内。大量临床及实验证明眼内出血是由于颅内压突然增高传送到视网膜血管引起视网膜静脉充血,静脉压骤然上升,使视乳头上及视乳头周围的毛细血管、小静脉或静脉破裂,造成相当大的出血。作者曾治疗 Terson 综合征 3 例 6 只眼,经玻璃体切割术后 1 例双眼未发现视网膜血管破裂后的残迹,其他 2 例 4 只眼视网膜后极部均可见机化组织并累及血管,说明前者可能为大量毛细血管的出血,后 2 例为 Terson 综合征引起的视网膜静脉破裂后出现的眼底改变。

二、视网膜疾病

（一）年龄相关性黄斑变性（老年黄斑变性）

主要表现为黄斑区脉络膜毛细血管、Bruch 膜（玻璃膜）。视网膜色素上皮和神经视网膜的严重损害和进行性破坏。本病分渗出型及萎缩性。其中渗出型以黄斑部视网膜下脉络膜新生血管形成为特征,即脉络膜毛细血管穿过 Bruch 膜,向视网膜下异常生长所形成的新生血管,是临床上导致年龄相关性黄斑变性患者视力丧失的主要原因。这些新生血管及其伴随的视网膜下出血和视网膜纤维形成能够破坏中心视功能而致盲。新生血管破裂后大量出血引起玻璃体积血致短时间内失明。本病的原因目前尚不清楚。

（二）视网膜中央动脉阻塞

视网膜中央动脉是视网膜内层营养的唯一来源,一旦发生阻塞,视网膜内层血供中断,引起急性缺血,使视功能急剧障碍。其病因如下:

1. 动脉痉挛　急性进行性高血压、肾病高血压或慢性高血压病等的动脉痉挛,均可累及视网膜中央动脉引起主干或分支的一过性阻塞。

2. 动脉壁改变及血栓形成　高血压患者常有动脉硬化、心血管系统疾病、全身及局部的炎症性血管病,均可累及视网膜中央动脉,引起该动脉内膜增生、水肿,使血管腔狭窄、内膜粗糙,一旦某种因素作用下（如血栓形成、血管痉挛等）,狭窄的管腔可突然关闭而阻塞。

3. 栓塞　常见的栓塞栓子有钙、胆固醇、中性脂肪及血小板等。由栓子发生阻塞者,栓子常来源于心瓣膜及附近大动脉内壁脱落的赘生物,如细菌性心内膜炎时主动脉瓣、二尖瓣上的赘生物等。

4. 其他　球后麻醉时球后出血及外科手术时俯卧全身麻醉后,可能眼球受压引起视网膜中央动脉阻塞。

三、视神经疾病

（一）视乳头炎

视乳头炎的累及部位在视神经的球内段及眶内前段。其病因如下：

1. 全身性疾病　急性传染病，有许多急性传染病可累及视神经，如麻疹、猩红热、流行性感冒、丹毒等。慢性传染病如结核、梅毒。脱髓鞘疾病如多发性硬化。

2. 局部感染　多由邻近的眼内、眶内及其周围组织炎和脓毒病灶如鼻窦炎、扁桃体炎等。

3. 遗传性　见于 Leber 病。

4. 中毒性　有烟、酒、铅中毒。

（二）球后视神经炎

病变发生在视神经的眶内段、管内或颅内段，常侵犯视乳头黄斑纤维束，因该束位于视神经眶内段的中轴，故称为轴性视神经炎。本病的病因与视乳头炎相同，但有时查不出病因。

本病视力急剧下降甚至黑蒙而失明者为急性球后视神经炎。

1. 视神经挫伤　多见于剧烈额部外伤，颅底骨折等。

2. 枕叶皮质病变　引起枕叶皮质病变的疾病以血管瘤、脑外伤多见，脑脓肿和肿瘤次之。

3. 眼部缺血综合征　眼部缺血综合征是颈内动脉狭窄或阻塞所致的眼前后节缺血综合征。

诊断思路

一、是否失明

1. 主诉失明是患者的主观感觉，必须经过眼科医师客观检查患者的视力及视功能。

2. 患者如双眼失明，行动会困难，来诊时由他人搀扶。

3. 单眼失明者，部分患者患眼会比健眼瞳孔大。

二、病史

1. 患糖尿病多年，有过糖尿病眼底病病史，考虑为糖尿病视网膜病变增殖期玻璃体积血。

2. 玻璃体积血者为年轻男性，身体一般较好或有过结核病史，考虑为视网膜静脉周围炎。

3. 老年人有高血压病，眼底出血考虑为视网膜中央静脉阻塞。

4. 老年人曾有过老年黄斑变性，考虑为湿性老年黄斑变性网膜下或玻璃体积血。

5. 高血压患者头晕、头痛、呕吐、昏迷，已诊断为蛛网膜下腔出血患者，考虑为蛛网膜下出血引起的玻璃体积血。

6. 有脑梗死或有反复暂时及永久性偏瘫病史者,出现视力障碍、眼前闪光或暂时性黑矇,考虑为眼部缺血综合征。

三、增殖性糖尿病视网膜病变合并玻璃体积血

(一)眼底检查

增殖性糖尿病视网膜病变的新生血管一般多在视乳头处,典型的新生血管膜往往与视乳头或与上下血管弓相连。新生血管单独或伴纤维组织增生时常黏附于玻璃体皮质层,如发生玻璃体后脱离,由于牵拉使新生血管破裂出血,出血常近后极部分布,遮盖该处视网膜结构,当出血进入玻璃体内,即形成玻璃体积血,大量玻璃体积血时眼底不能窥入。

(二)B超

可见玻璃体混浊,玻璃体视网膜增殖甚或可见牵拉性视网膜脱离。

四、视网膜中央静脉阻塞

(一)缺血型

为突然发生视力障碍,视力可降到数指或手动。

(二)眼底检查

1. 视乳头充血　轻度水肿,乳头边界不清,视网膜静脉怒张色深,动脉细。

2. 视网膜水肿　整个眼底布满大小不等的视网膜出血斑,出血呈火焰状,以后极部多,较大静脉破裂可发生视网膜前出血甚至玻璃体内出血。

3. 眼底荧光血管造影　视网膜静脉循环时间延长、乳头边界不清,其上毛细血管扩张、渗漏,眼底出血多,使脉络膜与视网膜荧光遮挡;而未遮挡处,见扩张迂曲的静脉荧光素渗漏及管壁着染明显。

五、视网膜静脉周围炎玻璃体积血

(一)视力

突然减退至数指、手动、甚至光感。

(二)眼底检查

玻璃体大量积血时不能看见眼底,如可见周边部小静脉有扩张,管径不规则迂曲状,见火焰状出血,小静脉外有大小不等的白色或灰白色渗出斑,静脉两侧出现白色鞘膜。

(三)X线胸片检查

有无结核病灶,如无结核灶,可做结核菌素试验,除外结核所引起的眼部病变。

六、蛛网膜下腔出血引起的玻璃体积血

1. 昏迷苏醒后发现单眼或双眼看不见。

2. 玻璃体大量积血眼底看不见。

3. 玻璃体积血吸出后部分患者眼底可见部分机化组织累及血管。

七、年龄相关性黄斑变性

（一）视力突然下降、视物变形
（二）玻璃体积血时看不见眼底
（三）眼底检查

1. 黄斑区视网膜下有大量青灰色和灰红色盘状渗出和出血病变，病变周围有黄白色玻璃疣病变。

2. 荧光血管造影　黄斑区有视网膜下新生血管、荧光素渗漏，出血时有遮挡荧光。

八、视网膜中央动脉阻塞

（一）视力

突然急剧下降。

（二）瞳孔

中等大，间接对光反射存在，直接对光反射迟钝。

（三）眼底检查

1. 眼底可见视乳头境界稍模糊、色略淡，压迫眼球时不能引起视网膜动脉搏动。

2. 视网膜动脉极细，部分血柱呈串珠状。

3. 视网膜后极部因缺血呈乳白色混浊，黄斑部可见樱桃红点，为本病的特征。

4. 荧光血管造影　中央动脉无荧光素灌注或充盈延缓。视盘处的中央静脉可形成逆行充盈。黄斑部周围小动脉荧光充盈突然停止如树枝被砍断状。

九、视乳头炎

（一）视力

突然视力锐减，眼球转动时疼痛。

（二）眼底检查

1. 视乳头充血、水肿、边界模糊，而水肿不超过3屈光度，视乳头上可见出血、渗出。

2. 视网膜静脉扩张、弯曲，动脉正常或稍细。

3. 邻近视乳头的视网膜也可有水肿、出血及渗出，称为视乳头视网膜炎。

（三）视野检查

中心暗点及生理盲点扩大，并有周边视野向心性缩小。

（四）视觉电生理检查

视觉诱发电位（VEP）检查，图形VEP的典型表现为振幅下降、潜伏期延长。

（五）眼底荧光血管造影

动脉期显示视乳头毛细血管扩张，动静脉期以后视乳头毛细血管渗漏，使整个视乳头及其周围呈强荧光。

十、球后视神经炎

（一）视力

显著减退，甚至完全失明，常伴有眼球转动疼痛。

（二）瞳孔

中等散大，直接对光反应迟钝，甚至消失。

（三）眼底检查

一般为正常。

（四）视野检查

有中心暗点或哑铃形暗点。

（五）视觉电生理检查

VEP检查在急性期时，视力严重受损显示潜伏期延长明显，振幅明显下降，甚至反应完全消失。

十一、视神经挫伤

（一）外伤史

视力立即显著下降甚至失明，如视神经断裂，则立刻失明。

（二）眼底检查

视乳头水肿见于外伤性蛛网膜炎者，而颅内视神经损伤眼底多正常。

（三）视野检查

有各种不同受损部位相应的视野改变。

（四）视觉电生理检查

VEP振幅明显下降及潜伏期延长，严重者反应消失呈熄灭型。

十二、枕叶皮质病变

（一）病史

老年人高血压或有脑血管病史，脑外伤或有脑肿瘤。

（二）视野检查

有双眼一致性的同侧偏盲并有黄斑回避、双眼同向偏盲型中心暗点等典型的枕叶病变视野。

（三）视力

双侧枕叶皮质广泛损害时，可表现为双眼全盲，但瞳孔对光反应正常，所谓皮质盲。

（四）眼底检查

正常。

十三、眼部缺血综合征

（一）病史

老年人高血压或有脑血管病史。

（二）视力

突然减退、阵发性眼前闪光，甚至黑矇。

（三）眼痛及头痛

疼痛的原因可能为眼球缺血或新生血管性青光眼。

（四）眼前节检查

可有虹膜新生血管，常有前房闪光，偶见前房出血。

（五）眼底检查

早期可正常，反复发作者可见视乳头色淡，视乳头新生血管，黄斑呈樱桃红，但不如视网膜中央动脉阻塞者明显。视网膜动脉搏动，动脉细，血柱呈串珠状。视网膜可见出血，有硬性黄白色渗出及灰白棉絮斑。

（六）ERG 检查

a、b 波均降低。

（七）颈动脉造影

有同侧颈内动脉或颈总动脉阻塞或狭窄，阻塞原因常为动脉粥样硬化。

！急诊处理

一、糖尿病性视网膜病变玻璃体积血

1. 治疗玻璃体积血　在出血刚发生时可用止血药，如酚磺乙胺 500mg 每日 1~2 次肌内注射。出血两周后可用碘剂，如普罗碘铵每日 2ml 肌注；活血化淤中药，如云南白药 500mg 每日三次口服，卵磷脂络合碘 100μg 每日三次口服以促进出血吸收。

2. 玻璃体积血 2~3 个月不能吸收，仍无法窥见眼底，进行激光治疗者可行玻璃体切割术。

二、视网膜中央静脉阻塞（缺血型）

1. 一般采用病因治疗及对症治疗。

2. 有高血压、糖尿病者控制血压、血糖。

3. 降低血液黏度、改善微循环　每日一次小剂量（40mg）阿司匹林口服。曲克芦丁 400mg+ 低分子右旋糖酐 500ml 静脉滴注每日一次，10~15 次一疗程或川芎嗪 40~80mg+ 生理盐水 250ml 静脉滴注 10~15 次一疗程。

三、视网膜静脉周围炎玻璃体积血

1. 胸片有结核灶，或结核菌素试验阳性则抗结核治疗。

2. 其他治疗与糖尿病视网膜病变玻璃体积血治疗相同。

四、蛛网膜下腔出血引起的玻璃体积血

1. 采用碘制剂　普罗碘铵肌注或卵磷脂络合碘 100μg 每日三次口服，促进出血吸收。

2. 玻璃体积血 2~3 个月后不吸收者可行玻璃体切割术，效果较好。

五、年龄相关性黄斑变性

1. 该病的病因不明，无特殊药物治疗。可用维生素 B₁、C、E 及活血化瘀中药促进出血、

渗出吸收。

2. 近年来国内外采用经瞳孔温热疗法（TTT）治疗本病有一定疗效。

3. 最新治疗采用 PDT（光动力治疗），利用激光光化学效应疗效较好，但费用昂贵。

六、视网膜中央动脉阻塞

1. 本病应按急症处理，积极抢救视力。

2. 血管扩张药

（1）亚硝酸异戊酯（每安瓿 0.2ml）吸入，或硝酸甘油片 0.3~0.6mg 舌下含服。

（2）苯甲唑啉（妥拉苏林）12.5mg 或 654-2 10mg 球后注射。

（3）葛根素 400mg 加入 500ml 生理盐水静脉滴注。

3. 降低眼压

（1）按摩眼球。

（2）前房穿刺。

（3）乙酰唑胺 250mg，每日二次，口服。

七、视乳头炎

1. 病因治疗　找到病因，进行病因治疗，并清除病灶。

2. 类固醇及抗生素药物　应及时应用类固醇药，急性患者采用大剂量。

3. 地塞米松 10mg 及适量抗生素加入 5% 葡萄糖溶液 500ml 静脉滴注，每日一次，或泼尼松 60~80mg，每日一次晨服，根据病情逐渐减量，口服泼尼松可同时口服抗生素，如甲磺酸左氧氟沙星（利复星）0.2g，每日二次，或头孢拉定 0.5g，每日三次。

4. 神经营养药　维生素 B_1 100mg 及维生素 B_{12} 500μg 每日肌注一次，10~15 次一疗程。

八、球后视神经炎

治疗原则与视乳头炎相同。

九、视神经挫伤

1. 脱水消肿药　减轻水肿对视神经的压迫，积极抢救视力。

（1）20% 甘露醇 250ml 静脉滴注，每日 1~2 次。

（2）地塞米松 10mg 加入 5% 葡萄糖溶液 500ml 静脉滴注。或泼尼松 60~80mg 每日一次晨服。

2. 可能情况下可行视神经减压术。

十、枕叶皮质病变

怀疑本病时立即作 CT 或 MRI 检查，查出病因如血管瘤、脑外伤、脑肿瘤等，立即请神经内科或神经外科会诊。

十一、眼部缺血综合征

虹膜新生血管房角开放者，可行全视网膜光凝术。如眼压已升高，则可行睫状体冷凝或全视网膜光凝,待虹膜新生血管消失后再行抗青光眼滤过术。

由血管外科行动脉内膜切除术,改善颈动脉狭窄。

（胡泳霞　王艳玲）

参 考 文 献

[1] 张承芬. 眼底病学. 北京:人民卫生出版社,1998:278-281.

[2] 杨钧. 现代眼科手册. 北京:人民卫生出版社,1993:502.

[3] 李美玉. 现代眼科诊疗手册. 北京:北京医科大学中国协和医科大学联合出版社,1994:165.

[4] 胡咏霞. Terson 综合征三例. 中华眼科杂志,1986,22(5):307.

[5] 刘英奇,赵亮. 现代眼科学. 南昌:江西科学技术出版社,1996:582.

38

睑 下 垂

概述

临床上,睑下垂即上眼睑的下垂状态。

眼睑是两片主要由皮肤和结膜构成的皱襞,它的作用是保护眼球免受外伤,帮助瞳孔调节进入眼内的光量度,使眼球免受刺激。

上、下眼睑的游离缘,即皮肤与睑结膜的交接处称睑缘。上、下睑睑缘之间的裂隙称为睑裂。睑裂的宽度指睁眼向正前方注视时,上睑缘中点和下睑缘中点之间的距离,平均为7.54mm。

睑裂与眼球的关系:睁眼时,新生儿上睑缘位于角膜上缘;青少年和成人时期,上睑缘位于瞳孔上缘和角膜上缘之间;老年时期,上睑缘位于瞳孔上缘。

司上睑提起的肌肉有提上睑肌和Müller平滑肌,各由动眼神经和颈交感神经支配。

睑下垂是指提上睑的肌肉——提上睑肌(动眼神经支配)和Müller平滑肌(颈交感神经支配)的功能不全或丧失,导致上睑部分或全部不能提起所造成的、上睑缘位置下移、睑裂变小。一般情况下,向前方注视时,以上睑缘遮盖角膜上部超过角膜的1/5作为判断标准。轻者上睑缘不遮盖瞳孔,只影响美观;重者遮盖瞳孔和睑裂,不但影响美观,也妨碍视力;先天性的还会造成弱视。患者往往因为视力障碍,为了抬起上睑而努力紧缩额肌,导致额部皮肤出现横纹,额纹加深,眉毛上抬。双侧眼睑下垂者,为了克服视力障碍,则形成抬头皱额的习惯。

睑下垂可以是双侧或单侧;按病因可以分为先天性和后天性两大类。先天性睑下垂不属于急性睑下垂范畴。

病因思考

睑下垂的常见病因可分为先天性和后天性两大类,先天性睑下垂不属于急性睑下垂范畴,这里将主要介绍急性起病的后天性睑下垂。后天性睑下垂可由眼睑本身的病变引起,也可由神经系统或其他全身性病变引起。后天性睑下垂根据发病机制的不同分为机械性、肌源性、神经源性、癔症性、全身性疾病——代谢性和中毒性、假性睑下垂六种。

一、机械性睑下垂

眼睑本身的病变直接破坏 Müller 平滑肌或病变使眼睑肿胀肥厚,均可导致上睑承受的重力加大而产生机械性睑下垂。如眼睑肿物、淀粉样变、严重沙眼、炎症水肿、外伤、组织增殖(象皮病)等是常见的原因。

二、肌源性睑下垂

常见于重症肌无力引起的睑下垂和眼外伤导致提上睑肌损伤而引起的睑下垂。

(一)重症肌无力引起的睑下垂

重症肌无力是累及神经肌肉接头处突触后膜上乙酰胆碱受体、主要由乙酰胆碱受体抗体介导、细胞免疫和补体参与的自身免疫性疾病。由重症肌无力引起的肌源性睑下垂,常有全身随意肌容易疲劳的现象。睑下垂的程度随疲劳而加重,休息后好转,是重症肌无力引起的睑下垂的特点;晨起时轻,下午重;连续眨眼后加重;可伴有由于其他眼外肌无力而引起的眼球运动受限,但瞳孔很少受累。新斯的明 0.5~1mg 皮下注射后 15~30 分钟,症状能明显改善,则诊断可确定。

(二)眼外伤导致提上睑肌损伤而引起的睑下垂

眼外伤的损伤部位如果在提上睑肌的走行处(提上睑肌行走在上睑肌肉层内),则可能出现眼外伤导致提上睑肌损伤而引起的睑下垂。

三、神经源性睑下垂

(一)动眼神经麻痹性睑下垂

由动眼神经或神经核受损导致提上睑肌功能受损,常见的原因为头部外伤或神经系统病变,如脑出血、脑梗死、脑部肿瘤等,通常为单侧性,下垂较明显。除睑下垂外,还常伴有其他眼外肌麻痹体征,如眼球向内、向上、向下运动受限、瞳孔散大、复视等。

(二)核上性病变

脑出血、脑梗死、脑部肿瘤、脑外伤等导致的大脑皮质病变可引起睑下垂。临床上偶能见到大脑半球病变引起病灶对侧的睑下垂,外观与 Horner 综合征(见下面交感神经麻痹性睑下垂)引起的相似。一侧大脑半球病变也可引起双侧睑下垂,这与一侧大脑半球支配双侧提上睑肌有关。在额叶、颞叶或角回的某一部位进行实验,发现这些部位的病灶均能产生睑下垂,说明这些部位的病变均可能出现睑下垂。

(三)交感神经麻痹性睑下垂

由于交感神经麻痹,使 Müller 平滑肌功能不全或丧失而导致睑下垂。通常单侧发病,由于仅 Müller 平滑肌功能受影响,所以下垂较轻,多见于颈部手术、外伤、甲状腺病等。

四、癔症性睑下垂

由眼轮匝肌痉挛引起,多为双侧,常见于女性。一般睑裂变窄与眉弓上提并存,常伴有其他癔症性表现,如黑矇及管状视野等。

五、全身性疾病——代谢性和中毒性睑下垂

某些内分泌疾病和代谢病常引起交感神经系统的张力降低、Müller 平滑肌松弛而导致睑下垂，如糖尿病、甲状腺功能减退等。急性感染、贫血和妊娠高血压综合征均可出现睑下垂。砷剂、肉毒杆菌食物中毒、长春新碱和皮质类固醇偶可引起睑下垂。

六、假性睑下垂

由于上睑缺乏支撑引起，提上睑的肌肉的功能并无受损。见于小眼球、眼球萎缩、眼球内陷、半侧面部萎缩、老年人眶脂肪减少以及外伤性眼球下移等。

！诊断思路

一、确定是否睑下垂

（一）双侧对比

单侧者通过双侧对比，能明确是否睑下垂。双侧者则通过观察睑缘位置、睑裂大小、睑缘与角膜的位置关系，也能明确是否睑下垂。

（二）睑缘位置、睑缘与角膜的位置关系

见下文与睑下垂相关的检查。

（三）睑裂大小

见下文与睑下垂相关的检查。

二、病史

（一）外伤史

急性睑下垂最常见于外伤后。外伤后如果上睑局部淤血、水肿明显，则引起机械性睑下垂；提上睑肌（行走在上睑肌肉层内）受损，则引起肌源性睑下垂；有时，上睑的外伤会出现机械性睑下垂合并肌源性睑下垂，此时，应注意不要漏诊了肌源性睑下垂。脑外伤可能引起神经源性睑下垂，根据临床表现再区分为核上性病变导致的睑下垂和动眼神经麻痹性睑下垂，颈部外伤则与交感神经麻痹性睑下垂有关。

（二）是否有重症肌无力病史

有助于诊断重症肌无力引起的睑下垂。如果睑下垂的程度晨起时轻，下午重，随疲劳而加重，休息后好转，连续眨眼后加重，则更有助于明确诊断。

（三）是否有神经系统疾病史

据此判断是否神经源性睑下垂，如脑外伤、脑梗死、脑出血、脑肿瘤等。

（四）是否有颈部手术史、甲状腺病史

据此判断是否交感神经麻痹性睑下垂。

（五）是否有糖尿病、甲状腺功能减退、急性感染、贫血和妊娠高血压综合征等

据此判断是否全身病引起的睑下垂。

（六）是否有服用砷剂、长春新碱或皮质类固醇史

据此判断是否中毒性睑下垂。

（七）是否有癔症史

据此判断是否癔症性睑下垂。

三、与睑下垂相关的检查

（一）睑缘位置、睑缘与角膜的位置关系

睁眼平视时，新生儿上睑缘位于角膜上缘。青少年和成人时期，上睑缘位于瞳孔上缘和角膜上缘之间。老年时期，上睑缘位于瞳孔上缘。上睑缘位置低于正常位置，则可诊断睑下垂。一般情况下，也可以向前方注视时，上睑缘遮盖角膜上部超过角膜的 1/5 作为判断标准。

（二）睑裂大小

上、下睑睑缘之间的裂隙称为睑裂。睑裂的宽度指睁眼向正前方注视时，上睑缘中点和下睑缘中点之间的距离，平均为 7.54mm。睑裂变小，则可诊断睑下垂。

（三）检查提上睑肌的肌力

应用两拇指紧压双侧眉弓并令患者睁眼，此时患眼不能利用额肌的力量，分别测定眼球极度向上、向下注视时上睑睑缘的位置。正常人应相差 8mm 以上。如前后相差不足 4mm，表示提上睑肌功能严重不全。

（四）眼球运动功能和复视相检查

据此判断是否动眼神经麻痹。

（五）依酚氯铵试验和新斯的明试验

1. 依酚氯铵试验　依酚氯铵是短效的胆碱酯酶抑制剂，能迅速使肌无力好转，故特别适用于重症肌无力的诊断和鉴别诊断。每支 10mg，用 OT 针筒静脉注射，先注入 1mg 观察 2 分钟，若无效再注入 3mg 观察 2 分钟，若仍无效则把剩余的 6mg 全注入。因有些患者小剂量即有效，过量则会出现胆碱能性肌无力，所以应从小剂量开始。

2. 新斯的明试验　怀疑重症肌无力者，亦可进行新斯的明试验。甲基硫酸新斯的明 0.5~1mg 肌内注射后 15~30 分钟，症状能明显改善，则诊断可确定。

依酚氯铵试验快、省时间，故一般主张先做依酚氯铵试验，可疑再做新斯的明试验。两药均有胆碱酯酶抑制剂的共同副作用，如心动过缓、恶心、腹泻、视物模糊，严重者可有呕吐、心搏暂停、血压下降、肌束震颤、呼吸停止、意识障碍，甚至死亡。故做新斯的明类试验时，应随时准备好阿托品及其他急救药、注射器，甚至辅助呼吸器械等。

四、机械性睑下垂

1. 有眼睑肿物、淀粉样变、严重沙眼、炎症水肿、外伤、组织增殖（象皮病）等引起上睑所承受的重力增大的原发病。

2. 原发病治疗好转后，睑下垂能好转或消失。

3. 由眼外伤引起者，应注意：

（1）眼眶有无损伤，眼眶正侧位拍片有助于明确。

（2）头部有无损伤，有无头痛、恶心、呕吐、意识不清等，必要时做神经系统相关检查和

CT 检查。

（3）眼球有无损伤，应注意眼球是否有破裂伤，患者视物是否受影响，瞳孔大小及对光反射有无异常等。如果眼睑肿胀明显，初诊时切不可忽视眼球的检查，可用眼睑钩撑开睑裂仔细检查，如果等眼睑肿胀消退后才检查，则可能造成无法挽救的损失，如视力下降或丧失、眼球萎缩等。

五、重症肌无力引起的肌源性睑下垂

1. 睑下垂的程度晨起时轻，下午重，连续眨眼后加重。
2. 睑下垂的程度随疲劳而加重，休息后好转。
3. 可伴有由于其他眼外肌无力而引起的眼球运动受限。
4. 常有全身随意肌容易疲劳的现象。
5. 依酚氯铵试验或新斯的明试验阳性。

六、眼外伤导致提上睑肌损伤引起的肌源性睑下垂

1. 有眼外伤史。
2. 可见上睑提上睑肌走行处（行走在上睑肌肉层内）提上睑肌完全或部分断裂。
3. 提上睑肌的肌力部分或完全消失。
4. 应注意眼球有无损伤（见前文"四、机械性睑下垂"中由眼外伤引起者）。

七、动眼神经麻痹引起的神经源性睑下垂

1. 有外伤或神经系统病变史。
2. 提上睑肌的肌力部分或完全消失。
3. 通常为单侧性，下垂较明显。
4. 除睑下垂外，还常伴有其他眼外肌麻痹体征，如眼球向内、向上、向下运动受限、瞳孔散大、复视等。

八、交感神经麻痹引起的神经源性睑下垂

1. 有颈部手术、外伤、甲状腺病等病史。
2. 通常单侧发病，由于仅 Müller 平滑肌功能受影响，所以下垂较轻。
3. 由于交感神经支配的下睑睑板肌同时受累，眼轮匝肌的张力相对占优势，使患侧下睑的位置较健侧为高。
4. 同时出现瞳孔缩小（开大肌麻痹）、眼球内陷（眶内平滑肌麻痹）、患侧面部无汗、皮肤潮红温度升高等症状，构成 Horner 综合征。
5. 少数病例还可出现暂时性眼压降低、头面部和结膜以及眼底血管扩张等现象。

交感神经麻痹性睑下垂和动眼神经麻痹性睑下垂的鉴别，除上文提到的以外，还有以下两点：①交感神经麻痹性睑下垂的上睑皱褶存在，而后者由于提上睑肌功能受损，上睑皱褶消失；②正常情况下，上睑的上抬动作与眼球的上转动作协调一致。交感神经麻痹时的此种协调动作不受影响，动眼神经麻痹时，上睑动作常落后于眼球运动。

九、核上性病变引起的神经源性睑下垂

1. 有脑出血、脑梗死、脑部肿瘤、脑外伤等病史。

2. 可双侧或单侧睑下垂。

3. 头颅 CT 有助于诊断。

十、癔症性睑下垂

1. 有癔症史。

2. 多为双侧,常见于女性。

3. 一般睑裂变窄与眉弓上提并存。

4. 常伴有其他癔症性表现,如黑矇及管状视野等,通常单侧发病。

十一、全身性疾病——代谢性和中毒性睑下垂

1. 有糖尿病、甲状腺功能减退、急性感染、贫血和妊娠高血压综合征等病史或曾服用砷剂、长春新碱和皮质类固醇等。

2. 多为双侧。

3. 原发病治疗好转或停用相关药物后,睑下垂能好转或消失。个别药物引起者,停用相关药物后,睑下垂不能好转。

十二、假性睑下垂

1. 有小眼球、眼球萎缩、眼球内陷、半侧面部萎缩、老年人眶脂肪减少,外伤性眼球下移等导致上睑失去支撑的原发病。

2. 提上睑肌肉的肌力并无受损。

! 急诊处理

一、机械性睑下垂

1. 有严重沙眼、眼睑炎症的,应用抗生素眼药水如氯霉素、0.1% 利福平、0.3% 氧氟沙星、妥布霉素等,可选用 1~2 种眼药水每日 4~6 次,晚上睡觉前使用抗生素眼药膏如金霉素、红霉素或氧氟沙星眼膏等。

2. 有外伤史眼睑皮下淤血、水肿者,三日内冷敷,出血停止后热敷,可促进其吸收。形成血肿时,局部加压包扎 24 小时,有助于限制血肿的发展。全身应用活血化瘀中药如三七片、云南白药等,以促进淤血吸收。

二、重症肌无力引起的肌源性睑下垂

重症肌无力仅出现眼部症状时,不需要急症处理,仅在出现肌无力危象(呼吸肌无力所致的严重呼吸困难状态)时需用胆碱酯酶抑制剂(甲基硫酸新斯的明、安贝氯铵、溴吡斯的

明等）进行抢救。重症肌无力的治疗有胸腺摘除、大剂量肾上腺皮质激素、环磷酰胺、血浆置换、胆碱酯酶抑制剂等。

三、眼外伤导致提上睑肌损伤引起的肌源性睑下垂

1. 眼睑外伤应逐层缝合伤口，睑板伤口垂直于睑缘缝合，皮肤面与睑缘平行缝合，全身应用抗生素和破伤风抗毒素 1500U 肌注（皮试后）。

2. 提上睑肌完全断裂后，往往找不到肌肉断端，只能一期缝合后，以后再行二期手术治疗。

3. 同时注意眼球、眼眶和头部有无损伤。

四、动眼神经麻痹引起的神经源性睑下垂

1. 治疗外伤和神经系统疾病。

2. 大剂量维生素 B 类药物治疗维生素 B_1 100mg 肌注，一天一次，和维生素 B_{12} 500μg 肌注，一天一次，十天一个疗程，一个疗程结束后，停药七天，再开始下一个疗程。

3. 其他治疗还有能量合剂、活血化瘀中药和理疗等。

4. 不宜手术，因术后可能发生复视。

五、交感神经麻痹和核上性病变引起的神经源性睑下垂

1. 大剂量维生素 B 类药物治疗　维生素 B_1 100mg 肌注，一天一次，和维生素 B_{12} 500μg 肌注，一天一次，十天一个疗程，一个疗程结束后，停药七天，再开始下一个疗程。

2. 其他治疗还有能量合剂、活血化瘀中药和理疗等。

3. 系统治疗半年以上无效，再考虑手术治疗，手术治疗有提上睑肌缩短术、额肌悬吊术和自体宽筋膜悬吊术等。

4. 治疗原发病（颈部手术、外伤、甲状腺病、脑出血、脑梗死、脑部肿瘤、脑外伤等导致的大脑皮质病变）。

六、癔症性睑下垂

治疗癔症。

七、全身性疾病——代谢性和中毒性睑下垂

治疗原发病和停用相关药物（糖尿病、甲状腺功能减退、急性感染、贫血和妊娠高血压综合征等，停用砷剂、长春新碱和皮质类固醇等）。

八、假性睑下垂

不需急症处理，针对原发病（小眼球、眼球萎缩、眼球内陷、半侧面部萎缩、老年人眶脂肪减少以及外伤性眼球下移等）进行治疗。

（王艳玲　胡泳霞）

参 考 文 献

[1] 李凤鸣. 眼科全书. 北京：人民卫生出版社，1996：1025-1027.

[2] 杨钧. 现代眼科手册. 北京：人民卫生出版社，1993：294-298.

[3] 李美玉. 现代眼科诊疗手册. 北京：北京医科大学中国协和医科大学联合出版社，1994：11-12.

[4] 邵孝鉷. 急诊医学. 上海：上海科学技术出版社，1992：464-467.

39

牙 痛

概述

口腔科就诊患者中,以牙痛为主诉的就诊者占绝大多数,其病因主要是牙髓病和根尖周病。牙髓病是指发生在牙髓组织的疾病。根尖周病是指发生在牙齿根尖部及其周围组织包括牙周膜、牙槽骨及牙骨质的各种类型的疾病。

牙髓作为一种疏松结缔组织,所含的细胞、血管和神经对环境变化的反应与其他疏松结缔组织的反应基本一致。但牙髓还有自身的特点:①被坚硬的牙本质包围;②基质富含纤维且具有黏性;③无有效的侧支血液循环。这些特点使牙髓的损伤一般都难以恢复且易产生疼痛。髓腔除根尖孔外皆被坚硬的牙本质所包围。牙髓组织位于其中,仅借狭窄的根尖孔与机体其他部分相联系,当发炎时牙髓内的血管扩张、水肿、渗出增多,甚至静脉内发生血栓,导致髓腔内的组织压力增高,且不易建立适当的引流,而造成炎性渗出物的积累。又因牙本质壁缺乏弹性,限制了其膨胀,造成髓腔内压进一步增高,一方面使感染容易扩散至全部牙髓,另一方面压迫神经产生剧烈疼痛,但一旦穿通髓腔,压力下降,疼痛便会骤减,这也是治疗急性牙髓炎时首先应当开髓减压的解剖依据。

牙髓内感觉神经纤维包括 Aδ 纤维和 C 纤维。Aδ 纤维为有髓鞘神经纤维,其主要分布在牙髓牙本质交界区,刺激阈值较低,疼痛特征为尖锐刺痛,一般认为它与牙本质过敏有关。C 纤维是无髓鞘神经纤维,末梢遍布整个牙髓,刺激阈值较高,疼痛特征为烧灼样剧痛,它与牙髓炎疼痛相关。另外,C 纤维对缺氧环境有较强的抵抗力,当牙髓组织因缺氧发生坏死时,C 纤维还有活性。牙髓炎疼痛的原因被认为与组织压升高的压迫作用和某些炎症介质直接作用于神经末梢有关,特别是 C 纤维的兴奋与炎症性疼痛关系密切。

牙髓病治疗不及时,细菌经由感染的牙髓组织扩散就会波及根尖周围组织,引起根尖周病。一般说,刺激到达根尖周围组织后,首先引起的是根尖部牙周膜的急性炎症,表现为牙周膜充血,血管扩张和血浆渗出引起水肿。如果刺激作用强,机体抵抗力弱,局部引流不畅则很快发展为急性化脓性根尖周炎,表现为剧烈的疼痛,且呈持续性、搏动性痛。患者自觉牙齿明显伸长,不敢咬合。

! 病因思考

牙髓病可分为可复性牙髓炎、不可复性牙髓炎、牙髓变性和牙髓坏死。根尖周炎分为急性根尖周炎和慢性根尖周炎。

牙髓病和根尖周病的常见病因：

一、细菌因素

牙髓病和根尖周病的常见类型均由细菌感染所致。牙髓病较常见的细菌有链球菌、放线菌、乳杆菌等。根尖周病较常见的细菌有普氏菌、梭形杆菌、放线菌等。细菌侵入牙髓的途径很多，可以归纳为：①经由牙体的感染：细菌经过牙体组织到达牙髓是最常见的感染途径，但只有在牙髓组织暴露或覆盖牙髓的牙本质很薄时才有可能；②经由牙周的感染：重度牙周病患者的牙周袋可以使根周和根尖周组织与口腔相通，口腔内的细菌及其毒素便可以通过根尖孔、副根尖孔和侧支根管孔等进入牙髓引起感染；③血源感染：细菌通过血源和引菌作用到达牙髓的感染途径极为少见。这种情况多发生在牙髓先因其他原因有损伤的情况下，由于暂时的菌血症，循环于血中的细菌被吸引到该处定植下来而致害。而根尖周的感染主要是继发于牙髓感染。进入牙髓或根尖周围组织中的细菌可产生多种有害物质，它们主要是内毒素、酶和代谢产物。

二、物理因素

（一）创伤

创伤包括急性创伤和慢性创伤，它们是否能引起牙髓病变取决于其强度。偶然的轻微创伤不至于引起组织的病变或仅造成一过性的影响。

（二）温度

1. 备洞产热　用牙钻备洞特别是未用冷却剂时不可避免地会导致可复性牙髓炎，有时还会导致不可复性牙髓炎。若使牙髓内温度上升 5.5℃，将导致 15% 受试牙髓的失活。

2. 充填材料　如用银汞合金充填深洞，未采取垫底等隔离措施，外界温度可反复经过充填物刺激牙髓。

（三）电流

临床常见的电流刺激牙髓多发生在相邻的或对颌的牙上，用了两种不同的金属材料如银汞合金和金嵌体修复，当咬合时可产生电流，通过唾液传导刺激牙髓。

三、化学因素

（一）充填材料

有的充填材料具有一定的毒性作用，特别是充填后即刻发生的牙髓炎症反应，可能就是充填材料中的有害物质所致。

（二）酸蚀剂和黏结剂

对深洞作酸处理时会导致暂时的酸痛症状，甚至导致牙髓的损伤，这与酸蚀剂和黏结中的树脂成分对牙髓的刺激密不可分。

（三）消毒药物

用硝酸银处理浅洞时,能严重损伤牙髓组织;用酚处理深洞后,会导致牙髓严重的病变。

四、免疫因素

进入牙髓和根尖周的抗原物质可诱发机体的特异性免疫反应,导致牙髓和根尖周的损伤。牙髓和感染根管内的细菌及其产物具有抗原特性,甚至许多根管治疗药物在体内也可与组织中的蛋白质结合成为全抗原,从而引起变态反应。

诊断思路

一、收集病史

经问诊收集病史是诊断过程的第一步,也是牙髓病和根尖周病诊断的重要步骤。

（一）主诉

主要包括患病的部位、主要症状和持续时间。

（二）现病史

包括主要症状,体征,发病时间,诱发、加重或缓解病情的因素等。系统病史应包括患病史、用药史和出血史等。

二、基本检查

（一）视诊

口外视诊包括颌面和颈部的观察,口内视诊应首先视检患者主诉的部位。

（二）触诊

是用手指触摸或扪压患部,根据患者的反应和医师的触觉进行诊断。

（三）探诊

主要应用于龋洞、牙髓腔和牙周的检查。

（四）叩诊

一般而论,垂直向有剧痛者,提示了根尖周的急性炎症;有轻痛者提示可能有慢性根尖周炎的存在。

（五）牙髓温度测验

牙髓炎时冷热诊可造成患者的剧痛或疼痛加剧,且会持续一段时间。

三、急性牙髓炎

（一）临床表现

1. 症状　特点是发病急,疼痛剧烈。

疼痛具有下列特点:①自发性阵发性痛:在未受到任何外界刺激的情况下,突然发生剧烈的自发性尖锐疼痛;②夜间痛:夜间疼痛较白天剧烈;③温度刺激加剧疼痛:冷、热刺激可引起患牙的剧烈疼痛；④疼痛不能自行定位：疼痛向头颞部放射，患者大多不能明确指出患牙。

2. 患牙可查及近髓腔的深龋或其他牙体硬组织疾病。

3. 探诊有时可探及微小的穿髓孔，从而引起剧烈疼痛。

4. 温度测试时，患牙的反应极其敏感或表现为激发痛，刺激去除后，疼痛会持续一段时间。

（二）诊断要点

1. 典型的疼痛症状。

2. 患牙肯定可被查到有引起牙髓病变的牙体损害或其他原因。

3. 牙髓温度测试可帮助定位患牙。

四、急性根尖周炎

1. 根尖脓肿　患牙出现自发性剧烈、持续的跳痛，伸长感加重，以至咬合时首先接触患牙并引起剧痛。叩痛和松动明显，颌下淋巴结或颏下淋巴结有肿大及压痛。

2. 骨膜下脓肿　患牙的疼痛达到最高峰，患者呈痛苦面容。患牙叩痛和松动明显，扪诊深部有波动感，严重的病例可在相应的颌面部引起蜂窝织炎。体温升高、白细胞计数增高。

3. 黏膜下脓肿　自发性胀痛及咬合痛减轻，全身症状缓解。患牙松动好转，根尖区黏膜的肿胀呈半球形隆起。

！急诊处理

一、疼痛的控制

（一）局部麻醉法

常用的麻醉剂为 2% 普鲁卡因和 2% 利多卡因。2% 普鲁卡因一次注射量为 2~4ml（不能超过 50ml）；2% 利多卡因一次注射量为 2~4ml（不能超过 20ml）。

常用的局部麻醉方法：

1. 局部浸润麻醉　又称为骨膜浸润麻醉。

2. 阻滞麻醉。

3. 牙周韧带内注射　每个牙根重复注射的次数不应超过 2 次，一般每个牙根可注入麻醉液 0.2ml，不超过 0.4ml。

4. 牙髓内注射。

5. 骨内注射。

（二）失活法

在其他去髓治疗麻醉效果不佳，或对麻醉剂过敏时才采用失活法，使牙髓失活的药物称作失活剂。常用的失活剂有：

1. 多聚甲醛　封药时间为 2 周左右。

2. 金属砷　一般恒牙封药 5~7 天,乳牙封药 2~4 天。

3. 亚砷酸　是一种剧毒药物,对人体可造成潜在性危害,临床应用中稍有不慎可破坏周围组织。

4. 蟾酥制剂　快速失活剂封药 30~40 分钟即可达到无痛操作,慢速失活剂则需要封药 2~4 天。

二、应急处理

急诊病例中约 90% 的牙髓病和根尖周病患者需要即刻减轻疼痛。

(一)急性牙髓炎

1. 开髓引流　急性牙髓炎应急处理的目的是引流炎症渗出物和因之而形成的髓腔高压,以缓解疼痛。

2. 安抚镇痛　适用于急性牙髓炎。在麻醉下先用温水冲洗龋洞,将食物残渣冲出,然后用挖匙将龋坏组织除去,若龋坏组织较硬,则用球钻除去。除腐质时动作要轻,先除洞侧方腐质,后除洞底者,最好在除净腐质后使牙髓穿露,促使炎症渗出物从髓腔溢出。清洗窝洞置一浸有镇痛剂(樟脑酚或丁香油)的小棉球于洞底,用较稀的氧化锌丁香油糊剂密封窝洞。渗出过多时,不要密封窝洞。只放浸有镇痛剂的小棉球于洞中即可。

3. 药物镇痛　口服镇痛剂如对乙酰氨基酚、布洛芬等有一定的镇痛效果,但也只有在开髓引流后才能有效止痛。

4. 针刺止痛　针刺穴位可以取得一定的镇痛效果。上下颌前牙或后牙均可针刺双侧合谷穴或同侧平安穴,或嘱患者自行按摩上述穴位也可收效。

(二)急性根尖周炎

1. 髓腔开放引流　急性根尖周炎主要矛盾集中在根尖部渗出物或脓液的集聚与扩散,理想的引流方式是人工开通髓腔引流通道,打通根尖孔,使渗出物及脓液通过根管得以引流,以缓解根尖部压力,解除疼痛。

2. 切开排脓　急性根尖周炎,骨膜下或黏膜下脓肿期则应在局部麻醉下切开排脓。时机的掌握应该是在急性炎症的第 4~5 天,局部有较为明确的波动感。

3. 调颌磨改　由外伤引起的急性根尖周炎,应调颌磨改使患牙降低咬合、减轻功能、得以休息,以缓解症状。

4. 消炎止痛　一般可采用口服或注射的途径给予抗生素类药物(阿莫西林、氨苄西林、甲磺酸左氧氟沙星等)或止痛药物(布洛芬、止痛片、双氯芬酸钾片等),也可以局部封闭、理疗及针灸止痛。

5. 急性期拔牙　无保留价值的急性根尖周炎患牙,应把握时机,立即进行急性炎症期拔牙,经牙槽窝引流,以迅速缓解患者疼痛。为了防止炎症扩散,必须同时采用全身用药。

(张文奎　李景辉)

40

牙龈肿痛

！概述

所谓牙龈肿痛，就是指牙齿根部疼痛，而且牙根部周围牙龈明显肿胀、溃疡或糜烂，是临床上一些疾病在口腔的共同症状之一。有的为牙龈病的表现，有的则为牙龈邻近相关部位的疾病表现。

牙龈是包围和覆盖在牙颈部和牙槽嵴的口腔黏膜，呈浅粉红色，坚韧而不活动。牙龈可分为游离龈、附着龈和牙间乳头三部分。牙龈的血管来自牙槽动脉，含有丰富的淋巴管。牙龈有丰富的神经，有不同类型的神经末梢，如触觉小体、环状和球状小体，或很细的神经纤维进入上皮层中。这些结构导致牙龈在受到炎症刺激时容易出血肿胀且易出现明显疼痛。牙龈的主要病理表现为炎症和变性。

！病因思考

引起牙龈肿痛临床上常见的疾病有：

1. 急性冠周炎　由于牙齿阻生或萌出不全，造成的牙齿周围软组织发生的急性化脓性炎症。

2. 牙槽脓肿黏膜下脓肿阶段　牙槽脓肿治疗不及时，通过骨膜、黏膜途径扩散，当到达黏膜下时，会引起患牙根尖区牙龈的呈半球形肿胀隆起，同时伴有疼痛。

3. 急性牙周脓肿　是位于牙周袋壁或深部牙周组织中的局限性化脓性炎症，发病突然，在患牙的唇侧或舌侧牙龈形成椭圆形或半球状的肿胀突起，疼痛剧烈，可有搏动性疼痛。

4. 急性坏死性溃疡性龈炎　突然发病，牙间乳头和边缘龈发生坏死，患者常有明显的疼痛。本病是梭形杆菌与奋森螺旋体等厌氧菌引起的牙龈急性炎症。

5. 急性多发性龈脓肿　起病急，早期牙龈乳头鲜红、肿胀，随后发生多数龈乳头红肿和跳痛。

6. 牙龈恶性肿瘤如牙龈癌　以溃疡型多见，早期仅表现为牙龈局部的溃疡和疼痛。

7. 全身疾病在口腔的表现如白血病和艾滋病　白血病是一种恶性血液病，可引起牙龈坏死和溃疡，并伴有剧烈的疼痛，常因此首先到口腔科就诊；艾滋病导致全身免疫功能低下，容易发生口腔内的感染，可表现为坏死溃疡型龈炎等症状。

！诊断思路

一、病史

经问诊收集病史是诊断过程的重要步骤。

1. 主诉主要包括患病的部位、主要症状和持续时间。

2. 现病史的询问包括主要症状、体征、发病时间、诱发、加重或缓解病情的因素等。

3. 系统病史应包括血液病、糖尿病等。

二、牙周组织检查

（一）口腔卫生状况

首先视检患者主诉的部位，观察菌斑、牙垢、牙石、色素等沉积的状况，并注意患者有无口臭。

（二）牙龈组织

检查牙龈的色、形、质，牙龈附着情况以及附着龈的宽度。

（三）探诊

用光滑的尖探针探查根面有无龈下牙石、用有刻度的探针探测牙周袋深度、探诊牙龈有无出血。

三、冠周炎的诊断

口腔检查可见低位阻生或牙冠被肿胀的龈瓣覆盖，牙齿周围的软组织及牙龈发红，伴不同程度的肿胀及疼痛，严重者可伴有张口困难。根据病史、临床表现和检查所见，一般不难作出正确诊断。X线检查有助于诊断。

四、牙槽脓肿、牙周脓肿的鉴别诊断（表 40-1）

表 40-1　牙槽脓肿和牙周脓肿的鉴别诊断

炎症与体征	牙周脓肿	牙槽脓肿
感染来源	牙周袋	牙体病与根尖病
牙周袋	有	无
牙髓活力	有	无
牙体状况	一般无龋	有龋
脓肿部位	局限于牙周袋	范围较弥漫，中心位于龈颊沟内
疼痛程度	相对较轻	较重
牙齿松动	松动明显，消肿后仍松动	松动较轻，治愈后牙恢复稳固
叩痛	较轻	很重
X线	牙槽嵴有破坏	根尖周可有骨破坏
病程	相对短，一般 3~4 天	相对长，约 5~6 天

五、急性坏死性溃疡性牙龈炎的诊断

根据典型的症状特点即可诊断,特点为起病急、牙龈疼痛、自发出血、有特殊口臭、牙龈乳头及龈缘坏死变平。病变区的涂片作革兰染色,可见大量螺旋体和梭形杆菌,有助于诊断。

六、全身性疾病的诊断

及时作血常规检查,发现白细胞数目及形态异常,可初步诊断。骨髓象检查有助于确诊。切忌活组织检查。HIV 血清学检查,有助于确诊艾滋病。

！急诊处理

一、急性冠周炎

冠周炎的治疗原则:在急性期应以消炎、镇痛、切开引流、增强全身抵抗力为主。

（一）局部冲洗

冠周炎的治疗以局部处理为重点,清除龈袋内食物碎屑、坏死组织、脓液。常用生理盐水,1%~3% 过氧化氢溶液交替冲洗,每日 1~3 次。

（二）抗菌药物及全身支持疗法

根据局部炎症、全身反应程度和有无并发症,选择抗菌药物及全身支持疗法。

一般来说,葡萄球菌对青霉素、头孢菌素等比较敏感;链球菌对磺胺、红霉素等较敏感;大肠杆菌可用氨基糖苷类抗生素、头孢菌素或氨苄西林。

（三）切开引流

如龈瓣附近形成脓肿,应及时切开,并放置引流。

二、牙槽脓肿黏膜下脓肿阶段

（一）切开排脓

急性根尖周炎、骨膜下或黏膜下脓肿期则应在局部麻醉下切开排脓。时机的掌握应该是在急性炎症的第 4~5 天,局部有较为明显的波动感。

（二）药物镇痛

口服镇痛剂如百服宁、布洛芬等有一定的镇痛效果,但也只有在开髓引流后才能有效止痛。

（三）全身应用抗生素

一般可采用口服或注射的途径给予抗生素类药物(阿莫西林、氨苄西林、甲磺酸左氧氟沙星等)。

三、急性牙周脓肿

急性牙周脓肿的治疗原则为止痛、防止感染扩散以及使脓液引流。

1. 脓肿未形成前,应去除大块牙石,冲洗牙周袋,袋内放入防腐收敛药物,必要时全身给予抗生素或支持治疗。

2. 脓肿形成后,在脓肿部位,袋内引流或龈表面切开引流,冲洗脓腔,然后放置甲硝唑等局部药物或敷防腐药物。同时可用氯己定液等含漱。

3. 患牙咬合接触疼痛明显者,可作早接触点少量调磨。

四、急性坏死性溃疡性龈炎

（一）急性期

处理:先轻轻除去坏死组织,并初步刮除大块牙石。

（二）局部用氧化剂

如 1%~3% 过氧化氢溶液擦洗,除去坏死组织。作用机制:释放新生氧,抑制厌氧菌,有助于清除表面坏死物和除臭。

（三）全身药物治疗

维生素 C 等支持疗法,重症者可口服甲硝唑或替硝唑等抗厌氧菌药物,控制病情。

（四）口腔卫生指导

最好更换牙刷,建立良好的口腔习惯,以防止复发。

五、急性多发性龈脓肿

中西医结合治疗的效果优于单纯用抗生素治疗。

全身症状明显者内服清热泻火剂,同时局部清除大块牙石,1%~3% 过氧化氢溶液冲洗龈袋,或局部用药。脓肿形成后应切开引流,消炎漱口液含漱,全身消除炎症和防止复发。

应查血糖及尿糖,排除糖尿病等全身因素。

六、牙龈恶性肿瘤

如牙龈癌应以手术治疗为主。有出血时可先压迫止血,同时应用抗生素预防继发感染,可给予止痛药如曲马多、硫酸吗啡缓释片(美施康定)等。

七、全身疾病在口腔的表现

（一）白血病

应在内科医师配合下进行。口腔治疗以保守治疗为主,切忌手术或活组织检查。牙龈出血不止时,尽量采用局部压迫或药物等止血,必要时放牙周塞治剂。无出血时用 0.12%~0.2% 氯己定含漱有助于减少菌斑、消除炎症。

（二）艾滋病

与专科医师配合下,常规的牙周治疗,全身应用抗生素,对坏死性龈炎首选甲硝唑。

（张文奎　李景辉）

41

牙龈出血

！概述

正常的止血机制是血管、血小板和凝血功能三方面因素协同完成,在止血过程中,任何一种因素的缺陷都可以导致出血性疾病。微血管或小血管损伤后,血管反应性收缩,血流变慢有利于凝血物质的积聚,血小板在一些黏附蛋白如 vWF 作用下,黏附于血管内皮下暴露的胶原组织,产生聚集、释放和促凝活性等功能。凝血过程目前仍以瀑布学说为基础,有 12 个凝血因子,前一个凝血因子被激活转为具有凝血活性的酶,再以下一个凝血因子为底物,使其激活形成连锁反应,最后形成坚固的交联纤维蛋白凝块堵住破损血管起到止血作用。

作为就诊的主诉,牙龈出血是口腔科常见的临床表现。有局部和全身因素:在局部因素中多为炎症所致,可有不洁性龈炎、坏死性牙龈炎、牙周炎等;在全身因素中,若成年人发生自发性牙龈出血多为获得性,常见于血液病、有出血倾向的全身疾病和肿瘤。全身性疾病如严重肝病,可因多种凝血因子合成障碍,发生牙龈及口腔黏膜出血。牙龈明显增生、肿胀或出血、胸骨有压痛、淋巴结肿大则提示急性白血病。

口腔因特殊的生理功能及所处的环境原因,其出血是全身所有器官中最多见的部位。又因其表浅,出血易被早发现,有时在刷牙、剔牙、进食坚硬食物时发生出血,患者及医师往往忽视而不介意,极易造成漏诊或误诊。

！病因思考

一、局部因素

(一)常见病因

1. 边缘性龈炎。
2. 坏死性龈炎。
3. 增生性龈炎。
4. 牙周炎。

5. 牙龈恶性黑色素瘤等。

（二）局部促进因素

1. 牙石。

2. 食物嵌塞。

3. 咬合创伤。

4. 吸烟等。

二、全身因素

1. 严重的肝病。

2. 白血病。

3. 家族遗传性疾病如血友病。

4. 糖尿病。

5. 女性青春期和妊娠期激素改变。

6. 应用某些药物如抗凝剂肝素。

7. 重金属中毒如汞、铅中毒。

8. 艾滋病等。

！诊断思路

　　全面了解与出血有关的各种因素是诊断出血性疾病的前提。询问病史要注意发生出血的年龄、诱因、有无服药史、生活和工作的环境、既往史及家族史。如幼年即出现牙龈出血，提示遗传性出血性疾病，在家族近亲中有数代男性出血异常，多为血友病。

　　应作全面和细致的局部检查，力争明确发生出血的局部原因。

　　1. 口腔卫生状况　首先视检患者主诉的部位，观察菌斑、牙垢、牙石、色素等沉积的状况，并注意患者有无口臭。

　　2. 牙龈组织　检查牙龈的色、形、质、牙龈附着情况，以及附着龈的宽度。

　　3. 探诊　用光滑的尖探针探查根面有无龈下牙石；用有刻度的探针探测牙周袋深度；探诊牙龈有无出血。

　　边缘性龈炎、坏死性龈炎、增生性龈牙周炎等疾病往往能够找到明确的出血原因，如牙石积聚造成的牙龈充血、水肿出血。对于牙龈出血，根据病史、体征进行初步分析，在除外局部组织因素后，应考虑全身因素。可选择一些简单易行的实验室检查做筛选试验，常规项目有出血时间、凝血时间、毛细血管脆性试验、血小板计数、凝血酶原时间（PT）、激活的部分凝血活酶时间（APTT），根据这些项目的检查结果可做归类诊断。一类为出血时间延长、毛细血管脆性试验阳性、凝血试验检查结果正常者，结合临床多为血管壁或血小板异常所致的出血。另一类属凝血时间延长，PT 及 APTT 有一项或两项均异常而其他试验结果正常者，提示凝血机制障碍，再进一步进行各类型疾病有诊断意义的特殊检查以确诊。

　　牙龈出血的临床表现也可为疾病的诊断作出提示。如牙龈、口腔黏膜、皮肤自发性出血点提示血管或血小板因素引起的出血；唇、舌、口腔黏膜及皮肤出现鲜红色或紫红色斑点、斑片压之褪色，是遗传性出血性毛细血管扩张症的特征性体征。

口腔科医师应了解和掌握在口腔有特殊改变的相关疾病，重视血常规检查，及时发现血象异常变化并请相关科室尽快会诊、明确诊断。

总之，诊断牙龈出血既要考虑局部因素，又要考虑全身因素，不能只见树木不见森林。临床如何正确诊断牙龈出血，是医师医学知识水平、临床经验及认真仔细的工作态度的综合。

！急诊处理

一、边缘性龈炎

（一）除去病因
用洁治术彻底清除菌斑和牙石，彻底纠正食物嵌塞、不良修复体等刺激因素。

（二）配合局部药物治疗
炎症较重者可局部短时应用抗菌类漱口剂含漱，如氯己定。

（三）口腔卫生指导
教会患者控制牙菌斑，定期复诊，保持疗效，防止复发。

二、坏死性龈炎

（一）急性期处理
在急性期先轻轻除去坏死组织，并初步刮除大块牙石。

（二）局部用氧化剂
如 1%~3% 双氧水溶液擦洗，除去坏死组织。作用机制：释放新生氧、抑制厌氧菌，有助于清除表面坏死物和除臭。

（三）全身药物治疗
维生素 C 等支持疗法，重症者可口服甲硝唑或替硝唑等抗厌氧菌药物，控制病情。

（四）口腔卫生指导
最好更换牙刷，建立良好的口腔习惯，以防止复发。

三、增生性龈炎

（一）去除刺激因素
去除一切局部刺激因素，保持良好的口腔卫生。进行仔细的洁治术，教会患者控制菌斑的方法，纠正口呼吸等。

（二）药物治疗
3% 过氧化氢液冲洗龈袋，或用 0.12% 氯己定含漱等。

（三）菌斑控制
切实教会和监督患者认真执行菌斑控制措施，并定期复查，以防止复发。

四、牙周炎

（一）局部治疗

1. 反复进行口腔卫生指导,教会患者控制菌斑,尽量使患者有菌斑的牙面占全部牙面的 20% 以下。

2. 彻底清除牙石、平整根面,使根面平整而光滑,符合生物学要求,易于形成新附着。刮治可消除菌斑生物膜,破坏其结构,使药物及宿主防御机制能作用于残余微生物。

3. 牙周袋及根面的药物处理　对一些炎症严重,肉芽增生的深牙周袋,在刮治后可用药物处理袋壁。复方碘液具有消炎、收敛的作用。

4. 局部放置抗菌类药物　采用缓释或可被生物降解材料的载体,使药物能长时间停留牙周袋内。使用的药物有甲硝唑、四环素类、氯己定、氟化亚锡等。

（二）全身治疗

抗生素不应作为常规治疗,对严重或急性牙周脓肿的病例可辅助性口服甲硝唑、阿莫西林、螺旋霉素等药物。有的患者有慢性系统性疾病如糖尿病、贫血、消化道疾病等,这些全身疾病可能与牙周炎相互影响,加速牙周破坏的进展,因此必须同时控制全身病。吸烟者对牙周炎治疗反应差,应劝其戒烟。

五、牙龈恶性黑色素瘤

牙龈恶性黑色素瘤主要表现为局部痒、不适及出血,临床医师可发现黑斑扩大,呈深黑色或蓝黑色,高出或不高出黏膜面。本病治疗为早期手术扩大切除,有条件者应行颈淋巴结根治术并配合化疗。

六、全身因素引起的牙龈出血

首先急诊可以用上述方法给予局部治疗,消除牙龈出血,然后再进行相关检查,明确诊断,治疗全身疾病。例如:白血病引起的牙龈出血,急诊可先给予口腔清洁护理,复方氯己定液漱口,尽快转血液科进一步治疗;严重肝病所引起的牙龈出血可先予口腔清洁护理,复方氯己定液漱口,局部用凝血酶纱布条贴敷,鼓励患者进食高热量、高蛋白、高维生素、易于消化的食物,必要时输注新鲜冷冻血浆和白蛋白或全血以补充凝血因子,达到止血目的。

（张文奎　李景辉）

42

精 神 异 常

！概述

由于群众和医务人员对精神心理问题的了解、认识和重视程度逐年提高,在综合医院急诊中,经常会遇到精神科急诊问题需要及时有效的处理。这就要求急诊科的医师能够识别所遇到的急诊患者中存在的精神病状态的表现、性质,做相应检查和恰当处理,以免贻误诊治时机。

有些躯体疾病患者同时患有精神疾病,可同时出现精神科急症表现,也必须同时兼顾处理。有些急性精神症状的表现,就是躯体疾病的一部分症状,也必须同时处理。这些问题都在有关章节有所涉及,本章中所提及的原则和具体措施都可以作为参考之用。

在基层,就近没有精神科专业人员,精神科急诊必须由急诊科医师进行处理或首先处理,但这些处理应该是初步的、不系统的。待症状初步控制、条件允许时,再转入专科机构进行进一步处理。基于这个原则,本章所涉及的是精神科急诊中最常见和最需要及时处理的问题。掌握了这些内容并加以应用,可正确处理大多数的精神科急诊问题。

精神科急诊与躯体疾病急诊的思路大同小异。首先是认症,确定其是否属于精神科急诊,由此作为起点逐层深入,最终达到正确处理的目的。常见精神急诊为:兴奋状态、抑郁状态、意识障碍、木僵状态、缄默状态、谵妄状态、抽动和抽搐、急性痴呆、自杀、自伤、暴力行为、性骚扰等。

！病因思考

1. 常见非器质性精神障碍　精神分裂症、情感性精神障碍、应激性精神障碍、偏执性精神障碍、癔症、神经症、人格障碍等。

2. 脑器质性精神障碍　颅内感染、颅脑外伤、颅内和脑肿瘤、脑变性、脑血管病、癫痫、精神发育迟滞等。

3. 躯体疾病伴发的精神障碍　急性感染、心脑综合征、肺脑综合征、肝脑综合征、肾脑综合征、血液疾病、内分泌疾病、结缔组织病、营养代谢疾病、艾滋病、癌症、遗传性病变、围生期、术后、其他疾病等所致精神障碍。

4. 中毒性精神障碍　药物依赖、酒精中毒、一氧化碳中毒、有机磷中毒、毒蕈中毒、有机铅中毒等所致精神障碍。

一、兴奋状态

兴奋状态是精神科门诊和急诊极常见并需紧急处理的问题。兴奋状态也称精神运动性兴奋,是指患者的动作和语言显著增加,表现为兴奋不已、躁动不安。由于兴奋躁动且不能自我保护,常可导致外伤。亦可扰乱四邻,影响工作环境甚至公共场所的秩序,因无法管理而送来急诊。较长时间处于兴奋状态时,可因过度消耗及饮食睡眠不足,出现脱水、电解质紊乱、全身衰竭,有的可伴发感染。所以大部分患者来诊时,多表现病情重笃。

精神运动性兴奋可见于精神分裂症、情感性精神障碍、反应(应激)性精神障碍等重性精神疾病,也可见于人格障碍、精神发育迟滞、躯体疾病、中毒和脑器质性疾病伴发的精神障碍。

(一)精神分裂症

1. 紧张型。

2. 青春型。

3. 偏执型。

(二)情感性精神障碍

1. 躁狂发作。

2. 癔症性精神障碍。

3. 反应(应激)性精神障碍。

(三)人格障碍

1. 反社会性人格障碍。

2. 冲动性人格障碍(攻击性人格障碍)。

3. 表演性(癔症性)人格障碍。

(四)精神发育迟滞

1. 冲动性兴奋。

2. 躁狂发作。

(五)癫痫

1. 意识模糊状态。

2. 精神运动性发作。

(六)躯体疾病、中毒、脑器质疾病及其他原因所致兴奋

二、抑郁状态

抑郁(depression)是一种悲伤、沮丧、苦闷、失望的情绪。这类情绪占主要地位,并持续一定时间,影响了正常的精神活动,称为抑郁状态。抑郁状态包括多种表现:可有心境恶劣、情绪低落、兴趣丧失、无愉快感、自我感觉不良、精神运动性抑制、精力减退或疲乏感、自信心降低、无助感,甚至自责自罪、消极厌世,更甚者有自杀行为。严重者可出现幻觉、妄想等精神症状。有的患者也可出现焦虑激越的表现。同时可有睡眠障碍、食欲减退、体重下降、性欲缺乏、便秘等躯体性障碍。社会功能明显受损,给本人造成痛苦和不良影响。

抑郁状态常见于情感性精神病,也见于严重精神刺激后的心理反应。在更年期,由于生理心理的变化,在躯体疾病、家庭矛盾、事业受挫或经济困难等因素存在时,更易产生抑郁反应。在综合性医院中,经常见到的是慢性或严重躯体疾病合并的抑郁状态。

（一）情感性精神障碍抑郁发作

（二）更年期抑郁症和老年期抑郁症

（三）反应性抑郁

（四）精神分裂症

（五）精神分裂症后抑郁症

（六）继发性抑郁症

1. 继发于脑器质性疾病的抑郁症。

2. 继发于躯体疾病的抑郁症。

3. 药源性抑郁。

三、焦虑状态

焦虑状态是指突然而来的、反复出现的莫名恐惧、紧张、惊恐和焦虑不安的情绪为特征的表现并伴有自主神经症状。大多数人遇到心理应激均可有不同程度的焦虑表现,这是生理性的。当根本没有心理刺激时,或心理刺激极其轻微并不足以引起强烈的反应,患者却表现出极其强烈的反应,这便是病理性的。焦虑可分为广泛性焦虑和惊恐发作两种。广泛性焦虑往往是对未来可能发生的不幸的担忧,故也称为预支性或预期性焦虑。广泛性焦虑指缺乏明确对象和具体内容的提心吊胆、紧张不安,并有显著的自主神经症状(如心悸、多汗、尿频、腹泻等)、肌肉紧张、运动性不安、惊跳反射等。患者可愁眉不展、心神不宁、搓手顿足、肌肉紧张等。患者因难以忍受又无法解脱而痛苦不堪。惊恐发作是在没有任何诱因的情况下,不可预测地突然出现,发作间歇期内无明显症状,只有因害怕再次发作而出现的回避表现。发作时表现强烈的恐惧、焦虑、濒死感、失控感等痛苦体验,常可有人格解体、现实解体体验。发作突然开始、迅速达到高峰,发作时意识清晰,事后能回忆。

焦虑状态还可出现于躯体疾病、药物所致、脑器质疾病及各种精神病。

（一）焦虑性神经症（焦虑症）

（二）躯体疾病所致焦虑

（三）药物引起的焦虑

（四）脑器质性疾病所致焦虑

（五）精神疾病伴发的焦虑

四、偏执状态

"偏执"一词过去也称"妄想"（delusion）,可以指某些症状、某些症状群或某些人格类型。偏执是一种在病理的基础上产生的歪曲信念、病态的推理判断,其虽不符合客观现实,也不符合所受教育的水平,但患者对此坚信不疑,无法说服,也不能被亲身体验和现实加以纠正。

健康人也可有错误的想法,但一般容易通过实践验证而得到纠正。误解在正常人中常可发生,但一旦事实得到澄清,就很容易得以纠正。正常人出现的偏见和迷信,如雷公打雷、风婆刮风等,都是因知识不足、受迷信思想的影响所引起的,有其社会文化基础。通过教育,随着知识水平的提高和生活经验的积累,很容易得到纠正。

偏执(妄想)状态可有不同的表现。可以有多种妄想,如关系妄想、被害妄想、影响妄想、钟情妄想、嫉妒妄想、夸大妄想、致富妄想、罪恶妄想、非血统妄想、变兽妄想等。不论结构严谨或松散,但思维完全被妄想所支配,且可影响患者的行为,也可表现为妄想知觉和妄想心境。如患者感到周围的事物都是针对自己的,为此感到迷惑疑虑,产生不安全感,可产生回避和攻击行为。有些精神疾病,特别是精神分裂症,有时以妄想为主要临床表现,同时可伴有幻觉,妄想可因幻觉而加强。强烈的妄想观念使患者的行为明显异常:如因怕被害而拒绝饮食;因钟情妄想而盲目追求异性;因夸大妄想而自命不凡,不遵守社会规范,甚至作出违法行为等。偏执性精神病,可不伴幻觉,以系统的妄想为主要表现,妄想结构可相当严密,未经调查可受其蒙蔽。妄想是精神疾病最常见的症状之一,往往是很多患者入院的主要主诉,甚至是唯一主诉。

(一)偏执性精神障碍

(二)精神分裂症

(三)急性妄想性反应

(四)妄想阵发

(五)感应性精神病

(六)情感性精神障碍

(七)器质性精神障碍

五、幻觉状态

幻觉(hallucination)是一种虚幻的知觉,是在客观现实中并不存在某种事物时,患者却感到其存在的知觉体验。如无人在场时,患者听到有人骂他,或看到有人在窗外等。幻觉大多是在意识清楚的情况下出现的。以幻听、幻视最为常见,此外尚有幻味、幻嗅、幻触和内脏性幻觉等。当幻觉在精神活动中占主要地位,且持久或反复出现时,则为幻觉状态。幻觉的内容可影响患者的情感和行为,大多都是不良影响。如受幻觉的影响,可能出现自伤、伤人、逃避、毁物、争吵、暴力攻击等。

(一)精神分裂症

(二)情感性精神障碍

(三)心因性精神障碍

(四)癔症性精神障碍

(五)中毒性精神障碍

1. 酒精中毒性幻觉症。

2. 致幻剂或麻醉品引起的幻觉症。

(六)急性器质性精神障碍

六、木僵状态

木僵状态是在意识清晰下出现的精神运动性抑制的综合征。轻者言语和动作明显减少、缓慢、迟钝,又称亚木僵状态。严重者全身肌肉紧张,随意运动完全抑制,呆坐、呆立、或卧床不动、面无表情、不吃不喝、甚至口水外溢,不主动排出大小便,对体内外刺激不做相应的反应等。

木僵一般无意识障碍,各种反射可保持。患者通常双眼睁开,并注视检查者,或跟踪移动物体,且常抗拒检查。木僵解除后患者可回忆起木僵期间发生的事情。昏迷是严重的意识障碍,与木僵患者不同,昏迷患者对一切刺激均无反应,而且各种反射均减弱或消失。患者通常双眼闭合,且眼睑松弛,肢体任检查者搬动。患者清醒后对昏迷期间发生的事情完全不能回忆。

(一)精神分裂症

紧张性木僵。

(二)情感性精神障碍

抑郁性木僵。

(三)心因性精神障碍

心因性木僵。

(四)脑器质性疾病

器质性木僵。

(五)感染

如乙型脑炎、散发性病毒性脑炎。

(六)中毒

如一氧化碳中毒性脑病。

(七)脑肿瘤

如脑干上段和第三脑室肿瘤。

(八)脑血管病

如出血性或缺血性脑血管病和蛛网膜下腔出血等。

(九)脑外伤

(十)脑变性疾病

(十一)癫痫

(十二)药源性木僵

七、缄默状态

患者在意识清晰的状态下,没有普遍的运动性抑制,却始终保持沉默,既不主动说话,也不用语言回答任何问题。有时可用表情、手势或书写文字来表达自己的意见。木僵者也缄默不语,但木僵者有普遍的运动性抑制,因此木僵状态患者不再诊断为缄默状态。

癔症性失音类似缄默,但与缄默不同。癔症性失音患者想说话,但苦于不能发音。患者努力作出发音的动作,却完全发不出声音,或仅发出嘶哑声或耳语声。患者的发音与精神因素密切相关,而且积极要求治疗,这些有助于癔症的诊断。

运动失语症也有缄默表现。此类患者是由于大脑的语言运动中枢受到了损坏,如外伤、出血或肿瘤压迫等,以致语言中枢不能发出指挥语言运动肌肉的指令,因而患者呈缄默状态。患者能理解他人的语言,也很想说话,轻者能说出单词而不能成语句,重者完全不能说话。

去皮质状态称为无动性缄默症,是一种特殊的意识障碍,不是真正的缄默。患者貌似清醒,眼睑开闭自如,眼球灵活转动或凝视,但不能随光或物体做跟随运动。患者无任何意识活动和反应,不语不动。对刺激反应存在角膜反射和瞳孔对光反应正常。可出现吸吮、咀嚼和强握反射。四肢肌肉张力可增高,并可出现自发性或反射性去皮质强直或去脑强直,两侧病理征阳性。本症有大脑皮质弥散或广泛严重损害,而脑干某些功能尚存在。

(一)精神分裂症

(二)癔症

(三)选择性缄默症

(四)反应性缄默症

八、谵妄状态

谵妄属于意识内容的改变,其病理基础是整个大脑皮层功能的障碍,表现为全面的认知功能损害。常常是躯体疾病的伴发症,在普通内科、外科的住院患者中发病率约为5%~15%,外科监护病房的发病率约20%~30%(Lipowski,1980)。大部分患者可自行缓解,故很少请精神科医师会诊。由于患者有明显的精神症状,故常被送到精神科就诊,有的需要精神科会诊。谵妄可有如下特点:

1. 意识水平降低,有定向障碍　患者意识水平一天之内可有波动,往往傍晚或晚上加重,或仅在晚上出现意识障碍。

2. 常有精神运动性兴奋　患者表现兴奋不安,不停地扭动身体,或循衣摸床,对提问不回答,或回答不切题。有时喃喃自语,且思维不连贯。

3. 有错觉和幻觉　尤以幻视最为多见。错觉和幻觉内容多为恐怖性和迫害性的。患者可因攻击和逃避假想的敌人而发生冲动行为,毁物、伤人或自伤,或越窗逃走等,造成意外事故。从表现类型上讲,可有以精神运动过度为特征的活动亢进型、精神运动水平和警觉性减低的活动低下型、混合型。对活动低下型有时不好鉴别,应特别慎重。

常见疾病见表 42-1。

表 42-1　常见疾病

中枢神经系统疾病	代谢性疾病	心肺功能障碍	综合因素
头部创伤	尿毒症	心肌梗死	药物治疗
血管性疾病	肝衰竭	心力衰竭	毒麻药品
退行性疾病	内分泌疾病	心脏节律紊乱	重金属中毒
感染	维生素缺乏	休克	严重创伤
肿瘤	低血糖	呼吸衰竭	脓毒血症
癫痫	水电酸碱失调		术后

九、抽动和抽搐

抽动是指肢体或躯体、颈面部的一群肌肉不自主收缩,因而出现相应的动作,可以在固定或不固定部位反复发生。有些患者可以出现一块肌肉或一组肌纤维收缩,而无可见运动,如服三环类抗抑郁药,尤其是米帕明的患者可感到某一部位的肌肉跳动。患者常把这类看作是"抽风"而到医院就诊。

抽搐是一个肢体、一侧肢体,或全身肌肉强直或节律性的收缩,可伴有或不伴有意识障碍。

(一)癫痫

1. 大发作。

2. 局部发作。

3. 癫痫持续状态。

(二)癔症

1. 癔症性震颤。

2. 癔症性痉挛发作。

3. 肌阵挛或抽搐。

(三)抽动伴发声综合征

(四)迟发性运动障碍

(五)习惯性痉挛(抽动症)

(六)风湿性舞蹈症

(七)甲状旁腺功能减退症(手足搐搦)

(八)面肌痉挛

(九)Huntington 舞蹈病

十、急性痴呆

突然出现的痴呆,常被认为是严重情况将患者送来急诊。痴呆是指在大脑发育基本成熟,智能发育正常的基础上,由于各种有害因素使大脑发生器质性损害造成的智能缺损。患者意识清晰,但认知和思维活动都明显障碍,远近记忆力降低,计算力降低,理解力降低,对事物的分析和综合能力降低,判断和推理分析能力更差。情感和意志过程也明显受到影响。患者难以胜任学习和工作,甚至不能自理生活。智能障碍有轻重之分,轻者只有轻度的智能障碍,重者智能可完全丧失。急诊患者多为较急的严重痴呆。

急诊中多见的另一种患者是在精神刺激下突然出现的痴呆,其智能缺损程度往往较真性痴呆还要严重。是因精神因素所致的暂时性脑功能障碍,大脑并无器质性损害,这类痴呆称为假性痴呆。

(一)真性痴呆

1. 感染性疾病　包括病毒、细菌、螺旋体和寄生虫等的感染。常见的有散发性病毒性脑炎、感染后脑炎、感染性中毒性脑病等。

2. 中毒　包括各种工业毒物和药物中毒,如一氧化碳中毒等。

3. 脑血管疾病　如脑出血、脑梗死、硬膜下或硬膜外血肿。

4. 脑变性疾病　如阿尔茨海默病。

5. 颅脑外伤。

6. 短暂性全面性遗忘症。

（二）假性痴呆

1. 癔症性假性痴呆。

2. 刚塞尔综合征。

3. 童样痴呆。

十一、自杀

自行采取结束自己生命的行为称为自杀。有意采取结束自身生命的行动,并导致了死亡的结局,称为自杀死亡。有自杀行为,但未导致死亡结局,称为自杀未遂。有自杀的想法,但未采取行动,称为自杀意念。如已准备采取行动,称为自杀企图。有意采取不足以导致死亡的行为,或者只是作出要自杀的样子,称为自杀姿态,但有时也可导致死亡。自杀姿态作为非语言交流的一种形式,具有警告、威胁或求助的含义。

自杀系全球性问题,总的趋势是日趋严重,受到各国的重视。但各国自杀死亡率不同。有调查表明,自杀死亡率最高的国家是匈牙利和德国,每年超过 40/10 万人。最低的是西班牙和希腊,每年低于 5/10 万人。斯堪的纳维亚半岛国家、瑞典、奥地利及东欧国家,每年超过 25/10 万人。发达国家如美国、英国较低,约为每年 10/10 万人。日本较高,为英美的两倍。我国约为 8.5/10 万人,属自杀死亡率较低的国家。但最近的调查表明,我国自杀率有上升趋势,特别是农村比较明显,要高于其他国家,而城市则明显低于其他国家。自杀未遂也趋于增加,男性更为明显。

虽然自杀也见于正常人,但有相当比例的自杀行为是精神不健全的表现。有报告称,同精神障碍有关的自杀死亡者中 50%~75% 患抑郁性疾病,其中很多合并酒精或药物依赖,25% 是精神分裂症患者。

自杀患者在综合医院急诊中常见,也常见于精神病院急诊中。自杀死亡者多已就地进行了处理,因此急诊中常见的多是自杀未遂、自杀企图、自杀意念、自杀姿态者。医师,特别是精神科医师有责任识别出那些由心理因素或精神障碍引起的自杀,并采取必要的措施防止患者自杀和再次自杀。

（一）抑郁症

情感性精神障碍抑郁发作。继发性抑郁发作:继发于严重或慢性难治性躯体疾病,继发于精神障碍的抑郁,药物引起的抑郁。

（二）精神分裂症

伴发抑郁、幻觉或妄想、冲动性自杀。

（三）酒精中毒和吸毒

伴发抑郁发作、严重戒断综合征、中毒性幻觉或妄想。

（四）人格障碍

（五）癔症性精神障碍

（六）心理因素

十二、自伤

自伤是有意伤害自己身体的行为,其目的只是损伤自己的身体,而不是要结束生命。自伤的方式可有多种多样,如锐器切割或穿刺、吞食异物、钝物捶击、用力撞击硬物等。

对自伤的认识有所不同,有人认为"蓄意自伤""蓄意服毒""蓄意自残"可看作是"自杀未遂",因为有些自伤可能会导致自杀的后果。但实际上即便是蓄意自伤也不能等同于自杀,因为他们的目的不是要结束自己的生命。精神病患者中自伤行为颇为常见,既可有蓄意自伤,如自伤综合征和 Munchausen 综合征。也可有非蓄意自伤,如各类重性精神障碍,其原因可能与患者的认知功能或精神症状有关。精神发育迟滞患者由于认知功能障碍,缺乏自我保护能力,可发生自伤,尤以遇到精神刺激后自伤的可能性大。精神分裂症患者可受幻听的命令砍断自己的手指或伤害自己的眼睛,为"立志成材,不结婚"而割掉生殖器等。抑郁症患者可能以痛苦的方式折磨自己,如用烟头烧灼自己的皮肤,以减轻自己的"罪恶"。人格障碍者,如边缘性人格和表演性人格患者,也可发生自伤。

有的自伤患者由于缺乏解剖知识,可能伤害重要器官,如大血管、大脑或内脏等,从而导致死亡。故不管何种自伤都应积极处理。

在西方,当今蓄意自伤的患者明显增加,尤以女性为多。近数十年又有下降,但原因不明,因为导致自伤的社会因素并未消除。有人认为可能与抗精神病药物处方量减少有关。蓄意自伤在青年人中常见,中年人的发生率急剧下降。除老年期外,女性的发生率为男性的1.5~2.1 倍,15~30 岁的女性发生率特别高。男性的高发年龄比女性大。在较低的社会阶层中,自伤的发生率较高。离婚者自伤的发生率也较高。高失业率、居住拥挤、子女多、负担重以及社会稳定性差的地区,自伤的发生率高。

心理应激因素多,如工作紧张、人际关系紧张、亲情关系紧张或破裂、家庭成员或本人患病、性伴侣决裂、涉及法律诉讼等,都可导致自伤。

(一)蓄意性自伤
1. 有可能发生自杀的精神疾病。
2. 蓄意自伤综合征。
3. 做作性障碍。

(二)非蓄意性自伤
1. 精神分裂症。
2. 情感性精神障碍。
3. 人格障碍。
4. 精神发育迟滞。
5. 痴呆。
6. 癫痫。

十三、暴力行为

正常人可以有暴力行为,这里讨论的是与精神障碍有关的暴力行为。暴力行为的对象可以是他人,也可以是物。对他人的攻击包括对躯体的攻击和性攻击。对躯体的攻击可使人致伤、致残、甚至致死。对物的攻击可能是破坏建筑物或毁坏财产,引起严重不等的经济损失。因此,暴力行为是一种十分严重的紧急情况,不管发生在何处、何种情况下,都必须立即处理。

除已经实施的暴力行为外,还存在潜在的可能的暴力行为。患者发出言语威胁或作出姿态要采取暴力行为,或者立即要实施暴力行为。对于这类患者,如采取适当措施,则可防止暴力行为的发生。

(一)精神分裂症

(二)情感性精神障碍

(三)酒、毒品滥用

(四)癫痫

(五)人格障碍

(六)器质性精神障碍

(七)间发性暴怒状态

(八)其他

如病理性激情、偏执性精神病、精神发育不全等。

十四、性骚扰

性骚扰是对异性有不符合社会规范或法律的与性有关的行为或言语,并且这些行为或言语为异性所厌恶或反抗。一般多为男性骚扰女性,也有女性骚扰女性的。性骚扰分为非接触性性骚扰和接触性性骚扰。非接触性性骚扰包括:言语性性骚扰,如当面淫语、电话淫语等;非言语性性骚扰,如暴露自己的生殖器、窥视异性的生殖器、裸体或窥视他人的性生活等。接触性性骚扰包括:猥亵行为,如强行亲吻、抚摸;强奸和强奸未遂;其他形式如剪女性的头发或发辫、拥挤的场合在女性身体上摩擦等。

(一)性变态

如露阴癖、窥阴(淫)癖、恋物癖、摩擦癖等。

(二)精神分裂症

(三)情感性精神障碍、躁狂发作

(四)精神发育迟滞

(五)老年性痴呆

(六)急性脑器质性综合征

！诊断思路

一、兴奋状态

兴奋状态临床表现不难识别,但由于疾病的不同,表现也是有些差别的,应分别予以考虑。

(一)精神分裂症

1. 紧张型　紧张性兴奋目前已较少见,主要表现为突发的运动性兴奋。患者突然出现冲动行为,如突然起床、毁物伤人、无目的地在室内走动、原地踏步、动作怪异或作态,语言内容单调刻板、联想散漫、可有模仿动作、模仿语言。有时白天卧床不动,夜间突然起床,乱走动或乱翻东西,甚至攻击他人。此类兴奋持续时间一般较短,多自行缓解,或转向木僵状态,亦可与木僵状态交替出现,可持续数日或数周。此类兴奋据其临床表现,特别是兴奋前后出现的木僵状态,可作为重要的诊断依据。

2. 青春型　此型约占住院患者的10%~26%,多在青春期发病。表现为语言增多,内容杂乱无章、荒诞离奇,有明显的破裂性思维;情感喜怒无常、变化莫测;表情做作、好扮鬼脸;行为幼稚、愚蠢、奇怪。有时亦可出现突然激动不已,冲动伤人、毁物,发作时间短促,称病理性激情。患者的本能行为(食欲、性欲)亢进,尚可有意向倒错,如吃脏东西、吃大小便、吃痰、吃精液等。幻觉生动、妄想片段,可出现离奇的象征性思维等。

3. 偏执型　此型可占住院患者的40%~60%,发病年龄较晚,多在中年。受幻觉或妄想影响,如幻听听到有人辱骂、指责、批评患者,可表现为争论、辩驳、甚至谩骂。可非常激动,如对空大骂、捶胸顿足、发誓赌咒,兴奋异常。受妄想影响,可表现为愤怒和恐惧不安,不敢出门,谩骂、报复、伤人、自伤、跟踪、监视。此类兴奋一般为阵发性,持续时间不太长。认真观察患者的表现,待患者安静后仔细询问患者的体验,有助于对症状的确认。此类兴奋可造成严重后果,应引起高度重视。

(二)情感性精神障碍

1. 躁狂发作　情感性精神障碍躁狂发作时,表现为协调性精神运动性兴奋。可有情感高涨、思维奔逸、动作增多。情感高涨的患者有强烈持久的喜悦和兴奋,面部洋溢着欢快之情,终日喜气洋洋,高歌猛进。有时亦可突然出现激动愤怒、躁动不安,但与思维内容相一致。思维奔逸的患者感到自己的脑子特别聪明,话多、滔滔不绝、语流速度快、有夸大色彩。认为自己能力很强、很有才能,可以当作家,洋洋百万字一挥而就;可以当领导,能治理一个单位、一个地方乃至一个国家。严重者,思维内容来不及表达,以致语不成句,易误为思维破裂。动作增多,表现为终日忙忙碌碌,跑跑颠颠,终日甚至昼夜不停,又唱又跳又说又闹,甚至无法坐定进食,但做事虎头蛇尾。据上述表现诊断并不困难,若既往有类似发作或抑郁发作而间歇期完全正常者,诊断更无疑问。

2. 癔症性精神障碍　癔症时的兴奋状态亦称情感暴发,多在精神刺激后发病。表现为哭闹吵叫,多有夸张表演色彩,带有尽量发泄的特点,诉说其委屈和不满。有的症状可表现极其强烈,如大发雷霆、号啕大哭、捶胸顿足、撕衣毁物、地上打滚、扯发撞头、或有自杀姿态,甚至彻夜吵闹。此类兴奋一般持续1~2小时,亦可持续数小时。癔症时患者可有一定的意识障碍,亦可表现出一些躯体性症状。病前有癔症人格,发作前有明显的精神因素,症状的表演性和发泄特点有助于诊断。癔症样兴奋应与人格障碍、癫痫、精神分裂症、反应性精神障碍相鉴别。癔症样兴奋还可见于多种疾病,也可见于脑器质性疾病,应认真进行鉴别,以免贻误病情。

3. 反应性精神障碍　在急剧强烈的精神刺激下,如生活事件(亲人亡故、夫妻感情突然破裂、被奸污、被殴打、被盗窃等)、自然灾害(山洪、水灾、火灾、地震等威胁生命财产安全的重大灾害)、隔离状态(监禁、移民等)、战争等因素均可作为应激源,引起反应(应激)性兴奋。

由于急剧超强的刺激,可引起高级神经活动过程中兴奋、抑制和灵活性的过度紧张及相互冲突,中枢神经系统为避免进一步的损伤,可出现超限抑制。超限抑制是保护性的,在抑制过程的扩散中,中枢神经系统低级部位的功能,便会脱抑制而释放出来,这就会产生皮层与皮层下活动的相互作用异常。临床上可表现出不受意识控制的情绪反应、无目的的零乱动作和原始性反应、惰性兴奋等。目前认为,反应性精神障碍与遗传无大关系,女性略高于男性。

反应性兴奋表现为情绪激动,言语增多,动作增多,甚至躁动不安。言语内容易理解,多与精神因素或本人经历有关。有的可有情绪高涨,易激惹,自我评价过高,类似躁狂状态,不同的是无躁狂的思维奔逸、随境转移等表现。反应性兴奋一般仅持续 1~3 天,据其发病原因和过程、临床表现,诊断并不困难。

（三）人格障碍

亦称病态人格,系人格偏离正常的人。病因与遗传、精神生物学、心理社会因素有关。可分为反社会人格、偏执型人格、循环型人格、分裂样人格、强迫型人格、癔症型人格、边缘型人格、虚弱型人格障碍等类型,尚有冲动型人格、表演型人格等,但均属相对性的。易发生兴奋状态的人格障碍及兴奋特点如下。

1. 反社会型人格障碍　其行为不符合社会规范和道德规范,有高度攻击性,缺乏羞惭感,不能从经历中汲取经验教训,行为受偶然动机驱使,无计划性,社会适应不良。缺乏自我控制能力,易冲动,易与人吵架争执,甚至打斗伤人。与邻居、同学、同事相处困难。虽事后能承认错误,但缺乏罪责感因此屡教屡犯。发作呈阵发性。

此类人员幼年往往表现为学习成绩不佳、逃学、被开除、漫游、酗酒、性放荡、说谎、破坏公物、盗窃、违纪、对抗长者、有攻击性;情感肤浅而冷酷、脾气暴躁、对人不坦率、与人格格不入、自私自利、自我评价过高;对挫折耐受性差,遇到事情多诿过于环境或他人或提出一些似是而非的理由为自己开脱,或引起应激状态;缺乏良知,对自己的人格缺陷缺乏自觉;有的有酒药滥用表现;他们对家庭、朋友、配偶不能保持长久亲密而忠实的关系,两性关系混乱,对子女不闻不问。

该类人员都不愿求医,门诊极为少见,被迫就诊者多表现为紧张、抑郁,认为周围对其歧视,遭人憎恨。反社会人格对其行为均负有完全责任能力,故在监狱与劳教机构中占有一定比例,但与人格正常者犯罪有所不同。

反社会人格障碍的诊断应具备冲动性、不负责任、情感肤浅、不能从既往经验中汲取教训、良知的损害。但应排除精神发育迟滞、器质性脑综合征或脑损伤、精神分裂症、情感性精神病和神经症。人格障碍的诊断,病史至关重要,有的需要司法鉴定。

2. 冲动型人格障碍　此类患者不能控制自己的情感冲动,遇小事时即可突然出现暴怒甚至暴行。轻者争吵、谩骂,重者毁坏家具设施,甚至殴斗伤人。事后懊悔认错,但下次依然故我。发作时类似反社会人格的某些表现,与反社会人格不同的是,冲动型人格障碍者平时能与人保持相对良好的关系。此类人员一般尚能适应社会,但也表现与众不同。

3. 表演型人格　此类人员多为女性,喜欢追求新奇,凡事以自己为中心,力求引起周围人的注意,爱对人指手画脚。情绪变化迅速,虚张声势,一会儿发怒,一会儿绝望,一会儿吵闹不休,一会儿扬言自杀。为达目的可有多种表现,常文过饰非、言过其实,甚至表现病态说谎。这类人员的兴奋一般不严重。

人格障碍一旦形成便很难改变,甚至是终身的,只是随着年龄的增长,其表现程度可能有所减轻而已。

（四）精神发育迟滞

精神发育迟滞是一组以智力发育障碍为主要表现的疾病，是指先天或后天原因，个体在发育阶段，即 18 岁之前，使精神发育受阻或停滞，造成智力显著不足及社会适应困难。精神发育迟滞可有不同的兴奋表现。

1. 冲动性兴奋　由于精神发育迟滞者自我控制能力差，故极易出现冲动行为，尤其在受到激惹时，更容易发生。可表现为毁物、伤人、自伤等，有的表现非常激烈，破坏性很大。这种兴奋一般持续时间较短，约十余分钟至数十分钟可平静下来。

2. 躁狂样发作　精神发育迟滞有时可表现为躁狂样发作，动作增多，可有破坏行为；言语动作增多，但内容单调；情感高涨，表现愚蠢，缺乏感染力。

精神发育迟滞的诊断以智商测查为主，同时要结合家属提供的有关智能发育水平的日常表现、学校表现和学习成绩来综合判断。

（五）癫痫

癫痫是一种慢性发作性神经系统疾病，与精神科关系密切，约有 1/3 的患者可有精神病性问题。

1. 意识蒙眬状态　有些患者在抽搐发作后可出现意识模糊状态，有些并不出现抽搐而只表现为意识模糊状态。在这种状态下，可出现恐怖或愤怒情绪，行为紊乱、缺乏目的性，甚至可有伤人毁物及行凶等残暴行为。此种状态可持续数分钟至数日，终止突然。发作期间有明显的意识障碍，清醒后对发作中的表现多不能回忆。癫痫病史是诊断的重要依据，脑电图检查有时可提供重要支持。

2. 精神运动性发作　精神运动性癫痫发作时，除意识障碍表现外，可出现明显的运动行为异常，也可出现伤人毁物以及行凶等残暴行为。诊断和鉴别诊断也依赖癫痫发作史和脑电图检查。

（六）躯体疾病、中毒、脑器质疾病及其他原因所致兴奋

1. 躯体疾病、中毒或脑器质性疾病　此类兴奋可表现为谵妄状态或类躁狂状态。谵妄状态见有关章节。类躁狂状态可表现为情绪高涨、话多、动作也明显增多，但不如躁狂症患者表现的精力旺盛，大多呈发作性、容易疲劳，情绪表达也较少感染力。诊断和鉴别诊断主要依赖原发病及初始原因的发现。

2. 急性酒精中毒　饮酒在我国可谓历史悠久，歌颂描绘饮酒的诗词、歌赋、楹联等文学作品比比皆是，可谓为大观，足见我国饮酒之普及和盛行。特别是经济不断发展以来，饮酒已成为社交的重要程序和手段，饮酒之风大长可能也与此有关。急性酒精中毒引起的兴奋包括普通醉酒状态和病理性醉酒。

普通醉酒状态：一次过量饮酒引起的精神异常称为急性醉酒，即普通醉酒状态。个体对酒精耐受的差异与其肝脏功能、躯体状况、饮酒方式、遗传和饮酒习惯有关，而神经系统对酒精血浓度的耐受性则差异不大。醉酒的表现大致相同，可分为兴奋期、共济失调期、昏睡期。

兴奋期表现为语言增多、唠叨、重复、联想增快，有夸大色彩，情绪不稳，欣快，极易激动。由于控制力减弱，对平时的积怨可大肆发泄，甚至激动谩骂，并可有攻击行为，不顾及后果，可造成伤害、毁物、事故等，有时有夸大色彩。共济失调期的患者表现为动作笨拙、步态蹒跚、难以保持身体平衡、口齿不清、思维不连贯、有意识障碍，称酩酊状态。昏睡期则转入昏

睡,表现为颜面苍白、皮肤湿冷、口唇微紫、瞳孔正常或散大、呼吸缓慢有鼾声、心率快、体温低于正常。

除上述表现外,常有恶心、呕吐、腹胀、打嗝、嗳气等消化系统症状。

血液中乙醇浓度与精神效应的关系见表42-2。

表42-2 血液中乙醇浓度与精神效应的关系

血液乙醇浓度（mg/dl）	效 应
100	轻度醉酒:判断常受损,反应时间减少,轻松,去抑制
200	中度醉酒:言语含糊,步态不稳,眼球震颤,恶心,话多,欣快,易激惹,有敌意,好争斗
300	明显醉酒:言语不连贯,意识模糊,判断和动作技巧明显受损,可出现明显呕吐
400	重度醉酒:昏睡或昏迷,强刺激难以或不能唤醒
≥500	死亡

大量饮酒史、有较明显的醉酒表现、呼出的气体和呕吐物有明显酒味,血中检出过量的乙醇可作为诊断依据。

二、抑郁状态

（一）情感性精神障碍抑郁发作

这类抑郁发作属于内源性抑郁症,症状比较典型。除情绪低落外,一般还有下列症状:

1. 对日常活动丧失兴趣或无愉快感 对一切事物都缺乏兴趣,更不愿意参与社交娱乐活动,丧失了生活的热忱和乐趣,常闭门独居、疏远亲友、回避社交。即便是自己以往的爱好,也不能唤起其兴趣。

2. 持续的疲乏感、活动明显减少或精神运动性迟钝 感到疲乏无力、精力不足。此时患者虽知该做什么,亦知如何去做,但感到无能为力、力不从心。缺乏积极性,工作拖拉、生活懒散,严重时甚至连饮食及个人卫生都不顾。

3. 自我评价过低 患者在缺乏根据的情况下,对自己全面否定。产生无价值感、自责自罪、耻辱感或悲观厌世。对以往自罪自责、对未来失去希望、丧失自尊和自信,认为自己是家庭的累赘、社会的负担。

4. 无助感 患者感到孤立无援,部分患者可出现恐惧、紧张的内心体验。

5. 出现自杀观念或自杀行为 抑郁症患者大都感到生活没有意义,度日如年,异常痛苦,无法摆脱,只有一死了之。自杀往往行动计划周密,非常隐蔽不易发现,应引起高度警惕。

6. 思维和精神运动性抑制 表现为注意力集中困难、记忆力减退、思路闭塞、联想困难、动作缓慢。交谈时常数问才一答,语量少、语速慢、语声低,严重时不语、不动、不食,可达木僵状态。抑郁症还可有其他表现,往往以躯体表现为主,如睡眠障碍（尤其是早醒）、食欲和性欲降低、体重下降等。躯体的疼痛和不适感、胃肠道症状如口干、口苦、腹胀、便秘、腹泻等,自主神经紊乱症状如心悸、心慌、多汗、发麻、尿频尿急等,或总觉胸前不适,难以忍受,担心自己患了"心脏病",因而紧张害怕、坐卧不宁、度日如年,可继发疑病妄想。抑郁发作可有晨重夕轻的特点。如患者出现以上症状而又能排除其他原因引起的抑郁症,则情感性精神病抑郁发作的诊断可成立。如以前有抑郁或躁狂发作史,诊断更为可靠。

(二)更年期抑郁症

也具有上述症状,但首发症状于更年期。多数人认为更年期抑郁症并不是一个独立的疾病单元,而是一个综合征。但有人认为其具有一定的特点,如有明显的焦虑、有自罪或疑病观念、有明显的自主神经功能失调和性腺功能失调的表现等。

(三)老年期抑郁症

并不少见。由于患者活动能力下降,语言减少,思维迟钝,记忆力不良等表现多被看作老年痴呆的表现,这些表现在相当程度上是由抑郁引起来的。详细的病史、个人史、家族史,结合认真的精神检查,作出诊断并不困难。

(四)反应性抑郁

在一次重大精神刺激或长期慢性的精神刺激下,如个人生活事件:亲人亡故、恋爱失败、夫妻决裂、邻居成仇、商场失利、工作受挫、被打击报复、被奸污、被殴打等等;自然灾害:特大火灾、山洪暴发、强烈地震等严重威胁患者生命财产安全的灾难性事件;隔离状态:如长期处于被严格隔离及监禁状态、移民由于语言不通(即语言隔离,有时也可发生偏执反应)等;战争场面:如轰击、爆炸、短兵相接的搏斗等,均可引起严重的心因性反应。

反应性抑郁出现情绪低落、心境恶劣和兴趣丧失等抑郁表现。但是患者的抑郁具有反应性的特征,其情绪低落类似悲痛反应。常不由自主地回忆往事、悔恨自责,但怨天尤人多于自责。常伴有焦虑和易激惹,思维和运动抑制不明显,情绪低落亦缺乏晨重夕轻的特点,且常常是晚上较重。睡眠障碍也以入睡困难和噩梦频繁为多见。患者愿意诉说自己的不幸遭遇和痛苦心情,而且在情感疏泄之后自觉心情有所好转。反应性抑郁多与患者病前人格、神经类型、躯体健康状况有关,同样的精神刺激,于不同个体在情感体验上,如悲伤、恐惧、忧虑等有很大不同,因此同样的应激源对不同的患者,其病情可以大相径庭。根据详细的病史和以上症状表现,本病易于诊断。

(五)精神分裂症

精神分裂早期或急性期可带有抑郁色彩,有一部分精神分裂症患者病情缓解后或未缓解出现抑郁状态。

精神分裂症的早期表现为抑郁状态,可能是分裂性的症状尚未出现或未被查知。在其被治疗中出现的抑郁状态,多与药物有关。这类患者的抑郁特点为极度苦闷、易激惹,多有锥体外系症状,尤其是静坐不能,患者反复诉说心慌、坐立不安,甚至扬言自杀。缓解后出现的抑郁状态,是由于患者自知力的恢复,对自己的疾病和前途所面临的困难的心理反应,这种状态称为精神病后抑郁症。在详细病史中有肯定的精神分裂症,并伴有抑郁表现,诊断并不困难。

(六)继发性抑郁症

1. 脑器质性抑郁　脑动脉硬化、脑变性、脑肿瘤、癫痫等均可伴发抑郁症状。但大多数患者的抑郁达不到严重程度,而且多有焦虑、疑病和神经衰弱症状。病史和体检可发现脑器质性病变的相应症状和体征。实验室检查和特殊检查可提供更有力的证据。癫痫患者在发作期间可突然出现抑郁,有的感到极度抑郁,并可有自杀企图,但无意识障碍。抑郁发作可持续数日,并突然终止。此类抑郁除具有发作性特点外,癫痫的临床表现可资鉴别。

2. 躯体疾病性抑郁　许多躯体疾病都可引起抑郁表现,如内分泌疾病、代谢性疾病、肿瘤、结缔组织病、各内脏疾病、各种感染性疾病等,均可伴发抑郁表现。此类抑郁多不严重,且多有焦虑、疑病和神经衰弱症状。抑郁症状和躯体疾病共存并相关是诊断的依据。在综合性医院的门诊和病房工作中都要注意这一问题。

3. 药源性抑郁　抗精神病药可引起抑郁状态。最常引起抑郁状态的抗精神病药有氯丙嗪、氟哌啶醇和长效氟奋乃静等。某些抗高血压药物,以及甲基多巴、左旋多巴、普萘洛尔、口服避孕药、激素、阿的平等也可引起抑郁状态。最近研究表明,药物性抑郁与遗传和代谢性障碍有关。当考虑到药物性抑郁的存在时,减少或停用相关药物,症状会明显减轻甚至消失。

三、焦虑状态

(一)焦虑性神经症

也称焦虑症,是最常见的一种焦虑状态。可表现为广泛性焦虑和惊恐发作,概述中已有较为详细的描述。患者可以突然出现大祸临头,或濒死感、心悸、窒息、出汗、手抖、面色苍白等,一个月至少发作3次,或在首次发作后害怕再发作引起的焦虑持续1个月,可诊断为惊恐发作。以不安、担忧、紧张性头痛、躯体不适、胃肠功能紊乱、心悸、气急、胸痛、易疲劳等为主要症状称为广泛性焦虑,症状持续6个月以上,可诊断为焦虑症。病史和典型的临床表现,并排除其他精神和躯体疾病,该病的诊断并不困难。焦虑性神经症患病率较高。

(二)躯体疾病所致焦虑

疾病本身就是应激源,许多躯体疾病均可引起焦虑表现,如各种疼痛、心脏疾病、心绞痛、二尖瓣脱垂、阵发性心动过速、甲状腺功能亢进、嗜铬细胞瘤、自发性低血糖、经前期综合征、围绝经期综合征、过度换气、肺栓塞、哮喘发作、慢性阻塞性肺疾病等,均可伴发明显的焦虑表现。

(三)药物引起的焦虑

烟酸、肾上腺皮质激素类药物、巴比妥类药物、甲丙氨酯等均可引起焦虑。抗精神病药物本身及其引起的锥体外系反应常可导致焦虑状态。许多药物的毒性和戒断反应也可引起焦虑。

(四)脑器质性疾病所致焦虑

与脑器质疾病有关的意识障碍,异常的精神体验及社会适应困难都可引发焦虑状态。患者焦虑不安,感觉迷惑、恐惧,特别在环境变动和夜间更易发生。对脑器质性损害的进一步检查,可明确原发疾病的诊断。

(五)精神疾病伴发的焦虑

抑郁发作时,可伴有明显的焦虑,精神分裂症早期也可有明显的焦虑。除焦虑性神经症外,强迫性神经症、以躯体障碍为主的神经症都可有焦虑表现,癔症也可有明显的焦虑。以上精神疾病所伴发的焦虑症状,首先应根据其临床表现确定其原发病,并给予相应的治疗,其焦虑表现可随着原发病的好转而减轻或消失。

四、偏执状态

（一）偏执性精神障碍

该类疾病涉及偏执狂、类偏执狂、更年期偏执等。偏执狂病前人格多具有偏执特点，在不良生活遭遇下缓慢起病，逐渐形成系统的结构完整的妄想，故有人认为该病为心因性精神病。该病可能也有一定的遗传倾向。症状是逐渐出现的，由臆想阶段或主观的分析阶段、被害妄想阶段、人格转化阶段，到个别的精神衰退阶段。临床表现开始以被害妄想为主，后来可出现夸大妄想。这两种妄想彼此影响，互为因果。起初患者感到自命不凡、才华超众、精力充沛，可逐渐发展到认为自己是"发明家"，"革新能手"，或"预言家"等，别人因为嫉妒他而对其迫害。虽病程很长，但始终不衰退。如患者隐瞒其妄想，则与正常人无异，且始终不会出现幻觉。随着年龄的增长，症状可逐渐转轻，但患者既不会完全恢复，也不会发生精神衰退。

类偏执狂与偏执狂类似，临床以比较系统的妄想为主，可有被害、夸大、嫉妒、钟情等内容，无幻觉，人格完整，社会适应良好。同偏执狂的区别在于妄想不像偏执狂那样系统严密、病程较短。

更年期类偏执狂发生于更年期，以嫉妒、被害、关系妄想为主要表现，常伴有抑郁、焦虑或疑病等，也可伴有幻觉。人格较完整，同时伴随更年期生理和心理变化。病程也可持续较久。在老年期，有人研究认为，60岁以上的人可出现妄想表现，过去称"老年妄想痴呆"，但经观察，这些人最终符合精神分裂症的诊断。

（二）精神分裂症

精神分裂症以思维障碍为主，可以表现出大量的妄想内容，但妄想内容多荒诞离奇，无法理解，且结构松散零乱、易泛化。其思维与情感、行为不协调。表现为情感淡漠、思维散漫、脱离现实等基本症状。人格大多受损害，病情有渐进衰退的趋势。后期衰退的精神分裂症患者，其妄想可能更加松散、不系统，内容也变得贫乏单调。精神分裂症偏执型的妄想内容相对比较系统严谨一些。

（三）急性妄想反应

素质和心理应激对妄想性反应的发生起着重要作用。患者具有易患素质，多为敏感多疑，或具有"脆弱型人格"。在精神因素刺激下，发生猜疑、牵连观念、关系妄想和被害妄想。在一些特殊环境，如移民、拘禁、躯体改变如耳聋时等更容易发生，并可形成一些特殊的亚型。

1. 移民性精神病　移民者由于生活在异乡，民族、语言、习俗、文化、宗教、肤色特征等的不同，实际上处于被隔离状态，容易被别人注意，也容易注意别人，心理压力很大。脆弱人格或多疑性格者，在这种环境下易出现牵连观念、关系妄想和被害妄想，形成以被害妄想为主的急性妄想状态。

2. 拘禁性精神病　被拘禁者，尤其是被单独隔离的拘禁者，也可产生以被害妄想为主的急性妄想状态。因为拘禁是一种十分强烈的心理刺激，易使患者认为系别人陷害而出现被害妄想。

3. 旅途性精神病　在旅途中，由于精神刺激、过度疲劳、过分拥挤、慢性缺氧、睡眠缺乏、营养、水分缺乏等综合因素，可出现急性精神障碍。主要表现为意识障碍、片段的幻觉、妄想或行为紊乱等。

（四）妄想阵发

这是仅限于法国医师使用的诊断名词，指那些发病急、症状很快缓解的妄想状态。妄想阵发有下列特点：

1. 突然起病，像晴天霹雳，发作前没有预兆，妄想突然破坏了理智的平衡。

2. 妄想从发作开始就完全建立起来了，没有预兆，妄想在脑中形成并暗暗发展，然后突然暴发出来，不会发展。妄想内容变化多样、结构松散、杂乱多变，如被害妄想、夸大妄想、神秘妄想、钟情妄想等杂乱在一起或彼此变换。可以伴有幻觉、错觉或推理障碍。患者缺乏自知力，思维完全被妄想所支配。

3. 伴有意识混浊和情绪不稳，并可有焦虑、激越、冲动甚至发展到呆滞。

4. 没有躯体症状和体征，仅限于心理活动异常和情绪障碍。

5. 迅速缓解是本病的特点。妄想在几小时、几天或几周内恢复到病前的心理状态。但可以复发，存在妄想的易发性。

国内尚未报道此类病例，可能我们还不认识，而把此类患者归入了精神分裂症。法国的Pichot和Debray在1971年报道，在有妄想症状的病例中，有33%被诊断为妄想阵发。但后来Pichot承认，他们以往诊断的妄想阵发，除真正的妄想阵发外，还包含了反应性妄想阵发（即急性妄想性反应）和急性精神分裂症。

（五）感应性精神病

发病较急，感应以妄想最为常见。两个或多个彼此相当亲密的人同时出现同样的妄想，或其中有一人先出现妄想，而后其他人也出现相同的妄想。妄想以被害、着魔和夸大为多见。往往在这些患者中有一个是原发的，且他对其他患者具有权威性，是他将妄想感应给了其他患者。将他们隔离开不但可以使其症状消失，而且也有助于此病鉴别诊断。

（六）情感性精神障碍

躁狂症患者可出现夸大妄想，认为自己能力特别强，有重大发明，是伟大的科学家。或认为自己可以当总统、总理、大政治家等。这些妄想可影响患者的行为。此类患者还可能有被害妄想，这些多见于疾病的严重期，其特征是：患者对其妄想信念不十分坚信。同时存在的情绪高涨、话多、思维奔逸和活动增多可有助于躁狂症的诊断，但有时须与精神分裂症进行鉴别。

严重抑郁症患者可出现明显的罪恶妄想、虚无妄想和被害妄想，甚至是临床主要表现。抑郁症妄想表现的特点是：妄想见于抑郁发作的严重期，同时有十分明显的抑郁症状，如情绪极度低落、兴趣完全丧失、明显的精神运动性抑制、早醒、食欲性欲缺乏和体重减轻等。病史和典型的临床表现可兹鉴别。

（七）器质性精神障碍

器质性精神病，尤其是急性器质性精神病，如谵妄状态时，可出现许多妄想和幻觉。妄想内容多为不固定的片段的，常见有关系妄想、被害妄想和疑病妄想等，同时伴有错觉和恐怖性的幻视。患者的意识障碍和同时存在的脑器质性病变，或躯体性病变及相应临床表现有助于急性器质性精神障碍的诊断。急性期之后，有些可残留妄想，以被害妄想多见，并可存在较长时间。

此外，老年性精神病、脑动脉硬化和慢性酒精中毒（酒依赖）也可有妄想，以嫉妒妄想为主；癫痫性精神障碍也可有妄想；脑肿瘤也可有妄想，尤以颞叶和垂体肿瘤为多见；脑炎、麻痹性痴呆（梅毒所致）、脑外伤后、内分泌病、卟啉病（血紫质病）也可出现妄想表现；某些药物和毒品：如苯丙胺、利他灵、皮质激素、左旋多巴、溴剂、巴比妥类、可卡因、大麻等，均可引起妄想症状。相关的病史和临床表现可作诊断的依据。

五、幻觉状态

（一）精神分裂症

大部分精神分裂症患者都可伴有幻觉，以幻听最为多见，也可有其他幻觉，性器官的幻触颇具诊断意义。临床上在意识清晰的情况下，常出现幻听。以命令性、指责性、争论性、议论性幻听最为常见。患者可以是参与者，也可以是非参与者。内容大多是对患者不利的、迫害性的，因而可能引起患者情绪激动，甚至自杀、自伤、躲避行为等。长期存在的言语性幻听对精神分裂症的诊断有重大参考意义，如同时伴有多种荒谬的妄想，其认识活动、情感体验、意志活动不协调，精神分裂症可以确定。

（二）情感性精神障碍

有些严重抑郁患者可出现较多的幻听，一般为不连贯的片段言语声，如谩骂、斥责、或令其自杀等，也可听到痛苦的呻吟声或镣铐声，也可有本体幻觉和内脏幻觉，多同时伴罪恶妄想。患者的抑郁情绪和完全失去兴趣、明显的精神运动性迟钝、早醒、食欲和性欲缺乏以及体重减轻等可为诊断的有力支持。

（三）心因性精神障碍

心因性障碍可出现持久的幻觉，以幻听为多见，也可有幻视等。少数患者以幻觉为主要症状，称为心因性幻觉症。幻觉的内容不怪异，与精神因素和情感体验密切相关。

（四）癔症性精神障碍

癔症性精神障碍发作时可出现鲜明的幻觉，以幻听、幻视为多见，内容涉及患者以往的生活经历，常有强烈的情感色彩。与心因性幻觉不同的是，此类患者多同时有意识范围狭窄，多于精神刺激后立即发病，症状可随暗示而改变。以往同样的发作可作重要参考。

（五）中毒性精神障碍

1. 酒精中毒性精神障碍　慢性酒精中毒患者可在意识清晰的状态下，出现丰富的幻听，并常伴有被害妄想和嫉妒妄想。慢性酒精中毒在震颤谵妄时可有明显的幻视和幻听，多为看见小动物或昆虫，此时患者有意识障碍。患者有长期饮酒史，多次醉酒，有慢性酒精中毒的其他精神和躯体症状，如记忆障碍、人格改变、肝功能受损等，可支持诊断。

2. 致幻剂或麻醉品、药品引起的幻觉症　南美仙人掌毒碱以及印度大麻、可卡因、苯环己哌啶等都可引起急性幻觉状态。患者可出现各种幻觉，尤以幻听、幻视为多见，可同时出现时空方面的感知障碍。左旋多巴、金刚烷胺、麻黄碱、普萘洛尔、哌甲酯等药物偶可引起幻觉。诊断主要靠病史。血液、尿液中代谢产物的检测更是有力的佐证。

（六）急性器质性精神障碍

此类患者多伴有意识障碍，往往出现幻觉症状。以幻视为主，也可有幻听。幻觉形象鲜明生动，内容多为恐怖性的，因而患者可有恐怖表情，甚至可有逃避表现。由于患者同时有意识障碍，故可发生意外，如将窗当作门而发生坠楼事故等。

六、木僵状态

（一）精神分裂症紧张型

此类木僵也称紧张性木僵，是木僵状态的典型表现。轻者可有言语动作明显减少，有时呆立呆坐，可有刻板动作、刻板语言、重复语言、模仿动作、模仿语言和违拗等症状。严重时不语、不动、不吃、不喝，双目凝视、面无表情、推之不动、呼之不应。膀胱和直肠内虽有大量的尿液和粪便也不主动排出。口腔内虽积有大量的唾液，既不咽下也不吐出，任其顺口角流出。全身肌肉紧张，可有蜡样屈曲和空心枕等强迫痛苦的体位。呼吸和脉搏变慢，血压偏低，口唇和肢端发绀，瞳孔缩小，对光反应迟钝等。患者虽对周围事物没有反应，但仍可正确感知，有的患者在木僵消除后可清楚地叙述病中的经过。在安静环境中，向患者小声耳语，有时可获得回答。有的患者在夜深人静时可在病室内走动，乱翻东西，找吃的和上卫生间等，但一遇到外界刺激便会立即转入木僵状态。有的可突然由木僵状态转入兴奋，从床上起来，殴打别的患者，然后又很快回到床上，转入木僵。典型的紧张性木僵虽较易诊断，但目前临床上所见较少。紧张型木僵可持续数月甚至数年。

（二）情感性精神障碍抑郁性木僵

严重的抑郁发作可至木僵的程度，称抑郁性木僵。抑郁患者在情绪低落不断加重的情况下，其运动也逐渐减少，患者先感到肢体沉重，继而终日僵卧，不语不食，对外界一般刺激多无反应，也可伴有大小便的潴留。但患者的肌张力不高，也无违拗表现，如耐心询问患者，常可有微弱简单的回答，或嘴唇微动，也可以点头或摇头示意。患者的表情、姿势、体位与其内心体验一致，可见眼角嘀泪等。在进入木僵之前，患者往往抑郁情绪加重，睡眠障碍（其实是早醒），食欲降低，消极和自杀观念等。以往的抑郁发作及现实的表现，都有利于该病的诊断。

（三）心因性精神障碍所致木僵

这是一种在急剧而强烈的精神创伤下引起的反应状态。如亲人的突然亡故、家庭中的重大意外事件、社会性或自然界严重的突发事件或其他严重威胁生命的事件都可引起。表现为一种普遍的抑制状态。患者既无动作也无表情，活动大大减少、呆滞、缄默、拒绝饮食。躯体方面常有自主神经功能失调的表现，如心跳加快、面色潮红或苍白、多汗、瞳孔散大等。有时可有轻度的意识障碍，故在木僵消失后患者常不能完全回忆病中的表现。

（四）脑器质性木僵

发生于严重的急性脑损伤后，凡是能引起脑损伤的原因，如感染、中毒、缺氧、脑肿瘤、脑血管病、脑外伤、脑变性疾病及癫痫等都可能引起木僵状态。脑器质性木僵也表现为不语和不动，但肌张力一般增高，且可有意识障碍和病理反射，有的可有被动进食和随意排便动作。

识别脑器质性木僵主要依靠如下条件：

1. 感染、中毒、缺氧、癫痫、脑肿瘤、脑血管病和脑外伤史等。
2. 病程中有意识障碍或癫痫发作。
3. 体检有神经系统体征。
4. 实验室或特殊检查可能提供相应的证据。

（五）药源性木僵

是因药物所致，多见于抗精神病药物。在抗精神病药物治疗过程中出现木僵状态，应首先考虑药源性木僵。

七、缄默状态

（一）精神分裂症

紧张型精神分裂症可表现为不典型的木僵状态,仅表现为缄默不语,对询问不作回答,有的患者可用书写作简单回答。有的精神分裂症患者受妄想控制,缄默不语。这类患者尚有其他精神分裂症症状可兹鉴别。

（二）癔症性缄默症

患者不用语言回答问话和表达意见,但可用点头、摇头、手势、表情或书写表示自己的意见。患者无痛苦表情。发病前的精神因素和患者的癔症性人格可支持诊断。

（三）选择性缄默

见于儿童和青少年。患者具有理解和说话的能力,仅在一种或多种社交场合拒绝讲话,在其他场合患者可以正常讲话,根据这种表现,诊断并不困难。

八、谵妄状态

谵妄是个症状,可见于多种疾病,临床上首先要确定其是否为谵妄。可据以下表现来确定:①对外界刺激注意力的减低,对新刺激转移能力的减低;②语言散漫、离题或不连贯。

（一）症状

下列症状至少有两个:

1. 意识水平降低,检查时不能保持完全觉醒。

2. 感知觉障碍　误解、错觉和幻觉。

3. 有失眠和日间睡眠为特点的睡眠觉醒周期障碍。

4. 精神运动增高或减低。

5. 时间、地点或人物定向障碍。

6. 记忆障碍　远近记忆力都有损害,不能记忆身边事物和回忆以往事件等。

临床特征性症状可持续数小时到数天,病情有波动倾向,波动期在一天以上。

（二）证据

有下列证据之一:

1. 从病史、体检和实验室检查中可找到与谵妄相关的证据。

2. 在缺少证据时,又不能以非器质性精神障碍解释可考虑为器质性。谵妄要与痴呆、遗忘综合征、器质性幻觉、器质性焦虑综合征、精神分裂症、精神分裂样障碍及伴有心理症状的不自主障碍相鉴别。其中与痴呆的鉴别较为困难,需靠病史和临床表现综合分析。癔症性的分离性表现易与谵妄混淆,但癔症是不会发现器质性问题的,并同时具有心理诱因、反复发作、暗示性强等特点。老年人由于本来就存在痴呆,视、听觉缺陷,帕金森病及年龄过大,又由于常可合并肺炎、心力衰竭、尿路感染、癌症和低血钾等,更易出现谵妄。老年性谵妄意识障碍有时不是很明显,特别是渐进性疾病。这种情况被称为亚急性器质性痴呆,有时被误为不可逆性痴呆。进行性痴呆患者有时轻微的躯体疾病就可影响其认知功能,如便秘、脱水或轻度的支气管炎等。由于许多导致谵妄的因素和谵妄本身对老年人的生命均可构成威胁,所以死亡率很高。

九、抽动和抽搐

（一）癫痫

应在神经内科详细描述，这里只作简单介绍。

1. 大发作　最常见。突然发生的全身肌肉强直收缩，继而进入阵挛期，持续数分钟后，发作突然终止，发作后多转入睡眠状态。发作时患者意识完全丧失，可伴大小便失禁，有时可咬伤唇和舌。有的发作可有预兆，如感觉异常等。典型发作史和脑电图检查，诊断不难。但要确定是原发性的还是继发性的，以便确定进一步治疗方案。

2. 局部发作　多为一侧或一个肢体的抽动，持续数分钟，一般无意识障碍。如由局部发作发展为全身发作，则表现与大发作相同。局部发作多为继发性的。

3. 癫痫持续状态。

（二）癔症

癔症发作的抽动多在精神刺激下发生，表现多种多样。

1. 癔症性震颤　震颤粗大，注意力越集中越明显。可为一个肢体或多个肢体。

2. 肌阵挛或抽搐　一群肌肉快速收缩，表现为眨眼、摇头、面肌抽动、肢体抽动、舞蹈样动作、咀嚼运动或斜颈等。

3. 癔症性痉挛发作　多由精神因素引起，突然发生。多在有人在场时发作。发作时呼之不应、全身僵直、或呈角弓反张、肢体阵阵抖动，或滚来滚去，呼吸急迫或闭气，有时双手乱抓、扯头发、撕衣服、捶胸顿足、甚至咬人，有的表情痛苦，双眼噙泪。经十余分钟或数十分钟后，痉挛停止，转入睡眠，或以情感暴发，叫喊哭闹，进而结束发作。可反复发作，一个月数次或数十次。一般不引起摔伤不会咬破唇舌，无大小便失禁，无病理反射，脑电图正常。以上特点可与癫痫发作鉴别。

（三）抽动伴发声综合征

也称多种抽动综合征。病因不详，多见于儿童和青少年。表现为面部、肢体或躯干肌肉突发的不自主抽动，伴有暴发性发声和污秽词句。首发为面部肌肉抽动，如点头、眨眼、努嘴和吸鼻等，逐渐发展到肢体、躯干的扭动，可出现甩动、投掷、转圈行走、踢脚等。其动作带有突然、短暂和闪电式特点。抽动发作频繁，一日十余次至数百次。可由于情绪影响而变化，抽动毫无目的性。患者可有内省力，但不能控制。在抽动发作数月或数年后，出现暴发性异常喉音，如犬吠声、吼叫声、吼鸣音、嘿嘿、哈哈等声音，也可发出刻板的咒骂和淫秽的词句。部分患者可有模仿语言、模仿动作或表情。自主克制可有一时效果，但事后可出现补偿性的抽动和发声增多。在精神放松时症状可减轻，睡眠时症状消失，人多或紧张时加重。病程迁延，但不影响智力，也无精神衰退。神经系统检查无阳性发现。本症易于诊断，但也应与舞蹈症、癫痫、癔症等相鉴别。

（四）迟发性运动障碍

系长期服用抗精神病药引起的特殊而又持久的锥体外系反应。表现为不自主的有节律的刻板式运动，常见有口-舌-颊三联征，如吮吸、舔舌、转舌、鼓腮、噘嘴、咀嚼和歪颈等。也可为肢体的不自主摇摆、舞蹈指划样动作、手足徐动或四肢躯干扭动等。长期服用抗精神病药，一般为一年以上，加上典型的临床表现，便可确诊。

（五）习惯性痉挛（抽动症）

多见于儿童，是一组突然出现的、快速的、重复或交替的不随意运动，一般仅限于一组肌群，动作无目的性，男多于女。原因较多，有的起始时是因某部位不适感，产生保护性动作而固定下来的，有的是由于模仿别人的动作或被惊吓等情况下发生的。抽动表现多种多样，如眨眼、皱眉、皱额、努嘴、吸鼻、点头、摇头、咳嗽、吞咽、打嗝、敲打肩膀或手臂等。以上症状可单独出现，也可数种联合交替出现。这些儿童多有敏感、羞怯、不合群、易兴奋激动等特点。有些还有遗尿、夜惊和口吃等。抽动症要与风湿性舞蹈症相鉴别，后者为不自主的、幅度大和不规则的运动，持续时间较长，风湿病史是重要依据。

（六）风湿性舞蹈症

多见于儿童。慢性起病，开始情绪易激惹继而出现不自主运动，如挤眉、眨眼、摇头、转颈、努嘴、伸舌等，还可有肢体伸直和屈曲，内收和外展，旋前和旋后等无节律的交替动作。上肢较下肢重，远端较近端明显。激动时加重，睡眠时消失。肌张力减低，四肢腱反射减弱或消失。症状可渐进性加重，直至生活不能自理，行走、坐立、进食、穿衣和握笔都发生困难。风湿病史和风湿病的其他表现使诊断容易确定。

（七）甲状旁腺功能减退症（手足搐搦）

因甲状旁腺功能减退引起血钙降低所致。患者可有肢端或口唇麻木和刺痛，手足和面部肌肉痉挛以及手足搐搦。手足搐搦的典型表现为双侧拇指强烈内收，掌指关节屈曲，指间关节伸展，腕和肘关节屈曲，形同鹰爪状。有时也可强直性伸展，膝关节与髋关节屈曲。由于形状可怕，患者可异常惊恐。有些患儿可出现惊厥，如不伴有手足搐搦，可误诊为癫痫大发作。

（八）面肌痉挛

是阵发性不规则的半侧面肌抽动，中年以后的女性多见。开始为眼轮匝肌间歇性抽动，后逐渐扩展至同侧面部的其他肌肉。抽动可因精神紧张、疲倦和自主运动而加剧，睡眠时消失。

（九）Huntington 舞蹈病

本病为常染色体单基因遗传性疾病，常在 25~50 岁出现舞蹈样运动。早期以额叶功能紊乱为主，智能损害是症状之一，但进展缓慢，到晚期记忆仍可相对完整。常在 10~15 年内死亡。部分患者早期有抑郁、焦虑、或明显的偏执人格改变。运动方面早期症状为面、手、肩部出现突然、无目的、强烈的舞蹈样动作，伴有发音不清和步态改变。患者常向同一方向用随意动作来掩饰不自主运动。异常运动加剧后，导致明显的扭转动作和共济失调。患者常会失落手中物品、步态不稳、容易跌倒，锥体外系肌强直很明显，并可有癫痫发作。后期步行、起坐、进食均可发生严重困难或完全不能自理。据临床表现和家族史可作出诊断。

十、急性痴呆

（一）真性痴呆与假性痴呆的鉴别

真性痴呆是大脑发生了器质性损害所致。患者有全身或颅内疾病史或毒物接触史，体检有相应的体征，实验室和脑 CT、MRI 检查可证实脑损害的存在。假性痴呆是由精神因素引起的大脑功能暂时失调，发病前有明显的精神刺激，体检和各种检查无脑器质性损害的证据。

真性痴呆为亚急性或慢性起病。中毒、窒息、脑梗死或颅脑外伤所致的痴呆发病较急，但仍需度过急性期再最后确定是否为痴呆。假性痴呆则于精神刺激后立即出现痴呆表现。

真性痴呆患者的智能缺损一般较全面，虽如此，但患者能尽自己的能力正确回答有关智能检查的问题，回答虽不准确，但基本与问题的内容相一致。假性痴呆表现出的智能缺损不一定全面。患者可能不主动回答问题，且常不能回答简单问题，对其专业内的复杂问题反而能正确回答。

（二）真性痴呆

急性真性痴呆通常先有急性脑器质性综合征。意识障碍的程度可不同，意识障碍持续的时间一般不长，待患者意识恢复后出现明显的智能障碍。常见原因如下。

1. 急性缺氧　如窒息、自缢、麻醉意外、一氧化碳中毒等引起大脑严重缺氧，造成皮层细胞损害，在度过急性期后出现明显的智能障碍。部分一氧化碳中毒患者在急性中毒症状消失，意识完全恢复，精神状态基本恢复正常，经过2~4周的清醒期后，突然出现明显的智能缺损。如定向力障碍、记忆减退、到处乱走、出门回不了家、言语错乱、行为怪异，并丧失工作能力和生活自理能力。

2. 颅脑外伤　严重的颅脑外伤患者，在度过急性期后可出现明显的智能障碍。因其损害部位和程度不同，表现可多种多样，如定向力、记忆力、计算力障碍等。还可出现认知障碍、情感平淡、反应迟钝、注意力降低等。也可出现人格改变和精神病样表现。

3. 脑梗死　脑栓塞和脑血栓形成发病较急，如梗死的皮层较广泛，可出现明显的智能障碍。如梗死累及了优势半球，易有类似智能障碍的表现，应予认真鉴别。

4. 急性颅内感染　多为病毒感染，如各种病毒性脑炎。开始的感冒症状和消化道症状难以识别，当出现明显智能缺损和行为异常时才被重视。患者不能完成日常熟悉的工作和家务，仔细检查可发现患者有轻度的意识障碍。夏季发生的乙型脑炎有其特殊的表现，有关章节会涉及。

5. 老年性痴呆　一般发展缓慢，发病于老年期。早期的记忆减退不明显，逐渐加重，并出现人格和行为改变。在一次感染或躯体疾病或谵妄后，可突然出现明显的智能障碍，明显表现出痴呆状态。老年性痴呆随年龄的增大而发病率逐年增高。

（三）假性痴呆

1. 癔症性假性痴呆　在精神刺激后出现，患者对自己以往的生活经历大部分遗忘，不认识自己的亲人，不知道自己的姓名和年龄，叫不出极普通事物的名称，计算不出最简单的算题，对任何问题都回答不出或只回答不知道。患者一般表现安静、淡漠、迟钝。经过一段时间后，可完全恢复正常。

2. 刚塞尔综合征　在强大的精神刺激后出现，如癔症、拘禁性精神病等。患者对提问给予近似而错误的回答，如问他2+2=？，回答是3或5。或指前为后，指左为右。行为也有障碍，可将火柴倒过来划。患者的回答和行为常给人一种故意做作或开玩笑的印象。患者可有癔症性精神和躯体的其他表现，有生动的幻听幻视和意识障碍。

3. 童样痴呆　也于强烈精神刺激下出现。其精神活动返回到童年状态，带有明显的稚气。说话吐字含混，自称"才三岁""是妈妈的好宝宝"，哭着要妈妈。对与自己同龄或比自己年轻的人称呼"叔叔""伯伯"或"阿姨""婶婶"，或整天嬉戏如小儿。写字画画也像小儿一样，歪七扭八。

十一、自杀

（一）自杀严重程度的评估

1. 自杀准备　有自杀意念者不一定有自杀行动,有自杀企图者很可能有自杀行动。有自杀计划者一有机会即会采取自杀行动。自杀意志越坚决者自杀的可能性越大。留有遗嘱者很可能立即采取自杀行动。计划周密,如暗中准备枪支、积存药物、准备刀具或绳索等行为是十分危险的征象。从自杀方式上看,枪击、跳楼、溺水、自缢比服毒或吞食异物等更为危险。

2. 环境　独处是最容易自杀的。在家人上班或外出家中无人时自杀的,危险性更大。

3. 自杀后的表现　自杀不呼救者更易自杀成功。被救后明确表明想死,并为没能死亡感到遗憾者,今后还可能再次自杀。

（二）自杀的危险因素

1. 人口学方面　中老年人自杀的多,男性多,丧偶、离婚或单身者多。

2. 精神障碍方面　既往有自伤或自杀行为者、抑郁症或躁狂症、精神分裂症、酒与药物滥用、人格障碍,易发生自杀。

3. 社会方面　无职业、经济拮据、退离休、孤独、隔离等易自杀。

4. 躯体状况　任何严重的躯体疾病都可导致自杀。

（三）自杀涉及的有关疾病及表现特征

1. 情感性精神障碍　抑郁发作是最常见的自杀原因。自杀死亡率为 12%~60%,稳定在 15%~20%。

抑郁症自杀的特征和预测:中老年多,男性自杀危险性为女性的 3~4 倍,自杀未遂者女性为男性的 3 倍。单身、离异和丧偶的抑郁症患者自杀危险性高。贫穷、社会经济地位低易有自杀企图。自杀多见于春季和夏季,秋季还是已婚女性和寡妇的第二个自杀高峰时段季节。一年中男女两性有一个共同的自杀高峰时段,为每年的 5 月份,女性的第二高峰时段在 10~11 月份。自杀抑郁症患者病前人格特征为依赖性、易支配性、不成熟性、脆弱敏感、敌对和易激惹性等。严重的不良生活事件是导致抑郁症患者自杀的重要因素,如失恋、丧偶、离婚、失业、严重的经济损失、社会地位改变等。这些生活事件应激使患者对生活丧失兴趣和信心,加之绝望、无助感和无用感等负性情感体验,给自杀创造了心理条件。不良躯体状况可明显提高自杀的死亡率,尤其是伴有呼吸、循环及内分泌系统疾病的抑郁症患者更为明显。急性发病的抑郁症自杀的危险性较其他抑郁症高出 4 倍,有人认为在患病 6~12 个月内自杀率最高,65% 的抑郁症患者自杀发生在出院后的头 6 个月内。明显的精神运动性抑制者自杀行为较少,待精神运动性抑制缓解后自杀的危险性明显增加。抑郁症患者的自杀,大多计划周密、行动隐蔽,甚至伪装病情好转以麻痹亲人和医务人员的警惕性。自杀一般采取自缢、跳楼、刎颈、割腕、大量服药、服毒、枪击等方式。女性多采取服毒、吞食异物等方式,男性多采取自缢、跳楼等方式,故男性的自杀成功率明显高于女性。多数抑郁症患者自杀前可能向周围人员发出信号,如对家属、医务人员、亲友等流露出一些言语性或非言语性的呼救信号,若能及时给予处理,可避免自杀的发生。

继发性的抑郁也可出现自杀情况。严重的难治性的躯体疾病患者,如癌症等,由于疾病的折磨,产生了无助、无望、无用的情绪,有的甚至要求安乐死,可能采取自杀手段结束生命。

有些精神疾病如精神分裂症,病前有较高的教育水平,良好的社会功能。疾病使其丧失了社会功能,社会歧视、离婚、失业、无收入、社会隔离和人际交往减少,对于病中表现的自卑和羞愧感,由于病程长引起对前途的无望,都可以引起抑郁而导致自杀。此外,抗精神病药、抗高血压药等,由于长期大剂量使用,引起静坐不能,锥体外系反应及心慌等,都可能引起自杀。故对于使用这些药物的患者应予特别注意。

2. 精神分裂症 精神分裂症患者自杀现象不少见,有报道称,估计10%的精神分裂症患者死于自杀,20%患者自杀未遂。要发现精神分裂症患者自杀意念和自杀企图比较困难,精神分裂症患者自杀的原因各不相同,大致如下。

抑郁是精神分裂症患者自杀的常见原因。有人发现70%的自杀精神分裂症患者具有中度到重度抑郁,53%的自杀精神分裂症患者符合重性抑郁发作的标准。幻觉和妄想可导致精神分裂症患者自杀。如在幻听的命令下自杀,有迫害内容的幻觉或妄想的患者可能采取自杀行动以避免受到残酷的"迫害"。冲动性自杀在精神分裂症患者中也不少见,此类患者采取自杀行动没有可解释的原因。只是当时脑海中突然出现的自杀冲动使他采取了自杀行动。此外精神分裂症患者在病情缓解后,由于对前途的失望、对精神疾病的惧怕,也会采取自杀行动,所以有经验的医务工作者会对这类患者予以特别关注。抗精神病药物的副作用,也可能是其自杀的促进因素。

3. 酒精中毒和吸毒 长期酗酒和吸毒也是自杀的重要原因。导致这类患者自杀的因素多种多样:这类患者多伴有抑郁症,且多有人格障碍,这些都增加了患者的自杀率。受中毒性幻觉或妄想的影响,以及严重的戒断综合征都可以引起自杀。约有10%的酒依赖者有自杀行为。

4. 人格障碍 人格障碍,尤其是边缘性人格障碍患者可出现冲动性自杀或自杀姿态。

5. 癔症、心理因素引起的自杀 癔症患者不会有自杀意念或企图,更不会真正采取自杀行动,但可能采取自杀姿态以达到自己的目的。心理因素如感情受到他人的伤害,希望对上级或某人表达自己的愤怒或受伤的感情、不能正确应付痛苦的感情、为了逃避或解脱某种困境、为了引起别人的注意、为了报复或其他目的。

十二、自伤

(一)蓄意性自伤

1. 自杀未遂导致的自伤 这类患者其目的是自杀,由于方法不当,未能完成自杀而导致自伤。这类患者实际上是自杀未遂。仔细询问病史和分析其采用的方式可作出明确的判断。

2. 蓄意自伤综合征 典型的表现是在青春期发病,反复发生致死性低的躯体自伤。形式各不相同,如切伤皮肤、轻度割腕、咬伤、烧伤、剜眼、咬舌、割耳、弄残生殖器、使皮肤溃烂等。这类患者性别差别不大,与婚姻状况、生活事件和躯体疾病关系不大。可能与人格有关。

蓄意自伤的心理学表现包括:反复出现突如其来的伤害自己冲动,主观上不能控制;有置身于不能忍受的处境而又无能为力之感;逐渐加重的焦虑、激动和愤怒;由于认知过程的局限使患者对行动的选择和处境的未来认识狭隘,自伤后心理上有轻松和解脱之感,可伴有抑郁心境,但一般无自杀意念。

3. Munchausen 综合征　该综合征的特点是患者反复伪装患有严重的躯体疾病,为此多次住院,甚至多次手术,同时并找不到伪装疾病的重要动机,可能是想扮演患者角色。这类患者为了伪装疾病可能采取自伤,如自己伤害身体、用绳索捆扎肢体使其肿胀、自行注射药物等。除伪装疾病外,患者还常伴有病理性谎言。这类患者多反复于不同的医院就医,当其目的被医师发现后,便不再找这位医师"看病",甚至不再到这所医院"看病"。

(二)非蓄意性自伤

1. 精神分裂症　患者可在幻觉或妄想的影响和支配下发生自伤。如自我去势、割腕、截断手指或脚趾、于体表刻字或画图,为了"立志成材,不结婚"而割掉生殖器等。结合精神分裂症的其他症状进行分析,不难确定。

2. 情感性精神障碍　抑郁症患者的自伤可能是自杀未遂的后果。有的抑郁症由于抑郁情绪严重,受罪恶妄想的影响,采取自伤方式来惩罚自己。

3. 精神发育迟滞和痴呆　这类患者自伤的发生率为 3.5%~40%。由于患者的智能障碍,缺乏自我保护能力而易误伤自己的身体。有的患者由于自控能力差,在受到刺激时可发生自伤行为,如以头撞墙、咬伤自己等,有的有强制性的刻板性自伤。

4. 癫痫　癫痫患者在意识障碍状态下可能发生自伤行为。

5. 人格障碍　边缘性人格障碍患者可发生自伤行为,如割腕、服药等,这类自伤行为有的也是一种自杀姿态。表演性人格障碍也可能发生自伤行为。

日常生活中也可以看到有些人因失恋、夫妻不和等生活事件引起的自杀和自伤行为。

十三、暴力行为

(一)精神病患者暴力行为的预测

这是个十分困难的问题,因为精神病患者的暴力行为多是突然发生的。对于预测问题虽有许多研究,但意见都很难统一,可作如下概括分析。

1. 一般特征　性别方面,男性较易发生暴力行为。也有人认为女性暴力行为较多,男性暴力行为后果较严重。年龄方面,青年时期更容易出现暴力行为。婚姻状态方面,单身者更易发生暴力行为。McNeil 等分析表明,单身患者更多的是威胁他人、言语攻击和毁物,已婚的患者更多的是攻击他人。失业者更容易发生暴力行为。种族和社会阶层与暴力行为关系不明确。

2. 临床特征　病种方面,精神分裂症、情感性精神障碍、酒与毒品滥用、惊恐障碍、适应障碍等均可发生暴力行为。我国第一次全国司法精神病学学术会议,对 1214 例杀伤性案例分析结果为:精神分裂症占 84.6%,癫痫性精神障碍占 7%,癔症占 2.2%,反应性精神病占 1.9%,精神发育迟滞占 1.7%,器质性精神障碍占 1.65%,其他精神障碍占 2.9%。以精神分裂症最多。

3. 精神症状　包括敌意、冲动、激动、幻觉和躁狂状态等。有自杀行为的患者出现暴力行为的可能性小。与自杀和伤人有关的精神症状以妄想最多,其他依次为思维逻辑障碍、幻觉、其他感知障碍、突然冲动与病理性激情、意识障碍及其他精神症状。

曾经住院与否与暴力行为无关。以往有暴力行为史的,尤其最近发生过暴力行为者,很可能再次发生暴力行为。暴力行为攻击的对象大多为家属,如配偶、父母、子女和兄弟姐妹等,其次是亲友、同事、邻居和熟人。半数以上的暴力行为患者事先对受害者抱敌对态度,其中部分患者以杀人相威胁。

（二）有关疾病暴力行为的特点

1. **精神分裂症**　精神分裂症引起的暴力行为多是由幻觉和妄想的影响下发生的。资料表明,有攻击行为的精神分裂症患者中,36.5%~45.7% 是在妄想或幻觉的影响下发生的。国内司法精神病学鉴定的案例中,妄想和幻觉引起者最多,占74%,其中以被害妄想居首位,其次是嫉妒妄想。在住院患者中,非偏执型精神分裂症患者比偏执型精神分裂症患者暴力行为多,这类患者的暴力行为多是由精神病性紊乱和精神运动性兴奋所致。有些患者可能由于其要求未得到满足,或对受挫的耐受性差,精神药物的副作用等引起暴力行为。精神分裂症患者同时有人格障碍、酒药滥用、精神发育迟滞等,暴力行为更为多见。精神分裂症被歧视被厌恶,甚至被侮辱,是导致暴力行为的重要原因。有的患者可能比一般人更容易发生防卫过度而造成暴力行为。

2. **情感性精神障碍**　急性躁狂状态可以发生严重的暴力行为。由于患者易激惹性增高,要求未得到满足、意见被否定、活动受到限制、被约束,甚至要求患者服药或遵守住院规则都可能引起暴怒和伤人毁物,因性欲增高还可能发生性攻击。

抑郁症患者可能攻击他人,如以杀人来达到自杀的目的。有严重罪恶妄想的患者,为了避免自己的"罪恶"殃及亲属,往往先将自己的亲属杀死(多为年幼子女)而后再自杀。这类患者有可能被误诊为精神分裂症,应认真鉴别。

3. **酒和毒品滥用**　急性醉酒和病理性醉酒可引发暴力行为。酒依赖患者由于人格发生很大改变,有的还合并精神障碍,也可发生严重的暴力行为。戒酒引起的易激惹和谵妄状态可发生严重的暴力行为。

毒品可卡因引起的陶醉状态可很快由欣快转为易激惹、激动和多疑,因而发生暴力行为。服用过量的可卡因可引起躁狂样谵妄状态,长期服用可卡因或苯丙胺可引起妄想性精神病,因而发生暴力行为。巴比妥类和苯二氮䓬类药物依赖者戒断时可能发生暴力行为。

吸毒者由于人格改变,经济拮据等原因,可能采取暴力行为。

4. **癫痫**　颞叶癫痫发作期可发生无目的的暴力行为。癫痫发作后的意识模糊状态可能发生伤人、毁物,甚至行凶杀人。癫痫性人格改变患者的固执、记仇、凶狠、残忍,也有可能发生暴力行为。癫痫病史和脑电图改变可作为诊断的依据。

5. **人格障碍**　反社会人格和边缘性人格障碍患者易发生暴力行为。反社会人格障碍患者的暴力行为是其反社会行为之一。这类患者反复参与斗殴,并有偷窃、撒谎和鲁莽开车等行为,并对这些行为无内疚和罪恶感。边缘性人格障碍患者常常对别人发怒或使用暴力,同时也伴有其他行为问题和心理问题。

6. **器质性精神障碍**　谵妄患者受错觉、幻觉或妄想的影响可发生暴力行为。脑外伤及其他脑部疾病,如病毒性脑炎、结核病、真菌性脑炎、梅毒等感染性疾病,均可引起暴力行为。正常压力脑积水、脑血管病、脑肿瘤、多发性硬化、多发性梗死所致痴呆、Huntington病、Pick病、Alzheimer病、Parkinson病、Wilson病,都可引起暴力行为。其原因可能是由于自控能力差,识别能力降低及精神异常所致。

很多内科疾病也可发生暴力行为,如缺氧、水和电解质紊乱、肝肾功能紊乱、维生素缺乏、Cushing病、甲状腺功能亢进或低下、系统性红斑狼疮、血紫质病及各类中毒等均可引起暴力行为。对于这些暴力行为重要的是明确原发性疾病。

7. 间发性暴怒障碍　该症主要特点为反复发生不能控制的攻击性冲动,造成人身伤害和财产破坏。常由微不足道的社会心理应激导致强烈的暴力行为。发作一般持续数分钟至数小时,迅速缓解。发作后对其行为感到内疚和自责。该类患者多为男性,常于 10~30 岁发病。其狂暴行为突然发生,不可预测,事后感到悔恨,不推卸责任,但常为再次发作而担忧,甚至导致自杀。病因和发病机制尚不清楚。认为与脑损伤和儿童时期的不良环境有关。

8. 其他　病理性激情,脑器质性精神障碍患者,如癫痫和严重的脑外伤患者均可突然发生强烈而短暂的情感暴发,并发生暴力行为,如伤人毁物等。患者不能控制发作,事后多不能回忆。诊断较为困难。偏执性精神病患者可能对其妄想中的人物如"迫害者"、嫉妒的配偶、钟情者采取攻击行为。精神发育迟滞患者,由于其判断和理解幼稚,易受别人的鼓动和诱骗,自我控制能力差和生理本能功能亢进,易发生性犯罪、纵火、偷窃、凶杀、伤害和破坏行为。这类患者的行为责任需由司法精神病科来确定。家庭暴力是目前较为严重的社会问题。多数为虐待妻子或子女。这类丈夫一般自我评价低,在经济、性生活及其他方面与妻子有矛盾。个别也有丈夫受妻子暴力虐待者。

十四、性骚扰

性骚扰也常见于性道德观有问题的人,这些人同时还有其他不良行为。要与因精神心理有问题引起的性骚扰进行鉴别。

(一)性变态

性变态是指性欲或性爱对象异常,或满足性欲的行为方式异常。性变态者常常对异性造成性骚扰,因而也常被当作流氓受到拘留或殴打。

1. 露阴癖　主要见于男性,女性极少。患者常隐蔽在障碍物后或小巷中等待,当看到女性走近时,突然跳出并暴露和摆弄勃起的阴茎以示对方。当看到对方表现出强烈的情感反应,如愤怒、恐惧、害羞时患者则获得很大的心理或性欲的满足,并立即逃走。严重者可在公共场合暴露自己的生殖器,甚至当着女性的面手淫。但这类人员不会对异性有更进一步的猥亵或性侵犯,可与一般流氓行为相区别。

2. 窥阴(淫)癖　主要见于男性。患者以窥视女性阴部、裸体、他人的性生活得到心理或性欲的最大满足。为达到窥视的目的,患者可不顾污秽恶臭,藏在女厕所的粪坑中,或于男厕所墙上挖洞,或用反光镜等方法进行窥视。

3. 恋物癖　主要见于男性。特点是收集和保留女性的头发、内衣内裤、乳罩、丝袜、外衣、月经带、发卡等等物品,并经常偷偷翻看,以获得心理或性欲的最大满足。有的患者对女性头发和发辫有着强烈的性兴奋,因此常偷剪女性的头发或发辫,并珍藏如宝,经常抚摸欣赏,从而获得心理或性欲的满足。

4. 摩擦癖　主要见于男性。表现为在拥挤的人群中在女性的身体上进行摩擦以取得快感。有的用阴茎在女性的臀部或手上顶撞摩擦,或同时进行手淫引起射精,以满足其性欲要求。此行为很难与流氓行为鉴别,常常被抓获。

5. 淫语癖　患者当面或用电话向异性说些低级下流、淫秽猥亵言语,当看到或听到对方紧张、惊恐、惧怕、惊叫的表现时,即从中获得心理和性的满足。有的专以电话相扰,并同时伴有手淫,以达到其性欲的满足。

以上这些性骚扰者大多都有自知力,每当进行这些行为时,心中充满着恐惧和激动,事后又感到非常后悔。患者在屡犯屡悔中度日,非常痛苦。他们往往对夫妻间正常的性生活表现冷淡。

（二）精神分裂症

精神分裂症患者由于症状的影响或认知的问题,有时可出现猥亵或其他性骚扰行为。长期住院的患者,由于性别隔离,待有机会与异性接触时,可能出现性骚扰。有的精神分裂症患者可有性变态表现,如青春型精神分裂症,由于低级行为亢进,可表现出明显的带有性色彩的行为,如追逐异性,甚至出现性骚扰。但总的来说,精神分裂症患者的性骚扰并不多见,而女性精神分裂症患者遭到性骚扰的并不少见。

（三）情感性精神障碍

躁狂患者由于性欲增强以及对性行为的随意性,可导致性骚扰行为,甚至可有追逐异性的行为表现。

（四）精神发育迟滞

国外文献报道,精神发育迟滞的性犯罪行为发生率较高。以强奸未遂和猥亵为主,对象多以幼女为主,个别的以年老无力的老妇为对象。精神发育迟滞的患者还可能发生言语或窥阴、露阴等性骚扰行为。

（五）老年性痴呆

老年性痴呆患者由于智能全面减退,人格发生明显改变,道德伦理观的变化,可以发生当众裸体、玩弄生殖器、猥亵、甚至奸淫幼女等异常性行为。

（六）急性脑器质性综合征

急性脑器质性患者在意识障碍情况下可发生裸体、在病房中睡在异性的床上,有时被误认为是性骚扰。实际上是由于意识障碍所致,应不列为性骚扰行为。

！急诊处理

一、兴奋状态

（一）控制兴奋

兴奋状态的患者,若无明显躯体问题,应及早选择强效抗精神病药物控制其兴奋躁动,一般采用注射给药。首选氯丙嗪,50~100mg,肌内注射,每日2次。也可将氯丙嗪100~200mg,加入500ml液体中,静脉点滴,宜在两小时以上滴完。注射用药易引起低血压,剂量过大可致昏睡。应用时需密切观察患者反应,注射后不宜突然起床,以防直立性低血压。

丁酰苯类药物氟哌啶醇对躁狂症和急性精神运动性兴奋效果较好,肌内注射,每次5mg,每日4~6次。也可将氟哌啶醇10~20mg,加入500ml液体中,静脉点滴。氟哌啶醇的主要副作用是锥体外系反应,可用盐酸苯海索等药物对抗。一旦兴奋被控制,即将该药改为口服。并应对兴奋的病因进行分析,继续治疗。

躯体状况不良或有器质性问题的症状性精神病所引起的兴奋,患者对药物的耐受性差,不宜用强抗精神病药,可考虑用地西泮 5~10mg,肌内注射或静脉注射,每日总量 30mg 左右,或劳拉西泮 2~4mg,氯硝西泮 2~4mg,口服或肌内注射。

对极度兴奋、行为紊乱或有突然冲动暴烈行为者,可用保护带进行局部或全身约束,但应避免动作粗暴和约束时间过长,以免造成损伤。约束时应有专人在床旁守护,以防止意外。电痉挛控制兴奋非常有效,有时一次即可控制,有条件时可以采用,但只适于控制躁狂症和精神分裂症的兴奋,且有一定的技术要求,应慎用之。

(二)心理治疗

兴奋状态患者中,有的属于心因性或癔症性激动,应同时考虑心因问题,要积极取得家属的理解、合作和支持,积极配合,消除心理因素,避免对患者产生不良暗示,发生盲目的惊恐。

(三)支持疗法

若患者已有脱水衰竭的表现,应注意补充液体和营养。对低血压患者应给予卧床休息和补液,并注意心功能。同时注意其他合并症的治疗。

过度兴奋和长时间不能控制的兴奋,对家庭和社会影响又较大暂时不能控制者,可收入病房或转院治疗。

二、抑郁状态

(一)预防自杀

自杀是抑郁症的最大危险,因此,对于有自杀观念的,甚至有过自杀行为的抑郁症患者,医护人员应该高度警惕,以防不测,稍有不慎便可酿成严重后果。有自杀观念或自杀行为的患者应收入院治疗。住院本身不能防止自杀,防止患者自杀有积极和被动两种方法:抓紧治疗是积极的预防措施,加强监护则是被动的措施,但在治疗未奏效之前监护是十分必要的。

(二)抗抑郁药物治疗

目前抗抑郁药有单胺氧化酶抑制剂、三环类抗抑郁药、选择性 5-HT 再摄取抑制剂等。以三环抗抑郁药最为常用,但由于选择性 5-HT 再摄取抑制剂副作用较小,相对比较安全,临床上用量逐年增加,目前已成为首先或主要用药。

常用的三环类抗抑郁药有米帕明、多塞平、阿米替林、氯米帕明等,剂量为 25~75mg,tid。日量应不超过 250~300mg 为宜,一般 10~14 天可奏效。但应维持治疗 3~6 个月或更长时间。三环类抗抑郁药可有口干、嗜睡、眩晕、便秘、排尿困难、视力模糊、心悸或心律失常等副作用,可诱发躁狂发作,个别可诱发癫痫。故老年人、严重心脏病、青光眼、前列腺肥大及尿潴留患者禁用,不宜与单胺氧化酶抑制剂和抗胆碱能药并用。常用的选择性 5-HT 再摄取抑制剂有氟西汀、帕罗西汀、氟伏沙明、舍曲林等。以氟西汀为例,用量口服为每日 20~40mg,最大剂量为 80mg,2 周可使血液浓度达到稳态,其代谢产物维持时间较长,故偶尔停药 1~2 天,不会影响疗效。其副作用较少,可有失眠、恶心、腹泻、性功能障碍等,有时也能诱发轻躁狂,大剂量可诱发癫痫。

(三)电痉挛治疗

对原发性抑郁和心因性抑郁均有良好的效果,特别是有严重自杀倾向的患者更有非常令人满意的效果。如果操作正确,也是很安全的。一般隔日一次,症状好转后,间隔时间可以延长,一个疗程不超过 12 次。

（四）其他有关治疗

对伴有焦虑的患者,可同时服用苯二氮䓬类药物,如阿普唑仑 0.4mg,每日 3 次,或艾司唑仑 1~2mg,每日 3 次。对药源性抑郁,首先要停止相关的药物,锥体外系症状明显的可用抗胆碱药。抑郁症状超过 1 个月的,可使用抗抑郁药。对于睡眠障碍者,可使用镇静安眠药,但只能短期少量使用,以免加重抑郁,或蓄积起来进行自杀。对老年患者,用药应慎重,对伴有躯体疾病的患者,积极有效的治疗其躯体疾病,才是根本的措施。

三、焦虑状态

（一）心理治疗

包括认知疗法、消除焦虑、行为矫正等。精神分析学派认为,焦虑源于精神内在的冲突,始于儿童时期,继而被压抑,到成年期被重新唤起。精神动力学心理治疗试图通过患者的内省、自由联想等将其焦虑体验揭示出来,使焦虑情绪得以疏泄,并对患者提出的问题进行精神分析,使其领悟,以改变原有行为模式,建立新的模式。以个别交谈方式的个别心理治疗,国内最常使用。有针对性的深入地谈出焦虑的原因,医患共同讨论分析出主要矛盾,指导患者加以克服。要充分发挥治疗者的交谈技巧,常用的方法为解释和鼓励。鼓励患者合理安排生活、学习和工作,主动进行社会交往。因焦虑引起的躯体症状可成为加重焦虑的继发因素,应及时正确地解释。对惊恐发作的患者,要指出其反复发作的原因往往是与自己担心、恐惧、焦虑有关。增强患者的信心是提高治疗效果的重要条件。对于焦虑和惊恐发作的症状表现的正确认识,并加以纠正就是认知疗法。这时,治疗者的教育和指导至关重要。此外尚有系统脱敏疗法,即逐渐让患者适应相关因素的刺激,失去敏感性,今后遇到类似的刺激不再发生焦虑。还有满灌疗法、松弛疗法、自我催眠、生物反馈等疗法。

（二）药物治疗

苯二氮䓬类是典型的抗焦虑药物,常用的有地西泮 15~30mg/d,阿普唑仑 1.2~4mg/d,劳拉西泮 2~4mg/d,口服或肌内注射,急性发作也可缓慢静滴。伴有抑郁情绪、恐怖性焦虑或惊恐发作患者,可用抗抑郁药多塞平、阿米替林、氯米帕明等,但应从小量开始。伴有心率加快、震颤、多汗等自主神经症状者,可使用 β 受体阻滞剂,如普萘洛尔等,抗组胺药物也可使用。由重性精神疾病引起的焦虑,治疗其原发病是根本措施,必要时也可加用抗焦虑药或抗抑郁药。

四、偏执状态

如患者受妄想观念影响,出现自杀、自伤、兴奋、攻击、毁物、逃跑等行为时,应优先给予处理,处理方法可参考有关防止自杀的措施。

（一）偏执性精神病

抗精神病治疗,主要采用氯丙嗪:门诊患者 50~400mg,住院患者 300~800mg;奋乃静:门诊患者 8~24mg,住院患者 20~60mg;氟哌啶醇:门诊患者 2~6mg,住院患者 6~40mg;氯氮平 200~400mg;利培酮 2~6mg;奥氮平 15~30mg 等。以上药量均为日量。各药物都有一定的副作用,使用时应特别注意。

（二）精神分裂症的偏执

治疗同偏执性精神病,症状严重时可使用电痉挛治疗。

（三）急性妄想性反应

此类妄想治疗的关键是去除病因,改变环境。此外可用小剂量抗精神病药,如奋乃静、舒必利等。

（四）妄想阵发

此类妄想可自行缓解,若症状严重不能自行缓解者,也可试用抗精神病药。

（五）感应性精神障碍

将患者隔离开,被感应者经解释和教育,妄想可迅速消失,对感应者应使用抗精神病治疗,预后应是良好的。

（六）情感性精神障碍

躁狂发作时可用碳酸锂 0.5~2.0g/d,卡马西平 0.6~1.2g/d,也可两药联合使用,但用量要相应减少。急性期可先用镇静作用强的抗精神病药物先行控制症状,如氯丙嗪、氟哌啶醇等,也可用电痉挛治疗。抑郁发作时可用抗抑郁药,如多塞平、阿米替林、氯米帕明等,严重者可用电痉挛治疗。有人主张可合并使用抗精神病药以治疗抑郁状态出现的妄想。

（七）器质性精神障碍

这类妄想的治疗,首先是治疗其原发病。若有遗留妄想,可用抗精神病药治疗。

五、幻觉状态

（一）意外事故的预防

在幻觉状态下,特别是有意识障碍的幻觉状态下,容易表现出兴奋不安、定向障碍、自伤伤人、甚至自杀等,患者极易发生意外,应特别强调安全问题。积极控制幻觉是首要的,应有适当的安全保护措施。

（二）控制幻觉

1. 精神分裂症　根据病情给予适当的抗精神病药是首要措施,氟哌啶醇、盐酸氯丙嗪、奋乃静、三氟拉嗪、舒必利、利培酮等均可。

2. 情感性精神障碍　严重抑郁发作时,应给予积极的抗抑郁治疗,可用足量抗抑郁药物。多塞平、阿米替林、氯米帕明等均可。如无禁忌证,可用电痉挛治疗。

3. 心因性幻觉　改变环境,小量的抗精神病药物,如奋乃静、舒必利等,适时得当的心理治疗。

4. 癔症性精神障碍　给予苯二氮䓬类或（和）抗精神病药,让患者入睡便可终止癔症的发作,醒后症状一般不再出现,此后应给予心理治疗,以巩固疗效。

5. 中毒性精神障碍　酒精中毒性幻觉症给予抗精神病药物,幻觉可以消除,有的小剂量即可有效。但因同时有神经系统的损害,要给予足量的维生素 B 族。戒酒是预防再发的根本措施。致幻剂或麻醉剂、药品引起的幻觉症,停止接触相关致幻剂、麻醉剂、药品是根本措施。停用后仍有幻觉,可加用抗精神病药。

六、木僵状态

（一）紧张性木僵

解除木僵的最好方法是电痉挛治疗,只需 2~3 次,木僵就可明显缓解,因此如无禁忌证,应尽快予以电痉挛治疗。如患者不适宜电痉挛治疗,可静脉点滴舒必利,200~300mg/d。待患者能口服时,改为口服。

（二）抑郁性木僵

解除抑郁性木僵最好的方法也是电痉挛治疗,若同时有自杀观念,则更为适宜,但应严格注意适应证。为避免出现合并症,有人采取无抽性电痉挛,但有争议。对能口服的患者,给予抗抑郁药,如三环类的多塞平、阿米替林、米帕明等,随着抑郁状态的缓解,木僵也可同时缓解。

（三）心因性木僵

当环境改变、外因消除后,心因性木僵可以自行缓解,一般不需要治疗。若木僵持续时间较长,或已转入兴奋状态,可给予苯二氮䓬类或小剂量有镇静作用的抗精神病药,如氯硝西泮 2~4mg 肌内注射,氯丙嗪 25mg 肌内注射,氟哌啶醇 5~10mg 肌内注射。

（四）脑器质性木僵

治疗原发病是解除此类木僵的根本措施。如抗感染,手术切除肿瘤或血肿等。

（五）支持性治疗

各类木僵都需给予支持性的治疗。木僵患者不吃不动,急诊时遇到的这类患者,多有脱水、电解质紊乱、代谢性酸中毒、血压下降及营养不良等,甚至躯体极度衰竭而危及生命。治疗应以补充水分、电解质、营养和纠正躯体代谢障碍为主。长期拒食的患者,可给予保留鼻饲维持营养。鼻饲流质要有足够的蛋白质、糖类、脂肪、无机盐和维生素等。血压过低者要补充血容量,适当使用升压药。重症患者应按内科抢救处理。

七、缄默状态

（一）精神分裂症

可用抗精神病药物治疗,严重的可按紧张型精神分裂症处理。

（二）癔症性缄默症

可采用暗示疗法。治疗前应先做好充分的准备,匆忙的暗示治疗往往失败。治疗前先认真检查患者的声带,然后将检查结果仔细向患者讲解,并向其保证,他的发声器官是正常的。然后鼓励患者发声,先诱导患者发"啊—"的音,逐渐加大力度,增强患者的信心,然后转入发单词和句子。配合针灸和电刺激效果会更好。

（三）选择性缄默症

此类患者以心理治疗为主,营造良好气氛,进行心理疏导,鼓励患者讲话。若同时合并情绪障碍和语言障碍,应同时予以治疗。

八、谵妄状态

（一）支持和保护性疗法

谵妄的程度与患者的生理状况密切相关,未找到病因的谵妄状态也应该积极给予足够的入量,纠正水、电解质和酸碱平衡紊乱,补充足够的维生素。调整环境,使患者对环境更加熟悉,避免不良刺激。亲属的陪伴十分重要,允许患者身边保留一件他所喜爱的物品或图画,夜间开灯以减轻夜间病情恶化,用日历和钟表对患者进行反复强化的定时,用收音机、电视帮助患者定向。丰富的感觉刺激将对患者意识的恢复有益。反复的定向训练和人际交流,能起到预防、减轻行为紊乱的作用。对患者耐心、友善和亲近可使患者得到心理上的支持。

激动不安的谵妄患者常有恐惧和偏执,甚至可因兴奋和攻击性而自伤伤人、毁物等。此时可设专人护理,床垫放在地面上,以免摔伤。对病情较重的患者,躯体约束也应尽量避免,因为约束可导致患者的行为更为紊乱,且可导致损伤。

(二)控制兴奋躁动

控制兴奋的目标是镇静、控制精神症状和使睡眠正常化。选择安全、有效、作用迅速的精神药物是十分有效和必要的。苯二氮䓬类安全有效,可以首选,如地西泮 10mg 静脉缓慢点滴,阿普唑仑 0.8~1.6mg,劳拉西泮 2~4mg,或氯硝西泮 2~4mg,效果更好。其他苯二氮䓬类药物也同样有效。激越严重或对催眠镇静药依赖的患者,一般剂量往往无效,可因人而异,加大剂量。但老年人使用苯二氮䓬类药物要倍加谨慎,因为可能引起病情加重。巴比妥类、抗组胺类、酚塞嗪类药物应慎用。氟哌啶醇效果较好,常被选用,5~10mg 肌注或静滴。与苯二氮䓬类合并使用可减少抗精神病药物的用量,降低副作用。

九、抽动和抽搐

不同的抽动和搐搦有不同的原因,因此不少的这类疾病都在不同的章节涉及,这里仅涉及与精神科有关的疾病。

(一)瘾症

可用苯二氮䓬类或小剂量抗精神病药,使患者进入睡眠状态,便可制止发作。醒后加以心理治疗可防止再发。儿童期正常人格的形成可预防此病的发生。

(二)抽动伴发声综合征

可用氟哌啶醇 1~4mg,2 次 / 日(早、午服为好),逐渐加量,儿童剂量为 2~10mg/d。硫必利开始剂量为 50~100mg/d 据病情逐渐加量,常用剂量为 200~300mg/d,儿童不超过 600mg/d。舒必利用于儿童时为 200~400mg/d。以上药物都有相当疗效,但同时也有各自的副作用,使用时均应密切观察。也有人试用一些新药物。

(三)迟发性运动障碍

比较难处理,首先应考虑减药或换药,停药往往可能加重症状。停用抗胆碱能药,如苯海索、莨菪碱等。采用对症处理的药物,如异丙嗪 25~50mg,2~3 次 / 日,口服,也可肌内注射 25~50mg,1 次 / 日。地西泮 2.5~5mg,2~3 次 / 日,可稳定情绪,减轻症状。其他如氟哌啶醇、碳酸锂、丙戊酸钠、利血平、普萘洛尔等均可试用,但效果不肯定。

(四)习惯性痉挛

可进行心理治疗、说服和启发,使其建立解除不良习惯的信心,消除各种紧张因素。可给予小量苯二氮䓬类药物,无效时可试用氟哌啶醇 1~2mg,每日 2 次(早、午服)。

(五)面肌痉挛

由器质性因素引起的,要找到原发病,并进行对因治疗。找不到病因,可试用苯妥英钠或卡马西平。如系习惯性或精神因素引起,可用心理治疗或生物反馈治疗。

(六) Huntington 舞蹈病

奋乃静、氟哌啶醇等药物有一定效果。

十、急性痴呆

(一) 真性痴呆

治疗原发病是根本措施。如患者还处在急性期,应尽量采取减轻大脑细胞损害的措施,如给氧、改善大脑循环、促进大脑代谢,高热者宜及早降温或冬眠。有条件又有适应证者,应及早应用高压氧舱治疗。慢性患者主要是智能和劳动技能的保持与再训练,躯体功能的保持和再训练。

(二) 假性痴呆

精神刺激引起的假性痴呆一般可自愈。若时间持续较长,可使用小剂量抗精神病药或苯二氮䓬类药物,电刺激治疗也有效果。

十一、自杀

(一) 预防自杀

对于有自杀意念,自杀企图或有自杀计划的急诊患者,医师的责任是防止患者采取自杀行动。正确的诊断和治疗是最好的预防措施。在治疗尚未起效之前,医护人员和家属应对患者采取严密监护措施。有条件的地区可建立自杀预防中心或危机干预中心、心理咨询热线等。

(二) 治疗措施

对有严重自杀企图的患者应急诊入院,并在入院后立即采取有效措施。应加强监护,尽量让患者置于医务人员的视线之内,或设专人护理。如情况紧急,又无禁忌证可采取电痉挛治疗,同时根据诊断和病情给予相应的药物治疗。如患者只有自杀意念或自杀企图,可根据患者在院外是否有良好的监护条件来决定。无监护者应立即入院治疗,有监护者可在院外治疗。院外治疗者应鼓励患者的生存信心,要求家属严密监护患者,药物只限数天的量,并应由家属严格保管,以防患者服药自杀。自杀未遂者应积极处理自杀未遂引起的后果,如抢救心跳呼吸停止,纠正休克,处理伤口和骨折等。待抢救成功及处理完毕、病情稳定后,再根据诊断和躯体情况给予适当的药物治疗,并防止患者再度自杀。

心理治疗对于有自杀倾向的患者是重要有效的措施。要让患者充分倾诉其不良的心境,自杀的冲动和想法,使其内心活动外在化,可产生疏导效果。要使患者认识到他正在患病,他的自杀想法源于他的疾病,而且患这类疾病的人并不少,别人并不是这样做的。要指导患者认识其情绪表现属于人之常情,但其认识上和对待方法是错误的。要向患者表明,他可以随时得到医师的帮助,他应和医师密切合作,早日将疾病治愈。

尚有"理性"自杀问题,如集体自杀屡有发生,这些属于社会学研究的范畴。

十二、自伤

大约有 1/3 的自伤患者不需要进行特殊处理,另外 2/3 的患者需要进行必要的处理。

处理外伤及其他后果,如清创缝合、防治休克等。

识别有自杀企图的蓄意自伤患者,以预防再次自杀自伤的出现。

对因精神疾病的精神症状引起的自伤,可给予相应的治疗,如抗精神病药物、抗抑郁药、抗癫痫药治疗、电痉挛等治疗。

蓄意自伤综合征患者,尚无有效的治疗方法,可试用心理治疗。人格障碍患者也无特殊处理办法,可试用心理治疗,部分患者可有一定效果。对抑郁情绪明显的患者,可使用抗抑郁药,也可使用抗精神病药。

精神发育迟滞和痴呆患者的自伤行为应以预防为主,加强监护是很重要的。也可使用锂盐和卡马西平等药治疗。

自伤的预防至关重要。对于蓄意自伤患者,精神药物应严格管理,特别是由于生活事件引起的情感性症状的患者,更应严格控制。应注意的是有些镇痛药如过量服用也有一定危险。

可以建立预防自伤的鼓励和帮助机构,以帮助这类患者解决心理问题。对于十几岁的青少年应提供有关服药过量的危险性和讨论情绪问题的教育,但该措施的效果尚未肯定,目前家长和学校也不愿接受。

十三、暴力行为

紧急处理的原则是保证各方面的安全。根据病情不同可分别采取言语安抚、身体约束和使用药物。

(一)安全及措施

暴力行为者可能处于危险环境,如居于高处、在高压电线旁、携带危险物品等。可造成他人及自身的伤害。如暴力行为发生在公众场合,要尽快将其他人员转移到安全处。亲属和参与制止暴力行为的人员既要制止暴力行为的发生,更要保护自身的安全。不要激发暴力行为者的情绪,有效的防护设施和计划十分必要。

(二)劝诱患者停止暴力行为

通过对话劝诱患者停止暴力行为。劝慰者态度要诚恳,语言要亲切。可答应患者的一切要求,提供饮料食品和其他用品。可以对未来提出保证,以平复其焦虑的情绪。

(三)身体约束和隔离

如劝诱无效,可采用强制的办法对患者予以约束。约束患者要注意安全,其目的是为了制止暴力行为的发生,当然不能出现一次新的暴力行为。有躯体疾病的患者更应注意其安全。最终将患者的危险物品取掉,将其置于平卧,约束在床上。约束后要认真检查患者衣物,以防止危险品的存在。有的患者在约束后便能转入安静,有的则更为暴躁,应用药物进一步加强治疗。在院外无法控制时要及时入院治疗。

(四)药物治疗

根据诊断和病情,可选用抗精神病药,种类和用量已如前述。苯二氮䓬类药物既安全又有效,可作为首选,给药方式以肌内注射为好。

(五)长期治疗

1. 药物治疗　对精神分裂症患者,正规系统的抗精神病药物治疗是根本措施,前面已涉及,不再赘述。为及时控制躁狂患者可能引起的暴力行为,早期也是首先使用高效抗精神病药,如氟哌啶醇和氯丙嗪等,以控制其兴奋躁动和暴力行为。长期治疗要使用碳酸锂或卡马西平。癫痫患者伴有暴力行为是比较难处理的,抗癫痫药物的有效使用是前提,同时使用抗精神病药物,一般患者都能得到控制。器质性精神障碍患者的暴力行为,根本措施是治疗其原发病,在无禁忌证的情况下,也可适当选用抗精神病药物。

此外,卡马西平对精神分裂症、无明显脑损害或精神发育迟滞的人格障碍患者,也有一定效果。β受体阻滞剂,如普萘洛尔等,对脑器质性疾病引起的暴力行为有效,对轻微脑功能障碍或注意障碍也有一定效果。锂盐对精神发育迟滞的攻击行为、脑器质性综合征、攻击性精神分裂症、非精神病性攻击者和违法者、品行障碍和注意缺陷的儿童都有效果。

2. 行为治疗和长期心理治疗　对慢性精神分裂症和精神发育迟滞患者,可施以行为治疗,在认知的基础上给予教育和行为矫正。心理治疗适用于大多数有暴力行为的患者,特别适用于非精神病性人员。心理治疗应个别对待,如家庭暴力,应先了解其深层原因,评估其暴力的根源。对暴力行为者在发作时的情绪和反应形式进行分析,与患者共同探讨和学习控制暴力发生的方法。心理治疗应使患者悟出他为什么要用暴力行为作为表达方式。心理治疗过程中要特别注意移情和反移情的问题。

十四、性骚扰

性骚扰行为轻者往往被忽略,或当事者自行解决,重者则涉及法律诉讼,这就需要司法精神病学鉴定。一般流氓行为的性骚扰应依法惩处。性变态者有明显的自控能力下降,但他们有自知力,有识别判断能力,因此应对其行为负部分责任。这类患者有时也主动求医,笔者就曾接待过数例,均表现焦虑紧张、痛恨自己,甚至痛哭流涕。心理治疗有一定效果,如厌恶疗法,可纠正其异常心理和行为。

精神分裂症和躁狂症患者的性骚扰行为是这些疾病的症状表现,只要精神分裂症或躁狂发作的症状得到控制,其性骚扰行为便可以得到有效的控制,具体方法见有关章节。

精神发育迟滞和老年性痴呆患者的性骚扰行为目前尚无有效疗法,对他们主要是加强监护。

（王乐辉）

43

中　毒

！概述

毒物进入人体,损害机体的组织与器官,并在组织与器官内发生作用,扰乱或破坏机体正常的生理功能,使其发生病理的变化。这种毒物引起的疾病称之为中毒。

毒物可来自不同的环境,如家庭,职业以及大环境,因而可引起生活中毒、职业中毒、公害病、地方病等。

毒物吸收进入血液可引起全身效应。外源性化学物通过化学亲和力,有选择地分布和蓄积在体内一定部位,成为效应器官。效应器官需要毒物积累到一定剂量,才能出现生理功能异常,剂量达到更高水平才能使细胞发生病理形态改变。但是效应器官不一定是体内毒物浓度最高的器官,这可能是由于某些器官对某些毒物敏感性强,如毒物在这些器官干扰重要的大分子的功能。很多毒物,特别是重金属可与主要大分子的配位体如硫氢基(巯基,SH基)共价结合而抑制酶的活性;有的毒物产生自由基引起细胞膜脂质过氧化;有的毒物引起细胞内钙稳态失调而发生细胞破坏。毒物可能引起单一器官损害,也可能引起多器官损害。

了解毒物进入人体以及毒物吸收、分布、生物转化和排出规律,了解受害器官临床表现的组合和有序的出现,可能成为诊断某些中毒的线索和依据。近些年,随着改革开放、市场经济的发展,新化学产品、新农药不断增加,急性中毒毒物种类增加,品种、中毒途径也有所增加。

近些年,冷冻速冻食品增加,假酒、假烟的出现,吸毒的出现均使急性中毒增加。出现了禁用杀鼠剂急性中毒及其杀鼠剂二次中毒、食用猪甲状腺中毒、吃羊肉串引起的阿托品中毒、吃鲜黄花菜中毒、喝假酒致甲醛中毒、桐油中毒、亚硝酸盐中毒等。

随着对中毒研究的深入,对中药成分的研究和药性作用研究的深入,回答了中药有无毒性、能不能中毒的问题。如含乌头碱类、含莨菪碱类、含氰苷类、含罂粟碱类、含汞、砷等中药有一定毒性不能长期服用,也不能大量服用,这些年对中毒研究的深入发现了中毒的某些新表现,研究出一些新的诊断治疗办法和新的药物。

中国医学科学院及一些省市先后成立了中毒控制中心,对中毒深入研究和抢救指导起了推动作用。

! 病因思考

一、职业中毒

（一）金属

铅、汞、镉、砷。

（二）刺激性气体

氮、氨、二氧化氮、二氧化硫、羰基镍、氟化合物、失火烟雾吸收。

（三）窒息性气体

一氧化碳、硫化氢、氰化物。

（四）有机溶剂

二硫化碳、二氯甲烷、二氯乙烷、氯仿、三氯乙烯、四氯化碳、苯、甲苯、汽油、正己烷、二甲基甲酰胺。

（五）芳香族氨基和硝基化合物

苯胺和硝基苯、三硝基甲苯、二硝基酚类化合物、萘胺和联苯胺致膀胱肿瘤。

（六）高分子化合物

氯乙烯、苯乙烯、甲苯二异氰酸酯、有机氟、氯丁二烯。

（七）其他有机化合物

1. 有机金属类　四乙基铅、烃基锡。

2. 醇类　甲醇、乙二醇、氯乙醇。

3. 酚类　酚、三氯酚。

4. 烃类　正己烷、苯。

二、农药中毒

（一）有机磷杀虫剂

敌敌畏、敌百虫、乐果、氧化乐果、甲基对硫磷、倍硫磷、对硫磷、巴农磷、亚胺硫磷、稻瘟净、4049、1605 等。

（二）氨基甲酸酯类杀虫剂

西维因、叶蝉散、速灭威、呋喃丹等。

（三）除虫菊酯杀虫剂

溴氰菊酯、氰戊菊酯、氯氰菊酯。

（四）香豆素类及茚满二酮类杀鼠剂

杀鼠灵、杀鼠迷、敌鼠、氯鼠酮、溴敌隆（溴敌鼠、乐万通）。

（五）季胺类除草剂

百草枯、对草快、敌草快。

三、生活性中毒

（一）家用化学品

酒精、洗涤剂（烷基苯磺酸钠：分支链型和直链型）、化妆品（溴酸盐、巯乙酸盐为误服中毒）。

（二）药物

1. 苯二氮䓬类　氯氮、地西泮、硝西泮、奥沙西泮、氟西泮。

2. 巴比妥类　巴比妥、苯巴比妥；戊巴比妥、异戊巴比妥、司可巴比妥；硫喷妥。

3. 鸦片类　吗啡、可待因、罂粟碱、哌替啶、芬太尼、美沙酮、喷他佐辛、罗通定。

4. 水杨酸类　阿司匹林，水杨酸钠。

5. 异烟肼。

（三）中药

含有重金属铅、砷、汞成分的中药，长时间服用或过量服用会引起中毒。

（四）有毒动、植物

1. 毒蛇咬伤　金环蛇、银环蛇、眼镜蛇、眼镜王蛇、蝮蛇、海蛇、竹叶青、五步蛇、烙铁头蛇、蝰蛇。

2. 毒蕈　我国已知的毒蕈有 80 多种，含剧毒的有 10 余种。

3. 棉子。

4. 变质甘蔗。

四、物理因素所致病

（一）中暑
（二）体温过低
（三）高原病
（四）减压病
（五）振动病
（六）噪声聋
（七）放射病

外照射急性放射病、慢性放射病、内照射放射病。

（八）电击伤
（九）淹溺

！ 诊断思路

一、是否为中毒

除外肝性脑病、糖尿病昏迷、重症感染引起昏迷、颅内病变引起昏迷。

（一）肝性脑病

1. 有肝病史。

2. 有肝性脑病的诱因（如大出血）。

3. 昏迷发生有一个过程。

4. 血氨升高。

（二）糖尿病昏迷

1. 可以突然发生昏迷。

2. 多有糖尿病史（或自己不知道有糖尿病）。

3. 血化验有低血糖或高血糖。

（三）重症感染引起昏迷

1. 有感染病史。

2. 有发病过程。

3. 有发热及感染临床表现。

（四）颅内病变

1. 见于脑肿瘤、颅脑外伤、脑炎、脑血管病等。

2. 突然发病　这一点与中毒相似不易区别。

3. 脑出血有高血压病史，或没有高血压病史但有血管畸形。

4. 多在活动情况下发生。

5. 除了有昏迷等意识改变之外，多有肢体活动障碍，有神经系统病理征。

（五）中毒

1. 突然发生。

2. 没有前驱期表现或前驱期很短。

3. 在鉴别时，首先除外的是重症感染，然后是肝性脑病、糖尿病昏迷、脑血管病，再结合病史和体征得出中毒的诊断。是什么中毒？当然也需要进一步检查和鉴别。

二、病史

对生活性中毒，详细询问病史是最重要的环节，通常通过了解患者的生活情况、精神状态、常服用药物的种类、身边有无药瓶、药袋等来帮助确定诊断。对不明原因的中毒问病史时要注意以下几点：

1. 如怀疑食物中毒，应询问进食种类、来源和同餐人员的发病情况。

2. 如怀疑急性 CO 中毒应了解屋内有无煤炉及烟筒、烟筒是否通畅，更为重要的是了解同室的情况。

3. 怀疑职业性中毒（如有机磷中毒），应询问患者职业、工种、工龄、接触毒物的种类、环境条件防护措施及过去是否发生过事故等。

4. 怀疑药物过量中毒，应询问既往病史，吃什么药，依据药物的毒性反应判断是否中毒。

5. 怀疑自杀者，应询问发病前的精神状态，发现患者时周围有无药瓶。

另外对任何中毒都要询问接触毒物的证据，尽可能寻找毒物、呕吐物、洗胃物、血、残留物，进行毒物鉴定，必要时应抓紧时间将收集到的毒物送权威机构如中国预防医学科学院中毒控制中心、军事医学科学院中毒控制中心作鉴定,为诊断和治疗提供重要的线索。对诊断中有困难者可试用某些药物作实验性诊断治疗。

三、查体

临床抢救时医师通常一边询问病史,一边给患者查体。查体包括检查生命体征血压、心率、呼吸、体温、意识、瞳孔,肢体活动情况,特殊性的表现等。

一般情况下临床中突然出现瞳孔、视力及皮肤黏膜的改变、心律失常、急性呼吸衰竭、呕吐、腹痛、无尿、血尿以及昏迷、抽搐等,原因不明者一定要考虑中毒的可能性。另外,通过患者的临床表现进一步确定可能的中毒原因。

(一)皮肤黏膜

1. 皮肤和口腔黏膜灼伤   强酸,碱,甲醛,苯酚,甲酚等。
2. 皮肤黏膜痂皮   硝酸→黄色,盐酸→棕色,硫酸→黑色。
3. 发绀   引起氧合血红蛋白不足的毒物→发绀。
4. 麻醉药   有机溶剂(刺激性气体)抑制呼吸中枢→肺水肿等→发绀;亚硝酸盐、硝基苯等中毒→ Fe^{2+} → Fe^{3+} →高铁血红蛋白血症→发绀。
5. 黄疸   砷化物、磷化氢、苯的氨基硝基化合物、抗疟药、磺胺、四氯化碳、毒蕈、鱼胆中毒损害肝→黄疸。
6. 干燥   阿托品、曼陀罗(植物)→皮肤干燥。

(二)眼

1. 瞳孔散大   阿托品、莨菪碱类中毒。
2. 瞳孔缩小   有机磷类杀虫剂,氨基甲酸酯类杀虫药中毒。
3. 视神经损害   甲醇中毒。

(三)神经系统

1. 昏迷   麻醉药、催眠药、安眠药、有机溶剂、CO、硫化氢、氰化物,农药中毒、有机磷杀虫药,有机汞杀虫药,拟除虫菊酯杀虫药、溴甲烷等。
2. 谵妄   阿托品、乙醇、抗组胺药中毒。
3. 肌颤   神经肌肉接触类兴奋,有机磷、氨基甲酸酯杀虫药中毒。
4. 惊厥   窒息性毒物、有机磷、异烟肼中毒。
5. 瘫痪   可溶性钡盐、三氧化二砷、磷酸三邻甲苯酯、正己烷、蛇毒。
6. 精神失常   见于四乙铅、二硫化碳、一氧化碳、有机溶剂、酒精、阿托品、抗组胺药中毒、戒断综合征等。
7. 周围神经炎   异烟肼、砷。

(四)呼吸系统

1. 气味   某些有机溶剂有挥发性,具有特殊气味。
乙醇→酒味;氰化物→苦杏仁味;有机磷、黄磷、铊→蒜味;甲酚、苯酚→苯酚味。
2. 呼吸加快   甲醇、水杨酸类→引起酸中毒→兴奋呼吸中枢;刺激性气体→脑水肿→呼吸加快。
3. 呼吸减慢   吗啡、催眠药、中毒性脑水肿→呼吸中枢过度抑制→呼吸肌麻痹。
4. 肺水肿   刺激性气体、安妥(敌鼠剂、磷化锌)有机磷、百草枯等(呼吸困难)。

（五）循环系统

1. 心律失常

（1）洋地黄、夹竹桃、乌头、蟾蜍，兴奋迷走神经。

（2）拟肾上腺素类、三环抗抑郁药，兴奋交感神经。

（3）茶碱类。

2. 心搏骤停

（1）可能由于毒物直接作用于心肌：洋地黄、奎尼丁、氨茶碱、锑剂、依米丁。

（2）缺氧：窒息性毒物。

3. 低钾血症　可溶性钡盐、棉酚、排钾性利尿剂。

4. 休克　原因有：

（1）剧烈的吐泻，血容量下降：三氧化二砷。

（2）严重化学灼伤、血浆渗出，血清量下降：强酸、碱。

（3）毒物抑制血管中枢→血管扩张→有效血容量下降：三氧化二砷，巴比妥类。

5. 心肌损害　依米丁、锑、砷等。

（六）泌尿系统

1. 急性肾衰竭　少尿或无尿、血尿素氮升高、钾升高。

2. 肾小管损坏及坏死　升汞、四氯化碳、头孢类药、氨基糖苷类、毒蕈、蛇毒、生鱼胆。

3. 肾缺血　导致休克的毒物。

4. 肾小管堵塞　砷化氢中毒血管内溶血，游离的血红蛋白尿堵塞肾小管，磺胺结晶堵塞肾小管。

（七）血液系统

1. 溶血性贫血　红细胞破坏量↑→贫血、黄疸，急性血管内溶血，严重时血红蛋白尿→肾衰竭。砷化氢、苯胺。

2. 白细胞下降、再障　氯霉素、抗甲状腺药、抗癌药、苯、放射病。

3. 出血　血小板量和质异常。阿司匹林类、氯霉素、抗癌药。

4. 血液凝固障碍　肝素、水杨酸类、敌鼠、蛇毒。

（八）发热

抗胆碱类、二硝基酚、棉酚、金属烟热、三环类抗抑郁药可直接作用于体温中枢引起发热。

（九）急性中毒综合征

临床上除了观察以上各系统的变化之外还要考虑急性中毒综合征的表现。

1. 抗胆碱能综合征。

2. 拟交感综合征。

3. 胆碱能综合征。

4. 阿片、镇静药或乙醇中毒综合征。

中毒程度分级见表43-1。

表 43-1　中毒程度分级

分级	兴奋药中毒	抑制药中毒
1 级	焦虑、激动、瞳孔扩大、震颤和反射亢进	意识模糊、昏睡、共济失调、能执行口头指令
2 级	发热、血压升高、精神错乱、躁动、心率增快、呼吸急促	浅昏迷（有疼痛反应）、脑干和深部反应（腱反射）存在
3 级	高热、谵妄、幻觉和快速性心律失常	中度昏迷（无疼痛反应、呼吸抑制）、部分反射消失
4 级	惊厥、昏迷、循环衰竭	深昏迷（呼吸、循环衰竭）、反射消失

四、毒物鉴定

收集呕吐物、尿、剩菜、剩饭、可疑的药袋、药瓶进行鉴定。可将收集到的毒物送权威机构如中国预防医学科学院中毒控制中心、军事医学科学院中毒控制中心作鉴定。

五、实验性治疗

对诊断中有困难者可试用某些药物作实验性诊断治疗。所选药物一定是特效的，如怀疑是地西泮（安定）中毒可试用氟马西尼治疗，如用药后清醒或明显好转则为地西泮（苯二氮䓬类）中毒。这时既起诊断作用又起治疗作用。

急诊处理

一、抢救原则

1. 立即终止接触毒物。
2. 清除进入人体内已吸收或尚未吸收的毒物。
3. 如估计为中毒，则使用特效解毒剂。
4. 对症治疗。
以上几点在实际应用中越早实施越好。

二、治疗措施

（一）立即终止接触毒物

毒物经呼吸道或皮肤侵入时，应立即将患者撤离现场，转到空气新鲜处，立即脱掉毒物污染过的衣物，用水清洗体表、毛发及甲缝内的毒物。由胃肠道服入毒物者立即禁食水，催吐。

（二）迅速清理呼吸道，保持气道通畅

1. 迅速解开患者领口，将患者置侧卧位或头偏向一侧，用压舌板或吸引器清理口腔内阻塞物，必要时可用喉镜去除咽喉部异物。这种体位利于口腔分泌物的引流。

2. 遇有舌后坠严重的患者可去除枕头,抬起患者颈部,使患者头部充分后仰、下颌前移、气道保持通畅。

3. 口咽导管的使用可防止牙齿和唇阻塞呼吸道。对呼吸道阻塞严重而以上方法不能奏效的可实行气管插管,必要时可行气管切开,以利痰液的清除和呼吸机的使用。

4. 积极给氧,纠正脑缺氧　根据患者情况可予鼻导管给氧、高频给氧或人工呼吸机给氧。

（三）建立静脉通道,维护循环功能

根据血压、血检、尿检情况决定给药。

要注意患者的血压、呼吸、心率、心律、体温、脑功能（意识、瞳孔、眼球运动、肢体运动）情况并进行监测。

（四）处理脑水肿,保护脑功能

1. 使用脱水药　20% 甘露醇 250ml,30 分钟内静脉滴入,根据病情决定给药次数,注意心功能和肾功能。

2. 头部置冰帽。

3. 胞二磷胆碱　400~600mg 静脉滴注。每天一次,使用 3~5 天。

4. ATP　20~40mg 肌内或静脉注射,每日 1~2 次。

5. 细胞色素 c　15~30mg 用 25% 葡萄糖液稀释应缓慢静脉注射,每日 1~2 次（用药前作皮肤过敏试验）。

6. 辅酶 A　50 U,以生理盐水 2ml 溶后肌内注射,或稀释后静脉滴注,每日 1~2 次,同时给大量维生素 C 和 B 族维生素。

（五）对休克患者的处理

详见第 79 章"急诊抢救多器官功能衰竭"。

（六）改善心功能

注意入量,减轻心肺负担。

（七）保留导尿管,观察尿量

争取保持在 30ml/h 以上,收缩压在 10.6kPa 以上,可用呋塞米（速尿）20mg 肌内或静脉注射。

（八）补充血容量

血容量不足,补充血容量,纠正电解质、酸碱失衡。

（九）实施抢救

患者进入抢救室以后,医师要抓紧时间给患者查体,进一步确定诊断。一般口服中毒的患者,护士要准备洗胃。

1. 洗胃准备过程　日常抢救室准备,洗胃用液体、洗胃机、胃管、药品、气管插管、心电监护、电除颤、呼吸机等。

（1）选择洗胃液的种类:一般用清水洗胃。服安眠药,磷化锌,灭鼠药用 1:5000 高锰酸钾溶液洗胃;吞服有机磷（除敌百虫外）,用 2% 碳酸氢钠溶液洗胃。应注意敌百虫中毒用碳酸氢钠洗胃可使敌百虫毒性更大。

（2）患者体位,衣服准备。

（3）胃管,洗胃机准备:胃管直径 0.5~0.7cm,检查洗胃机是否好使。

（4）洗胃液温度测试：36~37℃。

2．洗胃操作过程

（1）清除中毒者口内异物，去掉义齿、摆好体位、围塑料衣，确诊胃管在胃内方可洗胃。

（2）每次注入量为400ml左右。洗胃程度随颜色气味变化，直到回抽液澄清为止，一般1万~2万毫升，多者几万毫升。洗胃后由胃管内灌入活性炭或泻药。

（3）偶尔有中毒后出现贲门痉挛或水肿，出现插管困难，可采取切开洗胃。

（4）如果是口服强酸、强碱引起，用蛋清加水、牛奶，或植物油200ml，或氢氧化铝胶或镁乳60ml口服，以此稀释存在胃内的毒物，减少毒物对胃肠道的损伤。

未吸收毒物的局部拮抗剂见表43-2。

表43-2　未吸收毒物的局部拮抗剂

毒物	拮抗剂（剂量、浓度、用法）	作用机制
砷	蛋白质（牛奶、鸡蛋清）口服	吸附
汞	蛋白质（牛奶、鸡蛋清）口服	沉淀
硝酸盐	生理盐水洗胃	沉淀
碘	淀粉1%~10%	中和
酚	植物油（橄榄油）	延迟吸收
铁、多种生物碱	5%重碳酸钠口服	形成硫酸亚铁
氯气	5%重碳酸钠喷雾	中和氯酸
腐蚀酸	弱碱（2.5%氧化镁或7.5%氢氧化镁）	中和
苛性碱	弱酸（1%醋酸或1:4稀释食用醋）	中和
氟化物、草酸盐	氯化钙、葡萄糖酸钙	沉淀
钡盐	硫酸钠（0.3g/kg）	沉淀
磷	硫酸铜（0.2%）洗胃	沉淀
甲醛	氨水、醋酸（0.2%）或碳酸铵（1%）洗胃	形成乌洛托品
毒扁豆碱、士的宁及烟碱	高锰酸钾（1:10 000稀释）洗胃	氧化
不明性质毒物	药用炭（5~50g制成糊状物）	吸收多数毒素
阿扑吗啡、士的宁铝、铝及银盐	鞣酸	沉淀

3. 清除进入人体尚未吸收的毒物

（1）清除肠胃尚未吸收的毒物：

1）清醒患者的催吐：刺激咽弓或咽后壁使之呕吐或口服催吐药。

2）意识不清患者（口服者）洗胃，要特别注意插管洗胃导致的并发症，常见并发症有吸入性肺炎、窒息心搏骤停、出血、食管黏膜撕裂症、急性穿孔、急性胃扩张、水电解质紊乱、皮肤烧伤及二次中毒。

（2）清除皮肤上的毒物：对黏膜创面，先吸出毒物，再用化学解毒剂冲洗；如无创面，水溶性毒物用清水冲洗；对不溶于水的毒物（如酚），用10%酒精或植物油冲洗；酸性毒物，可用肥皂水、石灰水上清液、3%碳酸氢钠液清洗，清水冲洗；碱性毒物，可用食用醋或3%~5%醋酸，3%硼酸清洗，清水冲洗；生石灰（氧化铝微粒）引起烧伤，用布巾或软刷将固定颗粒全部去掉，用压力水流迅速冲掉其余颗粒。

（3）清除眼内毒物：用清水洗5分钟以上，碱性毒物用3%硼酸液洗，滴入0.25%氯霉素眼药水，0.5%金霉素眼膏。酸性毒物用清水彻底冲洗，再滴眼药水。

（4）吸入性中毒：立即脱离中毒场所，并给予面罩吸氧。水的雾化吸入可减缓鼻咽部吸入性刺激。要注意声音嘶哑和肺水肿表现，如有应给予相应处理。

（5）蛇咬伤，虫叮（见有关部分）。

4. 促进人体内已被吸收的毒物排出

（1）利尿：静脉滴注葡萄糖以稀释毒物在血液中的浓度，同时增加尿量而增加毒物的排出。另外对于苯巴比妥、水杨酸类、苯丙胺可用较强利尿剂，改变尿pH促进毒物排出，有急性肾衰竭的患者不宜采用利尿方法。

（2）吸氧：对于一氧化碳中毒，吸氧可促使碳氧血红蛋白解离，加速CO由呼吸道排出。高压氧对于一氧化碳中毒的治疗效果比较显著。

高压氧疗法需要将患者置于一个特制的高压舱内，在>1个大气压的环境下吸入纯氧或高浓度氧，使血氧含量较常压下吸氧增加数倍以至数十倍。

使用高压氧疗法要注意以下禁忌证：①有活动性出血和未经处理的气胸；②血压>160/100mmHg；③出凝血机制异常者；④严重肺气肿、肺部感染及急、慢性呼吸道感染者；⑤高热体温未控制者；⑥精神失常；⑦妊娠<6个月者。

（3）透析疗法：利用半透膜两侧的血液与透析液间化学物的浓度梯度而透析血液中的毒物。用腹膜作半透膜称为腹透，用体外人工肾作半透膜称为血透。

其适应证：患者处于深昏迷、低血压、无尿状态，外来毒物又是能透析者。能透析的毒物有巴比妥类、催眠药、水杨酸类药、抗生素、磺胺类药、抗恶性肿瘤药、止痛药、普萘洛尔、氨茶碱、无机金属、乙醇、乙二醇等。

（4）血液灌洗：将血液泵出体外，血液流过装有活性炭或树脂的灌洗，毒物被吸附后血液再回输。

1）适应证：排出水溶性低、大分子、与蛋白结合的毒物；能吸附清除巴比妥和非巴比妥类镇静催眠药、安定药、三环抗抑郁药、茶碱、地高辛等。

2）并发症：血小板减少、白细胞减少、感染、低血糖、低钙血症等。

（5）血浆提出法如血浆交换：抽出一定量的血液，通过细胞分离器分离出血浆成分后，将全部血液成分再输回血液循环。输回的血液中用晶体液置换提出的血浆称血浆提出法，用蛋白溶液置换提出的血浆称血浆交换法。

主要用于与蛋白结合、且不易透析或滤过的毒物，如地高辛、苯妥英钠、普萘洛尔等。

（6）换血疗法：换血疗法是将患者一部分血放出，输入健康人的血液，以达到治疗目的。输血过程或以后，可引起发热反应、血压下降及溶血反应等。如患者处于休克状态，不宜换血。大量库存血输入后，易引起缺钙性抽搐，甚至心功能衰竭，故必须适当补充钙剂。

5. 特效解毒剂的应用（表 43-3）

表 43-3　常用的特效解毒药

解毒药物	毒物名称
依地酸二钠钙	铅、锰、钴、镉、镍、钒、铜、铍等
二乙烯三胺五乙酸（促排灵）	铅、锰、钴等
二巯基丁酸钠	铅、铜、镉、砷等
二巯基丙磺酸钠	铅、汞、铬、锑、铊、铋、镉等
二巯基丙醇	铬、镍、铋、溴烷、溴甲烷
青霉胺	汞、铜
硫代硫酸钠	铬、铊、硼烷、硫、氢化物、苯的氨基及硝化合物、丙烯腈、溴酸盐、持久染发剂等
巯乙胺	四乙铅、溴烷、溴甲烷
螺内酯	铜
金精三羧酸	铍
普鲁士蓝	铊
硫酸钠溶液	钡
二乙基二硫氨甲酸钠	镍
亚甲蓝	铬、氮氧化合物、硼烷、硫化氢、氰化物、苯的氨基及硝基化合物甲醇黑索金、亚硝酸盐、持久染发剂等
亚硝酸异戊酯	氰化物
依地酸二钴	氰化物
乙醇溶液	甲醇
L- 半光氨酸	有机磷锡
阿托品	有机磷
氯解磷定	有机磷
碘解磷定	有机磷
双复磷	有机磷
乙酰胺	氟乙酰胺，氟乙酰钠
毛果芸香碱	曼陀罗
水相酸毒扁豆碱	阿托品
南通蛇药片	蛇咬伤
群生蛇药片	蛇咬伤
蛇伤解毒药	蛇咬伤
印防己毒素	巴比妥
贝美格（美解眠）	安眠药，巴比妥
纳洛酮	乙醇，阿片
氟马西尼（安易醒）	苯二氮䓬类

（1）依地酸二钠钙（EDTA-2Na）：每日 0.5~1.0g，用 50% 葡萄糖溶液或生理盐水 20~40ml 稀释后静脉注射。也可以溶于 5% 的葡萄糖溶液 500ml 内静脉滴注。治疗铅中毒 3~4 天为 1 个疗程，间隔 3~4 天后可重复。根据病情及铅量决定疗程数，一般 4~5 个疗程，用于铅、锰、钴、镉、镍、钒、铜、铍等中毒。

（2）二乙烯三胺五乙酸三钠钙（促排灵，CaNa3-DTPA）：每日 0.5~1.0g，溶于生理盐水 250ml 中静脉点滴。3 天为 1 个疗程，或隔日 1 次，3 次为一个疗程。用于铅、锰、钴等中毒。

（3）二巯基丁二酸钠（Na-DMS）：首剂 2g，溶于注射用水 20~40ml 中缓慢静脉注射，于 10~15 分钟内注射完。以后每次 1g，每日可给药 1~2 次，连用 3~5 日。也可肌内注射，每日 2 次，每次 0.5g。用于铅、锑、铜、砷等中毒。

（4）二巯基丙磺酸钠（Na-DMPS）：一般用量为每次 5mg/kg。治疗砷中毒，第 1 日每 6 小时肌内注射 1 次，第 2 日每 8 小时肌内注射 1 次，以后每日 1~2 次，疗程为 5~7 天。应用在铅、汞、铬、锑、铊、铋、镉等中毒。

（5）二巯基丙醇（BAL）：2.5~5mg/kg，肌内注射。治疗砷中毒，第 1~2 日每 4 小时注射 1 次，第 3 日每 6 小时注射 1 次，以后可逐渐减少，直到完全恢复为止。该药在体内 30 分钟 达到最高浓度，4 小时代谢完毕，故需重复给药。应用在砷、铅、无机汞、铋等中毒。

（6）青霉胺：治疗铅中毒，200~300mg，口服每日 3 次，1~2 周为 1 个疗程。应用在汞、铜等中毒。

（7）巯乙胺（β-巯基乙胺、半胱氨酸）：用量为 200mg，静脉注射（或加入葡萄糖溶液中 静脉滴注），每日 1~2 次。注射时患者应取卧位，注射速度应缓慢。应用在四乙铅、溴烷、溴 甲烷等中毒。

（8）硫代硫酸钠：10% 硫代硫酸钠溶液 20ml 静脉注射，每日 1~2 次，治疗汞中毒 1 周 为 1 个疗程。苯的氨基及硝基化合物中毒，可用 20% 硫代硫酸钠 10~20ml 静脉注射。丙烯 腈中毒，用 50% 硫代硫酸钠 20~50ml 静脉缓注。用在铬、铊、硼烷、硫化氢、氰化物、苯的氨 基及硝基化合物、丙烯腈、溴酸盐持久染发剂等中毒。

（9）螺内酯：治疗汞中毒，增加汞从胆汁排泄。每次 40ml，每日 3 次。

（10）金精三羧酸（ATA）：治疗铍中毒，每日 5mg/kg，用生理盐水配成 1.5% 溶液，缓慢 静脉注射。

（11）普鲁士蓝：治疗铊中毒，每日 250mg/kg，分 4 次溶于 15% 甘露醇中口服。可同时 给予泻剂或钾盐。

（12）硫酸钠溶液：治疗钡中毒，用 1% 硫酸钠溶液 500~1000ml 静脉缓慢滴注，或用 2%~5% 硫酸钠溶液 10~20ml 静脉注射，每 15 分钟 1 次，直至症状缓解。

（13）二乙基二硫氨甲酸钠：治疗镍中毒，第 1 次顿服 2.0g，以后每次 0.5g，每日 4 次，并与等量碳酸氢钠同服。重症患者可以肌内注射，开始用 25mg/kg，24 小时总量不超过 100mg/kg。一般用到症状消失及尿镍量降低为止。用药期间不能饮酒。

（14）亚甲蓝：用于抢救毒物引起的高铁血红蛋白血症。用 1% 亚甲蓝溶液 5~15ml，加 葡萄糖 20~40ml 静脉注射，必要时重复给药。用在铬、氮氧化合物、硼烷、硫化氢、氰化物、苯 的氨基及硝基化合物、甲醇、黑索金、亚硝酸盐、持久染发剂等中毒。

（15）0.1% 普鲁卡因：治疗一氧化碳中毒，0.1% 普鲁卡因 500ml 静脉滴注（2~4 小时内 滴完），每日 1 次，共用 5~7 日。用药前必须做普鲁卡因过敏试验，阴性者可应用。

（16）亚硝酸异戊酯：治疗氰化物中毒，亚硝酸异戊酯1~2支击碎入手帕放在患者口鼻前吸入，每2分钟1次，可连续用5~6支。同时用3%亚硝酸钠注射液，按6~12mg/kg静脉注射，注射速度控制在每分钟2~3ml，一旦发现血压下降，应立即停药。之后注入50%硫代硫酸钠25~50ml，必要时半小时以后可重复给药一次。

（17）依地酸二钴（EDTA-2Co）、组氨酸钴、谷氨酸钴：治疗氰化物中毒时，一般用3%的溶液，5~15ml/kg，溶于50%葡萄糖溶液60ml中缓慢静脉注射。为增加疗效，在其后静脉注射50%的硫代硫酸钠溶液25~50ml。

（18）乙醇溶液：甲醇中毒时，采用5%的乙醇溶液静脉滴注，剂量为每小时输入纯乙醇10ml，或口服50%乙醇1.5ml/kg。以后每4小时0.5ml/kg，共用4天，但患者已处于明显抑制状态时，则不再用乙醇。

（19）L-半胱氨酸：有机锡中毒时，可试用L半胱氨酸100~200mg肌内注射，每日2次。

（20）阿托品：有机磷中毒时，阿托品用量原则是病情缓解或达到阿托品化之后改为维持量。

（21）氯解磷定（PAM-CI）：治疗有机磷中毒。

（22）碘解磷定（解磷定，PAM）：治疗有机磷中毒。

（23）双复磷（DMO4）：治疗有机磷中毒。

（24）乙酰胺（解氟灵）：2.5~5g肌内注射，每日2~4次，一般维持5~7天。用在氟乙酰胺、氟乙酸钠等中毒。

（25）毛果芸香碱：在治疗曼陀罗中毒时，每次5~10mg皮下注射，严重中毒每15~30分钟1次，中度中毒每隔6小时1次直至瞳孔缩小、对光反应出现、口腔黏膜湿润及症状减轻为止。

（26）水杨酸毒扁豆碱：解除阿托品的毒性作用，常用是1~2mg皮下注射，根据病情每15~30分钟1次或1~2小时1次。

（27）南通蛇药片：用于蛇咬伤。首次20片口服，以后每6小时服10片，至病情好转为止。

（28）群生蛇药片：用于蛇咬伤。首次8片口服，以后每次4~6片，每天3~4次。注射剂为首次4ml，肌内注射，以后每次2ml，每日4~6次。

（29）蛇伤解毒药：用于蛇咬伤。首次10~20片，以后每日5~10片，每日3~4次，注射剂每次2~4ml，肌内注射，首次加倍。

（30）印防己毒素：巴比妥等中毒时，每次1~3mg，静脉或肌内注射每15分钟至1小时1次。

（31）美解眠（贝美格）：用于安眠药、巴比妥等中毒。静脉注射每次50mg，间隔时间视病情需要而定。

（32）纳洛酮：在抢救乙醇中毒时应用，乙醇中毒与吗啡中毒有相似之处，纳洛酮可作为催醒剂，解救乙醇引起的昏迷，阻断阿片受体而起到对乙醇中毒的治疗作用。

休克等严重应激状态下，β内啡肽即大量释放，血管扩张而血压下降。交互形成恶性循环，纳洛酮可阻滞β内啡肽的降压作用而使血压回升。

用法：成人0.4~0.8mg，静脉注射，必要时2~3分钟重复应用，静脉滴注用4mg，加入5%葡萄糖1000ml（0.4mg/h）。

纳洛酮是内源性阿片样物质的特异性拮抗剂，近年来临床用途有新的发展，对酒精中毒、休克、缺血性脑卒中、垂体激素分泌亢进综合征、精神分裂症及先天性无痛症等有疗效。

（33）氟马西尼（安易醒）：是一种苯二氮䓬类的拮抗剂，它能通过竞争性抑制苯二氮䓬激动剂到达受体，以阻断其中枢作用。

氟马西尼静脉注射可使苯二氮䓬类催眠镇静剂作用（30~60秒）很快逆转，也可用来鉴别诊断苯二氮䓬与其他药物和脑损伤所致昏迷。

首次静脉注射（0.5mg加生理盐水5ml稀释）0.2mg。如果在60秒内仍未达到所需要求的清醒程度，氟马西尼可再重复使用，直至患者清醒或总量达2.0mg。如果再出现嗜睡，可以每小时静脉滴注氟马西尼0.1~0.4mg。滴注的速度根据所求唤醒的程度来调节。

苯二氮䓬类：氯氮䓬、地西泮、氯安定、氯硝西泮、氟西泮、苯安定、三唑苯二氮䓬、阿普唑仑（甲基三唑安定）、奥沙西泮、溴噻二氮。

（十）对症支持治疗

对疼痛、咳嗽、呕吐、震颤、抽搐、躁动、呼吸循环障碍、休克、脑水肿、昏迷、急性肾衰竭给予相应处理，并采用支持疗法，加强护理及预防感染。

在社区发现中毒者后，应就地（现场）先进行一些处理，如催吐、洗胃、导泻、吸氧、输液、用解毒剂等，一边处理，一边安排转院事宜。

抢救患者应争分夺秒，一边了解生命体征如神态、脉搏、血压、呼吸、一边询问病史，给药和洗胃同时进行，甚至可先行给药。

对那些看起来很轻的患者，也要给予相应处理。对那些诊断不清，先按治疗中毒一般原则对症处理。在用药中还要警惕解毒药中毒。

需要转院患者，在途中不要中断治疗，途中注意患者安全，或经抢救后病情稳定时再转院。

急性中毒抢救的总结见图43-1。

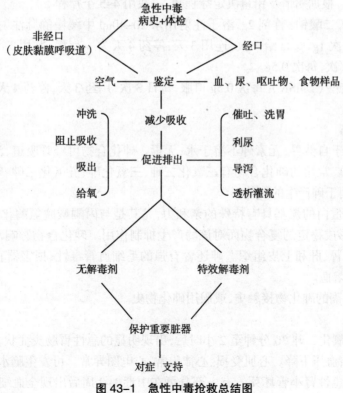

图43-1 急性中毒抢救总结图

三、常见中毒的处理

（一）急性铅及其他化合物中毒

1. 中毒史　误服或吸入毒物,如服含铅的化妆品及其他铅化合物,吸入大量含铅烟雾或粉尘。

2. 临床表现

（1）口服者口内有金属味及收敛感,口渴、腹痛、恶心、呕吐、腹泻。呕吐物可带血,大便可呈硫化铅黑色。

（2）吸入者迅速出现头痛、失眠、记忆力减退、精神激动、眼睑及舌震颤、搐搦、癫痫样发作或类似麻痹性痴呆等表现。

（3）可出现中毒性休克、溶血性贫血、周围神经炎及中毒性脑病等表现。

3. 实验室检查　呕吐物、血及尿作铅的分析。血铅明显增高 >50μg/L,尿铅增高 >0.08mg/L,血常规检查可有贫血。

4. 处理要点

（1）一般治疗:脱离接触环境,腹绞痛发作时驱铅治疗,若无此类药可注射葡萄糖酸钙或阿托品。周围神经疾病可用维生素 B_1、维生素 B_6、维生素 B_{12},加兰他敏、地巴唑等。

（2）驱铅疗法:用络合剂驱铅可迅速改善症状,可用依地酸二钠钙、二巯基丁二酸钠、二乙烯三胺五乙酸三钠钙（促排灵）或青霉胺。

1）依地酸二钠钙:每日 0.5~1.0g 用 50% 葡萄糖溶液或生理盐水 20~40ml 稀释后静脉注射。也可溶于 5% 葡萄糖溶液 500ml 内静脉滴注。治疗铅中毒 3~4 天为一疗程,间隔 3~4 天后可重复。根据病情及铅量决定疗程数,一般用 4~5 个疗程。

2）二巯基丁二酸钠:首剂 2g,溶于注射用水 20~40ml 中缓慢静脉注射,于 10~15 分钟注射完。以后每次 1g,每日给 1 次,连用 3 天,停药 4 天为一疗程,共用 3~4 个疗程。也可肌内注射,每日 2 次,每次 0.5g。

3）二巯丁二酸（DMSA）:每次 0.5g 口服,每日 3 次,用药 3 天,停药 4 天为一疗程,共用 3~4 个疗程。

（二）砷中毒

砷广泛存在于自然界,元素砷不溶于水,无毒。砷化合物可经呼吸道、消化道与皮肤进入体内引起中毒。常用的砷化合物有三氧化二砷、三氧化砷、五氧化二砷、砷酸、砷酸钙等。砷化氢是 H^+ 作用于砷产生的气体。

砷与体内酶蛋白的巯基具有特殊的亲和力,尤其是与丙酮酸脱氢酶化合物的含 SH 辅基硫辛酸结合,形成稳定的复合物而对该酶产生抑制作用。砷化合物影响富含氧化系统的组织,如消化道、肾、肝和上皮组织。砷还含有强的毛细血管毒性,损害器官的毛细血管系统。砷化氢引起溶血。

1. 病史　明确的砷化物接触史,或服用砷化物史。

2. 临床表现

（1）口服三氧化二砷 30 分钟至 2 小时后,出现明显的急性胃肠炎症状。严重者发生头晕、肌痉挛、脱水、血压下降。心肌受损、心律失常,心电图异常。可发生脑水肿、昏迷。肾受损害,出现血尿,急性肾小管坏死。有一部分可在中毒 1~2 周后出现全血细胞减少,中毒后

10 天至 3 周出现周围神经病,多数患者有肝功能异常。

（2）吸入性砷中毒:先出现眼部、鼻刺激症状和上呼吸道刺激症状,继而出现消化系统症状,也可出现皮炎、周围神经炎、中毒性肝炎。

（3）砷皮肤灼伤和中毒:引起皮肤水疱、溃疡,并可经皮肤吸收,引起全身症状。

（4）急性砷化氢中毒,吸入 3~10ppm 即可产生症状。吸入 2~24 小时后起病。开始有头痛、乏力和胃肠道症状。24~48 小时后腹痛、血红蛋白尿和黄疸。严重者发生少尿和急性肾衰竭。

3. 实验室检查 尿砷浓度高于正常。

4. 处理要点

（1）清除污染的毒物:口服中毒及时彻底洗胃,洗胃应给予牛奶或蛋清解毒,或给予活性炭和泻药。急性吸入三氧化二砷或砷化氢,应及时脱离接触并吸氧。皮肤污染应及时清除并冲洗。

（2）螯合物治疗:口服三氧化二砷超过 120mg 或尿砷超过 2670μmol/L（0.2mg/L）者,都应给予螯合物治疗。

1）二巯基丙醇（BAL）:根据症状轻重,第 1~2 日每次 2.5~5mg/kg,每 4~6 小时肌注 1 次,以后每日 12~24 小时肌注 1 次。

2）二巯丁二酸（Na-DMA）:每次 1 次,每日 1~2 次静脉注射;也可给予二巯基丁二酸钠（DMSA）口服。

3）砷化氢中毒:脱离接触,脱去污染的衣服。重症患者需要换血治疗,防治急性肾衰竭。

（3）支持疗法:血压低者静脉输液、扩容或升压药;吸氧、心电监护、控制心律失常,保护肝、肾功能。

（三）含亚硝酸盐食物中毒

1. 中毒史 服毒或进食可疑食物,误服过量亚硝酸盐,或进含亚硝酸盐较多的食物,如腐烂变质的蔬菜、腌制不久的咸菜、存放过久的熟菜及使用过量的亚硝酸盐腌肉可中毒。

2. 临床表现 同食者可在饭后 1~3 小时发病,主要表现为头痛、头晕、口唇黏膜及指甲发绀呈紫黑色、胸闷、脉速、恶心、呕吐、腹痛、腹泻、发热、昏厥、血压降低等。

3. 实验室检查 血液呈紫黑色,实验室检查显示血中高铁血红蛋白量显著高于正常。

4. 处理要点

（1）中毒时应用 1:5000 高锰酸钾溶液洗胃、导泻、吸氧。休克者抗休克治疗。

（2）静脉注射 1% 亚甲蓝、维生素 C 和葡萄糖。用 1% 亚甲蓝（美蓝）5~15ml,加葡萄糖 20~40ml 静脉注射,必要时重复使用。

（四）敌鼠中毒

1. 有服药史 敌鼠的化学名是 2- 二苯基 -1,3- 茚满二酮钠盐,有接触史。

2. 临床表现 恶心、呕吐、食欲减退、精神不振。3 日左右逐渐出现出血现象,如皮肤紫癜、咯血、便血、尿血等。可有低热、腹痛、关节肿痛及休克等。

3. 实验室检查 出血时间、凝血时间及凝血酶原时间均延长。呕吐物、血等标本化验可证实诊断。

4. 处理要点 立即催吐、洗胃、导泻。

静脉注射维生素 K_1 每次 10~20mg,每日 3 次,共 3~5 日。严重者可用维生素 K_1 100mg 加入 10% 葡萄糖静脉滴注 5 日以上,至凝血时间正常为止,可给予大量维生素 C 3.0~4.0g 及肾上腺皮质激素如地塞米松 10~20mg 静脉滴注或静脉注射,必要时输血。

(五)毒鼠强、氟乙酰胺中毒

毒鼠强与氟乙酰胺是目前禁用的杀鼠剂。

毒鼠强,又名没鼠命,四二四,TEM,化学名四亚甲基二砜四胺。是目前投毒案件中使用最多的毒物。已制成毒饵非正式商品有:好猫鼠药、闻到死、速杀神、王中王华夏药王、神奇诱鼠精、一扫光、强力鼠药、三步倒、毒鼠精等。经消化道和呼吸道吸收,对人致死量 5~12mg。

中毒后涉及多系统:神经系统、消化系统、循环系统、泌尿系统。

氟乙酰胺(敌蚜胺、氟素胺、AFL-1081)和氟乙酰钠:氟乙酰胺人口服致死量为 0.1~0.5g。

临床上将中毒类型分为以神经系统损害为主的神经型及以心血管为主的心脏型。

1. 有服药史　详细询问有关毒物自服、误服或食用杀鼠药毒死的禽兽史。

2. 临床表现　突然出现不明原因的反复发作性全身抽搐者,要考虑氟乙酰胺中毒;若以骤发的惊厥、癫痫发作且频繁发作为主要特征,则毒鼠强中毒的可能性大。氟乙酰钠重度中毒者临床表现与毒鼠强十分相似。毒鼠强潜伏期一般较短、发病快、症状重。有些氟乙酰胺中毒者出现精神症状较明显。

3. 毒物鉴定　留取胃液、血液、尿液以及残存食物等进行鉴定。

4. 急症处理

(1)及时彻底洗胃、支持治疗和维持内环境的稳定。

(2)氟乙酰胺中毒:解毒剂乙酰胺(解氟灵),2.5~5.0g 肌注,每 6~8 小时 1 次,连用 5~7 天。首次给全日量的一半效果更好,重症给 5~10g。由于乙酰胺对组织刺激性大,与 2% 普鲁卡因混合后注射,可减轻注射局部疼痛。在中毒后 7 天内使用都有一定效果,但乙酰胺不能立即控制抽搐。地西泮、咪达唑仑或苯巴比妥钠等镇静抗惊。其他治疗防止脑水肿、保护心肌、预防并发感染、维持水、电解质酸碱平衡。

(3)毒鼠强中毒:目前尚无被大家一致公认的解毒剂。近年来,一些资料表明二巯基丙磺酸钠(Na-DMPS)和二巯基丁二酸钠(DMS)能不同程度地延长症状潜伏期和降低中毒小鼠的死亡率。

维生素 B_6 伍用 Na-DMPS 或 DMS 后,可明显降低毒鼠强中毒的小鼠的死亡率。也有报告用在中毒患者有效。

维生素 B_6(首剂 1~2g 加入 25% 葡萄糖 20ml 静注,而后维生素 B_6 1~2g 加入生理盐水 100ml 静滴,2~4 次 / 日)合用 Na-DMPS(0.125~0.25g/ 次,3~4 次 / 日)。

用地西泮或苯巴比妥有一定的拮抗作用。

心率慢 <50 次 / 分者,可给予适量 654-2 或阿托品,<40 次 / 分者考虑用体外临时起搏器。心肌酶谱高和心电图示心肌损伤者,静滴 ATP,CoA,CoQ10 等。

肝大或转氨酶高者给予护肝治疗,葡醛内酯、维生素 C、维生素 E 或 1,6- 二磷酸果糖等。

重症患者,早期给予血浆置换和血液灌流,可使血中毒鼠强浓度明显降低。资料表明,血液灌流对急性重症毒鼠强中毒患者的迅速清醒和控制抽搐发作、减轻心肌及肝功能损害、缩短病程、降低死亡率有明显疗效。

（六）急性有机磷中毒

发病率一般农村高于城市，非生产性高于生产性中毒。通过消化道、呼吸道、皮肤黏膜的接触（灭虱）或服用（服毒或蔬菜、水果残留农药）而引起中毒。有机磷农药有：敌敌畏、敌百虫、乐果、氧化乐果、甲基对硫磷、倍硫磷、对硫磷、巴农磷、亚胺硫磷、稻瘟净、4049、1605 等。

1. 中毒史　有有机磷接触史，包括生产和非生产的。

2. 临床表现

（1）毒蕈碱样（M 样）症状：恶心、呕吐、腹痛、多汗、流泪、流涕、流涎、腹泻、尿频、大小便失禁、心跳过慢或过快或心律失常、瞳孔缩小、支气管痉挛或分泌物增加、咳嗽、气急、严重者肺水肿。

（2）烟碱样（N 样）症状：肌束颤动，甚至全身肌肉强直性痉挛，常有全身紧束和压迫感，而后发生肌力减退和瘫痪，呼吸肌麻痹引起呼吸衰竭。交感神经节受乙酰胆碱刺激，释放儿茶酚胺使血管收缩，血压升高、心跳加快和心律失常。

（3）中枢神经系统症状：头晕、头痛、疲乏、共济失调、烦躁不安、谵语、抽搐和昏迷。

3. 实验室检查　血胆碱酯酶活力减低。应用快速全血胆碱酯酶活力测定盒可以快速检测此酶。

4. 有机磷中毒的分级

（1）轻度：头昏、头痛、恶心、呕吐、多汗、流涎、视力模糊、乏力、血胆碱酯酶降至正常值的 50%~70%。

（2）中度：除上述症状外，尚有瞳孔缩小、肌束颤动、腹痛和腹泻、胸闷、呼吸不畅、精神恍惚、血胆碱酯酶活力降至正常值的 30%~50%。

（3）重度：上述症状加重，呼吸困难、肺水肿、发绀、心率快、抽搐、昏迷、血胆碱酯酶活力降至正常值的 30% 以下。

5. 鉴别诊断　有机磷中毒须和安眠药中毒相鉴别。

6. 处理要点

（1）促进毒物排出：要及早、反复、彻底用苏打水洗胃（敌百虫中毒不能用苏打水），洗胃量 15 000~30 000ml 或更多，保留胃管 24~48 小时，即使 8~72 小时来院者也要洗胃。插管洗胃常见的并发症：吸入性肺炎、窒息、心搏骤停、出血、食管贲门黏膜撕裂症、急性胃穿孔、急性胃扩张、水和电解质紊乱。插管洗胃有困难者剖腹造瘘洗胃。此外，应予以利尿剂，呋塞米（速尿）20mg 加入小壶，并予 33% 的硫酸镁 50~100ml 口服或经胃管打入进行导泻。

（2）针对中毒机制用药：

1）胆碱酯酶复活药：主要为肟类重活化药，能使被抑制的胆碱酯酶恢复活性，其机制是肟类化合物的吡啶环中的氮带正电荷，能被磷酰化胆碱酯酶的阴离子部位所吸引，其肟基与磷原子形成结合物，使其与胆碱酯酶的酯解部位分离，从而恢复了乙酰胆碱酯酶的活性；但对 M 样症状和解除中枢性呼吸抑制的作用较弱。

肟类重活化药应用原则为早期、足量、联合、重复给药。即复能剂应立即尽快使用，给药越早越好，中毒 48 小时后磷酰化胆碱酯酶即老化而不易恢复活性；复能剂首次足量给予才能使中毒酶重新活化,因为复能剂只有达到有效的血药浓度才能起复能作用,首次用量不足,不易达到有效浓度,而且肟类重活化剂脂溶性低,不易透过血脑屏障进入中枢神经系统,当首次给予较大剂量时,部分药物可渗透进入中枢神经系统而产生一定作用。因此,应用重活化剂时,应根据病情尽早首次足量给药;重复用药,由于肟类复能剂在体内半衰期只有1~1.5小时,而有机磷农药在体内作用时间长,特别是重度中毒患者,残留毒物反复吸收而不断产生新的中毒酶,因此应重复给药,以维持有效的血药浓度,维生素 B_1 能延缓碘解磷定、氯解磷定半衰期,而增加血药浓度,在治疗过程中,给重度中毒患者维生素 B_1 200mg,肌注,有较好的辅助治疗作用;中毒早期胆碱酯酶复活药应与抗胆碱能药合用,抗胆碱能药可拮抗中枢 M、N 受体作用和外周 M 样中毒症状,但对被抑制的胆碱酯酶活性无重活化作用;肟类中毒酶重活化剂能使被抑制的胆碱酯酶恢复水解乙酰胆碱的活性,且能拮抗外周 N 样中毒症状(肌颤、肌无力),但无拮抗中枢 M、N 受体作用,也不能拮抗外周 M 样中毒症状。因此,中毒早期抗胆碱能药应与复能剂联用,才能达到最好的治疗有机磷农药中毒的目的。

重活化剂的给药途径,一般采用静脉注射或肌内注射。静脉注射虽然作用快,但药物排出也快,对较长时间维持有效血药浓度不利。肌内注射给药 3~5 分钟后一般可产生明显作用,且药物排出较慢,故一般情况以肌注给药为宜。当患者有呼吸循环衰竭时,应采用静脉注射给药,但不能采用静脉滴注给药。静脉滴注给药在短时内进入体内药物少,而且重活化剂半衰竭期短,排出快,不易达到有效血药浓度。

肟类重活化药物包括碘解磷定、氯解磷定、双复磷和双解磷,目前我国临床常用氯解磷定,用法及用量见表 43-4。

表 43-4 有机磷农药中毒解毒药用量用法

药名	轻度中毒	中度中毒	重度中毒
胆碱酯酶复活药 氯解磷定	首剂 0~1.0g,肌内注射,2 小时查胆碱酯酶活力,如仍 <70%,重复给药 0.5g	首剂 1.0~1.5g,肌内注射,以后每 2 小时查胆碱酯酶活力,如仍 <50%,重复给药 0.5~1.0g	首剂 1.5~2.5g,肌内注射,0.5 小时、1 小时及以后每 2 小时分别查胆碱酯酶活力,如仍 <50%,重复给药 1.0g,每日用量不超 10g
抗胆碱药 阿托品	首剂 1~2mg 皮下注射,1~2 小时一次; 阿托品化 0.5mg,皮下注射,4~6 小时一次	首剂 2~4mg 静脉注射,0.5 小时重复半量;阿托品化后 0.5~1mg,皮下注射,4~6 小时一次	首剂 3~10mg 静脉注射,10~30 分钟重复半量;阿托品化后 0.5~1mg,皮下注射,2~6 小时一次
抗胆碱药 盐酸戊乙奎醚	首剂 1mg 肌内注射,0.5 小时、1 小时及以后每 2 小时根据病情重复半量;阿托品化后 0.5mg,12 小时一次	首剂 2mg 肌内注射,0.5 小时、1 小时及以后每 2 小时根据病情重复半量;阿托品化后 1.0mg,12 小时一次	首剂 3mg 肌内注射,0.5 小时、1 小时及以后每 2 小时根据病情重复 1mg;阿托品化后 1.0mg,8~12 小时一次

氯解磷定重活化作用强,毒性小,水溶性大,可供肌内注射。氯解磷定 0.5g 肌内注射,可使血药浓度达到 4μg/ml,最佳血药浓度为 9~14μg/ml,所以维持量 1.0g 较为合适。其半衰期为 1~1.5 小时,故初始治疗时可每 2 小时给药一次,同时检测胆碱酯酶活力,达到

50%~60% 停药观察。以胆碱酯酶活力达到 50%~60% 作为复能剂治疗终点。氯解磷定一般日用量不超过 10g。

大剂量碘解磷定可引起患者口苦、咽痛、恶心、血压升高等，如注射速度太快，可致呼吸抑制；氯解磷定可引起短暂眩晕、视物模糊、复视、血压升高及癫痫样发作；双解磷可引起黄疸；双复磷可有恶心、心悸、血压波动等。

肟类复能剂禁与碱性液体配用，以免生成有剧毒的氰化物；禁止碘解磷定与氯解磷定合用，以免增加不良反应。

2）抗胆碱药：抗胆碱药能与乙酰胆碱争夺胆碱能受体，阻断过量的乙酰胆碱引起的毒蕈碱样、烟碱样、中枢神经症状。

a. 阿托品能阻断乙酰胆碱对副交感神经和中枢神经的 M 受体作用，能缓解 M 样症状，兴奋呼吸中枢，但中毒患者出现严重中枢呼吸抑制或中枢症状和外周呼吸肌麻痹时，阿托品的作用是有限的。

b. 盐酸戊乙奎醚（长托宁）对中枢 M 胆碱能受体、N 胆碱能受体和外周 M 胆碱能受体均有作用，作用比阿托品强；选择性作用于 M_1、M_3 受体亚型，对 M_2 受体亚型作用极弱，因此心动过速的不良反应小；生物半衰期为 6~8 小时，作用时间长，可减少给药次数。盐酸戊乙奎醚在多方面明显优于阿托品，有取代阿托品的趋势。

抗胆碱能药物治疗有机磷农药中毒用量用法见表 43-4。

目前阿托品化的指征为口干、皮肤干、心率稍快，不再强调瞳孔扩大、颜面潮红，约有 1/3 患者瞳孔可始终不扩大。抗胆碱能药物是对症治疗，达到腺体分泌受抑制，心率稍快，即可说明乙酰胆碱受到一定程度的抑制，其中口干可间接说明气管分泌物的抑制，重点观察口干与腋下有无汗液，作为使用抗胆碱能药物的终点，以避免抗胆碱能药物过量。

应用抗胆碱能药物过程中密切观察心率、瞳孔、意识、体温变化和尿潴留情况，根据情况调整剂量或延长给药间隔时间。患者出现瞳孔明显散大、意识模糊、烦躁、谵语、惊厥、昏迷、尿潴留和高热等，提示抗胆碱能药物中毒，立即停用抗胆碱能药物。

阿托品使用时应注意剂量个体化，急救方案应将经口与经皮中毒分开，酸中毒增加阿托品的离子化而减少其脂溶性，有碍阿托品化，应及时纠正。

酶老化及中间综合征时应用维持量的抗胆碱能药物。

3）在有机磷农药中毒治疗过程中应治本为主，标本兼治；以胆碱酯酶为核心，不以阿托品化为依据。用肟类复能剂使胆碱酯酶复活是治本，为主要治疗，在治本的同时，应用抗胆碱能药物治标，要标本兼治；一般在有机磷农药中毒患者症状基本消失，胆碱酯酶活力稳定在 50%~60% 以上时可考虑停药观察；如停药 12 小时以上，其胆碱酯酶活力仍保持在 60% 以上时，可考虑出院。

4）复方制剂：是将胆碱酯酶复活药和抗胆碱药组成的复方制剂。国内有解磷注射液（每支含阿托品 3mg，苯那辛 3mg，氯解磷定 400mg）。首次剂量，轻度中毒 1/2~1 支，中度中毒 1~2 支，重度中毒 2~3 支，但需另加氯解磷定，轻度中毒 0~0.5mg，中度中毒 0.5mg~1.0mg，重度中毒 1.0~1.5mg；0.5~1 小时后重复给药首剂半量。

（3）血浆置换、血液灌流：能迅速清除血液中的毒物，促使患者很快苏醒。

（4）并发症及其治疗：并发症有肺水肿、脑水肿、呼吸抑制、肺炎、心电图改变、循环衰竭、上消化道出血或穿孔、胰腺炎、溶血、糖尿病样反应、假性延髓麻痹、神经损伤、周围神经痛、多器官衰竭、神经病样反应等,在治疗中应予注意,前三种为严重而常见的并发症。

(5)急性有机磷中毒中间综合征治疗:有机磷中毒中间综合征(IMS)是 Semamageke 于 1987 年发现的,在急性有机磷中毒(AOLP)发生的一种以肌肉麻痹为主的疾病。因发病时间是 AOLP 胆碱能危象消失后(1~4 天),在出现迟发性周围神经病(OPIPP)之前,故以此命名。

1)临床表现:颈屈肌、脑神经支配的肌肉、肢体近侧肌和呼吸肌瘫痪,通常 4~8 天缓解,严重者呼吸衰竭死亡。

机制尚未完全阐明,但目前发现主要病理改变是突触的神经肌肉接头功能障碍。

目前尚未见特效药,应高度警惕其存在,给予正确抢救治疗。

2)治疗:当患者出现呼吸肌麻痹时,须及时建立人工气道,应用正压呼吸和补氧治疗,并注意水、盐、电解质、酸碱失衡的纠正。

死亡原因常常为肺水肿、呼吸肌瘫痪、呼吸中枢衰竭、休克、脑水肿、心肌损害及心搏骤停等,应相应预防治疗(维持呼吸、抗休克、电解质、抗生素)。

(6)迟发性神经病治疗:其治疗可参见一般周围神经病的对症治疗方法进行处理。

首例发现有机磷迟发性神经病是在 1899 年。我国报道的 200 余例迟发性神经病中,半数由甲胺磷引起,其次发生于敌敌畏、敌百虫和乐果急性中毒者,少数由其他有机磷引起。迟发性神经病,多在急性重度中毒恢复 1~3 周后发生。

(七)一氧化碳中毒

1. 病史　有发生一氧化碳中毒可能的病史,如冬日室内用煤炉取暖等。

2. 临床表现　一氧化碳中毒的临床表现见表 43-5。

表 43-5　一氧化碳中毒的临床表现

一氧化碳血红蛋白(%)	症状
5	减少运动耐力,对高原性疾病易感性增加
10	轻度头痛,剧烈运动时呼吸困难
20	搏动性头痛,中等运动时呼吸困难
30	严重头痛,兴奋,疲劳,视力模糊
40~50	头痛,心动过速,精神错乱,昏睡,运动时虚脱
60~70	昏迷,惊厥
80	迅速死亡

3. 血中碳氧血红蛋白(COHb)测定　对确定诊断有很大价值。必须在脱离现场 8 小时内进行测定,否则没有意义。

4. 急性 CO 中毒迟发脑病的诊断。

5. 处理要点

(1)脱离中毒环境。

(2)给氧:使用面罩或气管插管,给予 100% 的纯氧吸入,不用鼻导管或不密封的面罩给氧。在室内空气中,碳氧血红蛋白的半衰期为 5~6 小时,而在 100% 的氧气中半衰期仅为 1 小时,100% 的高压氧治疗更好。

（3）光量子治疗（现很少应用）。

（4）高压氧治疗:①绝对禁忌证:有活动性出血和未经处理的气胸;②相对禁忌证:血压 >160/100mmHg、出凝血机制异常者、严重肺气肿、肺部感染、急或慢性呼吸道感染者、高热体温未控制、精神失常、妊娠 <6 个月者。

（5）预防脑水肿:氢化可的松 200~400mg 或地塞米松 10~30mg 加在 20% 甘露醇 250ml 静脉滴入。

（6）改善脑组织代谢:胞二磷胆碱 400~600mg 静脉滴注,每天 1 次,连用 3~5 天;ATP 20~40mg 肌内或静脉注射,每日 1~2 次;细胞色素 c 15~30mg 用 25% 的葡萄糖液稀释后缓慢静脉注射,每日 1~2 次（用前作皮肤过敏试验）。辅酶 A 50U,以生理盐水 2ml 溶后肌内注射,或稀释后静脉滴入,每日 1~2 次,同时,给予大量维生素 C 和 B 族维生素。

（7）昏迷患者昏迷时间长、有抽搐、发热 39℃ 以上、有呼吸困难循环衰竭等危重症状患者,可施行人工冬眠及降温治疗,同时防治合并症的发生。

（8）危重患者可考虑换血。

（八）镇静、安眠药中毒

1. 病史　有服用安眠药的病史。

2. 临床表现　有中枢神经性系统受抑制的表现。临床表现有眼球震颤、眼肌麻痹、共济失调、语言不清、昏睡、呼吸抑制、低血压、低体温、甚至深昏迷表现。

3. 实验室检查　胃内容、尿、血液检查有该类药物,甚至可测出血浓度。

4. 处理要点

（1）催吐、洗胃、给予活性炭和泻剂。

（2）给予兴奋药。

（3）对症治疗:呼吸循环障碍处理,保肝及水电解质平衡失调的处理。

（4）部分镇静安眠药中毒可采用血液透析和血液灌流。

（5）苯二氮䓬类如氯氮䓬、地西泮,三唑苯二氮䓬、阿普唑仑可用氟马西尼治疗。首次静脉注射（0.5mg 加生理盐水 5ml 稀释）0.2mg。如果 60 秒钟内仍未达到所需清醒程度,氟马西尼可重复使用,重症患者总量可达 2.0mg。如果再出现嗜睡,可以每小时静脉注射氟马西尼 0.1~0.4mg,滴注的速度可根据所需唤醒的程度来调节。

（九）急性酒精中毒

1. 病史　有饮入过量酒精或酒类饮料史。

2. 临床表现　临床表现有 3 期。

（1）兴奋期:表现为头昏、乏力、自控力丧失、欣快感、语言增多、颜面潮红或苍白。

（2）共济失调期:动作不协调、步态不稳、语无伦次、伴眼球震颤。

（3）昏迷期:表现为沉睡、颜面苍白、皮肤湿冷、呼吸浅表、口唇微紫。严重者深昏迷、呼吸受抑制、呼吸衰竭、循环衰竭,心、肺、肝、肾病变,预后较差。

3. 呼吸及呕吐物均有酒精味,血、尿中可测到乙醇。大多数成年人致死量为纯酒精 250~500ml。各种酒类饮料中酒精容量浓度有很大差异,如果血中乙醇浓度 >87mmol/L（400mg/dl）者,预后不良。

4. 处理要点

（1）一般轻症者不需治疗，自行康复。

（2）中、重症应迅速催吐、洗胃，催吐不用阿扑吗啡，洗胃用 0.5% 活性炭或 1% 碳酸氢钠。洗胃之后导泻。

（3）静脉注射 50% 葡萄糖 100ml，同时肌注维生素 B_1 100mg，维生素 B_6 100mg，烟酸 100mg。

（4）钠洛酮的应用：钠洛酮系阿片受体特异性拮抗剂，与脑、心、肝、肾、小肠的阿片受体竞争性结合。有效地拮抗 β 内啡肽对机体的不良反应。对心血管和循环系统不产生抑制作用，对麻醉性镇痛药中毒有特异拮抗作用，并对酒精中毒、急性呼吸抑制也有良好的治疗作用。

用法：成人 0.4~0.8mg 静注，必要时 2~3 分钟重复使用，静脉滴注用 4mg，加入 5% 的葡萄糖 1000ml 中，静滴速度为 0.4mg/h。新近口含片经临床试用也与注射液取得相似的疗效。

（5）透析治疗：严重者可采用透析治疗。

（6）对症及支持治疗：兴奋躁狂者可用小剂量的地西泮肌注。呼吸衰竭或脑水肿给予对症治疗。同时注意保暖，预防吸入性肺炎。

（十）毒蕈中毒

我国已知的毒蕈（毒蘑菇）有 80 多种，不同类型的毒蘑菇有不同的有毒成分。一种毒蘑菇也可含有多种毒素，而有时多种毒蘑菇可含有一种毒素。主要有毒的成分有 7 类，根据毒素对人体的主要损害可将毒蘑菇分为胃肠炎型、肝损害型、神经精神型和溶血型 4 型。

1. 中毒史　有食野蘑菇或干蘑菇史。

2. 多人同时食，多人发病。

3. 临床表现　为胃肠炎症状、神经精神症状、溶血症状、肝实质受损症状等。速发型毒蘑菇中毒，如毒蝇伞中毒；迟发性毒蘑菇中毒，常在胃肠症状之后出现假愈期，然后突然加重出现肝、肾损害的症状，如白毒伞、毒伞、鳞柄白毒伞、褐鳞小伞中毒等。

4. 患者吃剩的毒蘑菇，可送做毒蘑菇鉴定及动物试验。

5. 处理要点

（1）立即洗胃：可用 1∶2000 高锰酸钾溶液、3%~5% 鞣酸溶液或 0.5% 活性炭混悬液、浓茶等反复洗胃，洗胃后口服硫酸镁导泻。如中毒时间已超过 8 小时，可用温盐水进行高位结肠灌洗。

（2）解毒剂：

1）阿托品：应用于毒蝇伞中毒，对轻度中毒者每次 0.5~1.0mg 隔 30 分钟至 2 小时肌内注射 1 次，中度中毒每次 1~2mg，隔 15~30 分钟肌内注射 1 次直至达到阿托品化（瞳孔散大，面色潮红，心率增快，分泌物减少），待病情转轻时逐渐减量和延长间隔时间。

2）巯基络合剂：适用于白毒伞、鳞柄白毒伞等肝损型毒蘑菇中毒，用 5% 二巯基丙磺酸钠 5mg 肌内注射，或用 5% 葡萄糖 20ml 稀释后静脉注射，每日 2 次，以后逐渐减量，一般用 5~7 日，也可用二巯基丁二酸钠。

3）细胞色素 c：适用于白毒伞、毒伞、鳞柄白毒伞等肝损害型毒蘑菇中毒。

（3）对肝、心损害、急性溶血者，给予氢化可的松 200~300mg，或地塞米松 10~20mg，加入 5%~10% 葡萄糖 500ml 内静脉滴注。病情好转后改用口服，并给予保肝及营养心肌的药物。

出血严重者给予输血。

（十一）氰化物中毒

氰化物有无机和有机之分。最常见的无机氰化物有氢氰酸、氰化钠、氰化钾、氯化氰、氰化钙、溴化氰和亚铁氰化物。有机氰化物有腈类、异腈类（胩）类、氰酸盐和异氰酸酯类等。

氢氰酸、氰化钠、氰化钾及大多数腈类化合物在体内能迅速析出氰离子，因此属高毒类。亚铁氰化物与铁氰化物，一般情况下是低毒的，但在加热或遇酸作用下分解释放出氢氰酸，即氰化氢的水溶液。

接触氰化物的工业主要有：电镀、冶炼金银、化工制成氰化物、油漆、人造羊毛、合成橡胶、制药等。在植物果实中，如苦杏仁、核桃青皮、桃仁、木薯及白果等，氰化物中毒包括氰化氢气体和氰化物粉尘，进食含氰化物的食物等。氰化物是能迅速吸收的细胞窒息剂，服用100mg氰化钾，几乎无先兆而突然昏倒、猝死。由于气体吸收快，故氰化物气体比其盐类毒性更大。

1. 中毒史　根据高浓度氰化物接触史或进食含氰化物食物。

2. 临床表现　中毒早期头痛、恶心、呕吐、呼气中有苦杏仁味，静脉血呈鲜红色，重症患者由于病情发展迅速，出现呼吸困难、痉挛、麻痹，甚至死亡。

3. 毒物分析　取中毒者呼气、胃内容物及现场空气样品检测氰化物含量，患者血浆氰化物含量增高。

4. 处理要点

（1）阻断继续中毒：如吸入中毒，应立即戴上防毒面具迅速撤离中毒现场。脱去被污染的衣物，清洗被污染的皮肤。口服者洗胃。

（2）呼吸停止及心脏停搏者，应立即进行心肺复苏。

（3）应用特效解毒剂。

1）亚硝酸钠–硫代硫酸钠疗法：立即将亚硝酸异戊酯1~2支包在手帕内压碎，给患者吸入，数分钟内可重复使用，直到开始使用亚硝酸钠。3%亚硝酸钠静脉注射每分钟不超过5ml，注射时注意血压。成人一般剂量为10~15ml。随即在同一针头，给硫代硫酸钠12.5~25g（配成25%溶液）缓慢静脉注射（不少于10分钟）。如中毒症状重新出现，可按半量再给硫代硫酸钠。

注射亚硝酸钠时，如出现明显血压降低，应暂停注射或减慢注射速度。也可用亚甲蓝10mg/kg静脉注射。在无亚硝酸钠的情况下可采用3%依地酸二钴溶液，5~15mg/kg，加入50%葡萄糖40ml内静脉注射，必要时可重复。

2）二甲基氨基苯酚（4–DMAP）：是一种新型高铁血红蛋白生成剂，一般使用10% 4–DMAP 2ml（200mg）肌内注射，同时静脉注射硫代硫酸钠10g，可提高抗氰效果。如症状反复可在1小时后重复半量。4–DMAP注射后，迅速在血液中形成高铁血红蛋白。肌内注射30分钟形成高铁血红蛋白可达25%~30%，同时口唇及甲床发绀。因此应用本药时严禁再用亚硝酸盐类药物，以防产生过多的高铁血红蛋白。

（4）口服中毒时，除应立即使用解毒剂外，应及时使用10%硫代硫酸钠或3%过氧化氢或0.2%高锰酸钾洗胃，以使胃内氰化物变成不活泼的氰酸盐。

（5）供氧：有条件者可使用高压氧疗法。

（6）静脉输入 10%~25% 葡萄糖和维生素 C 可辅助解毒。

（7）皮肤或眼沾染氰化物时，用大量清水或 5% 硫代硫酸钠彻底清洗，皮肤灼伤时用 0.01% 高锰酸钾冲洗。

（8）对症、支持疗法。

（十二）细菌性食物中毒

食物中毒包括细菌性、化学性及生物性，本节主要叙述细菌性食物中毒。

1. 副溶血性弧菌（嗜盐菌）食物中毒

（1）中毒史：在夏秋季食用可疑食物，海产品或盐腌食品（如蟹类、乌贼、海蜇、鱼、黄泥鳅等）、被污染的肉类和蔬菜等。

（2）临床表现：

1）潜伏期：1 小时至 4 天不等，多数为 10 小时左右。

2）临床症状：起病急，发热，腹痛，呕吐及失水，约 2%~16% 的患者排血水样或洗肉水样大便。呕吐严重，失水过多引起虚脱，并伴有血压下降，需与霍乱鉴别。

（3）实验室检查：食物及大便培养出副溶血性弧菌。

（4）处理要点：

1）口服补液盐：静脉输入生理盐水或葡萄糖盐水。

2）纠正酸中毒；给予 4% 苏打水 250ml，根据血气检测结果决定是否增加碱性药物。

3）有血压下降时，先补充血容量，后加 654-2，20~50mg 以改善微循环。

4）有的患者可给抗菌药物如复方磺胺甲噁唑、诺氟沙星或氧氟沙星等。

2. 变形杆菌食物中毒

（1）中毒史：进食可疑食物史，变形杆菌在食品中能产生肠毒素，如污染变形杆菌的水产品鱼蟹类，主要是赤身青皮鱼。常集体发病。

（2）临床表现：

1）潜伏期：0.5~2 小时。

2）临床症状：皮肤潮红、头痛、酒醉貌、荨麻疹、恶心、呕吐、腹泻、腹痛、发热等。

（3）实验室检查：粪便中培养出变形杆菌、血清凝集试验抗体增高。

（4）处理要点：

1）对症及支持治疗：过敏者用抗组胺类药物，腹痛者用解痉药物。

2）补液及纠正酸中毒。

3）重症给抗生素治疗。

3. 葡萄球菌食物中毒

（1）中毒史：进食可疑食物，主要为淀粉类，如剩饭、粥、米、面、牛乳及乳制品、鱼、肉、蛋类等，夏秋季为多，常集体发病。

（2）临床表现：

1）潜伏期：一般为 2~5 小时，极少超过 6 小时。

2）临床症状：起病急，症状严重，恶心、呕吐、中上腹痛及腹泻、剧烈呕吐。

（3）实验室检查：食物中可检出金黄色葡萄球菌（仅限于血浆凝固酶阳性的金黄色葡萄球菌），包括 A~E 等 5 种血清型。以 A 型肠毒素引起的食物中毒为多见。

（4）处理要点：

1）支持及对症治疗：输液维持水，电解质及酸碱平衡，能口服者服补液盐。

2）维持有效血液循环量：中毒严重者，必要时给肾上腺皮质激素治疗。同时给钙剂及小檗碱。腹痛者给予解痉治疗，654-2 10mg 小壶滴入。

3）一般不用抗菌药物：对严重者可给予复方磺胺甲噁唑、氨苄西林、诺氟沙星、氧氟沙星等治疗。

4. 肉毒杆菌食物中毒

（1）中毒史：进食可疑食物。肉毒杆菌可附着于水果，蔬菜和谷物上。更主要的是火腿、腊肠、罐头或瓶装食物被肉毒杆菌污染，发酵的馒头、家制臭豆腐和豆瓣酱等也可被污染，也可因伤口感染而致病。同食者常集体发病。

（2）临床表现：

1）潜伏期：一般 6~36 小时，长者达 8~10 天。潜伏期越短，病情越重。

2）临床症状：肉毒杆菌外毒素是一种嗜神经毒素，以神经系统症状为主要表现。病初起全身软弱无力、头痛、头晕等，继之眼睑下垂、瞳孔扩大、复视、斜视及眼内外肌瘫痪。重症有吞咽、咀嚼、言语受限、呼吸困难、声音嘶哑或失音、抬头困难、心力衰竭，但肢体完全瘫痪少见。因胆碱能神经传递的阻断，可出现腹胀，尿潴留，唾液和眼泪减少。病程 4~10 天后开始逐渐恢复，呼吸，吞咽和言语障碍先缓解。可因呼吸，心力衰竭及并发肺炎而死亡。A 型毒素所致中毒症状严重，预后差。

（3）实验室检查：可疑食物做细菌学检查，动物接种试验有助于确诊。

（4）处理要点：

1）抗毒素治疗：及早给予肉毒抗毒血清，在起病 24 小时内或瘫痪发生前注入最有效。一次注射 5 万 ~10 万单位，静脉及肌内各注射一半，必要时 6 小时后重复给予相同剂量。

2）洗胃及洗肠。

3）呼吸及心电监护、给氧、必要时人工呼吸机给氧。

4）鼻饲或经静脉补液、支持及对症治疗。

5）抗感染治疗，常用青霉素。

6）盐酸胍（guanidine hydrochloride）有促进末梢神经纤维释放乙酰胆碱的作用，可试用。

（十三）拟除虫菊酯类杀虫剂中毒

拟除虫菊酯是一类模拟天然除虫菊酯化学结构而人工合成的化合物。我国自 20 世纪 70 年代起推广使用，对人畜多为中等毒性，属于神经毒。其中氰基取代的品种毒性较大，各个品种的中毒症状和治疗基本相同。

根据杀虫剂的不同，其症状分为 2 型：

Ⅰ型中毒症状：不含 α- 氰基的拟除虫菊酯类中毒，如丙烯菊酯、苄呋菊酯等中毒。主要表现为兴奋不安、震颤、抽搐及虚脱等。

Ⅱ型中毒症状：含 α- 氰基的拟除虫菊酯类杀虫剂，如溴氰菊酯、氯氰菊酯、氰戊菊酯等中毒。主要表现为大量流涎、舞蹈样扭动、痉挛、强制性和阵发抽搐等。

1. 短期内密切接触较大量拟除虫菊酯农药，如生产、喷洒本类农药、误吸或服毒。

2. 出现以神经系统兴奋性异常为主的全身中毒表现。

3. 必要时可取胃液、尿液作毒物及代谢物分析。要注意排除其他不同的急性中毒与疾病，与癫痫鉴别。接触本品后出现面部感觉异常、皮肤黏膜刺激症状或接触性皮炎，而无明显全身症状者，不属于中毒，列为观察对象。有明显的全身症状包括头痛、头晕、乏力、食欲缺乏、恶心、呕吐，并有精神萎靡、口腔分泌物增多或肌束震颤者可诊为轻度中毒。

除上述表现外，有阵发性抽搐、意识障碍或肺水肿其中一项表现者，可诊为重度中毒。

4. 处理要点

（1）迅速脱离中毒环境：彻底清洗体表染毒部位，药液溅入眼中者应立即用大量清水冲洗，注意适当保暖。

（2）口服中毒者：应予2%~4%碳酸氢钠溶液洗胃。之后用50%硫酸镁溶液50ml导泻。吸入中毒者可给予半胱氨酸衍生物（如甲基胱氨酸）雾化吸入15分钟。

（3）对症治疗：目前缺乏安全特效解毒剂，故以对症治疗和支持治疗为主。

（4）治疗运动性症状用地西泮（安定）10~20mg肌内注射，要在抽搐症状出现前及时使用。

1）轻度者：可予常规剂量的氢化可的松或地塞米松及能量合剂等。静脉注射10%~25%葡萄糖及维生素C。

2）重度者：保持呼吸道通畅、吸氧，注意水、电解质酸碱失衡，防止感染。出现脑水肿者应予脱水治疗，有条件时给予高压氧治疗，皮肤中毒有皮肤刺激症状，应避免强光刺激，可用护肤剂和止痒药物。

（5）疑似急性中毒者：对因混用拟除虫菊酯及有机磷农药而发生急性中毒者，应先按急性有机磷中毒进行处理，而后给予对症处理。如不能排除急性有机磷中毒时，可用适量阿托品试验性治疗，密切观察。

（6）其他药物：经临床应用葛根素静脉注射和静脉滴注表明有较好的疗效。普萘洛尔可减少抽搐和扭动症状。中枢肌肉松弛剂美芬新对急性拟除虫菊酯中毒的动物有一定的保护作用但临床疗效尚待证实。

（十四）百草枯中毒

百草枯又称敌草快、克芜踪，为吡啶类除草剂，本品属中等毒类，大鼠经口服LD50为110~150mg/kg，但对人的毒性较高，成人估计致死量为40mg/kg，是目前急性中毒致死率最高的除草剂。

中毒机制尚不完全清楚。目前认为百草枯为一电子受体，在细胞内被活化为氧自由基是其致毒作用的基础，所形成的过量的超氧化阴离子自由基及过氧化氢可引起肺、肝及其他器官细胞膜脂质过氧化，从而造成多系统组织器官的损害。由于百草枯在肺内含量最高，因此肺损伤最为严重，表现为肺水肿、淤血及出血，此后进入组织修复阶段，成纤维细胞增生，发生进行性不可逆的肺间质纤维化。另外，它对皮肤、黏膜也有明显的刺激作用，可引起严重的局部损害。

1. 有百草枯接触史。

2. 局部刺激症状

（1）皮肤污染可引起接触性皮炎，甚至出现灼伤性损害，如红斑、水疱、溃疡、坏死等；高浓度百草枯接触指甲后，可致指甲严重破坏，甚至脱落。

（2）眼睛接触后可引起结膜和角膜水肿、灼伤和溃疡。

（3）呼吸道吸入者出现鼻出血和鼻咽部刺激症状，如喷嚏、咽痛、充血及刺激性咳嗽。

（4）经口服中毒者口腔及咽部烧灼感，随后可出现口腔、舌、咽部及食管溃烂，严重者可引起食管气管瘘。

3. **全身中毒症状** 表现为多器官损害。

（1）消化系统损害：早期有恶心、呕吐、腹痛、腹泻，甚至出现呕血、便血和胃穿孔，约3~7天出现中毒性肝病表现，如肝区疼痛、肝大、黄疸及肝功能异常，严重者可引起暴发性肝衰竭。

（2）肺损害：最突出，也是致死的主要原因。

1）大量经口服吸收中毒者，可于24小时内迅速出现肺水肿和肺出血，严重者引起死亡。1~2天内未死亡者，其后出现ARDS，最后进展为迟发型肺纤维化。而两者均呈进行性呼吸困难，且大多因呼吸衰竭致死。

2）非大量吸收中毒者于1~2周出现肺损害的表现，导致肺浸润、肺不张、胸膜渗出和肺功能明显受损，临床表现为胸痛、喘憋和咳嗽等，此后可发生肺纤维化。

3）部分患者可无明显肺浸润、肺不张和胸膜渗出等改变，无明显临床症状。而缓慢发展为肺间质纤维化，肺功能损害随病变的进展而加重，最终可发展为呼吸衰竭而死亡。

（3）泌尿系统损害：于中毒2~3天出现尿频、尿急、尿痛等膀胱刺激症状，血尿，少尿。尿检可见尿蛋白、管型、镜下血尿，血肌酐、尿素氮升高，严重者发生急性肾衰竭。

（4）循环系统损害：重者可有中毒性心肌损害、血压下降，甚至心包积血。心电图可有ST段压低、T波倒置和心律失常。

（5）神经系统损害：多见严重中毒者，可出现头痛、头晕、精神异常，幻觉、嗜睡、手震颤、面瘫，并可有脑水肿和脑出血等。

（6）血液系统损害：个别患者可出现贫血、血小板减少和高铁血红蛋白血症，甚至发生DIC。

4. **实验室检查** 临床检验及肺功能、胸片等可出现异常，但均无特异性。血、尿及胃内容物检出百草枯可明确诊断。

5. **处理要点** 本病无特效治疗药物。减少毒物吸收及加速其排出为治疗的主要目的，而且处理宜早。

（1）清除尚未吸收的毒物：

1）清除表皮毒物：表皮污染应尽快去除污染衣物。然后用肥皂水彻底清洗后用清水洗净。眼部污染者用2%~4%碳酸氢钠冲洗15分钟以上，再用等渗盐水洗净。

2）清除胃内毒物：经口服者应在现场立即口服肥皂水，既可引吐、又可促进百草枯失活。白陶土每次60g或皂土均可吸收百草枯，但必须在1小时内使用才有较好疗效。若无白陶土或皂土，也可用活性炭吸附。因本品具有腐蚀作用，洗胃动作应较柔，以免引起食管或胃穿孔和出血。洗胃液选用2%~4%碳酸氢钠液内加适量肥皂液，以促进毒物失活，不提倡使用自动洗胃机，以手工吸注方式较好，每次交换液量为200~300ml，洗胃后可再给30g活性炭悬液，并用盐类泻药导泻。

（2）促进毒物排出：

1）尽早进行血液灌流清除血内毒物，最好于中毒24小时内开始（12小时内更佳），可有效地提高中毒者的存活率。

2）补液、利尿促进毒物排泄。

（3）早期可使用糖皮质激素防治肺损害及中毒性多脏器损害。适当使用抗生素防治感染。可使用 N-乙酰半胱氨酸增加还原物质谷胱甘肽，以抗百草枯的氧化毒作用。

（4）氧疗：一般禁止或限制吸氧，以免加强百草枯在细胞内活化为氧自由基的作用，只有在 $PaO_2<40mmHg$ 或出现 ARDS 时，才可以吸入浓度 >21% 的氧气。

（5）加强对症、支持治疗。

（十五）霉变甘蔗中毒

真菌性食物中毒包括霉变甘蔗中毒、麦类拟枝孢镰刀菌食物中毒、谷类植物麦角菌中毒、黑斑病甘薯中毒等，霉变甘蔗中毒的病原菌是节菱孢，是真菌的一种。

真菌性食物中毒没有传染性，患者和病畜不能成为一种传染源去感染他人和家畜。真菌性食物中毒往往具有地方性、相对的季节性和波动性等流行特点。真菌毒素能耐高温，没有抗原性，不能引起机体产生抗毒素，也不能产生其他感应抗体。

节菱孢产生的毒素是 3-硝基丙酸，主要损害中枢神经，也累及消化系统。

1. 有进食霉变甘蔗史。

2. 有特有的神经系统为主的中毒表现，如头晕、视力障碍、阵发性抽搐，抽搐时眼球向上凝视，四肢强直和屈曲，手呈鸡爪样、昏迷等。

3. 从剩余霉变甘蔗中分离出节菱孢及检测 3-硝基丙酸。

4. 处理要点

（1）早期中毒应立即洗胃和清洁肠道。

（2）对症治疗：清除脑水肿和改善脑血液循环，纠正电解质紊乱，给镇静剂，昏迷者给苏醒剂。

（十六）毒鱼类中毒

我国毒鱼类约有 170 余种，按含毒部位和毒素的性质，将毒鱼中毒分为 8 类，其中之一是毒鱼类中毒。毒鱼类含毒成分是河豚毒素，该鱼卵巢和肝毒性最强，毒性强弱依次是脾、血液、眼睛、鳃、皮肤。除双斑东方鲀外，肌肉一般无毒。

河豚毒素是非蛋白质的神经毒素，在 pH<3 和 pH>7 时不稳定。4% 氢氧化钠溶液处理 20 分钟可无毒化，对热稳定。

河豚毒素是高活性的神经毒素，可使末梢神经和中枢神经发生麻痹，并可使周围循环血管扩张、血压下降，还能明显抑制呼吸中枢。此外，还能引起呕吐和体温下降。河豚毒素极易从胃肠道、口腔黏膜吸收，潜伏期 0.5~5 小时。

1. 根据食用毒鱼类史和中毒表现　感觉异常、运动障碍、呼吸障碍、周围循环障碍、胃肠障碍、体温下降以及可有意识不清等。

2. 根据中毒表现程度

（1）轻度：仅有口唇、舌尖、手指麻木和呕吐。

（2）中度：麻木感进一步加重，手指、上下肢运动麻痹，但腱反射尚存在。

（3）重度：全身运动麻痹，骨骼肌弛缓无力，意识不清，咽下困难，发绀，血压下降，意识尚清楚。

（4）极重度：意识不清，血压测不到，呼吸停止，心跳尚存，甚至死亡。

3. 处理要点

（1）用 1%~3% 碳酸氢钠、1:5000~1:2000 高锰酸钾溶液或 0.5% 活性炭悬液反复洗胃，用 5% 硫酸镁 50ml 导泻。

（2）呼吸困难者吸氧，根据病情行人工呼吸及气管插管。

（3）尽早使用肾上腺糖皮质激素。

（4）肌肉麻痹者可用甲硝酸士的宁 2mg 肌内注射，每 6 小时一次，首剂加倍，症状消失后减量停药。

（5）血压下降者应用莨菪碱类药物或升压药多巴胺、间羟胺（阿拉明）等。

（6）解毒治疗：半胱氨酸是一种安全有效的解毒剂。河豚中毒时，可试用 L- 半胱氨酸盐酸盐静脉滴注。

（7）输液：纠正酸中毒可用 4% 碳酸氢钠溶液。该溶液还能破坏一部分毒素。

（十七）鸦片类中毒

鸦片是罂粟科植物罂粟未成熟朔果浆汁的干燥物，含有 20 多种生物碱，统称为鸦片类生物碱。其中含吗啡 10%，可待因 0.5%，罂粟碱 0.1%。鸦片是药物，具有强力的镇痛作用。人工合成的镇痛药为哌替啶（度冷丁）、芬太尼、美沙酮、喷他佐辛（戊唑星）和罗通定等。

由于一次大量使用和多次反复应用上述药物可引起中毒。特别长期应用易引起欣快感和成瘾，成瘾的患者一旦停药则出现戒断症状。

吗啡中毒成人为 0.06g，致死量为 0.25~0.3g。可待因中毒量为 0.2g，致死量为 0.8g。鸦片致死量为 1.5~2.0g。

1. 病史　服过量鸦片类药物史。

2. 临床表现　急性中毒表现为中枢神经系统先兴奋后抑制，以抑制为主。轻度中毒患者有头痛、头晕、恶心、呕吐、颜面潮红、心动过速、幻想以及便秘、尿潴留、血糖增高。重症典型症状为昏迷、瞳孔缩小呈针尖样及高度呼吸抑制等。

3. 实验室检查　胃内容物和尿中可检查出鸦片类药物。

4. 处理要点

（1）清除毒物：如为误服中毒可用碘酊 1ml 加水 500ml，自胃管缓慢注入，随后用 1:5000~1:2000 高锰酸钾溶液洗胃，然后注入硫酸镁 30g 导泻。

（2）保持呼吸道通畅：吸氧。必要时行气管插管和气管切开，人工呼吸机辅助呼吸。呼吸中枢兴奋剂如尼可刹米、洛贝林、二甲弗林等联合应用或交替应用。

（3）吗啡拮抗剂的应用：

1）纳洛酮：竞争受体部位而阻断吗啡类药物与受体结合，对抗吗啡作用。常用的剂量为每次 0.4~0.8mg，肌内或静脉注射，必要时 30 分钟后可重复给药。

2）烯丙吗啡（纳洛芬）：也有对抗吗啡作用。常用量每次 5~10mg，静脉注射或肌内注射，必要时 20 分钟后可重复给予，总量不超过 40mg。

（4）对症及支持治疗：维持水、电解质和酸碱平衡、加强护理等。

（十八）氯丙嗪中毒

氯丙嗪又称冬眠灵、可乐静，是吩噻嗪类抗精神病药。主要用于治疗精神病，亦用于镇静、止吐、降温（人工冬眠）。

本品有多种受体阻滞作用，对胆碱能 M 受体、α 肾上腺能受体，组胺 H_1 受体及 5 羟色胺受体均有阻滞作用；抑制突触部位交感神经介质再摄取；对心肌细胞具有奎尼丁样膜抑制作用；降低癫痫阈值。本品的致死量约为 15~150mg/kg。致死量个体变化大，与年龄、同服药物及基础疾病有关。与其他镇静安眠药、环类抗抑郁药、酒精等混合过量则可使本品毒性增强。

1. 病史 摄入本药物史。

2. 临床特点 意识改变、低血压、心律失常及抗胆碱症状。重者出现瞳孔缩小。可出现迟发性锥体外系反应，即表现急性肌紧张异常（吐舌、伸颈），不能静坐，即舞蹈症和帕金森综合征。

3. 实验室检查 做毒物分析，心电图检查异常，该药在 X 线下可显影，故可摄立位腹平片，但阴性结果不能否定诊断。

4. 处理要点

（1）对生命体征进行监测，并稳定生命体征：

保持呼吸道通畅，对呼吸抑制者应行气管插管，人工呼吸机辅助呼吸。输液纠正低血压、酸中毒及心律失常。但具有 β 受体激动作用者如肾上腺素、异丙肾上腺素、多巴胺可使血压进一步下降，故不宜选用。亦不主张用间接作用类拟交感药间羟胺等。

（2）洗胃和导泻：活性炭洗胃，首剂 1g/kg 与泻药同服用。

（3）血液灌流。

（4）对症、支持治疗：维持水盐、电解质、酸碱平衡，控制癫痫发作。

锥体外系疗法：急性肌紧张异常者可选用东莨菪碱 0.3mg 或苯海拉明 50mg 肌注。帕金森综合征，用甲苯海索 2mg 口服，每日 2 次，共用 2~3 天。

（十九）发芽马铃薯中毒

马铃薯（solanum tuberosum）俗称土豆或洋山芋，属茄科，含龙葵素（solanine）。致毒成分为茄碱（C45H73O15N），又称马铃薯毒素，是一种弱碱性的糖苷，又名龙葵苷。每 100g 马铃薯含龙葵苷仅 5~10mg；未成熟、青紫皮的马铃薯或发芽马铃薯含龙葵苷增至 25~60mg，甚至高达 430mg。所以大量食用未成熟或发芽马铃薯可引起急性中毒。

1. 有食用未成熟、青紫皮的马铃薯或发芽马铃薯的病史。

2. 临床表现 急性发芽马铃薯中毒一般在食后数十分钟至数小时发病。先有咽喉及口内刺痒或灼热感，继有恶心、呕吐、腹痛、腹泻等症状。轻者 1~2 天自愈；重者因剧烈呕吐而有失水及电解质紊乱，血压下降；严重中毒患者有昏迷及抽搐，最后因呼吸中枢麻痹而导致死亡。

3. 处理要点

（1）发现中毒后应立即用 1∶5000 高锰酸钾或 0.5% 鞣酸或浓茶洗胃。

（2）补充液体纠正失水。

4. 呼吸困难时积极给氧和应用适量呼吸兴奋剂。呼吸中枢麻痹用人工呼吸机。

5. 预防 未成熟青紫皮和发芽马铃薯不可食用。少许发芽马铃薯应深挖去发芽部分，并浸泡半小时以上，弃去浸泡水，再加水煮透，倒去汤汁才可食用。在煮马铃薯时可加些米醋，因其毒汁遇醋酸可分解，变为无毒。

（二十）扁豆中毒

扁豆，又称菜豆、四季豆、刀豆、豆角、芸豆。扁豆的豆荚含有皂素，对消化道有强烈刺激性,可引起出血性炎症,并对红细胞有溶解作用,加热 100℃经 30 分钟以上,可破坏毒性;豆粒中含有豆素,为一种毒蛋白,具有血细胞凝集作用。扁豆放置过久,尚可产生大量亚硝酸盐,引起高铁血红蛋白症。中毒大多由于进食大量储存过久、烧煮不熟透的扁豆引起。

1. 有进食未煮熟透的扁豆史。

2. 发病急骤,可在进食后数分钟发病,潜伏期一般为 1~5 小时。主要表现为恶心、呕吐、腹痛、腹泻,也可出现头晕、头痛、四肢麻木等症状;部分患者有胃烧灼感、胸闷、心慌、畏寒等,体温多正常或伴有低热。病程较短,一般为数小时到 1~2 天,预后良好。少数重症者可发生呕血或溶血性贫血。

3. 实验室检查　血液检查可有白细胞计数和中性粒细胞比例升高。

4. 处理要点

（1）轻症,呕吐、腹泻不重,可自愈。

（2）脱水者及时补液:静脉补液量 1500~2000ml,糖盐比 1:1~2:1;血压偏低,给予低分子右旋糖酐 500ml 静滴。同时纠正水、电解质紊乱。

（3）给予大量维生素:维生素 C 2.5~5.0g 静点;口服维生素 B_1、维生素 B_2 和维生素 C。

（4）给予高张糖,帮助解毒:50% 葡萄糖 100~200ml 加入补液中静滴。

（5）对症处理:①如有溶血现象或凝血现象,前者根据病情可应用肾上腺皮质激素、输血,并用碳酸氢钠以碱化尿液;后者应用低分子右旋糖酐和肝素等,以疏通微循环,降低血液黏滞度、抗血小板凝集等;②对症处理:呕吐不止,给予甲氧氯普胺 10mg 肌注;有呕血者,应用止血剂;高热者,应予降温退热;腹痛剧烈者,可应用山莨菪碱 10mg 肌注或阿托品 0.5~1mg 肌注等。

5. 预防

（1）烹制扁豆前要洗净,最好能够在水中浸泡 15 分钟,并要彻底煮熟,方可食用。

（2）勿吃贮存过久、霉烂的扁豆。

（二十一）棉籽中毒

棉籽油由棉籽中榨出,具有较高的营养价值,可作为食用油。但棉籽油中某些成分有毒,大量食用可引起中毒。棉籽油中含棉酚类色素,棉酚以结合和游离两种形式存在,游离棉酚含量高,含有棉酚毒苷为细胞原浆毒和血液毒,使心、肝、肾、脑、血管等遭受严重损害。长期食用可使男子生精抑制和女子闭经。日晒、疲劳是发生中毒的诱因。

1. 中毒者多来自产棉区,有食用未经妥善处理的粗制棉籽油或榨油后的棉饼粕史。

2. 大量食用棉籽油（饼）后数小时至 5 天出现中毒症状,如恶心、呕吐、胃部烧灼感、食欲缺乏、便秘、腹胀、腹痛、头昏、乏力、精神萎靡;严重者出现黄疸、嗜睡或烦躁不安、昏迷、抽搐、胃肠道出血等;极重者出现肺水肿、肝性昏迷、尿毒症,最后因呼吸循环衰竭而死亡。

3. 重症可有低血钾、低血钠,心电图有心肌损害。

4. 处理要点

（1）排除毒物:中毒早期可催吐、洗胃、导泻（尤对便秘者）。

（2）积极补液,调节电解质:每日补液总量 1500~2000ml,血压降低可用低分子右旋糖酐 500~1000ml,尿量多时注意补钾。

（3）肝损害处理:肌苷 0.2~0.4g/ 次,3 次 / 日,口服;葡醛内酯 0.1~0.2g/ 次,2 次 / 日,肌注或每日 0.5g 静点;能量合剂每日一次静点。

（4）心肌损害处理：肌苷、能量合剂同上，极化液每日一次静点。

（5）肺水肿处理：限制入量，呋塞米 20~40mg 肌注或静注；如果由心力衰竭引起，毛花苷丙 0.4~0.8mg 或毒毛旋花子苷 K 0.25mg 加入 25% 葡萄糖 20~40ml 中缓慢静注；地塞米松 10~20mg 或氢化可的松 100~200mg 静点。

（6）急性肾衰竭：呋塞米、激素用法同上；20% 甘露醇 250ml 中缓慢静注或快速静点；必要时腹膜透析或血液透析。

（二十二）蓖麻籽中毒

很多人都知道蓖麻叶可以饲养蓖麻蚕，蓖麻籽可榨油，其油脂可制成润滑油、媒染剂和药物。但对蓖麻籽具有很强的毒性这一点，就并非每个人都了解。由于蓖麻籽外观漂亮、饱满，儿童又不了解其毒性，很容易误食中毒。蓖麻籽毒性很强，成人误食蓖麻籽 10 余粒即可致死，儿童生食 3~5 粒蓖麻籽可发生死亡。

1. 有误食蓖麻籽病史。

2. 临床表现　蓖麻籽中毒的潜伏期较长，一般为 1~3 天，多在食后 18~24 小时发病。最初可感到喉头有强烈的刺激和灼热感，轻者有恶心、呕吐、腹泻、腹痛，可能引发脱水、酸中毒和精神不振，重者可便血、嗜睡、发热、昏迷、抽搐、黄疸、蛋白尿、血尿及尿闭、血压下降、休克，最后因肝、肾、心衰竭死亡。

3. 处理要点　蓖麻籽含蓖麻毒素、蓖麻碱和蓖麻血凝素三种毒素，目前对蓖麻毒素无特效解毒药物。

（1）催吐、洗胃、灌肠：早期用吐根糖浆催吐，稍后用 0.05% 高锰酸钾溶液或温开水洗胃，再后以硫酸钠导泻或用温开水高位灌肠。同时，可内服牛奶或蛋清，注意保暖。

（2）纠正脱水及酸中毒：口服小苏打水（5~15g/d）碱化尿液，防止血红蛋白或其他产物在肾内沉淀。

（3）对症治疗：当出现呼吸、循环衰竭时，可以给洛贝林、尼可刹米、安钠咖、去乙酰毛花苷。同时，注意保肝、肾，输入高渗葡萄糖及维生素 B、C、K 或输血。

（4）预防：蓖麻籽无论生熟都不能食用。

（二十三）毒蛇咬伤

我国的蛇约有 150 多种，其中有毒蛇约 40 余种，分布在长江以南及西南各省（区）较多，而北方各省较少。

毒蛇头部有毒牙、排毒导管及毒腺。当毒蛇咬人时，毒液经排毒导管输送到毒牙，注入咬伤的伤口处而进入人体内而致病，产生局部及全身中毒症状。

蛇毒的成分主要由多肽、低分子毒性蛋白质、多种酶（大多为水解酶）、脂类及钙、锌等一些无机离子组成。蛇毒主要可分为神经毒和血液循环毒，中毒后出现一些特殊的临床表现。

1. 局部伤口处理

（1）绷扎：毒蛇咬伤后，立即在咬伤处的近心端绷扎，阻断淋巴液和静脉血回流，每隔 15~20 分钟松扎 1~2 分钟。或用火柴灼伤口，以破坏蛇毒。

（2）冲洗伤口：用冷开水、生理盐水或 1:5000 高锰酸钾溶液冲洗伤口。

（3）扩创伤口：用消毒刀按毒牙痕的方向作"一"字或"十"字形切开，长约 1~1.5cm，使皮下淋巴液外流。可用拔火罐或吸乳器反复在伤口吸出毒液。

（4）伤口局部用胰蛋白酶 2000~5000U 加 0.25%~0.5% 普鲁卡因或蒸馏水稀释,作局部环封。也可用 2.5%~5% 依地酸二钠溶液 100~200ml 局部注射。

2. 中医药治疗

（1）南通蛇药:对各种毒蛇咬伤有效,尤以蝮蛇咬伤疗效好。首次 20 片,捣碎后用酒 50ml 加等量水,调匀内服,以后每隔 6 小时服 10 片。

（2）上海蛇药:对蝮蛇、眼镜蛇、五步蛇和竹叶青蛇咬伤有效。首次 10 片以后每 4~6 小时服 5 片,至中毒症状消失。

3. 抗蛇毒血清治疗　治疗蛇咬伤中毒的特效药,一般主张在伤后 24 小时内使用。抗蛇毒血清有单价和多价两种。

五步蛇抗血清每次给 4000~8000U;蝮蛇抗血清每次给 6000~12 000U;银环蛇抗血清每次给 5000U;眼镜蛇抗血清每次给 10 000U;金环蛇抗血清每次给 5000U;蝰蛇抗血清每次给 5000U;

溶于 5% 葡萄糖液中静脉点滴,亦可用 0.9% 生理盐水 20ml 加抗蛇毒血清做静脉注射,约 15 分钟注射完毕。

4. 肾上腺皮质激素的应用。

5. 并发症处理　如呼吸麻痹、循环衰竭、急性肾衰竭、肝衰竭和休克等,给予相应的处理。

6. 对症和支持疗法　控制感染、补充营养等。

（二十四）瘦肉精中毒

瘦肉精（克伦特罗）过量服用或交感神经功能亢进的人在安全剂量范围内口服,则易发生中毒反应,引起肌肉震颤等症状。其机制是当克伦特罗进入机体后激动了骨骼肌慢收缩纤维上 β 受体,使之收缩增强、增快,破坏快慢收缩纤维之间融合现象。此外,会使原来亢进的交感神经遭刺激后更加亢进。添入牲畜饲料中的克伦特罗,往往是人用剂量的几十倍乃至数百倍,人食用了有"瘦肉精"的家畜肉及内脏后,机体无法耐受而产生中毒反应。

1. 病史有进食"瘦肉精"饲养的毒猪肉史或过量服用克伦特罗史。

2. 临床特点

（1）潜伏期:30 分钟至 2 小时,因进食含"瘦肉精"量的多少和猪肉（内脏）的多少而不尽一致。

（2）中毒表现:烦躁不安、焦虑、心悸、眩晕、耳鸣、心动过速、明显的面部和四肢肌肉震颤、肌肉疼痛、恶心、血压升高（部分）等,严重者可致昏迷。

3. 实验室检查　检测血、尿中含克伦特罗。如原有糖尿病者食用含"瘦肉精"毒猪肉后发生中毒时血中乳酸、丙酮可升高,并出现酮体。

4. 处理要点

（1）1:5000 高锰酸钾溶液或 1% 鞣酸溶液洗胃。

（2）50% 硫酸镁 40~60ml 导泻。

（3）对抗剂阿替洛尔（氨酰心安）12.5~25mg 口服,每日 3 次,心率恢复后改为 12.5mg,每日 2 次,连用 3 日;亦可用普萘洛尔（哮喘及慢阻肺史者禁用）,每次 10~30mg,每日三次,连用三日。

（4）5% 葡萄糖盐液 1000ml,加入维生素 C 1.0g 静脉滴注。

（5）对症处理。

（6）昏迷者按"急性中毒性脑病"抢救。

（7）向当地疾病控制中心和卫生监督所报告。

（刘凤奎）

参 考 文 献

［1］邱泽武,张少华,夏亚东,等. 维生素 B_6 伍用二巯基丙磺酸钠治疗毒鼠强中毒的实验研究. 中华内科杂志,2002,41（3）:152-154.

［2］张松平,丘新才,刘大川,等. 血液灌流治疗毒鼠强中毒的临床的探讨. 中华急诊医学杂志,2002,11（6）:416.

［3］李大玺. 血液滤过与血液灌流. 中国实用内科杂志,1996,16（6）:325.

［4］刘凤奎,贺正一,那开宪. 实用内科急诊治疗手册. 北京:人民卫生出版社,1999.

［5］陈志周. 急性中毒. 北京:人民卫生出版社,1985.

［6］陈敏章. 中华内科学. 北京:人民卫生出版社,1999.

［7］叶任高. 内科学. 5 版,北京:人民卫生出版社,2001.

［8］李焕德. 解毒药物治疗学. 北京:人民卫生出版社,2001.

［9］刘世平,曹小平,邱里,等. 阿托品、长托宁序贯使用治疗急性有机磷农药中毒的回顾性分析. 现代中西医结合杂志,2010,19（11）:1320-1321.

［10］林荣泉. 探讨瘦肉精中毒及防控对策. 肉类工业,2010,355（11）:51-53.

44

淹 溺

！ 概述

淹溺又称溺水,是人淹没于水中,呼吸道被水、污泥及杂草堵住,或引发喉头水肿、气管反射性痉挛,引起窒息、缺氧导致呼吸停止、心脏停搏而死亡。

淹溺后能生存者称为濒临淹死。人入水后由于紧张和恐惧反射性出现主动屏气行为,引起喉头痉挛,产生窒息造成全身缺氧,倘若无主动屏气反应而自动呼吸,则有大量液体伴有污泥、杂物随着呼吸而大量涌入口腔和鼻腔、阻塞喉头和气管,加重窒息而死亡。因此淹溺的抢救在时间上必须是争分夺秒,在措施上必须准确有效,才能挽救生命。

！ 病因思考

淹溺分为淡水淹溺和海水淹溺,淡水淹溺主要是低渗液进入人体很快被肺泡毛细血管吸收进入血液循环,出现暂时性血容量过多,导致血渗透压减低,血红细胞破坏,出现大量溶血现象,从而使红细胞内的钾离子大量释放到血液中临床出现高钾血症。海水淹溺主要是高渗液进入人体,大量水分从毛细血管渗入肺泡腔,出现肿胀造成急性肺水肿,血钾不高。因此临床上对淹溺患者必须首先区分造成淹溺的水是淡水还是海水,而采取相应的抢救措施。

！ 诊断思路

低氧血症是淹溺患者的首要表现,全身青紫、发绀、尤以颜面部明显。低氧血症出现意识昏迷、呼吸停止、继而心脏停搏、四肢冰冷、口鼻腔大量泡沫时患者可有神经性抽搐、癫痫发作,出现酸中毒症状。淡水淹溺出现低钠高钾血症,海水淹溺出现高钠血症。

判断淹溺主要是淹溺的时间及抢救时间,淹溺时间过长出现呼吸停止、心脏停搏、急性肺水肿、肺不张等症状预后较差。一般淹溺超过 3~5 分钟认为存在着不可逆转的可能,如果抢救 3~4 小时仍无任何反应(指生命指征的恢复),认为抢救无效,如果患者存活 24 小时,则可能出现肺部感染并发症,相继出现肺功能损伤、呼吸困难综合征(RDS)。肺组织损伤释放组织因子纤维蛋白溶酶原活化素,出现弥散性血管内凝血(DIC)。

！急诊处理

一、呼救

有淹溺患者时,一定有呼唤意识,目的是就近取得援助及共同参与抢救。

二、维持呼吸道通畅

1. 首先清除口咽鼻腔各种污物及分泌物,用纱布或其他布料擦除污物,也可用吸引器吸净分泌物。

2. 排除吸入或吞入的水,将患者俯卧于抢救者膝部,压背或拍背将呼吸道及消化道积存的水倒出来。

三、保温

现场抢救时一定注意保温,包括去掉湿冷衣服,更换干燥衣服。用棉被包盖。

四、心肺复苏

1. 人工呼吸　可用胸廓挤压及展臂法实施人工呼吸,有条件气管插管,球囊或呼吸机辅助呼吸。

2. 心脏按压　采用胸外心脏按压及除颤,有条件者做心电监测。

3. 呼吸兴奋剂　常用尼可刹米、洛贝林。

4. 复苏、升压药及强心药　有肾上腺素、多巴胺、毛花苷丙等。

5. 心律失常药物　有利多卡因、阿托品、654-2等。

五、肺水肿的治疗

给予高流量吸氧,氧气中加酒精等去泡剂,给予吗啡及激素治疗。

六、纠正酸中毒

根据复苏后血气分析 pH 调节酸中毒,一般应用碳酸氢钠。

七、针灸治疗

穴位有人中、会阴、中冲等促进复苏。

八、补液治疗

淡水淹溺应用高渗盐水(3% 氯化钠注射液)或全血、血红细胞。海水淹溺给等渗液(5% 葡萄糖注射液)、血浆及全血。

九、观察肾功能

适当应用利尿剂,常用呋塞米。

十、预防感染

给予抗生素治疗。

（李伟生）

45

触　电

！概述

当一定电流或电能量（静电）通过人体引起损伤或功能障碍甚至于死亡称之触电。触电也称电击伤。雷击伤是一种特殊形式的电击伤。触电多是意外损伤，尤其是电器应用越来越广泛，种类和性能越来越繁多，一则增加了人们接触电源的概率，二则人们也放松了对电危害的警觉性和重视度，因而意外的触电损伤增加。触电主要是因为人体是良好的导电体，电流从人体一个部位进入后，迅速向邻近组织扩散导电，造成损伤。主要损伤一方面是化学作用，电流的离子运动激发引起肌肉收缩、痉挛；另一方面是热效应，电流热力作用造成人体各种组织器官不同程度的电灼伤。人体的各类组织的电阻不同，因而产生的损伤程度不一样，血管、神经、血液、淋巴、脊髓等组织电阻较小，因而电损伤较重，肌肉、肌腱、皮肤脂肪及骨等组织的电阻较大，因此电损伤较轻。

！病因思考

触电时电流通过人体造成全身性损伤和局限性损伤，全身损伤主要是电流对中枢神经、心血管、呼吸系统及眼球晶状体等组织直接损害。心肌损害导致心室纤颤和心搏骤停；呼吸系统损害引起呼吸肌麻痹，导致呼吸停止、出现缺氧性发绀；中枢神经损害引起中枢神经功能失调，出现意识丧失、谵妄、失语及偏瘫；当电流穿过头部时，损害眼内晶状体，出现白内障；电流通过脊髓时，造成脊髓损伤出现截瘫。局部损伤主要是电流作用于局部出现电灼伤，电灼伤特点是皮肤损害局限而组织损害很深，有时直达骨骼而且范围较广泛。电灼伤的皮肤损害表现为焦痂，局部皮肤焦痂中心呈现炭化，周边为环形灰白区，组织呈现皮革样坏死，其外周有充血红晕。电击伤 24~48 小时后，出现进行性水肿，血管内膜炎及周围炎导致血管进行性栓塞，伤后 4 周左右开始出现广泛性组织坏死，主要是深层组织坏死，相继出现相应的并发症、感染脓毒症、肾衰竭。因此触电患者的处理必须既重视全身损伤又不能忽视局部损伤，抢救全身损伤的同时，应严格细致地处理和观察局部损伤。

诊断思路

一、诊断分析

触电在临床上根据触电产生的临床表现分为轻度触电、中度触电和重度触电,不同程度的触电产生不同的损害,出现不同的症状导致不同的结果。

（一）轻度触电

触电人可有短暂的脸色苍白,精神呆滞、恐惧、四肢软弱、全身无力、昏倒。产生原因多数是由于惊吓和恐惧而出现暂时症状,可很快恢复。

（二）中度触电

触电人出现呼吸浅快,心跳加速同时可出现期前收缩,出现短暂昏迷,但瞳孔不散大,对光反射存在,血压正常主要是电流作用产生一过性损害。

（三）重度触电

触电人立即进入昏迷,呼吸停止、心脏出现心室颤动后心脏停搏进入临床死亡状态,实施心肺复苏,仍然颈动脉无搏动,自主呼吸不恢复,瞳孔散大而死亡。如果短暂心脏停搏后尚能复苏仍可存活,可相继出现间歇或持续性抽搐发作。

（四）高安培电流击伤

触电人首先出现抽搐、休克,当时可有极微弱的心跳和呼吸,临床称为假死状态。主要是延髓中枢受到电流刺激而受到抑制或呼吸肌痉挛所致。

二、病情分析

（一）触电部位

身体不同的部位触电后,产生的后果有很大差别。如果下肢触电,电流经足部进入地面,产生的损伤极轻微;如果头顶、上肢触电,电流从头到足经过全身再入地,产生的损伤为全身性,损害很重。

（二）湿度

潮湿地面或水中易受电击伤,即或是轻度微弱的电流可产生致命的休克。

（三）电压

低电压电击出现休克后,继续再有比较小的电流作用心肌仍会引发心室颤动、心搏骤停而死亡。高电压电击（>1000V）直接伤及延髓中枢产生心脏停搏、呼吸停止而死亡。

（四）发作时间

电击伤可分为即发性电击伤和迟发性电击伤。即发性电击伤是指触电后立即出现的损害表现,主要是心脏停搏、呼吸停止、意识丧失,运动感觉障碍,记忆丧失,意识模糊。迟发性电击伤是指触电后数日出现,电击伤损害的表现分为局灶性损害和非局灶性损害。局灶性损害主要是中枢性偏瘫、失语、慢性脊髓炎、进行性肌萎缩和周围神经病变;非局灶损害有人格改变、精神错乱、头痛等神经症状。

⚠ 急诊处理

现场急救、立即组织抢救人员、抢救设备及药品。

1. 立即切断电源　拉开电闸、切断总电源、利用现场所有的绝缘物迫使患者脱离电器。

2. 实施心肺复苏术　观察患者状况,如果出现心搏骤停和呼吸停止时立即实施心肺复苏术。清除呼吸道分泌物,通畅呼吸道进行人工呼吸和胸外心脏按压,促进自主呼吸恢复和恢复自主心搏。如果出现休克,立即抗休克治疗、补充液体和给予相应的升压药物及其他抢救药物,常用复苏药物为肾上腺素,升压药物为多巴胺,呼吸兴奋剂尼可刹米、洛贝林、二甲弗林。

3. 预防和保护脑、肾功能　防止脑缺氧、脑水肿,给高流量氧、脑部冰帽实施脑局部降温和周身冰袋实施全身降温,必要时给予甘露醇脱水治疗。应用多巴胺和呋塞米保护肾功能。

4. 纠正酸中毒　根据血氧监测 pH 指标适当纠正酸中毒,常用药物为碳酸氢钠。

5. 电灼伤创面处理　现场检查创面后立即进行消毒、包扎。创面处进一步处理原则是尽早手术清除焦痂和坏死组织,但应尽可能保留神经、血管和肌腱,创面选用适当的皮瓣覆盖,创面较大损伤较深者,分次清创、分次植皮。

6. 抗破伤风治疗　应用抗破伤风毒素血清 1500 单位,皮试阴性后肌内注射。

7. 抗感染治疗　选用适当抗生素预防和治疗感染。

（李伟生）

46

多 发 创 伤

！概述

　　多发创伤不是各种创伤单独的相加,而是一种对全身状态影响较大、病理生理变化较严重且危及生命的一种损伤,多因严重休克、大出血、呼吸障碍等而死亡。即使早期处理正确,后期亦可发生心肺功能不全、成人呼吸窘迫综合征、再灌注损伤综合征、多脏器衰竭综合征、重症感染和败血症休克等严重的并发症。因此,有人将多发创伤称为外伤症候群,亦有人建议将多发创伤看作为一个独立的临床综合征。

　　多发创伤是指在同一致伤因子打击下,人体同时或相继有两个以上的解剖部位或脏器受到严重损伤。

　　复合伤是指多种致伤因子打击下,人体受到严重损伤。

　　多发创伤的临床特点:

(一)应激反应重、伤情变化快

　　严重多发创伤都伴随着一系列复杂的全身应激反应,其反应程度除与创伤的严重程度有关外,还受创伤性质、部位的影响。由于互相影响,发生严重的生理紊乱,有时伤情变化很快。

(二)伤情重

　　严重多发创伤损伤范围广、失血量大、休克发生率高。

(三)低氧血症

　　严重多发创伤早期低氧血症发生率很高,可高达90%。尤其是颅脑外伤、胸部外伤伴有休克。

(四)容易漏诊及误诊

　　多发创伤的特点之一是损伤部位多,多数情况下是闭合伤与开放伤同时存在、明显外伤与隐蔽性外伤同时存在、多部位多系统的创伤同时存在,加之大多数伤员不能诉说伤情,若外科医师缺乏对多发创伤诊断的经验,易发生漏诊。早期漏诊率为1%~2%。

　　漏诊的主要原因:

　　1. 未能按多发创伤抢救常规进行重点检查。

　　2. 未能正确应用X线进行检查。

　　3. 收入专科病房后未能进一步作系统检查。

4. 有些医师长期从事于专科工作,在处理多发创伤时,易于专注于其专科范围而忽视了其他部位的创伤,有时闭合伤或内脏损伤在伤后短时间内可缺乏明显的症状和体征,稍不注意亦易于漏诊。

5. 并发症和感染率高。

！诊断思路

1. 详细询问病史、时间、受伤机制、着力部位、病情变化、既往史、年龄。
2. 快速、简洁、准确查体,完全暴露、注意生命体征、系统查体、重点查体。
3. 重点实验室检查
(1)血常规　红细胞计数、血红蛋白、血细胞比容、血型、凝血四项。
(2)尿常规、细胞计数。
(3)肝功能、乙肝五项。
4. CT、X 线、B 超等。
5. 诊断与治疗同时进行。

！急诊处理

多发创伤的急救原则:阻止继发损伤对生命的威胁。

一、保持呼吸道通畅

1. 清除口腔呼吸道异物。
2. 头侧位、上托下颌或应用口咽导管。
3. 必要时做气管插管、气管切开、环甲膜切开。

二、保持有效呼吸

1. 人工呼吸。
2. 持续吸氧。
3. 固定浮动胸壁、缓解疼痛。
4. 恢复胸膜腔的生理功能。

三、维持有效循环

1. 建立有效静脉通路。
2. 止血
(1)大、中型动脉采用指压及止血带止血(注意:上止血带应有垫、有明确标志、记录时间、定时松止血带)。
(2)小动脉、静脉采用加压包扎方法。

（3）毛细血管出血，创面渗血采用包扎止血。

3. 扩容

（1）补充已丧失的血容量。

（2）补充扩大的毛细血管床。

（3）纠正酸中毒。

4. 维持主要器官的供血 血管活性药的应用。

休克时，小动脉等一般都处于收缩状态，组织、器官的血液灌流减少，组织缺氧，并不单是血压下降的问题。使用血管收缩剂，虽可暂时使血压升高，但更使组织缺氧加重，带来不良后果。因此，在现代抗休克疗法中，已极少应用血管收缩剂。血管扩张剂的应用具有一定价值，它能解除小动脉和小静脉的痉挛，关闭动脉短路，疏通微循环，增加组织灌流量和回心血量。故一般可用于治疗一些有脸色苍白、皮肤湿冷、青紫等周围循环不良表现的患者，或输液量已足够、中心静脉压高于正常，无其他心力衰竭表现但血压、脉搏仍无改善的休克患者。在使用血管扩张剂的过程中，血管容积相对增加，可引起不同程度的血压下降。故在应用前，须先补足血容量，以免血压骤降，造成死亡。

简要介绍一些常用的心血管药物：

（1）去甲肾上腺素：是 α 受体兴奋为主，兼有轻度兴奋 β 受体的血管收缩剂。有兴奋心肌、收缩血管、提高周围循环阻力和升高血压，增加冠状动脉血流量的作用。作用维持时间甚短，用量为 5~10mg，加入 5% 葡萄糖溶液 500ml 内静脉滴注。严防漏出血管外，以免造成组织坏死。

（2）多巴胺：具有多种作用。5~10μg/（kg·min）能增加心排血量，又有扩张肾动脉和肠系膜动脉的作用（通过兴奋多巴胺受体），重度休克中应用。

（3）异丙肾上腺素：是 β 受体兴奋剂。能扩张血管、增加心脏收缩力、心排血量和心率。容易诱发心动过速，患者的心率 >120 次 / 分时，不宜应用。常用量为 1mg 加入等渗盐水或 5% 葡萄糖溶液 250ml 内，静脉滴注。

四、防止伤口再感染

包扎、固定。

五、防止再损伤

1. 刺入体内的异物，不可轻易拔出。

2. 注意脊柱的损伤。

六、准确记录生命体征

七、重症创伤的急救（表 46-1）

（一）颅脑外伤

不论是闭合性损伤和开放性损伤，也不论是平时或战时，颅脑损伤的发生率为全身各部位的 10%~20%，仅次于四肢伤占第二位。特别是在交通事故、灾害中占全身各部位严重伤中的一半。颅脑损伤的死亡率及致残率均很高，因此，对于严重颅脑损伤，准确诊断和及时

表 46-1　重症创伤的急救

	初步处理	急诊室处理
气道	头部侧向,抬起下颌,用口咽通气道	气管插管,气管切开
呼吸	口对口呼吸或面罩加压给氧	呼吸机支持呼吸
循环	止血、补液	积极抗休克同时明确诊断
颅脑损伤	保持呼吸道通畅,给氧	气管插管,脱水治疗
颈椎损伤	颈托固定	颅骨牵引
胸部损伤	开放性气胸伤口闭塞;张力性气胸胸穿排气,浮动胸壁需固定胸壁	胸腔闭式引流术,决定是否行开胸手术
腹部损伤	内脏脱出伤口覆盖包扎	腹腔大出血者剖腹探查止血,输血补液治疗
骨折	外固定	明确诊断,注意抗休克治疗

治疗对于降低其死亡率和致残率非常重要。对颅脑损伤的特点及危害性认识不足,会使伤者失去挽救生命的宝贵时间。某一青年男性酒后头部外伤,伤后有短暂昏迷,醒后自述头痛伴呕吐。一小时后伤者躁动不安、语无伦次,被送入某诊所,医师以酒精中毒进行治疗一天,伤者出现双侧瞳孔散大,紧急转入上级医院,但已不能挽救其生命。这样惨痛的教训现在仍有发生。

因此掌握颅脑损伤的特点、了解其发展规律、掌握其基本的救治原则对每一位全科医师都非常重要。下面我们先从其病理生理的变化认识高颅压症的表现、危害,从而掌握颅脑损伤基本救治原则。

1. 颅内压增高　成人的颅腔由颅骨构成,近似一个封闭的容器,颅腔的容积固定不变。颅腔内三种内容物:脑组织、脑脊液和血液。三者的体积与颅腔的容积相适应,达到相互平衡,使颅内保持稳定的压力。通常是以侧卧位脑脊液的压力为颅内压。颅内压正常范围为 $70\sim200mmH_2O$,$>200mmH_2O$ 为颅内压增高。

（1）颅内压增高的因素:概括为容积减少,即颅腔容积小和内容物体积增加。

1）颅腔容积小:常见于先天性颅腔狭小,如狭颅症、颅底陷入症。

2）颅内容物体积增加:常见于:①脑组织体积增加:如脑损伤、炎症、脑组织缺氧缺血,致脑组织坏死、水肿及肿胀;②颅内占位性病变:如颅内出血、肿瘤等;③脑脊液因产生、吸收、循环障碍致脑脊液增多;④脑血流量明显增多,使单位时间内颅内血容量增加、脑组织体积增加,如动静脉畸形、恶性高血压。

（2）颅内压的调节:Langfitt 在 1965 年以狗作为实验对象,每一小时向狗的颅内注入 1ml 盐水,在前四小时颅内压在正常范围波动,当再继续注入盐水后颅内压呈几何数字急剧增高,直到颅内压达到脑灌注压,脑血流终止,这就是著名的压力容积曲线。前四小时颅内压能保持在正常范围,是由于颅内对压力变化有一个生理调节机制:①首先颅内脑脊液分泌减少吸收增多,并将颅内脑脊液挤入脊髓蛛网膜下腔以减少脑脊液;②通过脑血管收缩,减少单位时间脑血容量以减少脑组织体积,但这种调节方式非常有限;③脑组织萎缩,这种调节较缓慢。急性期生理调节最大极限是不大于颅腔体积的10%,如超过这个极限则无调节能力,颅内压急剧增高,危及生命。

（3）颅内压增高的临床表现：

1）高颅压三联症：①头痛：最早发生,逐渐加剧；②恶心、呕吐：呕吐可呈现喷射样；③视乳头水肿。

2）生命体征改变：血压升高、脉搏缓慢。

3）意识变化：随着颅内压力不断增高,患者出现意识变化,直到昏迷。

（4）颅内压增高治疗原则：

1）增大颅腔容积：如去骨瓣减压术。

2）去除颅内占位性病变：如清除颅内血肿、肿瘤及坏死脑组织。

3）减少脑组织体积：①保持呼吸道通畅：吸氧改善脑组织缺氧,减轻脑水肿；②采用脱水治疗、激素治疗及冬眠低温以控制脑水肿、减少脑组织的体积；③切除部分脑组织：如切除额极、颞极称为内减压。

4）减少颅内脑脊液的容量：如侧脑室引流、腰穿放出部分脑脊液。

5）减少单位时间脑血容量：采用吸氧、过度通气以降低动脉血中 CO_2 含量,使脑血管收缩。

2. 颅骨骨折

（1）颅盖骨骨折

1）线性骨折：骨折呈线条状或放射状。多而密集者为粉碎骨折,颅缝分离亦属线形骨折。较大的头皮血肿或额肌肿胀常提示有骨折存在。确定诊断须依靠 X 线检查,但纤细的骨折线可被忽视。一般拍头颅正侧位片,枕骨骨折时须拍额枕位片。骨折本身无须治疗,骨折线通过硬脑膜血管沟或静脉窦时应警惕颅内血肿。

2）粉碎性骨折：骨折呈线条状或放射状,多而密集者为粉碎骨折。

3）凹陷性骨折：凹陷骨折指骨折向颅内移位呈环形骨折,是较强暴力作用的结果。骨折线向四周裂开者,称粉碎性凹陷性骨折。婴幼儿颅骨较软,可产生无骨折线的乒乓球凹陷性骨折。

（2）颅底骨折：常为线形骨折,易与颅盖骨折合并发生。骨折线沿颅底骨质薄弱处走行,在颅前窝常为纵行或放射状,颅中窝常为横行。普通 X 线检查难显示骨折线,故诊断主要依据临床症状。

1）颅前窝骨折：如在筛板或额窦后壁骨折有口鼻出血,硬脑膜破裂可有脑脊液漏,少数有颅内积气；眶板骨折有眶周及球结膜淤血；筛板骨折致嗅神经损伤；视神经管骨折可引起视力障碍与垂体功能障碍。

2）颅中窝骨折：发生在颞骨岩部及乳突,鼓膜未破可见鼓膜青紫向外突出,如鼓膜破裂则有耳道出血及脑脊液耳漏。也可经耳咽管流到咽部,再经口或鼻流出。此外,颞骨岩部骨折常有面神经、听神经损伤及乳突皮下淤血。

3）颅后窝骨折：枕骨鳞部及枕骨基底部骨折有乳突及枕后皮下或咽后黏膜下淤血,并可有脑神经损伤。

3. 脑损伤

（1）脑震荡（颅脑外伤后精神反应）：一种轻型脑损伤,表现为伤后短暂脑功能障碍而无器质改变,意识障碍能迅速自行恢复。脑震荡的临床表现包括：①轻度意识障碍：历时数秒至十余分钟不等,清醒后可有反应迟钝、嗜睡等;②健忘,不能记忆伤时或伤前的情况,称为逆行性遗忘;③不同程度的头痛、头晕,有时恶心、呕吐、失眠、耳鸣、畏光、心悸、烦躁等。一般3~6天后逐渐恢复。脑震荡者需卧床休息一周,不可过度使用脑力或阅读。加强对病情的解释,使患者建立康复的信心,注意体力活动锻炼与生活规律化。如有症状,可对症治疗,如口服氯丙嗪、索米痛、三溴合剂等镇静、镇痛药物;有血管性头痛时给予调节血管运动的药物,如磷酸组胺、麦角胺等;有失眠、耳鸣、烦躁等神经功能失调,给予镇静剂,亦可给中药活血化瘀、镇静安神,或辅以针灸、理疗等。

(2)脑挫裂伤:脑挫裂伤是脑的器质性损伤,一般发生在对冲部位,伴有不同程度的脑水肿。诊断时注意:①意识障碍的程度和持续时间;②瞳孔改变;③神经定位体征,损伤在重要功能区者,可出现单瘫、偏瘫和失语;④血压与脉搏在单纯脑挫裂伤时可有改变;⑤CT扫描对此有重大价值。

4. 颅内血肿

(1)硬膜外血肿:血肿位于颅骨与硬脑膜之间的空隙内。出血来源可由:

1)脑膜中动脉损伤。

2)静脉窦损伤,骨折线横过上矢状窦时,可形成矢状窦旁血肿或跨越矢状窦的骑跨性血肿。

3)板障静脉出血:凹陷或粉碎骨折时板障血管出血。临床表现除有颅内血肿的一般表现外,尚有以下特点:①由于脑损伤多较轻,故出现中间清醒期或中间好转期者较多;②颅内压增高症状明显,在中间清醒期内,多有剧烈头痛、恶心、呕吐,并在继发昏迷前多有躁动,生命体征变化也较明显。

(2)硬膜下血肿:血肿位于硬脑膜下,血肿多来源于挫伤区的脑皮质血管,血肿与脑挫裂伤同时存在。

(3)脑内血肿:出血来源多数为脑挫裂伤深部的小血管。常见部位为:颅骨凹陷骨折处,骨折片刺伤了脑内小血管。额叶底面脑挫裂。颞极脑组织与蝶骨嵴相撞引起。脑内血肿常与硬脑膜下血肿伴发。

5. 继发性损伤 脑疝是由于颅内压力的不平衡,部分脑组织从压力较高处经过解剖上的裂隙或孔道向压力较低处移位,压迫邻近脑干,产生意识障碍、生命体征改变、瞳孔不对称、肢体的运动及感觉障碍等一系列临床表现。

(1)颞叶钩回疝:小脑幕裂孔疝又称颞叶钩回疝,颞叶钩回经小脑幕裂孔疝入幕下。典型临床表现:①高颅内压的临床表现及体征;②意识逐渐恶化、昏迷;③病变侧瞳孔散大,对光反射消失;④对侧肢体偏瘫;⑤脑部CT示中线移位明显。

(2)小脑扁桃体疝:又称枕骨大孔疝,小脑扁桃体经枕骨大孔疝入椎管:①颅内压增高的临床表现及体征;②意识逐渐恶化、昏迷;③呼吸突然停止。

脑疝是脑部危象,可在短时间死亡,故必须争分夺秒进行抢救。抢救原则同高颅压救治及颅脑外伤的救治原则相同。要特别注意,脑疝后伤者呼吸随时可能停止,故必须保持呼吸道通畅,在转送途中需准备气管插管、简易呼吸器。对于枕骨大孔疝,呼吸停止的伤者应即刻行气管插管,同时行侧脑室钻孔脑脊液外流术。

6. 意识评价 准确掌握意识评价对病情的判断、病情的发展、治疗的效果及学术交流都是非常重要的。目前存在两种意识评价体系:

（1）意识分级：

1）神清：能按吩咐运动、能正确回答问题。

2）嗜睡：外界刺激能醒，醒后意识清楚。

3）蒙眬：语无伦次、回答错误、躁动不安。

4）浅昏迷：基本没有语言功能，疼痛刺激有定位。

5）中度昏迷：疼痛刺激四肢仅有屈曲运动。

6）深度昏迷：疼痛刺激上肢屈曲（去皮层状态）、下肢过伸。更严重则角弓反张（去大脑强直）。最严重的是四肢没有反应。

（2）GCS 评分：GCS 评分克服了传统意识评级阶梯式的不足，改为数字化评级更准确及实用，更利于学术交流。国际上在 20 世纪 80 年代开始采用，我国于 20 世纪 90 年代开始普及。它是取三个指标：睁眼反应、言语反应和运动反应。意识清楚为 15 分，最严重的昏迷为 3 分。

A. 睁眼反应：自动睁眼 4，呼唤睁眼 3，刺痛睁眼 2，不睁眼 1。

B. 言语反应：回答正确 5，回答错误 4，乱说乱讲 3，只能发音 2，不能言语 1。

C. 运动反应：按吩咐运动 6，疼痛定位 5，疼痛屈曲 4，去皮层状态 3，去脑强直 2，肢体无运动 1。

7. 脑死亡

（1）定义：颅内压等于或高于脑灌注压、脑循环停止、脑细胞死亡。

（2）标准：①无自主呼吸；②深昏迷；③双侧瞳孔散大、眼球固定、光反应消失；④脑干反射消失（如角膜反射、咳嗽、吞咽反射消失）；⑤血压需升压药维持；⑥可存在脊髓反射；⑦脑电图示脑电活动消失、动脉造影，造影剂停滞在颅底。

（二）胸部损伤

根据是否穿破壁层胸膜造成胸膜腔与外界沟通，而分为开放性、闭合性胸部损伤。

1. 肋骨骨折

（1）单根肋骨骨折。

（2）多根多段肋骨骨折。

（3）浮动胸壁、连枷胸：连枷胸又称外伤性浮动胸壁。呼吸时，浮动胸壁运动方向与正常胸壁相反，故又名反常呼吸运动。这是比较常见的胸部严重损伤，提示暴力大，死亡率可高达 50%，老年人更甚。连枷胸系由于直接暴力撞击所致，连枷胸可发生于前方、侧方及后方，其特点为多根多处肋骨骨折或肋骨软骨关节脱位。前侧连枷胸，由于直接暴力作用于前胸可导致胸骨骨折及左右两侧肋骨软骨关节脱位。侧方连枷胸，大多为腋中线有一排肋骨骨折，同时前胸多处肋骨骨折或肋骨软骨关节脱位，常发生于挤压伤。后侧连枷胸为两侧胸壁腋后线肋骨骨折或兼有肋骨头脱位或肋骨颈部骨折。

连枷胸处理的原则为：①尽可能减轻胸壁反常运动，以保持足够的通气；②减轻进行性的肺损伤；③预防并发症。

2. 气胸

（1）闭合性气胸：胸膜腔内积气。如系单纯气胸，排气导管应放置于前胸第 2 肋间，锁骨中线处；如合并血气胸，则应于第 5 肋间腋中线。导管要够粗，内径在 1~1.2cm。必要时导管连接负压吸引装置（<2.45kPa），以利引流。如持续吸引，闭式引流瓶中排出气量大、怀

疑有支气管破裂者,最好用纤维支气管镜检查,可迅速作出诊断。

（2）开放性气胸:因胸壁伤口穿破胸膜,胸膜腔与外界沟通,外界空气进入胸膜腔与大气相通,空气随呼吸来回于外界与胸腔之间。急救处理:用大块凡士林纱布封闭伤口,外加棉垫包扎,再加闭式引流排气。在院前急救,可用患者自己手掌或衣服封闭伤口。

（3）张力性气胸:张力性气胸不同于闭合性气胸,可致伤者迅速死亡。张力性气胸的发生多与伤者的剧烈咳嗽有密切关系。因为咳嗽时,气道内压力明显增加,将气体由肺和支气管裂口压入胸膜腔,使之成为高压。有的肺裂伤引起张力性气胸,由于肋骨骨折壁层胸膜破裂,胸膜腔气体可经壁层胸膜破口,持续进入胸壁,或由纵隔胸膜破口等途径进入纵隔,气体再由颈根部扩散到胸部及全身皮下组织,引起严重全身皮下气肿。气管、总支气管裂伤,也常并发张力性气胸。机械通气,不管是用于胸部创伤、手术麻醉或急救时,均可发生危及生命的张力性气胸,特别是用手法挤压麻醉机呼吸囊,遇到胸廓及肺顺应性下降大力挤压时。在此过程中,往往是患者出现发绀、通气不良、病情恶化,而麻醉师误认为通气不足,越是用力挤压呼吸囊,以致张力性气胸愈演愈烈,造成死亡。张力性气胸发生后,由于胸膜腔内压力增高,同侧可以完全萎陷,并将纵隔推向对侧,除压迫对侧肺外,可使纵隔内大血管,特别是腔静脉扭曲,回心血量减少,表现为进行性缺氧、颈静脉怒张、血压下降。病情迅速恶化,甚至猝死。

张力性气胸的诊断:①呼吸困难,如呼吸急促、发绀、躁动不安;②胸廓一侧隆起,颈静脉怒张;③皮下气肿,有捻发音;④叩诊呈鼓音;⑤听诊病变侧呼吸音消失;⑥X线片示明显肺萎陷、大量气胸;⑦纵隔移位。

张力性气胸的急救:诊断明确后即刻在气胸侧锁骨中线第二肋间穿刺排气,先解除张力性气胸,后行胸腔闭式引流术。

3. 血胸　胸膜腔内血液可来自:①肋间动脉;②肺裂伤;③心脏及大血管;④肋骨骨折;⑤膈肌破裂;⑥胸椎骨折。血胸的主要症状概括起来有二:出血和压迫症状。大量血胸压迫肺及纵隔,根据体征及胸腔穿刺多可诊断。少量血胸(<300ml),在 X 线胸片上可无发现,在立位摄胸片,仅肋膈角消失。为便于估计血胸量的多少,可以立位 X 线胸片上所显示液平面为标准。中等量以上的血胸,液平面达肺门,出血量约 1000ml;大量血胸则占整个肺野,出血量达 2000ml 以上。

4. 胸部损伤处理原则

（1）解除张力性气胸。

（2）将开放性气胸变为闭合性气胸。

（3）建立静脉通路,抗休克治疗。

（三）腹部创伤

腹部外伤包括腹壁、腹腔内脏器或腹膜后脏器的损伤。按腹部皮肤是否完整可分为闭合性腹部外伤和开放性腹部外伤,开放伤容易诊断,闭合伤容易漏诊、误诊。腹部外伤的危险性主要是腹腔实质性脏器或大血管破裂引起的大出血,或空腔脏器破损造成的腹腔感染。因此,早期正确的诊断和及时适当的处理是降低此类损伤死亡率的关键。

1. 诊断要点　腹部外伤的诊断不但要弄清有无腹腔内脏器的损伤,还要明确哪个脏器损伤,根据外伤史、症状和体征及必要的辅助检查,明确有无内脏损伤一般不困难,关键在于早期诊断。

（1）外伤史：获得确切的致伤原因、受伤部位及伤后患者的表现,对腹部损伤的诊断有重要的参考价值。开放性腹部损伤根据伤口位置、伤道、武器种类等诊断一般不困难。闭合性损伤有时可见到局部皮下瘀斑,合并低位肋骨骨折应怀疑肝、脾损伤的可能。

（2）症状：腹内脏器损伤大多伴有恶心、呕吐等消化道症状。胃肠道损伤可出现呕血、便血;肝脾破裂可出现肩部放射痛,头低位症状更明显;十二指肠、胰腺、肾脏等后腹膜脏器的损伤可出现腰背部疼痛,会阴部、大腿内侧放射痛;胆管系统损伤可出现黄疸;肾脏损伤伴血尿,若为全程血尿提示为肾破裂,镜下血尿多考虑为肾挫伤;输尿管损伤可出现血尿、少尿甚至无尿。大出血损伤除有严重失血性休克外,多表现为显著的血腹和腹膜后血肿。

（3）腹部体征：开放性损伤位于肩胛下、下胸部、腰、腹部的伤口,如流出较多的血液、消化液、食物残渣、粪便、尿、胆汁或腹壁伤口有内脏脱出,均提示腹内脏器损伤。闭合性损伤如腹部皮肤擦伤、瘀斑、血肿、腹式呼吸消失、腹部局限性或全腹膨隆,可能提示腹壁或腹内脏器损伤。空腔脏器破裂引起的腹膜炎体征较为典型,腹肌紧张、压痛、反跳痛明显,上腹空腔脏器如胃、十二指肠破裂,消化液刺激可引起所谓"腹部板样僵直",但在休克、昏迷状态下,腹部刺激症状可被掩盖,一旦休克纠正,意识恢复,腹部体征又出现。实质性脏器损伤腹部刺激症状较轻,腹内积血 500ml 以上,移动性浊音可阳性。肝、脾损伤可出现肝区或脾区的叩击痛,肝浊音界扩大,肾脏损伤时腰部体征较明显,肾区有叩击痛。胰腺损伤常在伤后一段时间内出现皮下青紫瘀斑。

（4）实验室检查：血常规、血细胞比容为常规检查项目,如红细胞计数、血细胞比容进行性下降,反映患者持续出血,血清淀粉酶活性升高可作为胰腺损伤的诊断依据。谷丙转氨酶、谷草转氨酶的升高有助于肝脏损伤的诊断。尿常规检查发现肉眼血尿或镜下血尿,有助于泌尿系损伤的诊断;尿淀粉酶升高较晚,如开始正常,以后逐渐增高,有助于胰腺损伤的诊断。经腹腔穿刺或腹腔灌洗获得的腹腔液的实验室检查对腹部创伤的诊断有重要价值。如腹腔穿刺抽出不凝血可诊断腹内出血,抽出液含有消化液或食物残渣提示胃肠道破裂,含有胆汁提示胆道系统或十二指肠损伤,淀粉酶升高提示胰腺损伤,碱性磷酸酶升高提示小肠损伤。

（5）诊断性腹腔穿刺与灌洗：这是早期诊断腹内脏器损伤简单易行、安全有效的方法之一。腹腔穿刺一般选在脐与髂前上棘连线的中外 1/3 交界处,也可选在肋弓下腹直肌外侧或腋前线与脐水平交界处。腹腔积血 >200ml 腹腔穿刺的阳性率较高,<200ml 可使用诊断性腹腔灌洗术以提高诊断正确率。

（6）特殊检查：腹部 X 线平片可确定患者有无气腹、膈肌有无抬高、腹内有无金属异物及其位置,如胃、结肠破裂可见膈下游离气体,脾破裂可见左膈肌抬高等。B 超检查具有安全、迅速、敏感、准确、无创的优点,对腹腔积液、实质性脏器损伤的位置、范围等的诊断具有较高的敏感性、特异性,正确率高,但对空腔脏器损伤、腹膜后脏器损伤的诊断作用有限。CT扫描对诊断损伤的敏感率和准确率均很高,但对于腹部损伤的患者,能否安全和及时地做CT 检查是临床实际中的重要问题。其他如选择性腹腔动脉造影、静脉肾盂造影、腹腔镜检查等可有相应的发现。

2. 急救与处理

（1）院前急救：

1）加强创伤生命维护：包括气道处理、呼吸支持、循环支持。合并其他部位严重损伤时,应先处理可能致命的外伤,严重腹部损伤患者多数伴有休克,应立即进行抗休克治疗。

2）腹部伤口和肠脱出的处理：开放性损伤腹部创口必须及时予以干净敷料包扎,当肠管从腹壁伤口脱出时,一般不应将脱出的肠管送回腹腔,避免加重腹腔感染,脱出的肠管可用大块无菌敷料覆盖后扣上饭碗或类似器皿,进行保护性包扎。如脱出肠管发生嵌顿时,应扩大伤口,将肠管送回腹腔,以免缺血坏死。

3）不能给予口服药,不能使用兴奋剂、止痛剂、血管收缩剂。

（2）急诊室处理：

1）抗休克治疗：腹部损伤的患者一到急诊室,应立即进行交叉配血,伴有休克者需同时建立 2 条以上静脉通道,快速输液、输血。

2）抗感染治疗：腹部损伤患者常规予以抗生素预防感染,疑有胃肠道损伤时选择抗生素应兼顾需氧和厌氧两类细菌。例如用庆大霉素或阿米卡星加哌嗪青霉素,或第二、第三代头孢菌素加甲硝唑等。

3）胃肠减压：疑有腹内脏器损伤者需进行胃肠减压,卧床休息。

4）维持水、电解质和酸碱平衡：禁食者应经静脉予以足够的营养,注意维持水、电解质和酸碱平衡。

5）严密监测病情：动态观察红细胞计数、血细胞比容,密切观察腹部体征变化,床边 B 超检查可多次进行,动态观察。进行诊断性腹腔灌洗。

3. 转诊与注意事项　腹部损伤治疗的关键在于尽早明确是否存在剖腹探查的指征及把握剖腹探查时机,及时转送医院。

（1）剖腹探查指征：

1）血流动力学不稳定的腹部损伤患者,如经积极治疗血压不升或患者收缩压持续在90mmHg 以下,或血压一度上升,随后又下降者。

2）有明显的腹膜刺激征,并呈进行性加重趋势。

3）诊断性腹腔穿刺抽出不凝血液、胃肠道内容物或腹腔灌洗阳性者。

4）非手术治疗难以控制的消化道出血。

5）腹部开放性损伤。

6）腹部 X 线片示膈下游离气体、腹内金属异物存留者。

（2）剖腹探查时机：

1）单纯腹部损伤患者,有剖腹探查指征者,应立即剖腹探查,如合并休克者先进行抗休克治疗,一旦休克症状改善,立即行剖腹探查。如经积极抗休克治疗后休克症状未改善,或血压不升,提示腹腔内出血严重,应在积极抗休克的同时施行紧急剖腹探查。

2）合并腹部损伤的多发创伤患者,如有 2 处以上损伤,需行手术优先处理危及生命的损伤,如心脏损伤、大血管损伤、颅脑损伤。如伤情许可,对 2 处以上的损伤可分组同时进行。

（四）骨折

1. 骨折的定义　骨的完整性或连续性中断（指骨小梁）。

2. 骨折的分类

（1）闭合性：闭合性骨折骨折处皮肤或黏膜完整,不与外界相通。

（2）开放性：开放性骨折骨折附近的皮肤或黏膜破裂,骨折处与外界相通。耻骨骨折引起的膀胱或尿道破裂,尾骨骨折引起的直肠破裂,均为开放性骨折。不完全性骨折,骨的完整性或连续性仅有部分中断。完全性骨折,骨的完整性或连续性全部中断。

3. 骨折的诊断

（1）体征：以下三种体征只要发现其中之一，即可确诊。

1）畸形：骨折段移位后，受伤肢体的形状改变。

2）反常活动：非关节处有不正常的活动。

3）骨擦感、骨擦音：骨折端互相摩擦时听到骨擦音或有骨擦感。

（2）一般症状：

1）疼痛、压痛。

2）肿胀。

3）瘀斑。

4）功能障碍。

（3）X 线：可明确诊断。

4. 骨折的并发症

（1）休克。

（2）感染。

（3）内脏损伤。

（4）重要动脉损伤。

（5）脊髓损伤。

（6）周围神经损伤。

（7）脂肪栓塞。

（8）坠积性肺炎。

（9）压疮。

（10）损伤性骨化性肌炎。

（11）骨关节炎。

（12）关节僵硬。

（13）缺血性骨坏死。

（14）缺血性肌挛缩。

5. 骨折的治疗原则

（1）复位：①手法复位；②牵引复位；③切开复位。

（2）固定：①石膏外固定；②小夹板外固定；③内固定。

（3）功能锻炼。

6. 临床愈合标准　局部无压痛及纵向叩击痛，局部无反常活动，X 线片显示骨折线模糊，有连续性骨痂通过骨折线；外固定解除后伤肢能满足以下要求：上肢能向前平举 1kg 重量达 1 分钟；下肢不扶拐在平地连续步行 3 分钟，并不少于 30 步。

（1）影响骨折愈合的因素：①患者的年龄；②骨折部的血液供应；③感染的影响；④软组织损伤的程度；⑤软组织嵌入；⑥健康情况的影响。

（2）治疗方法的影响：

1）骨折与失血的关系：①骨盆骨折 1500~2000ml；②股骨骨折 800~1200ml；③胫腓骨骨折 350~500ml；④肱骨骨折 200~500ml；⑤尺桡骨骨折 300ml；⑥肋骨骨折 100~150ml。

2）脊柱伤搬运原则：①轴线翻身；②身体保持直线；③需用硬式担架；④颈椎损伤应注

意呼吸。

3）胸片与血胸量：①肋膈角消失 500ml；②平肺门 500~1000ml；③顶部 1500~2000ml。

（五）烧伤

1. 烧伤严重程度的估计　烧伤的严重程度与烧伤面积和深度有密切关系，因此正确认识和估计烧伤面积和深度，是判断伤情和治疗烧伤的重要依据。

（1）中国九分法：即将全身体表面积划分为若干 9% 的等分，便于记忆。成人头颈部占体表面积 9%；双上肢占 2×9%；躯干前后（各 13%）及会阴部（1%）占 3×9%（27%）；臀及双下肢占 5×9%+1%（46%）。

（2）手掌法：无论成人或小孩五指并拢，一个手掌占体表面积的 1%。如医务人员与患者的手大小接近时，即可用医务人员的手掌来估计。

2. 烧伤深度的鉴别和转归

（1）Ⅰ°烧伤：伤及表皮，局部似红斑，轻度红肿，无水疱，烧灼感 2~3 天内症状消退，3~5 天痊愈，脱屑，无瘢痕。

（2）浅Ⅱ°烧伤：可伤及生发层至真皮乳头层，水疱大，去表皮后创面湿润，创底鲜红、水肿、剧痛，如无感染，2 周左右愈合，不遗留瘢痕、色素沉着。

（3）深Ⅱ°烧伤：伤及真皮网，有皮肤附件，水疱较小，去表皮后创面淡红白中有明显水肿，疼痛感觉较迟钝，如严重感染，一般 3~4 周愈合，愈合后可产生瘢痕。

（4）Ⅲ°烧伤：伤及全皮层，可达皮下脂肪、肌肉、骨骼，创面苍白或炭化、干燥、皮革样，疼痛消失，感觉迟钝，创面修复必须有赖于植皮，愈合后遗留瘢痕及畸形。

3. 分类标准

（1）轻度烧伤：总面积 <9% 的Ⅰ°度烧伤。

（2）中度烧伤：总面积 9%~10%，Ⅲ°烧伤面积 <10%。

（3）重度烧伤：总面积在 30%~39% 或Ⅲ°烧伤面积 10%~19%；<30%，但有下列情况之一者：①全身情况较重或已有休克；②复合伤；③中重度吸入性损伤。

（4）特重烧伤：总面积 >50%，或重度烧伤面积 >20%。

4. 治疗原则

（1）现场急救：

1）终止烧伤热力、酸碱烧伤、电烧伤。

2）脱离现场。

3）建立静脉通道（抗休克）。

4）保持呼吸道通畅。

5）创面处理：清洁床单、衣物等覆盖创面。

6）镇静、止痛。

7）抗感染（应用抗生素）。

8）做好详细记录。

（2）严格禁止：①奔跑呼叫；②创面涂药液。

（六）手外伤

手的解剖和功能比较特殊、复杂、要求高。拇指功能占手功能的 50%。手的功能位即持笔姿势，外伤后固定多以此姿势。

1. 手外伤检查重点

（1）手部伤口的检查。

（2）血管损伤的检查。

（3）神经损伤的检查。

（4）肌腱损伤的检查。

（5）骨、关节损伤的检查。

重点检查的目的：明确是否有条件处理（血管、肌腱、神经、骨关节损伤应到专科医院处理）。

离断肢体的保护：干燥、清洁、低温、迅速送往医院。禁止浸泡、特别是浸泡于酒精中，禁止冰冻。

2. 手外伤治疗原则

（1）清洁创面。

（2）矫正畸形。

（3）修复损伤的组织。

（4）正确闭合伤口。

（5）正确制动，及时活动。

（赵子平）

参 考 文 献

［1］Pitt LH, Martin N. Head injuries. Surg Clin North Am, 1982, 62（1）: 47–60.

［2］Rohman M, Iratury RR, Steichen FM, et al. Emergency room thoracotomy for penetrating cardiac injuries. J Trauma, 1983, 23（7）: 570–576.

［3］Richard KE, Frowein RA, Peters R, et al. Significance of intracranial pressure for the outcome of patients with multiple injuries. Neurosurg Rev, 1982, 2 suppl 1: 63–72.

［4］Glinz W. Chest trauma: diagnosis and management. 2nd ed. New York: Springer–Verlag, 1981: 152–173.

［5］黄志强. 创伤治疗学. 北京：人民卫生出版社，1980: 1.

［6］第三军医大学烧伤防治研究协作组. 烧伤治疗学. 北京：人民卫生出版社，1977: 279.

［7］张纪. 闭合性颅脑损伤早期合并休克的诊治. 实用外科杂志，1983, 3（1）: 17–18.

下　篇
诊疗技术篇

47

胸腔穿刺术、腹腔穿刺术、心包穿刺术

一、胸腔穿刺术

（一）适应证

1. 抽液　帮助临床诊断，以明确病因。

2. 积液　如渗出性胸膜炎，为了退热和减轻粘连，为了减轻大量液体的压迫症状。

3. 注入药物。

（二）操作方法

1. 操作前应向患者交代病情，说明穿刺目的，以消除紧张，取得配合。必要时给予可待因 30mg，或地西泮 5mg 以镇静止痛。

2. 体位　能坐的患者，嘱患者面朝椅背反坐在靠背椅上，双前臂平放在椅背上缘，头伏于前臂上。

病重不能起床者，可取半坐位、卧位，将床摇起来，取患者舒适体位，将穿刺点暴露出来。

3. 穿刺点　选择胸部叩诊实音最明显的部位为穿刺点。如积液多，可任选肩胛线第 7~9 肋间隙、腋中线第 6~7 肋间隙及腋前线第 5 肋间隙为穿刺点；如液体少，可在超声定位或引导下穿刺。

4. 操作　以 3% 碘酊和 70% 酒精消毒穿刺部位皮肤，盖上消毒洞巾，然后在穿刺点肋骨上缘注入适量的 1% 普鲁卡因溶液，自皮至胸膜壁层进行局部浸润麻醉，深达胸腔。

用左手示指和中指固定穿刺处皮肤，右手将针尾上套有橡皮管和附有钳子的穿刺针沿肋骨上缘麻醉针孔处慢慢刺入，待觉得胸腔尽穿过，针尖有落空感时，除去钳子，抽取胸腔积液，推入不同的容器中，以备作常规、生化、病理、细菌培养等检查。如积液中蛋白含量较高，可先向容器中加抗凝剂。

根据需要还可放留置管放液，穿刺液如为脓性，需用生理盐水反复冲洗放出。放液毕，拔出穿刺针，盖上无菌纱布后固定。

（三）注意事项

1. 放液不要过多、过快，一般第一次不要超过 600ml，以后每次不要超过 1000ml。

2. 操作中注意不要伤及血管、肺组织,防止空气进入胸腔。

3. 出现胸膜反应时,应立即停止放液,及时给予处理。

二、腹腔穿刺术

(一)适应证

寻求腹水产生的原因,如肝性、结核性、癌转移或胰源性腹水;是否有炎性感染;有无腹部外伤致内脏穿孔或破裂;也可作为大量腹水致呼吸困难、疼痛或尿量过少患者的治疗性放腹水。

(二)禁忌证

1. 绝对禁忌证　包括凝血或止血障碍,肠梗阻或腹壁感染。

2. 相对禁忌证　患者不合作;穿刺部位有手术瘢痕或重症门脉高压伴有腹部侧支循环者。

(三)操作方法

术前测患者的血压、心律、心率,做全血细胞的计数检查,血小板的计数,凝血实验。嘱患者排尿后躺在床上,将床头抬高 45°~90°,取脐与髂前上棘连线中点外 1/3 处为穿刺点。用碘酒、酒精消毒,铺消毒洞巾,用无菌操作技术在穿刺部位做局部麻醉,将连接在 50ml 注射器上的 18 号穿刺针在原麻醉进针部位垂直刺入腹壁,直达腹腔,穿过壁腹膜时可感到阻力突然消失,缓慢抽出液体,按需要送腹水检查(腹水 pH、细胞计数、蛋白、糖、淀粉酶、乳酸脱氢酶、病理、细胞学、细菌培养等),如蛋白含量较高,应先向容器中加抗凝剂。如做厌氧菌培养,则应用特殊培养瓶并抽净空气送检。

(四)并发症

最常见的并发症为出血;有时因腹水量过多腹壁张力大,从穿刺针孔部位会继续渗出腹水,为防止这种并发症发生,应注意勿使自皮到壁腹膜的针眼位于一条直线上,已经发生者,则应用棉块压迫,胶布固定;针头刺入肠壁是一种少见的并发症。

三、心包穿刺术

(一)适应证

风湿热、结缔组织病、肿瘤、尿毒症、结核病等都可引起心包积液。有些外伤患者需手术治疗以修复损伤,清除心包内积血。发生心脏压塞时,如可能需立即做心包穿刺术,即使抽出少量液体也可挽救生命。所以心包穿刺抽液一是为治疗以减轻症状,二是作诊断,抽取液体作常规、生化、病理检查。如化脓性心包积脓,除减轻压力外,还可注入抗生素,以及作细菌学检查。

(二)操作方法

心包穿刺术是一种具有潜在危险的操作,故除急诊外,一般应在导管室内并在心内科医师或胸外科医师的监督下进行。开胸术较为安全。

术前测血压、心率、心律和呼吸。术前 1 小时,口服镇咳剂,向患者做好解释工作。在非急迫的情况下,可在操作前用吗啡 5~15mg 或哌替啶 50~100mg 肌内注射。在操作过程中,穿刺针若触到或刺伤心肌,可导致心律失常,故须用心电图监测,可在超声心动图指导下进针。

患者应背靠椅背坐直,也可斜靠枕上于剑突下进针。常规消毒,1%~2% 普鲁卡因局部浸润麻醉,将 16 号长 75mm 的斜面穿刺针通过三通活塞连接于 30ml 或 50ml 的注射器上,在右或左剑突肋骨角或剑突尖部进针。向内上方靠近胸壁徐徐刺入心包腔。

另一进针方法是选左侧第 5 肋间心浊音界左缘内 1~2cm 处稍靠中间进针,若心尖冲动明显,在搏动处外 1~2cm 处进针也可。

剑突下进针法适用于少量积液,可用于任何心包穿刺术。

进针时利用注射器持续负压吸动,当针进入心包腔时,通过穿刺针可感到心脏搏动并吸出液体,由心包腔吸出的血液一般不凝固,而当穿刺针误入心腔时,抽出的血液则会凝固。穿刺针应固定于皮肤表面,以免进针过深刺伤心脏或损伤冠状动脉。需要时可以将一根塑料套管通过穿刺针进入心包腔,然后退出穿刺针就可以进行持续引流。

抽液后应密切观察病情,绝对卧床 4 小时。每半小时测量呼吸、脉搏及血压一次,至病情平稳。

（三）禁忌证

1. 绝对禁忌证　患者为缩窄性心包炎或有出血倾向者,禁忌做心包穿刺。
2. 相对禁忌证　诊断性穿刺如是危重患者,积液又不多,应慎重考虑。

（刘凤奎）

48 骨髓穿刺术

一、适应证

确定血液系统疾病的原因,如贫血、全血细胞减少、血小板减少、白血病、溶血、恶性组织细胞增生症等疾病的诊断和鉴别诊断。

二、禁忌证

做骨髓穿刺前,应询问患者有无出血病史,如为血友病患者,应禁止作骨髓穿刺。有出血倾向者,操作时也应特别注意。

三、操作要点

(一)穿刺部位

骨髓穿刺部位有髂骨、脊椎棘突、胸骨及胫骨等。一般多采用髂骨穿刺,其次为棘突穿刺,而当其他方法穿刺失败后方考虑胸骨穿刺。当然有的疾病是局灶性的,故也采用胸骨穿刺。2~3岁以下的婴幼儿适合做胫骨穿刺。穿刺前准备物品和消毒,做常规麻醉。

(二)髂前上棘穿刺

嘱患者取仰卧位,选髂前上棘后1~3cm骨面宽平处,术者以左手拇指、示指固定于髂前上棘两侧,使局部皮肤不滑动,将皮肤绷紧,便于进针。进针方向与骨面垂直,达骨面后再进针约1cm即达髓腔,有落空感,否则再谨慎地钻入少许。

(三)髂后上棘穿刺

髂后上棘位于骶椎两侧,臀部上方突出的部位,即以髂嵴下6~8cm,距背部下中线4~6cm处为穿刺点。患者仰卧或侧卧,穿刺方向几乎与背面垂直,稍向外侧倾斜约15°,进针深度约1cm。

(四)脊椎棘突穿刺

选第11、12胸椎或第1、2、3腰椎之棘突顶点或棘突旁侧为穿刺点。取坐位,腰向后微屈,使脊椎显露。

1. 棘突顶点穿刺　从棘突顶点或稍外处刺入皮肤,因第11、12胸椎棘突在站立时向下后方,故穿刺针与脊柱成45°~60°,如穿刺点在第1腰椎,则可垂直刺入,深度约1.5cm。

2. 棘突旁穿刺　自棘肌内缘距棘突尖约1cm处刺入皮肤,在与棘突成45°角处向棘突旁刺入,深度约1cm即达髓腔。

（五）胸骨穿刺

在胸骨柄或胸骨体相当于第 1、2 肋间处，穿刺点应在胸骨中线上。患者取仰卧位，后背垫一枕。骨髓穿刺针的针尖长度定在 1cm 处（小儿 0.2~0.6cm，依年龄而异），针进入皮肤后，与胸骨成 30°~45°，针尖达髓腔，旋转穿刺针尖斜面向下。

穿刺成功则感阻力消失，穿刺针固定。抽吸时患者可有疼痛，管芯有血迹，有髓液流出。

如未抽出髓液，可能为针腔被皮下组织块堵塞或干抽，此时应重新插入针芯，稍加旋转或再钻入少许，如仍不成功，则需将针拔至皮下，改变方向或部位另行穿刺。

四、注意事项

1. 术前检查穿刺针是否牢固，有否破损。
2. 抽吸时注意抽吸不宜过多，以免骨髓液被稀释。
3. 骨髓液抽出后立即涂片，否则一旦凝固，会使涂片失效。
4. 胸骨穿刺切勿过猛，以免穿透骨质，损伤纵隔。

（刘凤奎）

49

淋巴结穿刺术、骨髓活检术

一、淋巴结穿刺术

（一）术前准备

准备无菌干燥 20ml 注射器、粗针头（12 号或 16 号）无菌注射器及细针头、2% 普鲁卡因、无菌纱布、无菌手套、消毒盘及胶布等。

（二）操作要点

1. 常规消毒局部皮肤和术者手指，局部麻醉（患者紧张）。

2. 术者以左手拇指和示指固定肿大的淋巴结，右手持无菌干燥注射器，将针头沿淋巴结长轴刺入淋巴结内，深度依淋巴结大小而定，然后边拔针边用力抽吸，吸出液状物 1~2 滴供涂片检查。如穿刺液很少，可先将注射器与针头分离，将注射器充气后，再将针头内的抽出液喷射到玻璃片上制成均匀涂片，染色镜检。

3. 术后穿刺部位用无菌纱布覆盖，并以胶布固定。

（三）禁忌证

已确诊的恶性肿瘤患者的肿大淋巴结，深在或直接靠近大动脉、神经的淋巴结，禁止或慎用淋巴结穿刺术。

（四）注意事项

1. 注射器必须无菌干燥。

2. 针头与注射器连接须紧密不漏气。

3. 穿刺不可过深，避免伤及深部组织。

（五）淋巴结印片

将刚刚取出的淋巴结切开并在玻片上顺序制成印片，不可推拉，以免细胞破坏变形，待自然干燥后染色镜检。

二、骨髓活检术

（一）术前准备

备无菌骨髓活检包、标本缸、10% 甲醛活检组织固定液。余准备与骨髓穿刺术相同。

（二）操作要点

穿刺部位以髂后上棘或髂前上棘较好。操作顺序与髂骨穿刺相同。

1. 环切针活检法　环切针套针顶端有一缺口，即为针螺旋形侧刀，装在针芯上，待穿入骨质后,拔出针芯,装上延长器,再插入针芯,顺时针方向向下旋转,转入 1~1.5cm 后,再以顺时针方向旋转而拔出穿刺针。拔出针芯,用探针从套针的末端进入,小心将标本推至洁净的玻片上,再以 10% 甲醛液固定送检。玻片上的骨髓液作涂片检查。

2. 环锯针活检法　骨髓活检针穿入骨质后即拔出针芯,将环锯套针以顺时针方向向下旋转,即将骨髓组织旋进套针内。一般深入 1~1.5cm 即可缓缓拔出环锯针,用探针将骨髓组织取出固定。

（三）注意事项

1. 穿刺针针尖刺入方向必须与骨髓腔平行,这样才能既有利于取出骨髓组织,又避免穿透骨质、伤及邻近组织。

2. 取标本时,动作要轻巧,以免骨髓组织受挤压。

（刘凤奎）

50 肝穿刺术及肝活检术

一、适应证

1. 慢性肝病的鉴别诊断。
2. 原因不明的肝大。
3. 原因不明的黄疸,经 B 超或 CT 检查不能确诊、也无溶血证据者。
4. 重症肝炎类型的鉴别。
5. 了解乙型肝炎有无组织损害及损害程度。
6. 慢性病毒性肝炎病变活动性、预后判断及疗效考核。
7. 不明原因的发热,伴肝脾大者。

二、禁忌证

1. 有出血倾向、血小板低($<70 \times 10^9$/L)、凝血酶原时间延长(>3 秒),或皮肤黏膜多处出血者。
2. 重度黄疸,尤其是肝外梗阻性黄疸者。
3. 充血性肝大或疑为肝海绵状血管瘤者。
4. 疑有肝棘球蚴病者,穿刺可使包虫囊壁破裂而引起休克或包虫腹腔内种植。
5. 昏迷、全身衰竭、严重贫血、心功能或肾功能不全者。
6. 大量腹水、鼓肠、膈下脓肿、右肾区脓肿或腹膜炎者。
7. 严重肺气肿、右肺感染、胸腔大量积液或穿刺部位皮肤感染者。

三、操作方法

术前检查血常规(含血小板数)、出血时间、凝血时间、凝血酶原时间及血型等,作 B 超检查以了解肝、胆、脾的情况,作胸片检查并进行器械准备。

(一)体位

患者取仰卧位,身体右侧靠近床沿,头偏向左侧,右臂弯曲,右手置于枕后,将多头腹带展平置于患者季肋水平。

(二)穿刺点

一般取右侧腋前线第 7 肋间隙,腋中线第 8 肋间隙或腋后线第 9 肋间隙处穿刺;肝大明显者,可取右肋缘下或剑下稍右处。用甲紫标记好穿刺点。

（三）常规消毒麻醉

常规消毒局部皮肤，用 2% 利多卡因由皮肤至肝被膜进行局部麻醉。

（四）穿刺方法

使用 20ml 注射器吸取生理盐水 5ml。将肝活检针在选定部位沿肋骨上缘与胸壁呈垂直方向刺入约 1cm，穿过肋间肌，接吸有生理盐水并排尽空气的注射器，推注生理盐水 2ml 以冲去可能堵塞穿刺针的软组织栓。抽吸注射器使其保持负压空间 5~6ml，嘱患者先吸气，然后于深呼气末屏住呼吸，继而术者将穿刺针快速（约 1 秒钟）刺入肝内 3~4cm，并立即拔出。拔针后立即盖消毒纱布，压迫穿刺点 5~10 分钟。包扎多头腹带，局部压迫沙袋。将抽取的肝组织置于保存液瓶内送病理检查。

（五）观察及处理

术后 2 小时内，每隔 15~30 分钟测血压、脉搏一次。以后每隔 1~2 小时测一次。局部沙袋压迫 8~12 小时。多头腹带包扎 24 小时。卧床 24 小时。

四、并发症

1. 出血　可少许流血，约 10 分钟停止，偶有大出血者，需手术止血。
2. 胆汁性腹膜炎　较少见。
3. 气胸。
4. 局部感染。
5. 胸膜休克或一过性低血压。

（刘凤奎）

51

静脉穿刺术

··

　　静脉穿刺术是指用穿刺针或注射器针通过皮肤直接穿入到静脉内的技术,包括浅静脉的直接穿刺术和深静脉的穿刺置管术。浅静脉通常选用手背、肘部浅静脉或足背、踝部浅静脉及小儿头皮静脉。深静脉一般选用大隐静脉、股静脉、颈外静脉、颈内静脉、锁骨下静脉。静脉穿刺术是检查取血和治疗输液给药的重要手段,尤其是抢救患者时,开放静脉通路往往是抢救患者生命的首要措施,而静脉穿刺术是开放静脉通路的首要的、简易而迅速有效的方法之一。

一、浅静脉穿刺术

(一)适应证

1. 需要进行血液实验室检查采取血液标本者。
2. 需要通过静脉途径向机体输入药物、补充液体、调节电解质平衡失常者。
3. 抢救患者时,需要开放静脉通路、实施各项抢救措施者。

(二)禁忌证

1. 明显凝血机制障碍及出血倾向者。
2. 浅静脉闭塞硬化者。
3. 局部皮肤有感染或有病变者。

(三)操作方法

1. 选择浅表静脉　一般选择手背、肘部、足背及踝部等肢体远端表浅静脉。选择显露清楚、充盈、柔软有弹力、局部皮肤完整无感染及病变者。
2. 局部消毒　3% 碘酒局部皮肤灭菌,范围超过穿刺点周围直径 5~10cm, 75% 酒精二次脱碘处理。
3. 系阻断带　于穿刺静脉近心端系橡皮带以阻断静脉回流,促使静脉充盈。
4. 穿刺　用穿刺针于充盈静脉旁 0.3cm 处穿入皮肤后刺向静脉,有血液回流时提示穿刺针针尖已进入静脉腔,穿刺成功稍进针后固定针头,接输液器或抽血器。

二、深静脉穿刺及置管术

(一)适应证

1. 因长期不能进食或进食困难及体液不断大量丢失而需要持续性输液补充高营养液及调节电解质平衡失常者。

2. 需要输入的药物或液体对周围血管、组织有刺激性（如某些抗生素及抗肿瘤药物）或要直接进入中心静脉者。

3. 大出血、休克或四肢周围血管塌陷、脆弱穿刺困难，而又需要迅速输入大量液体、纠正血容量不足、升高血压、纠正休克者。

4. 外科手术前置管，为术中及术后静脉给药及补充液体做准备者。

5. 各种紧急抢救时，需要开放并维持两条静脉通路者。

6. 抢救患者时，需要连续监测中心静脉压指导治疗者。

7. 临床需要长期多次抽取静脉血标本进行化验者。

8. 临床需要长期每日静脉给药或补液者。

9. 安置心内膜起搏器者。

（二）禁忌证

1. 胸廓畸形、锁骨及肩胛骨畸形者。

2. 锁骨及肩胛骨有外伤史或局部有感染灶者。

3. 膈上升、纵隔移位或有胸腔内疾病者。

4. 重度肺气肿者。

5. 凝血机制障碍及有出血倾向者。

6. 极度衰竭的患者。

（三）静脉导管置入法

1. 套管针置管法　将连接在装有 0.4% 枸橼酸钠的 10ml 注射器上的套管针从穿刺点穿入静脉，有抵空感及注射器内有回血时，再进针少许。将针芯抽出，用手指封住套管针尾，将充满注射用水的静脉导管从套管针尾放入，到达预定部位大约 10cm，一边送导管一边退针，直至套管针退至皮肤外、静脉导管留置于静脉内，导管末端与输液器衔接。在皮肤穿刺处缝合一针，固定静脉导管，然后无菌包扎。

2. 导丝置管法　将连接在装有 0.4% 枸橼酸钠的 10ml 注射器上的穿刺针从穿刺点穿入皮肤，进入静脉时有抵空感及注射器内有回血。取下注射器，放入金属导丝达到静脉内。拔出穿刺针，用手压迫穿刺处，从导丝末端放入静脉扩张器直达静脉腔内，然后迅速取出扩张器，用手压迫穿刺处，从导丝尾部放入静脉导管，沿导丝直达静脉腔内，拔出导丝，将导管放入预定部位后，加压穿刺处，缝合穿刺点皮肤并固定静脉导管，加压无菌包扎。

（四）各静脉穿刺置管方法

1. 锁骨下静脉

（1）局部解剖：锁骨下静脉位于锁骨之后下方，其上方有锁骨下动脉伴行。锁骨下静脉是腋静脉直接延续到胸出口处，由第一肋骨外缘向内，经前斜角肌的前方到胸锁关节的后方，与颈内静脉汇合成无名静脉，而左、右无名静脉再汇合成上腔静脉进入右心房。

（2）穿刺：分为锁骨上穿刺及锁骨下穿刺。

1）锁骨上穿刺：穿刺点选择在胸锁乳突肌外缘与锁骨交界的顶角，在角的平分线上，距顶点 0.5~1.0cm 处进针。进针方向对向胸锁关节。

2）锁骨下穿刺：穿刺点选择在锁骨下缘，外、中三分之一交界处，进针方向指向胸锁关节。

（3）体位：患者取平卧位、头低足高位或半坐位，头转向对侧。

（4）消毒：2% 碘酒进行局部皮肤灭菌，75% 酒精二次脱碘处理，然后铺无菌巾。

（5）麻醉：采用局部浸润麻醉。用 0.5% 普鲁卡因在穿刺点周围做局部浸润麻醉。

（6）操作：套管穿刺针连接装有 0.4% 枸橼酸钠 10ml 的注射器，穿刺针从选择定位的穿刺点穿入皮肤后，指向胸锁关节方向进针。针体与胸骨纵轴成 45° 角、与胸壁平面成 15° 角缓慢进针，直达锁骨下静脉。穿入锁骨下静脉时有抵空感及注射器回血，再稍进针 1~2cm，将针芯取出，用手指封住针尾，迅速将充满注射用水的静脉导管从穿刺针尾放入，达到预定位置后，边进导管边退套管针，直至套管针全部拔出，将静脉导管与输液器衔接，穿刺处皮肤缝合一针并固定静脉导管，然后无菌包扎。

（7）注意事项：掌握适应证，摆好体位，选准穿刺点，严格掌握进针方向，操作要准确迅速，防止并发症的发生。

（8）并发症：常见并发症有气胸、血胸、空气栓塞、误入锁骨下动脉、淋巴管挫伤、心房颤动及臂丛神经挫伤等。

2. 颈内静脉

（1）局部解剖：颈内静脉在颈部上段走行在胸锁乳突肌内侧，中段在胸锁乳突肌下端、胸骨头和锁骨头形成的三角区内，下段位于胸锁乳突肌锁骨头前部的后侧，其深部稍后方为颈总动脉。

（2）穿刺点：胸锁乳突肌下端、胸骨头及锁骨头形成的三角区顶端。

（3）体位：患者仰卧，固定于头低 15°~20° 足高位，肩下加布垫使头颈后仰，头转向对侧。

（4）消毒：3% 碘酒局部皮肤灭菌，75% 酒精二次脱碘处理，然后铺无菌巾。

（5）麻醉：采用局部浸润麻醉。用 0.5% 普鲁卡因在穿刺点周围做局部浸润麻醉。

（6）操作：套管穿刺针连接装有 0.4% 枸橼酸钠的 10ml 注射器，套管针从选准的穿刺点刺入皮肤，穿刺针与皮肤成 45° 角，针尖指向同侧的乳头，缓慢进针。进入颈内静脉内有抵空感及注射器回血，再稍进针，取出针芯，用手封住针尾，将充满注射用水的静脉导管从套管针尾放入，直达静脉内后，边进管边退套管针，将套管针全部退出后，静脉导管留置于颈静脉内。穿刺点皮肤缝合一针并固定静脉导管，然后无菌加压包扎。

3. 颈外静脉

（1）局部解剖：颈外静脉在下颌角后方垂直下降，越过胸锁乳突肌的后缘，在锁骨上方与颈前静脉汇合后进入锁骨下静脉。

（2）穿刺点：颈外静脉较表浅，在皮肤可显示出其走行。压迫静脉近心端，其远侧静脉明显充盈，选择充盈明显处为穿刺点。

（3）消毒：3% 碘酒局部皮肤灭菌，75% 酒精二次脱碘处理，然后铺无菌巾。

（4）麻醉：采用局部浸润麻醉。用 0.5% 普鲁卡因在穿刺点周围做局部浸润麻醉。

（5）操作：采用套管针穿刺法。将套管针连接装有 0.4% 枸橼酸钠的 10ml 注射器，将颈外静脉近心端加压，使颈外静脉充盈。从穿刺点刺入，有回血后抽出针芯，用手封住套管针尾，迅速将静脉导管送入套管针内，直达锁骨下静脉后退出套管针，在穿刺处皮肤缝合一针并固定静脉导管，然后无菌包扎。

4. 股静脉

（1）局部解剖：股静脉位于腹股沟韧带下方股三角的股管内。在股管内有股神经、股动脉及股静脉。股静脉位于股动脉内后方，股静脉接受股深静脉及大隐静脉血流，输送到髂外静脉、髂总静脉后入下腔静脉。

（2）穿刺点：选择穿刺点为股三角处，触及股动脉搏动内侧 0.3cm 处。

（3）体位：平仰卧位，下肢伸直稍外展。

（4）消毒：3% 碘酒局部皮肤灭菌，75% 酒精二次脱碘处理，然后铺无菌巾。

（5）操作：采用导丝穿刺法。将穿刺针连接装有 0.4% 枸橼酸钠的 10ml 注射器，穿刺针从穿刺点刺入皮肤，对准股动脉搏动处进入股管后，针尖稍偏向内侧，沿股动脉壁进针，有抵空感及回血（静脉血）时说明已进入股静脉。取下注射器，放入金属导丝至股静脉及髂外静脉，抽出穿刺针，用手压迫穿刺点，防止出血。沿导丝放入静脉扩张器，进入股静脉扩张股静脉穿刺口，然后退出扩张器，压紧穿刺处。沿导丝放入静脉导管，经股静脉、髂外静脉、髂总静脉达下腔静脉。抽出导丝，静脉导管接输液器，加压穿刺点后，皮肤缝合一针并固定静脉导管，加压无菌包扎。

（李伟生）

52

静脉切开术、中心静脉压测定

　　静脉切开置管术是抢救急危重症患者开通静脉通路的一种方法,也是确保开通静脉确实有效的方法之一。近年来,因静脉穿刺置管术的开展并广泛应用于临床,代替了部分静脉切开置管术,但因为静脉切开置管术有其独特的必要性和优越性,目前静脉穿刺置管术还不能完全替代静脉切开置管术,尤其是极危、临危、重症患者静脉切开置管术是开放静脉通路最快捷有效的措施。

　　静脉切开一般选择的静脉有大隐静脉、踝静脉,还有肘正中静脉、头静脉、贵要静脉及颈外静脉。

一、适应证

1. 急危重症抢救急需开放静脉通路实施急救措施者。
2. 急危重症抢救需要监测中心静脉压者。
3. 患者临危不适合采用静脉穿刺置管术或静脉穿刺置管术有禁忌证者。
4. 静脉穿刺置管术未能达到预定目的者。

二、禁忌证

1. 周围静脉完全闭塞或血栓者。
2. 周围静脉有急性炎性感染者。

三、各种静脉切开置管术

(一)大隐静脉

1. 切口　腹股沟韧带下方腹三角处,在可以轻微触及大隐静脉走行处做一横形切口或直形切口。
2. 消毒　3% 碘酒局部皮肤灭菌,75% 酒精二次脱碘处理,然后铺无菌巾。
3. 麻醉　用 0.5% 普鲁卡因在切口周围做局部浸润麻醉。
4. 操作　于切口处切开皮肤,分离皮下股浅筋膜,可见到大隐静脉。用有齿皮肤镊子将大隐静脉提起,沿其周围向上、下游离约 3cm 后,于其近端及远端各放置一条 7 号丝线控制静脉。将镊子放于大隐静脉下方,托起静脉,将其远端线结扎,于托起的静脉前壁剪一小口,将连通充满生理盐水注射器的静脉导管从静脉口插入静脉,越过近端控制线后,用注射器抽出回血后,将静脉导管继续送入下腔静脉,结扎近端控制线,抽出镊子,检查静脉导管通畅情况后,接通输液器,缝合皮下、皮肤,固定静脉导管,然后无菌包扎。

（二）踝静脉

1. 切口　踝关节内踝上方2cm处可看到静脉走行迹象,做横形切口。
2. 消毒　3%碘酒局部皮肤灭菌,75%酒精二次脱碘,然后铺无菌巾。
3. 麻醉　用0.5%普鲁卡因在切口周围做局部浸润麻醉。
4. 操作　于切口处切开皮肤,皮下可显示出踝静脉,用皮肤镊子提起踝静脉,沿其周围向上、下游离约3cm后,于踝静脉游离处远端及近端各放置一条7号丝线,将镊子放在静脉下方托起静脉,结扎静脉远端控制线,于静脉前壁剪一小口,将连接充满生理盐水注射器的静脉导管从静脉切口放入约10cm,抽注射器有回血后,结扎近端静脉控制线,抽出镊子,检查静脉导管通畅情况后接通输液器,缝合皮肤并固定静脉导管,然后无菌包扎。

（三）肘正中静脉

1. 切口　肘正中静脉位于肘关节腹侧面肘窝处,内侧与贵要静脉、外侧与头静脉相通。于肘窝处做横行切口。
2. 消毒　3%碘酒局部皮肤灭菌,75%酒精二次脱碘处理,然后铺无菌巾。
3. 麻醉　用0.5%普鲁卡因在切口周围做局部浸润麻醉。
4. 操作　于切口处横行切开皮肤,皮下显示肘静脉。用皮肤镊子提起肘静脉,沿其周围上、下游离3cm左右,于静脉近心端及远心端各放一条7号丝线控制静脉,将镊子放于静脉下方托起静脉,结扎静脉远端控制线,于游离静脉前壁剪一小口,将连接充满生理盐水注射器的静脉导管从静脉切口处放入5cm,回抽有回血后再继续放入,直达锁骨下动脉,结扎静脉近心端控制线,抽出镊子,将静脉放回原处,检查静脉导管通畅情况后,取下注射器连接输液器,缝合皮下、皮肤并固定静脉导管,然后无菌包扎。

（四）头静脉

1. 切口　头静脉在上臂肱二头肌外侧缘向上行,在三角肌与胸大肌间沟作纵行切口。
2. 消毒　3%碘酒局部皮肤灭菌,75%酒精二次脱碘处理,然后铺无菌巾。
3. 麻醉　用0.5%普鲁卡因在切口周围做局部浸润麻醉。
4. 操作　于切口标记处切开皮肤,皮下分离深筋膜,沿三角肌与胸大肌间隙显露头静脉,用皮肤镊子提起头静脉,沿其周围上、下游离长约3cm,于静脉近心端和远心端各放一条7号丝线控制静脉,将镊子放于静脉下方托起静脉,结扎静脉远端控制线,于游离头静脉前壁切一小口,将静脉导管与注射器连接充满生理盐水,将静脉导管从静脉切口处放入5cm,回抽有回血后,再继续放入,直达锁骨下静脉。结扎静脉近端控制线,抽出镊子,将静脉放回原处,检查静脉导管通畅情况后,取下注射器,连接输液器。缝合皮下、皮肤并固定静脉导管,然后无菌包扎。

（五）贵要静脉

1. 切口　上臂中点、肱二头肌内侧,做纵行切口或横行切口。
2. 消毒　3%碘酒局部皮肤灭菌,75%酒精二次脱碘处理,然后铺无菌巾。
3. 麻醉　用0.5%普鲁卡因在切口周围做局部浸润麻醉。
4. 操作　在切口标记处做纵行切口切开皮肤,皮下分离筋膜,于肱二头肌内侧缘肌旁间隙显示贵要静脉,用皮肤镊子提起贵要静脉,沿其周围上、下游离长约3cm,在静脉近端及远端处各放一条 7 号丝线控制静脉,将镊子放在静脉下方托起静脉,结扎远心端控制线,于游离静脉前壁剪开一小口,把充满生理盐水注射器连接的静脉导管,从静脉切口处放入静脉约 5cm,回抽有回血后,继续放入,直达锁骨下静脉处。结扎近心端控制线,抽出镊子,将静脉放回到原处,拔出注射器连接输液器,缝合皮下、皮肤并固定静脉导管,然后无菌包扎。

（李伟生）

53

肺动脉导管插管术、心导管术

一、肺动脉导管插管术

肺动脉插管术属右心导管术的一种,其临床应用范围较广。血流动力学监测是研究、观察及指导治疗急、危、重症患者的重要手段。它包括直接测定动脉内血压、肺动脉导管监测中心静脉压(CVP)、右心房压(RAP)、右心室压(RVP)、肺动脉压(PAP)及肺动脉嵌压(PAWP,也称肺毛细血管压)。测定各部位血气分析,从而推测出心排血量、氧输出量及氧代谢情况。同时根据各项监测数据推算出心、肺代谢功能的各项指标数据,进而为指导治疗提出重要依据。血流动力学监测从 20 世纪 60 年代末 Swan-Ganz 气囊漂浮导管研制成功后,从实验走向临床,并在临床上广泛应用和推广,引起临床高度重视,并在急、危、重症的抢救治疗和预后判断上起到了积极作用,取得了良好效果,得到了临床工作者的普遍共识。因此,对急、危、重症患者的抢救,血流动力学监测,尤其是肺动脉漂浮导管的监测是不可缺少的,是非常必要的临床监测指标。

(一)适应证

1. 用 Swan-Ganz 导管监测肺动脉压力和温度稀释法测定心排血量、心排血指数,此方法是临床评估危重患者心功能和血流动力学变化的主要方法。对危重患者,尤其是血流动力学不稳定的重症患者如急性心肌梗死伴泵衰竭、急性右心室梗死、休克、呼吸衰竭、高危患者术中及术后的监测,外伤患者及心力衰竭患者的液体疗法等病情评估,诊断及治疗具有重要的临床指导意义。

2. 评估单纯二尖瓣狭窄患者瓣膜狭窄面积。

3. 原发性肺动脉高压及继发性肺动脉高压的鉴别。

4. 怀疑肺动脉栓塞又不能用其他方法确诊者。

5. 怀疑有其他肺血管疾病,如肺动脉狭窄、异常肺静脉引流,肺静脉瘘等。

(二)禁忌证

1. 有出血性疾病及目前正存在出血倾向的患者。

2. 免疫抑制及凝血机制障碍的患者。

3. 已处于临终状态的患者。

4. 静脉局部皮肤有感染灶者。

（三）操作技术

1. 必备物品

（1）Swan-Ganz 热稀释球囊漂浮导管，常选用 7F、6F 四腔导管。

（2）生理多导记录仪。

（3）压力换能器。

（4）心排出量测量仪，临床使用的为定热稀释法测量。

（5）加压输液装置及输液设备三通输液器等。

（6）心脏监护仪。

（7）血气分析仪。

（8）急救用品。

2. 术前准备　加压输液器，内装 1~2ml 的肝素生理盐水，连接三通装置，一个接头连接加压输液器，一个接头连接冲洗装置与患者的静脉导管相连，另一个接头连接压力换能器。

压力换能器，一个接头连接三通装置，一个接头开口为大气开关（零点）置于胸部中线水平，换能器下导线连接多导生理记录仪进行压力测量。

3. 静脉置管

（1）选择置管静脉：肘正中静脉、颈内静脉、颈外静脉、锁骨下静脉、大隐静脉及股静脉。临床上根据患者情况及操作医师经验选择不同的静脉，通常多选用股静脉及锁骨下静脉。

（2）穿刺点定位：根据选择静脉的局部解剖确定穿刺点位置（可参阅第 51 章静脉穿刺术）。

（3）置管技术：置管技术有多种方法，每种方法各有其特点，一般根据患者状况、选择的静脉和当时设备条件及操作医师的经验选择不同的方法，常用的置管方法有套管针置管法、导丝置管法。

4. 操作及要点

（1）患者体位：患者取仰卧位，下肢轻度外展。

（2）穿刺点定位：选择股静脉置管，穿刺点选在腹股沟韧带下方 2~3cm 股三角股动脉搏动内侧 0.5cm 处。

（3）消毒：3% 碘酒消毒局部皮肤，75% 酒精二次脱碘处理，0.1% 苯扎溴铵消毒会阴部，铺无菌巾。

（4）麻醉：用 0.5% 普鲁卡因在穿刺部位周围局部浸润麻醉。

（5）操作：通常采用导丝置管法。将穿刺针连接装有生理盐水的注射器，在穿刺点将皮肤切开 0.3cm 切口，穿刺针从皮肤切口进入皮下，沿股动脉内侧穿入股静脉，有暗红色回血时，取下注射器，用手指封住穿刺针尾，将金属导丝从穿刺针尾放入，经股静脉进入髂外静脉，拔出穿刺针。将静脉套管沿金属导丝放入股静脉，抽出金属导丝，将 7F 四腔心导管从套管放入股静脉，缓慢送到髂外静脉，退出套管，将心导管连接输液器的三通装置缓慢送入心导管达下腔静脉，部分充盈气囊，可见压力曲线随呼吸而变化。压力曲线变化是导管进入胸腔标志。将导管送至右心房时可出现右心房典型低平压力曲线，同时测得右房压力，一般右房平均压在 2~6mmHg（0.266~0.798kPa）。导管在进入右房后，即将气囊充满定量的二氧化碳气（一般 0.8~1.0ml）。利用血流带动气囊导管漂浮前进，此时，随患者的呼吸轻轻送入，切勿过快，要缓慢推送导管。同时，边进管边监测压力。当导管漂浮到右心室时立即显示出典型的右室高大的曲线,同时进行测压,右室压力正常值:收缩压 20~30mmHg(2.66~3.99kPa),舒张压 0~0.5mmHg(0~0.665kPa)。导管进入右室可激惹右心壁引发室性期前收缩,时间过长则有出现室性心律失常的危险,因此,在右室测压后立即将导管送入肺动脉,显示肺动脉压力曲线,同时进行肺动脉测压,其收缩压相等于右心室收缩压,舒张压相等于下一个右心室收缩前肺动脉压最低值,肺动脉舒张压反映左室功能。顺应血流缓慢放入导管,出现肺动脉嵌压曲线图时,应立即放出气囊中的气体,测得肺动脉嵌压平均值 8~12mmHg(1.06~1.60kPa),肺动脉嵌压就相等于肺静脉压、右房平均压、左心室充盈末压,它反映心脏前负荷的状况。

5. 推算氧输送量及氧消耗量

(1)氧输送量(DO_2):是监测及指导危、重症患者治疗的重要指标。

氧输送量 =[(血红蛋白 × 氧饱和度 ×1.39)+(氧分压 ×0.0031)]× 心排血量

氧输送量 = 动脉氧容量 ×10× 心脏指数

正常值:520~720ml(min·m^2)

(2)氧消耗量(VO_2):是一项极为重要的监测危重患者代谢功能的指标。

氧消耗量 = 心排血量 ×(动脉与静脉混合血氧含量差)×10

正常值:100~170ml/(min·m^2)

(3)氧摄取率:是一项监测危重患者代谢功能的指标,指示动静脉存在短路或细胞功能严重受限情况。

氧摄取率 =(动脉氧容量 – 静脉氧容量)/ 动脉氧容量

正常值:22%~30%

二、心导管术

心导管术是诊断和鉴别诊断心血管疾病、监护观察心脏手术及危重患者病情变化、研究心脏循环系统血流动力学及心脏电生理的重要方法。心导管术应用于临床已有 80 余年历史,最先施行的是右心导管检查,继而发展为左心导管检查。在此基础上陆续出现了其他的介入性操作技术,如选择性心血管造影术,许多先天性心脏病的病变可经介入治疗替代传统的外科开胸手术,如室间隔封堵术、房间隔封堵术、动脉导管未闭堵闭术等,使传统外科治疗方法发生根本性改变。选择性冠状动脉造影术、经皮球囊瓣膜成形术、经心内膜临时(永久)心脏起搏术、心腔内心电图、经皮冠状动脉成形术、经皮冠状动脉支架置入术、导管射频消融术等介入性治疗技术,大大丰富了心导管术检查内容,推动了心脏内外科的发展。目前心导管术已远远超出了临床诊断的范畴,而进入治疗的领域,并逐渐成为具有心脏病学诊断和治疗意义的专门学科——介入性心脏病学。

(一)心导管术临床应用范围

1. 右心导管术 右心导管术是将一根特殊的 X 线不易穿透的心导管经静脉,在 X 线透视下,沿静脉达右侧心脏各部和肺动脉及其分支,根据导管走行径路,观察各部位的压力及血氧含量,计算出心排血量、心排血指数及分流量等。临床应用范围:

(1)对一些心血管疾病进行诊断及选择最佳治疗方案:

1)先天性心血管疾病:依心导管走行径路(如动脉导管未闭,心导管可经主肺动脉达降主动脉得以确诊;导管可经间隔缺损,证实缺损的存在等)、心脏各部压力及血氧含量测定,计算心排血量、分流量、肺循环阻力等,并结合心血管造影术可对一些先天性心血管疾病作出明确诊断,为手术提供重要依据。并对一些先天性心脏病行介入性治疗,如房间隔缺损可行房间隔缺损封堵术,对肺动脉瓣狭窄可行瓣膜球囊扩张术等。

2)可对三尖瓣、肺动脉瓣疾病、心包疾病、心肌病、原发性肺动脉扩张及原发性肺动脉高压症等疾病的诊断提供依据。

3)对一些先天性心脏病行介入性治疗,如房间隔缺损行缺损封堵术、对室间隔缺损行缺损封堵术、对肺动脉瓣狭窄可行瓣膜球囊扩张术等。

4)将心导管送至肝静脉、肾静脉,进行血液生化等方面检查,以协助对肝、肾疾病的诊断。

5)经心导管作心内膜心肌活检,用于对心肌病和心肌炎等疾病的诊断。

(2)右心及肺动脉造影:一些复杂的心血管疾病,单靠右心导管检查有局限性,需要结合造影术以明确诊断。如肺动脉狭窄、埃勃斯坦畸形、法洛三联症、法洛四联症、肺动脉栓塞等疾病均可行造影得以诊断。

(3)心脏血流动力学研究:将心导管送入肺小动脉末梢处,测定其“毛细血管压”,可估计其心功能及协助诊断单纯性二尖瓣狭窄的程度。应用气囊导管(Swan-Ganz导管)顺血流进入腔静脉、心房、心室、肺动脉等部位并测定其压力,计算心排血量、心排血指数、射血分数等可对危重病例如心源性休克、急性心肌梗死并发泵衰竭,心脏手术后循环功能不稳定等进行心功能鉴别,以指导用药及观察其疗效。

(4)经静脉人工心脏起搏术:经静脉放置心脏起搏导管达心房或/和心室特定部位并以脉冲发生器连接,以一定频率和强度的电脉冲刺激心脏,以治疗严重的心动过缓、房室传导阻滞、病态窦房结综合征、快速心律失常等严重心律失常。

(5)心腔电生理检查:将特殊的电极导管经周围血管(及颈部血管)达心腔不同部位(如心房、心室、希氏束等部位),记录不同部位心腔内心电图,并结合电刺激技术行电生理研究,以揭示心律失常发生机制,并对异常传导径路(或兴奋灶)进行射频消融治疗。

2. 左心导管术　左心导管术是将特殊的心导管经周围动脉,在 X 线透视指引下,沿周围动脉达主动脉、冠状动脉及左心室,结合心血管造影术,对其病变进行诊断。临床应用范围:

(1)左心及动脉系统疾病的诊断:经左心导管检查可测定主动脉、左心室各部位压力,可对左心功能进行测定,结合造影术可对二尖瓣或主动脉瓣疾病、动脉导管未闭、室间隔缺损、动静脉瘘、主动脉瘤、主动脉狭窄、心肌病、肾动脉及周围动脉狭窄等疾病作出诊断。对有的疾病可行介入性治疗,如主动脉瓣狭窄可行瓣膜球囊扩张术,肾动脉或周围动脉局限狭窄(如颈动脉狭窄)可行支架放置术,对室间隔缺损可行室间隔缺损封堵术,对动脉导管未闭行动脉导管封堵术等治疗。

(2)选择性冠状动脉造影术:用特制导管经动脉逆行插管达主动脉根部,并分别放置于左、右冠状动脉开口处,作左右冠状动脉造影,以诊断冠心病、冠状动脉畸形,为介入治疗或外科搭桥术提供依据。

(3)左心导管介入治疗术:对有的疾病可行介入性治疗:如主动脉瓣狭窄可行瓣膜球囊扩张术、肾动脉或周围动脉局限狭窄(如颈动脉狭窄)可行支架放置术、对室间隔缺损可行室间隔缺损封堵术、对动脉导管未闭行动脉导管封堵术、对急性冠脉综合征患者可行经皮冠状动脉腔内成形术或（和）经皮冠状动脉内支架术、经皮冠状动脉旋切术等介入治疗、对梗阻性肥厚型心肌病行经皮间隔心肌消融术等。

（4）左心电生理研究：将特制电极导管经周围动脉达左心腔不同部位，如左束支等行靶点标测，以揭示心律失常发生机制并对靶点行射频消融术等。

（二）心导管检查的禁忌证及其危险性

1. 禁忌证

（1）不能控制的心力衰竭、心律失常、肾及肝衰竭、电解质紊乱、尤为低钾、低镁等。

（2）急性及慢性感染、败血症、感染性心内膜炎、药物中毒等。

（3）不能控制的全身性疾病：如结缔组织疾病、血液病、风湿活动等。

（4）妊娠、近期有栓塞史、出血倾向等。

2. 并发症　心导管术并发症为1%~2%，死亡率为1‰~2‰。并发症包括血管痉挛、导管打结、导管折断、栓塞（血栓、气栓、动脉粥样斑块）、心功能不全、各种心律失常（尤为导管在心腔内）、肺水肿、心脏穿孔、心内膜炎等。

（三）心导管术检查所需设备

1. 专门的心导管室　起码不小于$45m^2$，高2m的空间。

2. X线机　必具备行心血管造影，又可随时摄片和连续透视的机器，并能对图像进行分析储存（工作站）。

3. 多导生理记录仪。

4. 心脏除颤器（带心电图示波及记录）。

5. 呼吸机、氧气及常备急救药柜。

6. 各种诊断用左、右心导管及其特殊功能导管　如猪尾巴导管、左右冠状动脉造影管、气囊漂浮导管、临时起搏导管、临时起搏器、导引钢丝、穿刺针、支架等。

（四）心导管室人员配置

1. 医师　年轻，具有丰富的心血管专业知识，并受过专门心导管训练，有心肺复苏经验的心血管医师。

2. 技术员　包括放射科技术员及心电图、压力监测技术员，要具备以下要求：

（1）熟练掌握心导管造影机性能及操作。

（2）熟练掌握心电图的变化并随时记录。

（3）熟练掌握多导生理仪、除颤器、呼吸机等仪器的性能及运用。

3. 护士　行手术准备，护理及手术中配合。

（五）心导管术术前准备

1. 患者的准备

（1）全身常规检查：血、尿、便常规，血小板计数、血沉、血型、出凝血时间、肝功能、肾功能、电解质、乙肝及艾滋病抗原检查。

（2）心脏常规检查：心脏三位相、心电图及超声心动图检查。

（3）碘过敏试验、麻药过敏试验、青霉素过敏试验。

（4）术前一日洗澡并行手术相应部位局部备皮，检查电解质尤其是血钾情况，术前禁食4小时，如作经皮腔内冠状动脉成形术（percutaneous transluminal coronary angioplasty, PTCA）及支架术，术前三天服阿司匹林100~300mg/d，如紧急介入术时阿司匹林300mg，然后长期服用阿司匹林 75~100mg/d。在首次或再次 PCI 之前或当时,应尽快服用初始负荷量氯吡格雷 300mg(拟直接 PCI 者,最好服用氯吡格雷 600mg)。

(5)术前 1 小时排空大小便。

(6)术中保留静脉通道。

2. 医师的准备

(1)详细了解患者病情,严格进行手术适应证的选择。

(2)向患者及家属谈及导管手术意义,手术情况,解除患者心理障碍,以求术中能很好配合手术。

(3)认真履行手术签字手续。

(4)制订手术方案,选定好所用的心导管及其他器械,检查抢救设备,认真估计术中并发症的问题,做好相应应急措施。

(六)术后患者处理

1. 补足血容量,多饮水以利排尿,加快造影剂排空。

2. 手术穿刺部血管加压绷带包扎后沙袋压迫 6~12 小时,以防出血或血肿形成。

3. 密切观察穿刺侧肢体远端血管搏动及皮肤温度、颜色等情况。

4. 密切观察血压、脉搏、呼吸等生命体征 24 小时,必要时行心电、血压监测。

5. 常规抗生素治疗 3 天,以预防感染。

6. 如作 PTCA 及支架术,术后用低分子肝素 5~7 天,支架术后服氯吡格雷至少 12 个月。

7. 监测心肌损伤标志物。

(七)如何分析心导管报告

一般讲心导管报告应包括以下内容:

1. 一般内容　所用导管、型号、参加人员、手术方式(右心/左心)、导管走行途径,心脏及各部分压力情况,计算心排血量、心排血指数、有无分流量等,术中患者反应及其特殊处理。

2. 特殊内容　选择性心血管检查及造影所见,造影剂用量,造影透照的角度,血管或心腔显影情况,心室壁运动情况及心功能。如经皮冠状动脉成形术中球囊大小、所用压力及扩张效果,支架放置术情况等。

(李 昂　那开宪)

54

射频消融术

射频导管消融术是通过射频电流经置于心脏的电极导管释放一定的物理能量,通过阻断心动过速传导的必经途径:消融异位兴奋灶或消融引起心动过速的折返途径,达到根治或控制心律失常发作的一种介入性治疗方法,因避免了开胸手术,易于被患者所接受,具有疗程短、痛苦少、并发症少、费用低、疗效高的优点,是近些年来心脏病治疗学重大进展之一。射频导管消融术(RFCA)治疗快速性心律失常自 1991 年引入我国以来,得到了快速发展和及。

一、适应证

(一)成人适应证

1. 绝对适应证

(1) W-P-W 并 Af 伴快速心室率致血流动力学障碍或已有心力衰竭。

(2) 房室折返性心动过速(AVRT)、房室交界区折返性心动过速(AVJRT)、房性心动过速、典型房扑和特发性室性心动过速(包括反复性单形性室性心动过速)、反复发作者或合并心力衰竭或有血流动力学障碍者。

(3) 非典型房扑,发作频繁,心室率不易控制者。

(4) 不适当的窦性心动过速合并心动过速性心肌病。

(5) 慢性心房颤动合并快速心室率且药物不易控制;合并心动过速心肌病者进行房室交界区消融术。

2. 相对适应证

(1) W-P-W 合并阵发性心房颤动心室率不快者。

(2) 显性预激无心动过速,但有明显胸闷症状,排除其他病因者。

(3) 从事特殊职业(司机、飞行员、高空作业等),或有升学、就业等需求的显性预激者。

(4) AVRT、AVJRT、房性心动过速、典型房扑和特发性室性心动过速(包括反复性单形性室性心动过速)发作次数少,症状轻者。

(5) 阵发性心房颤动反复发作,症状严重,药物预防发作效果不好,本人愿根治者。

(6) 房扑发作次数少,症状重者。

(7) 不适当窦性心动过速反复发作,药物治疗效果不好。

(8) 心肌梗死后室性心动过速,发作次数多,药物治疗差,或不可耐受者。

(9) 频繁室性期前收缩,症状严重,影响生活、工作或学习,药物治疗无效者。

3. 禁忌证

（1）显性预激无心动过速，无症状者。

（2）不适当窦性心动过速药物治疗效果好。

（3）阵发性心房颤动药物治疗效果好或发作症状轻者。

（4）频繁室性期前收缩，症状不严重，不影响生活、工作或学习。

（5）心肌梗死后室性心动过速，发作时心率不快，并且药物可预防其发作。

（二）儿童适应证

1. 绝对适应证

（1）年龄 <4 岁：

1）AVRT、典型房扑，心动过速呈持续性或反复性发作，伴血流动力学障碍，所有抗心律失常药物治疗无效者。

2）显性预激综合征右侧游离壁旁道，心动过速呈持续性发作，伴血流动力学障碍者。

（2）年龄 >4 岁：

1）房性心动过速，心动过速呈持续性或反复性发作，有血流动力学障碍，抗心律失常药物治疗无效者。

2）AVRT、特发性室性心动过速，心动过速呈持续性或反复性发作，伴血流动力学障碍者。

3）W-P-W 综合征伴晕厥。

4）W-P-W 综合征合并心房颤动并快速心室率。

（3）AVJRT

1）年龄 <7 岁：心动过速呈持续性或反复发作，有血流动力学障碍，抗心律失常药物治疗无效。

2）年龄 >7 岁：心动过速呈持续性或反复性发作，有血流动力学障碍者。

2. 相对适应证

（1）年龄 <4 岁者：

1）AVRT、典型房扑，心动过速呈持续性或反复性发作，有血流动力学障碍者。

2）显性预激综合征右侧游离壁旁道，心动过速呈持续性或反复发作者。

（2）年龄 >4 岁者：

1）房性心动过速、心动过速呈持续性或反复性发作，有血流动力学障碍，除胺碘酮以外的抗心律失常药物治疗无效者。

2）AVRT、特发性室性心动过速，心动过速呈持续性或反复性发作者。

3）W-P-W 综合征合并心房颤动并心室率不快者。

（3）AVJRT

1）年龄 ≤7 岁：心动过速呈持续性或反复性发作，有血流动力学障碍，除胺碘酮以外的抗心律失常药物治疗无效者。

2）年龄 ≥7 岁：心动过速呈持续性或反复性发作。

（4）先天性心脏病手术前发生的 AVRT 和 AVJRT，术前进行导管射频消融治疗，可缩短手术时间和降低手术危险性。

（5）先天性心脏病手术发生获得性持续性房扑，除外因心脏手术残余畸形血流动力学改变所致真正意义的切口折返性房性心动过速。

3. 禁忌证

（1）年龄 <4 岁者：

1）AVRT、AVJRT、典型房扑，心动过速呈持续性和反复性发作，无血流动力学障碍。

2）显性预激综合征右侧游离壁旁道，心动过速发作次数少，症状轻。

（2）年龄 >4 岁者：

1）房性心动过速：心动过速呈持续性和反复性发作，有血流动力学障碍，除胺碘酮以外的抗心律失常药物治疗有效者。

2）AVRT、AVJRT 和特发性室性心动过速：心动过速发作次数少，症状轻者。

（3）先天性心脏病手术后切口折返性房性心动过速，因心脏手术残余畸形血流动力学改变所致的房性心动过速。

二、RFCA 术前准备

（一）患者准备

同心导管术术前准备。术前应停用抗心律失常药物至少 5 个半衰期。

（二）医师准备

1. 详细了解患者病史，并进行详细体格检查，严格进行手术适应证选择，向患者及家属谈及手术过程和可能发生的并发症以及采取的相应措施。

2. 认真分析患者心电生理资料，制订手术方案，选择好所用的导管及器械，检查抢救设备（如麻醉机、呼吸机等性能）。

3. 认真履行手术签字手续。

4. 对于儿童不能术中充分合作者，应考虑全身麻醉。

5. 严格控制儿童放射线照射剂量及加强对甲状腺及性腺的防护。

三、术后患者处理

同心导管术。

四、RFCA 并发症

（一）完全性房室传导阻滞

1. 常见下述心动过速的消融

（1）AVJRT。

（2）间隔部位旁道。

（3）游离壁部位旁道。

（4）间隔部位房性心动过速。

（5）房扑。

（6）室性心动过速（消融部位邻近 His 束）。

2. 常见发生原因

（1）消融部位偏移或靶点图判定有误、损伤房室结、His 束或束支。

（2）放电次数过多及放电部位过广。

（3）消融引起房室结动脉痉挛、损伤、血栓形成及闭塞。

（4）老年房室结功能障碍。

3. 防治

（1）术者应具备扎实的心脏电生理学基础，熟练的心导管技术及丰富的心脏血管影像学知识和高度的责任感。

（2）认真选择好靶点图，控制放电次数和消融能量。

（3）放电过程中应密切连续观察心电变化和 X 线影像，以便及时发现导管尖端位置变化。

（4）术后两周仍为完全性 AVB，应安置永久心脏起搏器治疗。

（二）心室颤动

1. 发生原因

（1）导管刺激心室。

（2）超速和程控刺激心室终止心动过速时间过长。

（3）引起室性心动过速靶点放电。

（4）仪器接触不良而漏电。

2. 防治

（1）术前对所用仪器均作详细检查，尤其是射频消融仪及除颤仪，要熟悉及掌握心动过速的诱发及终止条件。

（2）每次诱发心动过速的时间不宜过长，以免引起和加重心脏缺血。

（3）术中要密切心电监护，尤其是消融时。

（4）时刻做好除颤准备。

（三）心脏压塞

1. 发生原因

（1）手术操作粗鲁，尤其是在冠状静脉窦、右心房及右心室等心肌较薄弱处。

（2）射频消融时放电功率较大。

（3）射频消融导管与心肌接触张力过大。

（4）射频消融导管尖端过硬，手术操作时力量过大。

2. 临床表现

（1）烦躁不安、面色苍白、血压下降、心室率慢、心尖搏动减弱或消失。

（2）胸透示心影增大、心脏搏动减弱或消失。

（3）超声心动图可见心包积液和心脏压塞征。

3. 防治

（1）操作应轻柔，尤其是心肌较薄弱处。

（2）选用柔软的导管，接触心肌时不要用力太大。

（3）消融时所需放电功率要适中，不宜过大。

（4）尽可能采用温控消融方式以减少炭化。

4. 治疗

（1）于心脏超声指引下作心包穿刺引流术，必要时于 X 线透视指引下操作。

（2）对于心包穿刺引流后 1 小时仍有新的积血者，则作开胸手术修补术。

（四）血栓形成及栓塞（含肺栓塞）

1. 发生原因

（1）术中肝素用量不足。

（2）术中操作过猛，手法过重，损伤血管内膜或碰落内膜上的血栓或动脉粥样硬化斑块。

（3）消融导管电极血痂脱落。

（4）术后穿刺部位局部压迫时间过长或卧床时间过长。

2. 防治

（1）手术操作要轻柔、准确，术中肝素用量必须肝素化。

（2）尽可能采用温控消融方式以减少炭化。

（3）缩短卧床时间，股静脉穿刺者卧床 <6 小时，股动脉穿刺者卧床 <12 小时。

（五）急性冠状动脉供血不足及急性心肌梗死

1. 原因

（1）有冠心病史。

（2）跨主动脉瓣操作时，大头电极导管进入左冠状动脉主干。

（3）大头电极导管误入冠状动脉内或在其附近放电。

2. 防治

（1）术者应有丰富的冠状动脉解剖及冠脉影像学知识。

（2）必要时作冠状动脉造影术，确定冠状动脉走行。

（3）术中严密观察患者心电图改变及心绞痛症状，一旦发生急性心肌缺血，停止其放电，如于冠状动脉附近消融，应应用小电功率消融。

（六）瓣膜损伤

1. 原因

（1）操作粗鲁。

（2）大头电极导管进入心室，未作成形弯曲。

2. 防治

（1）送导管时动作轻柔，遇有阻力不可盲目推进。

（2）消融导管跨过主动脉瓣进入心室时，应弯进直出，并尽量让消融大头电极导管在左室流入道或二尖瓣口处，以避免与乳头肌、腱索相接触。

（七）误穿锁骨下动脉，为常见并发症之一

1. 预防

（1）熟悉锁骨下静脉、动脉的解剖。

（2）选择好穿刺点：以锁骨中点稍偏外为穿刺点。

（3）穿刺侧肩部用布垫适当垫高，患者取头低位，以扩大锁骨与第一肋骨间隙。

（4）送入扩张管前，要确认指引钢丝进入下腔静脉。

2. 治疗

（1）确认穿刺锁骨下动脉后，避免扩张，应局部压迫止血。

（2）如已行扩张者，应手术切口直视下拔除鞘管。

（八）血肿、股动静脉瘘

1. 原因

（1）同时穿刺穿通股动静脉。

（2）不适当局部压迫止血。

2. 防治

（1）穿刺时做到定位准确,力求一次穿刺成功。

（2）规范局部压迫止血。

（3）血肿较大应切开引流。

（4）拔除血管鞘管时,宜先拔除动脉鞘管,压迫止血后再行拔除静脉鞘管。

（九）血管迷走神经反射（拔管综合征）

1. 发生原因

（1）血容量不足。

（2）拔管前紧张及疼痛。

2. 临床表现　心悸、心率慢、面色苍白、血压下降、出汗、恶心、呕吐,严重者呼吸、心搏骤停。

3. 防治

（1）术前向患者充分谈及手术过程,解除其紧张及焦虑。

（2）拔管前补充足够的血容量,拔管时局部充分麻醉、止痛。

（3）拔管后 1~2 小时密切观察生命体征。

（十）其他并发症

可有气胸、血胸、动脉夹层、感染性心内膜炎、电极片脱落等并发症但均发生率低,少见。

（那开宪）

参 考 文 献

［1］Chen SA, Tai CT, Tsai CF, et al. Radiofrequency catheter ablation of atrial fibrillation initiated. By pulmonary vein ectopic beats. J Cardiovase Electrophysiol, 2000, 11（2）: 218-227.

［2］Spwrry RE, Ellenbogen KA, Wood MA, et al. Radiofrequency catheter ablation of sinus node reentrant tachycardia. PACE, 1993, 16（11）: 2202-2209.

［3］Clague JR, Dagres N, Kott Kamp H, et al. Targeting the slow pathway far atrioventricular nodal reentrant tachy cardia Initial results and long term follow up in 379 consecutive patients. Eur Heart J, 2001, 22（1）: 82-88.

［4］Scheuimman MM, Huany S. The 1998 NASPE prospective catheter ablation registry. PACE, 2000, 23（6）: 1020-1028.

［5］Zado ES, Callans DJ, Gottieb CD, et al Efficacy and Safety of catheter ablation in octogenarians. J Am Coll Cardiol, 2000, 35（2）: 458-462.

［6］Haissaguerre M, Jais P, Shab DC, et al. Spontaneous initiation of atrial fibrillation by ectopic beats originating in the pulmonary Veius. N Engl J Med, 1998, 339（10）: 659-666.

［7］中国生物医学工程学会起搏与电生理分会,中华医学会心电生理和起搏分会,中国心脏起搏与心电生理杂志编辑部. 射频导管消融治疗快速心律失常指南. 中国心脏起搏与心电生理杂志, 2002, 16（2）: 81-95.

55

鼻胃插管术

一、适应证

1. 胃张力缺乏或肠梗阻时,用于胃肠减压。
2. 排出摄入的毒物。
3. 采集胃内容物标本进行分析。
4. 鼻饲供给营养。

二、禁忌证

1. 鼻咽或食管梗阻。
2. 颌面创伤。
3. 不能控制的血液凝固异常。
4. 严重食管静脉曲张。

三、操作方法

患者行胃管插管术取端坐位或左侧卧位,头稍前屈,将经润滑的插管从鼻孔插入,朝后方循鼻咽往下推进,管顶端达咽后壁时,嘱患者做吞咽动作,或嘱患者经吸管饮水。

如患者呼吸时猛烈咳嗽并有空气从管中逸出,表明插管误入气管。如能用注射器吸出胃液,证明插管已插入胃。注入 20~30ml 的空气,在左肋下区用听诊器听到气过水声,也可确定插管在胃内。

如作胃肠减压则接上胃肠减压器。如为作检查用,则将引流物分别装入容器内以备查用。

四、并发症

1. 鼻咽损伤伴有出血。
2. 吸入性肺炎。
3. 食管损伤。
4. 胃出血或穿孔。
5. 罕见的纵隔穿透。

（刘凤奎）

56

后穹隆穿刺术

后穹隆指阴道后穹隆,它紧贴于直肠子宫陷凹部位。而直肠子宫陷凹是体腔最低位置,盆、腹腔的液体均易积聚于该处,盆腔的一些病变包括肿瘤,也常易累及此处,所以通常后穹隆穿刺所得标本的检测,可用于多疾病的诊断。

由于后穹隆穿刺安全、简便,又能快速地得到结果,所以已广泛应用于妇科临床,特别是妇科疾病的诊断中。此外,它还可应用于某些疾病的治疗,如盆腔脓肿、卵巢子宫异位囊肿等。近年来,随着各种助孕技术的发展,又开展了在超声介导下经后穹隆穿刺取卵,为其应用开辟了新的领域。

一、适应证

1. 急性腹痛、急性贫血、原因不明的休克、怀疑腹腔内出血者。

2. 妇科检查发现后穹隆饱满、触痛或直肠子宫陷凹内性质不明的肿块,为明确盆、腹腔积液和肿块内容的性质。若高度怀疑恶性肿瘤则尽量避免穿刺。

3. 盆腔脓肿、卵巢巧克力囊肿确诊后,通过后穹隆穿刺继续清除囊内容物,同时向囊腔内注射药物。

4. 助孕技术中取卵。

二、操作方法

1. 排尿后取膀胱截石位,病情严重无法排尿者需导尿。

2. 常规消毒外阴、阴道,放置阴道窥器暴露宫颈,再次消毒阴道壁和宫颈,重点消毒后穹隆部位。

3. 以宫颈钳夹持宫颈后唇向前牵引,充分暴露后穹隆,用碘酒、酒精消毒准备穿刺的部位。

4. 将 18~22 号腰椎穿刺针连接于 5~10ml 注射器上,在后穹隆中央部、距宫颈后唇与阴道后壁交接处下方约 1cm 部位进针,注意取与宫颈平行而稍向后的方向刺入约 2~3cm 深度,当有落空感时表示已进入盆腔,可边抽吸边回退针头,同时观察注射器内是否有液体,一般液体量 5ml 左右即能供检查使用。若对肿物进行穿刺,应选择最突出部位或囊性感最明显部位进针。

5. 拔出针头,局部出血可用无菌纱布压迫,止血后取出窥器。

三、注意事项

1. 严格消毒,预防感染。

2. 正确把握进针方向、深度,避免损伤子宫壁、直肠。

3. 若回吸时发现注射器内无液体,应稍转动针头位置,以证实针头确在直肠子宫陷凹空隙中。有时直肠子宫陷凹内液体量较少,难以吸到,可让患者取半坐位后再试吸。必要时可改行腹腔穿刺。

4. 若注射器内为鲜血且回吸不畅,有可能误入血管内,应稍退回针头并改变方向再抽吸。必要时拔出针头重新穿刺。

5. 进行直肠子宫陷凹内肿物穿刺注药时,最好经超声准确定位后进行,以防误伤。

四、标本结果判断

1. 吸出鲜血,放置 4~5 分钟,凝固者是血管内血液,放置 6 分钟以上,血液不凝固,说明是腹腔内出血。

2. 标本若为淡红色或淡黄色稍浑浊液体,常是炎性渗出物,多见于盆腔炎患者,可做实验室涂片检查。

3. 标本为脓液,应考虑盆腔脓肿破裂或化脓性腹膜炎。

4. 标本为清亮、淡黄色液体,可能为腹水,应做常规、生化检查和细胞学检查。血性腹水需排除恶性肿瘤。

5. 抽出浓稠巧克力样血液,常提示卵巢巧克力囊肿破裂。

6. 无论后穹隆穿刺结果是阳性还是阴性,也无论抽出物的性状如何,其诊断意义必须密切结合临床来进行判断。

（刘 宜）

57

不完全流产刮宫

一、适应证

难免流产、不全流产患者,一旦明确诊断,为尽快清除宫腔内的胚胎组织和积血,促使子宫收缩以达到控制出血的目的,应及早实施刮宫术。

对于合并宫腔或盆腔感染者,除非有阴道大量出血,一般应先抗感染治疗数日后,再行清宫术,术后继续抗感染治疗。

二、操作方法

1. 排尿后取膀胱截石位,必要时导尿。

2. 常规消毒外阴、阴道、宫颈后,行阴道检查,了解子宫颈口扩张情况及子宫位置、大小,附件有无异常。

3. 用窥器暴露宫颈,再次消毒阴道壁和宫颈,用宫颈钳固定宫颈前唇和后唇,向外牵拉,尽量使子宫呈水平位。

4. 探针探测子宫腔方向和深度,明确宫腔内有无阻塞及粘连。

5. 宫颈口已扩张者,不需再用器械扩张。宫颈口已回缩、估计难行宫腔操作者,可用扩宫器扩张宫颈至 8 号。

6. 子宫较大,估计宫腔内组织较多者,可先用胎盘钳夹取较大块的组织。否则直接用刮匙进行刮宫。刮宫时要按顺序刮子宫腔四壁,直至干净为止。最后再以小刮匙清理两侧宫角部位。

7. 术毕取下宫颈钳,观察局部无出血即可取出窥器。

8. 刮出物应全部放入甲醛液中送病理检查。

三、注意事项

1. 失血过多、血压低或休克者,应予以输液,必要时输血。

2. 对子宫较大或质地柔软者,可酌情应用宫缩剂以减少出血。常用催产素。

(1)用法:静脉滴注或直接入小壶,用于有静脉输液者。肌内注射,直接注射于宫颈。

(2)用量:一般用 10~20 单位,也可酌情增加用量。应用催产素效果不佳者,可于刮宫术毕肌注麦角新碱 0.2mg。

为防止术后阴道出血,也可将催产素 20 单位加于 5% 葡萄糖液 200ml 内,持续静脉滴注。

3. 严格遵守操作规程,进出器械要顺着宫腔方向,手法轻柔,避免子宫穿孔。

4. 术中如遇宫壁有粘连组织,刮取困难且出血多时,在宫腔基本刮净的前提下,可用宫缩剂控制出血后,不再手术。待数日后行 B 超检查,宫腔确有残留组织者,可再行刮宫术,此时子宫已缩复变小,宫壁也不过于柔软,手术较易完成。

5. 注意无菌操作,防止感染。

6. 术后口服抗生素、宫缩药 3~5 天　常用药物有:甲磺酸左氧氟沙星,0.1~0.2g,每日 2 次;阿奇霉素,0.25g,每日 1 次;益母草冲剂,每次 1 袋,每日 3 次。

7. 术后两周内禁止盆浴及性生活。

（刘　宜）

58

气管插管术

气管内插管是人工通气的有效方法,既便于气管内吸引,又可将氧直接加压入肺泡。

一、注意事项

1. 对喉头及气管反射强、声门紧闭、咳嗽剧烈者,插管宜慎重。

2. 对颈椎骨折、脱位的患者,应在牵引下同时进行,否则应行气管切开术。

3. 对主动脉弓主动脉瘤患者,插管时勿损伤气管壁,以防动脉瘤破裂。

4. 对颅内压升高的患者插管时,应避免剧烈刺激,防止引起剧烈咳嗽,以免引起颅内压力升高。

二、插管优点

1. 控制通气和潮气量。

2. 防止气道误吸。

3. 比氧气袋或面罩更容易控制通气,特别是在转运患者时更合适。

4. 可直接进入下呼吸道进行吸引。

5. 可作为一个给药的途径。

6. 可提高呼气终末正压呼吸的能力。

三、用物及设备

1. 无菌插管导管一套(30~40号)和管芯一个　插管:男患者选用36~40号,女患者选用32~36号,儿童以年龄加18作为选用的插管号。套囊:检查套囊有无漏气,一般打气3~5ml。

2. 喉镜一套　大号适用高大患者和外国人;中号适用中等身材的患者和中国人;小号适用于青年人和儿童。

3. 滑润油一瓶,牙垫一个。

4. 接头大小要适当不漏气。

5. 人工通气装置一套,呼吸机和氧气。

6. 负压吸引装置一套。

7. 表面麻醉喷雾器一具和表面麻醉剂。

8. 胶布、纱布、绷带、止血钳、注射器、开口器及剪刀等。

四、适应证

除高度喉头水肿或严重痉挛外,其他各种原因致呼吸道梗阻或发生呼吸停止者,均可行气管内插管并加压给氧。

五、操作步骤

1. 插管前准备

(1)检查所用器械是否功能良好。

(2)润滑导管芯、导管头及套管,管芯插入导管头不能伸出导管远端,将导管及管芯弯曲。

(3)检查患者牙齿有无松动、有无义齿;有无牙关紧闭和张口困难;有无颈椎疾病,颈部有无瘢痕、肿物;患者有无肥胖;观察患者自主呼吸情况,如 <12 次 / 分,则不宜操作。

2. 体位 如患者无创伤,取仰卧位,将患者头后仰。

3. 术者靠近患者,面对其头部,右手将患者下颌向前、向上托起,用拇指拨开其下口唇,左手持喉镜,从患者口腔右侧插入,同时将舌推开挤向左侧。

4. 左手持喉镜徐徐向咽部伸入,直至看清会厌后暴露声门。成人门齿到声门的距离约为 10~12cm。

5. 右手将气管插管插过声门,再进 3~5cm。于口腔内放置牙垫,将喉镜退出,退出管芯。插管过深易误入左或右主支气管致肺不张。

6. 将气管导管与牙垫固定好,并固定于两侧颊部。

7. 导管套囊充气 3~5ml 夹紧。

8. 连接呼吸机装置,打开氧气,调节呼吸机各项参数。注意用听诊器听双肺呼吸音,确定是否入气管。

9. 如经鼻腔插入,选择通畅的一侧鼻孔,涂润滑油再插入,经口腔插入喉镜。在直视下按上述经口插管处理。

六、注意事项

1. 气囊注气,以不漏气为度,不宜过分吹胀,以免压迫气管壁引起局部损伤。

2. 注意气管插管深度,插的过浅导管易脱出,过深导管误入左或右主支气管,导致气体交换不足,一侧肺不张。

3. 插管后留滞时间越短越好,12 小时放气。

4. 气管有痰要吸出时,要注意无菌操作。

5. 导管要固定好,患者翻身或搬动患者时要注意检查导管是否滑动。

6. 插管后观察 24 小时,注意患者有无呼吸困难、喉头水肿。在患者恢复自主呼吸时,可间断 3~4 小时放气一次,每次放气 5 分钟,防止压迫时间过长,造成局部缺血和坏死。

(刘凤奎)

纤维内镜在急诊中的应用

一、胃镜下常用治疗

（一）内镜下胃肠息肉高频电切除术

1. 适应证

（1）各种大小的有蒂息肉和腺瘤。

（2）直径 <2cm 的无蒂息肉和腺瘤。

（3）多发性腺瘤和息肉，散在分布者。

（4）胃镜下或病理检查无恶变者。

2. 禁忌证

（1）有内镜检查禁忌者。

（2）直径 >2cm 的无蒂息肉和腺瘤。

（3）多发性腺瘤和息肉，密集分布者。

（4）家族性腺瘤病。

（5）内镜下形态已有明显恶变者。

（6）有血小板减少或凝血机制障碍、出血倾向者。

3. 并发症

（1）出血。

（2）穿孔。

（3）溃疡。

（二）内镜微波治疗

适应证：

（1）急性消化道出血。

（2）消化道息肉。

（3）肿瘤的凝固治疗。

（三）食管、胃内异物的内镜治疗

经内镜摘取食管、胃内异物，治疗方法简便易行、并发症少、成功率高，目前已为国内外学者广泛应用。

1. 适应证

（1）无胃镜检查禁忌的食管、胃内异物者。

（2）术前确认异物不能自行排出，而能经内镜取出的，原则上应及早经内镜取异物治疗。

（3）儿童、精神失常、不合作者，应在静脉麻醉下取异物。

2. 禁忌证

（1）食管内异物嵌顿，特别是相当于主动脉弓部位的异物，嵌入黏膜或食管壁者。

（2）异物不规则、尖锐、多形、带钩、过大者，禁忌强行摘取。

（3）异物停留时间长，有溃疡形成者，禁忌强行摘取。

（4）估计可能自行排出的异物。

3. 并发症

（1）取异物时局部黏膜或黏膜下肌层撕裂伤出血。

（2）穿孔。

（3）异物经过咽喉部嵌顿窒息。

（四）胃镜检查的适应证、禁忌证和并发症

1. 适应证

（1）凡有上消化道症状，经各项检查（包括 X 线检查）未能确诊者。

（2）原因不明的上消化道出血者。

（3）已确诊的上消化道病变，需随访复查或进行治疗者。

（4）上消化道手术后仍有症状，需确诊者。

（5）治疗性内镜包括食管、胃内异物夹取，息肉切除，电凝止血及导入激光治疗贲门和食管恶性肿瘤等。

2. 禁忌证

（1）严重的心肺疾病或极度衰竭不能耐受检查者。

（2）精神病或严重智力障碍不能合作者。

（3）怀疑有胃肠穿孔或腐蚀性食管炎、胃炎的急性期。

（4）严重的脊柱成角畸形或纵隔疾病，如胸主动脉瘤等。

（5）严重高血压患者。

3. 并发症

（1）吸入性肺炎。

（2）出血。

（3）穿孔。

（4）心血管意外。

（5）急腹症。

（6）药物副作用。

（7）腮腺、颌下腺肿胀。

（8）下颌关节脱臼。

（9）胃镜嵌顿。

（10）感染，菌血症，败血症。

二、十二指肠镜治疗

（一）十二指肠乳头切开术

1. 自然排出胆石法（配排石组或针灸）。

2. 网篮取石法。

3. 适应证

（1）术后胆道残留结石。

（2）胆总管末端狭窄，有手术成形必要者。

（3）重症胆道感染需紧急引流者，急性梗阻性化脓性胆管炎。

（4）良性乳头狭窄，反复发作性胆囊炎者。

（5）为明确胆总管末端乳头壶腹部病变进行活检者。

（6）恶性肿瘤致胆道梗阻，行胆道内、外引流前切开。

（7）为插入子镜者。

4. 禁忌证

（1）绝对禁忌证：有出血倾向者，但纠正后仍可进行；肝内胆管狭窄的肝内胆管结石。

（2）相对禁忌证：术后引起的胆道狭窄，无法排石者；>3cm 的巨大结石（有碎石器者例外）。

5. 并发症

（1）乳头切开后早期并发症：出血，胆管炎，急性胰腺炎，穿孔，网篮嵌入，胆囊炎等。

（2）后期并发症：残留结石；切开后再狭窄，尽管很小，一旦形成切开部愈合狭窄，若欲再行切开应特别慎重，因很容易导致出血。

（二）内镜下胆道外引流术

经十二指肠镜进行胆道引流分为两种：一种为胆道内置引流管，再经十二指肠、胃、食管，最后经鼻腔将胆汁引流至体外，称为鼻胆引流，也称外引流；另一种是经内镜将支撑导管留置于胆道，将胆汁引流至十二指肠腔内，称内引流，即胆道十二指肠内引流。

1. 适应证

（1）胆道或胰腺引起的良、恶性病变所致胆道梗阻性黄疸。

（2）乳头切开自然排石期防止结石嵌顿。

（3）胆道滴注溶石药物。

（4）治疗胆道感染。

2. 禁忌证

（1）有出血倾向者。

（2）体质弱合并多种基础疾病者。

3. 并发症　本身不存在并发症，但有可能失败。其原因有导管滑脱，导管内胆沙、黏液阻塞，可经冲洗预防。一旦内置支撑管后出现发烧、黄疸，应考虑换管。另外有可能的并发症为：出血、急性胆道感染、急性胰腺炎、内支撑引流管脱出等。

（三）十二指肠镜（ERCP）的适应证、禁忌证和并发症

1. 适应证

（1）临床怀疑胰腺癌者。

（2）慢性胰腺炎或复发性胰腺炎的缓解期。

（3）梗阻性黄疸鉴别肝内、外梗阻困难者，或需要确定梗阻具体部位者。

（4）怀疑胆结石而常规胆管检查不能确诊者。

（5）肝胆管肿瘤及囊肿者。

（6）胆管或胆囊术后症状反复而常规检查不能确诊者。

（7）上腹部肿块疑为胰腺、胆疾病者。

（8）胰腺囊肿在做好术前准备情况下，为了确诊，可作为适应证。

（9）糖尿病常可有慢性胰腺炎、胰腺癌并发，有时亦可行 ERCP。

2. 禁忌证

（1）消化道梗阻。

（2）碘过敏者：根据国内外一些报道，有些有注射碘剂过敏史者，往往能安全耐受 ERCP。但由于造影剂有时可以通过导管进入胰腺而被吸收从肾脏排出，因此对有碘过敏史者作此检查仍有一定风险，一般以不作为宜。若病情迫切需要，则应做好抢救准备工作，方可进行。

（3）急性胰腺炎及慢性胰腺炎急性发作时。

（4）胆道感染伴发热者（需做引流者例外）。

（5）上消化道内镜检查禁忌者。

（6）有心功能不全者，急性心肌梗死、呼吸功能不全者。

3. 并发症

（1）镇静剂及解痉剂过量，引起药物中毒反应。

（2）十二指肠穿孔。

（3）乳头损伤和出血。

（4）急性药物性胰腺炎。

（5）急性胆管炎。

（6）化脓性胆管炎。

（7）休克。

（8）造影剂泄漏而引起的腹膜炎。

（9）败血症。

三、结肠镜治疗

（一）适应证

1. 原因不明的下消化道出血　便血是下消化道出血最常见的症状之一，纤维结肠镜检查是确诊下消化道出血原因的重要检查手段。结肠疾病，如结肠癌、结肠息肉、炎性肠炎、结肠憩室、血管异常等都多伴有出血。通过纤维结肠镜检查多可确诊。在急诊期限内做结肠镜检查更可提高诊断阳性率，并可镜下止血治疗。

2. 原因不明的慢性腹泻　长期慢性腹泻是结肠炎性疾病、右半结肠瘤、结肠功能紊乱的常见表现。纤维结肠镜能正确地作出诊断，并能估计病变程度和累及范围，采取标本作出病理诊断，判断病变是否为恶性，弥补钡灌肠检查之不足。

3. 腹部肿块不能排除来自结肠者　结肠肿瘤、Crohn 病、肠结核等均可形成肿块，纤维结肠镜检查有助于明确诊断和鉴别肿块是否来自结肠。

4. 钡灌肠发现病变不能确诊者　钡灌肠简单易行,是诊断结肠疾病的重要方法之一。但它是通过间接观察钡剂的充盈、缺损作出诊断,常常难以明确病变的性质。而纤维结肠镜能在直视下结合组织活检,达到确诊的目的。

5. 钡灌肠检查正常,但不能解释结肠症状者　由于钡灌肠检查的间接性,使其对结肠一些较细、较轻的病变,容易发生漏诊。对于有腹痛、便血、腹泻症状,钡灌肠检查未发现异常者,应进行纤维结肠镜检查,以免延误诊断。

6. 治疗性内镜　结肠息肉病变,可通过结肠镜下行高频电凝切除,目前已基本取代了外科手术切除,减小了手术危险性,减轻了患者的痛苦。其他良性肿瘤,如脂肪瘤、血管瘤,均可通过纤维结肠镜电凝切除。此外,结肠扭转、结肠异物、肠套叠亦可用纤维结肠镜进行治疗。

7. 结肠手术后复查　结肠镜能清楚地显示吻合口的情况,确定吻合口黏膜有无异常,病变是否复发。对于结肠癌患者,吻合口正常不能排除有复发。结肠癌切除术后复发癌最常见于肠系膜淋巴结和肝脏,应进行相应检查。Crohn 病术后复发率高,纤维结肠镜可复查吻合口有无复发或复发的严重程度、有无瘘管,为下一步治疗提供有力依据。

8. 大肠癌普查　随着人们对癌症早期发现的认识,大肠癌普查越来越受到国内外人士的广泛关注而得以深入开展。由于结肠癌多发生于左半结肠,应用纤维乙状结肠镜进行大肠癌普查在国内也正在逐渐开展。

（二）禁忌证

1. 妊娠期纤维结肠镜检查可导致流产和早产。

2. 严重的活动性结肠炎。

3. 严重的全身基础病不能适应此检查者。

（三）并发症

1. 穿孔。

2. 出血。

3. 心血管并发症。

4. 腹绞痛。

5. 中毒性巨结肠。

6. 透壁电灼伤综合征。

7. 气体爆炸。

四、宫腔镜检查术

宫腔镜检查术是近 20 余年来在妇科领域内发展起来的新技术。这种技术是采用各种膨宫介质使宫腔扩张,再通过光学透镜和光导纤维将冷光源经宫腔镜导入子宫腔内,可在直视下观察宫腔内的病变。它既可取材进行活检,又可进行一些手术治疗,特别是宫腔镜和 B 超的联合应用,在某些疑难疾病的诊治中发挥了独特的作用,深受医师和患者的好评。

对妇科急症的诊治,宫腔镜经常能提供及时、准确的诊断和快速有效的处理。和某些传统的诊治方法相比,它具有明显的优势。因此它的应用日趋广泛和深入。

（一）适应证

1. 子宫异常出血,特别是经一般诊刮后治疗效果不佳,怀疑有子宫内膜息肉或子宫黏膜下肌瘤者。

2. 绝经后出血,需排除子宫内膜恶性肿瘤者。

3. 流产后持续阴道出血,或 B 超提示宫腔内有异常回声,不能排除宫腔内有组织残留者。

4. 取避孕器失败,怀疑避孕器异位或嵌顿者。

5. 绝经后妇女需取出节育器时,应在宫腔镜下操作,因直视下操作不但方便、省时、痛苦小,还避免了可能造成的出血多或子宫损伤。

6. 原因不明的下腹痛,疑有宫腔粘连、子宫畸形者。

7. B 超发现或怀疑宫腔异物,进行宫腔镜检查证实有异物,则予以取出。

(二)禁忌证

1. 急性或非急性盆腔感染。

2. 活动性子宫出血。

3. 已明确诊断的生殖器恶性肿瘤。

4. 体温≥37.0℃。

5. 严重的心、肺、肝、肾内科疾病。

6. 血液病。

(三)术前准备

1. 手术日期应在月经干净后 3~5 天,子宫不规则出血者例外。

2. 术前禁食。

3. 术前 20~40 分钟可酌情用镇静剂、镇痛药。

4. 麻醉选择　局部麻醉、静脉麻醉。

(四)操作方法

1. 排尿或导尿后取膀胱截石位。

2. 常规冲洗及消毒外阴、阴道,铺消毒巾。

3. 窥器暴露宫颈,以 1‰苯扎溴铵再次擦拭阴道和宫颈,用碘酒、酒精消毒宫颈和子宫颈管。

4. 用宫颈钳夹持宫颈前唇,探针探测宫腔方向和深度。

5. 扩张宫颈口至镜体能顺利通过的大小,一般比镜体外鞘直径大半号即可,常扩至 6.5 号。

6. 放置宫腔镜,注入膨宫液清洗及扩张宫腔,调节光源亮度。

7. 转动镜体顺序检查宫底、宫腔前后左右四壁、双侧输卵管开口,在退出镜体过程中观察子宫颈内口和子宫颈管的情况。也有人认为应先从宫颈内口、子宫下部及后壁开始观察,最后检查宫底部,以避免手术结束时宫腔内血流影响检视效果。

8. 取活体组织送病理检查。

(五)失败原因

1. 宫腔出血多。

2. 宫腔内进入气泡。

3. 子宫膨胀不全。

4. 反复操作使内膜破裂、水肿,影响观察。

5. 宫颈管狭窄或子宫过度弯曲,宫腔镜置入困难。

（六）术后处理

1. 酌情给予止血药、抗生素。

2. 休息一周。

3. 禁盆浴、性生活两周。

4. 根据术中所见和病理检查结果，做出诊断，针对原发疾病给予治疗。

（七）并发症

1. 损伤　很少见，可发生宫颈裂伤，子宫穿孔。

2. 出血　一般仅有少量出血，术后阴道出血多在一周内自行停止。

3. 感染　很少发生。盆腔炎者，术后给予抗生素预防发作。

4. 心脑综合征　扩张宫颈和膨胀宫腔可导致迷走神经张力升高，如果操作过程中出现面色苍白、恶心、呕吐、头晕、脉搏心率减慢等症状，应暂停手术，给予阿托品 0.5mg，皮下或静脉注射，待情况好转后继续操作。

5. 过敏反应　个别患者对膨宫液过敏，表现为哮喘、皮疹等。

6. CO_2 气栓和气腹　用 CO_2 作为膨宫介质时，若操作时间过长、CO_2 灌注量过大、速度过快，可引起 CO_2 气栓和气腹，应立即停止操作，放出气体，对症处理。目前多采用液体膨宫，避免了此并发症的发生。

五、妇科腹腔镜

妇科腹腔镜的应用起始于 1949 年的法国。1979 年，我国引进了此项技术。20 余年来，经过不断实践和发展，此技术现已广泛应用于妇科领域中。

腹腔镜利用人工气腹、光学透镜和光导纤维体外冷光源导入盆腹腔，借此可对盆腹腔脏器进行观察。有助于准确、快速诊断疾病，特别是疑难病和急症。

除了应用于诊断外，随着腹腔镜配套器械的完善和镜下操作技术的进步，利用腹腔镜进行手术治疗的范围和水平也逐步得到扩大和提高。可以说腹腔镜开创了妇科领域诊断和治疗的新视角、新高度。

（一）适应证

1. 原因不明的急、慢性腹痛　常用于下列疾病的诊断和处理：

（1）宫外孕。

（2）卵巢破裂。

（3）子宫内膜异位症。

（4）盆腔炎性粘连，盆腔结核。

（5）盆腔充血综合征。

2. 盆腔包块　对临床诊断不明确的盆腔包块，可在腹腔镜下直接观察其部位、形态、大小及其与周围脏器的关系，并可进行穿刺或取活组织进行病理检查，从而达到确诊的目的，特别是对肿瘤的早期发现有重要意义。

3. 不孕症　全面检查子宫、卵巢、输卵管及盆腔情况，寻找不孕原因。

4. 计划生育

（1）绝育术：电灼输卵管。将银夹固定在输卵管上，必要时还可取出恢复生育功能。绝育术后长期腹痛，治疗效果不佳者，腹腔镜下往往可发现炎性粘连带，分离解除后既明确了诊断又进行了治疗。

（2）异位环的处理。

（3）人工流产术发生子宫穿孔的诊断和处理。

5. 内生殖器畸形

（1）双子宫。

（2）残角子宫。

（3）单角子宫。

6. 内分泌性疾病　如闭经患者、可疑卵巢发育不良、多囊卵巢综合征者。镜下可取活体组织供检查、诊断，对确诊的多囊卵巢综合征患者，还可在腹腔镜下行卵巢透热或电波治疗。

（二）禁忌证

1. 严重的心血管疾病，肺功能低下，血液病，凝血功能障碍，全身情况差者。

2. 急、慢性腹膜炎者。

3. 妊娠 3 个月以上者。

4. 大量内出血者。

5. 大量腹水者。

6. 腹部巨大肿物，包块上缘接近脐部者。

7. 各类疝气。

8. 既往有困难的腹部或肠道手术史，估计盆腹腔有严重粘连者。

9. 严重肠胀气者。

10. 过度肥胖者　常造成穿刺失败或手术困难。

（三）麻醉选择

1. 局麻　安全，术后恢复快。

术前可辅以镇痛剂，如哌替啶 50mg 及异丙嗪 25mg，肌注。

术前加用 0.5%~1% 普鲁卡因 20mg，脐周浸润麻醉。

2. 全麻　镇痛完全，腹肌松弛，便于手术操作，但需要全面监护，并发症比局麻多，术后恢复较慢。

3. 硬膜外麻醉　镇痛效果好，持续时间长，特别是在有可能实施开腹术的情况，最适宜选用。

（四）操作方法

1. 术前准备

（1）术前一天服缓泻药或肥皂水洗肠。

（2）备皮时要注意脐孔的清洁处理。

（3）术前 4~6 小时禁食。

（4）术前排尿或放置导尿管。

2. 取膀胱截石位，常规消毒外阴、阴道后，放置举宫器。

3. 人工气腹　腹部切口处局麻后，切开长约 1.5cm 切口，行人工气腹。一般进气量 2L 左右，进气量可根据需要调整。此项操作是腹腔镜成功的关键。

4. 套管针穿刺，置入内镜，接上光源和充气管。穿刺及置镜动作宜轻柔，避免用力过猛造成损伤。穿刺深度适当才能顺利置镜及观察。

5. 窥器观察　应仔细全面观察,根据需要调整体位。头低臀高位,观察盆腔器官;平卧位,观察阑尾;头高臀低位,观察上腹器官及横膈。

6. 必要时可作第二或第三穿刺点,放入辅助器械进行手术操作。

7. 手术完成后,检查手术部位及盆腹腔,确定无出血及脏器损伤,则先取第二或第三穿刺点部件,再取出内镜,排出腹腔内气体。切口不必缝合,可用创可贴封闭。

（五）并发症

1. 气腹形成过程中,可造成心肌缺氧、心搏暂停、气栓、气胸、纵隔气肿等。

2. 血管损伤。

3. 肠管损伤。

4. 膀胱损伤。

5. 切口感染、疝气。

（杨立沛　刘　宜）

参 考 文 献

[1] 林伊金. 消化疾病新概念. 上海：上海医科大学出版社, 1997：283.

[2] 张阳德. 内镜学. 北京：人民卫生出版社, 2001.

60

止 血

制止出血现象的措施称之为止血。止血是抢救出血患者的第一急救措施,尤其是创伤患者,失血性休克是创伤患者死亡的主要原因之一,因此制止、减少或减慢血液丢失是防止或减轻失血性休克的首要方法。

出血一般分为外出血和内出血。外出血即是血液丢失表现在皮肤外,也就是血液通过破损皮肤而向体外丢失。内出血是指血液从破损的血管流出并存于组织间隙或体内腔隙内。

按照出血部位的不同,出血可分为皮肤出血、肌肉出血、骨出血和内脏出血;按照出血类型的不同,还可分为动脉出血、静脉出血及毛细血管出血。动脉出血呈现鲜红色血液,而且随着心搏出现喷射样出血;静脉出血呈现暗红色血液,持续性滴出;毛细血管出血无明显出血点,呈现弥漫性渗血。按照出血原因不同,可分为损伤性出血和自发性出血。损伤性出血是指由于组织损伤造成组织内的血管破损引发出血,包括外伤及手术操作。自发性出血是指出血原因是来自于组织病理变化而出现出血现象,病理变化的原因是多种多样的,有血管先天性畸形而破溃,肿瘤病变侵犯,结核病变等。

有出血现象出现就必须采取止血措施。

一、应急止血方法

止血包括全身药物止血和局部止血。全身药物止血是应用凝血药物促使出血部位产生血液凝固,从而制止血液外流。局部止血主要是针对出血部位采取止血措施。

临床上常用的全身性止血药物有卡巴克络、酚磺乙胺、维生素 K、巴曲酶等。

应急止血主要是局部止血措施。

(一) 压迫止血

1. 局部指压止血 用手指对准出血处压住,阻挡血液从损伤处流出。局部指压止血是制止出血最简便易行、有效而无损伤的方法,也是对出血现象必须首先采取的紧急措施,是为了解出血情况,清楚显露伤处,判断出血原因、部位,采取进一步止血措施,达到彻底止血而创造条件。

2. 出血近端压迫 用手或敷料将出血处的近端压住(动脉出血压迫血管近心端,静脉出血压迫血管远心端),从而暂时减少或阻断血液来源,达到制止或减少出血的目的,进而为采取进一步止血措施创造条件。

3. 加压包扎 用无菌敷料压在出血处并加压力进行包扎,利用包扎敷料的压力制止出血处的血液外流,达到止血目的。在运送患者时常采用这种止血方法,但只适用于少量出血或小创面的情况,是暂时性止血措施,目的是在运送患者或采取进一步止血措施之前,减少失血量。包扎可选用绷带、三角巾、四头带等。要注意加压包扎一定要达到有效压力才能达到止血目的。

(二)止血带止血

常用充气止血带及橡皮管止血带,适用于肢体出血。止血带止血是将止血带加压束缚在出血部位的近心端肢体上,阻断血液供应,从而达到止血目的。止血带止血是暂时性止血措施,首先减少失血量,同时方便运送患者,也为采取进一步止血措施争取了时间。

应用止血带止血时必须注意:

1. 止血带一定要束紧肢体,束缚力要超过动脉血压,才能达到止血目的。

2. 应用止血带一定要挂标志牌。标志牌上要记录上止血带的时间和放松次数及时间。一般肢体止血带应用不能超过5小时。在病情允许的情况下,每隔1小时放松一次,再束紧,防止肢体远端组织坏死。

3. 止血带与皮肤接触部位必须加垫以保护肢体局部皮肤,防止皮肤损伤。

二、进一步止血方法

1. 结扎止血　消毒伤口,清除损伤组织,显示出血处,可用止血钳夹住后用丝线结扎出血点以达到止血的目的。一般适用于显示明确的细小血管出血。

2. 缝扎止血　消毒伤口,清除损伤组织,显示出血组织,对无明显、具体出血点或深在出血采用缝扎止血。将缝合线贯穿缝合出血组织,做"8"字缝合或褥式缝合制止出血。

3. 阻断结扎　在伤口中有较大血管而且出血量较大,可采取将损伤血管的远端及近端游离后于其损伤处近端及远端各置一结扎线,结扎阻断血管达到止血目的的方法。但首先必须确认该处血管结扎后不会造成远端肢体的缺血坏死,不会影响其功能。

4. 血管修复　在伤口清创中发现较大血管损伤,而且直接影响肢体的血液循环者,必须进行血管修复术。

(1)血管缝合:血管损伤局限、破损较小、伤缘整齐者,可采用无伤血管缝合线缝合修补血管破损,采用间断缝合的方法,严防狭窄。

(2)血管替换:较大的主要供血和运血血管破损,或损伤较重较长,不能行修补术者,采用血管替换。一般选用自身大隐静脉替换,或人工血管替换。

(李伟生)

61

止　痛

以疼痛或伴随疼痛为主诉的病例在现代急诊医学中占有相当大的比例。疼痛症状常常是机体脏器出现异常的最早信号,也是急诊诊断疾病的重要定位和定性的依据。除各种急症所致的疼痛外,不少患者是因慢性疼痛急性发作而急诊就医的,其中镇痛药物应用不当或剂量不足是该类患者要求急诊处置的主要原因。随着临床医学和社会健康事业的发展,疼痛的治疗和控制受到高度重视,疼痛强度的评价已经作为制订和实施镇痛治疗方案的必要前提,各类疼痛的治疗原则和控制方法的应用顺序是本章节的讨论重点。

一、疼痛的概念和临床分类

(一)基本概念

疼痛是由于机体受到其内、外伤害性刺激所产生的一种不愉快感觉和情感体验,是常见的临床症状。疼痛是机体的主观感觉,它要受到精神、心理、情绪及经验等诸多因素的影响,同时产生一系列与心理反应相关的包括有生理性保护反射在内的各种生理反应,此时疼痛感觉和疼痛反应同时存在。疼痛反应可以是局部的,也可以是全身的。每个人在不同的周围环境下、不同的机体状态以及不同的心理活动状态下,对疼痛的感受和反应均不相同。

(二)疼痛的解剖学基础及相关生理机制

1. 受伤害感受器　受伤害感受器是感受机械、化学及热等伤害性刺激的最初级的基本功能单位。它们实际上是散布于机体组织中的游离神经末梢。在伤害出现时,感受器接受来自身体内、外的伤害性刺激,并通过神经纤维将冲动信号传入中枢,由此产生一系列与疼痛相关的生理、病理性活动。

与疼痛有关的神经纤维主要是小直径的 A-δ 有髓神经纤维和无髓 C 神经纤维。根据受伤害初级传入纤维的神经末梢所在的位置不同,将受伤害感受器分为三个层次:①表浅层受伤害感受器(主要为 A-δ 纤维),它们存在于皮肤、皮下及筋膜层;②深层体神经受伤害感受器,它们提供骨(无髓 C 纤维和 A-δ 纤维)、骨骼肌及肌腱(大部分为无髓 C 纤维,一小部分为 A-δ 纤维)、关节、关节囊及韧带(无髓 C 纤维和 A-δ 纤维)、及深部组织筋膜、血管壁等处的伤害感觉,这一层也包括牙齿(无髓 C 纤维和 A-δ 纤维)和角膜(无髓 C 纤维和 A-δ 纤维)的神经分布;③内脏受伤害感受器(以无髓 C 纤维为主),主要分布于内脏器官的被膜、腔室壁、组织间及进入内脏器官组织的血管壁上。

内脏疼痛与其他组织疼痛相比有其特殊性质:①对刺激的感觉缓慢、持续、定位不精确及对刺激的分辨力差；②内脏痛还常伴有不愉快或不安、恐惧等所谓伤害性感觉；③对切割、烧灼等伤害性刺激不敏感，但机械性牵拉、缺血、痉挛及炎症等常可引起剧烈的疼痛。

疼痛的两重性充分表明在痛觉传导途径上存在着不同传导速度的神经纤维，即刺激作用于皮肤达到一定强度时可先后出现两种不同性质的疼痛：快痛和慢痛。快痛是一种尖锐且定位清楚的"刺痛"，刺激时即发生，撤除时很快消失；慢痛是一种定位不清楚的"烧灼痛"，刺激时延迟 0.5~1.0 秒才能被感觉到，疼痛强烈而难以忍受，撤除刺激后还持续几秒钟，并伴有情绪反应及心血管和呼吸等方面的变化。快痛传导的纤维主要是 A–δ 纤维，兴奋阈较低。慢痛传导纤维主要是无髓 C 纤维，兴奋阈较高。通常认为对这些感受器的化学刺激因素包括：K^+、H^+、组织胺、5–HT、缓激肽、前列腺素和痛物质。低氧对肌肉也是一种伤害性刺激。局部组织创伤伴随的肌肉痉挛也可作为一种伤害信号传入脊髓后角，经前联合至脊髓丘脑束上升到丘脑；一部分分支到达前角细胞，引起肌肉的进一步痉挛性收缩、乳酸堆积等，产生疼痛的恶性循环。

2. 痛觉传导的周围神经

（1）躯体痛觉传导的周围神经：躯干、四肢及头面部的痛觉传导神经属于躯体感觉神经，是由脊神经相应节段的后根进入脊髓后角。头面部的痛觉是随三叉神经、迷走神经和舌咽神经分别传入三叉神经感觉核和孤束核。

（2）内脏痛觉传导的周围神经：内脏痛觉的传入神经主要是交感神经和副交感神经。交感神经中的无髓 C 纤维传导来自内脏的伤害性刺激冲动，经椎旁交感神经节行于白交通支，自后根进入胸 1~ 腰 3 节段脊髓后角。副交感神经纤维在内脏器官的腔壁层神经节处换神经元后，其上部内脏神经纤维沿迷走神经进入颅内达迷走神经核，下部纤维经腹部神经节换神经元后进入骶 2~4 的副交感神经核。

（3）周围神经的分布：躯体神经的体表感觉是按皮节分布的，一个皮节是 2~3cm 宽的带状区域。但内脏感觉没有这种相关性，它们从脊髓各节段发出的腹腔内脏传入神经纤维先集中到分布于内脏的动脉起始部，形成与动脉同名的神经丛，而后伴随各动脉的分支到各部位。由胸 5~ 腰 2 的 10 个脊髓节段的交感神经纤维汇合成为与腹腔动脉、肠系膜上和下动脉及髂内动脉同行的四群神经。

3. 痛觉冲动的中枢传入　脊髓后角接收伤害性冲动信号的传入，这其中包括躯体痛觉冲动和内脏痛觉冲动的传入。两种类型的受伤害感受器纤维（快、慢）均向中枢传入痛觉冲动，但 80% 的传导痛觉冲动的纤维是无髓 C 纤维，其余传导痛觉刺激的神经纤维是小直径的有髓 A–δ 神经纤维。

在脊髓中至少有两个主要通路向中枢传导疼痛信息：脊髓丘脑束和脊髓网状丘脑束。两者沿同样途径在脊髓内上升，但脊髓网状丘脑束在脑干分出与网状系统形成突触联系。后者所分出的路径据认为与疼痛的精神及情感因素有关。这些传导束都各自止于丘脑的不同位置。脊髓网状丘脑束多在内侧，而脊髓丘脑束则投射到丘脑的外侧、腹侧及尾叶。两侧丘脑各区再投射到大脑皮层的不同位置。

（三）疼痛的调节

进入脊髓后角的传入纤维传递伤害性刺激信息，这类纤维被称为投射或传导纤维。这些纤维传递的信息是复合的。它们同时接受伤害性和非伤害性两种冲动。在脊髓后根中，除无髓感觉纤维携带伤害性刺激冲动外，还有有髓传入纤维，它们携带抑制性冲动进入后角。进入后角的大直径有髓纤维可以减缓或抑制经无髓 C 纤维传递的伤害性冲动。这说明外周刺激,包括伤害性和非伤害性刺激,到达脊髓后角后可以产生相应的刺激冲动传入的量化调整。这就是所谓的"闸门学说"。此理论认为调整发生在后角水平,但目前已知这种调整也发生在后根水平和更高的中脑水平。

体内存在着调节疼痛的许多内在因素。内源性阿片类物质目前认为是由神经细胞合成并存在于其细胞内,它们具有麻醉催眠和镇痛作用。已明确的脑内三类阿片肽具有吗啡样镇痛作用,它们是脑啡肽(enkephalin)、内啡肽(endorphin)及强啡肽(dynorphin)。这些物质是机体内源性疼痛抑制系统的组成部分。现代神经解剖技术已阐明了在下丘脑、中脑、导水管灰质区等组织内疼痛调节过程的化学性和生理性特点。内源性阿片肽既作用于周围神经部位,同时也作用于脊髓后根、脊髓、中脑、下丘脑、导水管灰质区等处。

其他从受损组织释放出的神经性化学介质已发现具有激发中枢神经超兴奋性的作用。5- 羟色胺(serotonin)就是其中之一。它被分为三个型,每型又具有一个受体亚型。中脑的背侧缝处 5- 羟色胺 1a 型受体浓度很高。许多疼痛发生的频率特点被认为就是通过 5- 羟色胺系统中介的。

二、疼痛的诊断与评价

（一）病史

1. 患者有关疼痛的主诉是病史采集的基本主线　评估的内容应包括:①疼痛的位置、持续时间、疼痛的特点(如锐痛、钝痛或烧灼痛等);②疼痛的影响因素,何种因素可以使疼痛减轻或加重(如药物、休息、行走或卧床等);③疼痛诱发部位及其与相邻组织器官的关系;④痛源的分析。

2. 了解和确定患者疼痛的程度　其中包括:①既往疼痛的程度、评价疼痛程度的方法(如数字评分法、视觉模拟评分法等),影响疼痛程度变化的因素;②目前疼痛程度的评价;③目前患者疼痛程度的变化影响因素。

3. 影响疼痛的精神和社会因素　包括患者的文化背景、既往的疼痛经历、此次经历疼痛时间的长短、精神状态、心理素质、经济水平、社会地位等诸方面。

4. 异常体征　包括是否存在强迫体位、肌肉痉挛、肌力不平衡、脊柱侧弯,或相关机体部位的结构改变以及感觉异常等神经系统体征。回顾所有影像学和实验室检查,有助于对患者的基本状况做出明确的诊断。

5. 治疗及药物应用史　了解患者相关疾病的治疗史;尤其要掌握患者镇痛药物的使用情况,通过向患者及其家属的询问以确定镇痛药物的应用种类和剂量、应用方法对疼痛控制的程度,同时了解与治疗相关的或无关的症状和副作用,如恶心、呕吐、便秘、镇静、疲劳等。

（二）疼痛强度的评价

疼痛具有个体差异性,每个人对疼痛的感受均不相同,疼痛的感受受疼痛的经历、情感、心理等诸多因素的影响。对疼痛强度进行正确地评价和测定,是制订合理治疗方案、有效控制疼痛的前提。疼痛强度的评价主要有客观评价法和主观评价法。

1. 客观评价法　要求对疼痛量化的指标不受主观因素,诸如经历、心理状态及精神类型等的影响和干扰;能客观反映个体间疼痛强度的差异;可根据疼痛量化的客观指标更为精确地进行个体化用药。但到目前为止仍未找到一种具有临床实际意义的、客观的疼痛量化方法。

2. 主观评分法　主观评分法能够较为简单和粗略地判断疼痛强度,故在临床上应用较为普遍。主观的疼痛评价目前主要方法为临床常用的视觉模拟评分(VAS评分)、数字分级评分(NRS)、语言描述分级评价方法等;这些方法均可大体地测量疼痛的强度,并依此制订和调整镇痛药剂量和种类,以便有效地控制疼痛。主观方法测定疼痛强度的特点在于:疼痛的量化指标容易受到个体主观因素的干扰;不能反映个体间疼痛强度的差异,相同疼痛评分不表示具有相同的伤害性刺激强度,或相同的伤害性刺激强度所得到的主观评分值不同;疼痛评分与药物剂量间无客观对应关系,必须强调个体化用药。同时,由于疼痛受到多种因素的影响,患者的疼痛程度也会随之有所改变,因此对于疼痛程度的评估应该是动态的。

（三）机体一般状况和器官功能的综合评价

疼痛反映了机体的一些器官和组织受到了伤害性刺激,疼痛持续的时间越长,对精神和病理生理方面的损害就更严重,由此影响机体的药物代谢的过程、影响所应用药物的种类和剂量的有效疼痛控制效应和可能产生不良反应的耐受性。因此,在评估疼痛的同时,还必须对如下影响因素进行评价:

1. 全身健康状况　应包括一般生命体征(血压、脉搏、呼吸、体温、体重)、精神状态、饮食、二便情况等。上述项目可以对患者的表观状况进行初步的判断。

2. 原发病的部位和涉及范围　了解原发病的部位和波及范围,可以帮助判断目前患者的身体情况、疾病的可能发展速度、转归等。

3. 重要器官功能代偿情况　机体重要器官功能的损害程度,除对机体自身生理功能的影响外,与治疗药物的种类和剂量密切相关。

4. 机体组织损伤的范围和程度　有助于判断病情、掌握疼痛的规律和确定治疗方案。

5. 心理因素对疾病发展和转归的影响　患者精神和心理有无障碍对疼痛的耐受程度、对疼痛治疗的效果有直接的影响。

6. 放射学及实验室检查和诊断结果　检测疾病发展、监控药物治疗。

（四）对目前治疗的评价

对目前治疗的评价是疼痛治疗整体步骤的重要环节,是临床调整药物种类和剂量的依据。疼痛治疗过程中应强调对疼痛程度的动态评价,根据评价情况和反馈的信息再分析,可以有助于判断已经实施的治疗手段是否达到了预期的目标,或者需要如何更改和完善原有的处置方法。

三、治疗原则

在临床上,急性疼痛的治疗范围应包括各种急性创伤引起的疼痛(如骨折、软组织损伤等)、各种疾病导致的疼痛(如带状疱疹、神经血管性疼痛、结石引起的内脏器官绞痛等)、慢性疼痛并发急性爆发性疼痛(肿瘤疼痛等)。无论何种原因导致的急性疼痛,快速有效的控制疼痛均十分必要;疼痛治疗是疾病治疗的重要部分,这已是现代医学的普遍概念。疼痛治疗包括有对因治疗和对症治疗,其治疗内容有:药理性的、物理性的、心理性的,甚至饮食治疗。对于疼痛的治疗大多是综合性的,每一治疗方案要基于各器官、组织疼痛的不同特点而具体确定。

（一）常用药物

药物治疗是疼痛治疗中的一个十分重要的内容，也是一种可以在医师指导下进行自我控制疼痛的治疗方法。给药途径可根据不同需要行口服给药、直肠给药、肌内注射、静脉给药、椎管给药、黏膜给药及局部用药。依疼痛的不同原因而选择不同类型的药物或多种类型的药物组合。各类型药物均有不同的药理特点，使用得当可产生良好的镇痛效果。相反，如用药种类、使用时间、给药途径不当，则不但不能产生或维持有效镇痛，反而会出现无效镇痛及其他毒、副作用。

临床镇痛治疗中常用的药物有以下几类：麻醉性镇痛药、非麻醉性镇痛药、安定催眠抗焦虑药、解痉药、扩血管、活血药、钙制剂、激素等。临床上需根据具体情况进行病因及症状治疗。

1. 非麻醉性镇痛药　非麻醉性镇痛药临床上通常称为非甾体类抗炎镇痛药，主要应用于轻、中度疼痛。这类药物的镇痛原理在于抑制环氧化酶（COX），从而减少了参与刺激神经末梢兴奋、并对其他镇痛物质具有增敏作用的前列腺素等的合成和释放，由此产生镇痛效果。此类药物的传统分类大体为：①水杨酸类：如阿司匹林；②苯胺类：如对乙酰氨基酚；③砒唑酮类：如保泰松；④吲哚乙酸类：吲哚美辛（消炎痛）、硫茚酸（舒林酸）；⑤灭酸类：如双氯芬酸；⑥丙酸类：如布洛芬、萘普生；⑦昔康类：吡罗昔康（炎痛喜康）。

近年来，采用基因表达调控的研究对环氧化酶（COX）的药理学作用特点有了新的认识。研究得较为明确的理论认为：环氧化酶（COX）有两种异构体，即 COX_1 和 COX_2。COX_1 见于多种组织，但以胃、肾、血小板、中枢神经系统最多，属于生理活性成分。由 COX_1 产生的 PG 具有保护该器官正常功能的生理作用。COX_2 是炎性因子诱导产生于炎症部位的（即属诱生型酶，在正常组织中较少表达，仅在中枢神经、胃表面黏膜细胞、胰、鼻黏膜有原生型表达）。如巨噬细胞、滑膜细胞、软骨细胞、内皮细胞、成纤维细胞等，是导致炎症反应的介质。因此得出结论：对 COX_1 抑制越强的药物，对胃肠道反应越大，而有选择性地抑制 COX_2 的药物，抗炎作用强，而不良反应较少。根据上述理论，临床上又将非甾体类镇痛药进行了新的分类，即非选择性环氧化酶抑制剂（以作用于 COX_1 为主的、或同等作用于 COX_1 和 COX_2 的药物，如阿司匹林、对乙酰氨基酚、吲哚美辛、布洛芬、萘丁美酮等）和选择性环氧化酶抑制剂（对 COX_2 的抑制活性明显大于对 COX_1 的抑制活性的药物，如美洛昔康、氯诺昔康、塞来昔布、帕瑞昔布等）。

2. 麻醉性镇痛药　麻醉性镇痛药的代表药物为吗啡。该类药物与中枢神经系统内的阿片受体结合产生镇痛作用。根据药物与体内阿片受体所产生的不同效应将其分为三类：

（1）吗啡受体激动剂：如吗啡、可待因、哌替啶、芬太尼等，与受体结合产生吗啡样作用。

（2）部分激动剂：如喷他佐辛、丁苯诺啡等，与受体结合后产生受体激动和拮抗双重作用。

（3）拮抗剂：如纳洛酮，与受体结合后产生拮抗作用。其中第三类无镇痛作用。吗啡类镇痛药的共同特点是：①具有镇痛效力；②具有耐受、依赖、成瘾及呼吸抑制等副作用。因此在临床使用中必须在专科医师的严格指导下进行镇痛治疗，特别是慢性疼痛患者。

3. 安定催眠抗焦虑药　此类药物在临床的急、慢性疼痛治疗中多有应用。临床一般将它们分为：

（1）安定类药：即苯二氮䓬类药物。该类药物具有镇静、遗忘、抗焦虑及肌松作用，故常用于急性疼痛伴焦虑、肌痉挛或失眠患者。

（2）吩噻嗪和丁酰苯类药：如氯丙嗪、异丙嗪及氟哌啶等。它们具有较明显的中枢神经系统抑制作用，并能增强催眠、镇痛及麻醉药物的作用，临床可用于慢性疼痛、癌性疼痛、神经性疼痛的治疗。

4. 解痉药　此类药物以阿托品、山莨菪碱为临床常用。对于解除平滑肌痉挛，如内脏胃肠道绞痛、输尿管绞痛、小血管痉挛等有效。阿托品与哌替啶合用对治疗胆绞痛和肾绞痛效果良好。

5. 其他辅助性镇痛药物　包括有抗癫痫类药物、抗抑郁药、激素、消炎药、钙制剂、扩血管药、透明质酸酶等，在临床疼痛治疗中，是控制病因和控制症状的有效辅助性镇痛药物。

（二）阻滞性镇痛治疗

阻滞性镇痛治疗是疼痛治疗中的重要手段，其目的是：①抑制局部炎性反应，控制外周伤害性刺激发生的程度；②阻断伤害性冲动传入中枢，从而阻止了由于疼痛引起的血管收缩、肌肉痉挛、局部组织缺血、缺氧等恶性循环，减少疼痛所致各种并发症及全身各器官生理功能的紊乱。此方法也可用于有效的诊断性治疗，通过阻断神经的传入和传出以确定受损组织器官的位置。

阻滞性治疗使用的药物大体有四种：①局麻药：如普鲁卡因、利多卡因、布吡卡因及罗哌卡因等，用于阻滞伤害性刺激通过神经的传导；②维生素 B_{12}：它具有促进核酸合成的作用及促进糖代谢作用，是有效的神经营养药，有助于神经末梢或神经干部位受到损伤后的修复；③激素：具有抗炎、消除水肿减少炎症增生、粘连的作用；④神经破坏药：临床上常用的是乙醇和苯酚，两种药物对周围神经具有破坏作用，使神经细胞脱水、变性，传导功能消失，故产生较长时间的神经阻滞作用。

在阻滞性治疗中，神经阻滞的类型很多，如有单次阻滞、间断多次阻滞、持续神经阻滞等方法。神经阻滞治疗的基本内容包括：①颅神经阻滞：如三叉神经、面神经等的阻滞；②脊神经丛、干、支阻滞：如臂丛神经、肋间神经阻滞及腰骶丛神经干、支阻滞等；③椎管内神经阻滞：如硬膜外神经阻滞、蛛网膜下腔阻滞；④交感神经阻滞，如星状神经节阻滞、胸腰交感神经阻滞等；⑤局部神经阻滞。

神经阻滞所需的时间长短、采用间断或持续方式，治疗用药的种类及药量大小等均依疼痛的原因、发病及持续时间、疼痛程度及受累范围而具体选择治疗方案。

（三）物理康复治疗

在临床镇痛治疗中，物理康复治疗常结合其他疗法共同使用，彼此可相互弥补。它们包括天然物理能源和人工物理能源两个大类。前者如日光疗法、海水疗法及矿泉水疗法等。后者如电疗、光疗、水疗、超声波治疗、磁疗、传导热疗法及冷疗法等，另外还包括康复锻炼治疗。物理康复治疗的主要作用有：①消炎作用：用以治疗各种急慢性炎症；②镇痛解痉作用：用以治疗神经、肌肉、关节疼痛及内脏痉挛性疼痛；③镇静催眠作用等。

（四）其他治疗

主要包括有心理治疗，如生物反馈疗法和催眠术等；中医治疗，如针灸、小针刀疗法、按摩等；手术治疗；神经电刺激疗法等。

四、疼痛治疗

（一）头面部疼痛

1. 头面部外伤　头面部外伤多以急性创伤为主,如软组织挫伤、皮肤软组织裂伤、颅骨骨折、上颌或（和）下颌骨骨折等,除需要麻醉下的专科急诊手术处理外,疼痛治疗一般包括三种情况:①无须外科干预的创伤性疼痛治疗;②需行手术患者的术前疼痛处理;应用不同镇痛药物控制外伤疼痛,减少患者术前的应激反应,达到较稳定的手术准备状态;③术后镇痛。药物应用途径可依疼痛强度、患者可接受的情况（如口腔部外伤、实施手术麻醉前等不能口服药物者需考虑其他途径给药）采用口服、黏膜、肌肉、静脉等方法给药。神经阻滞方法控制疼痛也是可以应用的疼痛控制手段。

2. 三叉神经痛　三叉神经是第五对颅神经,也是最大的一对颅神经。自脑桥腹外侧面发出,为躯体运动、感觉混合神经。

（1）感觉通路:该神经第一级感觉神经元的细胞体位于半月神经节,其周围突组成三大支:第一支,即眼支:经眶上裂进入眼眶,分布于结膜、角膜、上睑、鼻根、前额、头顶部的皮肤及泪腺和一部分鼻黏膜和额窦;第二支,即上颌支:经圆孔出颅,经眶下裂进入眼眶,再出眶下孔,分布于下睑、颧部面颊、鼻旁的皮肤、悬雍垂、硬腭、鼻咽部、下部鼻腔的黏膜及上颌牙齿;第三支,即下颌支:经卵圆孔出颅,分布于颞部、下颌、耳郭前部、外耳道的皮肤及舌、下颌牙齿、齿龈、口腔黏膜,其返回支（脑膜支）传入颅前、中窝脑膜的感受刺激。半月神经节中枢突进入脑桥后分成上行和下行纤维:上行纤维传导触觉及咬肌的深感觉及牙周黏膜感觉;下行纤维司痛温觉。三叉神经的第二级神经元自三叉神经脊束核、中脑核及主核发出交叉至对侧,上行至丘脑后内侧腹核。其第三级神经元位于丘脑,其纤维经内囊而终止于中央后回的下部。

（2）运动通路:来源于脑桥中部近第四脑室底部的三叉神经运动核,发出的神经经卵圆孔出颅合并于下颌支内,支配咬肌、颞肌、翼内肌、翼外肌等。三叉神经运动核同时接受两侧中央前回下传的皮质脊髓束的支配,故一侧核上纤维损害不会出现咀嚼肌瘫痪。

1）临床特点:

A. 原发性三叉神经痛:由面部或颊黏膜的触发区的非伤害性刺激引起一种严重的、突发性的、短暂性的撕裂样、电灼样疼痛。疼痛局限在一个或多个分支区,通常为单侧,在两次发作间歇期无痛感。常无伴发症状及临床体征,偶有一过性面部潮红。在发作间歇期无任何神经体征。

a. 眼支:单发或混合发病率约占三叉神经痛的 20%。疼痛位于前额和眼部,或位于鼻根部和内眼角。

b. 上颌支:单发或混合发病率约占三叉神经痛的 45%。疼痛位于上颌支支配区,如上唇、颧部面颊、鼻侧皮肤、上颌牙齿等,激发点常在上唇,很少在齿龈和腭部。

c. 下颌支:单发或混合发病率约占三叉神经痛的 35% 左右。疼痛在下颌支支配区,如下唇、下颌、下颌牙齿及齿龈、耳周及颊部等,激发点常在下唇,很少在齿龈和黏膜。

B. 继发性三叉神经痛:

a. 三叉神经痛继发于肿瘤:发病率较低,一般 <2%。疼痛可位于一个或多个神经分支区域,呈突发性、剧烈而短暂性刀割样疼痛。常伴有非阵发性钝痛、刺痛,并可在程度上进行

性加重。受累神经支配区出现感觉异常,角膜反射消失、运动受累。X 线及 CT 检查可发现肿瘤存在征象。

b. 三叉神经痛继发于创伤,颅骨或面部的肿瘤,各种骨炎、窦炎等:呈中、重度持续性烧灼样、针刺样疼痛,偶可在一至多个神经分支区域伴有阵发性的剧烈、短暂撕裂样疼痛。受累神经支配区出现感觉异常,运动障碍。并出现生理体征,如红、肿、压痛等。X 线检查可进一步明确诊断。

c. 三叉神经痛继发于急性带状疱疹:在受累神经支配区出现烧灼样、偶伴有撕裂样疼痛,同时可见该区域皮肤的急性带状疱疹损害。

d. 三叉神经痛继发于慢性带状疱疹后遗神经痛:受累神经支配区出现烧灼样疼痛,并伴有该区域皮肤瘙痒、感觉迟钝、感觉过敏及感觉异常等现象。也常出现撕裂样疼痛。受损皮肤可见损害后瘢痕,失去正常皮肤颜色。

2)治疗:

A. 药物治疗:①卡马西平(carbamazepine, tegretol):开始服用 0.1~0.2g,每日 1~2 次,逐渐加量至每日 0.4~0.6g。副作用有眩晕、思睡、恶心、皮疹、白细胞减少及肝损害等;②苯妥英钠(dilantin):单独使用效果较卡马西平为差,剂量一般为 0.1~0.2g,每日 3 次,若与安定类药物合用可增加疗效;③镇痛药:包括麻醉性和非麻醉性镇痛药,可缓解症状。

B. 神经阻滞:根据症状对三叉神经出颅孔后的受累分支进行局麻药或无水酒精阻滞治疗。也可考虑半月神经节的无水酒精注射和射频电凝治疗。

C. 对继发性三叉神经痛要在治疗原发病同时给予镇痛辅助治疗。

3. 膝状神经痛(Ramsay-Hunt 综合征) 面神经的感觉支起自膝状神经节,为单极细胞,其周围突来自舌前 2/3 味蕾,沿舌神经、鼓索及面神经到达神经节,其中少许纤维来自外耳道传导躯体感觉;其中枢突组成中间神经,终止于脑桥孤束核的上部。

(1)临床特点:在耳内和下颌关节后区域出现剧烈的、短暂性的撕裂样疼痛。疼痛可由诸如耳道或咀嚼或谈话等非伤害性刺激激发;发作间歇期无疼痛感受;很少合并三叉神经痛。一般无神经系统异常体征;有些患者在疼痛发作时可有流涎、味觉苦涩、耳鸣及眩晕症状。如由带状疱疹引起,则可见耳道、鼓室、耳郭及下颌关节后区域出现带状疱疹性皮肤损害。

(2)治疗:药物治疗的方法基本同三叉神经的治疗原则。如药物治疗无效,可考虑手术治疗,包括神经减压术、神经切断术等。

4. 舌咽神经痛 舌咽神经经颈静脉孔出颅。该神经含感觉、运动和副交感神经纤维。感觉纤维起自岩神经节细胞。其周围突传导舌后 1/3 味觉和中耳及耳咽管的一般感觉,少量一般感觉纤维尚传导外耳感觉;其中枢突终止于延髓孤束核,通过孤束核纤维与上岩核细胞联系,完成唾液分泌的反射过程。副交感神经纤维起自下岩核并走向中耳,经岩小浅神经达到耳神经节,其节后纤维分布于腮腺。运动纤维来自延髓疑核,支配茎突咽肌。

(1)临床特点:在舌根部、扁桃体隐窝、咽部等神经支配区出现突发性、短暂性、剧烈的撕裂样疼痛,常常向内耳、下颌角及颈部放射。可因吞咽、打哈欠、清理咽喉及讲话而诱发疼痛。

(2)治疗:药物治疗的方法基本同三叉神经痛的治疗原则。如药物治疗无效,可考虑手术治疗,包括神经减压术、神经切断术等。

5. 迷走神经和喉上神经痛　迷走神经为最长的颅神经，与舌咽神经一道经颈静脉孔出颅。一般感觉的细胞体位于颈神经节，其周围突分布于外耳及颅后部的硬脑膜，其中枢突终止于延髓的三叉神经脊束核。内脏感觉的细胞体位于结状神经节，周围突分布于咽、喉、气管、食管及其他胸腹部内脏，中枢突终止于延髓孤束核。副交感神经纤维起自迷走神经背核，走向迷走神经丛副交感神经节，节后纤维支配气管、食管、心、胃、肠的平滑肌运动。随意运动纤维起自疑核，支配软腭、咽及喉部的横纹肌。

（1）临床特点：于甲状软骨、梨状窝、下颌角，少见于耳部出现突发性、短暂性、剧烈的撕裂样电击样疼痛。激发带通常在喉部。

（2）治疗：药物治疗的方法基本同三叉神经痛的治疗原则。如药物治疗无效，可考虑手术治疗，包括神经减压术、神经切断术等。

6. 枕大神经痛　枕大神经起自第二颈神经后支的内侧支，与枕动脉伴行，支配枕部皮肤。

（1）临床特点：于下枕部出现持续性、针刺样剧烈疼痛，并向头皮后、外侧放射。通常无激发点，触压神经可使疼痛加重。神经痛常与损伤有关；受累神经支配区可出现感觉变化。

（2）治疗：除服用镇痛药外，神经阻滞效果较佳，多可控制病情。

7. 头痛　头痛是头颈部受伤害感受器受到刺激所致的一类临床症状和综合征。颅内痛敏感成分：静脉窦及其回流静脉、颅底部硬脑膜、硬脑膜动脉和脑底部动脉，经 V、IX、X 颅神经和 2~3 对颈神经。颅外痛敏感成分：皮肤、肌肉、韧带、帽状腱膜、骨膜、动脉以及眼、耳、鼻、口腔，伤害性冲动传导除与颅内的一样外，尚有 VII 对颅神经传导，此外还有交感神经参与传导。其余颅骨、脑组织、大部分软脑膜、蛛网膜、室管膜、脉络丛等均对疼痛不敏感。头痛产生的主要机制包括：①颅内外血管的扩张（血管性头痛）；②颅内痛觉敏感组织被牵拉或移位（牵引性头痛）；③颅外肌肉组织的收缩（肌缩性头痛）；④颅内外痛觉敏感组织发生炎症；⑤传导伤害性冲动的神经直接受损或发生炎症（神经炎性头痛）；⑥五官病变的伤害性刺激的扩散（牵涉性头痛）。

（1）血管性头痛：其特点为呈搏动性痛或胀痛；颅外血管明显扩张（颞动脉隆起，搏动增强）；压迫颈动脉后头痛可稍减轻；头低位或受热后常使头痛加重。

1）偏头痛：

A. 临床特点：常在青春期发病，可有家族史；诱发因素与劳累、情绪、经期有关；典型偏头痛有先兆症状：常见的有眼前闪光、暗点、偏盲及面、舌、肢体麻木等（系颅内血管痉挛所致）；先兆过后 10~20 分钟后出现颅外血管扩张，管壁过敏，一侧或双侧头部剧烈搏动性跳痛或胀痛，多伴面色苍白、肢冷、嗜睡、恶心呕吐；持续时间为数小时至一天恢复；可反复发作，间歇期不等。无先兆症状者称为普通型偏头痛，较多见，发作出现可达数天，家族史不明显。

B. 治疗：①发作期：口服麦角胺咖啡因，或肌注麦角新碱；服用安定镇静药；服用甲氧氯普胺等止吐药；星状神经节阻滞；②间歇期：可服用谷维素、麦角胺咖啡因、阿司匹林、β受体阻滞剂、钙通道阻滞剂、星状神经节阻滞等。

2）丛集性头痛：

A. 临床特点：成年男性多见；以一侧眶上、眶周为主的突发性剧烈头痛，伴有痛侧流涕、鼻阻、颜面充血发热等；持续时间为 0.5~2 小时，迅速缓解，常在每天同一时间以同一方式多次发作。

B. 治疗：发作时可服用麦角制剂、或采用星状神经节阻滞。间歇期可选用麦角制剂、钙通道阻滞剂、激素顿服及星状神经节阻滞等方法。

3）颈椎性偏头痛：

A. 临床特点：与由于颈椎急、慢性疾病所致发作性椎动脉供血不足有关。颈部活动可诱发头痛；症状呈典型偏头痛表现形式，但头痛偏枕部的为多，同时伴有患侧上肢麻木、疼痛、无力及椎动脉痉挛所产生的眩晕、耳鸣、猝倒等脑干供血不足症状。

B. 治疗：可按照颈椎病的治疗原则对原发病因进行处理，同时也可采用星状神经节阻滞疗法。

（2）牵引性头痛：见于颅内肿物、颅内高压症及颅内低压症。

A. 临床特点：颅内高压者：阵发性头痛，剧烈时伴呕吐；咳嗽用力时头痛加重；可出现视乳头水肿。颅内低压症者：头痛与体位有密切关系，头低位或平卧时头痛缓解而直立时加重；脑脊液压力 $<60cmH_2O$，常见于腰穿后。

B. 治疗：主要对原发病进行治疗，余对症处理。

（3）肌缩性头痛：系头颈肌肉收缩所致。

A. 临床特点：常表现为双侧颈部及枕颈部持续性钝痛、紧缩痛，或头顶重压感，颈部活动不适；头痛处肌肉有压痛，肩背部也可有疼痛和压痛。

B. 治疗：按摩、理疗或服用安定类药物。局部痛点封闭常有较好疗效。

（4）炎症刺激性头痛：见于脑膜炎及蛛网膜下腔出血。

A. 临床特点：多为全头部痛，并因神经根刺激而引起腰肌痉挛、颈项强直、颈枕部及腰部疼痛；可伴有神经系统症状和脑脊液异常。

B. 治疗：主要对原发病进行治疗，辅助以对症处理。

（5）神经炎性头痛：

A. 临床特点：即头颈部的神经痛，以眶上、枕神经、耳大神经多见；常因受寒、感染、外伤和颈椎病变等引起。发作时出现受累区针刺样、刀割样疼痛，可间歇或持续发生。

B. 治疗：除按神经炎原则处理外，可在受累神经处行痛点封闭。

（6）牵涉性头痛：系由五官病变的伤害性刺激扩散所致。

A. 临床特点：疼痛多以原发病灶为主，并伴有原发病的症状和体征；疼痛主要部位：额窦炎在额部，上颌窦炎在颊部，筛窦炎在眶周及鼻梁部，蝶窦炎在头的深部、眼后及枕部。

B. 治疗：以治疗原发病为主，辅以对症处理。

（7）癫痫性头痛：

A. 临床特点：多见于青少年及儿童；疼痛多在额颞区，为突然发作和终止的剧烈搏动性或炸裂样疼痛；发作持续数秒至数十分钟，偶可长达一天，每天次数不等；疼痛时可伴有恶心、呕吐、眩晕、面色苍白、流泪、腹痛、意识障碍等；脑电图可有异常发现。

B. 治疗：以治疗原发病为主，辅以对症处理。

（二）颈、肩、上肢疼痛

1. 颈部

（1）创伤：

1）颈扭伤：

A. 临床特点：扭伤后出现颈部的轻度或中度疼痛，并向枕区放射。棘突及横突上压痛，局部肌肉痉挛、变硬、肿胀、惧碰，颈部外观畸形。放射学及神经系统检查阴性。

B. 治疗：可服用非甾体类镇痛药，必要时可使用复方镇痛制剂（如氨酚羟考酮）或弱阿片类药物；理疗，轻柔按摩；局部痛点封闭；严重时可使用颈托固定；恢复期进行颈椎主动和被动练习。

2）颈椎过伸或过屈损伤：

A. 临床特点：损伤后数分钟即出现上颈部中度或重度疼痛，并向枕区放射，疼痛进行性加重，可因头部活动至恶化。主诉有明显外伤史。颈部活动受限，尤其在颈伸位。该处肌肉压痛、痉挛、吞咽困难、并出现所涉及自主神经的特殊综合征。

B. 治疗：休息；服用镇痛药；颈托固定；理疗；局部痛点封闭；恢复期功能练习。

3）肌筋膜综合征：主要涉及胸锁乳突肌、斜方肌、多裂肌、提肩胛肌等。

A. 临床特点：它们的共同特点是：依各肌肉的不同部位出现轻度至中度的持续性钝痛、针刺样疼痛及烧灼痛，常放射至头部和肩部。受累肌肉各有不同的触发点，可触诊定位。肌肉痉挛、僵直、不自主活动、创伤或轻伤史（包括劳损）等是诊断的重要依据。

B. 治疗：局部痛点封闭十分有效；其余包括服用镇痛消炎药、理疗、按摩、纠正不正确姿势及减少劳损因素；功能练习。

（2）感染、炎症及退行性疾病：

1）骨髓炎：

A. 临床特点：不同程度的持续性钝痛、或尖锐性疼痛，并伴有持续性枕区和肩部放射。椎旁压痛明显，严重肌肉痉挛，实验室检查及放射学检查可协助确诊。

B. 治疗：治疗原发病为主，辅以对症处理。

2）骨关节炎：

A. 临床特点：中度或重度的颈部疼痛，常为单侧发病，因活动而加重。临床可出现颈部僵直、肌肉痉挛，所涉及脊髓节段和神经根的相关体征和综合征。

B. 治疗：避免颈部疲劳及损伤，纠正不正确姿势；理疗或轻柔按摩；服用镇痛消炎药；局部痛点封闭；高位硬膜外或星状神经节阻滞疗法。

3）类风湿关节炎（上颈椎）：

A. 临床特点：颈部疼痛并向颞及眶后区域放射。临床可出现感觉异常、感觉过敏、四肢无力、眩晕眼球震颤等，实验室检查协助诊断。

B. 治疗：在治疗原发病的同时进行镇痛治疗，包括服用镇痛消炎药；理疗颈托功能位固定；痛点明确者可行封闭治疗。

4）强直性脊柱炎：

A. 临床特点：颈部进行性出现持续性钝痛，晨起颈僵直，运动锻炼后改善。该病可累及脊柱全长，但尤以颈椎为甚。颈椎活动减少，压痛点集中，前屈受限明显。

B. 治疗：原则上同类风湿关节炎治疗。

（3）神经源性疼痛（除颈痛外、伴有肩及上肢的放射性疼痛）：

1）髓外神经根性受损：这一类疾病包括：颈椎病（骨关节炎）、颈椎间盘突出症、椎体骨折脱位（$C_4 \sim T_1$）、急性带状疱疹、治疗后神经痛、创伤性撕脱、肿瘤、炎症等等。

A：临床特点：临床常出现颈肩、上臂、前臂及手部的节段性疼痛（神经根痛）。疼痛区域依受累神经根的不同而不同。扩散、劳损、颈部过度活动都可使疼痛加重。牵引可使其缓解。受累神经节段皮肤感觉障碍,如主观感觉麻木,客观感觉过敏。受累运动支配区肌力减弱或肌无力,神经放射异常（亢进或减弱）。放射学检查具有重要意义。

B. 治疗:治疗原发病;同时可行:理疗、痛点局部封闭、高位肌沟神经阻滞及星状神经节阻滞;高位硬膜外神经阻滞;手术治疗。

2）神经干丛受损（臂丛神经痛）:常见于胸廓出口综合征。

A. 临床特点:颈部、肩部、上臂内侧、前臂及手出现疼痛。受压局部压痛,如斜角肌肌沟处。相关区域感觉和运动障碍,上肢超外展时可因锁骨下动脉受压致桡动脉搏动无力或消失。Adeson 或 Allen 试验及放射学检查可确诊。

B. 治疗:斜角肌肌沟处阻滞对斜角肌综合征患者尚有一定疗效。但手术治疗是去除病因的唯一方法。

2. 肩部及上臂

（1）肩旋转肌群肌腱病变:

1）急性钙化性肌腱炎（岗上、下肌、肩峰下滑囊炎）:

A. 临床特点:肩关节突发性、局限性的剧烈疼痛,受累肌腱局部明显压痛、肿胀,该肌肉反射性痉挛,肩部运动受限。

B. 治疗:早期休息;局部痛点封闭;肩胛上神经阻滞加肱骨大结节上或肩峰下注射效果较好,可以缓解肌肉痉挛及产生局部作用;理疗及物理康复锻炼;服用必要的镇痛药。

2）旋转肌群撕伤:

A. 临床特点:肩袖三角肌附着点疼痛,并放射到整个肩关节及上臂。可呈缓慢发病或急性突发。肌肉反射性痉挛,于抬高和外展上肢时无力。撕伤处压痛,关节 X 线片阴性。

B. 治疗:尽管局部封闭可以缓解疼痛,但外科手术修复对肩关节后期的功能恢复十分有利,避免肩袖损伤后肌肉萎缩,肩肱关节退变。

（2）肱二头肌腱病变:

1）二头肌肌腱炎:

A. 临床特点:疼痛在肩关节前外侧二头肌腱沟（结节间沟）处,并放射到上臂,有时至前臂。上臂屈曲、前臂抗阻力旋后时疼痛加重。二头肌肌腱上明显压痛,三角肌、斜方肌和斜角肌反射性痉挛。

B. 治疗:痛点局部封闭（结节间沟处）;痛点小针刀治疗;按摩及康复运动治疗;辅以镇痛药。

2）二头肌长头撕脱:

A. 临床特点:急性创伤后（或因局部退行性改变,二头肌突然强烈收缩）肩关节前部出现突发性（慢性微小损伤可缓慢发病）、剧烈锐痛。可及撕脱肌腱肿块,并明显无力。

B. 治疗:青年人急性期以手术修复为好,争取功能恢复。慢性断裂者或老年人,一般对功能影响不大,故无须手术。疼痛严重者可行痛点封闭,功能障碍严重者再考虑手术治疗。

（3）肩关节囊病变:冻结肩（肩周炎、粘连性关节囊炎）:

A. 临床特点:肩部持续性钝痛,关节僵直,运动进行性受限。疼痛在肩关节活动范围尽点（屈曲、外旋、内旋、过胸内收）明显加重。

B. 治疗:神经阻滞:肩胛上神经阻滞、肌间沟神经阻滞等;肩关节周围注射,如肱骨结节间沟、肩峰下及大结节上等处；理疗、按摩及康复运动治疗；小针刀治疗；必要时服用镇痛消炎药。

（4）肌筋膜疼痛综合征：这一组疾病包括：斜角肌、冈上肌、冈下肌、三角肌、胸大、胸小肌、大圆肌、小圆肌、肩胛下肌、肱二头、三头肌。

A. 临床特点：此类疾病依受累肌肉而出现肩部和上臂的疼痛，疼痛程度从轻度到重度各异，运动受限的程度也根据受累肌肉以及病变范围的大小而不同。病变肌肉可以找到疼痛触发点，肩关节活动范围受限。

B. 治疗：避免劳损，纠正不正确的姿势；受累肌肉痛点封闭；理疗及按摩；康复运动治疗。

3. 肘关节

肘关节疼痛：

1）肱骨外上髁炎（网球肘）：

A. 临床特点：外上髁局部出现轻度到中度或重度疼痛，抓握动作、抗阻力伸腕或前臂旋后均可使疼痛加重。按压髁部疼痛剧烈。

B. 治疗：避免过劳和再损伤；痛点封闭；理疗及按摩；小针刀治疗；康复运动治疗。

2）肱骨内上髁炎（高尔夫球肘）

A. 临床特点：疼痛于内上髁，且局部压痛明显。腕和前臂屈曲旋前时疼痛加重。

B. 治疗：避免过劳和再损伤；痛点封闭；理疗及按摩；小针刀治疗；康复运动治疗。

3）尺骨鹰嘴滑囊炎：

A. 临床特点：局部持续性钝痛，伴有鹰嘴滑囊肿胀。病变可继发于创伤或感染。

B. 治疗：滑囊抽液加注射消炎药物，后加压包扎；理疗；手术滑囊切除。

4. 腕关节病变

（1）腕管综合征：

A. 临床特点：其为一种正中神经卡压综合征，腕掌侧出现疼痛，手指正中神经区感觉异常，麻木、疼痛；大鱼际可萎缩。按压腕掌侧或过度被动屈腕时症状加重。

B. 治疗：理疗；腕管局部封闭；手术切开减压。

（2）扭伤及劳损：

A. 临床特点：创伤或过度使用后出现腕关节内持续性钝痛，可因运动而加重，伤侧局部压痛。

B. 治疗：避免过劳及再损伤；理疗及按摩；痛点封闭；弹力绷带保护和支持腕关节。

（3）桡骨茎突狭窄性腱鞘炎：

A. 临床特点：桡骨茎突出疼痛，并向腕桡侧及拇指放射。局部压痛明显。Finkelstein 征阳性。

B. 治疗：理疗及按摩；局部痛点封闭（桡骨茎突处）；理疗及按摩；小针刀治疗；手术治疗。

5. 手部病变

（1）屈肌腱腱鞘炎：

A. 临床特点：掌指关节疼痛、肿胀，压痛明显，常可及肿胀增厚的腱鞘。屈指后困难或不能主动伸直，并伴有弹响。

B. 治疗：局部封闭；小针刀治疗；理疗；避免过劳及寒冷；按摩；手术切开腱鞘松解。

（2）腱鞘囊肿：

A. 临床特点：一般认为是由于过度使用或扭伤等因素所致。好发于腕背侧、腕掌侧，无明显疼痛。局部可见肿物，轻压痛。

B. 治疗：囊肿抽液加局部封闭；局部挤压至囊肿破裂加局部封闭；小针刀治疗；手术切除。

（3）扭伤和劳损：

A. 临床特点：损伤或过度使用后出现一个或多个手指的疼痛。重复受伤姿势或用力活动使疼痛加重。关节可出现肿胀。

B. 治疗：休息，避免继续损伤；理疗；尽量避免用力按揉指间关节；必要时可服用镇痛药或采用局部封闭治疗。

（三）胸、腹部疼痛

1. 肋间神经痛

（1）临床特点：该病为临床常见疾病，多为继发性。如下疾病常可导致肋间神经痛：①胸部疾病：各种因素导致的胸膜炎、肺癌侵犯胸膜、肋骨骨折或肿瘤、胸部手术后等；②脊柱病变：脊柱结核、肿瘤、椎间盘突出侵犯或压迫神经所致；③其他：带状疱疹、糖尿病、肾炎等。疼痛为刺痛或呈烧灼样，持续性或阵发性发作，并沿肋间神经走行放射，常伴有该神经支配区的感觉异常、肌肉痉挛。

（2）治疗：在治疗原发病的同时可行肋间神经阻滞。神经阻滞包括肋缘下、椎旁神经阻滞；硬膜外阻滞；胸膜腔阻滞。余可辅以口服镇痛药。

2. 心绞痛

（1）临床特点：心绞痛是心肌急性一过性缺血、缺氧所导致的临床症状。突发性胸骨后、心前区阵发性压榨性疼痛，可向左上肢或右上肢或双上肢、上腹部放射、肩胛间区、颈部。疼痛可持续数分钟或数十分钟，常因劳累、严重精神压力所诱发，使用硝酸甘油及休息可减轻或缓解疼痛。病史、体征及心电图、冠状动脉造影等可协助确诊。

（2）治疗：在配合专科治疗的同时，可考虑行星状神经节阻滞或上胸段硬膜外阻滞，以利缓解心绞痛，改善心肌冠脉供血。

3. 急性胰腺炎

（1）临床特点：该病以腹部疼痛为主要临床症状，位置多在上腹部或脐周，呈持续性、剧烈胀痛或绞痛，阵发性加重，向背部、胸部、下腹部等处放射，并伴有恶心、呕吐、腹胀、急性黄疸等。实验室检查有助于诊断。

（2）治疗：明确诊断后，在专科治疗的同时，可以采用辅助镇痛，如静脉、肌肉及硬膜外途径给药。

4. 胆绞痛

（1）临床特点：胆绞痛是胆囊管梗阻、胆囊痉挛所致的一种临床症状。胆道系统结石或蛔虫症一旦阻塞胆囊管，便可引起突发性、剧烈绞痛，并向右肩部放射，疼痛可持续数小时，多能自行消失。放射学检查及 B 超有助于确诊。

（2）治疗：急性期首先考虑应用哌替啶加阿托品肌注以缓解疼痛；而后再根据情况对原发病采用非手术或手术治疗。

5. 肾及输尿管绞痛

（1）临床特点：肾及输尿管因急性结石梗阻可导致突发性剧烈绞痛，疼痛向下腹部、腹股沟及会阴部放射。发作时血尿是该病的重要临床体征。放射学检查可协助诊断。

（2）治疗：使用镇痛药及解痉药缓解症状；明确诊断后治疗原发病。

（四）下腰部、髋部及下肢疼痛

1. 下腰部疼痛

（1）无下肢放射痛的腰骶部疾病：

1）腰扭伤：

A. 临床特点：外伤后出现腰部弥漫性、持续性钝痛、或锐痛，活动后加重。腰部僵直，压痛区域不集中，患侧肌肉痉挛，放射学检查阴性。

B. 治疗：卧床休息；急性期过后可行物理治疗；痛点局部封闭或腰椎椎板注射常有较好的镇痛效果。

2）腰骶部劳损：

A. 临床特点：在腰骶连接处出现疼痛、压痛，活动时加重，可突然发病，疼痛程度轻重各异。放射学检查可见腰骶角过大。

B. 治疗：急性期卧床休息，过后可行理疗及功能锻炼。痛点封闭可缓解症状。佩戴腰围可有一定的支持和治疗作用。

3）肌筋膜炎：

A. 临床特点：此病是一种综合征，临床常出现下腰部的弥漫性疼痛，在肌腱或韧带的骨附着处有压痛点。休息后腰部僵直后活动受限明显，活动后症状有所减轻。放射学检查阴性。

B. 治疗：纠正和改变不正确的坐、站姿势和负重姿势；加强肌肉的功能练习；理疗及按摩；痛点封闭或腰椎椎板注射。

4）退行性骨关节炎：

A. 临床特点：于下腰部深层出现持续性钝痛，腰椎前、侧屈及后伸时疼痛加重，放射学检查可见腰椎的退行性改变。

B. 治疗：加强腰部的支持和保护，避免外伤和过劳，纠正不正确的姿势；理疗；痛点封闭或腰椎椎板注射。

（2）伴有下肢放射痛的腰骶部疾病：

1）腰椎间盘突出症：

A. 临床特点：常有外伤后腰痛史；出现腰痛伴股神经区或坐骨神经区的疼痛，腹压增加或腰部活动时疼痛加重，严重时可使鞍区麻木，大小便困难和双足麻痹；腰椎姿势异常，肌肉痉挛，运动受限；出现典型的神经压迫体征。放射学检查可明确诊断。

B. 治疗：保守治疗包括卧硬床休息，理疗，按摩，腰部的支持和保护，腰背肌肉锻炼；硬膜外单次注射或连续冲击疗法对症状有一定的缓解作用；化学溶核术及手术治疗应掌握好适应证和时机。

2）腰椎椎管狭窄症：

A. 临床特点：该病是一种骨性神经卡压综合征，临床以老年人退行性因素为多见。腰痛伴间歇性跛行；腹压增加时疼痛并不加重；肌肉痉挛，腰部活动受限；受损神经支配区域出现异常神经体征；放射学检查可明确诊断。

B. 治疗：保守治疗基本同腰椎间盘突出的治疗原则。硬膜外注射治疗可缓解症状。严重者可行椎管减压术。

2. 髋部疼痛

（1）创伤性疾病：老年患者的骨折。

A. 临床特点：外伤，甚至于轻微的损伤后即刻在大粗隆、腹股沟、臀部出现剧烈的持续性锐痛、烧灼样疼痛，可向大腿及膝部放射。患侧不能负重，局部压痛，肌肉痉挛。放射学检查可明确诊断。

B. 治疗：在骨科专科治疗的同时，镇痛治疗十分重要。口服或肌注镇痛药可达到一定的效果；硬膜外镇痛是一种理想的方法。镇静安定药物辅助使用。

（2）关节炎症：

1）急性关节炎（风湿热、细菌性炎症）：

A. 临床特点：髋关节中、重度急性疼痛，活动时加重，常放射到膝部。髋关节腹股沟处肿胀、压痛，实验室及放射学检查有助于诊断。

B. 治疗：主要治疗原发病，可辅助镇痛。

2）类风湿关节炎：

A. 临床特点：髋部、臀部及腹股沟处出现持续性轻、中度钝痛，向大腿和膝部放射，活动后加重，休息后缓解。髋关节运动受限，不同程度的肌肉痉挛。实验室及放射学检查可协助确诊。

B. 治疗：主要治疗原发病，可辅助镇痛。

3）骨性关节炎：

A. 临床特点：常发于老年人，髋部出现钝痛，逐渐发病。早期运动后加重，休息缓解；随病情发展，休息时也出现疼痛。放射学检查可见关节间隙变窄或消失等。

B. 治疗：主要治疗原发病，可辅助镇痛。

3. 股部疾病

（1）肌肉骨骼系统疾病：

1）肌筋膜综合征（包括髋关节各运动方向的肌肉）：

A. 临床特点：①臀中肌、臀小肌、梨状肌、股外侧肌、股二头肌：在大腿后侧出现程度不同的持续性疼痛，按压患处疼痛加重。一般有创伤、劳损、过力等病史，局部压痛，肌肉痉挛，有触发点，局部封闭后可缓解；②臀小肌、股外侧肌、阔筋膜张肌：在大腿外侧区域出现疼痛、压痛及肌肉痉挛，痛点封闭后可缓解；③内收肌群、股中间肌及股内侧肌：于大腿前侧出现疼痛、压痛肌肉痉挛，痛点封闭后缓解。

B. 治疗：避免过劳，休息；局部理疗；局部痛点封闭常效果显著。

2）股骨肿瘤：

A. 临床特点：股部的轻度至深部持续性钝痛，随病情渐加重，通常运动受限，夜间疼痛较白天为甚。一般表现为肿胀。放射学及实验室检查可协助诊断。

B. 治疗：除治疗原发病以外，镇痛治疗常常不可忽视。以综合治疗方案为最好。

3）股骨感染性疾病（骨髓炎、结核等）：

A. 临床特点：大腿可出现中、重度搏动性疼痛，常向两端放射，夜间更为明显。临床证据如发热、实验室及放射学检查有助于诊断。

B. 治疗：当以治疗原发病为主，并辅以对症处理。

（2）神经源性疼痛

1）股外侧皮神经痛：

A. 临床特点：该神经来自 2、3 腰神经前支的后股，从腰大肌外侧缘出现，在髂肌前面斜向外下方，于髂前上棘内侧经腹股沟韧带深面到股部，分布到大腿前、外侧皮肤。临床可出现大腿前外侧面烧灼样疼痛或麻刺感。站立、走路可加重症状，卧床或屈髋可使其缓解。按压髂前上棘神经处局部或沿该神经放射。

B. 治疗：①患者应避免穿紧身衣裤，减少对局部的挤压；②神经阻滞尚有一定的治疗作用；③手术减压或神经切断术疗效不肯定。

2）股神经痛：

A. 临床特点：该神经受损时大腿前内侧可出现持续性烧灼样疼痛或撕裂样疼痛，大腿过伸时症状加重。但疼痛并非是股神经卡压的常见症状，它的主要表现是股四头肌无力，伴有严重的步态异常，神经支配区感觉减退。

B. 治疗：由于该病几乎都是因病理性损害侵犯神经所致，故主要在治疗原发病损害。神经阻滞仅可暂时缓解疼痛。

3）坐骨神经痛：

A. 临床特点：坐骨神经痛是一个症状而不是诊断，许多原因都可引起该症。常为持续烧灼样疼痛或撕裂样疼痛，并沿坐骨神经走行放射，伸膝屈髋使疼痛加重。神经干上压痛，神经支配区运动、感觉及放射异常。

B. 治疗：明确诊断、找出原因是治疗的前提。①卧床休息；②进行原发病的治疗；③可适用理疗方法，但有时也会加重；④慎用大手法按摩、牵伸，特别是急性期；⑤神经阻滞可缓解和治疗疾病（腰大肌肌间隙阻滞、硬膜外神经阻滞及神经干阻滞），如腰椎间盘突出症、椎管狭窄症、梨状肌综合征等。

4）闭孔神经痛：

A. 临床特点：患者出现大腿内上侧持续烧灼样或撕裂样疼痛，并可能伴有大腿内侧感觉消失和内收肌无力。

B. 治疗：多数是由于原发疾病损害所致，故治疗中主要是对原发病的处理。单纯闭孔膜卡压所致可行手术。神经阻滞是缓解疼痛的有效方法。

4. 膝部疾病

（1）创伤性疾病：

1）韧带或关节囊损伤：

A. 临床特点：轻度扭伤：出现轻到中度的疼痛，局部按压或重复损伤姿势加重疼痛；中度扭伤：较剧烈的疼痛，并出现一定程度的感觉不稳定；重度扭伤：较剧烈的尖锐性疼痛。除轻度扭伤有感觉局部压痛和肿胀，中度或重度扭伤还具有关节绞索、不稳定、关节渗出或关节积血、运动障碍。

B. 治疗：①轻度扭伤：服用非甾体类镇痛消炎药；关节制动；弹力绷带支持和保护关节；②中度扭伤：关节完全制动，卧床或轮椅，抬高患肢；进行必要的镇痛治疗；伤后 48~72 小时冰袋治疗，直至疼痛和渗出停止方可行热疗；③严重扭伤：由于有韧带撕裂，导致关节不稳定，故保守治疗应延长时间，或手术修复，另外使用适合的镇痛方法和镇痛剂。

2）半月板损伤：

A. 临床特点：膝关节半月板是一种纤维软骨组织，充填于股骨髁与胫骨髁之间。它具有增强膝关节稳定性的作用。半月板损伤后出现突发性膝关节内或外侧的尖锐性疼痛，渐发展成为持续性钝痛，但挤压半月板时仍可产生尖锐性疼痛。损伤侧膝眼沿关节间隙有固定和局限压痛，运动中关节绞锁是其典型体征，旋转挤压试验阳性。

B. 治疗：一经诊断明确，首先采用保守治疗，包括关节保护，减少关节活动的强度，特别是半屈曲状态下的负重活动；理疗，以缓解关节的创伤性炎症；关节腔穿刺、注射，抽除滑膜积液并注入消炎镇痛药物。对于严重的半月板损伤，临床目前仍主张尽早手术治疗，以避免继发性关节创伤的出现。术前、术后的股四头肌锻炼十分重要。

（2）关节炎

1）类风湿关节炎：

A. 临床特点：该病是一种以关节病变为主的全身性疾病，膝关节受累者并不少见。开始以关节滑膜病变为主，逐步侵袭肌腱、韧带等结缔组织，后期发生软骨和骨的破坏，并出现关节强直和畸形。除全身症状外，关节有持续性锐性的跳痛，常常放射到大腿、髋部及小腿。关节活动时症状加重，休息后缓解。各种实验室检查、关节滑膜活检病理学检查及放射学检查可协助诊断。

B. 治疗：除全身治疗外，局部治疗包括理疗和预防畸形；关节腔药物注射常可产生较好的镇痛和抗风湿作用。手术治疗的目的在于改善关节功能，如人工关节置换术。

2）骨性关节炎：

A. 临床特点：早期无特殊症状，待到出现滑膜炎后可伴有轻度疼痛，后期出现炎症表现，膝关节周围常常表现为中度的持续性钝痛，过力后疼痛加重。晨起关节僵直，运动后改善，关节活动受限，股四头肌萎缩、无力，屈膝时有摩擦音。晚期病变韧带及肌肉失去对关节的支持作用，导致关节不稳定，出现膝内翻或外翻。

B. 治疗：保守治疗包括服用非麻醉性镇痛药；理疗；不负重状态下关节活动度锻炼；股四头肌肌力锻炼；关节腔穿刺注射消炎镇痛药物；肥胖患者减轻体重有助于病情缓解。对于膝关节严重疼痛、功能受限、关节畸形者可考虑手术治疗。

（3）滑囊炎（髌前滑囊炎、髌下滑囊炎及 Baker 囊肿）

A. 临床特点：急性滑囊炎可出现受累部位的中、重度疼痛；而慢性者常常出现轻度的钝痛，膝关节屈曲或直接挤压滑囊时疼痛加重。局部压痛，受累滑囊肿胀。

B. 治疗：髌前、髌下滑囊炎可行穿刺抽除积液，并注入抗炎药，后加压包扎，一般多可治愈。Baker 囊肿以手术治疗效果为好。

（4）髌骨软化：

A. 临床特点：髌骨内侧或髌下出现中、重度疼痛，髌骨与股骨相对运动时疼痛加重，如膝关节半屈位伸直时。髌内侧可有压痛，活动时可及髌骨上摩擦感。髌研磨阳性。

B. 治疗：避免髌骨关节面过度受压，进行直腿抬高锻炼股四头肌肌力，进而行抗阻力直腿抬高锻炼；理疗；髌骨关节面药物注射；一般无效可考虑手术治疗。

5. 小腿疾病

（1）隐神经痛：

A. 临床特点：为股神经中最长的感觉支，其自股三角内、后进入收肌管下行，在缝匠肌和股薄肌腱止处穿出,伴大隐静脉下行,分布于髌下、小腿内侧面和足内侧缘皮肤。该神经痛则出现神经支配区的烧灼样疼痛,局部皮肤检查有感觉异常、痛觉过敏或迟钝。

B. 治疗:由于收肌管内挤压所致神经卡压症状,有效的治疗是将该神经自收肌管内游离、减压。因膝部手术致神经出口卡压者,则行出口减压即可见效。

(2)腓神经痛:

A. 临床特点:该神经是坐骨神经的分支,与胫神经分离后,沿腘窝外侧壁到腓骨小头的前下方,穿腓骨长肌分为腓深神经和腓浅神经。腓骨颈神经卡压后出现膝远端外侧、小腿前外侧及足背部的烧灼样疼痛,小腿外侧和足背慢性进行性感觉减退,足背屈肌力减弱。

B. 治疗:明确的腓神经卡压(如腓骨小头处骨折、骨肿瘤或外源性压迫等),手术减压可获得满意效果,疼痛解除,神经功能恢复。

(3)胫神经痛:

A. 临床特点:该神经为坐骨神经的第二个分支,与膝后血管同行,小腿后面深、浅层肌群之间下至内踝的后面,在分裂韧带的深面至足底。腓肠肌卡压神经出现小腿后外侧、足外侧烧灼样疼痛。神经支配区感觉异常,跖屈肌力减弱。

B. 治疗:手术减压是有效的治疗手段。

6. 踝及足部疾病

(1)踝部韧带扭伤:

A. 临床特点:踝关节韧带损伤较为常见,以外踝前距腓韧带为多。急性期伤后立即出现中度或重度疼痛,呈撕裂样疼痛或钝痛。重复受伤姿势疼痛加重。慢性期的韧带劳损通常源于急性期治疗不当延误而致。踝关节局部出现持续性或间歇性钝痛,疲劳后加重,局部可有肿胀,压痛。

B. 治疗:①急性期:关节制动,对症止痛治疗,严重者可行手术修复;②慢性期:避免踝关节再损伤;减少疲劳性活动;局部使用弹力绷带加强并保护关节;理疗及可局部封闭。

(2)跟痛症:(老年性)

A. 临床特点:足跟部持续性钝痛,负重或久坐突然站起时疼痛加重,稍活动后疼痛可逐渐减轻,但走路较多时疼痛又渐加重。

B. 治疗:①减少站立和走路,并穿软底鞋;②局部热浴、理疗;③局部痛点封闭;④手术包括跟骨骨刺或滑囊切除术。

(3)跖痛症:

A. 临床特点:跖骨头挤压趾神经造成前足(跖部)的疼痛,可呈中度或重度疼痛,局部压痛,跖骨头挤压检查、足部负重及行走可加重疼痛。

B. 治疗:①首先应去除病因,减少加重疾病的因素,如休息、减少足部负重;②局部进行热浴、理疗,以协助受损组织恢复;③改变足横弓的塌陷状态,以矫形鞋或鞋垫治疗;④加强足部的肌肉功能练习,提高维持正常足横弓状态的外因条件;⑤第二、三、四跖骨头局部趾神经封闭,可缓解疼痛;⑥对严重足横弓塌陷及趾总神经瘤后者可采用手术治疗。

(李彦平)

参 考 文 献

[1] Paice JA, Ferrell B. The management of cancer pain.CA Cancer J Clin, 2011, 61 (3): 157–182.

[2] Paice JA. Pain at the end of life//Ferrell BR, Coyle N. Oxford Textbook of Palliative Nursing. 3rd ed. New York: Oxford University Press, 2010: 161–185.

[3] Hausheer FH, Schilsky RL, Bain S, et al. Diagnosis, management, and evaluation of chemotherapy–induced peripheral neuropathy. Semin Oncol, 2006, 33 (1): 15–49.

[4] Bonica JJ. In The Management of Pain. 2nd ed. Philadelphia: Lea and Febiger, 1990: 28–66, 84–101.

[5] Loeser JD. Cranial Neuralgias//Bonica JJ. The Management of Pain. 2nd ed. Philadelphia: LEA & Febiger, 1990: 676–686.

[6] Olesen J, Bonica JJ. Headache//Bonica JJ. The Management of Pain. 2nd ed. Philadelphia, LEA & Febiger, 1990: 687–724.

[7] Chou R, Huffman LH, American Pain Society, et al. Nonpharmacologic therapies for acute and chronic low back pain: a review of the evidence for an American pain society/American college of physicians and clinical practice guideline. Ann Intern Med, 2007, 147 (7): 492–504.

62

洗 胃 法

一、方法

对一般情况尚好，意识清醒、尚能合作的中毒者，应首先鼓励其作口服洗胃法。口服洗胃时，患者坐在椅上，胸前围以防水布，频频口服大量的洗胃液（如 1∶5000 高锰酸钾溶液），至感饱胀为度，随即用压舌板或筷子刺激其咽部或舌根，引起呕吐反射而排出胃内容物。如此反复多次，直至排出的洗胃液清洁无味为止。口服洗胃法简便易行，基层医师亦可以掌握其操作，对患者痛苦少，疗效也好。

对健康情况尚好而不大合作的患者，或口服洗胃法失败的患者，则采取洗胃管洗胃法。患者坐在椅上（意识不清者采用仰卧位），胸前围以防水布，经口徐缓插入涂有液体石蜡的洗胃管，如患者有剧烈咳嗽、呼吸困难或发绀，应立即退出重插。一般插入的长度以 50~55cm 为宜，然后，抬高洗胃器的漏斗（至少高出患者的头部 50cm），慢慢从漏斗注入洗胃液（每次约 500ml 或稍多）灌至胃内。随即利用虹吸原理将胃内容物排出。第 1 次洗出的胃内容物留检化验，如胃管引流不畅或阻塞，可挤压胃管中间附带的皮球，使洗胃液易于流出。如此反复灌洗多次，直至洗出的液体颜色与灌入时一样清亮而且无味为止。一般用洗胃液约 5000ml。

对昏迷患者、孕妇、器质性心脏病患者或体质衰弱的患者，宜采用吸引器洗胃法，或用针筒洗胃法。昏迷或衰弱患者取仰卧位，头歪向一侧，并稍微朝下。有活动义齿者，应在操作前将义齿取下。要防止胃内容物倒流入气管内，如口咽部有胃内容物，放入开口器，并用拭子清除之，或用吸引器清除。一般采用硬度适中、口径稍大的胃管，口径过小容易堵塞，口径过大又难以插入胃内。将胃管涂布液体石蜡后，经鼻孔插入胃内，必须确定胃管在胃内而不在气管内。将胃管外侧端浸泡于满载洗胃液的容器中，呼气时如有气泡从胃管逸出，表示胃管在气管内。或用 50ml 注射器向胃管中注入空气，即在上腹部剑下听诊，如听到气过水声，则表示胃管已进入胃内。用注射器试抽，如有胃内容物抽出，更可肯定胃管已在胃内。采取针筒抽胃液方式时，抽吸胃内容物宜用大口径的、附有金属耳的 50ml 或 100ml 注射器，这样可有效避免阻塞。一次灌入洗胃液，一般以 500ml 左右为宜，如此反复灌洗多次，直至洗出的液体颜色与灌入时一样清亮而且无味为止。

洗胃后，经由胃管注入泻药，然后拔出胃管。洗胃后，由于大量液体被排出可能引起电解质紊乱，可适量静脉滴注生理盐水及氯化钾。插管洗胃常见的并发症：吸入性肺炎、窒息、心搏骤停、出血、食管贲门黏膜撕裂、急性胃穿孔、急性胃扩张及水盐电解质紊乱等。

二、常用的洗胃液

1. 温水 对原因未明的急性中毒者,可用温水或加入少许食盐灌胃。

2. 高锰酸钾 为强氧化剂,一般用 1:5000 的浓度,此时溶液呈浅红色。但有机磷农药 1605(对硫磷)中毒时,不宜用高锰酸钾,因高锰酸钾能使其氧化成毒性更强的 1600(对氧磷)。

3. 碳酸氢钠 一般用 1% 的溶液,常用于有机磷农药中毒时作洗胃液。碳酸氢钠能使有机磷农药分解失去毒性,但不宜用于敌百虫中毒,因为敌百虫在碱性环境下转化成毒性更强的敌敌畏。

4. 茶叶水 含有鞣酸,具有沉淀重金属、生物碱等毒物的作用,且来源容易获得。

（刘凤奎）

63

人工心脏起搏器

心脏起搏器应用于临床已有近60多年的历史,早在1929年Could就把针头直接插入心肌做直接的电刺激使一个婴儿已停搏的心脏复跳。其后1952年美国医师Zoll首次采用脉宽2毫秒,强度为75~150V的电脉冲,以固定频率方式经胸壁刺激方法,成功地挽救了2例濒于死亡的房室传导阻滞及心脏停搏患者,从此心脏起搏技术才真正受到临床重视。1958年Furman第一例埋藏式起搏器问世,从而开创了人类用人工心脏起搏器技术治疗心律失常的新纪元。

人工心脏起搏器是用电脉冲刺激心脏,以替代或控制心脏节律的治疗方法。起搏器由三个部分组成,即脉冲发生器、能源及电极导管。心脏起搏器从锌-汞电池发展为锂电池作为能源并采用低功耗电路,大大地延长了起搏器的寿命,目前起搏器的寿命可达10年以上。电脉冲由脉冲发生器发出,通过导管电极刺激心脏。起搏方式依患者临床情况分为临时起搏和永久(埋藏式)起搏两种,脉冲发生器在体外经导管电极与心脏相应部位连接的方法称为临时起搏术,常用于心脏紧急抢救和心脏病诊断研究,它可分为经皮心脏起搏及经静脉心内膜起搏两种。脉冲发生器和导管电极均埋于体内称永久(埋藏)起搏术,永久起搏可分为心内膜起搏、心肌起搏及心外膜起搏三种方法,临床用得最多的是经静脉心内膜起搏法。20世纪60年代初人工心脏起搏器最初仅是具有以固定频率发放电脉冲的非同步功能,后又发展为具有感知功能的按需起搏器,从而有效地避免了危及生命的"竞争心律"。20世纪70~80年代程序可控性心脏起搏器、双腔起搏器及频率应答式起搏器的问世,使心脏起搏器具有自动化功能的生理性起搏,更好地适应患者的生理需求,大大地拓宽了心脏起搏器应用的范围。为了更好地适用于生理状态,起搏器植入部位,从单腔发展到双腔、多腔、多部位同步化起搏。如今永久心脏起搏器已经发展为种类繁多、功能各异的多种类型起搏器,使起搏器在保持房室同步的基础上,维持正常激动顺序和促进心室激动同步化,极大地适应患者生理需求,抑制炎性反应,使起搏器阈值降低。为了使起搏器置入后阈值能够保持在较低水平,目前应用的激素释放电极导线,在起搏器置入后1~2周药物可以缓慢地释放到周围心肌组织,抑制炎性反应,使起搏器阈值降低。目前心脏起搏器的适应证已由原先仅适用于慢性心律失常如病态窦房结综合征、二度或二度以上房室传导阻滞等患者的治疗,发展到治疗快速性心律失常(如室上性心动过速),为防止心脏性猝死及恶性心律失常发生的埋藏式自动复律除颤器(ICD)已应用于临床。近些年来心脏起搏器的治疗范围已延伸至非心电紊乱性疾病治疗如:梗阻性肥厚型心肌病和扩张型心肌病、颈动脉窦过敏综合征、血管迷走性晕厥及慢性心力衰竭等疾病的治疗。心脏同步化治疗(CRT)是近些年来用于慢性心力衰竭治疗的新技术,通过同步起搏左右心室,优化房室及左右心室间传导时间,改善患者的血流动力学和临床症状,适用于心脏收缩功能减退伴房室及心室间传导顺序异常经药物治疗不佳的慢性心力衰竭。近些年来,随着无线电技术及心电远程传输技术的发展,还可以对心脏起搏器的远程监测提供多元化的信息。

一、心脏起搏器适应证

(一)临时心脏起搏器适应证

1. 急救措施

(1)急性心肌梗死引起的高度房室传导阻滞、完全性房室传导阻滞、三束支阻滞及严重窦性心动过缓、窦性停搏伴晕厥或血流动力学异常者。

(2)急性心肌炎、药物及电解质紊乱等所致的高度房室传导阻滞、完全性房室传导阻滞、三束支阻滞及严重窦性心动过缓、窦性停搏伴晕厥者。

(3)创伤及心脏手术致高度房室传导阻滞,完全性房室传导阻滞伴血流动力学障碍或晕厥者。

(4)顽固快速心律失常经药物治疗不佳,又不宜作电复律,心律失常本身引起的血流动力学异常者(如预激综合征伴心房颤动、尖端扭转型室性心动过速、快–慢综合征等)。

2. 保护性应用

(1)心脏外科手术时,估计有可能损伤传导系统或手术创伤致局部出血或水肿有可能影响传导系统功能。

(2)有严重心律失常或潜在生命危险的患者,在施行手术、心血管介入性治疗、心脏电转复或倾斜试验时。

(3)患者情况不允许立即作永久心脏起搏术,或对起搏器依赖而需要更换起搏器时作紧急过渡起搏。

3. 诊断上应用

(1)快速心房起搏心电图负荷试验,适用于不能进行运动试验及冠状动脉造影术,但又怀疑为缺血性心脏病者。

(2)对怀疑病态窦房结综合征者或缓慢性心律失常患者,检查其窦房结功能及隐匿性房室传导阻滞。

(3)快速心律失常的电生理研究、治疗及药物应用观察。

(二)永久埋藏式心脏起搏器适应证

1. 心动过缓性心律失常

(1)高度房室传导阻滞、完全性房室传导阻滞,尤为希氏束远端阻滞伴明显心、脑、肾供血不足者。

(2)进展型的房室束支系统的阻滞,尽管无临床任何症状,电生理检查发现 HV 间期≥100 毫秒者。

(3)心房扑动或心房纤颤伴心室率过缓或有较长心搏间歇,并有重要脏器供血不足症状者。

(4)反复发作的由颈动脉窦刺激或压迫所致的反射性心室率过缓伴临床症状,心室率 <40 次 / 分,或有长达 3 秒的 R–R 间歇者。

（5）凡有房室传导阻滞，心室率 <40 次 / 分，或有长达 3 秒的 R-R 间歇者。

（6）创伤及心脏手术致高度房室传导阻滞、完全性房室传导阻滞，预计不能恢复者。

（7）射频消融房室交界区导致的三度和高度房室传导阻滞。

（8）反复神经血管性晕厥伴明显临床症状，与自发或倾斜试验中心动过缓有关。

（9）双分支或三分支阻滞伴高度房室传导阻滞或间歇性三度房室传导阻滞。

（10）双束支或三束支阻滞伴二度 Ⅱ 型房室传导阻滞。

（11）虽未证实晕厥由房室传导阻滞引起，但可排除由于其他原因（尤其是室性心动过速）引起的晕厥。

（12）心动过缓电生理检查时，由心房起搏诱发的希氏束以下非生理性阻滞。

2. 急性心肌梗死或急性心肌炎后下述心律失常经治疗不能恢复者

（1）持续存在的高度房室传导阻滞、完全性房室传导阻滞，尤其是房室结水平以下阻滞者。

（2）持续存在的二度房室传导阻滞、完全性房室传导阻滞伴有临床症状。

（3）持续存在的希氏 – 浦肯野系统内的二度房室传导阻滞伴交替性束支阻滞，或希氏 – 浦肯野系统内或其远端的三度房室传导阻滞。

3. 病态窦房结综合征

（1）有明显心、脑、肾重要脏器供血不足的窦性心动过缓，心室率 <40 次 / 分。

（2）间歇发作窦性停搏，长 R-R 间歇 >3 秒，窦房阻滞伴晕厥或眩晕发作。

（3）心动过缓 – 心动过速综合征需长期抗心律失常药物治疗。

（4）心室率 <40 次 / 分，或有长达 3 秒的 R-R 间歇者。

（5）双结病变。

4. 先天性心脏病

（1）有窦房结功能不良症状，窦房结功能不良表现为与年龄不相称的窦性心动过缓。

（2）慢快综合征。

（3）二至三度房室传导阻滞合并有症状的心动过缓、心功能不全或低心排出量。

（4）先天性三度房室传导阻滞伴宽 QRS 逸搏心律（包括室性逸搏心律、心功能异常）。

（5）对婴儿先天性三度房室传导阻滞心室率 <55 次 / 分，或先天性心脏病三度房室传导阻滞心室率 <70 次 / 分者。

（6）先天性心脏病患者术后，严重二度或三度房室传导阻滞至少持续 7 天以上没有恢复或预计不能恢复。

5. 快速心律失常　各种类型的折返型阵发性心动过速（如房室折返型、房室结内折返型、房内折返型等）频繁反复发作，药物及其他方法治疗不满意者，可安置自动型抗心律失常起搏器。

6. 新适应证

（1）植入型心房除颤器（IAD）：可预防心房纤颤的发生，其适应证为：

1）症状性的、非频繁发作、持续时间长。

2）房室传导阻滞即 P 波宽度 ≥120 毫秒。

3）房间传导时间 ≥100 毫秒。

4）药物转复率低的心房颤动。

（2）埋藏式自动心脏复律除颤器（ICD）：治疗及预防恶性心律失常，其适应证为：

1）非一过性或可逆性原因引起的室性心动过速或心室颤动所致的心搏骤停幸存者。

2）原因不明的晕厥，电生理检查可诱发血流动力学异常的室性心动过速或心室颤动。

3）自发持续性室性心动过速。

4）与器质性心脏病相关的频繁发作的心室颤动。

5）陈旧性心肌梗死伴左心衰（左室射血分数 <0.35）所致的非持续性室性心动过速，心脏电生理检查可诱发持续性室性心动过速或心室颤动。

6）长 Q-T 间期延长综合征或肥厚型心肌病等疾病所致的致命性快速心律失常。

7）Brugada 综合征等引起的药物不能有效控制的恶性室性心律失常。

（3）收缩性心力衰竭患者心脏再同步化治疗，其适应证为：

1）Ⅰ类适应证：①充分抗心力衰竭药物治疗后，心功能（NYHA 分级）仍在Ⅲ级或不必卧床的Ⅳ级；②左心室 EF ≤35%；③左心室明显扩大，其心室舒张末内径 >55mm；④QRS 时限≥120 毫秒；⑤窦性心律。

2）Ⅱ类适应证：①慢性心房颤动患者，满足Ⅰ类适应证的其他条件，可行有/无 ICD 功能的 CRT 治疗（多数患者需结合房室结射频消融以保证有效夺获双心室）；②LVEF<35%，符合常规心脏起搏适应证并预期心室起搏依赖的患者，心功能Ⅲ级及以上；③LVEF<35%，已植入心脏起搏器并心室起搏依赖者，心脏扩大及心功能Ⅲ级及以上；④充分药物治疗后心功能分级Ⅱ级，LVEF ≤35%，QRS 时限≥120 毫秒；⑤最佳药物治疗基础上 LVEF ≤35%、心功能Ⅰ或Ⅱ级的心力衰竭患者，在植入永久起搏器或 ICD 时若预期需长期心室起搏可考虑植入 CRT。

（4）双腔起搏器治疗梗阻性肥厚型心脏病（目前不提倡常规植入双腔起搏器），其适应证为：

1）有明显临床症状如气短、心绞痛、晕厥等，药物治疗难以控制。

2）在静息或应激情况下有明显流出道梗阻，左心室流出道压力阶差≥50mmHg。

3）经冠状动脉行室间隔肥厚心肌化学消融有可能引起完全性房室传导阻滞，此时应该给予永久性起搏治疗。

4）存在心脏性猝死的危险因素并具有起搏器植入的适应证，应考虑植入 ICD。

（5）具有频率骤降功能的双腔起搏器治疗血管迷走性晕厥，其适应证为：

1）反复发作的由颈动脉窦刺激或压迫导致的心室停搏 >3 秒所致的晕厥。

2）明显的有症状的神经－心源性晕厥，合并自发或倾斜试验诱发的心动过缓。

3）晕厥发作时常伴心动过缓。

4）β 受体阻滞剂治疗无效。

二、禁忌证

下述情况暂缓或禁用于行永久心脏起搏术：

1. 局部化脓性感染或全身感染性疾病。

2. 出血性疾病及有出血倾向者。

3. 严重肾、肝功能障碍。

4. 严重水电解质及酸碱平衡紊乱。

5. 慢性病终末期。

三、心脏起搏器类型、功能及选择

（一）起搏器命名代码

临床上常用 5 位字母代码来表示起搏器特性及其功能（表 63-1）。

表 63-1　心脏起搏器 5 位字母代码表

位置 功能	Ⅰ 起搏心脏	Ⅱ 感知心脏	Ⅲ 反应方式	Ⅳ 程控功能	Ⅴ 抗心动过速功能
代码字	V（心室）	V（心室）	T（触发）	P（程控）	P（抗心动过速起搏）
	A（心房）	A（心房）	I（抑制）	M（多程控）	S（电转复）
	D（房室）	D（房室）	D（T+I）	O（无）	D（P+S）
		O（无）	O（无）	R（频率应答）	E（体外程控脉冲发放）
				C（遥测）	O（无）

位置 Ⅰ~Ⅲ 属于心动过缓。

命名代码举例：VVIR：起搏器位于心室起搏，心室感知，R 波抑制型，其起搏频率自动调节（自适应）。

DDDMO：起搏器对于房室均具有起搏或感知功能，并且心房触发与心室抑制两种感应方式兼备，参数程控可用。

（二）起搏方式

对于永久起搏器，可于体外用程控器改变起搏器的工作方式及参数，临床上常对起搏器频率、脉宽、感知功能及脉冲幅度等进行程控，使患者获得最大心排血量，达到最佳起搏效果，降低电能消耗，延长其起搏器使用年限，并可无创性排除起搏器某些故障和并发症。近年来有的起搏器的程控功能还扩展到监测心率、储存资料、进行遥测通讯功能，使之更便于医师与起搏器患者之间的随访联络。常见心脏病变推荐应用起搏器型请见表 63-2。

表 63-2　常见心脏病变推荐应用起搏器型

疾病	满意型号	相对满意	不适当
窦房结病变	AAIR	AAI	VVI/VDD
房室传导阻滞	DDD	VDD	AAI/DDI
双结病变	DDDR/DDIR	DDD/DDI	AAI/VVI
慢性心房颤动＋房室传导阻滞	VVIR	VVI	AAI
颈动脉窦综合征	DDI	DDD/VVI	AAI/VDD

四、并发症

安置永久心脏起搏器，常选择头静脉、锁骨下静脉、颈外或颈内静脉作为起搏导管的径路,经静脉达心脏相应部位(如右心耳、冠状静脉窦及右心室等处),导管放置好后,作皮下囊袋,将起搏器与电极导管相连接后一起放入囊袋内。由于安置起搏器术是有创性的,故有以下常见并发症:

(一)与手术有关的并发症

1. **心律失常**　为最常见并发症。在安置心内膜电极导管触及心房或心室壁时,可因机械性刺激引起房性期前收缩、短阵房性心动过速、心房颤动、室性期前收缩及室性心动过速,此时将电极导管迅速撤离,则心律失常便会消失。起搏器导管电极脱位、穿孔、起搏故障等均可导致心律失常并发症。

2. **电极移位**　可分为明显移位及微移位两种,为心内膜电极常见并发症,90% 发生于术后一周内,以术后 24 小时发生率最高。因此,起搏器术后 2 天患者尽量卧床休息,减少活动,可有效降低电极移位。电极移位与手术操作技术不熟练,术后过早的体位改变,电极置入的长度不足、弯曲度过小、张力过大,患者心脏大、肌小梁萎缩、心内膜面光滑、肌小梁纤细,不利于电极的嵌顿固定等因素有关。起搏器术后若发现患者起搏信号消失,出现心律失常,多见于电极移位或导管接触不良;仅有起搏信号而无 QRS 波,多见于电极位置不良或心肌不应激;有脉冲信号,也有 QRS 波、T 波,但两者无关,多见于电极脱位。一旦脱位发生,患者可有不同程度的不适感,严重的起搏器依赖者,可出现黑矇、晕厥甚至发生阿 - 斯综合征。发生电极移位,应立即重置电极导管。

3. **心肌穿孔**　较少见,多发生于术后 4~5 天内。与心肌较薄,电极过硬,手术操作粗鲁及电极于心腔内张力过高有关。一旦发生心肌穿孔,患者可表现为:心前区疼痛,丧失心室夺获或感知,心电图改变由左束支图形变为右束支图形;起搏阈值增高,出现膈肌起搏或出现心脏压塞等严重并发症的表现。心脏压塞是最严重的并发症,主要表现为心悸、胸闷、胸痛、呼吸困难、全身出冷汗、面色苍白、焦虑不安、脉搏细速、奇脉、颈静脉怒张、收缩压降低,脉压减少等,X 线透视下心影扩大,心脏搏动减弱或消失。一旦确诊心肌穿孔,应立即将导线轻轻撤出,如果有心包积液,在稳定血流动力学的基础上,立即行心包引流术,必要时行外科开胸术减压并缝合心包穿孔部位。

4. **膈肌收缩**　由于电极导管嵌入心室肌肌小梁张力过大或电极插入较深达膈面,刺激膈神经所致,表现为与起搏频率一致的呃逆和胸腹部局限性肌肉抽动,应重新调整电极位置。

5. **感染**　最常见并发症之一,与手术中无菌条件、止血不充分、手术时间过长等因素有关。

6. **局部皮肤坏死**　与电极导管放置浅、老年消瘦、皮下组织少、止血不彻底、囊袋过小或过浅等因素有关。

7. **气胸、血气胸、气栓等**　多发生于锁骨下静脉穿刺放置起搏电极,或经胸或剑突下安置心外膜电极时。当穿刺即刻或术后 24~48 小时内患者突然出现的胸痛、呼吸困难以及不明原因的低血压时,应高度怀疑。如果气胸使肺压缩面积达 10%~20% 以下,一般情况下不需要胸腔穿刺抽气治疗,在密切观察情况下行保守治疗,气体可于 2 周内吸收。在以下情况下应放置胸腔引流管:①气胸占胸腔 30% 以上,经胸腔穿刺抽气后肺不能够复张;②血气胸;③严重呼吸困难。

8. **囊袋感染**　囊袋感染是起搏术后严重的并发症之一,表现为局部组织的红、肿、热、痛,严重时出现脓血性分泌物,皮肤破溃,起搏系统的外露。对已经出现的囊袋感染,原则上尽早实施外科清创术,取出被感染的起搏系统,在远离原感染灶的部位或在对侧重新埋入起搏器,并加强抗感染治疗。

(二)与起搏器有关的并发症

1. 电极导管断裂或绝缘不良 多与电极导管质量、老化、术中不慎损伤起搏电极、导管于心腔内过度弯曲等因素有关,表现为间隙性起搏或起搏器能源过早耗损。

2. 电池过早耗竭 与电池质量、起搏电极绝缘不良及电极与起搏器连接部松弛等因素有关。

3. 起搏器埋藏部肌肉跳动 多与起搏器阳极面放置颠倒有关。

4. 起搏器频率奔放 多由于电子元件故障、线路不稳所致,使起搏器频率突然增加达120~400次/分,此时应立即切断起搏导管,更换新起搏器。

5. 起搏阈值升高 多发生于术后1~2周内,系生理性阈值升高,4~6周后恢复正常,此与心内膜或心肌局部水肿等因素有关。如6周后升高的阈值不降,系由于局部纤维化所致,应重置电极或置换能释放激素的甾体电极。

6. 起搏器感知功能不良 多由起搏电极位置不良、起搏阈值升高或电极脱位等原因所致。

7. 起搏器综合征 部分患者在安置VVI起搏器后,由于心室起搏丧失了房室同步协调收缩和心室肌正常激动顺序,导致心室充盈量减少,心排血量下降,严重者可发生心力衰竭。患者表现为脉弱、头晕、血压降低、心悸、乏力等征象,称为起搏器综合征。起搏器综合征可发生于术后即刻,也可以发生于术后数月,甚至一年后,有效治疗需更换生理性起搏器。

8. 起搏器介导的心动过速 多为房室同步型起搏器(如DDD起搏器)应用过程中由起搏器引发,又由起搏器维持的心动过速,其产生原因多为患者存在房室逆传功能,其逆传间期长于心室后心房不应期,多由室性期前收缩所触发。室性期前收缩发生后,经室房逆传入心房,被心房电极感知,触发心室起搏,心室起搏后又经室房逆传入心房,再次被心房电极感知而触发心室起搏,如此循环形成心动过速。另一原因为患者原先就有快速心律失常,因为有了房室旁道,其特点为:P-R间期等于起搏器的H-V间期,QRS波前均有起搏信号,心动过速的心室率≤起搏器的上限频率。如发生起搏器介导性心动过速应立即将磁铁放于埋藏心脏起搏器处,使起搏器失去感知功能,即可终止心动过速的发生。并应用抗心律失常药物以预防其发作,对于有室房逆传者,应选择合适药物消除室房逆传或选择合适起搏器类型。

9. 静脉血栓栓塞和闭塞 电极导线刺激静脉血管壁或对静脉血管壁的机械性压迫,导致血栓栓塞发生。可表现为:①上肢肿胀及疼痛;②上腔静脉综合征;③上腔静脉闭塞。急性期可用肝素及华法林治疗,慢性期应重建血运。

五、起搏器故障的发现方法

(一)脉冲

嘱患者每日数其脉搏一次,并加以记录。还可用半导体收音机作对照,将收音机放于起搏器上边,调谐收音机旋钮至低频端时,可听到起搏器脉冲音响,如音响节律与所触脉搏同步,示脉搏为起搏频率。

(二)磁铁试验

按需功能起搏器加上磁铁后使起搏器性能变为固有频率型,可见脉冲信号,用以判断有无起搏功能障碍。如患者有自身心律时，并超过起搏器本身节律，则起搏器不发放脉冲，此时加上磁铁后，起搏器转为固定频率工作方式，可有全部起搏信号，数目与埋藏时一样。如无脉冲信号出现，或虽有脉冲信号出现但频率增加或减少，或于自身心搏的不应期之外亦不起搏时，示起搏器功能障碍。

（三）心电图或 24 小时动态心电图检查

为常用可靠判定方法，如每个起搏信号之后均有 QRS 波，其频率与安装时起搏频率一致，示起搏功能良好，如自身节律之后的逸搏间期内无起搏信号，示起搏器感知功能良好。

（四）胸壁刺激试验

为观察自身心律情况和起搏器感知能力。嘱患者仰卧，用 2 个吸杯电极，阳极放于埋藏起搏器相应的胸壁上，阴极放于与心内膜电极相应的心尖部胸壁上，将两电极与体外起搏器连接，用高于埋藏式起搏器 10~20 次 / 分的频率行胸壁刺激，其强度放置于 4~10 伏，直至完全抑制起搏脉冲为止，一般观察 2~3 秒，如无自身节律则应停止操作以避免发生危险。

（五）起搏器随访

1. 随访时间　开始每 2~3 个月随访一次，以便及时了解患者对起搏器的适应情况，及时调整起搏器的工作参数，6 个月后可每隔 3~4 个月随访一次，如临近起搏器寿命期限，应一个月随访一次，平时患者如有异常感觉随时就诊，使之能及时更换起搏器，确保患者生命安危。

2. 随访内容　心功能及各脏器供血情况、体力及生活能力的变化、有无起搏器并发症发生等情况，作心电图、起搏器分析仪测试，测试起搏器的阈值、感知功能、电池状态等，根据患者情况及时对起搏器参数及功能作合适的调整，以保证安全起搏并提高起搏器治疗效果。

3. 要指导患者牢记自己是起搏器患者，教会患者自测脉率的方法，要求自测脉率每日 3 次。告知患者当出现心率过快、过慢或感到胸闷、心悸、头晕、头胀、水肿、乏力及其他不适时，应立即到院就诊。

4. 告知患者远离强电压、高磁场的区域，磁场越大，起搏器干扰越大，发生功能失常的可能性亦越大。如电视发射台、高压电站、理疗室、磁共振等处，以免干扰起搏器功能而发生意外。一般的家用电器如电视、电烤箱、微波炉等不会对起搏器有影响。用手机时离开起搏器 15cm 以上可安全使用。

（那开宪）

参 考 文 献

［1］Knight BP, Gersh BJ, Carlson MD, et al. Role of permanent pacing to prevent atrial fibrillation: science advisory from the American Heart Association Council on Clinical Cardiology（Subcommittee on Electrocardiography and Arrhythmias）and the Quality of Care and Outcomes Research Interdisciplinary Working Group, in collaboration with the Heart Rhythm Society. Circulation, 2005, 111（2）: 240-243.

［2］Skanes AC, Krahn AD, Yee R, et al. Progression to chronic atrial fibrillation After pacing. The Canadinu Trial of physiologic pacing. J Am Coll Cardiol, 2001, 38（1）: 167-172.

[3] Zipes DP, Camm AJ, Borggrefe M, et al. ACC/AHA 2006 guidelines for management of patients with ventricular arrhythmias and the prevention of sudden eardial death. executive summary：A report of the American college of Cardiology/American Heart Association Task Force and the European Society of Cardiology Committee for Practice Guidelines（Writing Committee to Develop Guidelines for Management of Patients With Ventricular Arrhythmias and the Prevention of Sudden Cardial Death）Developed in collaboration with the Europe an Heart Rhythm Association and the Heart Rhythm Society. Eur Heart J, 2006, 27（17）: 2099–2140.

[4] Hunt SA, Abraham WT, Chin MH, et al. 2009 Focused Update ineorporated into the ACC/AHA Guidelines for the Diagnosis and Management of Heart Failure in Adults：a Report of the American College of Cardiology Foundation/American Heart Association Task Force on Practice Guidelines. Developed in collaboration with the Intemation society for Heart and Lung Transplantation. J Am Coil Cardio1, 2009, 53（15）: 1–90.

[5] Epstein AE, DiMarco JP, Ellenbogen KA, et al. ACC/AHA/HRS 2008 Guidelines for Device·–Based Therapy of Cardiac Rhythm Abnormalities：a report of the American College of Cardiology/American Heart Association Task Force on Practice Guidelines（Writing Committee to Revise the ACC/AHA/NASPE 2002 Guideline Update for Implantation of Cardiac Pacemakers and Antiarrhythmia Devices）developed in collaboration with the American Association for Thoracic Surgery and Society of Thoracic Surgeons. J Am Coil Cardiol, 2008, 51（21）: 1–77.

[6] Cazean S, Leclerco C, Lavergne T, et al. Effects of multisite biventricular pacing in patients with heart failure and intraventricular conduction delay. N Engl J Med, 2001, 344（12）: 873–880.

[7] Ammirati F, Colivicichi F, Santini M, et al. Permanent cardial pacing versus medical treatment for the prevention of recurrent vasovagal syncope. Circulation, 2001, 104（1）: 52–57.

[8] Femou AM, Hammil SC, Rea RF, et al. Vasovagal syncope. Ann Intern Med, 2000, 133（9）: 714–725.

[9] 张澍, 黄德嘉, 华伟, 等. 心脏再同步治疗慢性心力衰竭的建议（2009 年修订版）. 中华心律失常学杂志, 2010, 14（1）: 46–58.

[10] 张澍, 华伟, 黄德嘉, 等. 置入性心脏起搏器治疗——目前认识和建议（2010 年修订版）. 中华心律失常学杂志, 2010, 14（4）: 246–259.

[11] 中国生物医学工程学会心脏起搏与电生理分会, 中国心脏起搏与电生理杂志编辑部. 埋藏心脏起搏器及抗心律失常器指南. 中国心脏起搏与电生理杂志, 2003, 17（5）: 321–338.

64

气管镜在急诊中的应用

1987 年,Killian 首先报告通过硬质食管镜对气管进行观察和取出异物,此后人们对硬质镜进行多次改进,目前硬质气管镜主要用于气道异物的诊断和去除以及放置支架等特殊治疗。1966 年,池田茂人研制成功可弯曲纤维光导支气管镜,简称纤支镜,并得到了广泛的应用,除对呼吸系统疾病的诊断治疗发挥重要作用外,在急诊、ICU 中的呼吸系统急症中有其特殊的作用。

一、器材准备与麻醉

（一）气管镜

临床应用的纤维支气管镜及电子镜有多种生产厂家及多种系列,分为诊断用和治疗用,一般医疗单位可选择的条件有限。纤支镜视野角度 75°~120°,可弯曲度向上 180°,向下 130°,操作前应检查光源、吸引器、活检钳及细胞刷等辅助设备准备是否充分。

（二）呼吸机管路特殊接头

很多患者是在机械通气下进行气管镜检查,经气管插管特殊接头可顺利插入纤支镜,而不需把呼吸机管路分离。这种特殊接头与气管插管及呼吸机管道相接,插头有侧孔,一般情况是封闭的,进行纤支镜检查时打开侧孔盖或塞,可使纤支镜插入到气管插管内而不需与呼吸机管路断离。

（三）监护设备

应准备脉冲血氧测定仪,便于监测氧饱和度及脉率。未进行机械通气患者,应在吸氧情况下检查,并准备好抢救设备及药品。

（四）麻醉

1. 检查前 30 分钟,肌注阿托品 0.5mg,预防迷走神经反应及减少气道分泌。

2. 患者紧张,可用短效镇静药,如肌注地西泮 5mg。

3. 局部麻醉

（1）麻醉药:为避免过敏反应多用 2%~4% 利多卡因,总量不超过 300mg。

（2）麻醉方式:

1）如采取经鼻插入纤支镜,先清洁准备插管的鼻腔,后滴含 1% 麻黄碱滴鼻液使鼻黏膜血管收缩,再向鼻腔喷利多卡因。

2）经口或经鼻插入纤支镜的喉头麻醉,漱口后先含利多卡因糊 2 分钟。让患者肩部放松,用纱布拉住舌头的前部,用喉头喷雾器从舌根部开始,向声带、气管方向喷麻醉药。这时让患者尽量深吸气把麻醉药吸入气道内,在患者吸气时同步喷药是提高麻醉效果的方法。也可采用 2%~4% 利多卡因雾化吸入法,让患者坐在椅子上,仅面部轻度向上扬,取闻味儿的姿势,这样可以使口与气道成一直线,便于麻醉。

　　3）机械通气患者,可经特殊接头向气管内注入 2% 利多卡因 3~5ml。

　　4）检查过程中可追加麻醉药,每次 1~2ml,可用注射器注入或专用管雾化喷入。

　　4. 特殊情况时可用全身麻醉。

二、适应证与操作方法

（一）引导气管插管

　　在患者清醒、有自主呼吸或胸廓畸形,需要建立人工气道机械通气、气管插管困难时,可使用纤支镜引导。因纤支镜可直视声门,并可注入表面麻醉剂,一般均可插管成功。对以往做过气管切开再次气管切开受限也可采用此种方法。引导气管插管同时可发挥纤支镜清除气道分泌物的特殊作用。

　　1. 引导经鼻气管插管　经鼻较为容易,因为很少需要患者配合,插入喉部的角度小,一般成人经鼻插入外径为 8mm 的气管插管并不困难,女性、矮小者可用直径 7mm 气管插管,可按以下步骤进行:①选择准备插管的鼻腔,进行清洁,吸除分泌物,用鼻导管探测鼻腔通畅程度,注入含 1% 麻黄碱的滴鼻剂使黏膜血管收缩,减少插管损伤出血,向鼻腔喷入 2% 利多卡因局部麻醉;②在纤支镜插入部外涂抹利多卡因糊,减少对黏膜的刺激及导入气管插管时的摩擦,将气管插管套在纤支镜上(也可先将气管插管经鼻插到鼻咽部);③纤支镜经鼻(或经已插到鼻咽部的气管插管)越过声门插入气管内;④观察纤支镜前端达隆突上 1~2cm 时,导入气管插管,然后退出纤支镜,固定气管插管。

　　2. 引导经口气管插管　此种方法较经鼻插管难度大。先要放置口垫,把气管插管套在纤支镜上,当纤支镜插入气管后,导入气管插管。经口方法的优点是可插入直径较大的气管插管。

　　3. 引导插入双腔气管插管　这是纤支镜特有的作用。①在喉镜的指引下直接将双腔管插入气管内;②给气囊充气,先进行机械通气;③将儿童用纤支镜经双腔管进入左或右主支气管,一般进入到左主支气管,因为右主支气管短,很难有合适的气管套囊;④纤支镜进入一侧主支气管后,在纤支镜引导下,将插管导入主支气管内的合适位置,并固定插管;⑤退出纤支镜后,再进入另一腔,直视下确定气管插管位置合适后,充气囊,固定插管。

　　纤支镜引导经鼻或口气管插管一般为选择性,并需准备时间,在患者处于呼吸停止或接近呼吸停止时,应采取直接经口插管。因为插入纤支镜时很难不发生或不可避免地会发生通气性呼吸暂停。预计有紧急插管困难者,事先就应有所准备,并选择纤支镜引导插管,而不是在几次直接喉镜下插管失败后再用。目前有专用引导插管的纤支镜。

（二）严重肺部感染

　　1. 社区获得性肺炎　严重的大叶性肺炎、肺脓肿,可因气道分泌物潴留造成肺不张、低氧血症及肺部感染不易控制。纤支镜检查可帮助引流分泌物,解除肺不张,并可留取标本做有关细菌学和细胞学检查。

　　2. 院内感染及呼吸机相关性肺炎　怀疑院内感染及呼吸机相关性肺炎时可应用支气管镜检查,使用保护性毛刷(PSB)及支气管肺泡灌洗(BAL)方法,留取标本进行细菌学定量培养,为选择抗菌药物提供依据,但存在假阴性及假阳性问题。

3. 免疫低下者肺部感染 这类患者常见于脏器移植、使用免疫抑制剂、中性粒细胞减少、淋巴细胞减少患者,易发生机会感染、肺部感染,可经过 PSB、BAL 及经支气管取组织学标本做培养,及经支气管肺活检,帮助诊断。

(三)肺不张或肺萎陷

使用纤支镜可帮助判断造成肺不张或肺萎陷的原因,可为部分患者去除黏液栓或非阻塞性分泌物,使氧合或 X 线胸片有改善,特别是对神经肌肉性疾病伴发肺不张,改善率可达 80%。

1. 咯血 咯血是患者在急诊就诊常见的原因,纤支镜检查是帮助诊断出血原因、确定出血部位的重要方法,应在咯血稳定后进行检查。对于内科保守治疗无效、反复咯血患者可通过纤支镜帮助止血,详见咯血节。

2. 吸入性气道、肺损伤 患者吸入有毒或热的气体,开始可造成上气道黏膜烧伤,进而损伤气管、支气管。大分子毒物及热气常损伤咽喉部,引起声门以上部位水肿或阻塞。小分子及吸入性气体常影响外周支气管或肺实质,引起周围气道水肿、阻塞或 ARDS。上气道炎症反应在烧伤后即可发生,而在数天后发生下气道进行性损伤,引起延迟性并发症,应进行临床观察。严重烧伤或有明显面部烧伤者,条件允许常需急诊做纤支镜检查用以评估上气道烧伤及水肿情况。检查时把气管插管套在纤支镜上,以便检查时发现严重水肿或阻塞时,立即导入气管插管。上气道较为稳定者应注意外周气道有无严重的吸入性损伤。如黏膜水肿、溃疡、碳烟灰样沉着及黏膜脱落等,帮助决定是否采取气管切开等措施救治患者。无论哪种程度的吸入性损伤,均有发生 ARDS 的可能。

3. 创伤 胸部的钝挫伤及贯通伤均可损伤气管、支气管。颈部贯通伤容易发现,而胸部的挫伤因患者有时缺乏呼吸困难、喘鸣、咳嗽及咯血等症状常被忽视。患者有皮下或纵隔气肿、多发肋骨或锁骨损伤、血胸等情况,提示有气管、支气管断裂的可能。纤支镜对观察气道创伤情况有帮助,纤支镜所见气道损伤表现为气管或支气管断裂、破口、进行性远端出血、吸入物和黏液栓等。

4. 支气管胸膜瘘 支气管胸膜瘘多数是胸科术后或慢性感染造成气体慢性漏入胸膜腔所致。保守疗法包括胸穿、使用抗菌药物等。如瘘口 1~3 周不能封闭,需外科治疗。对于不能耐受胸科手术处理的患者,可使用纤支镜帮助隔断或闭合远端小瘘口。进行纤支镜检查时,需经纤支镜插入带气囊的导管到远端支气管,让气囊充气,使远端支气管处于持续封闭状态,如果封闭为准确的病变支气管,漏气会明显减少,漏气停止后,可试验封堵支气管,报告应用封堵材料如医用纤维素胶、可吸收的凝胶海绵等,此种方法也可用于治疗难治性气胸。

5. 去除异物 传统上使用硬质气管镜去除成人气管异物,使用纤支镜也可去除气管异物,需要准备好专用去除异物的钳子。

6. 气管切开者气道监护 纤支镜不仅可以引导经皮气管切开导管的放置,验证气管切开导管放置是否恰当,还可了解气管切开后气管内情况,如有无狭窄、肉芽肿形成和出血等。

三、机械通气时纤支镜检查

(一)对呼吸生理的影响

机械通气患者进行纤支镜检查时,由于插入纤支镜使气道阻力增加,在容量控制方式通气时会导致气道阻力升高,还可能经接头侧孔处或纤支镜吸引口漏气。很高的气道压力可能超过设置的气道压力上限,并触发安全阀开放,引起明显的分钟通气量减少,甚至导致低肺泡通气,出现低氧血症。插入纤支镜所造成的气道压力增加,也可使呼气末正压(PEEP)升高,有观察在内径为 7mm 的气管插管内插入纤支镜时可产生 35cmH_2O 的内源性 PEEP,而内径为 8cm 的气管插管 PEEP 值一般 <20cmH_2O。

（二）注意事项

1. 需在气管插管内径≥8mm 的条件下,内径小的插管应使用细的或儿童用的纤支镜,并用特殊接头进行检查。

2. 检查前吸入氧浓度 100%,约 5 分钟。

3. 检查前潮气量或压力设置增加 20%~30%。

4. 检查过程中监测脉搏、血压、呼吸及心电图,用脉冲血氧测定仪监测氧合情况。

5. 检查过程中监测呼吸机的潮气量和气道压力。

6. 短时间吸引。

7. 行支气管肺活检后应考虑做胸部 X 线检查。

四、禁忌证

在急诊抢救或 ICU 这种特定的情况下,禁忌证是相对的,如不能得到充分的氧合或通气情况,心肌梗死患者有活动缺血表现,应慎重考虑。严重肺动脉高压、凝血机制障碍和血小板减少($<50 \times 10^9$/L)者检查时不宜做经支气管肺活检,这类患者经鼻插入,鼻腔出血的危险性较高。

五、并发症及处理

患者病情危重应向家属充分说明检查的必要性和可能发生的意外情况,并做好相应的抢救准备。宜在急诊抢救室、ICU 病房或手术室进行,患者应保持通畅的静脉通道。主要并发症:

（一）药物反应

偶尔发生术前用镇静药后,镇静过深,老人及基础病严重者容易发生。使用丁卡因局部麻醉,少数患者有过敏反应,若发生过敏性休克反应,立即注射肾上腺素 0.5~1mg,地塞米松 5~10mg 及抗休克治疗。利多卡因较为安全,但也有利多卡因局麻引起心律失常的报告,因此利多卡因局麻用药总量不宜超过 300mg。

（二）喉、支气管痉挛

一般与麻醉不充分或有哮喘发作史有关。术前应充分麻醉,有慢性支气管炎或哮喘发作者,术前吸入沙丁胺醇(万托林)或特布他林(喘康速)气雾剂,发生喉、支气管痉挛静脉滴注茶碱及激素药物。

（三）低氧血症

一般进行纤支镜检查时患者有一定程度的低氧血症,急诊纤支镜检查、非插管患者均应经鼻导管吸氧,重度可用高频通气。

（四）心律失常、心肌缺血

可能与低氧有关。术前应有心电图资料,术中心电监测。严重心律失常,按心律失常一节介绍方法处理。

（五）出血

纤支镜检查肺出血发生率低。支气管黏膜、经支气管肺活检后出血，小量可不处理，出血量较大时可在支气管内注入 1：1000 肾上腺素 2ml，凝血酶（100U/ml）3~5ml。大出血按咯血介绍方法处理。

（六）气胸

进行支气管肺泡灌洗很少发生气胸，经支气管肺活检偶尔可发生气胸，若机械通气患者进行经支气管肺活检，气胸发生率可高达 10%~15%，应认真权衡利弊。

（贺正一）

参 考 文 献

[1] 刘凤奎,贺正一,那开宪. 实用内科急症治疗手册. 北京：人民卫生出版社,1999：154-157.

[2] 贺正一,刘绍珊,张希玲,等. 慢阻肺呼吸衰竭纤支镜引导经鼻插管与气管切开的比较. 中国实用内科杂志,1995,15（4）：216-217.

[3] 贺正一. 纤维支气管镜引导经鼻插管治疗呼吸衰竭 42 例. 中华内科理论与实践,1997,1：76-77.

[4] 荻厚正雄. 气管支镜による气管支·肺疾患诊断. 東京：朝倉書店,1989：192-233.

[5] Shoemaker WC. Textbook of Critical Care. 4th ed. Beijing：Science Press/Harcourt Publishers Limited,2001：1363-1369.

[6] 中华医学会呼吸病学分会. 支气管肺泡灌洗液细胞学检测技术规范（草案）. 中华结核和呼吸杂志,2002,25（7）：390-391.

[7] 中华医学会呼吸病学分会. 诊断性可弯曲支气管镜应用指南（2008 年版）. 中华结核和呼吸杂志,2008,31（1）：14-17.

[8] 于中麟. 内镜室的现代管理及预防并发症. 北京：人民军医出版社,2006：102-113.

65

机 械 通 气

机械通气是用机械肺通气装置（习惯称为呼吸机）辅助或代替患者的肺通气，达到增加通气量、改善换气功能、减少呼吸功消耗等目的的治疗方法，主要用于呼吸衰竭患者。目前呼吸机种类繁多，功能日益完善。

一、呼吸机类型与通气模式

（一）呼吸机类型

按加压方式不同，分为机械通气压力直接作用于呼吸道和胸腔两种。按呼吸机工作动力不同，分为手动、气动、电动、电－气动机械呼吸机。按吸－呼切换方式不同，分为定容（容量切换）、定压（压力切换）、定时（时间切换）。目前呼吸机多为多种切换方式相结合的类型。按通气频率有常频及高频型。按复杂程度有简单及微电脑控制的高级呼吸机。

（二）呼吸周期时相

1. 吸气相（向肺充气）。
2. 吸气末转换相。
3. 呼气相（使肺排气）。
4. 呼气末转换相。

根据呼吸时相设计不同类型的呼吸机及通气模式（图 65-1）。

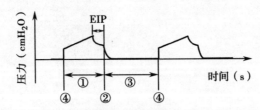

图 65-1　间歇正压呼吸气道内压力曲线

①吸气相；②吸气末转换相；③呼气相；④呼气末转换相；EIP：吸气末屏气

（三）间歇正压通气（IPPV）

1. **吸气相**　呼吸机有流量驱动与压力驱动送气，在吸气末可设置屏气时间（pause），一般设置为呼吸周期的 10%~15%。

2. **吸气末转换相**　向呼气切换。

（1）时间切换：吸气时间根据设定的呼吸频率及吸／呼（I：E）比确定，潮气量由流速控制。

（2）压力切换：压力控制（pressure control ventilation，PCV），即气道压力达到设定的压力后转为呼气，潮气量受气道压力、气道阻力和流速等影响。用于肺病变轻、单纯通气障碍、短期使用呼吸机的情况。目前呼吸机使用压力单位为：cmH_2O，$1cmH_2O=0.098kPa$。

（3）容量切换：容量控制（volume control ventilation，VCV），达到设定的潮气量后转为呼气。潮气量可直接设置，或通过每分通气量、呼吸频率、送气时间和流量间接设定。用于肺病变严重、危重患者。

3. 吸气相　气道与大气相通，靠胸廓、肺弹性使气体自然呼出。

4. 呼气末转换相　决定新的吸气开始。

（1）控制通气（controlled mechanical ventilation，CMV）：按设定时间机械地开始吸气。用于没有自主呼吸或处于麻痹状态的患者，如麻醉、神经肌肉病变、药物中毒等。

（2）辅助通气（assisted ventilation）：由患者自主呼吸产生负压触发呼吸机送气。什么程度可以触发，由调节触发敏感度（trigger sensitivity）确定，一般设置在 -0.39~-0.20kPa（-4~-2cmH_2O）。有的呼吸机设有流量触发（flow trigger），敏感度成人一般设置 1~3L/min，流量触发消耗呼吸功较少。

（3）辅助/控制通气（assist/control，A/C）：触发辅助通气优先于呼吸频率固定的控制呼吸。患者不能触发或触发频率低于设定值时转为控制通气。

（四）呼气末正压

呼气末正压（positive end-expiratory pressure，PEEP）是呼吸机采用一些装置在呼气末仍保持正压水平，使肺泡内压力和残气量增加，避免小气道萎陷和微小肺不张，改善通气/血流比例，减少肺内分流，达到提高氧合减少呼吸功的目的。PEEP 适用于以急性呼吸窘迫综合征（ARDS）为代表的 I 型呼吸衰竭、术后呼吸支持、左心衰、肺水肿和哮喘等。设定 PEEP 值从低开始逐渐增加，通常先给 0.29~0.49kPa（3~5cmH_2O），就反应情况逐渐增加，每次 0.20~0.29kPa（2~3cmH_2O）。最佳 PEEP 是指吸入氧浓度在 50% 以下，PaO_2 达到 9.33kPa（70mmHg）以上，心排出量无明显下降，达到最大的氧运转和最大肺顺应性，最小肺内分流，最低肺血管阻力时的最小 PEEP 值。ARDS 患者一般应用 0.49~1.47kPa（5~15cmH_2O）可达到最佳氧合，哮喘、左心衰一般用 0.49~1.47kPa（5~15cmH_2O）。COPD 患者使用 PEEP 可抵消患者内源性 PEEPi，一般选用低水平 PEEP（≤70% PEEPi）。

有条件描记静态压力-容积曲线（P-V 曲线），在曲线开始段有一向上的拐点称为低位拐点（LIP），所对应的压力（Pinflex）为逐渐增加 PEEP 时肺泡突然大量开放时的压力切换点。目前认为设置 PEEP 略高此点的压力，可使较多的肺泡维持开放状态，并可避免终末气道和肺泡反复开闭所造成的损伤。一般认为 Pinflex+0.20~0.29kPa（2~3cmH_2O）可达到最佳 PEEP。使用辅助通气时，触发敏感度设置在 PEEP（或 PEEPi）-0.20kPa（2cmH_2O）水平。

（五）间歇指令通气与同步间歇指令通气

间歇指令通气（intermittent mandatory ventilation，IMV）是在自主呼吸过程中，根据设定的时间、潮气量，间歇强制向患者送气，是一种控制与辅助结合的通气方式。指令通气与自主通气完全同步时，称同步间歇指令通气（synchronized intermittent mandatory ventilation，SIMV），即 SIMV 方式（图 65-2），设置的呼吸机同步控制呼吸频率低于自主呼吸频率，其余为自主呼吸并由呼吸机提供低压气流或压力支持通气。指令通气频率逐渐减少，有利于自主呼吸能力逐渐恢复和加强,可用于撤机前过渡使用,也可用于有部分自主呼吸能力需长期部分通气支持者。

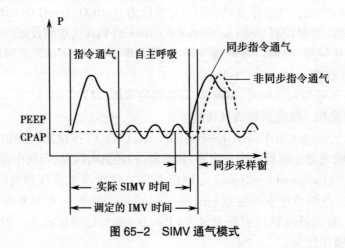

图 65-2　SIMV 通气模式

（六）指令分钟通气量通气

设定每分钟通气量,自主呼吸通气量低于预设值时,不足部分由呼吸机指令性压入肺脏。如果自主通气量大于预设值,指令通气停止。指令分钟通气量通气(mandatory minute ventilation, MMV)保证足够的通气量,用于撤机过程、麻醉、外科术后呼吸功能不全和神经肌肉疾病患者。

（七）持续气道正压通气(continuous positive airway pressure, CPAP)

完全自主呼吸,气道具有一定的正压,患者利用呼吸机的按需阀或快速、持续正压气流,得到有一定浓度、压力及湿化的氧。有使潮气量增大、吸气省力、功能残气量增加、分流减少的作用。用于心胸外科、上腹部外科术后、撤离呼吸机及婴幼儿患者。一般婴幼儿用 0.20~0.39kPa(2~4cmH$_2$O),成人 0.39~0.60kPa(4~6cmH$_2$O)。另有专门用于治疗睡眠呼吸暂停低通气综合征的呼吸机,其治疗压力需用特殊设备滴定。

（八）压力支持通气(pressure support ventilation, PSV)

自主呼吸,吸气相时,呼吸机送气,给气道内一个稍高于 PEEP 的一定压力,支持通气。用于吸气肌功能减弱,支持浅快呼吸、撤离呼吸机或与 SIMV、MMV 联合用,常用压力支持水平为 0.49~1.47kPa(5~15cmH$_2$O),一般不超过 2.94kPa(30cmH$_2$O)。

（九）反比通气(inverse ratio ventilation, IRV)

设置吸气时间 > 呼气时间,I∶E 为 1∶1~4∶1。用于 ARDS、多脏器功能衰竭、肺硬化、肺纤维化和严重哮喘等。

（十）双相气道正压通气(biphasic positive airway pressure, BIPAP)

分别设置两个压力水平和时间。两个压力均为压力控制,流速可变。患者自主呼吸可在两个压力水平的基础上进行,两个压力水平周期性地在高压力和低压力之间转换引起呼吸容量改变,来达到机械通气辅助作用。此种方式允许自主呼吸与控制呼吸并存。能实现 PCV 到 CPAP 的逐渐过渡。人机协调好,用途广泛。

另有一种专供鼻（面）罩 BiPAP（ bi-level positive airway pressure,双水平正压通气）呼吸机,是指可设置在吸气相提供较高的吸气正压（IPAP）作为压力支持（PSV）通气,呼气相立即调到较低的呼气正压（EPAP），具有 PEEP 的作用。设有自主呼吸（S）模式、自主呼吸和时间切换（S/T）模式、时间切换模式（T）、CPAP 模式。用于呼吸衰竭早期、COPD 患者康复、睡眠呼吸暂停低通气综合征、SARS 患者的治疗等。一般设置 IPAP 0.98~1.96kPa（10~20cmH$_2$O），EPAP 0~1.176kPa（0~12cmH$_2$O），两者压力差在 0.98kPa（10cmH$_2$O）左右。呼吸频率在 10~16 次 / 分。

（十一）容量支持（volume support, VS）

自主呼吸方式，患者触发吸气，呼吸机监测肺顺应性，通过压力支持达到设定的潮气量，超过设定值，压力支持减少。用于有自主呼吸但不健全或撤离呼吸机时。

（十二）压力调节容量控制通气（pressure regulated volume control, PRVC）

吸气气流为减速型的压力控制与容量保证相结合的通气模式。呼吸机连续测定肺胸顺应性，计算下次通气要达到预定潮气量所需的压力，吸气正压在设定的气道上限水平以下 0.49kPa（5cmH$_2$O）的范围内调整到最低水平。用于无自主呼吸，肺内各部顺应性不相同，压力控制又需容量保证的情况。

（十三）适应性支持通气（adaptive support ventilation, ASV）

是根据输入每分钟通气百分数（%MV）。若 % MV 为 100%，即呼吸机提供每分通气量为 0.1L/kg（成人）、气道压报警上限、体重（kg）3 项参数，呼吸机智能化监测患者肺动态顺应性和呼气时间常数，提供理想的潮气量和呼吸频率。在无自主呼吸时提供控制通气，自主呼吸恢复时提供支持通气。适应各种患者和不同临床情况。

（十四）成比例通气（proportional assist ventilation, PAV）

用于自主呼吸，让呼吸机所输送的压力支持程度与患者所作的呼吸功成比例，而不是控制患者的呼吸方式（如潮气量、吸 - 呼时间比及流速方式）。有容量辅助（VA）和流量辅助（FV），其优点是人 - 机协调好，不会通气过度，患者通气需要完全可以满足。使用者需对肺生理学有良好的了解。

（十五）气道压力释放通气（airway pressure release ventilation, APRV）

是一种压力控制，时间切换的通气方式。是在 CPAP 基础上以一定的频率释放压力，压力释放水平和时间长短可调。压力释放时，肺内气体被动排出，相当呼气相，释放活瓣关闭后，气道压力恢复到原来水平，相当吸气相。其优点在于允许自主呼吸，减少肺泡过度扩张引起的肺损伤，降低气道峰压。

二、适应证

（一）无创性通气

无创性通气（NIV）是指不经人工气道（气管插管或气管切开）进行通气，包括经面罩或鼻罩的 CPAP 或正压通气（NIPPV），也包括负压通气、高频喷射通气和间歇腹部加压通气等。在非特指的情况时，无创通气通常是指经面罩或鼻罩进行的 CPAP 或 NIPPV 通气。通过面罩，利用保持呼气正压（EPAP）与吸气正压（IPAP）之间的压力差进行辅助通气，常用通气方式为双水平正压通气（bi-level positive airway pressure, BiPAP）和持续气道内正压（continuous positive airway pressure, CPAP）。

主要用于：睡眠呼吸暂停低通气综合征、慢性阻塞性肺疾病（COPD）加重期并发呼吸衰竭早期、急性肺水肿、早期急性呼吸窘迫综合征、重症哮喘并发呼吸衰竭、重症肌无力等神经肌疾病所致的呼吸功能不全、脊柱胸廓畸形所致慢性呼吸衰竭、术后通气支持,用于撤离有创呼吸机的过渡等。

1. 适应证

（1）中 - 重度呼吸困难,辅助呼吸肌参与呼吸,胸腹矛盾运动,COPD 呼吸频率 >24 次 / 分,心力衰竭呼吸频率 >30 次 / 分。

（2）CO_2 潴留 : $PaCO_2$ 45~60mmHg。

（3）呼吸性酸中毒 : pH 7.30~7.35, PaO_2/FiO_2<200,呼吸频率 >24 次 / 分。

2. 禁忌证

（1）呼吸抑制或停止。

（2）循环系统功能不稳定。

（3）易误吸者（吞咽反射、咳嗽反射降低）。

（4）气道分泌物过多。

（5）兴奋不合作。

（6）使用面罩困难。

（7）严重多病变、严重上消化道出血、固定上气道阻塞、未解除的气胸、呕吐。

推荐意见 : NIPPV 主要适合轻 - 中度呼吸衰竭,无紧急插管指征、生命体征相对稳定和无禁忌证者,用于呼吸衰竭早期干预和辅助撤机。

3. 模式与参数设置

（1）常用 BiPAP,I 型呼吸衰竭可首选 CPAP。

（2）"患者可耐受的最高吸气法" : 吸气压从低开始,20~30 分钟逐渐增加。

（3）潮气量 : 6~12ml/kg。

（4）呼吸频率 : 16~30 次 / 分。

（5）吸气流量 : 自动调节或递减型,峰值 40~60L/min。

（6）吸气时间 : 0.8~1.2 秒。

（7）吸气压力 : 10~25cmH_2O。

（8）吸气末正压（PEEP） : 依患者情况定,一般 4~5cmH_2O,I 型呼吸衰竭依据病情增加。

（9）持续气道内正压（CPAP） : 6~10cmH_2O。

（10）AECOPD 平均吸气压 : 17~18cmH_2O。

4. 常见不良反应与处理方法

（1）口咽干燥 : 使用加湿器。

（2）面罩压迫皮损 : 调整位置。

（3）胃胀气 : 吸气压力 <25cmH_2O。

（4）误吸 : 取半卧位、使用胃动力药。

（5）排痰困难 : 鼓励患者主动排痰、吸痰。

（6）面罩漏气 : 调整固定带、使用下颌托。

（7）不耐受 : 指导使用方法。

（8）恐惧幽闭感 : 解释、消除顾虑。

（9）睡眠时上气道阻塞 : 增加 PEEP。

5. 转为有创通气指征

（1）$PaO_2 < 65mmHg$（FiO_2 为 0.6）。

（2）昏睡、痉挛。

（3）痰量增加。

（4）循环、ECG 不稳定。

（5）不耐受面罩。

（二）有创通气

无严格统一标准，应根据临床情况酌情使用。

1. **严重呼吸困难或呼吸停止** 呼吸频率 >35 次／分，或 <5 次／分，节律异常、自主呼吸微弱者。常是以下原因：

（1）肺疾病：肺感染性疾病、COPD 加重、重症哮喘等。

（2）呼吸中枢抑制：脑炎、脑外伤、电击、溺水、药物中毒等。

（3）神经肌肉疾病：脊髓灰质炎、吉兰 – 巴雷综合征、重症肌无力、破伤风和多发性肌炎等。

2. **严重肺水肿、SARS 和 ARDS 的抢救。**

3. **无创通气失败者。**

（1）呼吸生理参考指标

（2）吸入氧浓度（FiO_2）0.4，30 分钟后，$PaO_2 < 7.98kPa$（60mmHg）。

（3）$PaCO_2 > 6.67kPa$（50mmHg）。

（4）肺活量（VC）<10~15ml/kg（体重）。

（5）肺泡 – 动脉血氧分压差［$P(A-a)O_2$］>6.60kPa（50mmHg），FiO_2 为 0.21（吸室内空气）时。

（6）内分流（$\dot{Q}_S / \dot{Q}_T$）>15%。

（7）pH<7.20~7.25。

三、禁忌证

1. 出血性休克未补充血容量前。

2. 巨大肺大疱。

3. 气胸及纵隔气肿未行闭式引流前。

以上为相对禁忌，高频通气不受此限制。

四、使用方法

呼吸机型号繁多，各有特点。一般使用程序为：

1. 检查管路连接是否正确，湿化器加适量无菌蒸馏水，有效湿化水量每日 250~500ml。

2. 连接气源、电源，调节所需压力，湿化器加热，设置温度 30~36℃。

3. 设置呼吸机参数

（1）潮气量（V_T）：一般 4~7ml/kg；呼吸频率（BMP）：12~20 次／分，设置呼吸频率低于自身频率 2~4 次／分；每分通气量（MV）：潮气量 × 呼吸频率，成人可设置 6~10L/min。

应根据血气及呼吸力学等监测指标不断调整。COPD 患者宜用较大的潮气量、较慢的呼吸频率；限制性通气障碍、肺水肿宜用较小的潮气量，较快的呼吸频率。

（2）吸/呼时间比（I∶E）：下列情况 I∶E 分别为：

1）肺无明显病变：1∶1.5~1∶2。

2）COPD：1∶2~1∶3。

3）限制性肺疾病：1∶1~1∶1.5。

4）心功能不全：1∶1.5~1∶2。

（3）吸入氧浓度（FiO_2）：

1）低浓度：<40%，用于 COPD。

2）中浓度：40%~60%，用于缺氧而无二氧化碳潴留。

3）高浓度：>60%，用于休克、CO 中毒，不宜超过 8 小时。

原则上在保证氧合情况下，采用最低的氧浓度（FiO_2）。如 FiO_2>60%，才能维持 PaO_2 在 8.00kPa（60mmHg），应考虑使用 PEEP 加强氧合。

（4）吸气压力：一般在 1.47~2.94kPa（15~30cmH₂O），肺病变严重、支气管痉挛时为 2.94~3.92kPa（30~40cmH₂O）。

（5）选择呼吸模式

CPAP	PSV	SIMV	A/C	控制呼吸
有自主呼吸	病情较轻	自主呼吸弱		病情较重

（6）吸气流速与流速波形：

1）吸气流速：成人为 20~60L/min，依照患者基础疾病肺功能情况、气道阻力相关情况进行设置。

2）流速波形有方波、递减波、递增波和正弦波。方波维持高流量，平均气道压低，适用于有循环障碍者。递减波吸气时间延长，吸气峰压降低，改善气体交换，较为常用。

4. 与患者相接前检测呼吸机，用模拟肺检查有无漏气，辅助方式模拟负压，调节触发敏感度。

5. 与患者相接

（1）面（鼻）罩：用于清醒、合作者。可间歇 1~2 小时或长时间使用，应用前洗洁鼻腔，吸除鼻咽部分泌物，使用过程中发生胃肠过度充气、呕吐、鼻腔炎、泪囊炎等，要及时处理。

（2）气管插管：用于半昏迷、昏迷者，经口插管可保留 72 小时，如使用低压高容气囊导管，患者易于耐受，气管插管可保留较长时间。经鼻插管保留时间长。

（3）气管切开：术中有一定危险性，应做好抢救准备。

（4）开始使用呼吸机时：

1）接呼吸机后，听患者两肺呼吸音，观察胸廓活动幅度，检查插管是否误插或过深。

2）设报警范围：通气量 ±20%，上限压为 +1.96kPa（20cmH₂O），O_2 浓度 ±5%。

3）查血气（20 分钟后），避免 $PaCO_2$ 下降过快出现碱中毒。

4）观察血压、心率及一般情况。有条件应进行呼吸监测。

5）人机对抗的处理：应检查有无设置模式、参数不当，气道阻力增加、病情变化等因素。患者不能耐受气管插管及使用机械通气应考虑使用镇静剂或肌松剂，如：地西泮（安定），每次 5~10mg，静注；咪达唑仑，负荷量 0.02~0.2mg/kg，静滴量 0.02~0.1mg/（kg·h）；丙泊酚（异丙酚）负荷量 0.005~0.01mg/kg，静滴 0.25~0.1mg/（kg·h）等。

五、有创机械通气并发症

（一）常见并发症

1. 气管导管阻塞。

2. 皮下气肿、出血。

3. 喉、气管损伤。

4. 通气不足或过度。

5. 循环障碍。

6. 呼吸机相关性肺炎。

7. 机械通气所致肺损伤　气压伤、容积伤、萎陷伤和生物伤。

（二）呼吸机相关性肺炎

1. 定义　呼吸机相关性肺炎（ventilator associated pneumonia，VAP）是指患者接受机械通气治疗 48 小时后至停用机械通气、拔除人工气道后 48 小时内发生的肺实质性炎症。

2. 诊断　无统一标准，早期为呼吸机相关性气道感染（VAT）。

3. 临床诊断　48 小时以上，发热 38℃ 以上，白细胞升高或降低，气管脓性分泌物，胸片新的浸润影。C 反应蛋白（CRP）和前降钙素（PCT）用于诊断初筛，髓样细胞表达的可溶性触发受体（sTREM）作为早期诊断指标。

4. 病原诊断　细菌定量培养，超过诊断阈值。如保护性毛刷（PSB）、支气管肺泡灌洗（BAL）、气管内吸引物培养，血或胸水培养。

5. 预防

（1）非药物：定期换管、动力翻身床、湿热交换器、声门下吸引、严格无菌操作、规范洗手、口腔护理用口腔杀菌剂氯己定或聚维酮碘、体位管理半卧位（30°~45°）、尽量缩短机械通气时间、避免胃过度膨胀、改善应激性溃疡的防治方法首选用硫糖铝但重症感染仍推荐首选质子泵抑制剂（PPI）和组胺 H_2 受体拮抗剂（H_2RA）、用高容低压套囊 25~30cmH_2O、尽量用无创和预防知识教育。

（2）药物：合理使用抗菌药物、控制血糖、选择性消化道脱污染（SDD）局部用不被胃肠吸收的抗菌药如妥布霉素、多黏菌素 E 或两性霉素 B。

6. 治疗

（1）抗菌药物：

1）早期：怀疑发生 VAP 时，应立即开始经验性抗感染治疗。

2）广谱：VAP 均为耐药性强细菌如铜绿假单胞菌、肺炎克雷伯菌、不动杆菌属、金黄色葡萄球菌等。选用广谱抗菌药物。

3）足量：尽量从传统 14~21 天缩短到 7 天，但铜绿假单胞菌、不动杆菌 8 天治疗易导致复发。

（2）雾化吸入抗菌药物：能杀灭气道病原菌且不增加耐药性。

（3）营养支持：首选肠内营养。

（4）免疫治疗：高免疫性球蛋白，胸腺肽、乌司他丁及干扰素 γ 等。

（三）肺保护性通气策略

1. 小潮气量通气（low tidal ventilation）

（1）小潮气量：4~7ml/kg（理想体重），对防止容积伤有积极意义。应避免气道内压变化过大,避免容积伤。小潮气量通气是 ALI/ARDS 标准疗法。

通气量的计算按理想体重(PBW),而不是实测体重。PBM 计算男性 PBW=50.0+0.91(身高 cm-152.4);女性 PBW=45.5+0.91(身高 cm-152.4)。

(2)限制平台压:<30H$_2$O。

(3)确定 PEEP 兼顾氧合:PaO$_2$ 55~80mmHg,SpO$_2$ 88%~95%,PEEP 10~15cmH$_2$O,PEEP>5mmHg 是防止肺泡萎陷的下限。

2. 允许性高碳酸血症(permissive hypercapnea,PHC)

(1)1990 年,Hickling 以潮气量 5ml/h 的频率降低,使 PaCO$_2$ 平均在 62mmHg 水平,而无颅内压增高的表现,患者症状得到改善,称为 PHC。Laffey 认为 PaCO$_2$ 适当增高对肺有保护作用。但缺乏对照研究证据。

(2)允许程度:PaCO$_2$<80mmHg,pH>7.2。

3. 肺开放策略(open lung approach)

(1)应对小潮气量造成肺泡萎陷、剪切力造成肺泡损伤,给予适当 PEEP,防止肺泡萎陷的策略。

(2)PEEP 是维持呼吸末肺泡膨胀、防止肺泡萎陷、改善氧合、减少间质水肿、减少机械通气肺损伤的有效手段。

(3)PEEP>15cmH$_2$O 时,可造成血回流减少、颅压增高和肺泡过度膨胀。

(4)临床可依据吸气相静态压力 – 容积曲线(P–V)的低位拐点 P$_{flex}$ +2~4cmH$_2$O 选择 PEEP。

4. 肺复张手法 在采用肺保护性通气策略的同时,运用肺复张手法促进萎陷的肺泡复张,有利于 ARDS 患者的肺保护,改善气体交换。

(1)高频震荡通气:采用较高的平均气道压以复张萎陷的肺泡,维持较高肺容积,同时具有潮气量小(1~4ml/kg)、肺泡开放压低等优势。

(2)间断叹息:潮气量按设定间隔时间增加 0.5~1.5 倍进行 1 次或数次叹气样通气。作用是扩张陷闭肺泡,其本身不是独立通气模式,可在各种定容模式发挥作用。用于外科术后、神经肌肉疾病导致的呼吸衰竭。用于 ARDS 肺复张手法。

(3)控制性肺膨胀:采用持续气道正压的方式,一般设置正压水平 30~45cmH$_2$O,持续 20~40 秒,然后调整到常规通气模式。

(4)PEEP 递增法:机械通气调整到用力模式,先设定气道压上限,一般为 35~45cmH$_2$O,然后将 PEEP 每 30 秒递增 5cmH$_2$O,气道高压随之上升 5cmH$_2$O。直到 PEEP 为 35cmH$_2$O 时,维持 30 秒。随后每 30 秒递减 PEEP 5cmH$_2$O,直到以前水平。

(5)压力控制通气(PCV)法:机械通气调整到用力模式,同时提高压力控制水平和 PEEP 水平,一般高压 40~45cmH$_2$O,PEEP 15~20cmH$_2$O,维持 1~2 分钟,然后调整到常规通气模式。

六、护理问题

1. 设特护记录、机械通气治疗记录,全面观察患者临床情况。

2. 加强全身护理,避免医源性感染。有呕吐倾向者下胃管,注意观察有无消化道出血,加强营养支持及心理护理。

3. 气管插管护理　随时检查插管的深度,导管固定要牢靠、避免滑入或脱出。约束患者避免误拔管。气囊每 3~4 小时放气 3~5 分钟,重新注气时检查有无漏气。

4. 气管切开护理　导管固定松紧适当,经常检查有无脱出移位,有无皮下气肿,损伤出血,套囊有无漏气,伤口周围保持干燥。

5. 有效吸除气道分泌物　吸痰管外径不超过导管内径的 1/2,长度要比导管长,有侧孔。吸痰前后均给高浓度氧吸入 1~2 分钟。动作轻柔,由里向外,边吸边转。压力一般不超过 6.67kPa（50cmH$_2$O）,时间不超过 15 秒,鼓励患者咳嗽,痰黏稠可间断滴入苏打水或生理盐水 1~2ml。吸痰要有效,并注意无菌操作。

七、报警原因与处理

常见报警原因与处理见表 65-1。

表 65-1　常见报警原因与处理

报警项目	原因	处理
气道压下限	管路漏气、气囊问题	查管路、气囊充气
气道压上限	分泌物多,人机对抗	吸痰,对症
气源、电源	停电、脱落、压力不足	对因处理
V$_T$MV 低限	漏气、机械通气不足	对因处理
V$_T$MV 高限	自主呼吸增强	降低通气量、调机

八、保养消毒

与导管接管需每日更换,管路每 3 天更换,可用 2% 戊二醛溶液浸泡 20 分钟消毒。管道可用环氧乙烷消毒。

九、撤机指征与方法

（一）撤机指征

1. 导致呼吸衰竭的病因得到控制,意识清楚,血压、脉搏正常,感染控制,咳嗽有力,气道分泌物不多。

2. 血气分析　FiO$_2$<40%,PaO$_2$>8.00kPa（60mmHg）,PaCO$_2$<6.7kPa（50mmHg）,COPD 者达到病情稳定时水平。pH 值在正常范围,酸碱平衡失调、电解质紊乱得到纠正。肺内分流率（$\dot{Q}_S/\dot{Q}_r$）<15%~25%,肺泡 – 动脉氧分压差 [P（A-a）O$_2$]<40.0~53.3kPa [（300~400mmHg）FiO$_2$=100%]。

3. 患者自主进食,营养改善,无心理障碍。

4. 生理指标　床旁呼吸功能监测可帮助判断撤机（表 65-2）。

表 65-2 监测项目及撤机指标

测试项目	正常值	撤机指标
自主呼吸频率	10~20 次 / 分	<30 次 / 分
自主呼吸潮气量	7~10ml/kg	>5ml/kg
分钟通气量	5~10L/min	<10L/min
吸气时间比（Ti/T_{TOT}）	0.3~0.4	增加值 <0.1
最大吸气压（MIP）	$-13.72 \sim -2.94$kPa（$-140 \sim -30$cmH$_2$O）	>-1.96kPa（-20cmH$_2$O）
呼吸驱动力 $P_{0.1}$	0.20~0.39kPa（2~4cmH$_2$O）	<0.59kPa（6cmH$_2$O）
气道阻力	0.20~0.49kPa/（L·S）[2~4cmH$_2$O/（L·S）]	<1.47kPa/（L·S）[15cmH$_2$O/（L·S）]
肺顺应性	0.05~0.10L/kPa（50~100ml/cmH$_2$O）	>0.25L/kPa（250ml/cmH$_2$O）
呼吸功（WOBP）	0.3~0.6J/L	<0.75J/L
内源性呼气末正压（auto PEEP）	0	<0.29kPa（3cmH$_2$O）
无效腔 / 潮气量（V_D/V_T）	0.3~0.4	<0.6
频率 / 潮气量（f/V_T）	60~90	<105

以上参数并非孤立,多数依据患者配合与理解,应结合患者情况、监测设备条件综合考虑。

（二）撤机方法

全麻手术后,术后短期机械通气支持者,患者清醒,自主呼吸好,可直接脱机。肺病变严重则需要一定的过渡时间,个别病例需长期应用。达到撤机指征可采用以下方法撤机。

1. T 形管试验 一端接湿化氧气,一端接贮气管,与呼吸机断开,患者进行自主呼吸。短期使用呼吸机者,用 T 形管试验 30~60 分钟,如达到撤机指征即可撤机。长期应用呼吸机者,试用阶段撤机法,每次 3~4 小时,每日 3 次,逐渐增加使用 T 形管时间,锻炼呼吸肌的强度和耐力,数天或数周后撤机。

2. IMV/SIMV 呼吸模式撤机 根据患者自主呼吸频率、潮气量、设置 IMV 的频率和潮气量,逐渐减少频率,达 2~4 次 / 分,观察 2~4 小时情况稳定,可脱离呼吸机。

3. 压力支持（PSV）模式撤机 可与 IMV 方式联用,IMV 频率逐渐减少,压力支持逐渐减少,撤机时压力支持水平在 0.49~0.60kPa（5~6cmH$_2$O）水平。

4. 其他方式 根据呼吸机的功能可试用 CPAP、容量支持（VS）、分钟指令通气（MMV）等模式过渡撤机。呼吸机功能简单的,可采用间歇停用方法过渡。间歇次数及时间逐渐增加。间歇次数,每日 2~3 次到每 1~2 小时间歇停用。停用时间每次 5~15 分钟到 3~4 小时。

5. 撤机、拔管应选择患者安静休息的上午进行。停机后患者出现呼吸困难、大汗、发绀等,应考虑重新进行机械通气。

十、高频通气

高频通气（high frequency ventilation，HFV）是一种高频率（>60 次/分），低潮气量（低于或接近解剖无效腔量）和气道低压力的机械通气模式，有 3 种基本类型。

（一）高频正压通气（high frequency positive pressure ventilation，HFPPV）

常规呼吸机呼吸频率调成 60~120 次/分，V_T 3~5ml/kg。目前较少应用。

（二）高频喷射通气（high frequency jet ventilation，HFJV）

频率 60~300 次/分，V_T 50~300ml，高压氧驱动。通过鼻导管、环甲膜、气管内插管通气。优点在于压力小，对心肺损伤小，有自主呼吸，适用于气管镜检查、支气管胸膜瘘、ARDS、气胸、气管断裂、肺炎、肺水肿、胸部手术等。

1. Ⅰ型呼吸衰竭　如 ARDS，驱动压 1.0~2.5kg/cm²，I：E 为 2：1~4：1，频率（f）100~250 次/分。

2. Ⅱ型呼吸衰竭　如神经肌肉疾病，驱动压 0.5~1.0kg/cm²，I：E 为 1.5：1~3.0：1，f 60~100 次/分。

（三）高频震荡（high frequency oscillation ventilation，HFOV）

频率 900~3000 次/分，V_T30~100ml，可增加弥散。气道内 HFOV 用于 ARDS 等。

高频通气有湿化不足对气道刺激大、易形成痰痂、通气不足可发生 CO_2 潴留等问题，使用过程中应予注意。

（贺正一）

参考文献

［1］刘又宁. 机械通气与临床. 2 版. 北京：科学出版社，1998.

［2］蔡侠云. 机械通气及临床应用. 上海：上海科学技术出版社，2002.

［3］中华医学会呼吸病学分会慢性阻塞性肺疾病学组. 慢性阻塞性肺疾病诊治指南（2007 年修订版）. 中华结核和呼吸杂志，2007，30（1）：8-17.

［4］刘凤奎，贺正一，那开宪. 实用内可急症治疗手册. 北京：人民卫生出版社，1999.

［5］贺正一. BiPAP 呼吸机的临床应用. 世界医疗器械，2000，6（5）：106-108.

［6］朱蕾，刘莉. 常用机械通气模式的特点和临床合理选用. 中华结核和呼吸杂志，2008，31（7）：556-558.

［7］中华医学会呼吸病学分会呼吸生理与重症监护学组，《中华结核和呼吸杂志》编辑委员会. 无创正压通气临床应用专家共识. 中华结核和呼吸杂志，2009，32（2）：86-98.

［8］久保惠嗣. ALI/ARDS の診断と治療の進步. 日内会誌，2011，100（6）：1515-1517.

66

冠心病无创及有创诊疗技术

一、冠心病无创诊疗技术

（一）心电图

心电图是冠心病诊断中最早、最基本、最常用的诊断方法，已被广泛应用于冠心病的诊断。与其他诊断方法相比，心电图使用方便，易于普及。无论是心绞痛或心肌梗死，心电图动态变化才具有临床意义。心绞痛发作前后心电图比较一般都有其典型的心电图变化。当患者病情变化时便可及时捕捉其变化情况，并能连续动态观察和进行各种负荷试验，以提高其诊断敏感性。心电图对诊断冠心病的敏感性和准确率仅为 40%~50%。心电图检查对冠心病诊断存在着一定的局限性，其对冠状动脉供血不足诊断的阳性率仅为 40% 左右，约 50% 以上的稳定型心绞痛患者心电图检查可以显示为正常，大约 50% 以上的冠心病心绞痛患者，心绞痛发作时心电图可以表现为正常。即使已发生了急性心肌梗死时，亦有 20%~40% 的患者在典型的胸痛发作时仍无心肌梗死的心电图改变。相反，心电图诊断心肌缺血所依据的 "ST-T" 缺血性改变，并非冠心病所特有，因为有很多疾病也可以引起心肌缺血，药物、电解质紊乱、自主神经功能紊乱、体位改变、其他心脏病等都可以导致心电图 "ST-T" 缺血性改变，这与心电图不能提供心肌缺血的病因学诊断有关。因此心电图仅能够作为冠心病冠状动脉病变功能性评估的初级筛选手段。

（二）超声心动图负荷试验

超声心动图是应用超声波回波探查心脏和大血管以获取有关信息的一项真正无创伤性检查技术，它包括 M 型超声、二维超声、脉冲多普勒超声、连续多普勒超声、彩色多普勒血流显像，目前临床上以二维超声检查为主。超声心动图能评价心室收缩功能、舒张功能、室壁结构及完整性、瓣膜结构及功能、有无心包积液等。超声设备体积小，价格低廉，便于对患者的检查及复查。当心肌缺血时，在超声心动图上可以立即出现室壁异常运动，故缺血节段的室壁异常运动是诊断冠心病心肌缺血的主要方法之一。但是当冠心病患者无严重冠状动脉狭窄时或在休息、安静状态时，往往不发生心肌缺血，此时超声心动图就不能够发现节段性室壁异常运动，这往往需要作超声心动图负荷试验。负荷试验是通过最大程度激发心肌耗氧而诱发心肌缺血。超声心动图负荷试验最常用的方法是运动负荷试验或药物负荷试验。运动负荷试验可以分为踏车试验和平板运动试验，对于年老体弱者、下肢血管疾病、下肢肌肉骨骼疾病患者禁用运动负荷试验。常用的负荷试验药物为双嘧达莫、腺苷及多巴酚丁胺，临床上用得最多的药物是多巴酚丁胺。一般来讲超声心动图负荷试验所探测到的室壁运动障碍是真正的、而且是正在发生的心肌缺血所致。

超声心动图负荷试验不足之处有：

1. 超声诊断对医师的技术依赖性很强　例如、探头在胸壁的角度及位置，都对显像质量及诊断结论产生很大影响。

2. 超声对室壁运动的估价通常借助于对心内膜运动曲线的识别，但有时心内膜运动曲线不清楚，并出现不规则的脱失，就严重影响了对室壁运动能力的定量及评价。

3. 左室的某些节段，由于很难获得清晰的图像而不能精确评估，包括左室侧壁、心尖部、后基底部，尤其是后基底部节段，观察者之间的差异相当大。

4. 负荷超声还可因运动本身影响其显像质量　由于运动时呼吸频率加快，肺扩张明显，进一步缩窄了超声窗而影响显像结果。同时，在应用平板等做运动试验时，并不能在最大运动状态时观察记录室壁运动图像，而是在运动停止后再观察记录。这样做所显示的图像比运动高峰时延迟了关键的几秒钟时间，致使心肌缺血可以完全消失而不能被记录到。

5. 负荷超声心动图对休息状态下已出现运动失调的再评价存在困难、室壁无运动或运动失调在负荷状态下是否改变很难确定，而重复性不强。

（三）平板运动试验

运动作为一种应激反应，可以诱发出安静状态下不出现的心脏异常，临床上运动试验已成为最普通的心功能试验而用于冠心病的诊断。平板运动试验是筛查冠心病的一项好办法，其优点为费用较低，可及性高，操作简单，诊断价值较高。若以冠脉造影为参考，运动试验的敏感性、特异性和预测准确率分别为 68%、74% 和 69%，符合该项检查的患者必须能够运动而且基线心电图正常。该试验可通过改变平板转速及坡度来改变患者的运动量，增加心脏做功，给心脏以负荷，诱发心肌缺血，引起心电图的变化（若 ST 段水平或斜型压低 ≥0.1mV 或 ST 段升高 ≥0.1mV，提示存在心肌缺血），进而证实冠心病的存在。

1. 平板运动试验适应证

（1）用于冠心病辅助诊断及筛查。

（2）筛选冠状动脉造影及冠脉 64 排 CT 患者。

（3）评定经皮冠状动脉血管成形术或冠状动脉旁路搭桥术患者术后的心功能。

（4）评价急性心肌梗死患者出院后预后及运动处方。

（5）为缺血性心律失常及心肌梗死后的心功能进行评价。

（6）心脏病内外科治疗后的疗效及其预后评价。

（7）对特殊职业（如：飞行员、驾驶员）人群的普查。

2. 平板运动试验禁忌证

（1）不稳定型心绞痛，心肌梗死后心绞痛。

（2）急性心肌梗死进展期或有严重并发症。

（3）明显的心功能不全（Ⅲ级以上）。

（4）严重心律失常，如室性心动过速、室上速、心房颤动伴不可逆的二度以上房室传导阻滞。

（5）单纯性二尖瓣狭窄或主动脉瓣狭窄。

（6）急性全身性疾病。

（7）梗阻性肥厚型心肌病。

（8）二度或二度以上房室传导阻滞。

（9）行动不便。

3. 运动试验的诊断标准

（1）阳性标准：

1）ST 段水平或下垂型下移，至少连续 3 次心搏 J 点后 80ms 处压低≥0.1mV（1mm），下壁导联压低≥0.15mV（1.5mm）。

2）ST 段凸面向上型抬高，至少连续 3 次搏动 J 点后 80ms 处≥1.0mV（10mm）。

（2）可疑阳性标准：

1）ST 段水平或下垂型下移，J 点后 80ms 处压低在 0.05~0.1mV，持续≥1 分钟。

2）ST 段上斜型下移，J 点后 80ms 处压低≥0.15mV（1.5mm）。

3）孤立性 U 波倒置。

4）运动时收缩压较安静时或前一级运动时下降 10mmHg。

5）运动期间出现心绞痛。

4. 运动试验的安全性　运动中需要有血压及心电图监护，以保证运动的安全性。运动试验是目前诊断冠心病最常用的一种辅助诊断方法，运动试验安全性较好，其风险取决于受试者临床特征。运动试验引发心肌梗死和死亡的概率仅为 0~0.005%。近期有数项研究表明，运动中或运动后患者需要住院的风险≤0.2%，心肌梗死风险约为 0.04%，猝死风险约 0.01%。

5. 运动试验的不足　这种检查方法虽然简单易行且无创伤性，但其在诊断冠心病方面也存在不足之处，即存在假阴性和假阳性，运动试验阳性或阴性对于区分冠脉正常或异常的价值有限。运动试验在女性患者中的诊断准确性显著低于男性。对于不能够耐受平板运动试验患者也可以行超声心动图药物负荷试验（如双嘧达莫、腺苷及多巴酚丁胺试验等）。如果心电图平板运动试验阳性，建议作冠脉 64 排 CT 检查或选择性冠状动脉造影术。

（四）动态心电图

是一种可以长时间连续记录并编集分析心脏在活动和安静状态下心电图变化的方法。此技术于 1947 年由 Holter 首先运用于监测心电活动的研究，所以又称 Holter 监测或动态心电图。常规心电图只能记录静息状态短暂仅数十次心动周期的波形，难以捕捉心血管疾病的一些病理表现，如心肌缺血性改变或心律失常等征象。而动态心电图于 24 小时内可连续记录多达 10 万次左右的心电信号，可提高对非持续性异位心律、尤其是对一过性心律失常及短暂的心肌缺血发作的检出率，因此扩大了心电图临床运用的范围，并且出现时间可与患者的活动与症状相对应。如果动态心电图异常，建议作冠脉 64 排 CT 检查或选择性冠状动脉造影术。

（五）心肌灌注显像

即核素心肌显像，是基于心肌细胞对核素摄取的量与心肌细胞的功能及局部血流灌注量有关这一原理来工作的，是判断局部心肌血流灌注的无创性检查方法。通过放射性标记后使心肌显像，局部心肌聚集放射性药物的多少与该区域冠状动脉灌注的血流量呈正相关。可以明确心肌缺血的部位和程度，并通过注射药物进行心肌负荷试验，可大大提高冠心病的检出率，诊断冠心病的敏感性为 70%~93%，特异性为 43.0%~81.9%，阳性预测值为 85.5%。此项检查的不足之处是如果冠脉严重狭窄或完全阻塞将产生严重的心肌灌注缺损，这将掩盖周围其他区域的轻度灌注缺损而不能被识别。心肌灌注显像的另一不足之处是光子在穿越不同的机体组织时出现衰减。由于衰减因人而异,特别是肥胖患者或女性患者的大乳房,乳房假体等,乳房对射线的吸收作用,分别造成前侧壁或下壁放射性减低,无再分布,容易产生伪像。

(六)磁共振成像(MRI)

磁共振成像是利用体内质子(主要是 H)在静磁场中收到一定强度和频率的脉冲激发后产生共振现象,并随之产生回波信号经特殊的线圈接收后经计算机重建所获得的图像。MRI 检查前不需禁食、禁水,没有射线损害及对比剂毒性低,使它成为比较安全的一种检查方法。但是 MRI 多参数、多序列成像方式,造成其耗时较长。MRI 可以对心脏形态、功能、心肌灌注、血管造影等进行检查,MRI 也可以用于对冠状动脉进行检查。MRI 主要采用白血技术和黑血技术对冠状动脉进行成像,前者主要是观察冠脉的血管腔,而后者观察管壁,采用 3D 采集方式可多方位观察、多平面重建及曲面重建,可用于检测冠状动脉粥样硬化斑块的形态、冠状动脉狭窄、动脉瘤及搭桥术后的评估等。由于 MRI 的低空间分辨率及低的可信度,使其用于冠状动脉狭窄成像及在冠状动脉斑块显影的应用受到较大限制。MRI 负荷灌注还可以发现早期心肌缺血,MRI 还可用于对心肌梗死的诊断,包括对缺血程度、梗死面积、存活心肌及心功能变化等方面的判断。MRI 在心室功能的测定准确性很高,同时在计算心室容积左室射血分数、舒张末期容积、心搏量及左室体积是金标准。由于具有可重复性,使它成为测量心室体积及评价心功能的参考标准。

(七)冠脉 64 排 CT

以常规冠状动脉造影为"金标准",冠脉 64 排 CT 成像诊断冠心病的敏感性为 83%,特异性为 93%,阴性预测值为 96%,因此可用于门诊对可疑冠心病患者进行排查。

1. 心脏 64 排 CT 成像优点

(1)是一项方便、快捷、无创性、无痛苦、相对低廉的冠状动脉 CT 血管造影检查技术。患者在静脉注射造影剂后,仅需要几分钟就可以完成冠状动脉的检查。

(2)可以有效显示冠状动脉病变、狭窄程度、部位、冠状动脉斑块性质、支架的畅通性、桥血管的开通性和变异冠状动脉,在分析心功能和心肌灌注方面都有良好的临床应用价值,可作为冠心病的初步诊断、筛查,血管血运重建术后疗效判断、复查以及预后评价的手段。

(3)对于不能够耐受冠状动脉造影术的患者,此项检查是一项较好的选择。

2. 心脏 64 排 CT 成像缺点

(1)冠脉 CT 仅限于冠脉病变形态学方面的诊断,对冠脉功能和储备、心肌缺血的阈值以及缺血发作的程度无法给予相应评估。

(2)64 排冠脉 CT 成像会受到呼吸、心率、节律、冠脉钙化(发现钙化的敏感度为 91%,特异度为 52%)、支架、起搏器等影响,时间、空间分辨率较低,对细小分支显示不理想,而且不易区分局限性重度狭窄(90%~99% 狭窄)与完全闭塞(100% 狭窄)。

(3)由于 64 排螺旋 CT 的扫描速度也只能达到接近极限的 0.33 秒,而心脏成像的有效时间分辨率应 <0.1 秒,因此冠脉 64 排 CT 成像过程中对心率及心律有较严格要求,心律规整是最理想的要求,在此基础上要求心率越慢越好,最好将心率严格控制在 60~65 次 / 分。心率 >75 次 / 分或者心率波动 >10 次 / 分,都会严重影响图像质量。对于心律不齐或心率 >90 次 / 分的患者,图像质量会受到一定影响,需要在检查前服用减慢心率的药物。

(4)冠脉 CT 成像的辐射不容忽视,研究发现 1 次冠脉 CT 的辐射剂量约为 15mSV= 每人4年左右的辐射总量=750张透视片=4次左右冠脉造影的辐射总量。这也是国家规定的专业技术人员一年内允许接受的最大剂量。

（5）冠脉CT检查还要求在注入对比剂的情况下进行，对比剂用量与单纯经皮冠脉介入（PCI）用量相当，明显多于冠脉造影。对比剂可能引起过敏性休克、对比剂肾病、恶心呕吐、意识丧失及皮疹等不良反应。对比剂肾病作为最严重的并发症之一，在普通人群、肾功能不全患者和肾功能不全合并糖尿病患者中的发生率分别为1%、5.5%和50%。因此，在进行检查之前医师一定要权衡辐射危害及潜在风险，结合患者具体情况考虑作冠脉CT成像。

近些年来随着多排螺旋CT技术的发展，双源CT、宝石能谱CT、320排螺旋CT等相继问世，多种后处理技术的发展及应用，为冠心病的无创性检查开启了新纪元，大大降低了放射剂量，扩大了检查的适应证。使得临床能够较全面和准确地对冠状动脉管腔狭窄程度、支架内管腔通畅程度以及是否存在冠状动脉起源异常等情况进行评估。

二、冠心病有创诊疗技术

（一）ST段抬高的急性心肌梗死的溶栓治疗

急性冠状动脉综合征（ACS）是一组在冠状动脉粥样硬化基础上，病变由稳定向不稳定转化，发生冠状动脉粥样硬化斑块破裂、血栓形成或血管痉挛导致急性或亚急性心肌缺血的一组疾病，包括ST段抬高急性心肌梗死（STEMI）、无ST段抬高急性心肌梗死（NSTEMI）和不稳定型心绞痛。自从20世纪70年代以来开展了选择性冠状动脉造影术及冠状动脉旁路搭桥术，尤其是近些年来开展了冠状动脉镜及冠状动脉超声均证实ST段抬高急性心肌梗死冠脉内闭塞性血栓发生率可高达90%，新鲜血栓均发生于梗死相关的冠状动脉内，而且80%~90%的血栓发生在斑块破裂基础上。大量的病理生理研究证实，冠状动脉血栓形成是冠状动脉内膜损伤、斑块破裂、血管痉挛和血小板激活间相互作用的结果，证明斑块破裂为血栓形成的重要原因，如对闭塞的冠状动脉及时再灌注治疗可使梗死面积缩小，可抢救濒临死亡的心肌，保护左室功能。临床常选择治疗方法为溶栓或急诊冠状动脉内血管重建术（PCI），实践证明PCI较静脉溶栓疗法有更多的优越性，更能完全、充分、持久性地开通梗死相关血管，而且血管残余狭窄率较低，能更快恢复TIMI3级血流，严重出血并发症减少。因此，应鼓励有条件、有经验并且能进行24小时PCI的医院积极开展直接PCI。当然直接PCI需要有条件的心脏中心，有一批经验丰富、训练有素的介入医师，而且直接PCI的疗效受时间延迟影响，如果PCI相关延误超过60~110分钟（与患者年龄、梗死部位及症状发作的时间有关），PCI的优势消失，这无疑限制了其广泛开展。在目前国内经济和医疗资源分布不均衡的情况下，溶栓治疗具有重要地位，尤其是经济不发达地区。对于非ST段抬高急性心肌梗死和不稳定型心绞痛患者其冠状动脉内血栓以白血栓（血小板血栓）及混合性血栓为主，红血栓成分少，故不宜溶栓，否则会增加死亡率和急性心肌梗死发生率。其治疗应行抗凝、抗血小板、抗心肌缺血治疗12~48小时，如病情仍不稳定则行介入性治疗。

1. 溶栓治疗适应证

（1）STEMI症状出现12小时内，心电图两个或两个以上相邻导联ST段抬高（胸导≥0.2mV，肢体导联≥0.1mV），或新出现（可能新出现）的左束支传导阻滞的患者。

（2）STEMI症状出现12~24小时内，而且仍然有心肌缺血症状以及心电图仍然有ST段抬高。

（3）溶栓治疗不需要等待心肌损伤标志物升高，尤其是一些就诊较早的 STEMI 患者。

（4）对于年龄 >75 岁的 STEMI 患者，建议首选 PCI，如选择溶栓治疗，应慎重选择剂量并密切注意出血并发症。

（5）合并心源性休克的 STEMI 患者应该紧急进行血运重建治疗，如 PCI 或冠状动脉旁路移植术（CABG）。如无条件或上述治疗明显延迟，可考虑进行溶栓治疗。

（6）右室心肌梗死的患者常常合并低血压，尽管溶栓疗效不确切，但如不能行 PCI，仍可考虑溶栓治疗。

（7）对于 STEMI 进行心肺复苏过程中一般不采用溶栓治疗。

2. 溶栓治疗禁忌证

（1）绝对禁忌证：①出血性卒中或原因不明的卒中；②6 个月内的缺血性卒中；③中枢神经系统创伤或肿瘤；④近期（3 周内）的严重创伤、手术、头部损伤；⑤近期（1 个月）胃肠道出血；⑥主动脉夹层；⑦出血性疾病；⑧难以压迫的穿刺（内脏活检、腔室穿刺）。

（2）相对禁忌证：①6 个月内的短暂性脑缺血发作（TIA）；②口服抗凝药物；③血压控制不良（收缩压≥180mmHg 或者舒张压≥110mmHg）；④感染性心内膜炎；⑤活动性肝肾疾病；⑥心肺复苏无效。

（3）对于符合溶栓的适应证及无禁忌证的 STEMI 患者，根据患者具体情况（发病时间、症状、到达首诊医院时间等），下列情况首选溶栓是最佳的再灌注方法：①不具备 24 小时急诊 PCI 治疗条件的医院；②不具备 24 小时急诊 PCI 治疗条件，也不具备迅速转运条件的医院；③具备 24 小时急诊 PCI 治疗条件，患者就诊早（症状持续≤3 小时），而且直接 PCI 明显延迟；④具备 24 小时急诊 PCI 治疗条件，患者就诊时症状持续 >3 小时，但就诊 – 球囊扩张与就诊 – 溶栓时间相差（PCI 相关的延误）超过 60 分钟或就诊 – 球囊扩张时间超过 90 分钟。

3. 溶栓方法　见表 66-1。

表 66-1　两种溶栓方法

项目	冠状动脉内	静脉内
剂量	小	大
作用	快	慢
血管开通率	80% 以上	60% 左右
人员	特殊训练	一般人
设备	特殊设备	简单
再灌注治疗	延迟	及时
推广	不易	容易

时间就是生命，时间就是心肌，溶栓越早，对患者越好，实践证明起病 1 小时内溶栓成功，可能使心电图上无 Q 波发生，甚至于 CK-MB 不升高，为争取时间，目前多采用静脉溶栓。

4. 常用溶栓剂

（1）尿激酶（UK）：为我国目前应用最广泛的溶栓剂，可直接激活纤溶酶原使之转化为纤溶酶,半衰期 14~20 分钟,无抗原性,无过敏反应。150 万 ~200 万 IU 溶于 100ml 盐水中静点(30~60 分钟内静脉滴入),溶栓开始后 12 小时,皮下注射 7500IU 肝素钙,之后每 12 小时皮下注射 7500IU,持续 3~5 天。

(2)链激酶(SK):不直接激活纤溶酶原,通过与纤溶酶原结合成链激酶 – 纤溶酶原复合物,间接激活纤维蛋白溶解系统,使纤溶酶原转化为纤溶酶,半衰期 23~29 分钟,有抗原性,约 2%~4% 的患者可有过敏反应,低血压发生率也较高。SK150 万 U 溶于 100ml 液体中,30 分钟内静点完毕,配合肝素皮下注射 7500~10 000U,每 12 小时一次,或低分子量肝素皮下注射,每日 2 次。

据研究上述两种溶栓剂静脉开通率为 50%~55%,TIMI3 级血流为 30% 左右。

(3)重组组织型纤溶酶原激活剂(rtPA):rtPA 是临床应用最广的药物,可直接作用于血栓表面的纤溶酶原,将其激活为纤溶酶,溶解血栓中的纤维蛋白,同时也在一定程度上降解循环血液中的纤维蛋白原为 FDP,由于其半衰期短,为高度依赖肝素,为减少溶栓后的血栓复发,需同时应用肝素治疗。rtPA 用法为 8mg 静注,42mg 溶于盐水后 90 分钟内静点,配合肝素治疗,其 90 分钟冠脉造影通畅率达 79%,明显高于 UK,TIMI3 级 60%。

(4)阿替普酶:系通过基因工程技术制备,具有快速、简便、易操作、半衰期 4~5 分钟、安全性高、无抗原性的特点。可选择性激活血栓中与纤维蛋白结合的纤溶酶原,将其激活为纤溶酶,溶解血栓中的纤维蛋白,同时也在一定程度上降解循环血液中的纤维蛋白原为 FDP。由于其半衰期短,为高度依赖肝素,对全身性纤溶活性影响较小,因此出血风险降低。为减少溶栓后的血栓复发,需同时应用肝素治疗。

1)90 分钟加速给药法:首先静脉推注 15mg,随后 30 分钟持续静脉滴注 50mg,剩余的 35mg 于 60 分钟持续静脉滴注,最大剂量 100mg。

2)3 小时给药法:首先静脉推注 10mg,随后 1 小时持续静脉滴注 50mg,剩余剂量按 10mg/30min 静脉滴注,至 3 小时末滴完,最大剂量 100mg。

(5)瑞替普酶:10MU 瑞替普酶溶于 5~10ml 注射用水,静脉推注时间大于 2 分钟,30 分钟后重复上述剂量。

(6)蛇毒制剂:效果低于 UK 等,因病死率及出血并发症高,不宜作为溶栓剂应用于 AMI 治疗。

5. 溶栓剂选择　溶栓药物种类较多,应首选纤维蛋白特异性的溶栓药物,宜因人而异,应考虑患者获益 / 风险比。对于起病早(1~4 小时内)、梗死范围广、无血压升高者,宜选用 rtPA 治疗;对起病较晚(6~12 小时)、梗死范围小、宜选用 UK 或 SK。在溶栓过程中同时需要规范地进行辅助抗血小板和抗凝治疗,可大大提高血管开通率。

6. 溶栓治疗临床成功标准　溶栓开始后 60~180 分钟应当监测临床症状、心电图 ST 抬高程度及其演变和心律的变化。临床常用的判定指标包括症状、心电图、心肌酶学峰值、再灌注心律失常,其中心电图和心肌损伤标志物峰值前移是最重要的评估标准。

(1)开始溶栓后 2 小时内,胸痛明显减轻或消失。

(2)溶栓后 60~90 分钟内抬高的 ST 段明显导联 ST 段下降 >50%,如有快速出现的 T 波倒置疗效更为肯定。

(3)溶栓治疗后 2~3 小时内出现再灌注心律失常,如加速性室性自主心律、房室传导阻滞或束支阻滞突然改善或消失,下壁心肌梗死患者出现一过性窦性心动过缓、窦房阻滞伴有或不伴有低血压。

（4）心肌损伤标志物的峰值前移,血清心肌型肌酸激酶同工酶酶峰提前到发病 12~18 小时内,肌钙蛋白峰值提前到 12 小时内。

7. 溶栓成功的血流灌注标准　冠状动脉造影血流灌注指标(TIMI)是评估冠状动脉血流灌注的标准,TIMI 2 或 3 级血流是评估冠状动脉血流灌注的"金标准"。由于冠状动脉造影是有创性检查项目,因此,临床中并非常规采用此方法用于评价是否溶栓成功。

（1）TIMI 0 级:闭塞远端血管无前向血流灌注。

（2）TIMI 1 级:病变远端血管有前向血流灌注,但不能充盈远端血管床。

（3）TIMI 2 级:经 3 个以上心动周期后病变远端血管不完全充盈。

（4）TIMI 3 级:在 3 个心动周期内造影剂完全充盈病变远端血管。

8. 溶栓治疗并发症

（1）出血:发生率 1%,是常见并发症,颅内出血是溶栓治疗最严重的并发症,70% 的出血事件发生在血管穿刺部位。

（2）再灌注性心律失常:发生率 50%~60%。

（3）低血压:发生率 1%。

（4）过敏反应:常见应用链激酶过程中。

（5）血管再闭塞:发生率 20% 左右。

9. 溶栓治疗存在问题

（1）静脉溶栓的血管再通率仅为 60%~85%,而且再通后仍有残余狭窄。10% 的患者在住院期间发生再闭塞,30% 的患者在 3 个月内可发生血管再闭塞。因此,患者溶栓成功,且无禁忌证,应行血管造影。尤其对于血管造影明显延迟的患者,可以考虑在尽早溶栓治疗后,3~24 小时内进行血管造影,根据血管造影的结果结合患者的临床情况进一步决定后续的治疗。低危患者（如症状缓解且 ST 段有所改善,局限于 3 个心电图导联的下壁梗死）不建议常规造影。

（2）仅 50%~56% 的患者溶栓后冠脉血流可达到 TIMI 3 级,而 TIMI 2 级血流者死亡率下降不明显,但再狭窄率高。目前溶栓药物仅可使 25%~40% 的患者心肌组织恢复正常灌流。

（3）溶栓后心肌缺血复发或冠状动脉再闭塞率为 15%~20%,溶栓失败者早期病死率高,心室功能受损严重,据研究心电图证实溶栓未成功者,早期病死率达 16%~20%。

（4）溶栓疗法有 1%~2% 的出血并发症。

（5）部分患者因溶栓禁忌证而不能接受溶栓治疗,仅 1/3 患者溶栓。

（6）GUSTO 试验证明 TIMI 3 级血流在 4~6 周患者病死率为 3.7%,TIMI 2 级为 7%,TIMI 1 级及 0 级为 8.8%。

10. 溶栓治疗后的 PCI

（1）溶栓后立即进行 PCI（即易化 PCI）:研究表明与直接 PCI 比较,易化 PCI 没有减少梗死面积或改善预后,但出血风险增加。

（2）易化 PCI:在某些情况下可以应用半量溶栓药物易化的 PCI,如高危（大面积心肌梗死或血流动力学不稳定和心电不稳定）而出血风险低的患者,就诊医院不能进行直接PCI,且不能及时转运。

（3）溶栓治疗失败者,应积极进行补救性 PCI,补救性 PCI 尽管有风险,但是对高危患者有益。

11. 再次溶栓治疗　如果患者在溶栓后再次出现持续性缺血症状,下降的 ST 段再次抬高（或其他导联新出现两个或两个以上相邻导联 ST 段抬高）及心肌损伤标志物再次升高,表明梗死相关血管持续闭塞或开通后再闭塞,应立即行血管造影并根据情况进行血运重建治疗或转运至可行 PCI 的医院。如不能迅速（症状发作后 60 分钟内）进行 PCI,可考虑进行再次溶栓治疗,并选择无免疫原性的溶栓药物。

综上所述,由于溶栓治疗的限制,仅 1/3 的患者溶栓,溶栓达 TIMI 3 级者为 50%~60%,溶栓后残余狭窄、脑出血、再闭塞等并发症可能发生,故目前主张对 ST 段抬高急性心肌梗死采用直接 PCI。与溶栓疗法相比,其再通率高,残余狭窄轻,左室射血分数较高,明显降低死亡率及再梗死率,减少出血并发症。对高危者,年龄≥70 岁,右心梗史,血压低,心功能差者直接 PCI 效果更好。

12. 溶栓疗法中抗血小板药物应用

（1）阿司匹林:所有 STEMI 患者,只要没有禁忌证,立即嚼服阿司匹林 300mg,此后应当长期服用阿司匹林,75~160mg/d。阿司匹林过敏者,氯吡格雷替代。因胃肠道损伤不能耐受阿司匹林者,建议给予质子泵抑制剂（PPI）联合阿司匹林。

（2）ADP 受体拮抗剂:目前常用的 ADP 受体拮抗剂有氯吡格雷和噻氯匹定,但噻氯匹定粒细胞减少症和血小板减少症的发生率高于氯吡格雷,不作为首选药物。溶栓治疗的患者如没有明显出血危险,年龄 <75 岁的患者首剂 300~600mg 负荷,此后氯吡格雷 75mg/d,并长期治疗至少 1 年,年龄 >75 岁的患者应使用负荷剂量。正在使用噻氯匹定或氯吡格雷并准备 CABG 的患者,应当暂停噻氯匹定或氯吡格雷至少 5 天,最好 7 天。紧急血运重建者除外。

（3）糖蛋白 IIb/ IIIa 抑制剂:糖蛋白 IIb/ IIIa 抑制剂与溶栓药物联合应用可提高疗效,但出血并发症增加。阿昔单抗和半量瑞替普酶或替奈普酶联合使用进行再灌注治疗,对前壁心肌梗死、年龄 <75 岁,没有出血危险因素的患者可能有益,可预防再梗死以及 STEMI 的并发症。但是对 >75 岁的患者,因为出血风险明显增加,不建议药物溶栓与糖蛋白 IIb/IIIa 抑制剂联合。

（二）选择性冠状动脉造影

目前诊断冠心病的方法较多,从心电图、心电图运动负荷试验、动态心电图、核素心肌显像、超声心动图药物负荷试验、超高速螺旋 CT 等项检查,但目前为止上述检查仍不能代替冠状动脉造影术。冠状动脉造影术目前仍为诊断冠心病的可靠检查手段,被公认为诊断冠心病及先天性冠状动脉畸形的"金标准"。冠状动脉造影术（CAG）于 1958 年由 Sones 首先用于临床,1967 年经 Judkins 改进得以广泛应用,为当代介入性技术奠定了基础。近些年来通过冠状动脉造影术,大大拓宽了冠心病的其他介入性治疗技术,如经皮冠状动脉球囊扩张术（PTCA）、经皮冠状动脉支架植入术、经皮冠状动脉内定向旋切术、经皮冠状动脉激光成形术等介入性技术。

1. 方法　冠状动脉造影术是经股动脉（或桡动脉）穿刺方法,在 X 线透视下,分别逆行插入左、右冠状动脉造影管,经主动脉分别达左右冠状动脉口,注入特殊的造影剂,通过多体位投照可清楚地观察到冠状动脉解剖的详细情况,如冠状动脉起源和分布情况、解剖及功能的异常以及冠脉间的侧支交通征象,从而为冠心病的诊断提供了可靠的解剖及功能信息,明确冠状动脉病变累及范围及其严重程度,对预后的评估,为内科及外科治疗选择提供依据。

(1)冠状动脉造影术的局限性

1)它仅仅是二维图像,并不能够全面展示患者血管的三维解剖形态。它仅能对心包脏层的冠脉进行形态学评估,无法评价冠脉和心肌功能,无法检测出痉挛性和微血管性缺血,它不可定性、定量地反映心肌灌注情况;不能区别存活心肌,也不能准确地反映冠状动脉粥样硬化斑块的特征,更不能显示 <0.6mm 的小冠状动脉病变,不利于评估冠状动脉的严重程度。

2)只能显示血管长轴的管腔轮廓,在评价管壁及斑块特征方面有很大的局限性。由于投照角度的限制,早期病变血管的代偿性扩张及参照血管段的弥漫性病变,可能使冠脉造影低估冠状动脉的病变程度。当血管存在偏心性斑块时,由于冠状动脉造影的投射方位不同,可能对血管狭窄的程度进行高估。此外,冠状动脉造影在显示不规则斑块重叠或交叉部位血管病变有一定的局限性。

3)由于冠状动脉造影只是显示造影剂填充的血管腔的轮廓,不能观测到血管壁的形态结构,并且在冠状动脉粥样硬化形成早期,血管可能以"重塑"的形式发生代偿性扩张,因此冠状动脉造影在检出动脉粥样硬化早期病变有很大的局限性。

4)在评价冠状动脉狭窄程度时,冠状动脉造影常选择邻近的"正常血管"作参考,当冠状动脉弥漫性病变时,可能会低估血管狭窄的严重程度。

5)冠状动脉造影术属有创性技术,术中可能发生一定的并发症,严重者可以死亡,因而临床应用时应严格掌握适应证。尽管冠状动脉造影术有不足之处,但结合我国具体情况此项技术仍是临床上广泛用于诊断冠心病的常用方法。

(2)冠状动脉介入路径的改进:以往冠状动脉介入路径大多经股动脉路径。由于股动脉路径的局限性比较明显,如术后必须制动 24 小时,血栓栓塞尤其是肺栓塞的风险增加,血肿、出血的风险增加等,因此,目前的冠状动脉介入路径倾向经桡动脉路径,这不只是简单的替代,而是开创了一个微创化介入的新模式。与经股动脉路径相比,经桡动脉路径更加微创化,其优势为:穿刺局部出血和血管并发症风险降低,大出血风险可降低 73%,患者无须卧床,活动不受限制,住院时间短,治疗费用低,而且手术不用暴露阴部,保护了患者的隐私。另外,经桡动脉路径可减少医师按压止血的时间,明显减少了医师的工作量。

2. 选择性冠状动脉造影术适应证

(1)用于冠心病的诊断:

1)不明原因的反复性胸痛(非典型胸痛),不能排除冠心病者。

2)无临床症状,但运动试验或放射性心肌显像示心肌缺血者。

3)有缺血性心绞痛症状,但运动试验或同位素心肌断层显像无缺血者。

4)有 T 波或 ST 段非特异性改变,需排除冠心病者。

5)特殊职业特殊需要临床排除冠心病者,如飞行员或高空作业人员等。

6)有上腹部症状,但无食管、胃、胆道等疾病的客观指征或治疗不明显,需与心绞痛相鉴别者。

7)不明原因的心脏扩大、心功能不全、心律失常者,以明确诊断,需排除冠心病者。

（2）用于指导治疗：

1）对病情稳定的急性冠脉综合征者行选择性冠状动脉造影术。

2）对病情不稳定的急性冠脉综合征者行紧急选择性冠状动脉造影术及介入性治疗。

3）急性心肌梗死合并心源性休克，乳头肌断裂，室间隔穿孔者。

4）心肌梗死后心绞痛、冠状动脉搭桥术及 PTCA 术后患者反复发生心绞痛者。

（3）非冠状动脉疾病重大手术前了解冠状动脉及心功能状况：

1）中年以上，瓣膜性心脏病行瓣膜置换术前常规作之，以了解冠脉情况及心功能情况。

2）先天性复杂型心脏病手术矫正前常规作之，以排除冠状动脉畸形。

3）对主动脉夹层动脉瘤、梗阻性肥厚型心肌病、心包缩窄者，为排除冠心病者。

4）对肿瘤、胸、腹部大手术者，如怀疑冠心病，术前常规作之。

3. 选择性冠状动脉造影术禁忌证 同心导管术。

4. 术前准备 同心导管术。

5. 冠状动脉造影体位选择 依据冠状动脉病变变化的不同如何选择最佳投照体位见表 66-2。对于介入治疗患者，选择合理的投照角度其重要性与球囊选择和支架的技术操作同样重要。术前应至少采集充分暴露靶病变的 2 个体位造影影像，全面显示靶病变及其近端和远端血管的情况，与邻近分支的关系，为制订合理的介入策略提供依据，避免术中发生不必要的分支闭塞。血管与支架直径比例合适与否也非常重要，植入支架前冠状动脉内给予硝酸甘油，以获得管腔最大扩张状态的影像，有助于选择合适直径的支架，为获得理想的支架植入效果奠定基础。

表 66-2 根据病变部位选择冠状动脉造影的体位

部位	投照体位
LM	
开口	shallow RAO；LAO CRA；AP CAU
体部	RAO shallow/CAU/CRA；AP
远端	LAO CAU/CRA；RAO CAU
LAD	
开口 / 近段对角支	LAO CRA；RAO shallow/CRA/LAT
近段 / 中段对角支	LAO CRA；RAO CRA/LAT
远段 / 心尖	RAO lateral
LCX	
开口 / 近段	LAO；LAO CRA/CAU
开口 / 中央支	LAO；LAO CAU；RAO CAU
中段 / 钝缘支	RAO shallow/CAU；LAO CAU
远段（左优势）	LAO shallow/CRA；RAO shallow/CAU
RCA	
开口 / 近段	LAO；LAO CRA；左 LAT

部位	投照体位
中段	LAO；LAO CRA；RAO shallow；左 LAT
远段 / 后降支分叉	LAO CRA；RAO shallow/LAT；AP CAU
后降支	RAO shallow；LAO CRA；AP CAU
左室后支	RAO shallow；LAO CRA；AP CAU

注：AP：后前位；LAO：左前斜位；RAO：右前斜位；CRA：头位；CAU：足位；LAT：侧位 90 度；shallow：15 度 30 度，不加头足；LM：左主干；LAD：左前降支；LCX：左回旋支；RCA：右冠状动脉

6. 术后患者处理　同心导管术。

7. 选择性冠状动脉造影术并发症

（1）死亡：发生率 0.03%~0.08%。

1）常见死亡原因：①年龄 >70 岁；②NYHA 功能Ⅳ级；③LVEF<30%；④左主干病变；⑤左主干短或造影管插入过深，致左前降支起始部损伤或夹层致 AMI 或死亡；⑥右冠状动脉近端严重狭窄。

2）预防措施：①应用大管腔、细管径导管；②选择较好体位：如 LAO，CRA；AP，CAU；以清楚显示左主干病变；③导管进入左冠状动脉后，先用少许造影剂以观察是否有左主干病变及左主干长度；④一旦发现有左主干病变，应尽快选择 1~2 个关键体位，用少许造影剂完成造影，推注造影剂速度要慢；⑤造影过程中一旦发现压力曲线有嵌顿现象，应立即拔除造影管；⑥对心力衰竭患者力求控制心力衰竭，血流动力学稳定情况下才作冠状动脉造影；⑦对心功能不全者，应严格控制造影剂用量，尽量用低渗性造影剂。

（2）急性心肌梗死：发生率 0.05%~0.07%。

1）发生原因：①左主干病变或左主干短，导管损伤左主干或左前降支近端；②多支血管病变；③急性冠脉综合征病情不稳定；④术中肝素化不充分。

2）预防措施：①术前充分控制病情，如心力衰竭、心绞痛的控制等；②术中应用肝素；③术中操作动作要轻柔；④术中一旦发生内膜撕裂或夹层、急性血管闭塞，立即行支架放置术或作急诊 CABG 术。

（3）脑血管及周围动脉栓塞并发症：发生率 0.07%，主要由于栓塞所致，40%~60% 为严重动脉粥样硬化的碎片、胆固醇结晶、钙化物质及血小板 – 纤维蛋白小血栓、小气泡经导管进入主动脉等栓子。

1）发生其原因为：①手术操作不当，损伤主动脉内粥样硬化斑块；②导丝于体内时间过长；③导管误入颈内动脉；④导管内过多血及气泡，未能及时清除；⑤术中肝素化不够；⑥左室造影导管插入过深。

2）防治：①操作轻柔；②导管行进必带 J 形钢丝一同前进；③一旦发生栓塞，应立即抗凝及扩血管治疗。

（4）恶性心律失常：心室颤动发生率 0.4%。

1）发生原因：①左主干病变；②多支血管病变；③易发生于右冠状动脉造影术中；右冠状动脉近端病变；④造影剂注入过多过快；应用高渗离子造影剂等。

2）预防措施：①应用低渗造影剂，要控制造影剂速度及剂量；②操作轻柔，严密观察心电图及压力变化；③每次注入造影剂后，鼓励患者咳嗽以促进造影剂尽快排空；④作好抢救、电除颤准备。

（5）穿刺部位血管并发症：

1）并发症：①穿刺动脉夹层，血栓形成；②穿刺部位出血，血肿及大出血；③腹膜后出血或血肿；④假性动脉瘤及动静脉瘘。

2）防治：①力求准确股动脉穿刺；②拔除鞘管后的血管有效压迫和加压包扎。

（6）肾功能损伤：约5%的患者可发生一过性血肌酐高，尤其多见于伴糖尿病、多发性骨髓瘤、血容量不足及肾功不全者。

预防措施：①少量用造影剂；②术前、术后扩容排尿；③肾功不全者严格控制造影剂用量。

（7）其他并发症：

1）过敏反应：主要为对造影剂过敏。

2）低血压：多见于血容量不足、血管迷走神经反射、心肌缺血等。

3）心脏穿孔、心脏压塞，发生率0.05%。

4）血管迷走反射：发生率达3%~5%，多发生于拔管前紧张、血容量不足、疼痛等。

A. 临床表现：血压下降，心率减慢，面色苍白，出汗、恶心、呕吐等。

B. 预防措施：①术前向患者谈及手术过程，解除其紧张及焦虑；②穿刺血管处充分麻醉；③拔除穿刺套管前充分扩容，局部充分麻醉止痛；④拔管后1~2小时内密切观察生命体征；⑤采用桡动脉做冠状动脉造影。

5）肺栓塞：易误诊。

A. 临床表现：常见于术后第二天，解除伤口处加压包扎后下床活动出现心悸、心慌、气短、发绀等。

B. 防治：①穿刺部位勿加压包扎过紧，避免直接压迫静脉；②过去有深静脉炎或肺栓塞史，改从桡动脉做冠状动脉造影；③采用桡动脉做冠状动脉造影。

（三）冠状动脉内超声

1. 方法　冠脉内超声是近年发展起来的一项新技术，它是通过导管技术将微型化的超声探头装在导管的顶端，直接插入冠状动脉内进行显像，可提供血管的横截面图像，观察血管壁各种病变的组织形态学特征，以显示冠状动脉的结构、管腔的形态、血流及管壁病变的性质，精确的测量血管腔径及截面积，根据病变特点选择治疗手段，同时可以评价各种介入性治疗的效果，弥补了血管造影的某些不足。被认为是血管检查的新"金标准"。

2. 特点

（1）它可以准确评价冠状动脉狭窄的程度，早期发现粥样硬化病变，可以显示动脉粥样硬化病变，还可以进行定量分析，如测量血管管腔直径、管腔截面积、斑块大小。评估非正常形态的病变（例如：分叉病变、临界病变、开口处病变、动脉瘤，钙化，血栓，支架内再狭窄等），还可以显示血管周围结构，包括心脏的静脉、心外膜和心包膜，对斑块进行定位。因此，血管内超声较冠状动脉造影能更直观、真实地显示冠状动脉结构和病变。

（2）冠脉内超声弥补了传统冠脉造影只能反映血管内径侧面轮廓的不足，可以准确判定不规则狭窄或功能性狭窄情况，准确评估病变性质；准确判定斑块分布、大小和质地，鉴别易损斑块;而且通过药物负荷,可以检测冠脉血流储备,评价微血管功能;结合超声的多功能图像,可以使冠心病诊断的敏感性和特异性达到90%及92%。

(3)血管内超声正确指导冠状动脉介入治疗:如测量血管大小、测量病变长度、决定和评估介入的最后结果等,可用于指导支架的置入、能够精确测量植入支架的大小,支架内膜增生的评价、更准确评价介入治疗效果及并发症,支架内再狭窄原因的探讨以及支架晚期贴壁不良和支架内血栓的检出。在植入冠状动脉内支架后,冠状动脉造影难以显示其形态、大小和覆盖范围等,血管内超声不仅可以观察到冠状动脉内支架植入的位置、覆盖的范围,可以观察到植入支架的形态以及与血管壁的紧贴程度,在植入支架后立即可以观察支架植入是否成功。能够准确判断支架是否发生断裂,一般来讲支架断裂常常发生于支架置入后数月,支架断裂可以导致支架内再狭窄及急性支架内血栓形成。

3. 血管内超声应用存在的问题

(1)主要并发症是可致短暂的冠状动脉痉挛,对血管壁的损伤也可能导致再狭窄,血管痉挛后导管回撤引起内膜撕裂和夹层;部分严重狭窄病变或支架术后血管内超声导管无法通过狭窄部位或支架。

(2)探头频率高使超声束穿透力减低,探查深度限制在<2cm。由于血管壁斑块钙化,超声回声衰减,影响对整个血管壁斑块的测量和评价,需要调整探头位置和导管与血管壁之间的倾角。

(3)血管内超声只能对某段病变血管进行精确测量,而不能同时显示冠脉系统的全貌,而冠状动脉造影术可显示冠脉病变全貌,故血管内超声不可能完全代替冠状动脉造影术,两种技术应该互补,从而达到全面评价冠状动脉的目的。

(4)检查过程复杂,延长手术时间使得部分患者难以承受。

(5)冠脉内超声对操作者要求高,所用导管是一次性使用,仪器和导管价格昂贵,限制了其广泛使用,难以多次随访。

4. 血管内超声新技术

(1)血管内超声虚拟组织学成像技术:血管内超声虚拟组织学成像技术是在常规血管内超声基础上发展的新技术。使用了复杂的光谱分析技术,通过彩色编码技术用不同的颜色自动分辨斑块的性质,并能对斑块的组成成分进行定量分析。能清晰地分辨冠状动脉内斑块、钙化等病变,准确判断病变性质及狭窄程度,为冠心病介入治疗提供了准确可靠的信息。

(2)血管内超声三维成像:血管内超声三维成像通过计算机控制图像的采集、储存、数字化、重建、显示和分析,将多个二维切面图像重建为三维模型,从而获得病变节段血管全面的图像。可以直观显示包括斑块和血管面积在内的冠状动脉解剖信息,能够清楚显示血管壁三层结构、确定病变的构成和性质、对血管及病变进行准确的定量分析,有助于临床对动脉粥样硬化的进展或消退进行定量研究。

(四)光相干性断层显像(OCT)

OCT是近几年发展起来的一门生物医学光学影像技术。它类似于血管内超声(IVUS),具有极高的分辨率,为IVUS分辨率的10倍,被称为"光学活组织切片检查"。它利用先进的光子学和光导纤维技术,通过光源发射红外光照射组织,然后接受反射红外光借助计算机技术成像。由于不同组织的结构特征、物理特性和生化构成不一样,导致各种组织反射的红外光密度不一样,因而各种组织图像得以清楚区分。可提供动脉内横断面影像,判别不同类型的斑块、纤维帽厚度、血栓等。光导纤维结构简单,价格便宜,成像系统可便携式使用。

1. 临床应用

(1) OCT 能够了解血管壁及管腔的形态学改变,清楚显现血管壁的组织结构和管腔的形态学。

(2) OCT 比 IVUS 更精确测量冠状动脉内膜基质和纤维帽厚度,准确识别斑块类型、纤维帽厚度和脂质池大小。能够准确判断纤维斑块、钙化斑块、脂质斑块三种不同类型的粥样斑块。研究表明 OCT 诊断纤维斑块的敏感性是 71%~79%,特异性是 97%~98%,钙化斑块的敏感性是 95%~96%,特异性是 97%,脂质斑块的敏感性是 90%~94%,特异性是 90%~92%。

(3) OCT 在指导支架的置入过程中,比 IVUS 能更准确地反映支架的定位、夹层、支架几何形状、组织脱落碎片及支架的对称性。在药物洗脱支架时代,OCT 能够清楚识别支架置入后,支架贴壁情况和内膜增生程度。

2. OCT 的局限性

(1) 它是有创检查,不易被患者接受。

(2) 组织穿透力较弱,侧向穿透能力只有 1~2mm,当血管壁过度增厚时,难以清楚分辨血管外膜结构。

(3) CT 采用红外光作为光源,容易受到血液的干扰。由于血红蛋白吸收部分红外光,红外光通过血液时致光的衰减过多;另外红细胞和血浆的折射系数相差过大,导致大量红外光散射,导致光衰减,影响图像分辨率。

(4) OCT 系统中没有传感器,只有光导纤维,而且 OCT 光纤成像导丝仅有一种规格,无选择余地且扭控性欠佳。

(5) OCT 检查需在近端阻断血流,这对冠状动脉开口部位病变和心功能不全患者的应用会受到一定限制。

(五)经皮冠状动脉介入治疗(PCI)

自 1977 年 9 月 16 日 Gruentzing 成功地应用他所设计的导管做了人类历史上第一例经皮冠状动脉腔内成形术(PTCA),从此开创了人类介入治疗的新纪元。PTCA 是采用经股动脉(或上肢动脉如桡动脉、肱动脉)穿刺方法,将球囊导管沿动脉插入到冠状动脉狭窄部位,凭借球囊扩张力使狭窄的冠状动脉管腔扩大,从而改善了冠状动脉供血。PTCA 以治疗冠状动脉狭窄性病变,在一定程度上缓解了患者的心绞痛症状,但单纯球囊扩张的主要局限性是由于血管的弹性回缩、血管负性重塑、平滑肌细胞增生所致的血管再狭窄问题,导致PTCA 术后 6 个月内,再狭窄发生率高达 30%~50%,严重限制了 PTCA 的进一步发展。此外PTCA 还存在较多潜在的危险因素如出现夹层撕裂,甚至急性闭塞,导致急性心肌梗死发生及 CABG 的需求增多。为解决 PTCA 术后再狭窄及其并发症的发生,经数十余年此项技术及器械的不断改进和完善以及临床经验的积累,该项技术发展迅速,冠状动脉内支架术、冠状动脉内斑块旋磨术和旋切术、冠状动脉激光成形术、超声冠状动脉成形术、自灌注球囊导管等新的介入技术的开展,尤其是支架的应用,有效地解决了 PTCA 术后再狭窄及其并发症的发生,开创了心脏治疗学的新纪元。目前以 PTCA 和支架术为主的经皮冠状动脉介入治疗(PCI)已成为冠心病治疗效果好、安全性高、广泛用于恢复病变冠状动脉前向血流的主要方法,已成为治疗缺血性心脏病的基石,并已部分代替冠状动脉旁路移植术(CABG)。近些年来随着药物洗脱支架(DES)的开发及利用,大大拓宽了 PCI 的临床应用指征,大大减少了术后并发症的发生,深受广大冠心病患者的欢迎。

1. PCI 适应证

(1)单支冠状动脉局限性或多发性不完全性狭窄(狭窄病变≥70%)。

(2)多支冠状动脉不完全性狭窄(≥70%)。

(3)ST 段抬高的急性心肌梗死经溶栓治疗后,ST 段抬高无明显回落,或仍有反复胸痛,或反复心肌缺血,或仍有残留严重狭窄病变。

(4)新近发生的单支冠状动脉完全闭塞。

(5)ST 段抬高的急性心肌梗死或新发左束支传导阻滞(LBBB),缺血症状发作 <12 小时,或 >12 小时(12~24 小时)仍有症状者。

(6)PCI 术后再狭窄病变。

(7)CABG 术后血管再狭窄,不适合再次 CABG。

(8)急性 ST 段抬高的 MI 或新发生的 LBBB 的 MI 者,有以下情况者应优选 PCI 治疗:

1)有外科支持的熟练介入治疗技术及条件,就诊 – 球囊扩张时间≤90 分钟。

2)高危急性 ST 段抬高的 MI:心源性休克、心功能 Killip 3 级以上。

3)有溶栓禁忌证。

4)早期发病(症状发生 >3 小时)。

2. PCI 禁忌证

(1)冠状动脉病变 <50%。

(2)造影显示为二级分支病变,且无心肌缺血的临床征象。

(3)无保护的左主干或左主干相当病变。

(4)冠状动脉慢性完全性阻塞伴严重钙化。

(5)弥漫性冠状动脉病变伴钙化。

(6)年迈伴多支冠状动脉弥漫性病变。

(7)严重肝、肾功能不全,严重阻塞性肺部疾病。

(8)有出凝血机制障碍性疾病。

(9)糖尿病伴三支血管严重病变者。

(10)无 CABG 条件或拒绝作 CABG 术者。

(11)LVEF<40%,目标血管为仅有的支配存活心肌的血管。

(12)CABG 术后,多支血管病变,或多支血管桥闭塞,或伴心功能不全。

(13)冠状动脉造影显示血管病变为 C 型病变,预计成功率较低,危险性高者。

3. PCI 术前准备

(1)术前三天服阿司匹林 100~300mg/d,如紧急介入术时阿司匹林 300mg,然后长期服用阿司匹林 75~100mg/d。在首次或再次 PCI 之前或当时,应尽快服用初始负荷量氯吡格雷 300mg(拟直接 PCI 者,最好服用氯吡格雷 600mg)。

(2)心绞痛药物:硝酸异山梨酯 10mg,一日三次或单硝酸异山梨酯(依姆多)60mg,一日一次;美托洛尔,12.5~25mg,一日二次。

(3)碘过敏试验(泛影葡胺)。

（4）术区备皮。

（5）有条件请麻醉科及心外科会诊患者，作好急诊 CABG 准备。

（6）其他同冠状动脉造影术。

4. 冠状动脉介入治疗途径

（1）股动脉途径：股动脉内径大，定位明显，穿刺容易，操作相对简单，是目前冠状动脉造影及介入治疗的常规途径。

其缺点为：①不易压迫止血，血肿及假性动脉瘤、动静脉瘘等血管并发症发生率高；②术后需卧床休息、术侧肢体制动 24 小时，长时间以同一姿势卧床休息，使腰背部肌肉不能松弛，导致患者腰背疼痛，卧床还给患者带来尿潴留；③由于卧床和下肢动静脉较长时间受压可能会并发血栓形成。

（2）桡动脉途径

1）优点

A. 桡动脉位置表浅，没有重要的血管神经伴行，易于压迫止血，减少出血并发症。止血方便，不影响抗凝药物的使用。

B. 由于前臂和手掌由桡动脉、尺动脉双重供血，桡动脉和尺动脉通过掌深弓和掌浅弓在手掌部相互吻合交通，不易造成远端缺血。

C. 穿刺及导管到位成功率高，约在 97% 左右。

D. 造影结束后只需对穿刺局部加压包扎，无须人工压迫止血。

E. 无须卧床休息，避免了因卧床给患者带来的不适和痛苦（如腰痛、尿潴留）。

F. 避免了卧床和下肢动静脉较长时间受压可能并发的血栓形成。

G. 术后活动不受限制，患者易于接受；术后护理减轻，方便医护人员。

H. 减少住院时间及其费用。

I. 拓宽了适应证，尤其对于双侧股动脉闭塞的患者，可用经桡动脉途径作为替代途径，为这部分患者赢得介入诊治的机会。

2）方法

A. 手术前常规评价尺动脉至桡动脉的侧支循环情况，行 Allen 试验：用双手同时压迫患者的桡侧和尺侧动脉部位，阻断手部血流致手部缺血，让患者用力握拳然后松开，放开尺侧压迫，观察手部血液循环恢复情况，如在 5 秒内手部颜色恢复正常，表示 Alien 试验正常或阳性，则可行桡动脉穿刺，如阴性则改为股动脉途径。需要注意的是患者松拳时不要过度松开，以免影响血液循环的观察。

B. 穿刺前患者右手自然伸直、外展，手背腕部放置纱布卷使手背屈以利穿刺。麻醉要充分，局部用 2% 利多卡因麻醉后，用桡动脉穿刺针做桡动脉穿刺，选桡骨茎突近端稍上方桡动脉搏动最强处为穿刺点，但至少应在茎突上方 1cm，以减少屈肌韧带穿刺和穿刺到桡动脉的表浅分支。进针方向与桡动脉走行一致，以 30°~45° 缓慢进针，如见有少许血液回流至针尾部即缓慢退针，直至针尾部有血液涌出。穿刺成功后，通过穿刺针注射一定量的血管扩张剂或解痉剂以预防桡动脉痉挛，然后送入导丝，确认无阻力后，插入桡动脉鞘管。

C. 可能选用直径较小的动脉鞘（如 5F 或 4F），以减少对局部血管壁内膜的损伤，选用直径较小的造影导管，尽可能缩短手术操作时间。冠脉造影应用左右冠公用型造影导管（Terumo 或 Metronic）或 JL3.5、JR3.5 造影导管，常规应用 0.035 普通导丝，必要时再换用泥鳅导丝,更换或退出导管时送入导丝导引。

D. 如遇到桡动脉迂曲严重,穿刺套装中的导丝不能对鞘管提供足够支持而导致鞘管送入困难,可先部分送入鞘管后,送长导引导丝及导管,然后在导管的支持下送入外鞘或送入长导丝后更换长鞘管,但切记要保证开始时穿刺鞘在血管内。

E. 在送入前或送入中如果患者感到疼痛,首先停止进一步操作,然后在穿刺和动脉走行处注射麻药,必要时注射解痉剂,要时刻警惕在操作中引起的疼痛容易导致痉挛发生。对于冠状动脉开口异常,主动脉根部严重扩张等情况,及早换用 Amplatz 等特殊导管,避免反复多次操作诱发痉挛。

F. 术后立即拔除桡动脉鞘,拔鞘后压迫止血时尽量缩短完全阻断血流的时间,尽早使桡动脉血流再开通,以降低桡动脉狭窄及闭塞的发生率。局部应用弹力绷带轻度加压包扎,包扎后注意保持桡动脉搏动。常规于术后 4~6 小时解除绷带,改为普通包扎,术后可下床活动。穿刺侧上肢在 24 小时内严禁加压,如需要监测血压可在对侧上肢动脉测压。

3）桡动脉途径的禁忌证

A. 桡动脉未能触及。

B. Allen 试验异常。

C. 透析用的动静脉分流。

4）缺点

A. 桡动脉痉挛,发生率较高（30%）。

B. 桡动脉闭塞,其发生率为 6%~10%,其中 40% 左右可在 1 个月后自发再通。

C. 穿刺部位或前臂的血肿,发生率为 1.1%。

D. 前臂骨筋膜室综合征:经桡动脉介入诊治中最为严重也很少见的并发症之一,是指前臂血肿快速进展引起骨筋膜腔内压力增高至一定程度时,桡、尺动脉受压,进而引发前臂肌肉与正中神经发生进行性缺血、坏死的一种临床综合征。

E. 动脉血栓、动脉闭塞、闭塞远端血栓形成等多是由于穿刺部位过度压迫止血所致,桡动脉发生率高于股动脉。

5. 术中指引导管及导丝的选择　指引导管选择取决于患者冠状动脉病变解剖状态,最好选择有一定支撑力储备的指引导管。对于存在钙化、扭曲成角、高度狭窄的纤维斑块或再狭窄病变等情况,最好选择较强支撑力的指引导管。行桡动脉途径时指引导管的选择:针对前降支和回旋支的介入治疗,目前常规选择 JL3.5 或 XB、EBU 等导管,能帮助顺利完成手术。右冠脉的介入治疗中,常规选择 JR3.5。如果冠脉开口异常,或者血管扭曲需要较好的支撑力时,可以换用 XBRCA 或者 Amplatzl 等。导引钢丝的选择:常规选择 BMW 导丝,如闭塞病变可选择 PILOT50 或 PILOT150。

6. 术中支架的选择　术中决定选择金属裸支架（BMS）还是药物洗脱支架（DES）,应根据患者具体情况作决定。如果患者血管为小血管、长病变、糖尿病、再狭窄风险高,能耐受长时间双重抗血小板治疗以及预期在未来 12 个月内不可能会接受有创检查或手术操作的可能性,应优选 DES。DES 治疗长病变的晚期管腔丢失率及再狭窄率明显低于裸支架。如果患者存在复杂内科合并症、经济原因、出血倾向、大血管、服药依从性差、再狭窄风险不高或双重抗血小板治疗导致出血的风险较高以及预期在未来 12 个月内可能会接受有创检查或手术操作的可能性,应首选 BMS。而裸支架对于钙化较严重且血管较弯曲的病变通过性较好，且对血管口径较大的局限性病变有尚佳的临床疗效。

（1）裸金属支架（BMS）：BMS的应用，使PTCA再狭窄率从30%~50%下降至20%~30%。有效解决了冠状动脉弹性回缩的问题，避免了血管急性闭塞，使得即刻手术成功率大幅提高。但是BMS置入后支架内再狭窄发生率较高，支架内再狭窄可发生于支架置入初期及晚期，而且可发生于支架置入极晚期。不同于药物洗脱支架，BMS相关极晚期支架内血栓形成（VLST），多由支架内新生内膜发生动脉粥样硬化进而破裂所致。

（2）药物洗脱支架（DES）：药物洗脱支架（DES）的出现显著降低了冠状动脉介入术后再狭窄的风险，与BMS相比，DES能够明显降低再狭窄率，已成为裸金属支架（BMS）支架内再狭窄的一线治疗措施。使冠脉介入治疗术后再狭窄率自经皮、经腔冠状动脉成形术（PTCA）的30%~50%下降至<10%。研究发现，与裸支架相比，DES治疗的远期死亡和心肌梗死的发生率相似。相对BMS，DES显著降低了支架内再狭窄发生率及再次血运重建率，但内皮修复延迟及其带来的晚期支架内血栓一直是困扰介入医师的重要问题。支架膨胀不全是DES发生再狭窄的主要机制，支架贴壁不良、支架不能完全覆盖病变、支架断裂等也是DES再狭窄的原因。DES相关极晚期支架内血栓形成（VLST）主要由支架贴壁不良引起，晚期支架贴壁不良原因为内皮增生不全、血管腔正性重构等。

7. PCI术后处理

（1）阿司匹林：100mg，一日一次，无禁忌证则需长期服用，若置入药物洗脱支架患者要接受手术治疗，而该手术要求停用氯吡格雷药物，患者应尽量继续服用阿司匹林。

（2）对于未置入支架患者，应每天使用氯吡格雷75mg至28天，条件允许者也可用至1年。因急性冠状动脉综合征接受支架置入（BMS或DES）的患者，术后每天使用氯吡格雷75mg，至少12个月。置入DES患者可考虑每天给予氯吡格雷75mg，服用15个月以上。若服用噻吩并吡啶类药物治疗时，出血风险大于预期疗效导致病死率增高时，则应提前停药。对阿司匹林禁忌者，可每天长期服用氯吡格雷75mg。正在服用氯吡格雷而准备择期行CABG的患者，应至少在术前5~7天停药。

（3）他汀类调脂药物：除调脂作用外，他汀类药物还具有抗炎、改善内皮功能、抑制血小板聚集的多效性。如辛伐他汀20mg每晚服一次，或阿托伐他汀20mg，每晚服一次。使用他汀类药物将低密度脂蛋白胆固醇（LDL-C）水平控制在<2.60mmol/L（100mg/dl）。

（4）抗心绞痛药物：硝酸酯类药物通过扩张周围血管降低心脏前、后负荷，扩张冠状动脉改善血流，增加侧支血管开放，提高心内膜下与心外膜的血流比率，从而实现控制血压、减轻肺水肿和缓解缺血性胸痛的作用。依据患者具体情况选择应用硝酸酯类药物，常用硝酸酯类药物包括硝酸甘油、硝酸异山梨酯和5-单硝异山梨醇酯。对于PCI得到很好的血运重建的患者不主张长期应用硝酸酯类药作为常规治疗，可根据病情在2~3个月逐渐停用。

（5）低分子肝素：5000单位皮下注射，一日二次，连用5~7天。

（6）β受体阻滞剂：对于冠心病患者，不论是否做过冠状动脉介入治疗，只要能够耐受，最好长期应用β受体阻滞剂，可作为二级预防，心率控制应不低于55次/分为宜。

（7）返回病房4小时后测ACT<180秒，则拔除动脉鞘管，拔管后右下肢制动12小时，沙袋压迫6小时。

（8）严密观察心电图、血压、心率、局部伤口情况及远端动脉搏动，尤其注意有无胸痛征象。

（9）监测心肌损害标志物水平：TnT 或 TnI，CK，CK-MB。

8. PCI 并发症　一般讲 PCI 手术并发症与病例选择、手术器械及术者经验密切相关。

（1）冠状动脉内膜撕裂及夹层形成

1）常见原因：①球囊选择过大，所实施压力过高，术中肝素化治疗不充分；②术中操作不慎，使导引钢丝或球囊导管损伤血管内膜，或从斑块破裂的裂缝处通过；③高龄妇女，多支血管病变，合并糖尿病者；④血管重度钙化，偏心性非孤立性病变；⑤血管分叉处病变、长节段病变；⑥成角度病变。

2）防治措施：①依患者血管特点及术者经验，严格选择其适应证；②术中要充分肝素化，操作要细致、轻柔，推送钢丝时应使钢丝尖端在血管中呈游离状态，推送时不可有阻力；③掌握适度的压力及扩张时间，尽可能减少扩张次数；④对撕裂范围广及夹层形成者，应立即置入冠状动脉支架。

（2）急性冠状动脉闭塞：发生率 1%~5%，绝大多数发生于 PCI 术中或术后 2~4 小时内。

1）发生原因：①持续性冠状动脉痉挛或（和）血管内膜撕裂；②夹层形成；③血小板聚集、血栓形成。

2）临床表现：患者可发生心绞痛，心电图示缺血性 ST-T 改变，严重心律失常，低血压或心源性休克或死亡。

3）预防措施：①从导管内注入硝酸甘油 200~300μg，并静点硝酸甘油，从导管内注入尿激酶等溶栓剂溶栓；②放置球囊导管（最好选再灌注球囊导管，以低压力、长时间扩张血管）；③迅速置入冠状动脉支架；④上述措施后病情未改善，应立即行 CABG 术；⑤如发生泵衰竭，紧急行经皮主动脉内气囊反搏术，以改善心肌缺血、保持血流动力学稳定，为作 CABG 术创造条件。有条件可行股动脉－静脉转流术，以减少左心室做功，为安全施行紧急 CABG 术创造良好生存条件。

（3）急性心肌梗死：发生率 1%。

1）发生原因：与血管痉挛、夹层形成、血管急性闭塞有关。

2）防治措施：同急性冠状动脉闭塞。

（4）冠状动脉痉挛：发生率为 5%。

1）发生原因：多与导引钢丝、导管刺激有关。

2）临床表现：可发生心绞痛，心电图示 ST-T 缺血性改变，痉挛时间过长，可致低血压、心律失常、急性心梗等并发症。

3）防治措施：①停止扩张血管；②导管内注入硝酸甘油 200~300μg，继之以 10~20μg/min 静点，使血管开通。

（5）心律失常：由于心导管对心肌和冠状动脉的刺激，注射造影剂过多或离子型造影剂，导管嵌顿堵塞冠状动脉均可引起心律失常，包括心室颤动、室性期前收缩、室性心动过速、快速性心律失常、缓慢性心律失常，其中心室颤动最严重，临床并不少见。

1）PCI 术中发生心室颤动的原因有：①导管进入冠状动脉后引起冠脉血流减少，特别是嵌顿在右冠脉口时；②造影剂推入圆锥动脉；③推注造影剂时间过长、量过多或造影剂淤滞于冠状动脉内；④使用高渗离子造影剂；⑤严重冠状动脉病变如左主干病变，严重三支病变；⑥导管的机械性刺激；球囊或支架长时间堵塞冠状动脉血流；⑦操作误注入大量气栓等。

2）防治措施：及时识别及积极处理非常关键，尤其对于老年患者，血管病变严重的高危患者。术中应严密观察心电、血压变化，除颤器随时处于工作状态。一旦发生心室颤动，立即撤出心导管，嘱患者用力咳嗽，排出造影剂，行电除颤，转复心律。

（6）穿刺血管并发症：常见穿刺部位出血、血肿、假性动脉瘤、动静脉瘘、动脉夹层、动脉血栓、动脉闭塞、闭塞远端血栓形成、血管迷走反射等并发症。多由于动脉穿刺部位不当，重复穿刺损伤血管，合并有高血压以及介入治疗时抗凝过度或治疗后局部压迫止血不当所致。迷走反射表现为血压降低、心率进行性缓慢、面色苍白、出汗、打哈欠、恶心和呕吐，股动脉路径最为常见。血管迷走反射发生在穿刺血管时多与患者紧张有关，术后拔管时与疼痛及血容量偏低有关，合并穿刺部位血肿时较易发生。动脉血栓、动脉闭塞、闭塞远端血栓形成等多是由于穿刺部位过度压迫止血所致。

（7）无复流：急性心肌梗死经皮冠状动脉介入治疗（PCI）术后 5%~50% 的患者发生无复流现象，即心外膜冠状动脉灌注良好，而心肌灌注不良。无复流是急性心肌梗死 PCI 术后短期和长期死亡率的独立预测因素。

1）发病机制：①远端栓塞；②缺血性损伤；③再灌注损伤；④冠状动脉微循环损伤的易感性。

2）无复流的诊断

A. 间接评价心肌灌注标准：冠状动脉造影诊断标准，即心肌梗死溶栓治疗临床试验（TIMI）血流 <3 级，或 TIMI 血流 3 级但心肌显色分级（MBG）分级为 0 或 1；ECG 诊断标准，即急诊 PCI 后 1 小时 ST 段下降程度 <50%~70%，但约 1/3 的复流患者 ST 段并未下降。

B. 直接评价心肌灌注标准：心肌声学造影（MCE），显示造影剂充盈缺损区即为无复流区域；心脏磁共振检查（CMR），显示首过时钆增强延迟；坏死区域钆增强缺失，且表现为延迟的钆过度增强。

3）无复流的防治

A. 预防无复流的有效措施为血栓抽吸，即在支架置入前进行血栓抽吸不仅可预防远端栓塞，而且还可改善心肌灌注和临床结果。

B. 治疗无复流的有效措施为腺苷和维拉帕米。

（8）心脏压塞和冠脉穿孔

1）原因：心脏压塞多由冠脉穿孔引起。冠脉穿孔常发生在行慢性闭塞病变的 PCI 术中使用中等硬度或标准导丝，导丝直接穿出血管外，亦可出现在球囊在狭窄病变的假腔内或桥状侧支内扩张时。

2）治疗

A. 单纯导丝穿出血管外，未行球囊扩张，一般拔出导丝，不会有太大影响。处理方法为应用鱼精蛋白中和肝素，再行心脏彩超检查明确是否有心包积液。

B. 若球囊扩张时冠脉穿孔或破裂，一般穿孔较大。应先用球囊长时间扩张封堵住破口或血管近端，阻止血液漏入心包，再以鱼精蛋白中和肝素，若无效可用缠绕塞堵出血口，大血管穿孔可植入带膜支架覆盖破口。

C. 若出现心脏压塞应立即行心包穿刺引流或外科心包切开引流术。

3）预防：预防冠脉穿孔的关键是避免导丝和球囊损伤冠状动脉，操作中一定要掌握好导丝走向，如进入假腔和夹层，绝对避免球囊进入。

（9）肾损害

1）造影剂肾病：PCI 术后造影剂肾病的发病率为 1%~2%。常常发生于原有的肾脏疾病、糖尿病、心功能不全、AMI、高血压、血容量降低、持续低血压、造影剂使用过量、肾毒性药物联合使用和高龄。

2）有效的防治措施：包括术前及术后的充分水化、减少造影剂的用量、避免使用损害肾功能的药物（如非甾体类化合物、大剂量利尿剂、氨基糖苷类、二甲双胍等）。

（10）其他少见并发症：冠状动脉栓塞、肺栓塞、脑梗死及导丝折断等。

9. 成功指标

（1）PCI 术后管腔残余狭窄 <20%，远端血流符合 TIMI 3 级血流标准。

（2）PCI 术后无再次心肌梗死、急诊外科冠状动脉旁路移植手术及死亡等严重并发症发生。

10. PCI 存在的问题　PCI 术后面临的最大问题为术后血管再狭窄，PCI 后血管再狭窄严重影响了 PCI 的远期疗效。

（1）血管原因：①血管弹性回缩；②血管平滑肌细胞的转化、迁移、增殖及细胞外基质合成和沉积；③局部或全身的炎症、血管内皮损伤；④血小板黏附和聚集、血栓形成及机化；⑤血管内膜过度增生和新生内膜的形成，细胞外基质聚集。

（2）支架原因：①支架膨胀不全；②支架贴壁不良；③支架不能完全覆盖病变；④支架断裂；⑤支架术后血栓形成；⑥药物支架表面的聚合物载体抑制了内皮细胞的修复和愈合过程。

（3）再狭窄高危因素：①糖尿病；②高血脂；③术后仍吸烟者；④高血压；⑤男性，高龄（>60 岁）；⑥不稳定型心绞痛；⑦多支血管弥漫病变。

（4）再狭窄的防治：

1）严格选择 PCI 适应证及其所应用的器械（支架、球囊、导丝等）。

2）冠状动脉内支架置入术可有效制止血管弹性回缩及负性重塑，可明显减少术后再狭窄率（术后 6 个月内再狭窄率可达 20%~30%），还可避免因 PCI 所致血管夹层、急性闭塞等所引起的急性心肌梗死或急诊冠状动脉旁路移植术。

3）药物涂层或洗脱支架：采用抑制平滑肌细胞增生的药物涂层支架预防支架内再狭窄的发生，预期可使再狭窄率达到 5%~10%，目前所用的药物涂层支架为雷帕霉素（西罗莫司）、紫杉醇涂层支架。尽管药物洗脱支架（DES）的出现显著降低了冠状动脉介入术后再狭窄的风险，但是支架内血栓形成尤其是晚期支架内血栓形成，使人们对药物洗脱支架（DES）的安全性提出质疑。因此，目前开发生物可降解的多聚物涂层支架成为一种趋势。

4）药物洗脱球囊（DEB）：DES 晚期支架内再狭窄问题使人们对药物涂层支架的安全性产生质疑，药物洗脱球囊（DEB）的问世，是球囊设计理念上的一个新突破，具有以下优势：

a. DEB 所携带的药物可以均匀释放至血管壁，而 DES 的药物则携带于支架网状结构表面，因此并非为连续而均匀的释放。

b. DEB 采用了特殊的载体——碘普罗胺溶液（通常作为造影剂使用），彻底消除了由于 DES 表面的聚合物载体对内皮细胞修复和愈合过程的抑制作用带来的安全隐患。

c. DEB可以最大程度地减少支架置入后对冠状动脉血流动力学的影响,尤其是对于分叉病变、小血管病变、支架内再狭窄的治疗具有良好的应用前景。

d. 可以缩短PCI术后抗血小板治疗的时间,降低出血风险,同时也有重要的经济学意义。

e. 血管内放射治疗:由于放射治疗所产生的电辐射可抑制血管平滑肌细胞的增生,故目前采用γ射线或β射线进行血管内放射治疗,来预防再狭窄的发生,常用于弥漫性支架内狭窄的治疗。由于放射治疗可发生晚期血栓形成、动脉瘤或假性动脉瘤形成、放射防护及安全性等问题大大限制其在临床应用。

f. 血管远端保护装置:经皮冠状动脉介入治疗过程中,由于病变部位血栓或动脉粥样斑块的脱落,可引起远端血管栓塞,为避免此并发症发生,应用Angioguard滤器,Percu Surge导丝,抽吸导管及EPI滤器等血管远端保护装置,可大大减少远端血管栓塞的发生率,减少无复流现象发生,增加介入性治疗的成功率及安全性。

g. 危险因素的控制:如严格控制高血压、糖尿病、高血脂、减轻体重、戒烟、增加活动量等。常规服用他汀类调脂药,可明显降低再狭窄率。

(六)主动脉内球囊反搏(IABP)

1. 原理　主动脉内球囊反搏(IABP)术是采用机械性辅助循环的方法抢救心脏泵衰竭的一项新技术,是目前心脏外科术前、术中、术后治疗泵衰竭的标准疗法之一。IABP是将球囊导管置于降主动脉,借助体外驱动装置使球囊在心室舒张期充盈,于收缩期放空,从而降低左心室负荷,并可显著提高主动脉近心端的舒张压,提高舒张期冠状动脉灌注压,增加冠脉血流量。收缩期时气囊放气,降低左心室后负荷,减少心肌耗氧,增加心排血量,增加心肌供血,改善心功能,为短期内支持循环的一种有效方法。IABP是改善心源性休克、心肌缺血、心功能不全血流动力学的辅助治疗手段。值得指出的是在IABP的同时,需行改善心肌供血、抗凝、纠正心律失常及电解质紊乱等综合治疗。

2. 适应证

(1)心源性休克。

(2)AMI并发室间隔穿孔或乳头肌断裂或严重乳头肌功能不全。

(3)体外循环术后不能脱机、低心排综合征、手术前后血流动力学不稳定或心律失常而药物治疗无效者。

(4)药物治疗无效的难治性心绞痛。

(5)AMI后期难治性心律失常。

(6)低心排综合征。

(7)心脏手术后心功能不全的支持。

3. 禁忌证

(1)不可逆脑损伤。

(2)心脏疾病的慢性终末阶段。

(3)主动脉瓣严重关闭不全。

(4)SBE(感染性心内膜炎)。

(5)全身或局部出血。

(6)主动脉夹层动脉瘤、主动脉瘤。

4. 并发症

（1）下肢缺血（常见）：最常见原因是安置 IABP 后造成该侧股动脉狭窄；另一原因是由于血栓形成造成动脉栓塞。

（2）动脉损伤：常见动脉内膜剥离、假性动脉瘤、动脉穿孔、夹层动脉瘤等。

（3）血栓形成或术侧动脉缺血。

（4）出血：与人造血管破损或肝素过量有关。

（5）气囊破裂。

（6）感染。

5. 撤机指征

（1）心功能恢复。

（2）血流动力学改善指标：①平均动脉压 >70mmHg；②收缩压与舒张压的脉压 >40mmHg；③尿量 >30ml/h；④四肢温暖，末梢循环改善；⑤血气分析好。

（3）IABP 应用后无效或病情恶化。

（4）IABP 发生严重并发症（DIC、感染、出血等）。

6. 撤机方法　应用 IABP 反搏比率 1∶1 模式后，若患者血流动力学稳定 24 小时，可改用 1∶2 或 1∶3 模式应用 4~6 小时，若能维持良好循环，可停用 IABP。

（七）左室辅助装置（LVAD）

1. 原理　左室辅助装置是将人工制造的机械装置（血泵）植入体内，支持循环的一种心脏机械辅助措施。其原理为将血液从左室引出，经流入管进入泵装置，通过人工泵将血液进入流出管，输入动脉系统，通过维持和增加体肺循环，维持足够的主动脉血压和流量，保证和改善组织灌注，降低心脏前负荷及后负荷，减少心肌做功，促进心肌正常收缩功能的恢复，减少心肌耗氧，增加心肌氧供，以达到部分或全部替代左室做功的目的。其操作简单易行，多用于急症患者。与 IABP 相比，它可明显减轻心脏工作负荷，利于心肌恢复。两者可同时进行。

2. 适应证

（1）主要用于心脏手术后不能脱离体外循环机。

（2）急性心源性休克。

（3）顽固性左心衰竭及终末期心力衰竭的长久支持。

（4）不易控制的致命性心律失常。

（5）心脏移植后的排斥反应及作为心脏移植术前临时支持。

（6）急性重症心肌炎及终末期心力衰竭等待心脏移植。

（7）血流动力学选择标准：①药物及主动脉气囊反搏后心排血指数 <2.0L/（min·m²）；②左房或右房压 >20mmHg；③体循环收缩压 <80mmHg 或平均动脉压 <65mmHg；④利尿剂应用后尿量 <20ml/h；⑤体循环阻力 >2100dyn/（s·cm²）。

3. 禁忌证

（1）不可逆性肝、肾衰竭。

（2）重度凝血功能障碍。

（3）无法控制的心律失常。

（4）重度右心衰竭。

（5）未溶栓的肺栓塞。

（6）不可逆性脑卒中。

4. 并发症

（1）出血：是最常见的并发症。

（2）右心衰竭：右心衰竭是术后早期安装左心辅助装置患者死亡的常见原因，当右房压增高和左心辅助装置后排出量下降即可诊断右心衰竭。

（3）栓塞及神经系统并发症。

（4）感染：是常见并发症。

（5）溶血。

（6）肾衰竭及多脏器功能衰竭。

5. 撤机指标 心排血指数 >2.5L/（$m^2 \cdot min$），MAP（平均动脉压）>60mmHg，LAP（左房压）<15mmHg，于 IABP 保护下可考虑撤机。

（八）冠状动脉搭桥术

在 1964 年 Garrett 等人成功地将一例左前降支严重病变的冠心病患者的一段大隐静脉取下，分别在其升主动脉和左前降支病变远端进行吻合，使该患者心肌血液供应得以改善。这是冠状动脉搭桥术（CABG）在心脏外科临床上的第一次尝试，从此开创了心脏外科手术使心肌再血管化的新纪元。由于大隐静脉取材方便，不受长度的限制，并可缩短 CABG 手术时间，故 CABG 初始的十余年间均采用自体大隐静脉在升主动脉和冠状动脉梗阻远端进行搭桥。研究发现"静脉桥"随时间的推移可发生退化，静脉桥可发生进行性狭窄、血栓形成，并最终发生闭塞。统计表明大隐静脉桥 5 年、10 年的通畅率分别为 74% 及 41%。近十余年来研究发现 CABG 的搭桥材料——动脉桥优于静脉桥，动脉多采用内乳动脉，其次为桡动脉，极少采用胃网膜动脉。尽管全动脉化 CABG 手术创伤较大，手术耗时长，但统计表明内乳动脉 5 年及 10 年通畅率分别为 98% 及 90%，故近些年来全动脉化 CABG 已逐步被心脏外科医师所接受。由于常规方式 CABG 是在低温、体外循环、心脏停搏下进行，其优点是手术视野暴露好，心脏处于静止状态，易于操作，有利于血管吻合，但手术创伤大，体外循环时重要脏器的损伤，术后并发症多，恢复较慢，尤其是对于术前心功能差、高龄患者，常规方式 CABG 更易发生术后并发症，特别是多脏器并发症。20 世纪 90 年代以来开展了以常温、非体外循环和胸部小切口为代表的微创 CABG（MICABG）和非体外循环下的 CABG（OPCABG），在此基础上，近些年来又开展了非体外循环下的微创 CABG。临床实践表明上述手术术式，尤其是微创 CABG 其临床效果优于常规方式的 CABG，避免全身肝素化和体外循环对凝血系统的影响，减少术中、术后出血量，可避免因体外循环本身对机体重要脏器的损伤，由于避免了阻断主动脉，使心肌在整个手术中持续得到血液供应，最大限度地减少对心肌的损伤，避免了体外循环对人体正常生理状态的干扰，无心肌循环阻断后的再灌注损伤，无血液系统的病理生理改变，有利于保护患者的心肺功能、减少心律失常、低排综合征、围术期心肌梗死、肺部及脑部并发症发生。特别是对存在体外循环高危因素的冠心病患者，可大大减少手术创伤、医疗费用及其并发症发生、显著降低其手术死亡率及总死亡率，是一合理、安全的术式。微创 CABG 过去仅用于心脏前面的左前降支或右冠状动脉干病变，目前已用于包括左回旋支在内的多支血管病变。必须指出的是上述术式对麻醉及手术技术的要求是相当高的（如血管吻合技术等），术前一定要作好体外循环的准备工作，当术中发生血压不稳定、出现严重心律失常及严重心肌缺血时,应立即建立体外循环。对于冠状动脉肌桥、管壁钙化、合并需要矫正的心内畸形或室壁瘤者不适于上述手术术式,而仍需常规术式 CABG。

1. 适应证

(1)严重左主干病变。

(2)三支血管病变,尤其伴左室功能障碍。

(3)两支血管病变伴左前降支近端冠状动脉病变及左室功能障碍或负荷试验示心肌缺血。

(4)包括左前降支在内的多支血管病变伴左室功能障碍。

(5)左前降支病变在内的一支或两支血管病变严重狭窄。

(6)近端左前降支血管严重狭窄使左心室大片心肌以外处于严重缺血。

(7)糖尿病伴多支血管病变,伴或不伴左室功能障碍。

(8)急性心肌梗死并发症如心室壁瘤、室间隔穿孔、二尖瓣反流等导致血流动力学障碍者。

(9)急性心肌梗死在经过溶栓或急诊 PTCA 加支架术后,梗死相关血管未开通,血流动力学不稳定。

(10)前次 CABG“桥”多处狭窄。

(11)冠状动脉介入治疗失败。

1)主要冠状动脉急性闭塞。

2)球囊扩张不理想伴顽固心绞痛。

3)左主干损伤或闭塞。

4)冠脉内滞留物伴或不伴血管堵塞。

2. 禁忌证

(1)无法手术的弥漫性多支冠脉病变。

(2)多次心脏手术,难寻移植血管。

(3)无法纠正的心功不全,LVEF<30%。

(4)心肌梗死后巨大心室壁瘤,其范围超过左室壁 1/2 以上。

(5)合并多脏器功能衰竭。

(6)高龄合并急性脑血管病变。

3. 术前准备

(1)医务人员准备:

1)对手术高危因素患者在术前积极加以控制(如心力衰竭、心律失常、电解质紊乱、高血压、糖尿病、高血糖、心绞痛等加以充分治疗及控制)。

2)对患者心功能、全身状况及冠状动脉病变特点作出全面评估,制订手术方案(包括手术术式、麻醉方式等),认真分析术中可能出现的问题及应急处理措施。

3)向患者及家属谈及手术过程可能发生的情况及应急处理措施,解除患者及家属的思想顾虑,以求与医务人员积极配合,并要求患者(或直系家属)在知情同意书上签字。

4)认真检查手术所用器械、设备(如手术放大眼镜、心脏固定器、冠脉分流器、体外循环机、纤维外科器械、气管插管、呼吸机、除颤器等)性能是否完好。

(2)患者准备:

1)向医务人员详细了解手术过程及可能发生的情况及应急措施,以解除思想顾虑,并履行手术签字手续。术前五天停服氯吡格雷及或阿司匹林。

2）术前一日认真清洁皮肤,并对胸部、腹部、腹股沟及腿部皮肤备皮,作青霉素皮试及碘过敏试验。

3）术前禁食4~8小时,但术前所用心脏药物(如β受体阻滞剂、硝酸异山梨酯等)仍需按原定方法服用。

4. 冠状动脉搭桥的常用手术方法

（1）体外循环心脏停搏下CABG（传统CABG）：

1）方法：传统的心脏搭桥手术需要经胸骨正中切口把胸骨锯开开胸,使手术视野开阔,暴露心脏各个冠状动脉,显露吻合部位,低温、体外循环下使心脏停搏,提供无血的吻合条件。应用血管在堵塞(或狭窄严重)的冠状动脉近端和远端之间建立一条通道,使血液能绕过狭窄部位到达远端,达到治疗目的。

2）优越性：术者可以从容地在一个无血的手术野下高质量地对狭窄血管进行处理。相比于介入手术,搭桥手术的适应证更加广泛,能避免短期发生再狭窄或阻塞的风险,远期血管通畅率较高。对于合并有其他疾病或患者血管条件较差,病情较危重的患者传统CABG仍具有较好优势。

3）不足之处：体外循环对于一些升主动脉钙化严重的患者来说,阻断升主动脉存在一定的危险性。体外循环中血液与管道界面的接触,可导致血液成分的机械损伤、激活补体和白细胞,产生全身炎症反应,导致肺及肾功能不全。体外循环需肝素化,血液稀释导致容量负荷过重。设备昂贵,需术后加强护理。手术过程中患者失血较多,输血易导致血源性肝炎及免疫缺陷性疾病的传播。手术创伤较大,对患者打击大,患者痛苦多,术后患者的恢复相对缓慢,这让很多需要进行该项手术的患者望而却步。

（2）微创非体外循环心脏不停搏下行冠状动脉搭桥（OPCAB）：OPCAB是指应用药物和特殊的手术器械,不借助体外循环在心脏搏动下进行冠状动脉旁路移植术。OPCAB多采用正中开胸,充分暴露心脏,小剂量肝素化,麻醉控制心率及血压,采用血管固定器固定靶血管,以弹力线阻断靶血管的近、远端的血流,采用大隐静脉或内乳动脉、桡动脉等移植血管行血管吻合。由于OPCAB主要通过避免体外循环引起的全身炎症反应、凝血机制紊乱、心肌缺血和再灌注损伤以及脑、肺、肾等器官功能损害。OPCAB术中出血较少,血液凝固系统完好,手术输血量相应减少。OPCAB可减少术后低心排综合征、心律失常、心肌损伤梗死等并发症的发生,大大减少术后并发症发生,缩短ICU时间和住院时间等,术后恢复快,医疗费用低。随着微创外科技术的发展,现代高科技产品也应用到OPCAB中来,使得OPCAB技术越来越成熟,适应证越来越宽,但OPCAB术中仍有一定比例的病例需要改用体外循环才能完成完全性心肌再血管化。OPCAB术中改用体外循环是一个可控制的过程,除极少数病例外,一般都有足够的时间准备和建立体外循环。

（3）小切口冠状动脉搭桥、内镜辅助和机器人搭桥：近些年来随着微创外科技术的发展,现代高科技产品也应用到微创CABG中来,包括小切口冠状动脉搭桥(不用传统的胸骨正中切口,而采用侧胸壁,胸骨旁或部分胸骨劈开的小切口等,通常切口长约5~10cm左右)、内镜辅助CABG技术、机器人搭桥等,在非体外循环和(或)心脏搏动下进行各种心脏手术。这些不同于传统心脏手术方式的心肌再血管化手术术式,将更大意义地体现微创的概念,开创了心脏外科手术的新纪元。内镜辅助微创血管搭桥术的整个过程都是在内镜下进行的。它先是在患者大腿（或前臂）切开 1~3 个 2cm 左右的洞，此时在内镜的直视下，用电切技术分离血管分支，并取下一段作为搭桥需要的血管桥。尔后再次在内镜直视下，把取出的血管桥搭建在堵塞（或狭窄严重）的冠状动脉两端，并进行吻合。机器人应用于心脏外科，为微创冠脉搭桥提供了一个选择。机器人技术的不断发展，使冠状动脉搭桥外科向着最小侵入方向发展，更加方便。近年来以机器人辅助下获取内乳动脉、小切口行冠脉吻合术的开展，大大地避免胸骨劈开及出血等并发症发生，在血管吻合时间、质量和难易程度上都有了巨大的改善，减少疼痛、创伤和缩短恢复时间。微创血管搭桥术相比于传统的心脏搭桥手术，具有出血少、创伤小等显著优点，而且适应的人群也更广泛。对于冠状动脉多支血管弥漫性病变，同时合并糖尿病的患者，或是左主干病变的患者，冠状动脉搭桥手术是他们的第一选择。以往有不少应进行搭桥手术的患者，由于年纪大、体质差等原因，不能耐受传统的搭桥手术，被迫放弃手术治疗，对这些患者来说，微创血管搭桥术就是很好的选择。

（4）杂交技术（复合技术）：

1）方法：杂交技术就是血管外科医师以及介入医师通力合作联合微创小切口冠状动脉旁路移植术（MIDCAB）和 PCI，对前降支实施 MIDCAB，而对其他冠脉病变实施介入治疗。微创小切口冠状动脉旁路移植术还能够结合胸腔镜技术和机器人技术，实施全内镜下 CABG 的治疗，使手术创伤进一步减少，并能显著改善手术显露，保证手术顺利。

2）杂交手术不仅避免了创伤极大的胸骨正中切口，同时也能达到对冠状动脉的主要分支病变实施充分的再血管化目的。杂交技术降低了手术死亡率和手术并发症，尤其适用于存在高风险因素如高龄、左心功能不良、肾功能不全、慢性阻塞性肺病等疾病患者。目前杂交手术不仅应用于冠心病治疗，还应用于先天性心脏病、大血管疾病及主动脉瓣手术等，有机地整合外科手术及介入治疗，为心脏内外科医师开创了全新的视野。

3）不足之处：需要建立复合手术室，除具备完成心脏外科手术的全部设备，还要拥有多种影像学设备（包括心血管造影 C 臂 X 线机、实时心脏超声系统等），设备复杂、昂贵。支架术后需要抗凝治疗，可以导致 MIDCAB 术后出血风险。

5. 冠状动脉搭桥的旁路材料选择

（1）旁路材料：分动脉和静脉两种，静脉材料仍为目前最常用的旁路移植物，静脉多采用自体的大隐静脉。动脉多采用内乳动脉（IMA），其次为桡动脉（RA），较少使用胃网膜动脉，近些年来手术均使用内乳动脉和大隐静脉作为移植材料。

（2）大隐静脉：自体大隐静脉取材方便不受长度限制，但是大隐静脉旁路移植血管随着时间推延而退化，使管腔进行性狭窄，血栓形成并最终闭塞。研究表明大隐静脉旁路移植血管术后 10~12 年仅 40%~50% 血管仍通畅，而 IMA 旁路的通畅率可达 90% 以上。

（3）桡动脉：桡动脉 1 年或者 2 年的通畅率可以达到 90%~95%，但是桡动脉与内乳动脉相比，容易痉挛和动脉硬化，然而最近研究显示，桡动脉能适应血流的需求，并且降低桥血管的再狭窄。另一个研究显示，使用桡动脉桥的患者 6 年生存率为 92.1%，而使用大隐静脉桥的患者 6 年生存率为 86.8%。

（4）胃网膜动脉：一般被原位吻合到心脏下部的靶血管，10 年的通畅率可以达到 60%~65%，与大隐静脉的 10 年通畅率 68% 接近。

（5）内乳动脉（IMA）

1）内乳动脉常被称为弹力型血管，管壁中有一较致密的内弹力层，管壁的弹力层有

9~12层之多,而平滑肌细胞成分则很少。这一结构是阻止平滑肌细胞迁移的重要屏障,可以防止管壁内膜增生,并可分泌前列环素。其直径与冠状动脉相似,动脉-动脉吻合,发生粥样硬化的机会少,只需1个吻合口,远期通畅率较高。

2)IMA是目前最理想的搭桥材料,研究表明IMA旁路血管的10年通畅率可以达到85%~95%。

3)IMA管壁中含量很高的弹性蛋白是一种代谢率较低的惰性蛋白,使管壁对缺血的耐受力增强。

4)IMA对管壁滋养血管的依赖性也不像其他平滑肌成分多的肌性动脉那样强。但内乳动脉只有两根,长度有限,流量也有限,常需与大隐静脉混合使用。

6. 并发症(系指传统冠状动脉搭桥术)

(1)低心排综合征:

1)发生原因:术前心功能差;术中心肌保护不满意;心肌未达到充分再血管化;术后发生心肌梗死。

2)防治措施:术前积极控制心功不全;术中心肌保护要充分;CABG充分再血管化;应用正性肌力药物及血管扩张剂以增加心肌收缩力及减少心肌前后负荷;尽早应用主动脉内气囊反搏动(IABG);上述方法效差尽早应用左室辅助装置。

(2)围术期心肌梗死及心力衰竭(参照心肌梗死及心力衰竭治疗)。

(3)心律失常,以室性心律失常及心房颤动为多见(参照心律失常相关治疗)。

(4)出血、心脏压塞,常见于全动脉化CABG,应再次手术止血。

(5)肺部并发症、深静脉栓塞及肺栓塞:早期活动,利于减少上述并发症,发生并发症时对症治疗,深静脉栓塞及肺栓塞应溶栓及抗凝治疗(华法林)。

(6)中枢神经系统并发症:发生率较高(15%~40%),其与发生低灌注及栓塞(多数为微栓塞)所致。表现为精神异常、烦躁不安、躁狂、意识淡漠、脑梗死等。多数患者表现为一过性,经镇静、营养脑细胞脑神经可恢复正常。

(7)其他并发症:如胸骨愈合不良、肾衰竭等。

(那开宪)

参 考 文 献

[1] 中华心血管病杂志编委会. 经皮冠状动脉介入指南. 中华心血管病杂志, 2002, 30(12): 707-718.

[2] 高润霖. 急性心肌梗死诊断和治疗指南. 中华心血管病杂志, 2001, 29(12): 9-24.

[3] Braunwald E, Antman EM, Beasley JW, et al. ACC/AHA guidelines for the management of patients with unstable angina and non-segment elevation myocardial infarction: a report of the American College of Cardiology/American Heart Association Task Force on Practice Guidelines (Committee on the management of patients with unstable anqina). J Am Cardiol, 2000, 36(3): 970-1062.

[4] Scheuimman MM, Huany S. The 1998 NASPE prospective catheter ablation registry. Pacing Clin Electrophysiol, 2000, 23(6): 1020-1028.

[5] Ryan TJ, Faxon DP, Gunnar RM, et al. Guidelines for percutaneous transluminal coronary. A report of the American College of Cardiology/American Heart Association Task Force on Assessment of Diagnostic and Therapeutic Cardiovascular Procedures (Subcommittee on Percutaneous Transluminal Coronary Angioplasty). Circulation, 1988, 78 (2): 486-502.

[6] Zado ES, Callans DJ, Gottieb CD, et al. Efficacy and Safety of catheter ablation in octogenarians. J Am Coll Cardiol, 2000, 35 (2): 458-462.

[7] 中国生物医学工程学会起搏与电生理分会,中华医学会心电生理和起搏分会,中国心脏起搏与心电生理杂志编辑部:射频导管消融治疗快速心律失常指南. 中国心脏起搏与心电生理杂志,2002,16 (2): 81-95.

[8] Regar E, Serruys PW, Bode C, et al. Angiographic findings of multicenter randomized study with the sirolimus-eluting BX velocity balloon-expandable stent (RAVEL): Sirolimus-eluting stents inhibit restenosis irrespective of the vessel size. Circulation, 2002, 106 (15): 1949-1950.

[9] 胡大一. 主动脉内球囊反搏的临床应用问答. 中国医刊,2001,36 (4): 20-22.

[10] Ferguson TB Jr, Hammill BG, Peterson ED, et al. A decade of change-risk profiles and outcomes for isolated coronary artery bypass grafting procedures, 1990-1999: a report from the STS National Database Committee and the Duke Clinical Research Institute, Society of Thoracic Surgeons. Ann Thorac Surg, 2002, 73 (2): 480-489.

[11] 胡盛寿,郭加强,朱晓东,等. 700 例冠状动脉旁路移植术的临床回顾. 中华外科杂志,1997,35 (5): 286-288.

[12] Coheh M, Dawson MS, Kopistansky C, et al. Sex and other predictors intra-aortic balloon counterpulsation-ralated complications: prospective study of 1119 consecutive patients. Am Heart J, 2000, 139 (2 Pt1): 282-287.

[13] Fraker TD Jr, Fihn SD, Gibbons RJ, et al. 2007 chronic angina focused update of the ACC/AHA 2002 Guidelines for the management of patients with chronic stable angina: a report of the American College of Cardiology/American Heart Association Task Force on Practice Guidelines Writing Group to develop the focused update of the 2002 Guidelines for the management of patients with chronic stable angina. Circulation, 2007, 116 (23): 2762-2772.

[14] 中华医学会心血管病学分会,中华心血管病杂志编辑委员会. 慢性稳定性心绞痛诊断与治疗指南. 中华心血管病杂志,2007,35 (3): 195-206.

[15] Nieminen MS, Böhm M, Cowie MR, et al. Executive summary of the guidelines on the diagnosis and treatment of acute heart failure: the task force on acute heart failure of the European society of cardiology. Eur Heart J, 2005, 26 (4): 384-416.

[16] Braunwald E, Antman EM. Beasley TW. et al. ACC/AHA guideline update for the management of patients with unstable angina and non-ST segment elevation myocardial infarction-2002: summary article; a report of the American College of Cardiology/American Heart Association Task Force on Practice Guidelines (Committee on the Management of Unstable Angina). Circulation, 2002, 106 (14): 1893-1900.

[17] Epstein AE, DiMarco JP, Ellenbogen KA, et al. ACC/AHA/HRS 2008 Guidelines for Device-Based Therapy of Cardiac Rhythm Abnormalities: a report of the American College of Cardiology/American Heart Association Task Force on Practice Guidelines (Writing Committee to Revise the ACC/AHA/NASPE 2002 Guideline Update for Implantation of Cardiac Pacemakers and Antiarrhythmia Devices)developed in collaboration with the American Association for Thoracic Surgery and Society of Thoracic Surgeons. Circulation, 2008, 117 (21):

e350-e408.

[18] Kushner FG, Hand M, Smith SC Jr, et a1. 2009 focused updates: ACC/AHA guidelines for the management of patients with ST-elevation myocardial infarction (updating the 2004 guideline and 2007 focused update) and ACC/AHA/SCAI guideline on percutaneoua coronary intervention (updating the 2005 guideline and 2007 focused update): a report of the American College of Cardiology foundation/American Heart Association task force oil practice guideline. Circulation, 2009, 120(22): 2271-2306.

食管静脉曲张的内镜治疗

食管静脉曲张破裂出血是门脉高压症最危险的并发症之一,若处理不及时,死亡率可高达75%以上。我国常见病因为慢性乙型肝炎、慢性血吸虫肝病、慢性酒精中毒或以上病因混合致肝硬化,使门脉压力持续过高导致食管静脉曲张破裂出血;其次为胃食管反流性食管炎、食管溃疡;饮食不当,腹内压增高呕吐亦可诱发出血。食管静脉曲张破裂大出血主要为黏膜下深静脉破裂所致,出血发生迅猛,出血量极大;亦可发生于与曲张深静脉直接沟通的较大浅静脉交通支破裂出血。首次出血死亡率可高达50%~70%。及时正确诊断食管静脉曲张,判断出血部位,对抢救本症是非常重要的。

一、食管静脉硬化治疗

(一)内镜下食管静脉曲张硬化疗法

食管静脉曲张硬化剂注射治疗,早在1939年,Cvofoord在外科直视下将硬化剂注入曲张静脉内止血,后来,由于能有效地控制大出血的门体分流术的开展,取代了当时经内镜注射硬化剂治疗新技术。近年来的病理研究证实,硬化剂可使静脉管壁增厚、静脉周围黏膜凝固、坏死和纤维化、静脉内血栓形成,可防止曲张静脉破裂出血。内镜技术的迅速发展,硬化剂的日益完善,使硬化治疗再度引起国内、外学者重视并广泛应用。

1. 适应证

(1)食管静脉曲张破裂大出血,经药物及三腔两囊管暂时止血后。

(2)脾切除及分流术后再次大出血者。

(3)重度静脉曲张反复大出血史,全身情况不能耐受手术治疗者。

(4)预防再出血。

2. 禁忌证

(1)反复大出血循环失代偿者。

(2)肝性脑病。

(3)活动性大出血,内镜下视野不清,操作不能准确进行者。

3. 硬化剂种类　理想的硬化剂应能够快速形成血栓、收缩血管、产生无菌性炎症,且不引起全身副作用。目前,硬化剂种类繁多,较常用的硬化剂有下列几种:

(1)1%~2%乙氧硬化醇,可用于血管内及血管旁注射。

(2)5%鱼肝油酸钠。

(3)5%乙醇胺油酸酯。

（4）0.1%~1.5% 十四烷基硫酸钠。

（5）99.5% 纯乙醇。

（6）合剂：复方硬化剂，1% 十四烷基硫酸钠 +47% 酒精。

4. 操作方法

（1）血管旁注射：将硬化剂注射在黏膜下曲张静脉周围，使周围组织增生、纤维化，防止大出血。曲张静脉可在纤维组织形成期间再出血，每隔 7~10 天注射一次，直至曲张静脉不再突出，4 次为一疗程。

（2）曲张静脉内注射：将硬化剂注射于曲张的静脉内，在血管内形成血栓，闭塞血管，以控制出血。用于紧急止血。

（3）联合注射：既使曲张的静脉形成血栓，又使血管旁纤维化，由上而下于血管旁两侧黏膜下注射硬化剂，至黏膜隆起压迫曲张静脉，中间血管内注射硬化剂。术中不用外压迫无出血。

5. 术后处理

（1）术后，卧床休息 24 小时，定时测血压、脉搏。

（2）观察有无呕血、黑便。

（3）禁食 12 小时，然后改冷流质饮食。

（4）必要时应用抗生素三天。

6. 并发症　发生率 10%~33%，死亡率 0~2.3%。

（1）出血：术中穿刺点出血，可用 1% 乙氧硬化醇、巴曲酶或凝血酶局部喷洒止血；如术中穿刺撕裂曲张血管，应立即行三腔两囊管压迫，然后行手术治疗；术后溃疡出血多为渗血，可用黏膜保护剂。

（2）胸骨后疼痛：吞咽困难、低热，多发生于鱼肝油类及酒精制剂注射后，2~3 天自行消失。术后发生食管浅表或深溃疡，可服用 H_2 受体拮抗剂，多可在 1~2 周内愈合。

（3）狭窄：发生率 3%。

（4）穿孔：发生率 1%~2%。可因注射过深，操作不当撕裂伤，食管深溃疡坏死而穿孔。小穿孔通过禁食、补液，可自行愈合。大穿孔死亡率 70%~100%。

（二）食管静脉曲张结扎疗法

内镜治疗食管静脉曲张出血已被大多数国内、外学者接受，继硬化剂治疗后，国内于 1991 年开始应用食管静脉结扎疗法。

1. 适应证

（1）食管静脉曲张破裂大出血。

（2）既往曾接受分流手术或脾切除后再出血。

（3）重度食管静脉曲张，有出血史，全身情况不能耐受外科手术。

2. 并发症

（1）出血。

（2）胸骨后疼痛，吞咽哽噎感。

（3）溃疡。

（4）穿孔。

二、内镜下食管梗阻置管术

食管梗阻最主要的原因是食管癌,由吻合术后以及腐蚀性或反流性食管炎所致的食管良性狭窄较少见,梗阻程度也轻。食管腔内置管术是晚期食管癌减轻症状的治疗方法之一。由于手段和器材不断改进,食管腔内置管术至今仍有很大的临床应用价值,除能达到缓解吞咽困难的目的外,还可用于治疗癌性食管-气管瘘者,以减少肺部并发症。本治疗法是一种能够缓解患者痛苦,提高生存质量,延长生命的有效方法。

(一)适应证

1. 食管癌Ⅱ期以上,食管狭窄梗阻,不能手术切除者。
2. 一般情况差,难以承受开胸手术者。
3. 合并食管-气管瘘者。
4. 不适于放射治疗或放疗中吞咽困难者。
5. 食管癌术后复发或吻合口狭窄者。

(二)并发症

1. 胸痛,胸骨后异物感。
2. 出血。
3. 穿孔。

（杨立沛）

血液净化技术在急诊中的应用

急诊血液净化治疗包括常规的血液透析（hemodialysis，HD）、腹膜透析（peritoneal dialysis，PD）、连续性肾脏替代治疗（continuous renal replacement treatment，CRRT）以及血液灌流（hemoperfusion，HP）等治疗方式。随着各种血液净化技术和方法的改进，血液净化在急诊中的应用范围越来越广泛，已经不再局限于急、慢性肾衰竭和药物中毒的抢救治疗。

一、适应证及血液净化方法的选择

（一）慢性肾功能不全

无论何种原因导致的慢性肾功能不全发展到尿毒症期时，都应该开始血液净化治疗。通常，我们通过检测患者的血液生化指标来判断是否达到血液净化标准。一般认为，当患者血 BUN>25.6~35.7mmol/L（80~100mg/dl）或 Cr>707~884µmol/L（8~10mg/dl）时，应该开始血液净化治疗。但是，由于血清 BUN 和 Cr 水平除了受到肾功能的影响外，还受患者肌肉含量和饮食中蛋白质摄入量的影响，所以这两个指标不能完全反映残余肾功能。为此，临床上经常使用内生肌酐清除率 <5ml/min 来作为开始透析的指标。此外，如果患者血液生化检查指标还未达到透析的指标，但是患者出现以下情况之一时也应立即开始透析：①心包炎；②对利尿剂无反应的肺水肿；③降压药无效的严重高血压；④尿毒症脑病及癫痫发作；⑤出血倾向；⑥持续性恶心、呕吐；⑦出现严重的高血钾；⑧严重的酸中毒。

通常，对于慢性肾功能不全患者来说，血液透析是最常选择的血液净化方式。但是，当患者合并有胃肠道出血或颅内出血等严重出血时，应考虑选择腹膜透析，因为腹膜透析过程中不需要进行抗凝，可以避免出血的加重。当患者属于高龄患者、存在心脑血管不稳定因素（如低血压休克、不稳定型心绞痛等）或存在由心肌病变导致的肺水肿和难治性心力衰竭时，应该尽可能选择腹膜透析或连续性肾脏替代治疗，因为这两种方法对患者的心血管稳定性较普通血液透析要好。

在临床工作中，开展腹膜透析需要对相关的医师和护士进行专门的培训，并且需要相应的特殊耗材。而连续性肾脏替代治疗在大多数医院的透析中心都可以开展，不需要对透析中心的医务人员进行特殊的培训，也不需要许多特殊的耗材。所以在临床上，对于以上不适于普通血液透析的情况，多采用连续性肾脏替代治疗。这里对腹膜透析不进行详细的论述。

（二）急性肾功能不全

在 20 世纪 50 年代以前，急性肾衰竭病死率高达 80%~95%。随着血液净化疗法在临床上的广泛应用，病死率渐趋下降。但是，近十余年来，病死率却略有上升，如合并三个脏器功能衰竭者病死率常可高达 85% 以上。主要原因是引起急性肾衰竭的基础疾病谱发生了很大的变化，即单纯性的急性肾衰竭比例下降，而并发于多脏器功能衰竭、老年等情况者比例上升。虽然常规血液透析治疗也可用于急性肾衰竭患者，但是基于以上原因和 CRRT 本身较常规血液透析所具有的优越性，使得 CRRT 在急性肾衰竭患者的临床治疗中占据了越来越重要的地位。

CRRT 最早就是应用于急性肾衰竭患者。目前，临床上见到的急性肾衰竭的患者并不局限于单纯由于肾脏疾病导致的急性肾衰竭，而往往是多脏器功能衰竭中的一个表现。这些患者往往合并有血流动力学障碍，约 10% 的患者不能耐受常规间断血液透析。但是，由于 CRRT 具有良好的血流动力学稳定性，使绝大多数患者可以耐受 CRRT 的治疗。有人认为，这种良好的血流动力学稳定性可能与 CRRT 可以通过对流原理清除心肌抑制因子有关。CRRT 多通过对流原理清除溶质，通过每天持续的对流清除，可以比常规血液透析清除更多的溶质。而且，急性肾功能不全患者常有严重的水、电解质和酸碱平衡紊乱，常规血液透析常会导致患者出现失衡综合征，但 CRRT 可以在有效清除溶质的基础上最大限度地维持内环境的稳定。同时，由于 CRRT 对体液的缓慢清除，有利于间质水肿液及时转移入血管腔，并有效纠正肺间质水肿，也有利于胃肠外营养支持治疗的进行，对急性肾衰竭的治疗起着重要作用。

（三）系统性炎症反应综合征 / 脓毒血症 / 多脏器功能衰竭

一般认为，常规血液透析在这些患者中无法取得理想的疗效，应该采用 CRRT 进行治疗。因为目前认为在系统性炎症反应综合征（systemic inflammatory response syndrome，SIRS）、脓毒血症（sepsis）和多脏器功能衰竭（MODS）的发展过程中，G^- 菌产物（LPS 或内毒素）以及患者机体产生的各种炎症介质起到了重要的作用。清除这些物质对疾病的控制有着积极的作用。这些物质多为中分子溶质，CRRT 可以通过对流和吸附原理对这些溶质进行清除。而且，很多研究表明：CRRT 不仅通过清除代谢毒素、炎症介质，阻断了病理生理过程的恶性循环，促进疾病恢复，还可以稳定血流动力学，保证营养支持治疗的进行，为危重病症的救治创造条件，并保持内环境稳定，争取时间治疗原发疾病，从而大大提高了救治成功率。而且，还认为 CRRT 可以协助机体重建免疫内稳态。所以，近些年来 CRRT 在 SIRS、Sepsis 及 MODS 的治疗中起到了越来越重要的作用。

（四）充血性心力衰竭

心力衰竭是指在静脉回流正常的状态下，由于心脏收缩或（和）舒张功能障碍，使心排血量减少，临床上出现组织灌注不足，肺循环或（和）体循环淤血的一种综合征。当充血性心力衰竭经充分的正规传统治疗，包括卧床休息、控制水、钠入量、应用洋地黄、利尿剂及血管扩张剂等，心力衰竭症状仍持续存在或逐步加重时，称为难治性心力衰竭。在心力衰竭时，肾脏血管阻力增加、肾血流量下降、肾小球滤过率降低，并且在神经、体液因素的作用下，出现肾脏水、钠的重吸收增加，加重机体水、钠潴留，形成恶性循环。

对于此类患者，推荐使用 CRRT 进行治疗，因为 CRRT 技术可以在清除体内大量水分的同时保持血流动力学稳定，对常规药物治疗无效的难治性心力衰竭是一种可选的治疗方案。常用于难治性心力衰竭治疗的 CRRT 技术主要有缓慢连续性超滤和缓慢连续性血液滤过两种。对于充血性心力衰竭合并严重的并发症，如低钠血症、高钾血症、低钙血症、代谢性酸中毒和尿毒症时，应选择后者作为治疗手段。在清除水分的同时，清除氮质，纠正酸碱及电解质紊乱。经过 CRRT 治疗，患者中心静脉压下降，肺动脉压下降，然而心搏出量、心脏指数和总外周循环阻力没有明显变化。目前，认为单纯超滤在治疗由心力衰竭引起的慢性肺间质水肿中也有独到之处。更有人将单纯超滤与静脉使用呋塞米的方法进行比较，结果显示在清除相同量水分的情况下，单纯超滤的治疗可以更好地使患者的心力衰竭症状减轻。

（五）肝衰竭

在急性肝衰竭（包括暴发性肝衰竭和亚急性暴发性肝衰竭）、慢性肝衰竭或肝肾综合征中，都可以采用持续性血液净化治疗。这里，血液净化治疗的概念并不仅局限于肾脏替代治疗，即除了连续性肾脏替代治疗外还包括血浆置换、血液灌流、联合滤过－吸附系统、人工肝脏等。常规的血液透析或血液滤过，虽然可以清除患者体内的小分子毒素、多余的水分和一部分中分子毒素，但大多数临床报道显示它不能改善预后。与常规血液透析或血液滤过相比较，在接受连续性肾脏替代治疗，尤其是依靠动脉压力驱动的治疗（如 CAVH、CAVHD等）时，患者的心血管状态能够保持稳定。暴发性肝衰竭患者往往伴有颅内压的升高，可以导致患者死亡。研究显示，使用 CRRT 治疗后，部分患者的颅内压下降，但停止 CRRT 治疗后再度上升。这一效果可能与心血管抑制因子或血管内皮细胞扩张因子被清除有关。但也有研究发现，在使用动脉压力驱动的治疗方式（CVVH）时，患者颅内压可以增高，但在使用血泵驱动的治疗方法（CAVH）时，颅内压则会稳步下降。可能与 CVVH 时患者平均动脉压显著下降，使脑灌注压降低，从而加重脑水肿有关。此外，CRRT 在维持容量平衡和清除中分子毒素方面的优越性，使得这一治疗方式在肝衰竭患者等待肝脏移植的过程中有着重要的应用价值。但是，单一的治疗方式在增加肝衰竭患者存活率方面的作用并不显著。联合疗法，尤其是连续性肾脏替代疗法结合血浆置换、血液灌流或胚胎肝细胞输注可能会有一定的应用前景。

（六）药物中毒

药物和毒物中毒是临床上非常常见的急症，每年均有大量药物或毒物中毒的患者需要抢救，大部分病例经过一般的内科处理（包括洗胃、输液、利尿、使用对抗药物等）而得以治愈，但对于深度昏迷的患者，应用以上方法常难奏效。据统计，镇静剂中毒昏迷Ⅲ~Ⅳ级的患者，死亡率高达 8.3%~34%。

药物中毒患者应用血液净化疗法的指征包括：①血药浓度已达到或超过致死剂量者；②药物或毒物有继续吸收可能性的；③严重中毒导致呼吸衰竭、心力衰竭、低血压、低体温，尽管经积极抢救，病情仍继续恶化，或内科治疗无效者；④中度以上脑功能不全伴有肺炎或已有严重的慢性肺部疾病者；⑤伴有严重肝脏、肾脏功能不全导致药物排泄能力降低者；⑥能够产生代谢障碍和（或）延迟效应的毒物中毒（如甲醇、乙二醇和百草枯）。

由于血液透析相对普及，技术成熟且简单、有效，有些严重中毒患者可以通过血液透析来清除毒物。但因血液透析是通过溶质弥散来清除毒物或药物，故仅适用于水溶性、不与蛋白或血浆其他成分结合的物质，对中、大分子量的物质无效。研究证实，对脂溶性高、易与蛋白质结合的药物和毒物，HP 的清除效果要明显优于 HD，这也是在抢救严重药物和毒物中毒时常首选血液灌流的主要原因。另外，因某些中毒导致的急性肾衰竭或在原有肾衰竭的基础上又发生急性药物中毒时，血液灌流和血液透析两者可以联合应用，这样既可收到血液透析清除水分和尿毒症毒素、纠正电解质和酸碱紊乱的效果，也可达到清除特殊毒物的目的。

对于血液灌流的选择，一般认为若药物或毒物在分子结构上，总体或大部分表现为亲脂性或带有较多芳香环、较长的烷基碳链分子的,适宜做血液灌流治疗。若毒物毒性低,中毒剂量不大,程度不深,或用其他疗法已有好转,则不必作血液灌流。另外,需注意的是血液灌流对非脂溶性、伴酸中毒的药物,如醇类(甲醇、乙二醇),水杨酸,含锂、溴化合物药物的作用则不如血液透析,故必要时应当考虑联合治疗(表68-1)。

表68-1 部分药物中毒血液净化疗法的选择

药物	浓度		血液净化方式
	(μmol/L)	(μg/ml)	
苯巴比妥	430	100	HP>HD
其他巴比妥类	200	50	HP
格鲁米特	180	40	HP
甲喹	160	40	HP
水杨酸类	5000	800	HD
茶碱	2200	400	HP>HD
百草枯	0.5	0.1	HP>HD
三氯乙醇	335	50	HP>HD
甲丙氨醇	460	100	HP

血液灌流能够清除的药物见表68-2。

表68-2 血液灌流能够清除的药物

药物种类	具 体 药 物
巴比妥类	异戊巴比妥、仲丁巴比妥、环己巴比妥、苯巴比妥、司可巴比妥、硫苯妥钠、戊烯巴比妥
非巴比妥催眠、镇静药	阿达林(二乙溴乙酰脲)、水合氯醛、氯丙嗪
安定类	苯海拉明、乙氯戊烯炔醇、格鲁米特(导眠能、苯乙哌啶酮)、甲丙氨酯(眠尔通、安宁)、甲喹酮、乙琥胺(抗痫药)、甲乙哌啶酮、氯丙嗪、异丙嗪
解热镇痛、抗风湿药	对乙酰氨基酚、阿司匹林、秋水仙碱、丙氧酚(镇痛药)、水杨酸甲酯、保泰松、水杨酸类
抗菌、抗癌药	阿霉素、氨苄西林、卡莫司汀、氯霉素、氯喹、克林霉素、苯丙砜、庆大霉素、异烟肼、甲氨蝶呤、噻苯达唑(驱虫药)
抗抑郁药	阿米替林、丙米嗪(米帕明)、三环类抗抑郁药
植物药、动物药、除草剂、杀虫剂	鹅膏菌素、氯丹(杀虫)、硫氧内吸磷(demeton sulfoxide)、乐果,敌草快、甲基对硫磷、nitrostigmine、有机磷类、毒伞素(次毒蕈环肽)、多氯联苯(polycholorinated biphenyls)、百草枯、对硫磷

药物种类	具体药物
心血管药	地高辛、地尔硫䓬（恬尔心）、丙吡胺、美托洛尔、n-乙酰普鲁卡因胺、普鲁卡因胺、奎尼丁
其他	氨茶碱、甲氰咪胍、氟乙酰胺（灭鼠药）、苯环己哌啶（镇痛麻醉药）、酚类、鬼臼树脂、茶碱
溶剂、气体	四氯化碳、环氧乙烷、三氯乙醇

上述药物清除实验大部分为活性炭 HP 的结果。

二、并发症

血液透析（HD）治疗可发生各种并发症。在血液透析过程中或在血液透析结束时发生的与透析治疗本身有关的并发症为急性并发症。这些并发症的出现可以影响治疗的效果，严重的可以危急患者的生命。在临床应用中，应尽可能避免出现这些急性并发症。如果出现，应及早发现、及早处理，以防产生严重的后果。

（一）首次使用综合征

首次使用综合征（first-use syndrome，FUS）是指患者在使用新透析器时产生的一组症候群。Daugirdas 根据症状将其分为两型（表 68-3）。

表 68-3 首次使用综合征发病特点

	A 型	B 型
发生率	0.001%	3%~5%
发病	透析开始 20~30 分钟，多在 5 分钟内	透析头 1 小时
表现	呼吸困难、烧灼、瘙痒或发热感、血管性水肿、荨麻疹、流涕、流泪、腹部痉挛	胸痛、背痛
程度	中度或严重	通常较轻
病因：消毒剂（EOG）	有关	不清
病因：补体激活	不清	不清
预充盐水	可以减轻	
处理	暂停透析、血液不回输、使用肾上腺素、抗组胺药或激素	继续透析，无特殊处理
预防	复用时先预处理，首次使用前盐水冲洗	适当预处理

（二）低血压

低血压是透析最常见的并发症。一般定义为平均动脉压比透析前下降 4kPa（30mmHg）以上，或收缩压降至 12kPa（90mmHg）以下。发生率为 20%~50%。

1. 常见原因

（1）有效血容量不足。

（2）血浆渗透压下降。

（3）醋酸盐透析液。

（4）自主神经功能紊乱。

（5）透析膜生物相容性。

（6）血管加压物质的丢失。

（7）内毒素。

（8）患者因素：原有的心脏血管系统疾病、心包炎、心功能不全、心律不齐可以使心排出量减少。严重感染、抗高血压药物、重度贫血、低蛋白血症、出血、严重创伤、剧痛等均可引起低血压。

2. 治疗　一旦发现血压低或症状明显，可不必先测血压，应使患者平卧、头低位，将跨膜压（transmembrane pressure，TMP）、血流量调低，以减少超滤作用，同时，快速静脉注入生理盐水 100~200ml 或 50% 葡萄糖 40~60ml，如有可能，给予输血、白蛋白、血浆或胶体溶液。一般症状可很快缓解，血压上升，若输液 500ml 以上血压仍不回升，应立刻给予升压药并进一步检查原因，给予相应措施。

（三）高血压

透析过程中大部分患者血压下降，但少数患者血压反而升高。即在透析开始时血压正常，透析开始 2 小时以内，血压突然升高，或透析前已有高血压，透析中血压明显升高，甚至引起高血压危象。

治疗：合理使用卡托普利、硝苯地平、哌唑嗪、可乐定、普萘洛尔和甲基多巴等降压药，也可配合使用镇静剂。透析中高血压，对降压药反应较差。对轻、中度高血压，可反复、交替用卡托普利、硝苯地平舌下含服，一般 15 分钟见效。对严重高血压者可用硝酸甘油，5~100μg/min 静脉点滴，适用于伴心绞痛、心力衰竭患者。也可以使用乌拉地尔 25mg 溶于 20ml 生理盐水后静脉推注。如血压仍不下降，可用硝普钠 50mg 加入 5% 葡萄糖 500ml 静脉点滴，滴速根据血压调整。可用输液泵以 0.5~1μg/（kg·min）维持。尿毒症患者不要超过两天，总量限于 3μg/kg 内，监测血中氰酸盐浓度 ≥10mg/dl，血压控制后改用或加用其他降压药。也可以试用冬眠疗法。严重的高血压，经上述处理仍不能下降者，应终止透析，血压可逐渐恢复正常。对顽固性高血压者，可改做血液滤过或腹膜透析。

（四）心律失常

1. 分类

（1）心动过缓和房室传导阻滞（AVB）。

（2）室上性心动过速。

（3）室性心律失常。

2. 治疗　对于维持性血液透析患者来说，应尽可能维持患者电解质、酸碱平衡。给患者以充分透析，防止出现因透析不充分导致的心肌病变或心包炎。尽量将患者血压控制在正常范围内。如果患者合并冠心病，应在透析中注意鉴别心绞痛发作和其他透析反应之间的区别，及时治疗心绞痛，防止出现心肌梗死。

对于已经出现的心律失常，在去除诱发因素的同时可以给予药物治疗，药物的选择与非透析心律失常患者的药物选择相似，这里不再赘述。

（五）发热

透析时发热最常见的原因是内毒素热原反应，其次是感染，极少数是因高温透析或输血反应所致。

（六）恶心、呕吐

（七）头痛

（八）痉挛

透析中发生肌肉痉挛较常见,发生率为 20%,特别容易发生于老年患者。一般发生在透析中、后期。多见于足部、双手指、腓肠肌和腹壁,呈痛性痉挛。一般持续 10 分钟,患者焦虑难忍,虽非致命,但严重影响患者的生存质量和康复。

（九）出血

1. 胃肠道出血。

2. 硬膜下出血。

3. 脑出血、蛛网膜下腔出血。

4. 出血性心包炎。

5. 穿刺部位出血或血肿。

（十）溶血

（十一）空气栓塞

（十二）失衡综合征

失衡综合征（disequilibrium syndrome, DS）是指在透析中、后期或结束后不久发生的与透析有关的以神经系统症状为主的综合征,多数在透析结束后 12 小时,最迟在 24 小时内恢复正常。发生率为 3.4%~20%。

1. 临床表现　多数患者症状较轻,表现为恶心、呕吐、头痛、乏力、烦躁不安、肌肉痉挛或血压升高。中度失衡综合征可出现定向力障碍和嗜睡。严重的可以出现精神失常、昏迷、扑翼样震颤、抽搐、惊厥、木僵,乃至死亡。脑电图也出现异常表现:慢波增加、尖波增加、δ波断裂、失去正常 α 频率等。

另外,也有作者提出,失衡综合征中除中枢神经系统的表现外,还可以出现所谓的肺型失衡综合征,主要是由于肺血屏障的存在,肺间质中渗透压下降较血液中渗透压下降缓慢,从而导致肺水肿。在动物实验中,随着透析的进行和血浆渗透压的下降,试验动物的肺动脉楔压进行性升高。而临床上多表现为在透析后 12~24 小时出现急性肺水肿。

2. 防治　症状轻者可吸氧,静脉注射 50% 葡萄糖 40~60ml 或 2.5% 氯化钠、白蛋白等高张溶液,并给予镇静等治疗。症状重者,应停止透析,静脉点滴 20% 甘露醇。有癫痫样发作时,可静脉注射地西泮 10mg,严密观察血压、脉搏、呼吸,及时抢救。

三、CRRT 时药代动力学特征

在 CRRT 过程中,被清除的不仅是代谢废物或体内的毒素,某些药物也可以在 CRRT 过程中被清除,因此为了使接受 CRRT 治疗的患者的其他药物治疗可以达到预期的效果,应在 CRRT 疗法的同时,根据药物在 CRRT 中的药代动力学变化,对用药量进行相应的调整。表 68-4~ 表68-6 是一些常用药物在 CRRT 时的药代动力学参数资料,其中蛋白结合率、分布容积、药物总清除率、肾原形药物排出量是根据文献资料报道所载。肾外清除率由总体清除率和肾排泄分数计算所得。人工肾脏清除率分低效 CRRT 技术（CCr 为 10ml/min）和高效 CRRT（CCr 为 25ml/min）两种情况。筛选系数和饱和系数用非蛋白结合率 α 近似代替,残余肾功能假定为 0。

表 68-4 CRRT 疗法药代动力学参数（抗生素）

药物分类	PB (%)	V_d (L/kg)	Cl_T (ml/min)	F_{rR} (%)	Cl_{NR} (ml/min)	Cl_{EC10} (ml/min)	Cl_{EC25} (ml/min)	F_{rEC10} (%)	F_{rEC25} (%)
青霉素类									
苄星青霉素	60	0.3	205	85[a]	30	4	10	11	25[a]
氨苄西林	18	0.28	205	82[a]	37	8.2	20.5	18	35[a]
阿莫西林	18	0.21	180	86[a]	25	8.2	20.5	24	45[a]
阿洛西林	28	0.22	154	65[a]	54	7.2	18	11	25[a]
羧苄西林	50	0.18	82	82[a]	15	5	12.5	25a	45[a]
双氯西林	96	0.08	112	60	45	0.4	1	<1	2
苯唑西林	92	0.33	420	46	226	0.8	2	<1	<1
哌拉西林	16	0.18	180	71[a]	52	8.4	21	13	28[a]
替卡西林	65	0.21	140	92[a]	11	3.5	8.7	24	44[a]
替莫西林	75	0.29	44	80[a]	9	2.5	6.2	21	40[a]
头孢菌素类									
头孢唑啉	89	0.12	66	80[a]	13	1.1	2.7	7	17
头孢噻吩	72	0.26	460	52	225	2.8	7	1	3
头孢孟多	74	0.16	190	96[a]	7	2.5	6.5	26[a]	48[a]
头孢西丁	73	0.31	396	78[a]	87	2.7	6.7	3	7
头孢呋辛	33	0.19	110	96[a]	4	6.7	16.7	62[a]	80[a]
头孢曲松	90~95	0.16	17	46	9	0.8	2	8	18
头孢噻肟	365	0.23	260	50[a]	130	6.4	16	4	10
头孢他啶	21	0.23	125	84[a]	20	7.9	19	28[a]	48[a]
其他 β 内酰胺类									
亚安培南	10	0.31	245	52[a]	116	9	22.5	7	16
西司他定	30	0.24	230	98[a]	3	7	17.5	70[a]	85[a]
氨曲南	60	0.25	133	77[a]	30	4	10	11	25
内酰胺酶抑制剂									
克拉维酸	9	0.21	252	43	143	9.1	22.7	6	13
舒巴坦	38	0.26	259	78[a]	56	6.2	15.5	10	22

续表

药物分类	PB (%)	V_d (L/kg)	Cl_T (ml/min)	F_{rR} (%)	Cl_{NR} (ml/min)	Cl_{EC10} (ml/min)	Cl_{EC25} (ml/min)	F_{rEC10} (%)	F_{rEC25} (%)
喹诺酮类									
诺氟沙星	15	3.2	500	37[a]	365	8.5	21	2	5
环丙沙星	40	1.8	420	65[a]	147	6	15	4	9
氧氟沙星	10	2	250	86[a]	35	9	22.5	20	39[a]
依诺沙星	40	1.6	350	43[a]	200	6	15	3	7
倍氟沙星	20	1.8	145	10	130	8	20	6	13
氨基糖苷类									
阿米卡星	4~8	0.27	91	98[a]	2	9.5	23.7	86[a]	92[a]
庆大霉素	<10	0.25	95	>90[a]	4	9.5	23.7	70[a]	86[a]
妥布霉素	<10	0.33	90	>90[a]	4	9.5	23.7	70[a]	86[a]
奈替米星	<10	0.2	90	80~90[a]	5	9.5	23.7	65[a]	83[a]
糖多肽类									
万古霉素	30	0.39	95	80[a]	19	7	17	26[a]	47[a]
Teicoplanin	90	0.8	18	66[a]	6	1	2.5	14	29[a]
其他抗生素									
利福平	89	0.97	245	7	228	1.1	2.7	<1	1
红霉素	84	0.78	637	12	560	1.6	4	<1	<1
甲氧苄啶	44	1.8	154	69a	48	5.6	14	10	22
磺胺甲噁唑	62	0.21	22	14	19	3.8	9.5	16	33[a]
氯霉素	53	0.94	168	25	126	4.7	11.7	3.6	8.4
克林霉素	93	1.1	329	13	286	0.7	1.7	<1	<1
甲硝唑	10	0.74	91	10	85	9	22.5	10	21
抗真菌药									
两性霉素B	>90	0.76	32	2.5	31	1	2.5	3	7
氟胞嘧啶	4	0.68	120	99[a]	1.2	9.6	24	88[a]	95[a]
伊曲康唑	99	11	300	<1	300	—	—	—	—
酮康唑	99	2.4	580	<1	580	—	—	—	—
氟康唑	12	0.7	21	75[a]	5.2	8.8	22	66[a]	80[a]

续表

药物分类	PB (%)	V_d (L/kg)	Cl_T (ml/min)	F_{rR} (%)	Cl_{NR} (ml/min)	Cl_{EC10} (ml/min)	Cl_{EC25} (ml/min)	F_{rEC10} (%)	F_{rEC25} (%)
抗病毒药									
阿昔洛韦	15	0.69	405	75[a]	101	8.5	21.2	8	17
更昔洛韦	<5	0.6	300	90[a]	30	9.5	23.7	24	44[a]
Zidovudine	<25	1.4	1820	18	1490	7.5	18.7	<1	1

注:PB:蛋白结合率;V_d:分布容积;Cl_T:药物总清除率;F_{rR}:肾原形药物排泄比例;Cl_{NR}:肾外清除率;Cl_{EC}:人工肾脏清除率;F_{rEC}:人工肾脏清除比例;[a]:药物剂量须按照肾功能不全和人工肾脏清除情况进行调整

表 68-5 CRRT 疗法药代动力学参数(心血管药物)

药物分类	PB (%)	V_d (L/kg)	Cl_T (ml/min)	F_{rR} (%)	Cl_{NR} (ml/min)	Cl_{EC10} (ml/min)	Cl_{EC25} (ml/min)	F_{rEC10} (%)	F_{rEC25} (%)
影响心肌收缩力的药物									
多巴胺	0	1.8~2.45	高		高	10	25	<1	<1
多巴酚丁胺	0	0.12~0.28	高		高	10	25	<1	<1
去甲肾上腺素	0	0.09~0.4	高		高	10	25	<1	<1
氨力农	40	1.3	280~630	10~40	168~567	6	15	1~3	2~8
米力农	70	0.3	400	80[a]	80	3	7.5	3	8
Enoximone	85	1.7	1700	<5	1620	1.5	3.7	<1	<1
地高辛	25	5~8	105	60[a]	42	7.5	18.7	15	30[a]
洋地黄毒苷	97	0.54	3~4	32	2.4	0.3	0.75	11	23
钙通道阻滞剂									
地尔硫䓬	78	3.1	840	<4	820	2.2	5.5	<1	<1
尼卡地平	90~99	1.1	930	<1	920	0.5	1.2	<1	<1
硝苯地平	96	0.78	500	<1	500	0.4	1	<1	<1
维拉帕米	90	5	1050	<3	1020	1	2.5	<1	<1
β受体拮抗剂									
普萘洛尔	87	4.3	1120	<0.5	1120	1.3	3.2	<1	<1
美托洛尔	11	4.2	1050	10	950	8.9	22.2	<1	2
阿替洛尔	<5	0.95	170	94[a]	10	9.5	23.7	48[a]	70[a]
拉贝洛尔	50	9.4	1750	<5	1700	5	12.5	<1	<1
Sotalol	0	1.4	226	100[a]	—	10	25	100[a]	100[a]
Esmolol	55	1.9	12 000	<1	12 000	4.5	11.2	<1	<1

续表

药物分类	PB (%)	V_d (L/kg)	Cl_T (ml/min)	F_{rR} (%)	Cl_{NR} (ml/min)	Cl_{EC10} (ml/min)	Cl_{EC25} (ml/min)	F_{rEC10} (%)	F_{rEC25} (%)
抗心律失常药									
普鲁卡因胺	16	1.9	325	67[a]	107	8.4	21	7	16
丙吡胺	30~70	0.59	84	55[a]	38	3~7	7~17	7~15	16~32[a]
利多卡因	70	1.1	640	2	630	3	7.5	<1	1
妥卡尼	10	3	182	38[a]	112	9	22.5	8	16
普罗帕酮	96	3	1100	1	1100	0.4	1	<1	<1
氟卡尼	60	4.9	390	43[a]	222	4	10	2	4
溴苄铵	0.8	5.9	710	77[a]	163	9.5	24	5	13
胺碘酮	99.9	66	130	0	130	—	—	—	—
血管紧张素转换酶抑制剂									
卡托普利	30	0.8	850	38[a]	527	7	17.5	1	3
依那普利	<50	1.7	340	88[a]	41	5	12	10	22
Lisinopril	<5	1.5	250	100[a]	–	9.5	23.7	100[a]	100[a]
扩血管药									
硝酸甘油	0	3.3	16 100	<1	16 100	10	25	<1	<1
硝酸异山梨醇酯	28	1.5	3150	<1	3150	2.8	7	<1	<1
二硝酸异山梨醇酯	0	0.82	406	0	406	10	25	2	5
单硝酸异山梨醇酯	8	0.79	125	<5	120	10	25	7	17
硝普钠	?	?	高	<1				—	—
肼肽嗪	87	1.5	3920	1~15	3600	1.3	3.2	<1	<1
可乐定	20	2.1	220	62[a]	83	8	20	8	19
Urapidil	80	0.6	200	10~15	170	2	5	1	3

注: PB: 蛋白结合率; V_d: 分布容积; Cl_T: 药物总清除率; F_{rR}: 肾原形药物排泄比例; Cl_{NR}: 肾外清除率; Cl_{EC}: 人工肾脏清除率; F_{rEC}: 人工肾脏清除比例; [a]: 药物剂量须按照肾功能不全和人工肾脏清除情况进行调整

表68-6 CRRT疗法药代动力学参数(其他药物)

药物分类	PB（%）	V_d（L/kg）	Cl_T（ml/min）	F_{rR}（%）	Cl_{NR}（ml/min）	Cl_{EC10}（ml/min）	Cl_{EC25}（ml/min）	F_{rEC10}（%）	F_{rEC25}（%）
西咪替丁	19	1	580	62[a]	220	8.1	20.2	3	8
雷尼替丁	15	1.3	730	69[a]	226	8.5	21.2	3	8
奥美拉唑	95	0.35	650	<5	620	0.5	1.2	<1	<1
茶碱	56	0.5	45	18	37	4.4	11	10	23
芬太尼	84	4	910	8	837	1.6	4	<1	<1
阿芬太尼	92	0.8	469	<1	469	0.8	2	<1	<1
Sufentanyl	93	1.7	889	6	835	0.74	1.7	<1	<1
地西泮	68	1.1	259	<1	259	3.2	8	1	3
Midazolam	95	1.1	462	56	203	0.5	1.2	<1	<1

注：PB：蛋白结合率；V_d：分布容积；Cl_T：药物总清除率；F_{rR}：肾原形药物排泄比例；Cl_{NR}：肾外清除率；Cl_{EC}：人工肾脏清除率；F_{rEC}：人工肾脏清除比例；[a]：药物剂量须按照肾功能不全和人工肾脏清除情况进行调整

（郭 王）

69

换 血 疗 法

换血疗法是将患者的一部分血液放出,输给他健康人的血液,以达到治疗目的的方法。

一、操作方法

首先,必须准备充足量新鲜血液。换血前 1 小时,给患者注射盐酸吗啡 10mg、10% 葡萄糖酸钙或氯化钙液 10ml,以防止发生抽搐(每次输入全血 500~1000ml)。

开始时,成人可放血 500~1000ml,然后给予补足。换血的速度为每 5~10 分钟给 500ml。

采取间接输血法,取肘静脉或大隐静脉行插管术,插入深度为 25~30cm。为了防止血液凝固,从导管内注入肝素(1~2mg/kg),分 2 次注入,一半在开始时,另一半在换血过程中。

换血结束前,应多输入全血 500ml,以补偿血液的稀释。

换血疗法,要选择适宜的疾病。输血过程中或输血后,可引起发热反应、血压下降及溶血反应等。如患者处于休克状态,不宜换血。大量输入库存血后,易引起缺钙性抽搐,甚至发生心功能衰竭,故必须适当补充钙剂。

二、输血反应的处理

输血后,可能出现发冷、发热或患者怕冷的发热反应;也可能出现皮肤荨麻疹、呼吸困难、肺内喘鸣音、大小便失禁等过敏反应。严重的过敏性休克,可立即致死。上述病情轻时很难区别。严重者可出现溶血反应,患者出现血红蛋白尿、轻度黄疸、寒战、高热、冷汗、腰痛、胸闷、呼吸困难、血压下降、休克、昏迷、甚至死亡。病情发展出现急性肾衰竭。

遇到上述情况,应立即停止输血,视病情给予相应的处理。重者立即进行抢救:高热者,给 APC 0.42g;抗过敏药物苯海拉明、异丙嗪;0.1% 肾上腺素 0.5~1ml,皮下注射或静脉注射;地塞米松 5~10mg 静脉注射;氢化可的松 100~200mg,静脉注射。喉头水肿者,行气管插管或气管切开。有休克者,给予抗休克治疗。

如疑有溶血反应,在进行上述处理同时,核对血型。

早期静脉血离心后,可见血清层呈现红色,有游离血红蛋白;如反应发展到高潮,血涂片见有白细胞吞噬红细胞现象;输血反应后第一次尿为血红蛋白尿。输血 3~6 小时,血凡登白定性及定量试验主要为非结合胆红素增多。

补充血容量,改善微循环:如系血型不合引起溶血者,可输入合适的新鲜血液与血浆。如溶血原因不明,应尽量避免输血,用 706 代血浆或低分子右旋糖酐 500~1000ml,静脉滴注。还可给 654-2 20~50mg 加入静脉输液中或小壶加入。

758

碱化尿液：口服碳酸氢钠 1.0g,每 4 小时 1 次;病情紧急或不能口服者,用 5% 碳酸氢钠 200ml,静脉滴注,应用中慎防碱中毒。

保护肾功能：血压稳定后,给 20% 甘露醇利尿,静脉注射生理盐水或 5% 葡萄糖液,保持充分的尿量,以维持肾功能。注意出入平衡,防止肺水肿的发生。

如出现心功能不全表现,给予利尿、强心处理。

急性肾衰竭者,及时给予处理,包括血液透析疗法。

注意防止枸橼酸中毒、低血钙和高血钾以及空气栓塞的发生。

所有血袋,输液器保留备查。

附：低强度激光血管内照射治疗

1960 年,美国人 Maiman 研制了世界第一台红宝石激光器。1961 年,Gavan 又研制了 He-Ne 激光器。这些激光器很快地应用于医学上。东欧和苏联用在反射区和局部照射治疗,我国主要用在穴位照射治疗。

20 世纪 80 年代,苏联科学院肝病研究中心用低能量 He-Ne 激光照射离体人淋巴细胞的作用研究,发现低能量 He-Ne 激光对人体周围血液的免疫学、生物化学和形态学指标均有明显作用,可以作为肝病患者术后增强机体免疫力、延缓肿瘤转移和复发的免疫治疗新方法。

1984 年,斯瓦利叶将体外血液照射改为静脉血管内照射,治疗肢体闭塞性血管病,取得显著疗效。

我国从 20 世纪 90 年代引进此技术,也取得较好效果。

（一）He-Ne 激光血管内照射临床疗效好的原因

He-Ne 激光血管内照射之所以临床治疗有好的效果,是因为：

1. 它对人体免疫功能可以进行调节　肿瘤患者被抑制的免疫力可以恢复到正常人的 65%~70%,所以对肿瘤的术后复发和转移起到积极的抑制作用。由于免疫功能的改善,使急、慢性炎症得以治愈康复。

2. 它可以降低血液黏稠度,改善微循环　这种疗法可以降低红细胞和血小板聚集性,使纤维蛋白原下降、动脉血流加速、静脉回流增加,使红细胞的变形能力加强、组织利用氧的能力增强,故对缺血和缺氧性疾病有很好的疗效。

3. 它可以激发人体内多种酶的活性　如过氧化酶、细胞色素氧化酶、琥珀酸脱氧酶、Na-K-ATP 酶和超氧化物歧化酶等。

由于酶活性增强,促进机体的新陈代谢,可增强机体的抵抗力。如人体患病时,就可能产生过量的氧自由基,这些自由基就可以损害蛋白质和酶、损害核酸物质以及损害细胞膜,还可以诱发肿瘤、炎症、衰老和自身免疫性疾病。这种治疗可以使人体红细胞内的超氧化物歧化酶的活性增加,它可以和这些自由基发生歧化反应,从而清除了超氧化物自由基,保护细胞,对抗氧自由基的毒害,减少其对组织的损害,并可延缓衰老等。

4. 它可以清除体内中分子物质　血液中某些中分子物质参与多种疾病,而这种治疗方法使中分子物质裂解或聚合,从而降低血液中中分子物质的含量。

（二）He-Ne 激光治疗的适用范围

适合用 He-Ne 激光治疗的疾病很多。He-Ne 激光治疗,既可以作为一种辅助的治疗手段,又可以作为保健治疗手段。

He-Ne 激光治疗对内科的心、脑血管疾病,如冠心病、心肌梗死、心绞痛、高血压、心肌炎、脑出血、脑血栓、脑动脉硬化、血栓性闭塞性脉管炎、雷诺病、一氧化碳中毒及中毒性脑病等治疗效果好。对有害气体中毒、肺炎、腹膜炎、胰腺炎、病毒性肝炎、胆囊炎、十二指肠炎、胃溃疡以及糖尿病、风湿性关节炎、支气管哮喘等也有很好的治疗效果。另外,He-Ne 激光治疗还可以用于外科、儿科、妇产科、五官科和皮肤科疾病的治疗。本疗法无明显的禁忌证和副作用。少数人(约 6%~8%)会出现心率减慢,故心动过缓者慎用。对光敏感者也应慎用。因为 44.8% 患者治疗后出现嗜睡,故失眠者用之效果好。

(三)He-Ne 激光血管内照射治疗仪的选择和使用时注意事项

1. He-Ne 激光血管内照射治疗仪选择时的注意事项　由于 He-Ne 激光内照射疗法临床效果显著,使其 20 世纪 90 年代后在我国各级医疗单位得到迅速推广。生产厂家也由最初的二三家发展到近二百家。国家医药管理局对此类产品有严格限制,必须有国家鉴定书才能用于临床。更因为激光技术是高科技,需要专门制造技术和手段才能生产出合乎科学规范、临床疗效明显的产品,因此在选择仪器上应注意:

(1)选择仪器时,应注意有无国家医药管理局核发的产品鉴定证书。

(2)选择非高频电源:高频电源易对周围仪器造成干扰(将半导体收音机置于工作状态仪器上,根据有无噪声进行分辨)。

(3)选用遮蔽式光功率调谐钮仪器,不可以选用电流式光功率调谐钮仪器,否则会缩短激光管寿命。

2. 使用 He-Ne 激光血管内照射治疗仪时的注意事项

(1)仪器使用中的消耗品为静脉留置针和激光光针,从减少患者痛苦和提高医务人员操作可靠性的角度考虑,应选用进口一次性留置针和一次性光针。

(2)光纤是 He-Ne 激光从仪器到患者间的唯一通道。由于内部是光导纤维构成,使用中不能硬折盘死弯,一旦折断,即报废。

(3)光输出强度(功率)应视患者体质、病情进行调节。

(刘凤奎　闫尚文)

CT、MRI 在急诊中的应用

近年来,随着 CT 及 MRI 扫描机的硬件及软件技术的飞速发展,使一些过去普通 X 线未曾认识或诊断困难的急症,能够被及时正确诊断,并对选取合适的治疗方式提供更为可靠的依据。可以说,CT、MRI 的应用使各类急症的检查、诊断与治疗跃上了一个新台阶。以下简述其在这方面的应用。

一、CT 与 MRI 成像特点

(一) CT 成像特点

1. 成像原理　利用高度准直 X 线束,扫描一定层厚的人体横断面,数据经模数及数模转换,最后由计算机显示器以不同灰阶显示出图像。

2. 成像时间　较短,尤其是螺旋 CT 及多层螺旋 CT 可达到秒或亚秒级。

3. 传统 CT 仅反映解剖结构的改变,现代多层螺旋 CT 尚可功能成像。

4. 有较好的密度及空间分辨率。

5. 显示骨骼及钙化较好。

6. 显示血管需用对比剂。

7. 骨组织产生伪影。

8. 有放射线危害。

(二) MRI 成像特点

1. 成像原理　利用磁共振的物理现象,通过外加射频脉冲激发人体内氢质子,经过一系列物理变化,产生信号、接收信号,经计算机处理,由显示屏呈现灰阶信号。

2. 成像时间　较长,检查一个患者需数分至数十分钟。现代高性能 MR 机成像时间已大大缩短。

3. 可以反映解剖结构和组织构成。

4. 与 CT 成像比较,有更为优秀的软组织分辨力。

5. 成像序列多,且可任意角度成像,能够提供更多的生理、病理信息。

6. 对于较大血管,即使不使用对比剂,亦可清晰显示。用对比剂后,图像质量会更加完美,有利于血管疾病诊断。

7. 显示钙化不敏感。

8. 无骨组织伪影,颅底病变能清晰显示。

9. 无射线危害。

10. 体表及体内的磁性金属可产生明显伪影。

二、急症患者 CT 及 MRI 检查适应证

（一）CT 检查适应证

1. 颅脑急症

（1）血管病变：对各种原因引起的急性脑出血、急性蛛网膜下腔出血的诊断较敏感。但对脑梗死，发病在 24 小时之内，尤其在 6 小时之内时，CT 显示不如 MRI。

（2）颅脑外伤：CT 具有其他影像学检查方法无可比拟的优越性。可清楚显示软组织、脑实质挫伤、出血，血肿的部位、程度、范围等；颅内金属异物、骨折，尤其是颅底的复杂骨折，可准确判断部位、范围、程度。

（3）急性颅脑炎症：平扫即可显示病灶，但特异性不高，需做增强扫描才能明确诊断。确诊要密切结合临床表现及实验室检查。

2. 脊柱四肢　显示骨折、骨破坏较为敏感。对炎症性、肿瘤性疾病，可显示周围软组织密度及形态的改变。三维重建可立体显示病变及其与邻近结构的关系。

3. 胸部急症

（1）肺栓塞：CT 平扫价值有限。肺动脉造影（CTPA）可显示肺动脉及其分支的栓子，诊断效果与 DSA 相近。螺旋 CT 静脉造影（CTV）作为一种 CTPA 的后续成像方式，也可观察有无肺栓塞及下肢深静脉血栓。但这些检查方法均需用对比剂，CTV 增加了放射线照射剂量。

（2）外伤：对肺、胸壁软组织及骨的创伤能清晰显示。

（3）主动脉瘤及主动脉夹层：对动脉瘤可显示其部位、形态及作出定性诊断。主动脉夹层的表现较具特征性，CT 增强扫描可显示其真假腔、内膜片及主要分支发自于真腔还是假腔等，对管壁的钙化及血栓显示亦较好。

（4）急性炎症：能够清晰显示炎症的部位、形态、密度、边缘等，综合分析即可明确诊断。

（5）异物：可以准确、直观定位。

4. 腹部急症

（1）肠梗阻：可显示肠管扩张，有时可发现梗阻部位及原因。

（2）结石：显示泌尿系及胆道结石敏感，可了解梗阻的部位及程度。

（3）外伤：增强扫描可显示实质脏器的损伤部位及程度，并可作出分型。对腹腔和腹膜后出血敏感。

（4）急性炎症：包括实质性脏器的炎症、腹膜及腹膜后感染，平扫可以发现病变，增强扫描部分可定性。

（二）MRI 检查适应证

1. 颅脑急症

（1）急性脑血管病：在显示急性脑梗死（发病后 4~6 小时或更早即可出现改变）及亚急性脑出血方面明显优于 CT，FLAIR 序列可显示 CT 未能显示的蛛网膜下腔出血。还可通过 MRA 显示颅内各种血管性病变。

（2）外伤：对颅底及脑深部出血，特别是胼胝体和小脑出血灶的显示优于 CT。MRI 显示急性期脑出血不如 CT 直观，显示颅骨骨折较差。

（3）急性炎症：对显示炎性病灶和多发性病灶比 CT 敏感。对显示脑膜炎症优于 CT。

（4）寄生虫病急性期：能敏感显示病灶。对脑室及脑膜型脑囊虫病的显示优于 CT。

2. 脊柱四肢　对显示脊髓、关节、韧带、软骨、半月板及其周围软组织损伤、肩袖损伤优于 CT。对于骨、脊柱的急性炎性病变,可清楚显示病变的部位、范围及其与周围组织的关系。MRI 能清晰显示 CT 不能显示的骨小梁骨折,但对骨折断端各部分关系的显示不如 X 线和 CT。

3. 胸部急症

（1）肺栓塞：高档机型的 MRI 可显示肺动脉主干及各级分支的栓塞（包括 CTPA 无法显示的外围血管）,且无造影剂过敏及射线损害。

（2）对血管性病变的显示比 CT 更优越、更直观。可更直观、全面的显示主动脉瘤的大小、形态、部位及其与主动脉的关系。对主动脉夹层可多方位、多层面观察,可清楚显示夹层的部位、范围及其与周围邻近结构的关系,真假两腔的交通、腔内血栓、破裂口等,并能作出分型诊断。

（3）外伤：较少用于胸部外伤的诊断,但对胸廓入口、肺门、纵隔、横膈、胸壁的显示优于 CT,可作为 CT 检查阴性或可疑病变的补充检查。例如对外伤性膈疝,冠状位可显示疝囊与横膈及膈下结构的关系。

4. 腹部急症

（1）胃肠道穿孔及肠梗阻：诊断价值有限。

（2）结石：MRCP 及 MRU 结合轴位可清楚显示各种成因的结石（包括 CT 不能显示的阴性结石）及胆道、泌尿道梗阻的部位、范围及扩张程度。

（3）急性炎症：在一些方面优于 CT,例如急性胰腺炎,尤其是重症胰腺炎,MRCP 可显示其病因,横轴位成像可显示胰腺的大小、形态及信号异常。对比剂安全、可靠、无肾毒性。

三、CT 和 MRI 检查禁忌证

（一）CT 检查禁忌证
无绝对禁忌证。由于各种原因不能配合者为相对禁忌证。

（二）MRI 检查禁忌证
1. 戴有呼吸机等生命支持装置的患者,有监测仪等生命监测装置的患者。

2. 戴有起搏器、人工关节、术后金属夹等的患者。外伤后体内留有金属异物的患者（眼球内金属异物尤要注意）。

3. 有幽闭恐惧症或自控能力差,不能配合的患者。

4. 妊娠前三个月内慎做磁共振检查。

5. 高热或散热功能障碍的患者,慎做高磁场强度的磁共振检查。

四、急症患者 CT 和 MRI 检查原则

急诊患者的诊断流程要分清主次,按照轻重,兼顾迅速、安全、准确及经济的原则,选择合适的影像学检查方法。检查过程,通常应先做平扫,再做增强扫描;遵循先无创,再有创的原则。既要尊重生命又要兼顾患者利益。

（靳二虎　王　强）

参 考 文 献

[1] 孔祥泉,冯敢生,罗汉超. 急症影像诊断学. 北京:人民卫生出版社,1998.

[2] 望春. 比较影像诊断学. 北京:人民卫生出版社,2002.

[3] 王辰. 肺栓塞. 北京:人民卫生出版社,2003.

[4] 金征宇. 放射科诊疗常规. 北京:人民卫生出版社,2003.

[5] 黄进,赵廷常,李文华,等. 急腹症影像学. 北京:人民卫生出版社,2001.

核素在急诊中的应用

　　临床核医学是利用放射性核素标记的放射性药物诊断和治疗疾病的一门年轻的现代医学分支学科。临床核医学在急诊领域的应用主要是在诊断方面,尤其是在体内诊断方面应用较多。

　　放射性药物显像是一种以功能代谢为特征的现代医学影像技术,是现代医学影像学的重要组成部分。放射性药物显像的原理与 X 线、CT、MRI、超声等影像学检查原理不同,其最本质的原理也就是核医学最基本的技术即放射性核素示踪技术。放射性药物显像是将放射性药物(称为显像剂)引入体内,正常组织或脏器与病变组织在功能或代谢方面不同,它们吸收摄取显像剂就有差异,通过专门的仪器来采集放射性核素在体内不同区域放射出的射线而得到影像,并对影像进行分析,作出诊断。功能检查的原理与显像相近,只是没有图像,通过仪器探测引入体内的放射性核素标记药物(称为示踪剂)聚集到不同组织的多少、快慢等的不同来判断某些功能改变。放射性药物显像以及功能检查是无创的检查方法。放射性核素示踪技术非常灵敏,引入体内的放射性药物其化学量极微;诊断用放射性核素发出的射线主要为 γ 射线,半衰期短,受检者所接受的辐射吸收剂量很低。放射性药物不良反应的发生率仅为万分之二左右,而且不良反应也比较轻微。因此,核医学检查非常安全也非常适合动态观察或复查。

　　目前,绝大多数显像剂是用 ^{99m}Tc 这种放射性核素标记的。显像剂在体内某一器官或某一组织中的定位机制不尽相同,一般来讲,主要与器官、组织或细胞的功能、代谢及生物学行为有关。与其他影像学技术比较,放射性药物显像显示的图像是功能与形态相结合,以功能代谢为主、形态结构为辅的图像,非专业人员识图较困难,工作人员需特殊培训才能得到合格满意的影像,才能对影像进行合格满意的分析和解释。

　　核医学临床应用领域非常广泛,几乎涉及医学各个学科,本文不做全面介绍,仅仅介绍核医学与急诊有关的项目,并仅围绕急诊方面应用进行相关解释。进行急诊核医学检查较择期检查困难增多,尤其是放射性药物有一定的半衰期,常常需要使用之前临时进行标记配制,与其他影像学科比较,在准备方面有一定的特殊性。因此,需要在人员、仪器设备及放射性药物方面做必要的准备。在拟开展核医学急诊检查项目前,急诊医师应与核医学科进行必要沟通,研究解决一些实际问题。这些问题包括急诊医师通过什么方式提出申请,申请后核医学科有无条件提供放射性药物,检查设备如何安排协调,患者如何到达核医学科,何时何地为患者注入显像剂,患者需要哪些必要准备,危重患者应采取什么措施以保证患者安全,检查后如何提供检查结果,放射性药物显像是否能够及时提供图像报告等等。目前,国内核医学显像必备设备 SPECT（单光子发射计算机断层成像仪）数量少，检查时间又较长，因此，拟开展急诊检查的项目应考虑设备的配备情况，应留有余地。同时，开展急诊检查应有项目预案，以保证能做到及时、方便、安全地完成检查。

目前核医学在急诊方面开展的项目及应用主要包括以下内容：

1. 心血管　主要应用心肌血流灌注显像和急性心肌梗死灶显像对急性心肌梗死等疾病进行诊断与鉴别诊断，尤其是对心电图不典型的病例以及溶栓治疗中病例的检查。

2. 呼吸　主要应用肺血流灌注显像及肺通气显像对肺栓塞等疾病引起的呼吸困难进行诊断与鉴别诊断。

3. 下肢深静脉显像　主要和肺血流灌注显像协同检查对下肢深静脉通畅情况进行诊断，辅助肺栓塞的诊断与鉴别。

4. 泌尿生殖系统　主要应用肾图检查对急性肾绞痛引起的急性腰痛、腹痛进行诊断与鉴别诊断以及急腹症时的鉴别诊断。应用睾丸显像对急性睾丸痛进行诊断与鉴别诊断。

5. 消化系统　主要应用消化道出血显像、异位胃黏膜显像和肝、胆显像对消化道出血、异位胃黏膜、急性胆囊炎、新生儿黄疸等疾病进行诊断与鉴别诊断。

6. 神经系统　主要应用脑血流灌注显像及脑池显像对缺血性脑血管意外、脑外伤后遗症以及脑脊液漏等疾病进行诊断与鉴别诊断。

7. 骨骼　主要应用骨骼显像诊断多发性骨外伤或隐匿性骨折、应力性或疲劳性骨折；应用骨三相显像鉴别诊断急性骨髓炎等。

一、心血管系统

核医学在心血管系统中的应用非常广泛，已经成为心血管疾病现代诊疗技术中的一种重要手段。心血管核医学在心血管疾病诊断、指导治疗、判断预后和疗效评价等方面有其重要的意义。急诊中，主要应用于急性心肌梗死的诊断与鉴别诊断，尤其是心电图不典型的病例以及溶栓治疗中的检查。检查手段为心肌血流灌注显像和急性心肌梗死灶的显像。

（一）心肌血流灌注显像

心肌血流灌注显像（简称心肌显像）是核医学应用非常普遍的检查项目。急诊使用的显像剂为 ^{99m}Tc-MIBI，静脉注射后，^{99m}Tc-MIBI 能通过冠状动脉到达心肌细胞，迅速被心肌细胞摄取并"固定"在心肌细胞组织中而不会逸出。心肌细胞摄取 ^{99m}Tc-MIBI 的多少与注射显像剂当时的冠状动脉血流灌注量呈正比。冠状动脉狭窄或闭塞可导致其灌注区域血流减低或缺失，心肌显像时会发现局部放射性分布异常稀疏或缺损。

心肌显像在急诊中应用的主要对象是急性胸痛患者，在怀疑急性心源性胸痛（如急性心肌梗死、心绞痛），心电图或酶学检查不典型时，进行鉴别诊断；另外在溶栓等治疗中的应用除了可以明确诊断外，还可以观察疗效，有利于进一步治疗。

1. 操作　检查前，患者无须特殊准备。静脉注射显像剂后 1~6 小时内进行断层采集。该项检查没有过敏反应，本身没有危险。SPECT 采集时间一般在 30 分钟以内完成。如果患者条件允许可以进行运动或药物介入负荷试验，在负荷达到预期心率时注射显像剂，采集的图像为负荷心肌显像。在非负荷状态下注射显像剂采集的图像为静息态心肌显像，采集的条件和注意事项相同。

2. 适应证　急性胸痛时，对急性心肌梗死的鉴别。心肌梗死时，梗死区域内出现放射性缺损区,缺损区的范围和大小可提示冠状动脉狭窄的部位。其定位诊断能力尤其对心电图容易漏诊的左心室后壁、后侧壁及后间壁的诊断能力更具有明显优势。在常规心肌显像时,通常需要负荷及静息状态下分别检查,两项影像对比鉴别心肌缺血或心肌梗死。在急诊胸痛的患者,往往需要鉴别的是心脏原因还是肺或其他脏器病变的原因。如果是心脏的原因,在胸痛的情况下,静息态的影像也会得到阳性的发现。因此,患者身体条件不允许负荷的情况下,静息态影像也可以达到急诊诊断与鉴别的目的。

临床怀疑急性心肌梗死准备进行溶栓等治疗前,静脉注射显像剂 ^{99m}Tc-MIBI,然后进行溶栓等治疗,待病情稳定后进行 SPECT 显像的采集,此时得到的影像实际是治疗前显像剂在心肌内的分布,反映的是治疗前心肌血流灌注的情况。依此显像结果可以对急性心肌梗死进行确定诊断。如果此时心肌显像正常,应重新考虑胸痛的原因。溶栓等治疗后再次注射显像剂的影像则可以了解溶栓等治疗的效果。根据检查结果考虑停止溶栓、继续溶栓治疗或更换溶栓药物以及采取其他治疗方法进行血管重建。这样,可以减少溶栓治疗副作用的发生或减轻副作用的强度,对溶栓治疗没有起作用的患者更换治疗方法争取二次治疗时间。

(二)急性心肌梗死灶显像

这是一种阳性显像方法。^{99m}Tc-PYP 是一种磷酸盐类骨骼显像剂,能被急性心肌梗死发生后在局部形成的羟基磷灰石结晶吸附或通过离子交换方式摄取。静脉注射显像剂后能使急性心肌梗死灶显影,正常心脏不会摄取,同时,大量显像剂被骨骼摄取而显示骨骼影像。一般发病后 10~12 小时开始能够显示病灶,发病 1 周后检查显示影像将变淡,发病 2 周后检查则不会出现阳性显示。由此可以诊断急性心肌梗死,鉴别急性心肌梗死抑或陈旧性心肌梗死。

1. 操作 静脉注射 ^{99m}Tc-PYP 2 小时后行多体位的平面显像或断层显像。根据心肌部位放射性聚集的程度来判断其是否为阳性。如果心肌部位发现局部放射性浓聚程度相当于肋骨水平或比肋骨水平更强时提示显像阳性。

2. 适应证 心肌梗死灶显像在急诊中可以有以下应用:①可以对怀疑急性心肌梗死的患者进行诊断,包括心电图或酶学检查不典型时进行鉴别诊断;②患者曾有陈旧性心肌梗死,又怀疑再梗死者或血管重建术后怀疑新梗死发生者;③发病后未及时就诊、酶学检查已经恢复正常的患者,确定此次心肌梗死是否为急性心肌梗死者;④非透壁性心肌梗死患者。对急性心肌梗死的诊断与心肌血流灌注显像相比没有明显优势,而对急性心肌梗死和陈旧性心肌梗死的鉴别则有独特的意义。发病不足 10~12 小时的患者由于羟基磷灰石结晶形成不足,显像会出现"假阴性"。

二、呼吸系统

核医学在呼吸系统急诊中的应用主要是通过肺显像鉴别诊断肺栓塞。

(一)肺显像

包括肺通气显像和肺血流灌注显像(V/Q 显像),分别用来了解气道的通畅性和肺动脉血流灌注情况。肺血流灌注显像的原理是静脉注射直径略大于肺毛细血管内径的放射性核素标记的颗粒,这些颗粒随血流通过肺动脉,随机一过性嵌顿在肺毛细血管床内,其在肺内的分布与肺动脉的血流灌注成正比。进行多体位采集可以得到显像剂在肺毛细血管床的分布图像,肺影像的放射性分布反映肺内各个不同部位的血流灌注情况。当局部肺动脉发生阻塞时,显像剂不能到达其血流灌注区,使该灌注区域内出现放射性缺损。肺通气显像是通过气道吸入放射性显像剂,显像剂到达肺泡并分布在那里,其分布与肺局部通气量成正比,采集的图像反映了肺内气道的通畅情况。当气道阻塞狭窄以及肺泡内渗出物等造成局部通气量减少或因肺泡萎陷造成肺泡空间减少时,图像显示局部放射性稀疏或缺损。

放射性药物 V/Q 显像在急诊中的应用主要是对急性肺栓塞的诊断与鉴别诊断。V/Q 显像的联合应用是肺栓塞重要的影像学诊断方法,对诊断肺栓塞具有安全、无创、灵敏、特异和准确等优势。

1. 操作　肺血流灌注显像的方法是仰卧位静脉注入放射性的颗粒(^{99m}Tc-MAA),随后进行肺部多体位采集。肺通气显像的方法是通过吸入的方法吸入放射性的气体或气溶胶,然后进行肺部多体位采集。两项检查的图像在一起进行读片。两项检查时间的安排应根据通气显像所用显像剂的类型而有所不同。从急诊的角度考虑应使用气体显像剂。近年来,锝粉雾因其使用方便、消耗放射性药物少、显像效果佳等优点越来越受到临床的欢迎。尤其 V/Q 两项检查能同期完成,更具急诊检查的优势。在只能使用气溶胶的情况下,为尽快了解肺血流灌注情况通常先行肺血流灌注显像,后行通气显像。单次检查时间的长短与给入的显像剂的剂量、采集体位和采集用设备探测器的多少有关。一般单探头 SPECT 采集 1 个体位大约需要 5~10 分钟,合计约 1 小时;目前,先进的三探头 SPECT 每次采集 3 个体位,采集 6 个体位合计约需 20 分钟。

2. 适应证　肺显像在急诊中的应用主要是急性胸痛的患者,对怀疑急性肺栓塞时的诊断与鉴别诊断。急性肺栓塞是一种并非少见的比较严重的急症,漏诊率、误诊率极高。如不能及时诊断、治疗,病死率很高。急性肺栓塞的临床症状往往不典型,X 线胸片也常常没有特异性的发现,而心电图又常常会有一些非特异性改变,因此常常会误判、误诊或得不到及时诊断造成严重后果。早期肺动脉栓塞区域内血流灌注缺失而肺泡及气道并无大碍。因此,肺血流灌注显像可见节段性放射性缺损,通气显像在相应部位放射性分布则可以是正常的,即所谓两者结果"不匹配",由此可以支持肺栓塞的诊断。如果肺血流灌注显像正常,则可以排除肺栓塞。

V/Q 显像方法简便、无创,有利于重复检查,因此 V/Q 显像也是观察肺栓塞治疗效果的非常好的方法。肺栓塞治疗后主要是观察血流灌注的恢复情况,因此,在复查时仅仅做肺血流灌注显像即可。在溶栓治疗中,系列观察肺血流灌注的变化,可以了解治疗效果,可以在一种溶栓药物无效时及时更换药物或治疗方法,在溶栓有效时为选择适宜的停药时间提供依据。

(二)下肢深静脉显像

肺栓塞患者大约有 80% 的栓子来自下肢深静脉和盆腔静脉的血栓,因此,对疑有肺栓塞患者进行双侧下肢深静脉和盆腔静脉显像,确定有无血栓形成对诊断肺栓塞有重要的意义。

足背静脉注入显像剂后,显像剂随静脉血返回心脏,用显像设备记录显像剂在静脉内的流通过程,可以观察到流经静脉的走行、形态及血流动力学的变化。常用的显像剂与肺血流灌注显像使用的显像剂相同,是 ^{99m}Tc-MAA,可以在下肢深静脉显像后同期进行肺血流灌注显像,临床上也常常联合应用。对临床怀疑肺栓塞的急诊患者如果病情允许联合应用更有诊断意义。

1. 操作　在患者的双侧足背静脉建立静脉通道,在双侧踝部上方用止血带阻断浅静脉,在双侧足背静脉同时注入显像剂,采集自下肢至下腔静脉的影像,可以得到下肢深静脉的影像。如果在阻断浅静脉前进行相同的操作,可以得到浅静脉的影像。分别显示深、浅静脉的方法,对显示深、浅静脉的解剖关系有利,还能增加判断深静脉病变的能力,因此建议在条件允许时采用此法采集为宜。

2. 适应证　主要针对肺栓塞患者,一般在进行肺血流灌注显像前进行。急性肺栓塞患者约80%伴有下肢深静脉血栓形成,下肢深静脉显像阳性时,可以提高肺血流灌注显像与肺通气显像提示的肺栓塞的可能性,有助于对肺栓塞的诊断。据报道,下肢不同部位的深静脉血栓的肺栓塞发生率不同,盆腔静脉、股静脉、腓静脉血栓时,肺栓塞的发生率分别是77%、67%、46%。下肢急性肿胀、水肿怀疑下肢深静脉血栓形成时,应用此方法可以提供深静脉血流灌注的结果。

三、泌尿生殖系统

核医学在泌尿生殖系统急诊中主要应用于急性肾绞痛和急性睾丸痛的患者,检查手段包括肾图检查、肾脏动态显像和阴囊显像。

(一)肾图检查

静脉注入一种能迅速被肾小球滤过或肾小管分泌而不会被重吸收的示踪剂,入血后被肾脏摄取、分泌到集尿系统最终到达膀胱,通过肾图仪采集并记录下这一系列的过程,得到的肾区时间放射性曲线即为肾图。通过肾图曲线分析可以了解到示踪剂在肾脏摄取、分泌和排泄的过程,可获得分侧肾脏血流灌注、功能状态和上部尿路的通畅情况等信息。输尿管结石所致肾绞痛是常见的急腹症,肾图检查是鉴别诊断的常规方法之一。输尿管结石肾绞痛患者常表现为持续上升型急性梗阻的肾图曲线。少数输尿管鹿角样结石在未引起输尿管痉挛情况下,可以没有梗阻,肾图可以正常或大致正常。

1. 操作　静脉注射^{131}I- 邻碘马尿酸(^{131}I-OIH)后用肾图仪的两个探头在体外分别探测两侧肾区,采集记录示踪剂到达两侧肾脏、在肾脏聚集以及离开肾脏的过程,即得到双侧肾区的时间——放射性变化曲线。肾脏对示踪剂的摄取、分泌的速度与尿流量有关,因此,这项检查前应避免患者处于缺水状态,一般应在检查前饮水300ml,并排空膀胱。如果患者不能饮水可采取静脉点滴补充水分,以免出现假阳性,或造成判断困难。上机检查时间大约15分钟。示踪剂^{131}I-OIH是核医学可以常备随时使用的很少的放射性药物之一,因此,对急诊应用非常方便。

2. 适应证　肾图可以方便地了解分侧上尿路的通畅情况。肾图呈持续上升的为完全梗阻表现,上升斜率较大说明梗阻持续时间较短,肾脏功能尚无明显损伤。排泄段(c段)下降延缓则为不全梗阻的表现。排泄量可以用15分钟排泄率表示。输尿管结石所致肾绞痛是常见的急腹症,肾图检查是鉴别诊断肾绞痛的常规方法之一。输尿管结石肾绞痛患者常表现为持续上升型急性梗阻的肾图曲线。少数输尿管鹿角样结石在未引起输尿管痉挛情况下,可以没有梗阻,肾图可以正常或大致正常。肾图的梗阻表现只能说明放射性示踪剂在检查时段内在肾脏的滞留情况,可能是梗阻性肾盂积水,也可能是非梗阻性肾盂积水,这两种病变可采用利尿试验肾图进行鉴别。

肾绞痛患者的临床表现不尽相同,部分患者可出现急腹症的表现。如果考虑不周、认识不足,会造成误诊。因此,急腹症患者在必要时可以通过肾图检查鉴别急腹症的原因,无论是阳性结果还是阴性结果都对正确诊断有帮助。一般情况下,在患者出现急腹症或急性腰痛的表现时,梗阻肾图表现强烈支持输尿管痉挛肾绞痛的诊断。

(二)肾动态显像

是用显像的方法采集肾脏的图像,对照肾脏影像勾画肾脏的 ROI,可生成肾图曲线。在急诊的应用与普通肾图相似。肾动态显像得到的肾图对位比较准确,避免了解剖对位不准确的干扰,而且可以观察上尿路的梗阻部位。但是,其检查过程较普通肾图复杂,显像药物需要临时准备,检查费用也比较高,因此,急诊应用不如普通肾图方便。

(三)阴囊显像

急性睾丸疼痛主要为急性睾丸扭转和急性附睾睾丸炎两种情况。前者常常需要急诊手术以保证睾丸的存活,后者则需要保守治疗。阴囊显像是一种了解阴囊血流供应状况的显像。急性睾丸扭转和急性附睾睾丸炎不同时相的阴囊血流不同。通过对阴囊动脉血流灌注相、静脉灌注相及静态血池相的分析,对急性睾丸疼痛的患者进行鉴别诊断。

1. 操作 静脉注射 ^{99m}Tc 体内标记红细胞,检查时,以双侧睾丸为视野中心,了解并明确疼痛睾丸的方位。取动态采集和延迟静态采集。检查时,注意左右位置标定准确,阴茎固定应在正上方,两腿分开。无须特殊准备,检查时间大约需要 1 小时。

2. 适应证 本检查主要用于急性睾丸疼痛及急性睾丸疼痛性肿物的鉴别诊断。正常阴囊动脉血流灌注像及静态血池影像轻度显影,两侧基本对称,没有明显的放射性浓聚或缺损。急性睾丸扭转,以睾丸缺血为特征,图像表现为患侧睾丸中心放射性分布缺损、周边或部分周边放射性分布增强。急性附睾睾丸炎,图像表现为患侧睾丸放射性分布增加或浓聚。

四、消化系统

核医学在消化系统疾病急诊方面的应用,主要是消化道出血、异位胃黏膜出血、急性胆囊炎、新生儿黄疸等方面的诊断与鉴别;检查项目包括消化道出血显像、异位胃黏膜显像和肝、胆动态显像。

(一)消化道出血显像

静脉注射 ^{99m}Tc 标记的红细胞后,与血液混合,其放射性分布与血液分布一致。正常情况下,胃肠道的含血量较低,腹部影像放射性分布呈较低水平的均匀分布,不会出现明显的放射性浓聚。如果胃肠道有出血灶,^{99m}Tc 标记的红细胞会从出血点逸出,聚集于肠腔内,出现放射性浓聚。此方法主要应用于对消化道出血进行诊断,根据最早出现放射性异常分布的部位,对出血灶的位置大致定位。在出血量较大时,也可以用 ^{99m}Tc 标记的胶体作为显像剂。

1. 操作 静脉注射后间断行腹部静态采集,间隔时间及总采集时间与出血量的多少有关。一般每 2~5 分钟 1 帧,连续采集 30~60 分钟。如仍呈阴性,需延长观察时间。此项采集间隔时间不能过长,否则在采集时肠道内充满放射性则无法对出血灶定位。完成检查时间差异很大,事先难以估计。在准备开展本项检查前,一定要考虑到所在医院核医学科设备的情况,如果常规患者很多,设备单一,则本检查开展困难。在不能连续观察的情况下,错过出血发生时机,会使出血部位的判断出现错误,甚至无法提供出血部位的信息。

2. 适应证 主要用于胃肠道急性活动性出血及间歇性出血的诊断及其出血灶的定位。

（二）异位胃黏膜显像

胃黏膜组织可摄取聚集 $^{99m}TcO_4^-$，消化道其他组织不会摄取聚集。先天性肠道重复畸形患者的病变组织中常常含有异位胃黏膜，这些异位胃黏膜组织与胃黏膜组织一样能够从血液中摄取 $^{99m}TcO_4^-$，使胃以外的消化道显影。临床主要应用于小儿先天性异位胃黏膜的检出。检查时间约 1 个小时。阳性率与先天性肠道重复畸形患者的病变组织中含有的异位胃黏膜数量有关。

1. 操作 患儿静脉注射 $^{99m}TcO_4^-$ 后 5 分钟起的 1 小时内间断采集腹部影像。检查前需禁食，也禁用对胃黏膜组织摄取 $^{99m}TcO_4^-$ 起抑制作用的 $KClO_4$。由于肾脏可以摄取分泌 $^{99m}TcO_4^-$，检查分析图像时，应分清肾脏及膀胱影像，避免误诊。

2. 适应证 主要用于小儿不明原因的消化道出血及腹痛，如果是先天性异位胃黏膜所致可见腹部出现局限性固定位置不变的放射性浓聚区。5 分钟影像即可发现，60 分钟影像不消失。胃肠道术后患者腹痛，怀疑有胃黏膜异位播种时也可应用此法检出。

（三）肝、胆动态显像

静脉注射具有染料性质的显像剂如 $^{99m}Tc-EHIDA$ 后，可由肝脏多角细胞吸收，随后，随胆汁一起分泌到毛细胆管而进入胆道系统最终进入肠腔。急诊应用主要用于急性胆囊炎的诊断以及黄疸的鉴别诊断。

1. 操作 空腹静脉注射后动态或间断静态显像。观察肝脏、胆囊及肠道的显影情况。

2. 适应证 急性胆囊炎患者胆囊管水肿、阻塞，肝脏分泌的显像剂无法进入胆囊，使胆囊不显影。如果静脉注射显像剂后 1 小时内胆囊显影，无论浓聚程度如何均可基本排除急性胆囊炎的诊断。而延迟 4 小时胆囊仍然未见显示，则支持急性胆囊炎的诊断。

另外，新生儿黄疸也可用此法鉴别诊断，如果 24 小时肠道内仍未见放射性分布，可考虑为先天性胆道闭锁的诊断；如果肠道内能见到放射性分布，则可以排除胆道闭锁的诊断而考虑新生儿肝炎的诊断。两者的治疗方法、预后很不相同，鉴别诊断意义重大。

五、神经系统

神经系统核医学方面的应用主要是缺血性脑血管意外、脑外伤后遗症、脑脊液漏等疾病的诊断与鉴别诊断，主要包括脑血流灌注显像及脑池显影两种显像方法。

（一）脑血流灌注显像

静脉注射能通过完整血脑屏障进入脑细胞的显像剂，其进入脑细胞的量与局部脑血流灌注量呈正比，而且进入脑细胞后即停留在那里。进行断层显像可以了解局部脑血流灌注的情况。急诊应用主要是缺血性脑血管意外的诊断，如短暂性脑缺血发作（TIA）、脑梗死等。一般讲，脑局部血流灌注量与脑局部能量代谢和功能平行，因此，这项显像也间接反映了脑局部的代谢和功能。因此，这项显像还可以作为脑外伤后对其后遗症发生的可能性的预测。

1. 操作 视听封闭状态下静脉注入显像剂 $^{99m}Tc-ECD$ 后 10 分钟进行脑断层采集，重建三维断层显像。总体检查时间约 30~60 分钟。

2. 适应证 急诊怀疑缺血性脑血管意外可通过此方法诊断。TIA 起病突然，症状消失快，症状消失后，本检查可以发现 50% 以上的患者仍然有局限性缺血改变，检出率高于 CT

和 MRI。这是因为部分 TIA 患者发作后,局部仍然呈慢性低灌注状态,而缺血程度低于 TIA 发作的症状发生阈,使得患者无症状而有局部血流灌注减低表现。对于这部分患者治疗应积极,以防止脑梗死的发生。对于脑梗死患者,脑梗死一旦发生,由于局部血管闭塞,脑血流灌注显像立即可以发现局部血流灌注减低,阳性率几乎可达 100%。而早期病变区域内结构变化还不明显时,CT 及 MRI 检查可呈阴性。在结构改变后,脑血流灌注显像显示的病变区域也往往较 CT 或 MRI 的范围大。

脑外伤患者急诊诊断通常进行 CT 检查,MRI 检查可以进一步提高创伤性颅脑损伤病灶的检出率。脑血流灌注显像对轻、中型颅脑损伤后一过性脑功能障碍以及弥漫性颅脑损伤更易发现异常,具有灵敏性高的优势。而且,颅脑损伤后恢复期进行脑血流灌注显像检查,结果正常通常意味着较少发生脑外伤后遗症,而阳性发现患者,则发生脑外伤后遗症的可能性大幅度增加,一般可达 3/4 左右。因此,脑血流灌注显像的结果可指导脑外伤患者是否需要进一步的治疗以减少后遗症的发生。

(二)脑池显影

经过腰穿将放射性药物显像剂 ^{99m}Tc-DTPA 注入脊髓蛛网膜下腔,间断采集可以显示脑脊液循环及最终蛛网膜吸收的过程。在脊髓蛛网膜下腔以外的部位不应当出现任何异位的放射性分布。急诊应用可发现脑脊液漏并定位。

1. 操作　腰穿后将放射性显像剂 ^{99m}Tc-DTPA 与脑脊液混合后注入脊髓蛛网膜下腔,分别于 1、3、6 小时行头部采集。在脑脊液漏口部位出现异常放射性分布,即可诊断为脑脊液鼻漏、耳漏或球后漏。在怀疑脑脊液鼻漏时,用细脱脂棉置于鼻道内,显像阳性发现后,将棉花取出,分别进行放射性测量,有利于对鼻漏发生的颅底裂位置作出推断。注入显像剂体积要小,必要时可在注入前先放出相当体积的脑脊液,穿刺后患者应取平卧位,以减少因腰穿造成的不良反应发生。

2. 适应证　本检查急诊应用主要对脑脊液漏进行诊断与鉴别诊断。脑脊液漏往往在外伤后发生,外伤后出现耳、鼻逸液、凸眼等情况应考虑脑脊液漏的可能,本项检查有很高的特异性。

六、骨骼

骨骼方面,主要是通过骨骼显像诊断多发性骨外伤或隐匿性骨折、应力性或疲劳性骨折及鉴别诊断急性骨髓炎。

骨骼显像主要包括常规骨骼显像(或称为骨骼延迟显像)以及骨三相显像两种。静脉注射显像剂 ^{99m}Tc-MDP 后,显像剂通过血流到达骨骼与骨内的有机成分相结合而沉积在骨骼内。使用显像设备可以进行局部或全身的骨骼显像。显像剂沉积于骨骼内的多寡主要受局部血流量和骨骼无机盐代谢及成骨活跃程度的影响。在发生骨骼损伤时,骨骼局部血流增加,成骨活跃,可以使局部摄取更多的显像剂,图像表现为局部放射性浓聚。临床常常应用于肿瘤骨转移的早期诊断,但近年来在良性疾病的应用越来越多。骨三相显像采集包括采集血流相、血池相及延迟相图像;常规骨骼显像则只采集延迟影像。骨骼显像急诊应用主要对全身多发性骨折、隐匿性骨折、应力性或疲劳性骨折及急性骨髓炎等疾病的诊断与鉴别诊断,减少误诊的发生。

（一）操作

患者无须特殊准备,常规骨骼显像于静脉注射显像剂 ^{99m}Tc-MDP 后 2~3 小时全身或局部采集;骨三相显像采集注入显像剂后前 1 分钟的动态影像（血流相）、随后的 1~4 分钟静态影像（血池相）以及延迟相影像。由于部分显像剂会通过肾脏排泄,因此注射后需大量饮水,显像前排空膀胱以减少泌尿系影像的干扰。同时,注意避免尿液对衣服身体的影响。

（二）适应证

骨折诊断主要依靠 X 线检查。一些如车祸等剧烈外伤怀疑全身多发性骨折的患者,需要全身骨显像提示全身各个部位发生骨折的可能。急诊中骨显像可以发现 X 线难以发现的发生于手、腕、足、踝、胸骨、肩胛骨等处的隐匿性骨折;可以发现 X 线早期常常为阴性表现的不良运动引起的应力性或疲劳性骨折。它们的共同表现为局部病变骨骼出现异常局限性放射性浓聚。骨显像检查灵敏度很高,在骨折发生后数小时即可呈现阳性反应,但特异性较差,在判断上应与临床密切结合。

急性骨髓炎与软组织蜂窝织炎的鉴别诊断有利于指导治疗,但早期 X 线检查有一定困难。一般常规显像也不易鉴别,需要三相骨显像检查。其鉴别要点是急性骨髓炎患者三个时相的影像,异常放射性浓聚均集中在骨骼内,而且随时间的延长浓聚程度增加;而软组织蜂窝织炎放射性异常浓聚分布较弥漫,随时间的延长而减少,在骨骼内无放射性浓聚。对因开放性骨折或骨折内固定后软组织蜂窝织炎,骨骼也可有放射性浓聚,但其周围组织的弥漫性放射性异常分布以及浓聚程度的进行性减低同样可以与急性骨髓炎鉴别。如果影像显示不典型,延迟 24 小时再显像,会有一定帮助。

（李春林）

参 考 文 献

［1］王荣福. 核医学. 北京:北京大学医学出版社,2003.

［2］中华人民共和国卫生部医政司. 核医学诊断与治疗规范. 北京:科学出版社,1997.

［3］刘秀杰,马寄晓. 临床心肺核医学. 北京:北京医科大学中国协和医科大学联合出版社,1993.

［4］程显声. 肺动脉栓塞文集. 北京:人民卫生出版社,2002.

［5］张玉海,杨培谦. 肾脏外科. 北京:人民卫生出版社,2002.

［6］丁虹,贾少微. 神经核医学进展. 长春:吉林科学技术出版社,1999.

［7］孙达. 放射性核素骨显像. 杭州:浙江大学出版社,2000.

［8］Abdel-Dayem HM, Abu-Judeh H, Kumar M, et al. SPECT brain perfusion abnormalities in mild or moderate traumatic brain injury. Clin Nucl Med, 1998, 23（5）: 309-317.

［9］Jacoba A, Put E, Ingels M, et al. Prospective evaluation of ^{99m}Tc-HMPAO SPECT in mild and moderate traumatic brain injury. J Nucl Med, 1994, 35（6）: 942-947.

［10］Sweet DE, Allman RM. Stress fractures RPC of the month from the AFIP. Radiology, 1971, 99（3）: 687-693.

［11］Matin P. Bone Scintigraphy in the diagnosis and management of traumatic injury. Semin Nucl Med, 1983, 13（2）: 104-122.

72 抗菌药在急诊中的应用

一、抗菌药的分类

（一）β-内酰胺类抗生素

β-内酰胺类抗生素在临床上应用的类别和品种最多,发展最快,应用最广泛。它具有高效和不良反应较低的特点,现已成为抗生素的开发中心,并在各种细菌感染的治疗中占据了重要地位。β-内酰胺类抗生素包括五大类药物:①青霉素类;②头孢菌素类;③碳青霉烯类;④单环菌素类;⑤β-内酰胺与含酶抑制剂的复方。

1. 青霉素类　青霉素类抗生素是由青霉素发展起来的,是破坏细菌细胞壁的杀菌性抗生素。它们对细菌的选择性作用强,而对人体几乎没有毒性、全身分布好,是一类高效、低毒的抗生素。

青霉素按给药途径可分为注射用青霉素和口服青霉素。注射用青霉素一般应用钠盐或钾盐,水溶性好,半衰期大多不超过 2 小时,主要经肾排出。

青霉素类抗生素是链球菌属感染的首选药物,包括 A 组 β 溶血性链球菌和肺炎球菌。它的不良反应主要为过敏反应。按国家规定,使用青霉素类抗生素前,均需做青霉素皮肤试验,阳性者禁用。各种青霉素之间有交叉过敏反应。

2. 头孢菌素类　头孢菌素是分子中含有头孢烯和头霉烯两类 β-内酰胺类的半合成抗生素。它们破坏细菌细胞壁的合成,并在繁殖期杀菌。对细菌的选择作用强,而对人几乎没有毒性,具有抗菌谱广、抗菌作用强、耐青霉素酶和过敏反应较青霉素类抗生素少等优点,是一类高效、低毒、临床广泛应用的重要抗生素,现已有四代头孢菌素。

（1）中谱头孢菌素:包括第一、二代头孢菌素。

1）第一代头孢烯:如头孢唑林、头孢氨苄和头孢拉定等。主要对革兰阳性菌和部分阴性菌如大肠杆菌、克雷伯菌等有效,但对假单胞菌属、肠杆菌属和沙雷菌等无效。

2）第二代头孢烯:如头孢呋辛、头孢替安等保留了第一代头孢烯的抗革兰阳性菌的强度,且对流感嗜血杆菌等较第一代为优。

3）第二代头霉烯:如头孢西丁、头孢美唑等抗需氧菌的作用与第二代头孢烯相似,且对厌氧菌有效,所以是具有抗厌氧菌作用的第二代头孢菌素。头霉烯类的另一个优点是对产生超广谱酶(ESBL)菌,如大肠杆菌和克雷伯菌等有效。

（2）广谱头孢菌素:包括第三、四代头孢菌素。

1）第三代头孢烯:可分为两类:

a. 第三代氨噻肟类头孢烯:包括头孢噻肟、头孢甲肟、头孢唑肟、头孢地嗪和头孢曲松等。在临床应用的剂量条件下,抗需氧菌的革兰阳性和阴性比较平衡,但对脆弱类杆菌和绿脓假单胞菌效果差。具有良好的通透性和较强抗菌活性,可用于治疗脑膜炎。

b. 第三代羧基头孢烯和酰基头孢烯:如头孢他啶、头孢哌酮和头孢匹胺等,对包括铜绿假单胞菌和肠杆菌科等革兰阴性菌有很强的抗菌活性,抗革兰阳性菌的作用与第三代氨噻肟头孢烯相似,但头孢他啶抗革兰阳性菌作用较弱。

第三代头孢烯对超广谱酶(ESBL)不稳定,如对大肠杆菌和克雷伯菌等产 ESBL 株不敏感,同时,对染色体介导的 I 类酶(AmpC 酶)不稳定,如对枸橼酸杆菌和铜绿假单胞菌产 AmpC 酶菌等不敏感。

2)第三代头霉烯:如拉氧头孢等抗需氧菌作用与第三代氨噻肟头孢烯相似,其优点是:①具有抗厌氧菌的作用;②对大肠杆菌、克雷伯菌属等产 ESBL 菌有效。

3)第三代头孢菌素中的氨噻肟头孢菌素,具有高效、广谱、耐酶的特性,但对假单胞菌的作用较差。第三代头孢菌素中的羧基头孢菌素具有抗假单胞菌的特点,但对革兰阳性菌的作用较差。

3. 碳青霉烯类　目前,临床上应用的碳青霉烯类抗生素包括亚胺培南、帕尼培南和美洛培南,它们是 β- 内酰胺类抗生素中更耐酶、更广谱、更高效的类别。它们对包括铜绿假单胞菌在内的需氧革兰阴性杆菌、包括脆弱类杆菌在内的厌氧菌以及需氧革兰阳性菌都有很高的疗效。碳青霉烯类不仅对丝氨酸 β- 内酰胺酶稳定,而且是有效的酶抑制剂,特别是对典型 β- 内酰胺产 AmpC 酶和产 ESBL 酶耐药的革兰阴性杆菌尤为有效。

院内感染,特别是重症监护病房中的危重感染,常为革兰阳性与阴性、需氧与厌氧菌的混合感染,常需选用广谱抗菌药或联合抗菌治疗,而碳青霉烯类常作为混合感染或病原菌不明的严重感染的目标治疗或经验治疗。碳青霉烯类对抗甲氧西林金黄色葡萄球菌(methicillin resistant Staphylococcus aureus, MRSA)、粪肠球菌、嗜麦芽窄食单胞菌感染无效,对支原体、衣原体等非典型感染亦无效。

三种碳青霉烯类抗生素抗需氧革兰阴性菌活性,美洛培南优于亚胺培南和帕尼培南,抗革兰阳性菌则相反。所有 β- 内酰胺类抗生素都可发生中枢不良反应。美国 FDA 批准美洛培南作为亚胺培南的替代用药,用于革兰阴性菌脑膜炎和腹腔感染等。

4. β- 内酰胺类抗生素与酶抑制剂联合制剂　随着 β- 内酰胺类抗生素的广泛应用,以细菌产生灭活酶为主的耐药日益严重,因此,β- 内酰胺酶抑制剂与 β- 内酰胺类药物的联合制剂便成为克服 β- 内酰胺类抗生素耐药的重要类别。

β- 内酰胺酶抑制剂和 β- 内酰胺类抗生素的联合,既提高了抗菌活性又扩大了抗菌谱。已经在临床应用的联合复方制剂按 β- 内酰胺类可分为两大类:与青霉素类联合的复方和与头孢菌素联合的复方。与青霉素联合的复方又可分为:与氨基青霉素联合的复方(氨苄西林和阿莫西林)和与抗铜绿假单胞菌青霉素联合的复方(替卡西林和哌拉西林)等两小类。

按酶的抑制剂可分为:与克拉维酸的复方、舒巴坦复方和他唑巴坦复方等三小类。

(1)含酶抑制剂的复方的抗菌特点:中谱的第三代氨基青霉素的含酶抑制剂的复方,如阿莫西林 / 克拉维酸,在抗需氧菌方面可相当于第一、二代头孢烯,在抗厌氧菌方面可相当于第二代头霉烯,优于第一、二代头孢烯。治疗产 ESBL 酶感染具有很好的疗效。

广谱的第四代酰脲基青霉素的复方,如哌拉西林 / 他唑巴坦,或第三代酰脲基头孢菌素的复方,如头孢哌酮 / 舒巴坦,在抗需氧菌方面可相当于第三、四代头孢烯,包括抗铜绿假单胞菌,在抗厌氧菌方面可相当于第三代头霉烯,优于第三、四代头孢烯。治疗产 ESBL 菌与第三代头孢烯相比具有更好的疗效,但在治疗产 AmpC 菌感染则不及第四代头孢菌素。

（2）含酶抑制剂的适应证

1）阿莫西林 / 克拉维酸钾的临床适应证:

a. 需氧产酶耐药感染（耐阿莫西林菌株）:包括革兰阳性的金黄色葡萄球菌、肠球菌和革兰阴性的流感杆菌、布兰汉球菌和淋球菌等引起的呼吸系统、肝胆系统、中枢神经系统、泌尿生殖系统、五官科、皮肤科、感染外科和妇产科感染以及败血症、心内膜炎等。

b. 厌氧菌和需氧与厌氧菌的混合感染,特别是腹腔内感染和妇产科感染。

c. 对高度耐药的肠杆菌属、铜绿假单胞菌、MRSA,非典型感染无效。

2）头孢哌酮 / 舒巴坦的临床适应证:

a. 头孢哌酮是酰脲基头孢,属于第三代头孢菌素,抗菌谱广,对革兰阳性、阴性及铜绿假单胞菌均有良好作用,但对 β- 内酰胺酶稳定性较差,所以与舒巴坦组成复方。

b. 舒巴坦对淋球菌、脑膜炎球菌、不动杆菌属具有良好作用。能抑制细菌产生的广谱 β- 内酰胺酶和多数超广谱 β- 内酰胺酶,并能作用于细菌的 PBP2。

c. 头孢哌酮 / 舒巴坦:①头孢哌酮 / 舒巴坦联合应用可使头孢哌酮对 56% 的肠杆菌科细菌的抗菌作用增强;②头孢哌酮 / 舒巴坦联合应用可对 44% 的非发酵菌的抗菌作用增强。

（二）氨基糖苷类抗生素

氨基糖苷类抗生素是由链霉素发展起来的,是抑制蛋白质合成、静止期杀菌性抗生素,以抗需氧革兰阴性杆菌、假单胞菌属、结核菌属和葡萄球菌属为特点。由于该类抗生素在发挥抗菌作用时必须有氧参加,所以这类抗生素对厌氧菌无效。

1. 第一代氨基糖苷类抗生素

（1）链霉素:除作为一线抗结核药之外,已很少用于治疗革兰阴性菌感染,主要是由于它的耳毒性严重,同时由于它与其他氨基糖苷类抗生素有单向交叉耐药。

（2）卡那霉素:由于耐药菌株不断增多和毒性较严重,基本上被庆大霉素所代替。

（3）新霉素:全身应用毒性较大,只保留了口服剂型,用于肠道感染。

（4）巴龙霉素:在临床上已基本不用。

（5）核糖霉素:抗菌作用与卡那霉素相似而略弱,疗效较差,但耳毒性很低,目前已趋向少用。

2. 第二代氨基糖苷类抗生素

（1）庆大霉素:对葡萄球菌和革兰阴性菌具有良好的抗菌作用,曾与妥布霉素并列为一线氨基糖苷类抗生素。近年来由于其耐药菌株逐年增多、耳毒性较大,有些适应证如革兰阴性菌感染已为第三代氨基糖苷、第三代头孢菌素和第三代喹诺酮所取代。庆大霉素对葡萄球菌有良好的抗菌作用,但它不是治疗葡萄球菌感染的常规用药,只用于其他抗生素耐药菌株所致的严重感染,并与 β- 内酰胺类抗生素联用。庆大霉素肌注或静脉滴注:成人一次 80mg（8 万单位）,一日 2~3 次,间隔 8 小时;小儿:每日 3~5mg/kg,分 2~3 次给药。

（2）妥布霉素:为卡那霉素 B 衍生物,抗菌作用与庆大霉素相似,是第二代氨基糖苷类抗生素的典型代表。其抗铜绿假单胞菌的作用优于庆大霉素。妥布霉素用于肌注或静脉滴注:成人每日 240mg,分 3 次注射;儿童每日 3~5mg/kg,分 2~3 次给药。

（3）其他第二代氨基糖苷类抗生素

1）小诺米星：抗菌作用与庆大霉素相似。动物实验表明其耳、肾毒性较庆大霉素低。

2）地贝卡星：是卡那霉素 B 的衍生物，其抗菌作用与庆大霉素基本相似，而毒性较庆大霉素略低。

3）西索米星：是庆大霉素的衍生物，抗菌作用与庆大霉素相似，其抗铜绿假单胞菌的作用逊于妥布霉素而稍优于庆大霉素。耳、肾毒性与庆大霉素相似，所以无特殊优点。

3. 第三代氨基糖苷类抗生素

（1）阿米卡星：可用于耐庆大霉素和耐妥布霉素的各种革兰阴性杆菌感染。耳毒性低于卡那霉素而稍高于庆大霉素和西索米星；肾毒性与庆大霉素相似。用于成人，肌注或静脉滴注，一次 0.1~0.2g，分 2 次给药；用于小儿，每日 4~8mg/kg，分 1~2 次给药。

（2）奈替米星：对部分耐庆大霉素和耐西索米星的革兰阴性杆菌有效，对金黄色葡萄球菌和其他革兰阳性菌活性优于庆大霉素、妥布霉素和阿米卡星。动物实验证明，奈替米星的耳、肾毒性低于其他氨基糖苷类抗生素。用于肌注和静脉滴注：每次 80mg，每 8 小时 1 次。

（3）依替米星：是庆大霉素的衍生物，其作用与奈替米星相似。

（4）异帕米星：异帕米星适用于严重革兰阴性杆菌耐药菌感染（包括部分阿米卡星耐药菌）和严重金黄色葡萄球菌感染，与阿米卡星相比抗铜绿假单胞菌效果稍差。值得重视的是其毒性低，动物实验证明肾毒性与其他氨基糖苷类抗生素相似、耳毒性比阿米卡星和庆大霉素低。

（5）阿贝卡星：其一般毒性等于或稍低于地贝卡星，耳毒性比地贝卡星、阿米卡星低，肾毒性与地贝卡星相同，神经阻滞作用和庆大霉素相同。

（三）大环内酯类抗生素

大环内酯类抗生素是抑制蛋白质合成的快效抑菌剂，不仅对典型致病菌如需氧革兰阳性菌、部分阴性菌具有抗菌作用，同时对不典型致病菌如衣原体、支原体、军团菌、弯曲菌以及幽门螺杆菌均具有广谱抗菌作用，所以大环内酯类抗生素在临床上主要用于化脓性球菌引起的轻度感染以及衣原体、支原体、军团菌和弯曲菌等微生物感染，是不良反应低、适于口服的抗菌药，它们的药代动力学特征是组织浓度高于血浓度。第二代大环内酯以阿奇霉素为代表，它与红霉素相比体外抗菌谱更广，抗菌活性更强。

1. 适应证　首选适应证为呼吸系统感染，是军团菌感染的首选药。

（1）阿奇霉素：用于治疗衣原体与淋球菌所致的性传播疾病有很好的疗效。

（2）罗红霉素：治疗衣原体所致的泌尿、生殖系统感染有很好的作用。

（3）克拉霉素：在本类药物中是首选的抗幽门螺杆菌感染的品种。

2. 临床用法

（1）阿奇霉素：阿奇霉素的药代动力学改善比较突出，特点是耐酸、长效、组织浓度很高，其组织浓度为血浓度的 15~50 倍，半衰期 >24 小时，每天只需给药 1 次，每次 250mg，属于长效的大环内酯类抗生素。用于成人，第一日，500mg，第 2~5 日，每日 250mg 顿服或每日 500mg 顿服，连服 3 天。用于小儿，第一日 10mg/kg（一日最大量不超过 500mg），第 2~5 日，每日 5mg/kg 顿服（每日最大量不超过 250mg）。

（2）克拉霉素：在大环内酯类抗生素中是抗幽门螺杆菌的首选药物。用于成人，每天 500mg，分 2 次服用。

（3）罗红霉素：其药代动力学特点是耐酸，能迅速经胃肠道吸收，具有较高的血浓度，能广泛分布于全身各组织及体液中。口服罗红霉素 150mg 与口服红霉素 500mg 相比，前者比后者的血药浓度高 5 倍，每天只需给药 2 次，每次 150mg，可称作中效大环内酯类抗生素。用于成人：每天 300mg，分 1~2 次服用。

（四）林可酰胺类抗生素

林可酰胺类抗生素包括克林霉素和林可霉素两种。

克林霉素和林可霉素的适应证为需氧革兰阳性菌及厌氧菌所致的呼吸道感染、腹腔感染、皮肤软组织感染、女性生殖道和盆腔感染等。克林霉素不适用于中枢神经系统感染，因其穿透血脑屏障的能力很差。

克林霉素常与 β- 内酰胺类或氨基糖苷类抗生素联合使用，以互补抗菌谱，如与氨基糖苷类抗生素联合，互补中发挥其抗厌氧菌和抗革兰阳性菌的抗菌作用，是美国疾病控制中（CDC）推荐的治疗急性盆腔感染的方案之一。克林霉素联合氨曲南治疗急性盆腔感染也有很好的疗效。

（五）四环素类抗生素

包含第一代短效四环素、土霉素和中效地美环素、美他环素，第二代长效多西环素、米诺环素。

1. 四环素类抗生素的抗菌活性的比较顺序

第二代四环素类 > 第一代四环素类

米诺环素 > 多西环素 > 美他环素 > 地美环素 > 四环素 > 土霉素

2. 抗菌谱和适应证　四环素类属广谱抗微生物药，其抗革兰阳性菌作用优于抗革兰阴性菌。现在第一代四环素类抗生素已不再作为常见细菌感染的一线用药，其主要适应证为立克次体、支原体、衣原体、布鲁菌病和霍乱回归热等。第二代四环素类抗生素可用于一些敏感菌所致的轻、中度感染。

3. 不良反应　第一代四环素类具有影响胎儿、新生儿、婴幼儿的牙齿和骨骼发育的不良反应；对肝脏的损害和加重氮质血症等不良反应；第二代的多西环素可用于敏感微生物引起的轻至中度感染；而米诺环素易于在前庭充脂细胞中浓集而导致眩晕，通常在用药 2~3 日后出现头晕、平衡失调、头眩、恶心和耳鸣等神经系统症状。基于米诺环素的神经毒性，美国疾病控制中心（CDC）提出：该药不再作为脑膜炎球菌带菌者的治疗药物，也不再作为脑膜炎球菌感染的治疗药物。同时，由于中枢神经系统不良反应，用药期间驾驶机动车辆及操作机械需格外小心，以免发生意外，因此米诺环素的临床应用受到限制。

（六）磷霉素类抗生素

磷霉素类抗生素主要有磷霉素及磷胺霉素。它们是一类毒性低、副作用少的抗生素，其抗菌机制是在早期抑制细菌细胞壁合成的杀菌性抗生素，与 β- 内酰胺类及氨基糖苷类抗生素联合应用具有协同作用。

磷霉素是对革兰阳性及阴性菌都有效的广谱磷酸类抗生素，而磷胺霉素是主要对革兰阴性杆菌有效的窄谱磷酸类抗生素。

口服：成人每日 2~4g；儿童每日 50~100mg/kg，均分 3~4 次服用。静脉给药：成人每日 4~12g，严重感染时可增至 16g；儿童每日 100~300mg/kg，均分 2~3 次静脉注射给药。

（七）糖肽类抗生素

糖肽类抗生素是由 7 种氨基酸构成的多肽与氨基糖组成的糖肽类,作用机制与 β- 内酰胺类抗生素相同,都是通过干扰细菌细胞壁肽聚糖的交联,从而使细菌细胞发生溶解。其抗菌谱为革兰阳性需氧菌和厌氧菌。临床主要应用于需氧革兰阳性菌,特别是对靶位耐药的耐甲氧西林金黄色葡萄球菌（MRSA）和耐甲氧西林表皮葡萄球菌（MRSE）有较高活性。目前,临床上应用的主要有第一代万古霉素、去甲万古霉素和替考拉宁 3 种,前两种抗菌作用相同,后者比前两种抗菌活性更强,半衰期长（3.5 天）。

口服万古霉素用于治疗抗生素相关性腹泻,目前由于耐万古霉素肠球菌（VRE）的出现,有必要将万古霉素作为对甲硝唑无效的严重病例的保留药物。

第二代糖肽类抗生素现应用较少,包含有:

1. 奥利万星　是一种半合成的新型的糖肽类抗生素,作用机制与万古霉素和替考拉宁相同,即抑制 G^+ 菌细胞壁的生物合成。其作用特点如下:①抗菌谱覆盖 VRE、MRSA,并对糖肽类抗生素敏感性降低的金葡菌（GISA）有一定作用;②快速的杀菌作用,包括对胞内肠球菌和葡萄球菌的作用,在治疗皮肤和软组织感染上已取得了良好的效果;③半衰期长,仅需一日 1 次给药。

2. 达巴万星　为替考拉宁类似物 A40926 的衍生物,具有独特的药代动力学性质,可每周间隔用药。达巴万星在治疗导管相关的血源性感染以及皮肤和软组织感染已取得了良好的效果,其具有优良的体内抗菌活性和安全性。

VRE 尤其是耐万古霉素屎肠球菌（VREF）引起的感染已成为临床治疗中的棘手问题。重症肠球菌院内感染者,可首选万古霉素或替考拉宁治疗,发现 VRE 感染可用替考拉宁或利奈唑胺或奥利万星治疗,目前尚未发现对利奈唑胺耐药的肠球菌株。对轻、中度肠球菌感染者,可先用大剂量氨苄西林联用氨基糖苷类抗生素治疗,必要时才改用或联用糖肽类抗生素。对糖肽类抗生素高度耐药的 MRSA、MRSE 及肠球菌感染,可选用利奈唑胺或链阳菌素。

（八）唑烷酮类抗生素

利奈唑胺（linezolid）是第一个应用于临床的新型唑烷酮类抗生素,是细菌蛋白质合成抑制剂,通过抑制蛋白起始复合物的形成抑制细菌蛋白质合成,在体内、外对葡萄球菌、链球菌、肠球菌等耐药 G^+ 菌有广谱的抗菌作用,其他抗生素主要抑制细菌蛋白的延长合成,故迄今为止,尚无研究表明唑烷酮类与其他类别抗生素间可能有交叉耐药。

利奈唑胺独特的药代动力学特性赋予其强大的组织和体液通透性,保证药物快速、足量到达肺部和其他感染部位。它体外抗菌谱广,可全面覆盖 G^+ 球菌。体外实验和临床研究均证实,利奈唑胺对屎肠球菌（仅指万古霉素耐药菌株）、金黄色葡萄球菌（包括耐甲氧西林菌株）、无乳链球菌、肺炎链球菌（包括多重耐药菌株）和化脓性链球菌具有强大抗菌作用。同时,粪肠球菌（包括万古霉素耐药菌株）、屎肠球菌（万古霉素敏感菌株）、表皮葡萄球菌（包括耐甲氧西林菌株）、嗜血葡萄球菌和草绿色链球菌的最低抑菌浓度至少≤利奈唑胺的敏感范围。

（九）喹诺酮类抗菌药

第一代和第二代喹诺酮疗效差,不良反应多,所以第一代喹诺酮萘啶酸现已淘汰,第二代喹诺酮吡哌酸已被氟喹诺酮取代,趋向不用或少用。它们的适应证主要为泌尿系统感染。

第三代和第四代喹诺酮是在 6 位引入氟的氟喹诺酮,属于"沙星"类抗菌药。第三代喹诺酮以环丙沙星、氧氟沙星和左氧氟沙星为代表,它们是临床最常用的基本品种,主要用于治疗革兰阴性杆菌和铜绿假单胞菌感染。第四代喹诺酮主要是近年来上市的莫西沙星和加替沙星,它们都是环丙沙星的8甲氧基衍生物,它们在保留环丙沙星的抗革兰阴性菌的基础上,由于加强了对革兰阳性菌和不典型病原体的作用,所以其适应证主要为社区获得性呼吸道感染。

1. 第一代喹诺酮类抗菌药 第一代喹诺酮类由于抗菌谱窄,抗菌作用弱,生物利用度极低,所以仅用于尿路感染,疗效差而不良反应较多,现已趋向不用。

2. 第二代喹诺酮类抗菌药 以吡哌酸为代表的第二代喹诺酮,其抗菌性能较第一代有所改进,但抗菌谱仅限于革兰阴性杆菌,且抗菌作用中等,生物利用度较低,血浓度及组织浓度较低,仅能用于尿路及肠道感染。由于疗效差,不良反应发生率较高,目前已逐步为第三代喹诺酮类所取代,趋向少用或不用。

3. 第三代喹诺酮类(氟喹诺酮类)抗菌药 环丙沙星、氧氟沙星和左氧氟沙星都是临床广泛应用的氟喹诺酮类药物。

(1)环丙沙星:被称为第三代喹诺酮抗菌活性的金标准,是抗肠杆菌和铜绿假单胞菌最有效的氟喹诺酮药物。

(2)氧氟沙星:口服400mg/次的峰浓度可达到6μg/ml,而口服环丙沙星500mg/次的峰浓度仅有3μg/ml,不良反应较环丙沙星明显降低。

(3)左氧氟沙星:是氧氟沙星的左旋光学异构体,不良反应较氧氟沙星低,是现有氟喹诺酮中不良反应最少和最轻的品种。

(4)第三代喹诺酮的临床适应证

1)环丙沙星和氧氟沙星等第三代喹诺酮主要用于革兰阴性菌感染和铜绿假单胞菌感染,其主要适应证有:敏感菌引起的泌尿生殖系统感染,包括单纯性、复杂性尿路感染、细菌性前列腺炎、淋球菌尿道炎或宫颈炎(包括产酶菌株所致者);胃肠道感染,包括细菌性痢疾、中性粒细胞减少症并发的肠炎;耐药菌株所致伤寒和其他沙门菌属感染;呼吸系统感染,革兰阴性杆菌肺炎或支气管感染;骨骼系统感染,革兰阴性杆菌骨髓炎或关节炎;革兰阴性杆菌所致皮肤软组织感染,包括五官科感染和外科伤口感染。

2)目前国内革兰阴性杆菌中,氟喹诺酮类药物对大肠杆菌耐药率已超过50%,因此大肠杆菌宜根据药敏选用。

3)治疗对常用抗生素耐药的肠杆菌科细菌(除大肠杆菌外)、不动杆菌属、铜绿假单胞菌等假单胞菌属感染,环丙沙星等第三代喹诺酮类仍为适宜选择类别之一。

4)口服环丙沙星等第三代喹诺酮抗革兰阳性菌感染效果较差,不宜用作葡萄球菌属等革兰阳性菌所致感染的经验治疗;不宜作为链球菌感染的经验治疗;不推荐口服环丙沙星单药用于治疗链球菌、支原体和吸入性等社区获得性肺炎。

5)环丙沙星、左氧氟沙星等第三代喹诺酮类药物用于治疗敏感菌重症感染时,如败血症、腹膜炎、重症肺炎等均以静脉给药为宜,在感染基本控制后,可改为口服给药进行序贯治疗。

(5)其他第三代喹诺酮

1)诺氟沙星生物利用度较其他第三代喹诺酮低,仅用于消化道和泌尿道感染。

2)培氟沙星半衰期为10小时,使用培氟沙星所致的肌腱损伤在氟喹诺酮类药物中较多见,尤见于运动员。

3)洛美沙星和氟罗沙星的体内抗菌作用优于环丙沙星,半衰期前者为7小时,后者为

10 小时,但前者不良反应和光敏反应在喹诺酮类药物较多见,氟罗沙星光敏反应亦较多见。

4)依诺沙星半衰期为 6 小时,但中枢不良反应较多见,逐渐趋向少用。

4. 第四代喹诺酮类抗菌药(氟喹诺酮类)　第四代喹诺酮目前临床应用前景较好的品种,主要莫西沙星和加替沙星等。第四代喹诺酮类加替沙星和莫西沙星都是环丙沙星的衍生物,它们保留了环丙沙星抗革兰阴性杆菌的高度活性(但对铜绿假单胞菌的活性较环丙沙星弱,对大肠杆菌有交叉耐药性),同时明显增强了抗革兰阳性菌的活性、特别是显著加强了抗链球菌的活性及抗不典型感染病原体如衣原体、支原体和军团菌的活性,且对结核分枝杆菌有较高的活性,对脆弱类杆菌也有较好的作用。

现有第四代喹诺酮的两个品种的主要适应证为呼吸系统感染,所以也被称为呼吸道氟喹诺酮或抗肺炎链球菌氟喹诺酮。

氟喹诺酮类的不良反应:氟喹诺酮的毒性较小,主要不良反应为胃肠道反应、中枢神经系统反应、光敏反应、心电图 Q-T 间期延长、软骨毒性、肌腱损伤和肝、肾功能损伤等。

(1)胃肠道反应　发生率约 4%,以格帕沙星较为严重。

(2)中枢神经系统反应

1)直接作用引起的:以洛美沙星最为多见,氟罗沙星、曲伐沙星、格帕沙星亦有报道,环丙沙星注射给药亦有报道。

2)相互作用引起的:多是由于与 NSAID 或茶碱相互作用,依诺沙星和洛美沙星较多见。

(3)光敏反应:8 位氟衍生物较多见,如司氟沙星、氟罗沙星和洛美沙星较多见。

(4)心电图:Q-T 间期延长,以格帕沙星和司氟沙星较多见,尤其是静脉注射给药时。

(5)软骨毒性:在动物实验中发现。

(6)肌腱损伤:以培氟沙星最多见,环丙沙星、氧氟沙星和诺氟沙星亦有报道。

(7)肝功能损伤:以替马沙星、曲伐沙星和阿拉沙星较为严重。

由于不良反应,上市后被撤销的新品种有:格帕(格雷)沙星(心血管不良反应)、替马沙星(替马沙星综合征)和克林沙星(光毒性);由于不良反应被严格限制使用的新品种有阿拉沙星和曲伐沙星(肝毒性)。

5. 喹诺酮类的给药方案　喹诺酮类抗生素属于浓度依赖性(剂量依赖性)抗菌药,喹诺酮药物把全天的用量,采取减少给药次数、增加每次给药剂量的方法,可以获得最大的杀菌效果并减少耐药菌的产生。第四代喹诺酮如加替沙星和莫西沙星都采取一天给药一次的疗法。

(十)氯霉素类抗生素

氯霉素为广谱抗生素,由于其对血液系统的毒性较大,故已较少用。外用其滴眼剂防治眼部感染。

主要不良反应:①粒细胞及血小板减少、再生障碍性贫血等;②久用可致视神经炎、共济失调及二重感染等;③有时有消化道反应;④新生儿可致灰婴综合征,故禁用;⑤精神患者可致严重反应,故禁用;⑥肌注易致严重反应。甲砜霉素抗菌谱与氯霉素相似,且不会出现再生障碍性贫血。但是肾功能不良时需减小剂量。儿童可服用棕榈氯霉素。

(十一)硝基咪唑类

属合成抗菌药,有甲硝唑、替硝唑等,硝基咪唑类对厌氧菌及原虫有独特的杀灭作用,与其他抗生素联合应用于临床的各个领域。

（十二）抗真菌药

麦角固醇是真菌细胞膜的重要组成部分,所以目前临床上应用的抗真菌药物主要是麦角固醇的结合剂和干扰麦角固醇合成的药物,因此真菌细胞膜上的麦角固醇是主要靶点。抗真菌药物按结构可分为抗真菌抗生素、唑类抗真菌药、烯丙胺类抗真菌药及其他合成抗真菌药。

1. 抗真菌抗生素按结构可分为多烯类和非多烯类　多烯类抗真菌抗生素和真菌细胞膜上的麦角固醇结合,使得细胞膜上形成微孔,改变膜的通透性,使得细胞内物质外渗,导致真菌死亡。其代表药物有制霉菌素、两性霉素 B、甲帕霉素、曲古霉素等,主要用于治疗深部真菌感染。

两性霉素 B 为多烯类抗真菌抗生素,为治疗深部真菌感染的首选药物,对念珠菌、新生隐球菌、曲菌、接合菌、镰刀菌等有抑制作用,口服不稳定,只能静脉滴注,少量进入脑脊液,治疗隐球菌脑膜炎需要鞘内注射。两性霉素 B 的不良反应可分为两类:①与输注相关的急性毒性:如发热、发冷、肌肉痉挛、呕吐、头痛和低血压,可以通过降低输液速度和减少用量以缓解,亦可采取先给予退热药、抗组胺药等措施;②慢性毒性:最严重的是肾损伤,可以补充钠盐,如用生理盐水输注,并定期监测肾功能以及水、电解质平衡。

将两性霉素 B 包封成脂质体或与其他脂质载体结合,脂质体两性霉素 B 可降低药物和胆固醇的结合,加强了和真菌麦角固醇的结合,毒性明显减弱降低了不良反应。在肝、脾、肺的浓度增高,但是肾浓度低;对肾小管损害减少。发热、寒战发生率降低。可能引起高磷血症、高钠血症、肾性尿崩症等。

非多烯类药物主要用于治疗浅部真菌感染,常用的有灰黄霉素、西卡宁(癣可宁)等。

2. 唑类抗真菌药物按结构可分为咪唑类和三氮唑类　其中,咪唑类抗真菌药物有克霉唑、咪康唑、益康唑、酮康唑、噻康唑、布康唑、硫康唑、奥昔康唑和联苯苄唑等;酮康唑由于不良反应严重已经不作为全身或口服用药,只有局部外用剂型。三氮唑类抗真菌药物有氟康唑、伊曲康唑、伏立康唑和特康唑等。作用在真菌的细胞膜,通过抑制细胞色素 p450 依赖酶,使麦角固醇合成受阻,从而使得细胞膜不完整;同时使得甲基化的固醇堆积,使得细胞膜的成分改变,通透性改变,阻止其生长繁殖。

氟康唑是现在临床常用抗真菌药,属窄谱抗菌药,对于白念珠菌和隐球菌有效,但是对于克柔念珠菌、光滑念珠菌无效,对于曲霉、接合菌没有抗菌作用。药代动力学特点:水溶性好,血药峰值高;与血浆蛋白结合低,分布迅速广泛;很少在体内分布,90% 经过肾脏排泄,对于泌尿系真菌感染适合。临床主要用于白念珠菌皮肤黏膜、腹腔、肺部、泌尿系感染;球孢子菌脑膜炎首选;对于某些深部真菌病,如隐球菌病有效;现在用于预防艾滋病、骨髓移植等免疫低下患者的真菌感染。

3. 烯丙胺类抗真菌药物代表为萘替芬。

4. 其他合成抗真菌药物　氟胞嘧啶、托萘酯、托西拉酯、环吡酮胺、阿莫罗芬等,可以选择性进入真菌,转化成氟尿嘧啶,代替尿嘧啶,干扰蛋白质合成,达到抗真菌的作用。窄谱抗生素,对于念珠菌、新生隐球菌、卡氏枝孢菌等有抗菌作用。临床用于念珠菌、新生隐球菌的感染;对曲霉、孢子丝有效;易耐药,与两性霉素 B 合用对于念珠菌、隐球菌感染可有协同作用,与氟康唑合用,治疗艾滋患者隐球菌脑膜炎。

5. 棘白菌素类抗真菌药物　为一种新型脂肽类化合物,抑制 β-(1,3) 葡聚糖合成酶,作用真菌细胞壁。由于这类药物独特的作用机制使得它们在治疗交叉耐药中很有作用,对大多数念珠菌具有快速的杀真菌作用,包括一些对唑类耐药的菌株,对于大多数曲霉有抑真菌作用,对于镰刀菌、接合菌以及新生隐球菌无抑制作用。目前所有棘白菌素都是经静脉给药,每天可以一次;动物模型研究表明,对于曲霉病,棘白菌素与两性霉素 B(AmB)和唑类药物有协同治疗作用;体外试验还提示,卡泊芬净与两性霉素 B(AmB)联合应用时对于镰刀菌也有抑制作用。棘白菌素和唑类对白念珠菌、热带念珠菌的临床微生物学药敏折点值降低,增加了剂量依赖或耐药的菌株数;棘白菌素类药物对近平滑念珠菌的临床微生物学药敏折点相对升高,减少了近平滑念珠菌对棘白菌素类药物耐药的数量。

目前临床上应用的该类药物主要是卡泊芬净、米卡芬净和新产品阿尼芬净。

卡泊芬净主要用于严重曲霉菌病的补救治疗,也是治疗严重念珠菌感染(包括念珠菌食管炎、念珠菌腹膜炎及念珠菌血症)的一线药物。临床应用于食管念珠菌病;其他药物(两性霉素 B 等)治疗无效或者很不耐受的侵袭性曲霉病。卡泊芬净的毒副作用小,药物之间相互作用少,不良反应主要为:皮疹、皮肤潮红、瘙痒、发热、面部水肿、支气管痉挛、恶心、呕吐等。本品不可静脉推注,仅可缓慢静脉滴注,持续 1 小时以上。侵入性曲霉病患者:第一天应给予 70mg 的负荷剂量,随后一日 50mg,当剂量增加到一日 70mg 时,耐受性良好,但是超过此剂量,其安全性和有效性尚未进行充分研究。食管念珠菌病患者:一日 50mg,由于 HIV 感染者易发生口咽念珠菌病,可以考虑口服治疗。肝功能不全时,轻中度肝功能不全(Child-Pugh 评分 5~6 分)无须调整剂量。中度肝功能不全(Child-Pugh 评分 7~9 分)的食管/口咽念珠菌病患者,建议本品用药剂量为一日 35mg;侵入性曲霉病患者的起始剂量为一日 70mg,随后一日 35mg。

米卡芬净主要用于对其他抗真菌药不能耐受或已产生耐药菌的真菌感染患者,预防造血干细胞移植患者的真菌感染,治疗消化道念珠菌病。本品对念珠菌属和曲霉菌属的抗菌谱较宽,各种真菌对本品的敏感性顺序为:白色假丝酵母 > 平滑假丝酵母 > 热带假丝酵母 > 葡萄牙甲丝酵母 > 克鲁丝化假丝酵母 > 近平滑假丝酵母。用法用量:静滴。治疗消化道念珠菌病:每日 150mg,疗程 10~30 天。预防造血干细胞移植患者的真菌感染:每日 300mg,平均疗程 19 天。

二、急诊患者抗菌药物的合理应用

急诊科诊治的各种感染患者遍布临床各科,其中细菌所致的感染最为多见,所以抗菌药物成为急诊最常用的药物之一。

(一)应用抗菌药物的指征

抗菌药物只对细菌感染有疗效,所以抗菌药物应用之前应初步确立细菌性感染的诊断或培养明确病原菌,这是决定是否应用抗菌药物的指征。

(二)合理应用抗菌药的基本原则

抗菌药物的合理使用应包括合理选药与合理给药两方面。

1. 合理选择抗菌药物的依据

(1)感染部位及临床表现:经验用药的选择应基于对各种致病菌的好发部位,临床表现有所了解的基础上,在未能获得准确的检验结果时也能作出基本正确的判断与处理。

(2)分泌物涂片检查结果:抗菌药物选择最理想的依据是培养及药敏试验结果,一般在抗生素治疗前尽量先做血或其他体液培养。感染部位分泌物进行革兰染色涂片检查,也可为抗生素的选择提供有用的参考价值。

(3)抗菌药物的抑菌作用及杀菌作用:抗菌药物在体内表现为抑制细菌的生长(抑菌

作用）或杀灭细菌（杀菌作用）。抑菌类抗生素有四环素类、磺胺类药物、克林霉素、氯霉素等。杀菌类抗生素包括β内酰胺类药物、氨基糖苷类、氟喹诺酮类。

（4）细菌耐药性：耐甲氧西林葡萄球菌（MRSA）、耐万古霉素肠球菌（VRE）、耐青霉素肺炎链球菌（PRP）、超广谱β-内酰胺酶（ESBLs）、头孢菌素酶（AmpC）、超超广谱β-内酰胺酶（SSBL）、多重耐药的铜绿/不动/嗜麦芽及其他肠杆菌科细菌（Pseudo）是目前耐药难题。细菌耐药性是选择抗菌药物必须考虑的因素。表72-1和表72-2分别是原卫生部全国细菌耐药中心监测网发布的2004—2008年度革兰阴性菌监测结果和2011年7~9月北京友谊医院抗生素耐药情况监测结果，请参考。

表72-1　原卫生部全国细菌耐药中心监测网发布的2004—2008年度革兰阴性菌监测结果

革兰阴性菌	2004—2005年	2007—2008年
大肠埃希菌	18.00%	18.20%
铜绿假单胞菌	13.60%	13.20%
肺炎克雷伯菌	10.70%	10.90%
鲍曼不动杆菌	10.10%	9.10%
金黄色葡萄球菌	6.80%	7.60%

表72-2　2011年7~9月北京友谊医院抗生素耐药情况监测结果

序号	抗生素名称	耐药菌菌名	耐药率（%）
1	氨苄西林/舒巴坦	铜绿假单胞菌	100
		鲍曼不动杆菌	72.1
		大肠杆菌	62.6
		摩氏摩根菌	57.1
2	青霉素	屎肠球菌	100
		人葡萄球菌	100
		表皮葡萄球菌	97.6
		溶血葡萄球菌	95.8
		金黄色葡萄球菌	89.3
3	氨苄西林	铜绿假单胞菌	100
		屎肠球菌	100
		大肠杆菌	90.7
		鲍曼不动杆菌	84.7
		肺炎克雷伯菌	71.9
		阴沟肠杆菌	66.7
		奇异变形杆菌	52.9

续表

序号	抗生素名称	耐药菌菌名	耐药率（%）
4	哌拉西林/他唑巴坦	鲍曼不动杆菌	69.4
5	哌拉西林	鲍曼不动杆菌	76.6
		大肠埃希菌	62.9
6	苯唑西林	溶血葡萄球菌	95.8
		表皮葡萄球菌	82.9
		金黄色葡萄球菌	61.2
7	头孢唑林	铜绿假单胞菌	100
		鲍曼不动杆菌	100
		大肠埃希菌	100
		肺炎克雷伯菌	100
		阴沟肠杆菌	100
8	头孢呋辛	铜绿假单胞菌	100
		鲍曼不动杆菌	98.7
		大肠埃希菌	68.6
		肺炎克雷伯菌	57.6
9	头孢他啶	鲍曼不动杆菌	78.4
10	头孢曲松	鲍曼不动杆菌	100
		铜绿假单胞菌	98.4
		大肠埃希菌	66.4
11	头孢吡肟	鲍曼不动杆菌	76.6
12	头孢替坦	铜绿假单胞菌	99.2
		鲍曼不动杆菌	99.1
		大肠埃希菌	68.6
		肺炎克雷伯菌	57.6
13	氨曲南	鲍曼不动杆菌	100
14	亚胺培南	鲍曼不动杆菌	71.2
15	美罗培南	鲍曼不动杆菌	74
16	庆大霉素	鲍曼不动杆菌	67.6
		溶血葡萄球菌	62.5
		金黄色葡萄球菌	59.2
		大肠埃希菌	54.2

续表

序号	抗生素名称	耐药菌菌名	耐药率(%)
17	妥布霉素	鲍曼不动杆菌	57.7
18	环丙沙星	屎肠球菌	96.9
		溶血葡萄球菌	91.7
		鲍曼不动杆菌	76.6
		大肠埃希菌	72.9
		金黄色葡萄球菌	66
		粪肠球菌	50
19	左氧氟沙星	屎肠球菌	96.9
		溶血葡萄球菌	91.7
		大肠埃希菌	71
		金黄色葡萄球菌	66
		鲍曼不动杆菌	64
20	莫西沙星	金黄色葡萄球菌	65
		溶血葡萄球菌	62.5
21	复方磺胺甲噁唑	铜绿假单胞菌	100
		大肠埃希菌	72
		鲍曼不动杆菌	71.2
		表皮葡萄球菌	68.3
22	克林霉素	溶血葡萄球菌	75
		金黄色葡萄球菌	63.1
23	红霉素	溶血葡萄球菌	95.8
		屎肠球菌	90.6
		表皮葡萄球菌	82.9
		金黄色葡萄球菌	75.7
		粪肠球菌	64.3
24	呋喃妥因	铜绿假单胞菌	100
		鲍曼不动杆菌	99.1
		屎肠球菌	71.9

根据上述情况,做出临床用药建议如下:

1)排名前五位的细菌中铜绿假单胞菌、鲍曼不动杆菌以及金黄色葡萄球菌均为院内感染常见病原菌,而社区性感染常见病原菌不多见。

2)对于常见革兰阴性菌院内感染的经验治疗,如医院获得性肺炎、腹腔感染、泌尿生殖系感染。哌拉西林/他唑巴坦、亚胺培南、头孢吡肟等具有较好的敏感率;理论上头孢哌酮/舒巴坦与四代头孢、哌拉西林等抗阴性菌作用相近,也可用于经验治疗;非 β 内酰胺类的环丙沙星对大部分革兰阴性菌敏感性尚可,对大肠埃希菌敏感性差,但由于在尿中浓度高,泌尿系感染也可使用。

3)氨基糖苷类药物如妥布霉素、阿米卡星对革兰阴性菌有较高的敏感率,根据北京友谊医院实际情况,可以用庆大霉素或依替米星替代治疗。氨基糖苷类药物容易诱导耐药,不宜单用用于院内获得性感染的治疗,必须联合用药,如氨基糖苷类 +β 内酰胺类。

4)对于常见革兰阳性菌院内感染的经验治疗,如外伤感染、手术切口感染、血流感染等,一般不考虑用青霉素 G;轻症患者可选用含酶抑制剂的 β 内酰胺类药物或莫西沙星;重症患者必须选用万古霉素或去甲万古霉素。

5)鉴于鲍曼不动杆菌对于青霉素类、三代头孢、氨基糖苷类药物、喹诺酮类药物均呈高度耐药。对于呼吸机相关性肺炎等本菌高发的感染,经验治疗应考虑联合用药,如 β- 内酰胺类 + 氨基糖苷类、β- 内酰胺类 + 喹诺酮类。有证据表明舒巴坦对于不动杆菌具有一定的疗效,头孢哌酮/舒巴坦可作为优选。

(5)考虑药物的吸收、分布、代谢及排泄过程有助于合理选择抗生素:亲脂的药物(如氯霉素)及不带电的或非极性的药物(如氟喹诺酮类)能透过生物膜,能在组织中维持有效的浓度。药物的分布还受其与血浆蛋白结合力影响,血中游离形式存在的药物更易透过血脑屏障以及到达脓肿的深部。药物代谢过程是药物相互作用的关键,在患者同时使用多种抗生素时应充分考虑这一点。大部分抗菌药物主要自肾排泄,肾排泄的尿浓度高、肝灭活的则尿浓度较低。

2. 合理的制订给药方案

(1)确定给药剂量:治疗重症感染抗菌药物剂量宜较大;而治疗单纯性下尿路感染时,由于多数药物尿药浓度远高于血药浓度,则可应用较小剂量。

(2)选择给药途径:当患者病情严重,败血症或消化道难以耐受口服抗生素者应优先考虑静脉给予抗生素;病情轻者多选择口服抗菌药物。对细菌性心内膜炎及骨髓炎的治疗,长期静脉给药有利于在感染部位维持较高的药物浓度。尽量避免长时间局部外用抗菌药物,过度的局部使用抗生素可导致耐药菌的产生。

(3)给药间隔:给药间隔时间与药物半衰期有关,还受抗生素后效作用影响。

(4)抗菌药物使用疗程:对呼吸道和泌尿道的急性细菌感染,治疗的疗程较短,一般3~7 天或 10 天或持续到热退后 3~5 天即可。但是,败血症、感染性心内膜炎、化脓性脑膜炎、伤寒、布鲁菌病、骨髓炎、溶血性链球菌咽炎和扁桃体炎、深部真菌病、结核病等需较长的疗程方能彻底治愈,并防止复发。

(5)联合用药:单一药物可有效治疗的感染,不需联合用药,仅在下列情况时联合用药:严重感染、单一抗菌药物不能控制的混合感染、单一抗菌药物不能有效控制的感染性心内膜炎或败血症、疗程长但易耐药的病原菌感染、联合用药可减少药物毒性等。

（6）特殊人群的抗菌药物的应用：对于老年人、肝肾功能不全者、孕妇、异物植入术后等患者，抗生素的选择要充分考虑，及时调整。

（三）急诊早期经验性用药

1. 未知病原菌危及生命的严重感染　经验性治疗应选择有效可靠的广谱杀菌抗生素，覆盖一切可能的病原菌，以"重拳出击"快速控制感染。在 48~72 小时之后，根据药敏结果选择针对性抗菌药物，这就是危重患者常用的降阶梯治疗。最常用的药物是 β- 内酰胺类抗生素、新一代喹诺酮类、氯霉素等。可单一用药，也可联合应用抗菌药物。

2. 非危重感染　根据临床感染部位及临床表现选择针对常见病原菌的抗菌药物。

（四）特殊感染治疗方案

1. 结核　病原菌为结核分枝杆菌，治疗一般分为强化治疗阶段和巩固治疗阶段。

2. 猩红热　病原菌绝大多数为 A 组溶血性链球菌引起，极少数可由 C、G 组溶血性链球菌引起。治疗首选青霉素，青霉素过敏的患者可用红霉素等大环内酯类抗生素，疗程均需10 天。

3. 炭疽　本病病原菌为炭疽芽孢杆菌，属乙类传染病。首选环丙沙星治疗，疗程2 个月。

4. 破伤风　病原菌为破伤风杆菌。治疗：人抗破伤风抗毒素 + 青霉素或多西环素（静脉给药）；可选药物为甲硝唑。

5. 伤寒和副伤寒等　沙门菌感染伤寒和副伤寒是一类常见的急性消化道传染病。抗菌药物首选氟喹诺酮类，头孢曲松、头孢噻肟适用于儿童和妊娠期、哺乳期患者以及耐药菌所致伤寒患者。伤寒带菌者治疗可选用阿莫西林或氟喹诺酮类口服，疗程 6 周。

6. 钩端螺旋体病　病原菌为钩端螺旋体，首选青霉素，亦可选用阿莫西林、多西环素、庆大霉素、红霉素、氯霉素等治疗。

7. 立克次体病　立克次体为细胞内寄生微生物，抗菌药物应用必须坚持完成全疗程（7 天）。抗菌药物首选多西环素，可选四环素、氯霉素。

（五）抗菌药物的常见不合理使用情况

1. 错误的选择抗生素的品种和剂量，用药品种过于集中。

2. 使用品种档次高，无指征的预防和治疗用药，用药选择目的性不强。

3. 不合理的给药方案，不符合药物动力学。

4. 针剂抗菌药物使用量偏大。

（六）抗菌药物使用率和使用强度控制在合理范围

1. 住院患者抗菌药物使用率 <50%。

2. 门诊患者抗菌药物处方比例 <20%。

3. Ⅰ类切口手术预防使用抗菌药物比例 <30%。

4. Ⅱ类手术预防使用抗菌药物：术前 30 分钟至 2 小时。

5. Ⅰ类切口手术患者预防使用抗菌药物时间 <24 小时。

6. 抗菌药物使用强度 <40DDD（defined daily dose 限定日剂量）。

7. 应用抗菌药物患者微生物检验样本送检率 <30%。

（胡　滨）

73

B超在急诊中的应用

一、超声医学

超声医学是医学、声学、电子工程技术结合应用的学科,包括超声诊断学与超声治疗学。

超声诊断是利用声能在人体介质的传播中,因器官、组织间存在的声阻抗值差异所产生的反射回波,经计算机处理后组成A超的一维曲线、B超的二维平面和三维的立体图像,供医师进行形态结构学、功能学的诊断分析。

超声显像诊断的优势在于其安全无创性,不使用造影剂即可对软组织器官有较高的分辨力,而且成像速度快,为实时扫描,可以观察如搏动的心脏、血管及宫腔内蠕动的胎儿等动态器官的结构和功能。

超声显像诊断检查十分方便,可进行随意方向的断层,相当于用一把不流血的"超声刀"将器官、组织逐层进行扫描,形成局部断层图像,提供组织器官的大体结构及形态学表现。

诊断用超声扫描仪具有多种不同功能,可根据器官、组织的不同结构特点进行扫描,得到诊断分析所需要的二维图像、频谱曲线以及三维立体图像。

超声诊断学自20世纪50年代进入临床医学应用。近20年来,由于电子科技的进步,使超声显像诊断技术得到了快速发展,成为目前医学四大影像中发展最快、应用最广泛的影像诊断方法。

超声成像诊断以其无创、安全、方便和快捷等诸多优点得到了医师和患者的广泛认同。

二、超声显像诊断在临床上的应用范围

超声显像诊断检查在临床上的应用十分广泛,对人体软组织器官有较好的分辨力。其应用范围:

（一）头颈部检查

1. 可观察新生儿有无颅内血肿。

2. 眼科可观察有无球内占位、异物、晶状体脱位,了解视网膜情况等。

3. 颈部可观察有无甲状腺、颌下腺、腮腺及颈周淋巴结的形态及相关结构学表现的改变。

4. 通过彩色多普勒扫描可了解到颈动脉、颈静脉颅外段的结构学改变,观察有无血栓、狭窄以及血流流速、流向、分流等功能情况。

（二）腹腔器官超声检查

1. 对腹腔实质性脏器,如肝脏、胰腺、脾脏、肾脏、肾上腺、子宫、卵巢、前列腺等器官的形态及结构可以较清晰地进行扫描显示。

2. 对腹腔包块、增大的淋巴结等病变结构也可以较清晰地进行扫描显示。

3. 可以对含液性器官进行观察,如胆囊、膀胱及饮水后充盈的胃腔进行结构学的诊断和功能方面的测定。

4. 在妇科与产科方面,超声扫描可以清晰地显示子宫、卵巢以及宫腔内的胎儿的情况。通过彩色多普勒扫描可以了解胎儿心脏、脐带及胎盘血流的情况。

（三）超声诊断在心血管方面的应用

二维超声心动图检查法在心血管方面的应用已有近50年的历史,在先天性心脏病、心肌病、心瓣膜损害、心包积液,左心功能测定等方面,为临床提供了有重要价值的诊断依据。尤其是彩色多普勒扫描及心脏声学造影的开展,显著地提高了临床心血管疾病的诊断水平。

（四）超声诊断在其他方面的应用

超声诊断在其他方面的应用同样也发挥着十分重要的作用。如对胸腔、腹腔积液的判断,积液量的测定,体表肿物、阴囊病变、移植器官的血供情况等方面都可以为临床提供有重要价值的诊断依据。

三、超声诊断在急诊医学的应用

超声显像诊断由于具有快速、实时、方便、无创等优点,使其在临床急诊医学方面发挥着重要的作用。可十分迅速地为临床急诊提供有诊断和鉴别诊断意义的客观依据,尤其在以下几个方面:

（一）创伤急诊

可以观察外伤后有无皮下血肿、胸、腹腔积液（积血）、局部包裹性积液等出血情况,同时可观察腹腔如肝、脾、肾等器官有无破裂、损伤等,为临床提供有价值的诊断意见。

（二）急腹症

急腹症是临床上最常见的急诊症状学表现。超声诊断可较准确地提供有无引起急腹症的病因学诊断意见,如胆囊结石、胆囊颈段结石、胆管结石、胰管结石、肾脏及输尿管上段结石、膀胱结石等。对卵巢囊肿扭转、宫外孕破裂腹腔积血以及腹腔腹主动脉瘤、睾丸扭转等病变,可提供有参考价值的诊断提示。在消化道穿孔、肠梗阻及肠扭转等疾病的检查中,也可提出具有诊断帮助的病理学表现,如胃液的潴留、腹腔局限性积液、肠管的扩张和积液等。

（三）关于炎症性病变的诊断

通常超声显像诊断对诸如肝炎、肾炎、腹膜炎等一般性炎症,除可以提示出有无脏器的肿大、回声因充血而减低的表现外,无明确的特异性诊断意义。但对脏器因炎症作用所致的水肿、渗出性表现可做出提示,比如肿胀的胆囊、肿大的胰腺和输卵管的水肿以及因炎症反应引起的脏器周围的局限性渗出性积液等。

（四）介入性超声检查在临床急诊中的应用

介入性超声检查是超声医学发展的重要部分。介入性超声是指在实时超声显像的引导下,经皮肤将活检针导向病变结构进行细针抽吸的细胞学检查或切割针的组织学取样检查。

在临床急诊中,介入性超声检查可十分迅速地协助临床对有无脏器的破裂、血肿、胸、腹腔的积血、积液,以及诸如肝、肾脓肿等疾病做出明确的诊断意见。此外,在阻塞性黄疸、肝囊肿、肾囊肿、胸、腹腔积液的抽吸及引流治疗中,介入性超声检查同样发挥着有效的作用。

介入性超声检查在急诊医学的临床应用方面日益展现出其优势及广阔的前景。

四、超声诊断的局限性

1. 由于超声本身的物理特性,超声显像诊断在含气体器官的检查中,受气体对超声产生的全反射而影响其分辨力,故在对肺部、胃腔、肠腔等脏器的疾病诊断中受到极大的影响不能清晰地显示出其结构情况。

2. 超声能量在骨组织中传播速度很快,影响其反射成像效果,故一般在对头颅、骨骼等的结构检查中效果不佳。

3. B型超声显像为二维断层成像,虽然其扫描方便但受其换能器扫描长度及深度的影响,所形成的器官、组织是局部的断层,整体观不如CT、磁共振。

4. B型超声检查对局限性病变的应用价值大于弥漫性病变,因此不能单纯用超声检查去诊断肝炎、肾炎、胰腺炎等一般性炎症。

5. B型超声检查受使用仪器的影响,仪器的功能、分辨力对超声诊断有重要的作用。

6. 超声检查与操作医师的经验也有十分密切的关系,超声诊断医师应具有较全面的医学及物理学基础。

五、超声诊断的进展

(一)彩色多普勒超声扫描的临床应用

彩色多普勒超声扫描的临床应用使超声诊断由形态结构学的观察向病理学及功能学的诊断方面发展。比如,当某一脏器扫描发现有占位病灶时,可通过彩色多普勒对血流的扫查,了解其占位的血供情况,从而为判定其病理学改变提供参考诊断意见。

在心脏、血管、脐带、移植器官等方面的检查中,彩色多普勒扫描能为临床提供较为准确的诊断依据。

(二)介入性超声检查及治疗

介入性超声检查和治疗是超声医学在临床上的重要进展。在实时超声显影的监视下,对人体一些脏器病变,在微创或无创的情况下,完成过去无法实现的精确操作,如组织穿刺活检、抽吸细胞学检查等,把临床影像诊断提高到病理学或分子生物学的水平。

对诸如肝囊肿、肾囊肿以及脓肿的抽吸治疗的应用,使往常需要外科手术才能解决的某些治疗变得更为简便、安全和有效。

(三)超声造影剂的临床应用

造影剂在传统的X线诊断及现代影像诊断CT、MRI中占有重要地位,尤其在CT影像中已成为诊断和鉴别诊断的关键因素。

在超声诊断中,尽管声学造影剂已提出四十余年,但由于造影剂本身的局限性,尚未取得与CT、MRI相似的诊断地位。

近年来,超声造影剂的研究及应用技术在超声学科中十分活跃。通过对不同造影剂剂型的观察,对其代谢机制的研究,同时,通过超声诊断设备在物理特性方面的技术进步,以谐波成像、间断成像、脉冲反相谐波成像等功能使超声检测的敏感性及分辨力得到显著的提高,更有力地推动了超声医学的发展。

(张平原)

74 物理疗法在急诊中的应用

物理疗法，又称理疗，是应用自然界和人工的各种物理因子作用于人体，以达到治疗和预防疾病的一种方法。

一、发展史

我国是世界上最早应用自然物理因子、体育锻炼等进行保健和医疗的国家之一。祖国医学第一部经典著作《黄帝内经》中《素问篇》详细记述了攻达（针灸）、角（拔罐）、药熨（温热）、导引（呼吸体操）、按额（按摩）、浸渍发汗（水疗）等物理疗法。目前我国理疗工作者将现代物理疗法与祖国医学传统的理论和疗法有机地结合在一起，提高了治疗效果，扩大了应用范围。尤其是对于多发病、常见病、急慢性病的理疗，疑难疾病甚至恶性肿瘤的理疗均积累了较丰富的经验。自 20 世纪 70 年代以来，我国理疗器械的研制和生产有了新的进展，制成了各种理疗专用的激光设备、配有电脑操作的理疗设备、高频加热治癌设备等等，都已达到了相当的水平。

在国外，古希腊、埃及、罗马的早期文献记载了日光、热水浴、冷水浴、体操、按摩等防治疾病的方法和效果。17 世纪出现静电疗法，以后随着科学技术的发展，相继涌现新的物理因子。当对其进行理化特性、生物特性研究的同时，这些物理因子也应用在医学领域中，丰富了物理治疗。如：直流电疗法、低中高频电疗法、光疗法、磁疗法、超声波疗法、空气离子疗法、水疗法、冷疗法、生物反馈疗法等等。特别是既往被认为是理疗禁忌证的恶性肿瘤，采用物理疗法治疗取得了重大突破：高频加热疗法、高强度磁场疗法等治疗部分癌症均获得了一定成效。

近一个半世纪理疗学发展迅速的原因：一方面是自然科学的发展，另一方面理疗有以下方面的优点：①不损伤皮肤，无痛苦；不会被消化液破坏；②掌握好适应证和物理因子的剂量，一般不会产生副作用；③与药物、手术等疗法相结合，可提高许多急慢性疾病的疗效。

二、分类

治疗疾病的方法很多，可以归纳为药物疗法和非药物疗法二大类。物理疗法属于非药物疗法中的一种，它包括电、光、磁、声、温度和力的作用以及运动疗法等项目，每一项又包括许多内容，各有各的特点。

（一）传统理疗分类

1. 运动疗法　气功、八段锦、太极拳、太极剑。

2. 针灸疗法 皮针、毫针、耳针等。

3. 按摩推拿。

4. 拔罐疗法 火罐、竹罐、药罐。

5. 中药外治 药浴、热熨、贴敷等。

（二）现代理疗分类

自然物理因子：日光浴疗法，空气浴疗法，森林浴疗法，海水浴疗法，矿泉疗法等。这些治疗多在疗养院治疗慢性疾病。在综合医院多用人工物理因子和运动疗法。

1. 电疗法

（1）直流电疗法、直流电离子导入疗法和电水浴疗法。

（2）低频电疗法（0~1kHz）：感应电疗法、电兴奋疗法、电体操疗法、间动电疗法、电睡眠疗法、超刺激电疗法、经皮神经电刺激疗法和功能性电刺激疗法。

（3）中频电疗法（1~100kHz）：等幅中频正弦电疗法（音频电疗法）、干扰电疗法、正弦调制中频电疗法、脉冲调制中频电疗法、双调制中频电疗法、音乐电疗法。

电脑中频电疗法：采用微机电脑控制技术，机器内存有多种特定的治疗各种疾病的系列处方，包括干扰电、音频电、低频调制中频电等，使用方便简捷。

（4）高频电疗法：共鸣火花疗法、中波疗法、短波疗法、超短波疗法、微波疗法（分米波疗法、厘米波疗法）、毫米波疗法。

（5）静电疗法：高压静电疗法、低压静电疗法。

2. 光疗法

（1）可见光疗法：红光疗法、蓝紫光疗法。

（2）红外线疗法：短波红外线（近红外线）疗法、长波红外线（远红外线）疗法。

（3）紫外线疗法。

（4）激光疗法：激光疗法、激光血管内照射血液疗法

（5）光化学疗法：紫外线光化学疗法、激光光化学疗法。

3. 磁疗法 静磁场疗法、脉动磁场疗法、脉冲磁场疗法、交变磁场疗法。

4. 超声波疗法 超声波疗法、超声波药物透入疗法、超声波－中频电疗法、高功率聚焦超声波疗法。

5. 冲击波疗法。

6. 传导热疗法 热水袋法、热蜡法、湿热法、炒盐法、炒沙法、坎离砂疗法等。

7. 冷疗法 冷疗法、冷冻疗法。

8. 水疗法

（1）温水浴、人工矿水浴、药浴、气泡浴、漩涡浴等疗法。

（2）水中运动疗法。

9. 运动疗法 有氧运动疗法、改善关节活动度、肌力、协调和平衡等。

10. 生物反馈疗法。

11. 压力疗法 正压疗法、负压疗法。

12. 牵引疗法。

13. 氧疗 高压氧疗、常压氧疗。

三、作用机制

理疗是物理因子刺激机体，使其内环境发生变化而产生治疗作用。关于治疗原理众说纷纭，其中一种是"物理因子的作用与机体调节机制的相互作用"。

物理因子与局部细胞及其周围基质相互作用，发生能量转移，能量被组织吸收之后，随即产生一系列理化反应：组织形态变化、自由基生成过多、pH 变化、酶的活化、生物活性物质产生等，改变了机体的内环境。局部组织出现细胞功能、微循环和物质代谢的改变，通过神经－体液系统调节，影响全身。从而改善组织缺氧、缺血，纠正酸中毒，解除痉挛；加速致炎物质、致痛物质的排出；消除组织水肿；增强营养、代谢、修复、免疫；增强生理调节机制。最终达到预期的治疗效果。

四、治疗作用

（一）改善血液循环、消炎消肿

急性炎症可使用高频电疗，表浅者加用紫外线或抗生素离子导入；慢性期采用温热疗法、磁场疗法和低中频电疗法。

（二）镇痛

弄清楚疼痛的原因，或消炎，或改善缺血、缺氧，或阻断痛觉冲动；大多数的物理因子有镇痛作用。如低频调制中频电、磁疗、紫外线中红斑量照射、离子导入等。

（三）杀菌

如：紫外线疗法。

（四）镇静、催眠

如温水浴疗法、磁场疗法、电睡眠疗法。

（五）兴奋神经－肌肉

如低、中频电流引起肌肉收缩反应。用于治疗周围性神经麻痹及肌肉萎缩，或用于增强肌力训练；对于感觉障碍者，可选用感应电疗或达松伐电疗法等。

（六）缓解痉挛

有作用于深部组织的短波、超短波和微波疗法；有作用于浅部组织的石蜡疗法、温热疗法和红外线疗法；作用于全身的热水浴、光浴疗法等。热能降低肌梭中传出神经纤维兴奋性，使牵张反射减弱和肌张力下降。

（七）软化瘢痕，消散粘连

石蜡疗法、超声波疗法、碘离子导入疗法，可以改变结缔组织弹性，增加延展性。

（八）加速伤口愈合

小剂量紫外线照射能刺激肉芽组织生长，加速上皮和创口的愈合。锌离子导入和达松伐疗法治疗下肢静脉曲张形成的溃疡。

（九）加速骨痂形成

弱直流电阴极、超短波、经皮电神经刺激疗法、干扰电疗法和脉冲磁场，均能促进骨质生长，加速骨折愈合。

（十）增强机体免疫机制

如紫外线疗法。

（十一）脱敏作用

紫外线疗法。

（十二）抗癌作用

高频加热疗法、光敏疗法、高强度磁场疗法、高功率超声聚焦疗法、直流电疗法、冷冻疗法。

五、理疗在临床应用中的注意事项

（一）物理因子的选择

因人而异，因病而异。

对急性肺炎患者，在肺部和肾上腺区用脉冲式超短波治疗效果好；慢性迁延性肺炎，慢性肺炎并发弥散性支气管炎，选用短波疗法为佳；治疗局限型慢性肺炎合并中等程度的急性发作时，选用微波疗法为宜。

（二）治疗部位的选择

1. 感觉障碍或血液循环障碍者慎用温热疗法，防止烫伤。
2. 眼睛应避开光疗照射，防止损伤角膜、晶状体、视网膜。
3. 治疗区靠近心、脑、睾丸等部位，理疗剂量要小，孕妇下腹部和腰骶部慎用理疗。

（三）理疗的适应证与禁忌证

1. 适应证

（1）神经系统疾病：神经衰弱、自主神经功能紊乱、周围神经损伤、功能性头痛、三叉神经痛、坐骨神经痛、腰骶神经根炎、末梢神经炎、各种肢体瘫痪、脑血管病变、脊髓炎等。

（2）内科疾病：肾炎、肾盂肾炎、肺炎、慢性关节炎、高血压病、胃十二指肠溃疡病、支气管哮喘、冠心病、慢性胃炎等。

（3）外科疾病：软组织感染、静脉曲张、淋巴管炎、乳腺炎、术后粘连、瘢痕、颈腰椎病、骨性关节病、骨折、外伤、烧伤、前列腺炎等。

（4）五官科疾病：睑缘炎、角膜炎、结膜炎、虹膜睫状体炎、视神经炎、过敏性鼻炎、急性化脓性扁桃体炎、慢性咽喉炎、中耳炎、牙周炎、颞颌关节功能紊乱等。

（5）妇产科疾病：附件炎、原发性痛经、宫颈炎、前庭大腺炎等。

（6）皮科疾病：皮肤慢性溃疡、皮肤化脓性感染、神经性皮炎、慢性湿疹、痤疮、酒渣鼻、带状疱疹等。

2. 禁忌证

（1）一般禁忌证：高热（>39℃）、出血或出血性疾病、心肺功能不全、活动性结核、恶性肿瘤、植入心脏起搏器患者、局部金属异物、妊娠下腹部。但也有例外，如化脓性扁桃体炎常伴高热，经紫外线照射扁桃体脓点，杀菌消炎后，体温恢复正常，从而达到理想的治疗效果。

（2）特殊禁忌证：有些物理因子有其特异的禁忌证，如：对紫外线过敏者或正在内服、外用光敏药物者，不宜进行紫外线治疗；急性化脓性炎症、恶性肿瘤、放射性核素治疗期或治疗后6个月内不宜超声波治疗；厌氧菌感染、甲状腺功能亢进、1岁以下小儿，周围循环障碍、严重水肿的地方不宜进行热疗等；肾衰竭患者不宜紫外线、磁疗治疗，但可进行超短波治疗。

六、常见疾病的理疗

（一）感染性炎症

感染性炎症是由于致病的微生物侵入人体，在机体内生长、繁殖，给机体造成损害的一种炎症反应。有化脓性细菌（葡萄球菌、链球菌、肺炎球菌、铜绿假单胞菌和大肠杆菌等）引起的感染，称为化脓性感染，又称非特异性感染。由结核分枝杆菌、破伤风杆菌和梭状芽孢杆菌引起的结核、破伤风、气性坏疽等感染，称为特异性感染。这里只讲述化脓性感染，它可以发生在人体各部位。在早期配合理疗，可减少化脓性病灶形成的机会，避免出现慢性迁延性病灶，防止组织粘连、瘢痕形成。

1. 软组织化脓性感染　多因化脓性细菌侵入皮肤及皮下组织引起的感染，局部出现红、肿、热、痛和功能障碍。一般要经历以下几个阶段，即早期浸润期、化脓坏死期和吸收修复期。若治疗不及时、不彻底，可转变为慢性期，成为慢性迁延性病变。

（1）常见病症：

1）外科：疖、痈、蜂窝织炎、丹毒、脓疱疮、甲沟炎、急性指头炎、化脓性腱鞘炎、手掌深部间隙感染、急性淋巴管炎、急性淋巴结炎、急性乳腺炎、溃疡、压疮、肛周脓肿、肌内注射后感染、静脉注射后感染和急性毛囊炎。

2）五官科：外耳道炎、耳前瘘管感染、急性化脓性中耳炎、急性鼻炎、急性化脓性鼻窦炎、急性化脓性扁桃体炎、急性咽喉炎、睑腺炎、睑板腺囊肿、睑缘炎、泪囊炎、急性根尖周围炎和化脓性腮腺炎等。

3）妇科：前庭大腺炎、阴道炎和产褥感染等。

4）内科：见内脏器官感染部分。

（2）理疗的目的和方法：

1）早期浸润期：局部呈炎性反应，有红、肿、热、痛，肿胀偏硬，此期通过理疗，改善局部血液循环，带走致炎物质，炎症浸润会消散而治愈，不留任何痕迹。

A. 冷敷疗法：抑制炎性渗出，降低神经兴奋性，有镇痛、消炎和消肿作用。常用冰水袋或冰袋局部外敷，治疗时间灵活掌握。

B. 超短波、微波、毫米波疗法：有消炎、消肿、止痛和改善血液循环的作用。和抗生素联合使用时，还能促进药物在局部的吸收和利用。每日 1~2 次，15~20 次 1 疗程。

C. 紫外线疗法：紫外线照射能直接杀菌，抑制细菌生长繁殖，同时，紫外线照射到皮肤发生光化学反应，产生红斑，改善局部血液循环，增强组织免疫力，控制炎症发展，促进炎症吸收。每日 1 次，疗程依病情而定。

D. 药物离子导入疗法：导入的药物多在局部皮下组织堆积，电流促使局部血管扩张，增强局部药物的利用，发挥药物疗效。药物多为抗生素、维生素，部分药物治疗前需进行药物过敏试验。每次 20 分钟，每日 1 次，15~20 次 1 疗程。

2）化脓坏死期：炎症浸润进一步发展，血液循环障碍加重，导致组织缺乏营养，发生变性、坏死、液化，出现化脓性改变，局部肿胀、疼痛加剧，由硬变软。此时的理疗需加速脓肿成熟，促进脓液排出体外或外科切开引流。

A. 紫外线疗法：红斑量照射使炎症局限。若感染中心坏死严重时使用中心重叠法，中心部位用超红斑量紫外线照射，促使坏死组织脱落，周围病变区中红斑量照射，消炎、消肿、止痛,防止炎症扩散。每日1次,以脓肿破溃、脓液清除为止。

B. 温热疗法:提高局部温度,增加局部组织耗氧量,促使组织坏死液化,加速脓肿成熟。用微热量或温热量的超短波治疗,每次10~15分钟,每日1次。

3)吸收修复期:坏死组织被清除,红、肿、痛逐渐消失,破溃处开始修复愈合。此期用温和的、作用较持久的、能改善血液循环的方法加速修复过程。

A. 弱/亚红斑量紫外线照射:促进伤口肉芽组织及上皮细胞再生,缩短伤口愈合过程。每日1次。

B. 超短波:促使结缔组织增生,加速伤口愈合。每日1次,每次10~15分钟。此疗法不宜长期使用,防止纤维组织过度增生,造成功能障碍。

C. 红外线照射:加强组织血液循环,使炎症完全消散,创面干燥、加快伤口愈合。每次20分钟,每日1次。

D. 激光散焦治疗:使病变部位的组织血管扩张、血流加快、细胞活性增强、促进代谢,以达到消肿、止痛、消炎、加速创伤愈合等作用。局部照射,每次20分钟,每日1次。

（3）特殊部位的理疗方法:

1)肛瘘、肛门周围脓肿、前庭大腺炎、阴道炎等,采用药物坐浴。清洁肛门、阴道,预防感染加重。每日1~2次,5~10次1疗程。

2)溃疡、窦道和瘘管,需排除结核等特异性感染和癌变。溃疡表浅的感染用紫外线盘状照射,窦道和瘘管用体腔紫外线灯伸入到底部照射;直流电抗菌药物离子导入治疗时,将浸药的纱布置于伤口底部进行药物导入;超短波治疗虽能消炎,因超短波有促进结缔组织增生的作用,故治疗次数不宜过多,以免窦道和瘘管内瘢痕增生影响愈合。愈合缓慢时加用红外线等温热疗法,改善血液循环,增强组织营养,促进愈合。

（4）注意事项:

1)早期浸润期不宜做温热疗法。否则,充血渗出、红、肿、热、痛等炎症反应加重,病期延长。

2)红外线或紫外线治疗时,注意保护眼睛。

3)病变部位有分泌物,先清除分泌物后再做理疗,以免发生烫伤。

4)面部三角区炎症切忌挤捏;糖尿病患者要控制血糖;乳腺炎患者停止哺乳,用吸乳器吸尽乳汁,并用乳罩托起乳房。

5)有些药物离子导入需做过敏试验。

2. 骨和关节的化脓性感染

（1）常见病症:急性化脓性骨髓炎和化脓性关节炎。受累的骨和关节疼痛明显,活动受限,伴有皮下组织感染时则有红、肿。受累关节肿胀明显、皮肤发热充血、关节内有积液,早期为浆液性,以后转为化脓性,若治疗不彻底,软骨、关节囊、韧带、皮下组织及骨因炎症侵犯发生粘连,最后关节挛缩僵硬不能活动。

（2）理疗目的:控制感染、消除炎症水肿,防止粘连、促进功能恢复。

（3）理疗方法:

1)超短波疗法:超短波的治疗作用可深达肌层、骨层,故对病变部位直接起到消炎、消肿、止痛的作用。每日1次,疗程可长达20~30次。

2)紫外线疗法:利用光化学反应（红斑反应）达到局部镇痛、改善血液循环的作用。此法适用于关节炎,因其部位较表浅。每日1次,5~7次1疗程。

3)直流电药物离子导入法:适用于关节炎,多与超短波、紫外线联合应用。它使病变局部药物离子浓度增加,增强消炎、消肿、抑菌杀菌的功效,缩短病程,减少组织粘连、纤维化。每日1次,10~15次1疗程。

4)尽早开始关节功能锻炼,减少粘连引起的活动障碍,必要时配合音频电、直流电药物离子导入和超声波等疗法以松解粘连、软化瘢痕。

(4)注意事项:

1)积极配合外科治疗:局部休息制动、使用足量抗生素到炎症被控制为止。骨髓腔和关节腔内脓液较多时应抽出或切开引流。

2)治疗前需排除特异性炎症,如结核。

3)有些抗生素离子导入前需进行药物过敏试验。

3. 内脏器官的感染

(1)常见病症:化脓性脑膜炎、胸膜炎、腹膜炎、盆腔炎;肺炎、肺脓肿、肾盂肾炎、肾周围脓肿、化脓性阑尾炎、化脓性胆囊炎、膀胱炎、尿道炎、附件炎等,由于化脓性细菌侵入内脏器官后,引起内脏器官化脓性病变,产生功能障碍。

(2)理疗目的:消除炎症,减少脏器功能损害。

(3)理疗方法:

1)超短波疗法:治疗部位深,可直达病变部位,有消散急性炎症、改善循环的作用。每日1~2次,5~10次1疗程。如治疗局部存在恶性肿瘤,则禁用。

2)紫外线:中红斑量,节段神经反射区照射,隔日1次,3~5次1疗程。

3)超声雾化吸入疗法:用于肺内感染,可湿化痰液、保护气管黏膜、促进纤毛运动、有利排痰。药物多选用抗生素、支气管扩张剂和化痰药、必要时加激素,一般每日1次,10次1疗程。如是肺脓肿,还需配合体位引流、拍胸排痰,每日1~2次,直至X线显示脓腔消失为止。

4)毫米波疗法:虽然毫米波的直接局部作用表浅,但它能使组织细胞分子发生谐振,治疗效果可以达到深层组织,故可用于内脏器官的感染,消散急性炎症,改善局部血压循环。即便是恶性肿瘤所致的继发性化脓性炎症,也可考虑予以毫米波治疗。

(4)注意事项:因内脏感染部位较深,需与全身抗生素联合使用,才有利于深部组织炎症吸收。

(二)急性损伤/创伤

1. 急性软组织损伤的理疗　软组织损伤通常是指人体的皮肤、皮下组织、肌肉、肌腱、筋膜、韧带、关节囊、滑囊、滑膜、神经、血管等损害。急性软组织损伤是由于外力作用于软组织造成损伤。急性软组织损伤分为闭合性损伤、开放性损伤。损伤部位有疼痛、压痛、肿胀、皮下瘀血及运动功能受限等。临床分四期:组织损伤出血期、炎症反应期、组织修复期、痊愈或慢性期。

(1)组织损伤出血期:伤后24小时之内。

1)理疗目的:止血、消肿、止痛。

2)理疗方法:

A. 冷敷:镇痛、减少出血和渗出。用冰袋或冰水敷于病变局部,在24小时之内间断性的冷敷,每次冷敷时间不宜超过 30 分钟,每日数次。

B. 加压包扎:用弹性绷带加压包扎,减少出血和水肿。

C. 抬高患部:促进血液和淋巴液回流,减轻水肿。

D. 制动:避免刺激损伤区产生新的损伤。

3)注意事项:避免用热疗和用力捏揉牵拉患部。

(2)炎症反应期:伤后 1、2 天 ~1 周。

1)理疗目的:减轻炎症反应,消炎、消肿、止痛。

2)理疗方法:

A. 超短波、微波、毫米波疗法:受伤 1 天后,可采用小剂量的超短波、微波治疗或毫米波治疗。促进水肿吸收、减轻炎症反应,防止继发感染。每日 1~2 次,10 次 1 疗程。

B. 紫外线疗法:受伤 1 天后,局部照射,止痛,促进淤血吸收,防止感染,疗程视病情而定。

C. 磁疗法:止痛。

D. 中频电疗法:改善血液循环,消炎、消肿、止痛。每日 1 次,5~10 次 1 疗程。

E. 温热疗法:受伤 48 小时后,采用低温度、短时间,以后逐渐增加。促进血肿吸收。每日 1 次,10 次 1 疗程。

F. 激光疗法:低功率激光照射可以改善微循环,降低血管的通透性,减少炎症细胞的渗出、充血和水肿;并通过舒张局部血管,加速血流速度,促进炎性渗出物的吸收及炎性浸润细胞的消散。每日 1 次,10~15 次 1 疗程。

G. 超声波疗法:受伤 2 天后,病变局部移动法。改善血液循环,降低神经兴奋性。每日 1 次,10 次 1 疗程。

H. 运动疗法:受伤 2~3 天后,开始轻手法按摩、试作主动活动,有消肿、防止粘连的作用。

I. 药物贴敷疗法:受伤 2~3 天后采用中 / 西药外敷或静磁片贴敷等多种方法,改善血液循环,消肿止痛。

开放性损伤要预防和控制感染,采用超短波、紫外线、激光等疗法。具体请参阅感染部分。

(3)组织修复期:伤后 1~2 周。损伤组织的炎性肿块变硬,关节活动僵硬。

1)理疗目的:改善血液循环,消散粘连、增加关节活动度和肌力。

2)理疗方法:

A. 超声波:除消肿和止痛外,还有消散粘连和软化包块的作用。

B. 碘离子负极导入:消散粘连,软化瘢痕和包块。

C. 低频调制中频:刺激神经肌肉产生运动,牵拉肌肉韧带,增加关节活动度和肌力。

D. 温热疗法:取温热量、改善血液循环,有利于炎性包块吸收。每次 30 分钟,每日 1~2 次。

E. 其他:中等强度手法按摩,牵拉、松动粘连部位;运动疗法增加关节活动度和肌力。

(4)痊愈或慢性期:急性的软组织损伤经过良好的治疗一般 2 周内痊愈,病程超过 2 周即为慢性期,继续按修复期治疗。

现以急性腰扭伤为例说明。

急性腰扭伤是在劳动或运动中腰部肌肉、筋膜、韧带和小关节承受超负荷活动引起的损伤。多发生于弯腰抬重物或突然扭转身体的爆发力动作中。当弯腰超过 90° 时，骶棘肌不再维持脊柱位置，脊柱后方的张力则由韧带维持。如果搬物的力量超负荷，肌肉的收缩力不足，失去了对韧带的保护作用，发生棘上韧带、棘间韧带的撕裂，甚至发生肌肉的损伤。

伤后立即出现腰痛，腰部僵硬，活动受限，常用手按压保护腰部，检查腰部有压痛点。

急性期以休息为主。24 小时后用小剂量超短波或毫米波治疗，减轻炎性反应，达到消炎、消肿、止痛的效果，也可以用电脑中频电止痛。急性期过后，可用红外线照射，改善血液循环，缓解肌肉痉挛。为防止渗出粘连，可以配合电脑中频电或音频电、超声波治疗。缓解期要加强腰背肌锻炼。

2. 骨折　骨折是临床常见病，多发生在交通事故、工伤、运动中摔伤等情况下，以四肢和脊柱骨折多见。急诊外科处理以后，将涉及下一步骨折愈合的好坏、被固定关节的挛缩僵直问题和肌肉萎缩问题，因此在骨折的急性期就需要早期介入理疗，防止关节挛缩等功能障碍的发生。以四肢骨折为例：

（1）第一阶段：外科处理完后即进入骨折复位固定期（制动期）。除观察肢体远端的皮肤颜色、温度、肿胀、感觉外，还要做理疗。

1）理疗目的：减轻炎性反应，缓解肿痛症状，促进骨痂形成，预防控制感染，帮助功能恢复，减少后遗症。

2）理疗方法

A. 体位摆放：患肢抬高，制动，促进血液、淋巴回流，消肿止痛，保证复位效果。

B. 物理因子疗法：伤后 1~2 天，出血停止后进行。

a. 超短波疗法：无热量，在夹板或石膏外进行。减轻损伤后的炎性反应，消炎、消肿、止痛，促进血肿吸收；改善循环，促进骨折愈合。每日 1 次，10~15 次 1 疗程。局部有金属固定物时慎用。

b. 超声波疗法：小剂量，促进骨痂形成。每日 1 次，15~20 次 1 疗程。

c. 脉冲磁疗法：环行磁极或磁极对置，可透过夹板或石膏起作用。每日 1 次，20 次 1 疗程。

d. 温热疗法：骨折后 3 天开始，最初采用低温度、短时间的方法。以后渐进量。促进血液和淋巴循环，改善组织营养，有助于淤血逐渐吸收消散、消肿止痛。每日 1 次，20 次 1 疗程。

3）运动疗法：复位固定 2~3 天后，且骨折复位基本稳定，损伤急性反应开始消退，肿胀、疼痛减轻时开始进行运动疗法。

A. 伤肢：被固定部位的肌肉做等长收缩，数分钟 / 次，2~3 次 / 日。防止肌肉萎缩，并使骨折断端靠近，有利于骨愈合。未被固定的关节，尽量做各方向的主动运动，防止关节挛缩。

B. 健肢及躯干：尽可能维持正常运动，改善全身情况，防止合并症的发生。

C. 累及关节面的骨折，有外固定的患者，固定 2~3 周后，在医师的帮助下每日定时取下固定物做受损关节不负重的主动运动，运动后再继续固定，开始活动幅度小，重复次数少，以后逐步增加，以不引起疼痛为度，防止或减轻关节粘连。

D. 持续被动训练法（CPM）：关节内骨折术后 2~3 天，并且内固定稳定者，通过 CPM 对患者训练，改善关节活动范围，减少术后粘连。每次 30 分钟，每日 1 次。

（2）第二阶段：软骨痂已形成好，患者需到医院解除固定的石膏或夹板，事后医师应建议做物理疗法。因为骨折固定部位的关节常伴有关节僵硬和挛缩，通过理疗方法和关节运动疗法能改善血液循环、松解粘连、软化瘢痕、缓解关节挛缩、改善关节活动度和肌力。物理疗法有红外线、温水浴、超声波、低频调制中频电。

脊柱骨折：脊柱骨折理疗原则和方法基本同四肢骨折，在不影响脊柱稳定的前提下，尽早配合四肢关节的主动运动，若合并脊髓损伤出现肢体瘫痪则需按脊髓损伤处理。

3. 脊髓损伤 由直接损伤或间接暴力引起脊柱骨折、脱位，压迫脊髓导致完全或不完全脊髓损害，称为脊髓损伤。脊髓损伤是一种严重致残性损伤，常造成截瘫或四肢瘫。临床症状取决于脊髓损伤平面及损伤程度，损伤平面以下有不同程度的运动、感觉、自主神经功能障碍（包括尿道、肛门括约肌功能），高位脊髓损伤能引起呼吸功能障碍，危及生命。因此在骨科、神经外科处理后，病情稳定时立即进行理疗，缩短病程，减少后遗症。

脊髓损伤病理变化：早期（1~13 天）充血水肿为主，脊髓灰质淤血、缺血坏死、蛛网膜下腔闭塞，神经纤维、髓鞘、轴突消失、染色体溶解。中期（1 个月 ~ 半年）神经再生，坏死区为修复性改变，空洞形成。后期（半年以上）损伤区被胶原纤维组织代替，形成瘢痕和粘连。

（1）理疗目的：早期促进局部血液循环，加速渗出物的吸收，解除水肿，减轻脊髓受压；中期改善神经组织营养，刺激神经纤维再生和促神经功能恢复；防止肌肉纤维变性和肌肉萎缩，促进运动功能的恢复，减少后遗症。后期软化瘢痕、松解粘连、促进瘫痪肢体功能恢复。

（2）急性期理疗方法：

1）超短波治疗：吸收脊髓病灶部位的炎症水肿，促进渗出物的吸收。每日 1 次，10 次 1 疗程。超短波还有促进神经生长的作用。如治疗局部有脊椎固定金属物时禁用。

2）紫外线疗法：红斑量照射损伤部位，达到镇痛作用。对于开放性脊髓损伤，具有抗感染、镇痛、促进修复的作用，每日 1 次，3~6 次为 1 疗程。颈后及肩胛间紫外线照射，隔日 1 次，4~6 次 1 疗程，可以阻断受伤脊髓向上发出病理性冲动，有助于全身状态的改善。

3）气压带疗法（又称肢体加压法）：促进肢体末端静脉回流，防止肢体水肿和静脉血栓形成。治疗时选择合适的气囊套在患肢上，拉好拉链，导气管按顺序插在气囊接口上，设定8~14kPa 压力，打开开关即可进行治疗。每次 15~20 分钟，每日 1~2 次。6~10 次为 1 疗程。

4）氦氖激光穴位照射：采用与脊髓损伤部位相应节段的夹脊穴，配合瘫痪肢体的相应穴位。每日 1 次。

5）经皮电刺激疗法：镇痛。每日 1 次，20~30 次为 1 疗程。

6）红外线疗法：伤后 2 天以后可用小剂量、短时间、局部照射。

7）运动疗法：早期开始瘫痪肢体的被动运动，每日数次，防止因瘫痪肢体不能活动而产生的关节挛缩和肌肉萎缩。自己主动活动未瘫痪的肢体并增强肌力训练，避免发生失用性肌萎缩。在不影响脊柱稳定性的前提下定时改变体位，四肢关节应摆放在功能位。

脊髓损伤度过急性期后，肢体为痉挛性瘫痪或弛缓性瘫痪。前者要降低运动神经元的兴奋性及肌张力，采用轻柔按摩、温水浴、药物浴及痉挛肌电刺激疗法。后者应提高神经肌肉兴奋性，促进肢体功能恢复。用低频脉冲（电体操）或低频调制中频电疗法、电水浴疗法。脊髓损伤还可使用直流电碘离子导入法，直流电能够促进神经再生，加速神经功能恢复，碘离子导入可软化瘢痕。此期更要加强医疗体操和运动训练，为后期的坐立平衡、轮椅训练和站立训练创造条件。

患病期间如出现压疮、肺炎、泌尿系感染等,可参阅感染章节做相应处理。

4. 周围神经损伤 周围神经是由脑和脊髓以外的神经节、神经丛、神经干及神经末梢组成。

（1）病因:周围神经损伤常因挤压伤、牵拉伤、挫伤、撕裂伤、锐器伤、火器伤、注射伤等引起。

（2）临床表现:运动障碍(弛缓性瘫痪);感觉障碍;自主神经节功能障碍;反射障碍(深、浅反射下降或消失)。总之,其临床症状取决于受损神经的部位、病因及其所包含的神经种类(运动神经、感觉神经或自主神经)。

（3）周围神经损伤分型:神经失用型;轴索断裂型;神经断裂型。神经损伤后可以通过轴突再生或侧芽生长,重新恢复其支配肌肉的功能。

（4）周围神经损伤后对所支配肌肉的影响:肌肉失去了神经支配后,丧失了运动功能和神经营养作用,肌纤维瘫痪、逐渐发生变性、萎缩、死亡。一年之内,肌纤维变性和萎缩是可逆的,此时,若能接受到再生神经纤维轴索的支配,能恢复其功能。超过两年肌肉萎缩是不可逆的,即使神经恢复,肌肉也不能恢复其功能。因此,促进神经恢复与再生,对延缓受累肌肉变性和萎缩的速度是很重要的。

（5）急性期理疗目的:

1）除去病因,及早消炎、消肿,减少合并症及对神经的损害。

2）防止肢体挛缩变形。

3）促进神经再生,防止并延缓肌萎缩。

（6）急性期的理疗方法:

1）抬高患肢、弹力绷带压迫、向心按摩、冰敷:消除水肿、减少渗出。

2）使用支具、保持功能位:避免因水肿、疼痛、受累肌与拮抗肌之间失去平衡而导致肌肉挛缩、关节变形。损伤 2~3 天后应定时取下支具进行肢体小范围活动。

3）超短波、微波:改善血液循环、消炎、消肿,促进神经再生。每日 1 次,10 次 1 疗程。

4）氦氖激光:消除炎症反应,促进神经再生。每日 1 次,15 次 1 疗程。

5）电刺激治疗:

A. 直流电 + 维生素 B_1 导入法:研究证实,单向电流能促进神经纤维的再生,电场对再生神经纤维生长有导向作用,维生素 B_1 有营养神经的作用。

B. 音频电疗法:改善血液循环,消炎、消肿。

6）温热疗法(红外线、热敷等):损伤后 2~3 天采用低温度、短时间的治疗。促进血液和淋巴循环,减轻水肿。

7）运动疗法:尽早进行,防止关节挛缩。

（7）恢复期的理疗目的:炎症反应及水肿消退后即进入恢复期。

1）促进神经再生,恢复神经功能。

2）延缓肌肉萎缩速度,迎接神经再支配。

3）加强肌力训练。

4）防止粘连、瘢痕和挛缩。

（8）恢复期的理疗方法:

1）温热疗法:如红外线、温水浴、蜡疗、泥疗等,改善组织营养,促进损伤组织恢复。有利于运动训练。对感觉障碍者要防止烫伤。

2）超短波、激光、维生素 B_1 导入疗法：促进神经再生，恢复神经功能。

3）神经肌肉电刺激疗法：运动阈低频脉冲能产生肌肉纤维动作电位，使肌肉收缩，改善肌肉血液循环供应，减慢肌肉萎缩的速度，迎接神经再支配。

4）超声波、音频电、碘离子导入疗法：软化瘢痕，松解粘连。

5）运动疗法：延缓肌肉萎缩，增加肌力。

6）伴有感觉障碍者，应用感应电刺激、电按摩、电针、直流电神经药物离子导入等疗法，或轻拍、轻擦、叩击等刺激疗法。如伴有实体感缺失时，需进行触摸各种物体的训练。

7）受损神经受到炎症、水肿、出血、瘢痕、神经纤维瘤等刺激可产生灼性神经痛。治疗时，需先祛除病因（控制感染，清除血肿，切除瘢痕和神经纤维瘤），再通过激光、超短波、共鸣火花、直流电离子导入等方法缓解疼痛。

5. 手外伤　手的解剖结构复杂，功能精细，在人的生活和劳动中发挥重要的作用。手外伤常常是骨、肌肉、韧带、血管和神经的复合性损伤。常因后期瘢痕挛缩、肌腱粘连、关节僵直和肌肉瘫痪萎缩等因素引起运动和感觉功能障碍，直接影响到手的功能。

严重复杂的手外伤处理常包括软组织损伤、骨组织损伤、神经损伤和肌腱损伤等多方面的综合处理。具体的损伤治疗方法可参阅软组织损伤、骨损伤和周围神经损伤。这里只叙述肌腱松解术后的治疗。

在手外伤中若有肌腱断裂时，常需进行肌腱吻合术，术后配合理疗。

（1）理疗目的：早期理疗改善血液循环，控制感染、消炎消肿，促进炎症吸收，防止或减少肌腱粘连。

（2）理疗方法：

1）伤手制动、抬高，保持功能位，必要时夹板固定。

2）物理因子：

A. 早期应用冷敷，减少渗出和肿胀发生。

B. 伤口有水肿、感染：用紫外线、超短波控制感染。以后根据手外伤具体情况分别选用超短波、中频电、超声波、手盆浴超声、红外线、蜡疗等。

3）运动疗法：肌腱损伤吻合术后，非制动部位在早期做主动运动，防止关节挛缩，肌肉萎缩。制动部位为避免肌腱再次断裂，一般术后 5~6 周才做轻度主动运动，6 周以后才能做轻度被动运动。肌腱损伤吻合术后常发生粘连，若功能障碍明显，则需进行肌腱松解术。松解术后除了常规的紫外线、超短波消炎消肿治疗以外，还需早期进行运动疗法，防止形成新的粘连。一般术后 2 天至 1 周，在温热疗法下主动屈伸手部关节。术后 2~3 周，进行轻度的日常生活训练。以后根据患者的病情逐渐增加抓握力量的训练和抗阻训练。

6. 烧伤　高温作用（热烧伤）或化学物质作用（酸碱等）引起人体组织的损伤称为烧伤。根据损伤组织的深度，分为Ⅰ度烧伤、浅Ⅱ度烧伤、深Ⅱ度烧伤、Ⅲ度烧伤。其中深Ⅱ度烧伤、Ⅲ度烧伤损伤程度重，愈后常留有瘢痕，面部烧伤影响美容，关节附近烧伤容易发生关节挛缩，出现肢体功能障碍，影响患者的身心健康。

烧伤的临床过程大致分为四期：体液渗出期（烧伤休克期或复苏期）、急性感染期、修复期、康复期。

（1）理疗目的：在急性期理疗消炎消肿止痛，预防控制感染；减少损伤组织分解产物的吸收,减轻中毒症状;促进肉芽组织生长,刺激损伤组织的修复功能,加速创面愈合,预防关节挛缩。

（2）理疗方法:在急性期中,大面积烧伤患者,应先急救、抗休克、抗感染、进行创面的初期处理,待病情稳定后配合理疗;小面积烧伤患者伤后即可进行理疗。

1）无感染烧伤创面:

A. Ⅰ度烧伤创面:一般不需要特殊处理。若水肿明显或疼痛严重时,进行紫外线治疗、冷敷和冷水浸浴治疗。冷水冲洗和冷水浸浴可降低局部温度,镇痛,对于化学烧伤可冲淡酸碱浓度,以免向深组织渗透;冰袋或冷水袋局部冷敷法可减轻疼痛,减少渗出。温度控制在5~10℃左右,时间以疼痛减轻为准。出浴后可以局部涂药物保护皮肤。

B. Ⅱ度烧伤、Ⅲ度烧伤创面:早期进行超短波、紫外线治疗,防止创面感染,抑制渗出,减轻炎性反应,刺激组织再生修复。小面积烧伤也可使用激光治疗。中后期可考虑予以红外线治疗,减少渗出,使创面干燥。如烧伤面积大、深,血液循环障碍时要慎用。也可予以高压氧治疗,利于创面愈合。

2）感染烧伤创面:清理创面,理疗与抗生素联合使用。具体方法请参阅感染部分。

3）烧伤后急性肾衰竭的理疗:大面积及深度烧伤患者容易并发急性肾衰竭。在内科抢救治疗的同时应及时配合理疗。

A. 超短波疗法:在双肾区做超短波治疗效果较好。超短波作用可深达肾部,改善肾区血液循环,有利于肾功能恢复。每日1次,15次1疗程。

B. 微波疗法:肾区照射,改善肾区血液循环。每日1次,15次1疗程。

烧伤急性期过后,烧伤部位的肉芽组织生长良好、创面愈合,为防止瘢痕挛缩,采用超声波和音频电等治疗方法,以软化瘢痕、松解粘连。在整个治疗期间尽早进行运动疗法,改善和维持关节活动度,利于肢体关节的功能恢复。

7. 颈肩腰腿痛的急性期　颈肩腰腿痛是临床常见的症候群,常由多种原因引起,如外伤、炎症、慢性劳损或退行性变等。尽量先明确病因,对因治疗,再配合理疗止痛。治疗前需排除肿瘤、结核等禁忌证。

（1）肩部疼痛:肩部疼痛可见于肩部外伤引起的肩袖损伤、肩部撞击综合征等,治疗参阅软组织损伤。通常的肩痛多是肩周炎引起,肩周炎病程可分早期、冻结期、恢复期（缓解期）三个阶段。

早期以肩疼痛为主。起初为肱二头肌长头腱鞘炎和冈上肌腱炎,腱鞘内充血、水肿、粘连。关节疼痛,夜间重,影响睡眠,不能患侧卧位。常因疼痛,患肩及上肢活动受限,患者非常痛苦,严重影响工作和生活。

1）理疗目的:急性期以改善循环、消炎消肿,减少渗出,解除肌肉痉挛,缓解疼痛为主。避免粘连发生。

2）理疗方法:

A. 超短波消散炎症,止痛。每日1次,10~15次1疗程。

B. 微波或毫米波疗法:患肩疼痛部位照射,每日1次,15~20次1疗程。

C. 紫外线照射:局部中红斑量照射,消炎、止痛。每日或隔日1次,3~5次。

D. 敷贴疗法:发病后2天采用静磁片及其他非强热性药贴,消炎、消肿、止痛。

E. 低频电、电脑中频电疗法:选用止痛处方。每日1次,15~20次1疗程。

F. 体外冲击波治疗仪:以痛点定位点为冲击点,避开血管、神经。治疗电压:6~10kV。每个冲击点冲击 600~800 次,每次治疗选 1~3 个冲击点,治疗间隔为 1 周,治疗 2~3 次为 1 疗程。

注:冲击波是一种机械波,它的特性在于能在极短的时间内(约 10 毫秒),高峰压可达到 500Pa,而且周期短(10 毫秒),频谱广($16 \times 10^8 \sim 20 \times 10^8$Hz)。冲击波在穿越人体组织时,能量不易被皮肤、脂肪、肌肉、结缔组织等浅表组织吸收,进而可直接到达人体的深部组织。通过冲击波的机械应力效应,在骨与肌腱、骨与软组织之间及骨组织内部产生能量梯度差及扭拉力,从而松解粘连。通过压力及空化效应,使受冲击波部位组织微循环加速,改善局部组织血液循环。高强度的冲击波在较小的范围对神经末梢产生超刺激,特别是对痛觉神经感受器的高度刺激,使神经的敏感性降低,神经传导的传输受阻,从而缓解疼痛。

G. 中频电熨疗法:改善血液循环,消炎止痛。每日 1 次,15~20 次 1 疗程。

H. 红外线和热敷:改善血液循环,降低神经兴奋性,止痛。每日 1 次。

I. 运动疗法:肩关节不负重情况下运动,如弯腰作患侧上肢钟摆运动,防止肩关节粘连。进入冻结期和缓解期,需加强功能锻炼。若有粘连发生,配合超声波、音频电疗法、温热疗法、按摩、肩关节各方向的运动训练(如:钟摆运动、爬墙、牵拉吊环等)。整个治疗期间注意肩部保暖,不要提重物。

(2)颈部疼痛:引起颈部疼痛的病因较多,如:外伤、肿瘤、肌筋膜炎、神经根炎、颈椎病或落枕等。在理疗治疗颈痛的病变中以肌筋膜炎、神经根炎、颈椎病和落枕多见。现以颈椎病为例。

能引起颈部疼痛的颈椎病,多见于神经根型颈椎病。严重发作时,颈后和肩背部出现阵发性剧烈疼痛和触电样麻木感,沿神经根分布向前臂和手指放散,常伴有上肢肌力下降,手指不灵活,直接影响学习和工作。

1)理疗目的:解除神经根的压迫;减轻局部水肿;缓解颈肩臂肌肉的痉挛,减轻疼痛。

2)理疗方法:

A. 颈椎牵引:解除颈肌痉挛,缓解疼痛,减轻对神经根压迫,恢复颈椎正常排列关系。每日 1 次,15~20 次 1 疗程。

B. 直流电药物离子导入:奴夫卡因、川芎、维生素 B 等止痛药或神经营养药作为导入药物,每日 1 次,每次 20 分钟,15~20 次 1 疗程。

C. 低频电、电脑中频电疗法或中频电熨疗法:改善血液循环,消炎止痛。选用止痛处方。作用于项背部和肩部,每日 1 次,15~20 次 1 疗程。

D. 超短波疗法:消散炎性反应,减轻水肿。每日 1 次,10~15 次 1 疗程。

E. 紫外线疗法:颈后照射,止痛。隔日 1 次,3 次 1 疗程。

F. 手法治疗:减轻神经根的压迫,缓解肌肉痉挛,止痛。每日 1 次,5~10 次 1 疗程。

G. 贴敷疗法:采用中/西药外敷,静磁片贴敷等多种方法,改善血液循环,消肿、止痛。

(3)腰部疼痛:腰痛是以腰部疼痛为特征的一组疾病,它使腰部活动明显受限,直接影响到患者生活和工作。引起腰痛的病因多种,很多局部脏器病变及系统性疾病均可出现腰痛。因此治疗腰痛时需首先明确病因,然后再理疗。

理疗治疗腰痛的病变中以急慢性腰扭伤及脊椎退行性病变引起的腰痛更为多见。急性腰扭伤的理疗参见于软组织损伤。此处以腰椎间盘突出症为例。

腰椎间盘突出症是在椎间盘退行性变的基础上,由于急、慢性损伤导致椎间盘的纤维环破裂,椎间盘的髓核通过破裂的纤维环向外突出,挤压并刺激神经根引起创伤性炎症,造成腰痛及坐骨神经痛,影响日常生活、工作和劳动。

1）理疗目的:急性期减轻创伤性炎症,改善血液循环,消炎、消肿、止痛,缓解症状;减轻椎间盘承受的压力,促进突出物缩小还纳,解除对神经根的压迫,使疼痛减轻;恢复期加强腰背肌训练,改善脊柱稳定性,巩固疗效,减少复发。

2）急性期的理疗方法

A. 卧床休息:卧位时椎间盘内压力最低,并减轻腰肌与腰椎周围韧带的张力,有利于突出物的复位和炎症消退,缓解疼痛。最好选用硬板床,上铺棉垫,多选腰过伸位仰卧,屈髋屈膝仰卧位。一般绝对卧床 2~3 周,离床时用腰围保护,3 个月内不做弯腰持重动作。

B. 腰围:防止腰椎过度活动、减轻腰肌痉挛和腰椎周围韧带的张力及椎间隙内的压力,并使腰椎保持较好的生理曲线。腰围在病重时使用,病轻时可在久站久坐时使用,一般 3~6 周为宜,不可长期使用,使用腰围不得超过 3 个月,防止腰肌萎缩无力。

C. 牵引:腰椎牵引是治疗腰椎间盘突出症的主要方法之一,发病 3 天后,水肿减轻可进行牵引。它能增加腰椎间隙,减少对神经根压迫;使后纵韧带紧张,起到向前推压作用;使痉挛的肌肉放松,有助于疼痛缓解。

D. 超短波疗法:超短波作用可深达到脊柱,减轻突出部位炎症和水肿,缓解疼痛。每日 1 次,15~20 次 1 疗程。

E. 电脑中频电疗法:止痛处方,改善局部血液循环,有消炎、消肿、止痛作用。每日 1 次,15~20 次 1 疗程。

F. 紫外线疗法:红斑量分区照射,通过皮肤的红斑反应改善局部血液循环,消除炎性水肿,起止痛作用。适用于伴有严重下肢疼痛时。每日 1 次,3~5 次 1 疗程。

G. 超声波疗法:消散局部炎症反应,防止粘连。每日 1 次,15~20 次 1 疗程。

H. 贴敷疗法:发病 2 天后采用中/西药外敷或静磁片贴敷等多种方法,改善血液循环,消肿止痛。

腰椎间盘突出症引起的坐骨神经痛的理疗方法参阅坐骨神经痛的治疗。

急性期疼痛缓解后要进行腰背肌和腹肌锻炼,保持腰椎稳定性,防止复发。增加温热疗法,进一步改善血液循环,促进组织修复。

（三）神经性疼痛的理疗

1. 偏头痛及紧张性头痛　头痛是众多疾病常有的临床症状之一,分为功能性头痛、血管性头痛和器质性头痛,治疗前需明确头痛原因,对因治疗。适于理疗的头痛有紧张性头痛、偏头痛血管型和两者的混合性头痛。紧张性头痛大多与精神因素有关;偏头痛血管型多由于血管舒缩功能不稳定引起。理疗多与药物联合使用。

（1）理疗目的:改善颅内血管循环,调整自主神经功能,促使血管收缩、舒张功能趋于正常,达到缓解疼痛的目的。

（2）理疗方法:

1）共鸣火花疗法:用梳状或蕈状电极于头部治疗,通过降低神经兴奋性达到镇痛作用。每日 1 次,10~15 次 1 疗程。如患者有植入心脏起搏器或局部有金属异物时不得进行此项治疗。

2）生物反馈疗法：

A. 由于紧张性头痛的原因是头部肌肉的持续收缩，所以选用肌电生物反馈，进行放松训练。时间 20~30 分钟，每周治疗 2~3 次，1~2 个月为 1 疗程。

B. 偏头痛与颅内动脉血管收缩有关，故应用皮温生物反馈进行治疗。降低交感神经的紧张性，增加血管运动中枢的稳定性。时间 20~30 分钟，每日治疗 1 次或每周治疗 2~3 次，1~2 个月为 1 疗程。

3）激光穴位照射疗法：光针效应，达到镇痛作用。每日 1 次，10~15 次 1 疗程。治疗时注意保护眼睛。

4）音乐电疗法：音乐通过听觉入大脑，调节情绪、内分泌及内脏功能。一般选择抒情、优美、节奏平稳、旋律舒展的音乐，给人带来安静、平稳、放松的精神状态。音乐电流是低中频混合电流。所以音乐电疗法既有音乐的治疗作用，又有低中频脉冲电流的综合作用（促进血液循环、止痛等）。每日 1 次，10~15 次 1 疗程。

5）磁疗法：疏通经络，降低末梢神经兴奋性，达到镇痛作用。磁疗仪治疗，每日 1 次，每次 10~20 分钟，10 次 1 疗程。

6）电兴奋疗法：以强剂量、短时间的断续刺激使组织过度兴奋后转入抑制，从而起到镇痛作用。每日 1 次，8~12 次 1 疗程。

2. 三叉神经痛　三叉神经痛分为原发性（原因不明）与继发性。发作时表现为闪电样剧烈疼痛，极度难忍。对于原发性三叉神经痛，在药物治疗的同时进行理疗。如仍无效，考虑手术。继发性三叉神经痛需先解除病因，除外结核、肿瘤的病因后可进行理疗。

（1）理疗目的：镇痛、改善神经营养状况，消除水肿；减少发作次数，逐渐消除疼痛发作。

（2）理疗方法：

1）直流电药物离子导入疗法：5% 普鲁卡因作为导入药物。药物本身有较强的止痛作用。每日 1 次，15~20 次 1 疗程。

2）共鸣火花疗法：降低神经兴奋性，达到镇痛作用。蕈状电极于局部，每日 1 次，10~15 次 1 疗程。局部有金属异物或植入心脏起搏器时，不宜使用。

3）中频电疗法（间动电疗法）：减轻发作症状，减少发作次数。每日 1~2 次，15~20 次 1 疗程。

4）超短波疗法：小功率超短波治疗，作用于三叉神经节区及其分支区。每日 1~2 次，15~20 次 1 疗程。

3. 肋间神经痛　肋间神经痛是一个或数个肋间神经走行分布区的发作性疼痛，其病因多种，包括邻近器官或组织的病变、感染、中毒、受寒等。

在针对病因治疗的基础上，使用理疗可以改善局部血液循环，降低神经兴奋，起到镇痛的作用。这里以带状疱疹为例。

带状疱疹是由水疱-带状疱疹病毒感染所致，沿单侧周围神经走行分布的簇集水疱性皮肤病。多数疱疹可结痂自愈，若疱疹破溃，可以形成糜烂面，容易继发感染。带状疱疹常有明显的神经疼痛，不能忍受，常给患者带来恐惧心理，有的人皮损消退后，神经痛还持续一段时间。

（1）理疗目的：镇痛、消炎、防止感染，缩短病程。

（2）理疗方法：

1）紫外线疗法：消炎，减轻疼痛，预防感染。每日 1 次，5 次 1 疗程。

2）超短波疗法：消炎止痛，促神经恢复。每日 1 次，10~15 次 1 疗程。

3）经皮电刺激疗法：有止痛、镇痛作用。每日 1~2 次，5~7 次 1 疗程。

4）磁疗：旋磁法或电磁法。消炎止痛，降低神经兴奋性。每日 1~2 次，5~7 次 1 疗程。

5）超声波疗法：在病灶周围用接触移动法，有止痛，促进水疱干燥、结痂，脱屑的作用。每日 1 次，5~10 次 1 疗程。

6）其他：红外线疗法、音频电疗法。

此外，对于疱疹结痂后残存的神经痛，可通过紫外线、超短波、超声波、音频电治疗达到镇痛作用。

4. 坐骨神经痛　坐骨神经痛是沿坐骨神经通路及其分布区域的一种疼痛症候群。分为原发性和继发性，继发性坐骨神经痛主要是由坐骨神经周围的病变引起，如腰椎间盘突出、腰椎骨质增生、骶髂关节炎、梨状肌综合征和盆腔疾病等。在针对病因治疗（药物、牵引、推拿、手术）的基础上，可配合进行理疗。但需要除外结核、肿瘤引起的疼痛。

（1）理疗目的：缓解肌痉挛，达到镇痛效果；增强局部血液循环，减轻炎性反应；改善神经营养状态。

（2）理疗方法：

1）超短波/微波疗法：改善深部组织血液循环，降低感觉神经兴奋性，达到止痛、镇痛的作用。每日 1~2 次，10~15 次 1 疗程。

2）紫外线疗法：沿坐骨神经分区照射，利用光化学作用（红斑反应）达到止痛、镇痛的作用。每日 1 次，10 次 1 疗程。

3）电脑中频电疗法：止痛处方，每日 1 次，15~20 次 1 疗程。或干扰电疗法：两组电极分别放在腰及大腿，臀部及小腿后部每日 1 次，15~20 次 1 疗程。

4）超声波疗法：加速血液循环和营养，促进水肿吸收，降低神经兴奋性，有止痛、镇痛作用。每日 1 次，15 次 1 疗程。

5）经皮电刺激疗法：达到镇痛作用。每日 1 次，15~20 次 1 疗程。

6）贴敷疗法：发病 2 天后采用静磁片及其他药贴，消肿止痛。每日 1~2 贴，5~10 贴 1 疗程。

（四）神经系统其他疾病的理疗

1. 脑卒中　又称脑中风。脑卒中是一组急性脑血管病的总称，是常见病、多发病，是死亡率、致残率和复发率高的一种疾病，不但患者痛苦，也给家庭和社会带来沉重的负担，因此，早期合理的治疗能改善功能障碍、减少致残率，对提高生活自理能力和生活质量具有重要的意义。

脑卒中是上运动神经元损伤所致的疾病，表现为运动、感觉、知觉、言语、吞咽、构音、心理等方面障碍。运动功能障碍多表现为痉挛性偏瘫，其特点是上肢屈肌痉挛呈挎篮式，下肢伸肌痉挛，足下垂内翻，迈步时呈踮脚划圈步态。

脑卒中一般经过急性期、恢复期、后遗症期。恢复期大致分为软瘫期，痉挛期，相对恢复期。最后有一部分人能恢复到大致正常状态。有一部分人则停留在某一个阶段不再好转，留下后遗症。

根据国内、外多年的临床经验证明，既早期又正确的配合物理治疗，能使 70%~90% 的患者恢复站立或行走。早期配合物理疗法能预防合并症（如压疮、呼吸道及泌尿系统感染、下肢深静脉血栓形成等）和失用性综合征（即长期卧床不活动,造成全身各器官衰退,如关节僵硬挛缩和肌肉萎缩、骨质疏松、直立性低血压、心肺功能衰退、体力下降等）。正确物理治疗手段能防止误用性综合征（即错误的运动训练方法,人为造成骨、关节、软组织损伤,如关节肌腱韧带损伤、骨化性肌炎、痉挛状态加重、异常步态定型化等）。物理疗法还能改善脑组织血液循环和营养,促进处于可逆性损害的脑细胞修复,强化感觉输入,促进知觉恢复。

（1）理疗目的:通过物理疗法等综合措施,预防合并症、防止失用性综合征和误用性综合征、最大限度地促进功能恢复,减少后遗症,争取早日达到生活自理,回归家庭和社会。

（2）理疗方法:

1）发病最初数日,在不影响抢救为前提下尽早开始物理疗法,预防合并症和继发性损害。急诊医护人员除常规医疗护理外,还需考虑以下几点:

A. 体位摆放:采取抗痉挛体位。即尽量采取偏瘫侧上肢各关节伸展,下肢各关节屈曲的体位,预防和减轻痉挛模式出现。

a. 仰卧位:枕头高低适中,头可以转向患侧,防止患侧忽视;患侧肩胛下垫起,防止因重力作用而肩后缩;患侧上肢伸直并稍外展、掌心向上、五指伸展张开。患侧骨盆垫起,防止骨盆后倾;膝下垫起,保持膝关节略屈位;踝关节背屈位,足尖向上;患腿外侧垫枕头防止患腿外旋。

b. 健侧卧位:头用枕头支撑,并防止头向后扭转;患侧上肢置于胸前的枕头上,患侧肩胛带充分向前伸展;肘、腕伸直、五指伸展张开,不能垂腕。患侧髋、膝屈曲置于身体前面的枕头上,足不要悬空。

c. 患侧卧位:头用枕头支撑;躯干稍后仰,身后垫枕头;患侧肩胛带充分前伸,避免患肩直接被压在身体下;肘、腕关节伸展;掌心向上,五指伸展张开;患腿在后,髋伸展;膝微屈;踝关节保持90度,踝下方放一个垫,避免踝骨压伤;健腿屈曲置于身体前面的枕头上。每1~2小时翻身一次。

B. 患肢被动运动,健肢主动运动:运动能防止关节挛缩,促进肢体血液循环、增加感觉输入、并能防止患侧忽视。局部脑血液循环测量技术证实,外围的运动,可以使支配该运动部位的脑局部组织血液循环量增加,有利于脑损伤的修复过程。运动还有利于神经传导通路重新组合。做患侧的被动运动时,要参照健侧肢体关节的活动范围。被动运动每天1~2次,每次各个关节活动3~5遍。动作要轻柔、缓慢,范围由小到大、按照从肢体近端关节到远端关节的顺序做被动活动。肩关节活动范围不要过大,防止发生肩关节半脱位。操作时,让患者注意力集中,眼睛看着活动的肢体并有意跟随运动。

2）当患者意识清楚,生命体征稳定（BP、P、R平稳）时,即进入恢复期的软瘫期,一般持续2~3周,除姿势摆放和被动运动方法外,患者应开始增加主动运动和日常生活动作训练。对于无意识障碍仅有偏瘫的轻症患者,病后第二天自己就可以做主动训练,但开始活动量要小。

A. 双桥运动:仰卧,双髋、膝屈曲,双足靠拢踏在床上,再抬高臀部。增强腰背肌力量和骨盆控制能力,克服下肢伸肌痉挛,为站立平衡和行走打基础。

B. 摆腿:仰卧,双髋膝屈曲,双足靠拢踏在床上,双下肢左右摆动。增加下半部躯干活动,有利于翻身训练。

810

C. 夹腿：仰卧，双髋、膝屈曲，双足靠拢踏在床上，健侧下肢不动，患侧下肢在小范围内左右摆动，靠近健侧下肢时与健侧下肢并拢夹腿，然后再分开，反复练习，锻炼内收肌，防止行走时出现外旋划圈步态。

D. 摆肩：Bobath 握手（双手十指交叉相握，患手拇指在上），健侧上肢带动患侧上肢伸肘向各方向摆动，防止上肢屈曲痉挛。同时。增加上半部躯干活动，有利于翻身训练。

E. 左右翻身及移动身体。

F. 坐位耐力训练及坐位平衡训练等。

以上主动运动，最初需要工作人员帮助，以后自己逐渐完成。

随着肌张力的恢复达到高峰，即进入恢复期的痉挛期，患者需要接受抗痉挛训练及正常运动模式训练，缩短痉挛期时间，尽快过渡到相对恢复期，同时还接受站立、站立平衡、步行前准备训练，为相对恢复期以正确步态行走打下基础。此期，有的患者可能出院回家，医师应嘱咐患者回家后仍然需要在医师指导下做正确适宜的运动训练治疗，否则将留下痉挛性瘫的后遗症，造成终身遗憾。

（3）其他理疗方法：脑卒中除了运动治疗外，还可以用以下方法治疗。

1）气压带疗法：促进肢体末端静脉回流，防止肢体水肿和静脉血栓形成；强化感觉输入，促进知觉恢复。每日 1~2 次。当患者存在不稳定性高血压、心功能不全、肺水肿、急性静脉血栓等情况时不适合上述治疗。

2）低中频电刺激疗法：只适用于软瘫期。通过刺激弛缓性瘫痪的肢体，起到输入感觉刺激，诱发肢体运动和改善肌肉营养的作用。同时，应注意一旦有肌张力增高趋势，立即停止此肌肉的电刺激，防止痉挛发生。

3）生物反馈疗法：适用于无感觉性失语和能遵从指令的患者，最常用肌电生物反馈疗法，治疗时，将电极置于欲训练的肌肉的肌腹，根据肌肉的状态是迟缓还是痉挛性的状态，来决定是进行加强肌张力或松弛肌肉的反馈训练，当患者对肌肉控制的水平得到增强后，必须及时地进行功能活动训练，并逐渐让患者在脱离反馈仪器的情况下继续进行主动训练。每日或隔日治疗 1 次。

4）经颅核刺激小脑顶核治疗：用于脑梗死全程和脑出血后期患者。它采用生物信息模拟技术及计算机软件技术合成脉冲组合波形，通过粘贴于两耳侧乳突的电极贴片，无创引入小脑顶核，对人的脑部进行电刺激治疗，使脑内固有的神经传导通路受到特定的电刺激，影响脑循环和脑血管自动调节功能，从而扩张大脑血管，改善脑微循环，显著增加脑部血流量，保护神经细胞，促进神经功能恢复。1~2 次 / 日，15~20 次 1 疗程。出血倾向者（脑出血急性期、凝血机制障碍）、带有心脏起搏器者和孕妇等高危人群禁用脑循环功能治疗。

5）激光血管内照射血液疗法：改善血液流变学和微循环、激活多种代谢酶、纠正脂质代谢异常、双向调节 T 细胞亚群免疫功能，调节机体免疫功能，增强机体抗病能力。用于因高血压、高血脂、糖尿病引起的脑梗死。每日 1 次。

6）脑病康复治疗仪：通过特制的治疗发生体输出特定规律的负极性交变电磁场，通过皮肤和颅骨达到脑内较深层组织如脑细胞和脑血管。它扩张血管，增加血管弹性，缓解血管炎症反应，解除脑血管痉挛，改善血液循环；纠正或改善脑细胞的代谢环境。同时干扰和抑制异常脑电、脑磁的发生和传播，调节神经系统功能。从而达到预防和治疗脑血管疾病。1~2 次 / 日，15~20 次 1 疗程。出血倾向者（脑出血急性期、凝血机制障碍）、带有心脏起搏器者和孕妇等高危人群禁用脑循环功能治疗。

7）降低肢体肌张力（痉挛）：痉挛肌电刺激疗法、温热疗法、冷疗法等交替联合使用。

（4）脑卒中早期其他情况的治疗：

1）肩手综合征：又称反射性交感神经营养不良或复杂性局部疼痛综合征。典型的表现是肩痛、手水肿和疼痛（被动屈曲手指时尤为剧烈）、皮温升高，消肿后手部肌肉萎缩，甚至挛缩畸形。

其发病机制尚不清楚，可能与以下因素有关：压迫下腕关节被牵拉、掌屈过度牵拉、输液时液体渗入手部组织内、手受到意外的小伤害等。故在病变早期进行抢救时，要考虑到以上因素，尽量避免或减少肩手综合征的发生。一旦出现肩手综合征，则需尽早治疗，减轻水肿、疼痛。

a. 手法治疗：正确摆放上肢体位，及时进行上肢的被动运动及主动运动。

b. 向心性缠绕压迫手指：用直径 1~2mm 的绳子由远端向近端缠绕，先是拇指，然后是其他手指，缠绕开始处做成一个小环，然后快速有力地向近端缠绕至指根部不能再缠为止。缠完后，立即从指端绳环处迅速拉开缠绕的绳子。

c. 冰水浸泡法：冰水比例为 2∶1。治疗时治疗师与患者的手或者患者的双手同时放于冰水中，时间以治疗师或健手能耐受为准，将患手浸泡三次，两次之间有间隔。

d. 冷 – 温水交替浸泡法：先温水 40℃，10 分钟，再冷水 10℃，20 分钟。治疗时治疗师与患者的手或者患者的双手同时放于水中，时间以治疗师或健手能耐受为准，将患手浸泡三次，两次之间有间隔。

e. 肩痛：可参阅本章肩周炎相关内容。

2）肩关节半脱位：在脑卒中患者中，肩关节半脱位发病率在 30%~50%。多发生于脑卒中弛缓阶段。肩周肌群的肌张力下降，肱骨头沿关节盂下滑，故发生了肩关节半脱位，外观上可见到肩峰与肱骨头之间出现明显的凹陷。最终使患者的上肢功能受限，活动困难，生活不能自理。据文献报道，经过系统的康复训练，70%~90% 的肩关节半脱位患者可以恢复。因此早期进行正确体位的摆放和康复治疗是十分必要的。

治疗方法：

a. 手法治疗：通过纠正肩胛骨的位置，进而纠正关节盂的位置，以恢复肩部的自然绞索机制。利用联合反应、冰块快速按摩等方法刺激肩关节周围起稳定作用的肌肉的活动或增加其张力。在不损伤肩关节及周围组织的情况下，维持全关节活动度的无痛性的被动活动范围。

b. 功能性电刺激及肌电生物反馈治疗：作用于肩部肌群，刺激肩关节肌群的收缩活动，增加其张力。

c. 肩痛：可参阅本章肩周炎治疗部分。

3）偏瘫侧肢体肌张力增高引起的肌群痉挛反应：在急诊治疗期间，有一部分患者发病后，弛缓期很短，很快就进入到痉挛期。此时需对肌肉痉挛进行治疗。

治疗方法：

a. 痉挛肌电刺激疗法：用两组先后出现的方波分别刺激痉挛肌及其对抗肌，脉宽为 0.2~0.5cm，延迟 0.1~1.5 秒，频率 0.66~1Hz，每对肌肉治疗 10 分钟，每次治疗可刺激 2~3 对肌肉，1 次 / 日，10~20 次 1 疗程。

b. 温热疗法：蜡疗、红外线、热敷等治疗降低肢体的肌张力，缓解局部疼痛。

c. 冷疗法：包括物理冰袋冷敷法和冷水浴法。物理冰袋冷敷法，敷于痉挛肌群，20~30 分钟 / 次，1~2 次 / 日。冷水浴法，将手或足直接浸入盛有冰水混合物中，15~20 秒或不耐受状态，将手或足拿出擦干，再浸入，反复 5~6 次。达到镇痛、缓解痉挛的作用。冷水浴治疗时需将双上肢或双下肢同时浸入，避免引起冻伤。

4）脑血管疾病的吞咽障碍：吞咽功能障碍是脑卒中患者常见的临床症状。可分为：口腔期吞咽障碍、咽喉期吞咽障碍、食管期吞咽障碍。脑血管疾病障碍大多为混合性吞咽障碍。患者因吞咽不良、进食困难而需鼻饲，容易发生脱水，营养不良，吸入性肺炎，存活质量下降。如治疗不及时，失去恢复的最佳时间，将需终身鼻饲饮食，故对有吞咽障碍患者应尽早行吞咽功能训练，使其能够自己进食，获得营养，恢复体力。

治疗方法：

a. 电刺激疗法：通过颈部电极，输出低频电流，对喉返神经、舌下神经、舌咽神经等与吞咽、言语功能相关的神经进行刺激调整，强化吞咽肌群和构音肌群的运动功能。当患者主动吞咽时，可接受同步电流电刺激，帮助完成吞咽活动。

b. 运动疗法：早期进行吞咽基础训练（不摄食训练）：面颊、唇、舌、下颌、声门等器官的运动训练、冷刺激训练、呼吸训练等。待有部分功能时，进行摄食训练：食物选择、进食体位训练、咽部滞留食物去除训练、屏气吞咽训练等。

5）若合并有器官感染或压疮，可参阅感染章节治疗。

2. 急性脊髓炎　是由各种感染性或非感染性因素引起的脊髓炎症。受累脊髓的病理改变是炎性浸润，神经细胞发生退行性变和坏死，最后病灶部位形成空洞或瘢痕。病损可为局灶性、横贯性、多灶融合或散在于脊髓多个节段。发病前有发热、头痛、胸背部酸痛、全身不适感。脊髓症状出现急剧，在数小时至数天内表现最明显，甚至截瘫，临床表现与受损脊髓节段部位及损害类型有关。在神经内科药物治疗的基础上配合理疗，加强治疗效果。

（1）理疗目的：改善病变局部血液循环和营养状态，加速炎症吸收或消散，缓解症状，帮助受损神经细胞功能的恢复，减少后遗症。

（2）理疗方法：

1）超短波治疗：具有良好的消炎和镇痛效果，并有促进神经恢复和再生的作用。每日一次，10 次 1 疗程。

2）紫外线疗法：脊髓病灶区中红斑量局部照射，隔日 1 次，3~5 次为 1 疗程。

3）肢体加压疗法（气压带疗法）：减轻弛缓性瘫痪引起的水肿，每日 1 次。

急性期过后的治疗参见本章相关内容。

3. 急性感染性多发性神经根神经炎　又称急性炎症性脱髓鞘性神经病或吉兰 – 巴雷综合征。病因不清，可能与自身免疫有关。起病较急、进展迅速、几天之内出现对称性弛缓性瘫痪，感觉异常，有时伴有手足肿胀、排尿困难。主要累及脊神经根，也有累及颅神经。病理可见神经水肿、充血，节段性髓鞘肿胀、破碎，前角细胞和颅神经运动核有退行性改变，肌肉呈失神经性萎缩。

急性期在神经内科治疗的基础上尽早配合理疗。

（1）理疗目的：改善血液循环，减轻炎症反应，消除神经水肿；促进神经恢复和生长，减轻或防止肌肉萎缩变性，恢复肢体功能。

（2）理疗方法：

1）超短波治疗：脊柱区小剂量超短波治疗，改善血液循环，减轻水肿，促神经生长。每日1次，10次1疗程。

2）紫外线疗法：脊柱区红斑量照射，起到止痛、消炎的作用。

3）低频脉冲或低频调制中频电刺激：刺激瘫痪侧，引起肌肉收缩，改善血液循环，防止肌萎缩。电刺激还有促进神经生长的作用。每日1次，10~15次1疗程。

4）药物离子导入：碘离子或维生素B族导入。减轻损伤部位的炎症反应，促进神经再生，改善神经功能，每日或隔日治疗1次，15~20次为1疗程。

5）低能量激光血管内照射法：一般认为可解除体内中毒症状，减轻炎症反应，调节机体免疫功能。每日1次，6次1疗程，间隔1周可继续治疗。

6）气压带疗法：促进肢体末端静脉回流，防止肢体水肿和静脉血栓形成。每日1~2次。

7）运动疗法：患者出现弛缓性瘫痪时，轻度的被动运动可有效地防止关节挛缩，减少后遗症，有利于运动功能恢复。

恢复期时采用红外线疗法、水疗法、按摩等疗法，促进运动功能的恢复。

4. 面神经炎　急性面神经炎是由于茎乳突孔内面神经发生急性非化脓性炎症所致的面神经麻痹，又称贝耳（Bell）麻痹。病因不清，诱因多是头面部受凉或受风引起。早期病理变化为面神经水肿、髓鞘与轴突有不同程度的变性。表现为患侧的周围性面神经麻痹、茎乳突孔及耳部疼痛。面部瘫痪后，直接影响美容，患者的身心受到极大伤害。诊断时需与其他能引起周围性面肌瘫痪的疾病（如腮腺炎、腮腺肿瘤、颅神经型的急性感染性多发性神经根炎）鉴别。

（1）理疗目的：急性期理疗以改善局部血液循环、消除水肿、炎症、促进神经功能恢复为主。应与神经内科治疗配合。

（2）理疗方法：

1）超短波、微波疗法：控制炎症水肿，促进神经再生。每日1次，10~15次1疗程。治疗局部不得有金属（如耳环），以免灼伤。

2）紫外线：在面神经出颅的地方（茎乳突处）局部照射，取中红斑量。改善局部血液循环，消炎、消肿、止痛。

3）激光穴位照射：一般取地仓、颊车、太阳、阳白、四白、合谷等穴位。

4）红外线疗法：急性水肿高峰期（7天）后采用低温短时间治疗。加强局部血液循环营养，促进炎症吸收。每日1次，2周1疗程。治疗时注意保护眼睛。

发病10天后，通过电诊断检查，有的患者出现神经变性反应，肌肉失神经支配，故除以上急性期治疗以外，加用直流电药物离子导入（维生素B1、碘离子），神经肌肉电刺激疗法（电体操）、按摩疗法，面肌的自主运动及被动运动训练，改善局部血液循环，促进神经再生，延缓肌肉萎缩，恢复面部瘫痪肌肉的功能。若出现面肌痉挛倾向，立即停用电体操疗法。

5. 癔症　癔症是由于大脑皮质和皮质下部活动的正常关系失调，大脑皮质第二信号系统弱化，第一信号系统占优势而产生的一系列症状。常因精神刺激引起，多突然发病，表现有精神、感觉、运动、内脏和自主神经等功能障碍，具有鲜明的情感色彩，无器质性病变。在症状发生和治疗中，暗示与自我暗示常常起着重要的作用。

理疗是利用物理因子给患者强刺激,配合第二信号系统的语言暗示,心理疏导,引起大脑皮质兴奋扩散,抑制情感爆发;使肌肉收缩,消除病理抑制灶,恢复运动功能;良好的物理刺激还能调解自主神经功能,治疗自主神经功能紊乱。

（1）理疗目的:纠正大脑皮质和皮质下部兴奋与抑制活动过程的失调。

（2）理疗方法:

1）痉挛发作:癔症呈痉挛发作,多因情感激动引起,喊叫、哭、笑、手足抽搐或痉挛不语等,此时给患者强刺激,引起大脑皮质兴奋扩散,抑制情感爆发。

A. 感应电疗法:电流强度以见到局部肌肉有明显强直收缩为准。每30秒通电1次,2~3分钟,再换一个刺激点,直到痉挛发作停止为止。

B. 低频脉冲电疗法:治疗时间以精神症状解除为止。

2）癔症性瘫痪:配合语言暗示和良好的物理刺激,使肌肉收缩,消除病理抑制灶,恢复运动功能。

A. 电刺激疗法:用小圆电极刺激瘫痪肢体的神经运动点上,使肌肉发生强直性收缩即断电1次,可轮流刺激数个点,同时并令患者看到自己瘫痪肢体的运动状态,治疗一结束,即让患者做自主运动。治疗前作好语言暗示。

B. 共鸣火花电疗法:用真空玻璃电极刺激瘫痪肢体,方法同电刺激疗法。

3）癔症性失语、失音、耳聋:治疗方针同癔症性瘫痪。

A. 共鸣火花电疗法:在喉部或取天突、廉泉、人迎等穴位局部治疗,让患者有针刺感,治疗同时让患者发音。2~3次见效。

B. 低频脉冲电疗法:使喉部肌肉收缩,患者有针刺感。治疗同时让患者发音。2~3次见效。

4）癔症性呃逆、胃肠痉挛:降低副交感神经兴奋性,提高交感神经兴奋性,恢复自主神经功能。

治疗方法有超短波疗法、短波疗法、温热疗法和药物离子导入法。每日1次,15次1疗程。

（韩宝昕）

参考文献

[1] 郭万学. 理疗学. 北京:人民卫生出版社,1982.

[2] 陈景藻. 现代物理治疗学. 北京:人民军医出版社,2001.

[3] 乔志恒,范维铭. 物理治疗学全书. 北京:科学技术文献出版社,2001.

[4] 南登昆. 康复医学. 北京:人民卫生出版社,2001.

[5] 卓大宏. 康复治疗处方手册. 北京:人民卫生出版社,2007.

[6] 王茂斌. 脑卒中的康复医疗. 北京:中国科学技术出版社,2006.

[7] 张通. 脑卒中功能障碍和康复. 北京:科学技术文献出版社,2006.

[8] 武俊英,梁英,刘爱玲,等,神经肌肉电刺激对脑卒中后吞咽障碍的作用研究. 中西医结合心脑血管病杂志,2010,8（11）:1324-1325.

［9］沈惠强. 脑循环功能治疗仪的作用机理及临床效果. 生物医学工程学进展, 2009, 30（4）: 245-246.

［10］郑夏茹, 吴洪, 冉春风, 等. 体外冲击波疗法治疗肩关节周围炎的临床研究. 中国康复医学杂志, 2009, 24（5）: 459-460.

［11］丘鸿凯, 王晓萍, 廖华, 等, 脑病康复治疗仪配合药物对缺血性脑卒中神经功能恢复及血液流变学的影响. 中国实用神经疾病杂志, 2009, 12（15）: 18-20.

体外冲击波碎石

一、定义

体外冲击波碎石（extracorporeal shock wave lithotripsy，ESWL）是利用物理学原理聚集高能量冲击波作用于人体内结石将其击碎，碎石颗粒通过人体正常通道排出体外的过程。体外冲击波碎石技术改变了以往结石治疗需要开放式手术的传统治疗方式，使众多结石患者避免了手术之苦。体外冲击波碎石被称为结石治疗技术的一次革命。

二、原理

声波是一种通过介质传播的机械波，其携带能量，当声波以很短脉宽形式向外传导时就形成声压力脉冲，一旦这种声压力脉冲在极短的时间（<100纳秒）内达到极大的压力峰值时（30~100MPa），就形成了我们所称之为的冲击波。我们利用冲击波的物理作用来粉碎结石，以达到治疗疾病的目的。体外冲击波碎石的物理机制包括：挤压作用、剥离作用、空化效应、疲劳和层分离及超聚焦作用。

体外冲击波碎石须具备以下条件：

1. 恰到好处的冲击波聚焦能量，足以击碎结石又不至于造成人体器官的损伤。

2. 良好的冲击波传导介质，保证作用于结石的能量不被衰减。

3. 冲击波能量焦点与结石部位重叠的精确定位，确保冲击波直接作用于结石。

4. 保证瞬间的冲击波能量，尽可能减少结石周围组织的损伤。

冲击波碎石机满足以上要求，利用聚焦技术将能量聚集于一点，以水为能量传导介质，通过X线或超声波定位作用于结石。利用冲击波在结石与人体组织两种声阻抗不同的传导介质界面产生的压力和应力将结石击碎。两种介质的阻抗差越大，产生的应力就越大，结石就越易被击碎。

可以通过下列参数客观评估体外冲击波碎石机性能：

冲击波压力脉冲上升时间、压力波正峰压力值、副峰压力值、压力脉冲宽度、聚焦区形态体积和单脉冲能量等。

三、体外冲击波碎石机的组成

体外冲击波碎石机主要由三部分组成：

（一）冲击波发生器

产生高能量冲击波，利用冲击波轰击体内结石。

（二）冲击波聚焦反射体

由于冲击波发生器产生的高能冲击波是分散的，需要通过聚焦反射体使能量向结石部位聚集传播，作用于结石体，击碎结石。

（三）定位操作系统

通过 X 线或 B 型超声波来实现结石位置与冲击波高能焦斑重叠。定位系统要求操作方便，结石影像清晰，定位精确。

四、发展过程

体外冲击波碎石技术出现于 20 世纪 80 年代。1980 年，世界第一台应用型体外冲击波碎石机在德国诞生，首次成功应用于临床，治疗人体肾脏结石。此后，体外冲击波技术不断完善。1984 年，我国生产出第一台国产应用于临床治疗的碎石机。由于体外冲击波碎石机的发展、改进，使技术水平不断完善，安全清洁的干式水囊碎石机取代了早期的水槽式体外冲击波碎石机。

（一）第一代体外冲击波碎石机

以多尼尔体外冲击波碎石 HM3 型为代表。由双 X 线定位系统、液电冲击波源、水槽和人体位置调节装置组成。其特点是具有一个浴缸大小的水槽，患者需浸泡水中，通过 X 线透视和人体位置调节系统将结石位置固定在冲击波源的第二焦点上，在麻醉下进行体外冲击波碎石治疗。操作过程较为繁琐，并有一定的危险性。需要治疗前准备和治疗后处理，一般要住院治疗，临床适应证受到一定限制，主要治疗限定大小的肾结石。

（二）第二代体外冲击波碎石机

以多尼尔 HM4、西门子碎石机为代表。其特点是以水囊或水盆取代笨重的水槽，患者无须浸泡水中，冲击波发生源进一步改善，安全性高，不需要麻醉，操作相对简便。随着技术上的进步，临床经验的丰富，治疗适应证范围扩大，绝大多数泌尿系结石可通过体外冲击波碎石治疗。

（三）近代体外冲击波碎石机

体外碎石技术的飞速发展，使各种型号体外冲击波碎石机应用于临床治疗。体外冲击波碎石机性能的全面提高和完善，使体外冲击波碎石技术为临床提供了一种安全有效的非侵入性治疗结石的手段，使无数的结石患者解除了病痛。体外冲击波碎石技术现已成为现代微创泌尿外科技术的主要组成部分。

近代体外冲击波碎石机较早期碎石机安全性好、碎石效率高、临床适应证广、患者痛苦小且并发症发生率低。

近代体外冲击波碎石机在以下技术方面得到提高：

1. 冲击波发生器的改善使电磁波冲击波源广泛应用于体外碎石机。体外碎石科技含量大大提高，其特点为对人体组织损伤小，冲击波能量稳定，更加安全，降低了局部冲击波能量。德国多尼尔公司和西门子公司制造的碎石机具有代表性。国产体外冲击波碎石机经过多年的发展完善也已经达到了较高水平。

2. 冲击波焦点精确度提高，精度的改善提高了碎石的效果。为了提高碎石效果，研究人员加大了反射体口径，从而达到更好的聚焦效果，降低进入人体的能量密度，提高穿透能力，进一步减低损伤。

3. 机械制造技术的提高使操纵系统更加灵活,更加人性化,使其适应人体内各个部位结石的治疗。为了使冲击波能量能以最佳角度、最少损失达到人体结石部位,不但患者体位可做多方位调整,冲击波源发生器也可任意环绕患者身体上、下、前、后运动,躲避骨骼对冲击波的遮挡。

4. 碎石机体积小型化　以往碎石机体积庞大、笨重,近代碎石机小巧灵活,便于操作安装,并可做到一机多用,可作为 X 线泌尿检查台。

5. 电脑自动控制　采用电脑控制系统,使操作更加简便,便于病历的管理、储存,有利于病例的总结、讨论和研究。

五、临床治疗

最初,体外冲击波应用于临床是为了粉碎人体肾脏结石,并获得了成功。二十多年来,随着体外碎石技术的不断完善和人们认识水平的不断提高,体外冲击波治疗在临床得到了广泛的应用,适应证逐步放宽。体外冲击波碎石为临床提供了一种有效的、相对安全的和非侵入性的结石治疗方法。正是由于这种划时代先进技术的出现,容易使人们忘记体外冲击波碎石技术和其他任何治疗手段一样,并非是无创的,只不过损伤相对轻微,是现代微创治疗技术的重要组成部分。因此,患者的选择尤为重要。如不加以注意,有可能产生严重后果。

（一）泌尿系结石

1. 适应证　最初,体外冲击波碎石选择标准比较严格,多发的泌尿系结石、感染性或合并感染的结石、透 X 线的阴性结石和直径 >1cm 的结石均被排除在体外冲击波碎石适应证之外。

因此,大约仅有 20% 尿路结石采用体外冲击波碎石的方法治疗。随着碎石机性能的不断完善、临床治疗经验的不断积累及体外冲击波碎石较佳的治疗效果,使人们盲目地扩大了碎石范围,不易处置的并发症随之不断增加。临床医师再次认识到适应证的重要性。适应证是随着人们认识水平和体外冲击波碎石技术的发展而变化的。目前,较为普遍的看法是除明确的体外冲击波碎石禁忌证之外,均应首先考虑碎石治疗,包括肾脏结石、输尿管结石、膀胱结石和尿道结石等全部泌尿系结石。结石直径 >2cm,要慎重选择体外冲击波碎石。直径 >2.5cm 的结石,不提倡体外冲击波碎石,可采取腔内碎石治疗。过去,曾有应用体外冲击波治疗肾脏鹿角形结石的报道,后发现并发症较多,弊多利少,鹿角形结石不是体外冲击波碎石适应证。对于无症状的、直径 <1cm 的肾盏结石可暂不碎石,定期复查。如出现血尿或疼痛,在排除其他病因后,仍可是体外冲击波碎石治疗适应证。结石直径 >0.5cm 但已造成肾积水或反复肾绞痛的患者,应及早碎石治疗。急诊体外冲击波碎石,对于缓解结石引起的肾绞痛有比较明显的效果。

2. 体外冲击波碎石和腔内碎石联合治疗　近年来,腔内碎石技术发展迅速,联合体外冲击波碎石治疗方法,使绝大多数泌尿系结石的患者摆脱了开放手术之苦,需要开放手术的病例已减少到 5% 以下。体外冲击波碎石和腔内碎石联合治疗应用前景非常广阔。腔内碎石是现代微创治疗技术的重要组成部分,其主要包括经皮肾镜碎石术和输尿管镜碎石术。临床采用气压弹道和激光作为碎石能源,最常使用的激光源为钬激光。据报道,铒激光碎石效果可达钬激光的 2.4 倍,但因传导问题尚需完善而未在临床实际应用。输尿管镜是通过输尿管上行的内镜,输尿管结石是其最常见的适应证,在直视下碎石,尤其对输尿管下端结石碎石成功率可达 90% 以上,但对于输尿管中、上段结石效果不如体外冲击波碎石,其成功率为 50% 以上。输尿管中、上段结石应首选体外冲击波碎石,仅在因结石病史较长,结石长期停滞输尿管,造成局部黏膜水肿、炎症粘连或息肉包裹时,输尿管镜可直视下剥离结石并击碎结石,弥补体外冲击波碎石的不足。对于肾功能较差或直径 >1.5cm 的输尿管结石,应考虑输尿管镜治疗。经皮肾镜碎石是经皮肾穿刺置入肾镜或输尿管镜将结石粉碎并取出,特别适用于多发肾结石、鹿角形结石、肾盏结石、肾盂输尿管连接部附近的结石及合并肾积水感染的肾结石。经皮肾镜碎石替代了以往的开放性肾脏切开取石术,目前已广泛用于治疗肾脏结石。

3. 禁忌证   随着碎石机技术水平的不断提高,禁忌证范围在缩小。如透 X 线的阴性结石,因早期碎石机定位困难而不适于体外冲击波碎石,随着 B 超定位碎石机的出现使阴性结石体外碎石不再困难。而腔内碎石和体外冲击波碎石联合治疗,使结石治疗发生了观念性的变化。

尿路结石远端有器质性梗阻是体外冲击波碎石的绝对禁忌证。如肾盂结石伴有肾盂、输尿管连接处狭窄,尿道狭窄、前列腺肥大继发膀胱结石等。下列情况要慎重考虑体外冲击波碎石治疗:

(1)出血性疾病:如血友病,再生障碍性贫血,血小板减少疾病,严重贫血等。

(2)冠心病患者特别是心绞痛频发、心肌梗死恢复期,脑血管疾病及严重糖尿病患者等。

(3)装有心脏起搏器的患者。

(4)年老体弱,健康状况很差,重要脏器功能障碍,严重的、不能控制的高血压等。

(5)急性肝炎、肾炎及急性传染病期间。

(6)妊娠期及月经期输尿管下段结石,绝大多数妊娠患者可等待分娩后再接受治疗。

(7)严重肾功能不全,患侧重度肾积水、预计包裹性结石者。

(8)严重泌尿系感染患者应先以抗生素控制感染,脓肾患者可改用经皮肾穿刺引流肾镜碎石。

(二)在非泌尿系的应用

由于体外冲击波碎石技术在治疗泌尿系结石上的成功,人们自然而然地想到能否将其应用于其他系统疾病的治疗。于是,有人将体外冲击波用于治疗胆道系统结石,治疗骨关节疾病,甚至用于晚期肿瘤的治疗。

1. 胆道系统结石   1986 年,世界上首次报道应用多尼尔液电式体外冲击波碎石机治疗胆囊结石并获得成功。随之,多家医院开展了胆道系统结石的体外冲击波碎石治疗。体外碎石的成功使人们忽视了胆道系统结石与泌尿系结石的不同,盲目乐观地扩大体外冲击波碎石的适应证而出现了一些严重的并发症。1991 年,中华医学会外科分会学术会议提出体外冲击波碎石治疗胆囊结石的适应证:①胆囊功能正常的有症状的结石;②直径 <2.5cm 的单发结石或直径 <1cm 的少于 5 粒的多发结石;③B 超和胆道造影均证实诊断明确的胆道结石。以下为体外冲击波碎石禁忌证:①口服胆囊造影胆囊不显影或胆囊急性炎症;②B 超提示胆囊萎缩或胆管畸形狭窄;③凝血功能障碍;④有严重的其他重要器官疾病;⑤妊娠期;⑥胆囊阳性结石;⑦急性梗阻性黄疸。近几年,随着微创外科的迅速发展,腹腔镜、胆道镜和

激光碎石广泛应用于临床治疗胆囊结石并取得了较好的疗效。相比之下,体外冲击波碎石疗程较长,有一定危险,目前在临床的应用范围逐步减小,往往配合经内镜括约肌切开,经 T 形管瘘管排石联合治疗。

2. 骨科的应用　临床主要用于治疗:①脚底筋膜炎或足跟痛;②外伤后骨折骨不连的假关节;③钙化性肌腱炎;④一侧上髁炎或网球肘等。

六、泌尿系结石门、急诊处理

(一)肾结石

1. 临床表现

(1)肾区及上腹部胀痛不适:多为有肾积水和较大结石患者。结石可发生于一侧或双侧肾脏。如果结石在肾盂和输尿管连接处发生嵌顿梗阻,可出现绞痛,疼痛剧烈,向下腹部及会阴部放射,并伴随胃肠道症状恶心、呕吐等。

(2)血尿:个别患者出现运动后血尿。患侧肾区叩击痛,合并感染时可出现发热、尿频、尿急和尿痛等。

(3)无症状:很多肾结石患者平时无症状,仅在常规体检时发现。肾结石男性发病率明显高于女性。

2. 实验室及影像学检查

(1)尿常规:常见镜下血尿,合并感染可见脓细胞。应做尿细菌培养及药敏试验。

(2)血液检查:血常规检查,血清钙、磷、血尿酸及甲状旁腺功能测定以除外痛风、甲状旁腺功能亢进。双侧肾结石必要时应进行肾功能检查。

(3)超声波检查:是怀疑肾结石时首选的检查项目之一,优点为方便、及时、无创。可了解结石部位,区别是肾盂或是肾盏结石。缺点是诊断结果受超声波医师水平影响。

(4)X 线检查:首先需要做腹部 KUB 平片检查,阳性结石均可显示结石致密影,了解结石的形态、大小及数目。但应注意与腹腔钙化灶相区别。为了解肾脏功能、明确结石与肾盂、肾盏的关系,可进一步行静脉肾盂造影检查(IVP),静脉肾盂造影对肾积水诊断具有重要意义。在肾功能受损时,常规剂量下静脉肾盂造影常规时间拍片可不显影,可采取大剂量造影延时显影的方法,显示尿路形态图像。

(5)CT 扫描:CT 扫描对结石有很高的诊出率,无论何种成分的结石,无增强 CT 扫描均可显示结石,这对于透 X 线的阴性结石尤为重要,其敏感性可高达 95% 以上。缺点是费用较高,故应在常规 X 线检查诊断不明确的情况下选择 CT 扫描。

(6)磁共振水成像:主要用于在静脉肾盂造影不显影情况下了解肾脏病变,对肾结石诊断没有特异性。其优点在于无放射线暴露,适合于孕妇检查。缺点是费用高,不适于常规检查。

3. 临床鉴别　需要与腹部包块、胆道系统疾病、带状疱疹等鉴别。实验室检查,超声波,X 线检查有助于鉴别诊断。

4. 治疗原则

(1)单纯性肾盏结石:直径 <1cm、无症状、无血尿结石,可暂服药物排石治疗,定期检查,不提倡体外冲击波碎石。如有临床症状或反复出现血尿,结石直径 >1cm,诊断明确,可行体外冲击波碎石治疗。结石位于肾盏,由于解剖原因,部分结石虽已粉碎,但仍不易排出。

（2）单纯性肾盂结石：肾盂结石直径 >1cm 或虽 <1cm 但有明显临床症状如疼痛、血尿，影像学检查无肾盂和输尿管连接部狭窄，应行体外冲击波碎石治疗。此类结石体外冲击波碎石成功率高，效果显著。

（3）巨大结石和鹿角形结石：直径 >2.5cm 的结石，因治疗时间长，需多次碎石，对肾脏有一定损伤，一般说来不主张体外冲击波碎石。如需要体外冲击波碎石治疗，应采取小剂量、多次的原则。一次碎石因需冲击波剂量较大对肾脏易造成损伤并往往碎石颗粒较大形成石街堵塞输尿管，影响肾功能。为防止石街造成输尿管急性梗阻，碎石前可预防性放置输尿管双J管引流尿液。鹿角形结石不宜行体外冲击波碎石，可采取经皮肾镜碎石或手术切开取石。

（4）肾多发结石、双肾结石、肾输尿管复合结石：治疗顺序为如一侧肾脏同时有肾盂、肾盏结石，先碎肾盂结石，后碎肾盏结石；双侧肾结石，先碎影响肾脏功能一侧结石；同侧肾、输尿管结石，先碎输尿管结石。原则为先碎造成尿路梗阻的远端结石。

（5）孤立肾结石：孤立肾为先天畸形一侧肾缺如，一侧肾脏因疾病切除结果与孤立肾相同。孤立肾是维持患者生存的唯一的泌尿器官，一旦出现梗死可造成肾脏功能损伤而危及生命。体外冲击波碎石一定要慎重，碎石前可预防性放置双J管防止石街梗阻。在结石暂不影响肾功能时，不考虑体外冲击波碎石治疗。一旦影响肾功能，体外冲击波碎石与其他处理方式比较，仍不失为有效的治疗方法。

（6）移植肾结石：移植肾结石由于其特殊性临床多表现为无痛性血尿。早期，肾功能不受影响，无明显不适，可在B超检查时发现，腹部平片 KUB 可见移植肾区结石致密影。如结石位于移植肾盂可能造成梗阻，患者感觉移植肾区胀痛，合并感染出现发热、尿频、尿痛等，尿常规化验有脓细胞。静脉肾盂造影显示肾盂、肾盏扩张，肾功能不同程度损伤。移植肾是维持患者肾功能的唯一器官，在免疫排斥情况下肾脏充血水肿、组织脆弱，要慎重选择体外冲击波碎石的适应证。肾盏结石对肾功能无明显影响，有明确免疫排斥临床表现者不适于体外冲击波碎石治疗。肾盂结石造成肾脏积水，肾功能尚可或轻度损伤，结石直径 <2cm 者，可考虑体外冲击波碎石治疗。结石较大，直径 >2.5cm，肾脏积水明显者，应采取经皮穿刺肾镜碎石治疗。移植肾结石体外冲击波碎石应注意小剂量、多次、延长间隔时间的原则，每次冲击次数不超过 1500 次，两次碎石间隔应在 10 天以上。由于移植肾解剖关系变化，手术取石有一定难度，体外冲击波碎石是首先考虑的选择。

（二）输尿管结石

1. 临床表现

（1）突发性肾绞痛和血尿：是输尿管结石的典型症状。部分输尿管结石患者疼痛症状不明显或无症状，仅在体检时发现。绞痛发生在患侧肾区和腹部，向会阴部放射，可伴有恶心、呕吐、面色苍白、大汗等症状，输尿管下段结石可有尿频、排尿不净表现。

（2）血尿：多为镜下血尿。绞痛时可出现肉眼血尿。

（3）泌尿系感染：尿频、尿急、尿痛，镜下白细胞，见于结石病程较长的病例。

（4）急性尿闭：见于双侧输尿管结石急性梗阻或一侧肾功能严重损伤对侧输尿管结石急性梗阻。

2. 实验室及影像学检查

（1）尿常规检查：常见镜下红细胞，感染时可见白细胞。

（2）血液检查：感染情况下白细胞升高。反复发生结石的患者应检查血清钙、磷、尿酸水平及甲状旁腺功能。

（3）双侧输尿管结石或怀疑肾脏功能受损时，要检查血肌酐、尿素氮水平。

（4）超声波检查：一般可见患侧肾脏积水、输尿管上段及膀胱壁段结石，输尿管中段及盆腔段结石由于肠道气体干扰往往不易发现。

（5）X线检查：腹部平片可在输尿管走行区域发现阳性结石致密影，静脉肾盂输尿管造影可了解结石梗阻部位及患肾有无积水和对侧肾功能情况。急性肾绞痛发作或肾功能受损时，患侧肾脏不显影或延迟显影。在患侧肾脏不显影诊断不明确时，可选择尿路逆行造影。

（6）CT检查：肾脏、输尿管CT检查对输尿管结石及其他病变有非常重要的意义。CT检查可发现输尿管阴性结石及输尿管梗阻、肿瘤等病变，比静脉肾盂输尿管造影和尿路逆行造影更具诊断意义。

（7）输尿管镜检查：输尿管镜可直接观察结石及输尿管病变情况，并可根据具体情况做处理。

3. 鉴别诊断

（1）静脉石及腹腔淋巴结钙化：X线腹部平片发现致密影应注意结石与静脉石及腹腔淋巴结钙化的鉴别，鉴别困难时应做静脉肾盂输尿管造影或尿路逆行造影以区别。

（2）与急腹症鉴别：与急腹症如急性阑尾炎、胆道结石、胆囊结石、妇科疾病如卵巢囊肿蒂扭转、宫外孕等鉴别。

（3）输尿管肿瘤与输尿管阴性结石的鉴别：输尿管肿瘤常有明显血尿而疼痛不明显。通过影像学检查可鉴别，输尿管CT三维重建有助于诊断。特别强调的是个别病例可以输尿管结石与输尿管肿瘤同时存在。

（4）肾积水时应注意是否合并输尿管狭窄、输尿管息肉引起继发结石。

4. 治疗原则

（1）单纯输尿管上段结石：单侧输尿管上段结石，结石停留于输尿管的时间短，结石直径 <1.5cm，通过体外冲击波碎石结石易于粉碎排出。

（2）单纯输尿管中、下段结石：由于输尿管中、下段结石定位和冲击波受到肠气及内容物的干扰，肠道气体可衰减冲击波能量，碎石效果会受到一定影响。

（3）双侧输尿管结石：双肾功能存在，结石直径 <1.5cm 的双侧输尿管结石，为避免双侧输尿管梗阻造成急性尿闭，可先行放置双侧输尿管双J管再进行体外冲击波碎石治疗。

（4）由于输尿管结石造成的重度肾脏积水，患侧肾功能严重受损及结石部位远端梗阻等情况不适于体外冲击波碎石治疗。

（5）治疗体位：位于髂骨缘上方的近端输尿管结石，采取仰卧位体外冲击波碎石；位于髂骨缘水平以下输尿管中、下段结石，由于骨盆对冲击波的遮挡，应采取避开骨盆干扰的碎石体位。新一代体外冲击波碎石机设计为冲击波源发生器可以患者人体为轴心环绕，使治疗更为方便。

（6）感染性结石，结石原位嵌顿3个月以上，可能输尿管局部组织炎症水肿造成结石粘连包裹,体外冲击波碎石效果受到影响,如两次体外冲击波碎石结石无明显变化,应改用其他治疗方式。

（7）石街的预防和处理:首先要避免石街的发生,直径>1cm的结石应分次粉碎,避免形成较大结石颗粒。必要时可先置输尿管双J管引流尿液。一旦石街形成要及早处理,可再次碎石粉碎造成梗阻的较大碎石颗粒,如不成功或合并感染,应肾盂穿刺引流和腔内碎石治疗。

（8）输尿管镜碎石治疗对输尿管中、下段结石成功率高,有较好疗效。对于输尿管上段结石,在碎石过程中有可能结石受力向上滑入肾脏造成失败。操作不慎还可能造成输尿管损伤、穿孔等并发症,因此输尿管上段结石首选体外冲击波碎石治疗。

（三）膀胱结石

1. 临床表现

（1）排尿困难、尿痛、尿流中断,排尿时结石突然造成膀胱颈梗阻者表现为尿流中断,并引起疼痛向会阴部、阴茎放射。

（2）终末血尿,合并感染可出现脓尿。

（3）常继发于下尿路梗阻的患者,如尿道狭窄、前列腺增生、神经源性膀胱等。

2. 膀胱结石的诊断

（1）尿常规检查:可见红细胞和白细胞。

（2）X线腹部平片:膀胱区可见结石致密影。X线片不能发现尿酸结石、胱氨酸结石。

（3）超声波检查:可见膀胱内随体位活动的强回声团。并可了解膀胱有无其他病变如膀胱肿瘤、膀胱憩室等,了解前列腺增生情况对预后碎石效果很有必要。

（4）膀胱镜检查:怀疑膀胱肿瘤或诊断不明确的膀胱病变应进行膀胱镜检查。

3. 治疗原则

（1）尿道狭窄、包茎、膀胱憩室内结石、前列腺肥大造成的严重尿道梗阻,因碎石排出困难不适宜体外冲击波碎石治疗。较大膀胱结石,为避免碎石阻塞尿道应分次碎石并在碎石后留置导尿管3~5天。

（2）对于无严重下尿路梗阻的膀胱结石,体外冲击波碎石仍是首选的治疗方法。其优点是非侵入性、无痛苦、安全、方便,患者乐于接受。

（3）碎石体位:一般采取俯卧位并轻度头低脚高位以避开耻骨联合对冲击波的干扰。

（四）尿道结石

1. 临床表现

（1）尿流中断、尿流变细、尿线分叉、无力、尿滴淋。

（2）血尿,尿道感染。

（3）尿道局部剧烈疼痛,放射至阴茎头部。

（4）尿道部可触及结石硬结,局部压痛。

2. 实验室、影像学检查

（1）尿常规:可见红细胞及白细胞,感染时可有脓细胞。

（2）尿道X平片:在尿道部位可见致密结石影。

（3）B超:超声波尿道部强回声团。

（4）尿道探子可探到结石。

3. 尿道结石的治疗　前尿道结石及舟状窝结石可直接用止血钳取出；尿道球部及后尿道结石应先用尿道探子将结石推回膀胱再行体外冲击波碎石，为防止结石滑回尿道，应留置导尿管。

七、碎石后并发症及处理

（一）血尿

多数患者在碎石后会出现不同程度的血尿，肉眼血尿一般在碎石后当天即可消失，无须特殊处理。如出现严重肉眼血尿并长时间不止，应及时行超声波检查，及早发现肾脏有无损伤。

（二）肾绞痛

个别患者体外冲击波术后可出现肾绞痛，绞痛原因为结石排出过快引起输尿管痉挛所致。绞痛多数可自行缓解，严重绞痛可给予镇痛、解痉等对症处理。

（三）发热

碎石后，大多数患者体温正常，如果体温超过38℃，应及时给予抗生素治疗。如出现脓肾应及早引流处理。

（四）食欲缺乏、腹胀

部分患者碎石后可出现消化道症状，一般在短时间内可自行消失。

（五）皮肤瘀斑

为水囊与皮肤接触有空隙造成，加以注意可以避免。

（六）石街形成

应及早发现、及早处理、定期复查，间隔碎石可减少石街的发生。较大结石碎石前应放置输尿管双J管，石街形成后要积极处理，可通过再次碎石，输尿管镜等方式解除梗阻。

（七）肾周血肿

体外冲击波碎石前要了解患者有无出血性疾病、高血压是否得到控制。碎石前，行超声波检查患肾有无较大肾脏囊肿，预防肾周血肿发生。另外，肾结石体外冲击波碎石能量不宜过大，两次碎石间隔应在10天以上。肾周血肿发生后要及时止血、抗炎处理，避免活动。必要时，减压以减轻肾脏损伤。

（八）肾功能慢性损伤

对肾脏结石碎石冲击波能量不宜过大，两次碎石间隔时间要适当延长，尽量避免肾功能慢性损伤。

八、胆系结石的处理

胆系结石是胆囊结石、肝外胆管结石和肝内胆管结石的总称。据报道，国内人群胆结石的发病率约为7%。目前，手术仍是主要的治疗方式。体外冲击波治疗胆系结石只作为补充治疗手段，其优点是：①门诊治疗；②无须麻醉；③患者乐于接受；④非侵入性，避免了手术并发症。

近年来，胆系结石体外冲击治疗的开展并不广泛，而且适用范围逐步缩小，适应证控制更加严格。其原因是胆系结石由于其解剖和功能上的特殊性,体外冲击波碎石效果远不如泌尿系结石好。泌尿系结石体外冲击波碎石只要将结石击碎在尿液冲击下结石就可排出体外,而胆系结石击碎后,要依赖胆囊收缩力和胆汁作用将碎石排到胆总管,再经过胆总管括约肌排至肠道。胆囊收缩无力、胆总管无蠕动、胆总管十二指肠括约肌不开放均可直接影响排石效果。对于多发的胆囊结石、体积较大的胆系结石、合并明显炎症的结石一般主张腹腔镜手术解决。胆系结石一般为阴性结石,体外冲击波碎石以超声波定位为主。

（王金铭）

介入放射学在急诊中的应用

介入放射学是近几十年来发展起来的一门新兴学科,大多采用 Seldinger 穿刺插管技术,在临床上的应用领域相当广泛,尤其是近年来,随着介入性诊断与治疗水平的不断提高,应用器械材料与工艺的不断改进,使得介入放射学呈现出良好的发展势头,尤其在急诊医学领域得到广泛应用。

一、介入医学在急性颅脑疾病方面的应用

(一)急性脑梗死的介入溶栓治疗

1. 方法   用 Seldinger 技术,经股动脉穿刺插管,将导管端置于颈总动脉,然后将微导管超选择至闭塞的血管近端,用剂量 40 万 ~60 万单位的尿激酶等进行溶栓治疗,通过早期(6 小时以内)溶栓治疗,能恢复血流灌注,阻断脑梗死的病理过程,避免脑细胞的坏死,明显提高治愈率,降低致残率。

2. 适应证

(1)颈内动脉及分支或椎基底动脉颅内段血栓形成。

(2)动脉内膜切除术后血栓形成或存在手术难以切除的浮动血块。

(3)插管技术中意外造成的血块栓塞。

3. 并发症   出血是最危险的并发症,应加强生化监测,包括:血浆纤维蛋白原,凝血酶原时间,凝血酶原活动度以及出、凝血时间。有时可能发生过敏性休克,应迅速使用激素等抗休克治疗。

(二)颈内动脉及其分支狭窄的金属内支架治疗

颈内动脉及其分支的狭窄引起血流动力学的改变,容易导致相应部位血栓形成,并且狭窄处的血管更容易痉挛,可促进血栓的形成和脱落,增加脑梗死发生的可能,并影响脑梗死的预后。因此,对于临床上通过彩超、CT 血管成像(CTA)、磁共振血管成像(MRA)等发现有颈内动脉及其分支狭窄的患者,或有短暂性脑缺血发作(TIA)的患者,进行狭窄动脉的血管成形术及内支架置入术,是预防脑梗死发生的有效方法。对于急性脑梗死患者,在溶栓治疗后,紧急行狭窄动脉成形术和内支架置入术,可显著改善临床症状,提高治愈率。

1. 方法   主要采用长鞘或 Guiding 方法,沿 0.014 或 0.018 导丝引入扩张球囊预扩后,置入支架。

2. 适应证

(1)内腔较平滑的动脉硬化性狭窄,且狭窄度在 70% 以上。

（2）Takayasu 动脉炎（高安病，即锁骨下动脉、颈总动脉闭塞性血栓性脉管炎）。

（3）颈内动脉完全闭塞，颈总动脉或颈外动脉仍有狭窄者，扩张后可改变颈外动脉血流动力学，通过侧支循环的建立，改善颅内循环。

（4）动脉内膜切除术风险较大的病例。

（5）颈动脉手术后纤维挛缩而又不能再次手术者。

3. 禁忌证

（1）动脉狭窄伴有动脉粥样硬化斑块，经皮动脉腔内血管成形术（PTA）时可造成斑块脱落。

（2）动脉完全闭塞。

（3）动脉严重迂曲，导丝通过时可能造成动脉撕裂。

4. 术前准备　对所有动脉狭窄并伴有 TIA 的患者，PTA 前应进行一段时间（1~3 天）抗凝治疗，以避免行 PTA 时有栓子形成。

5. 并发症

（1）夹层形成。

（2）动脉痉挛。

（3）心动过缓。

（4）动脉瘤形成。

（5）术中脑栓塞。

二、急性大咯血的介入治疗

咯血大部分源于肺部体循环系统，主要为支气管动脉，其他亦有来自锁骨下动脉分支，肋间动脉等，少数源于肺动脉分支。咯血以往常采取内科保守治疗，但急剧大量咯血患者，内科治疗无效，手术死亡率高，并且许多大咯血的患者来不及手术或因不能耐受手术而失去治疗机会，而支气管动脉或肋间动脉栓塞治疗控制大咯血，疗效确切，现已成为控制大咯血的有效治疗方法。

（一）适应证与禁忌证

1. 适应证

（1）急性大咯血，危及生命，暂时不具备手术条件者。

（2）反复大咯血，内科治疗无效，肺功能低下不宜手术切除者，或其他原因不能手术者。

（3）咯血经手术治疗后复发者。

（4）拒绝手术治疗的大咯血患者。

2. 禁忌证

（1）支气管动脉与脊髓动脉有吻合者。

（2）导管不能稳定地固定在支气管动脉内者。

（二）方法

采用 Seldinger 技术，经股动脉穿刺插管，行支气管动脉造影，找到病侧支气管动脉后，确定出血部位的供血动脉，选用适当的栓塞物，如聚乙烯醇（PVA）、明胶海绵、钢圈等栓塞供血动脉。

（三）并发症

主要是栓塞物注入不当，造成异位栓塞，其中最严重的并发症是脊髓损伤，因此，注入栓塞物时一定要缓慢，压力不能突然很高。

三、肺栓塞的介入治疗

肺栓塞大多由周围静脉血栓或右心附壁血栓脱落进入肺动脉引起,其中下肢或盆部深静脉血栓性静脉炎常为其致病原因。治疗与预防肺栓塞的常用手段是抗凝、溶栓治疗和放置下腔静脉滤器,下腔静脉滤器可拦截95%以上的血栓。

（一）抗凝与溶栓治疗

1. 适应证 肺动脉急性血栓形成。

2. 禁忌证

（1）凝血机制障碍,有出血倾向者。

（2）活动性消化道出血。

（3）近2个月内有颅内出血史。

（4）近10天内有大手术史。

（5）临产,分娩早期。

3. 方法 抗凝治疗为大部分肺栓塞的基本治疗,其目的是阻止新的血栓形成,保持部分凝血活酶时间为对照者的1.5~2.5倍。溶栓治疗选用尿激酶,抗凝加溶栓治疗,可以显著改善肺栓塞治疗的疗效。

（二）导管真空吸取栓子

1. 适应证 重症肺动脉急性血栓形成,出现昏迷、休克者。

经导管机械碎栓法:用机械粉碎新鲜血栓成"雾粒状",小颗粒可以通过肺循环血流,与抗凝及溶栓治疗相结合,疗效极佳。

2. 禁忌证

（1）致死性肺栓塞。

（2）急性肺栓塞合并进行性低血压。

（3）溶栓禁忌。

（4）手术取栓禁忌。

（5）高龄患者。

（6）无开胸手术条件的单位。

（三）下腔静脉滤器

1. 适应证

（1）下肢深静脉血栓,反复肺栓塞者,抗凝治疗禁忌者。

（2）下肢深静脉血栓,肺栓塞溶栓治疗者。

（3）下肢深静脉血栓,慢性肺栓塞手术治疗者。

（4）下肢深静脉血栓,肺栓塞,抗凝治疗和溶栓治疗无效者。

2. 方法

（1）下腔静脉造影,确定双肾静脉解剖位置。

（2）下腔静脉滤器位置在肾静脉开口以下1~2cm处。

3. 并发症

（1）滤器移位。

（2）肺栓塞。

（3）下腔静脉梗阻。

（4）静脉损伤。

四、腹部出血性疾病的介入治疗

在消化道出血、肿瘤破裂出血及实质性脏器破裂出血的治疗中，以往有药物止血、内镜止血和外科手术三大方法，但对于大量失血，内科方法止血无效，一般情况差而无法耐受手术者，介入治疗方法由于创伤小、精确度高、止血效果确切而越来越受到青睐。

（一）消化道出血

1. 急性胃出血 可进行选择性腹腔动脉干造影以明确诊断。胃出血多发生于胃左动脉供血区域，可对胃左动脉给予超选择性栓塞。对消化性溃疡、血管畸形以及恶性肿瘤引起出血者，栓塞疗法为首选，成功率可达 90% 以上。对出血性胃炎引起的出血，可以采用血管加压素经导管动脉灌注。

2. 食管胃底静脉曲张破裂出血 多见于肝硬化门脉高压症患者。经皮经肝穿刺门静脉途径对胃冠状静脉及胃短静脉进行栓塞治疗食管胃底静脉曲张，即经皮肝食管胃底静脉栓塞术（PTE），出血控制率达 70%~90%。其并发症主要包括腹腔内出血，血胸，气胸等。由于创伤性大，并发症多，术后再出血率高，而不能改善患者的长期生存率。经颈静脉肝内门–腔静脉内支架分流术（TIPPS），由于其创伤性小，适应证广，并发症少，降低门脉压可靠，对于难治性食管胃底静脉曲张患者急诊出血时的治疗措施，不失为一种安全、有效的方法，但其存在的主要问题是分流道狭窄，闭塞率高。

3. 对于发生在小肠或结肠出血者，如溃疡、炎症、动静脉畸形或肿瘤引起的出血，进行血管造影检查后，均可予以介入治疗。但需注意勿使栓塞过度，造成肠管坏死。

（二）实质性脏器破裂出血

对于外伤性或自发性肝、脾、肾等破裂引起的出血，通过血管造影明确诊断后，即可对出血动脉进行栓塞，在对此类患者进行栓塞治疗时，应尽量对出血血管给予局部栓塞。在动静脉瘘患者，由于存在引起肺栓塞的可能，使用颗粒微小的栓塞剂时，应小心谨慎。

1. 适应证

（1）患者一般情况差或有其他严重并发症而不能耐受手术治疗者。

（2）拒绝手术治疗者。

（3）肝出血无门静脉主干完全阻塞者。

（4）术前需栓塞止血治疗者。

2. 禁忌证

（1）严重肝、肾功能不全者。

（2）严重凝血功能障碍者。

（3）严重休克经抗休克治疗无效者。

（4）门静脉主干完全阻塞者。

五、盆腔大出血的介入治疗

对外伤所致盆腔大出血，原则上只做出血部位栓塞，可选用明胶海绵条或钢丝圈直接栓塞出血血管，对膀胱炎、膀胱癌、妇科肿瘤及产科疾病所致的盆腔大出血，均需行双侧髂内动脉供血分支栓塞。

适应证及禁忌证：盆腔大出血髂内动脉栓塞属急诊治疗，使用非离子造影剂一般无严格禁忌证。由于介入治疗方法简便、快速、安全和创伤小，可作为盆腔大出血治疗的首选方法。

六、急性重症胰腺炎的介入治疗

急性重症胰腺炎是临床上常见的急腹症之一，发病急骤，临床过程凶险，并发症多见，死亡率高。目前，尽管有多种治疗方法，但缺乏简便有效的手段，随着介入治疗方法的应用，已使其并发症的发生率及死亡率明显下降。

血管性介入治疗适用于急性重症胰腺炎早期，即经股动脉穿刺插管至胰腺的供血动脉：腹腔动脉、胃十二指肠动脉或脾动脉，持续灌注胰腺酶抑制剂和（或）抗生素，胰腺内的药物浓度是静脉给药的3~5倍，疗效明显优于静脉给药，显著降低了患者的并发症发生率及死亡率。

（张宝丰　肖国文）

77 亚低温在急诊中的应用

低温由于对脑组织具有明显的保护作用,且为大量动物实验所证实,20 世纪 60 年代在颅脑手术、大血管置换术中广为应用。近三十年通过将体温下降 2~5℃,并维持一定时间的亚低温疗法(mild therapeutic hypothermia)在美国及欧洲开始应用于临床,主要用于治疗闭合性颅脑损伤,由于其疗效显著且副作用较小,近十年各国专家逐渐尝试应用于治疗心肺复苏术后缺氧性脑病。

一、亚低温的定义

轻度低温(mild hypothermia):33~35℃。

中度低温(moderate hypothermia):28~32℃。

深度低温(profound hypothermia):17~27℃。

超深低温(ultraprofound hypothermia):16℃以下。

目前称 28~35℃ 为亚低温,在临床上正在应用。

二、亚低温疗法的脑保护机制

心搏骤停后脑组织出现缺血、缺氧性损伤,其损伤机制极为复杂,触发了一系列的病理级联反应,涉及儿茶酚胺过度释放、细胞内钙超载、兴奋性氨基酸释放、氧自由基形成等诸多因素,激活的细胞因子多在自主循环恢复(return of spontaneous circulation, ROSC)后数小时至数日内发生,其病理损害主要表现为神经细胞坏死和凋亡。鉴于该损伤的病理生理改变为多重因素所致,故单一的药物治疗难以达到满意的效果,这就是脑复苏进展缓慢的原因。低温由于具有明显的脑保护作用,很多学者尝试通过亚低温治疗逆转上述病理生理改变,综合既往文献,其保护机制可能有以下几点:

1. 抑制儿茶酚胺过度分泌,减少由于过度分泌而造成的全身循环状态改变及伴发的脑低氧血症及脑内热潴留。

2. 抑制二次损伤发生及促进因子,如游离自由基的产生,细胞膜的脂质过氧化,α- 酮酸的增加,谷氨酸的释放,脑血管通透性的增加,神经细胞突触的活动,抑制 N- 甲基 -D- 天门冬氨酸受体 1(NMDAR1)mRNA,减轻脑水肿等。

3. 抑制细胞内 Ca^{2+} 增加,通过对脑内酶活性的抑制,降低脑内氧及糖的代谢,以提高脑对缺血的耐受性。

4. 抑制脑温上升,降低脑氧耗。

5. 抑制脑内多巴胺释放,抑制自由基对多巴胺 A10 神经系的选择性损伤,防止发生智能及清醒障碍。

6. 抑制神经元凋亡。

7. 抑制脑内炎性介质产生,减少炎性介质对脑组织的损伤。

三、低体温情况下机体生理反应

1. 寒冷反应　表现为非寒战产热和寒战产热均增加。

2. 循环系统　心率、血压、心搏出量均明显下降;末梢血管阻力、肺血管阻力增加;QT间期延长。

3. 呼吸系统　呼吸频率减慢,每次换气量、氧弥散能力下降;解剖生理无效腔、肺内血液分流增加。

4. 血液、体液系统　血液成分向血管外漏出,循环血量减少;血红蛋白氧解离曲线左移;白细胞、血小板减少;白细胞游走、吞食功能下降;血小板凝集功能低下;血清 K^+ 浓度降低。

5. 代谢系统　氧耗量下降;糖、蛋白、脂肪代谢受到抑制(血糖升高,血浆蛋白、总氨基酸、中性脂肪酸减少,游离脂肪酸增加)。

四、亚低温疗法的指征

(一)适应证

头部外伤,心肺复苏术后全脑缺血是最佳适应证。脑梗死者如在 3~6 小时内行血管内介入治疗或溶栓者亦可作为适应证。对蛛网膜下腔出血者因低温会导致脑血管收缩,目前尚缺乏临床验证。

(二)禁忌证

1. 呼吸停止且处于休克状态。

2. 脑干电位消失 1 小时以上未恢复者。

3. 对儿茶酚胺血管反应低下者。

4. 脑电波为 Burst 和 Suppression 患者,发病经过 6 小时以上。

5. 脑死亡者。

五、亚低温治疗的实施步骤

鉴于亚低温治疗需进行循环动力学监测、机械通气、镇静、镇痛等特殊操作,故应在 ICU 严密监护下进行,特别需关注以下几方面。

(一)体温控制

亚低温治疗的体温控制可分为导入期、冷却期和复温期三期,其对体温的调控较为严格。

1. 导入期　Rosomoft 在实验中将犬头部外伤后 3 小时内开始低温治疗,获得 100% 生存率,且生存率随开始时间的延迟而下降。因此,亚低温治疗越早实施效果越好。对于心肺复苏者可早期导入,对于需行开颅手术的头部外伤或脑血管病,应在术中使体温缓慢下降。

降温方法分为物理降温和药物降温,物理降温即通过冰毯、冰帽、选择性脑血管内低温液灌注(半导体治疗仪)、输注低温液体、体外循环降温等方法实现;药物降温通常采用冬眠疗法。应在入院 3 小时内使颈静脉球部（JV）温度降至 34℃ 左右，如再下降，则易出现心搏出量下降，心律失常等并发症，故宜谨慎进行，在 5~6 小时内降至目标体温。

在导入期应注意低体温时的生理寒冷反应和重症头部疾病时因基础疾病而引发的交感神经兴奋。所谓寒冷反应，即下丘脑后灰白质的体温中枢受刺激后产生的非寒战发热和寒战发热。寒战可使末梢血管收缩，导致末梢循环不良，氧耗增加，进而产热增加，如不控制上述反射，不仅体温难以下降，而且对于受损伤的脑神经细胞恢复不利，故在导入期应镇痛药与镇静药一同应用，这些药物可有效抑制体温中枢的寒战反应。肌松剂的使用可抑制寒战，控制 $PaCO_2$，预防呼吸肌疲劳。麻醉管理实用药物与剂量请见表 77-1。

表 77-1　麻醉管理使用药物

分类	名称	静脉注射	维持治疗
镇静药	midazolam	0.1mg/kg	0.10~0.20mg/（kg·h）
静脉麻醉药	Thiamylal/thiopentone	3.0mg/kg	1.0~5.0mg/（kg·h）
	droperidol	0.50mg/kg	0.025mg/（kg·h）
	propofol	0.3mg/kg × 5min	0.3~3.0mg/（kg·h）
镇痛药	morphine	0.1~0.2mg/kg	0.2~0.5mg/（kg·h）
	fentanyl	2.5~5.0μg/kg	1.0~2.0μg/（kg·h）
	buprenorphine	5.0μg/kg	0.4~1.0μg/（kg·h）
肌松药	vecuronium	0.10mg/kg	0.05mg/（kg·h）
	pancuronium	0.10mg/kg	0.05mg/（kg·h）

2. 冷却期　通常保持体温在 32~34℃，维持 12~24 小时，对于重症病例，低温时间可适当延长，在降温过程中应密切监测各项生命指征，维持内环境稳定。

3. 复温期　复温期极为关键，可分为复温前期和复温期两个阶段。

（1）复温前期：复温前应满足以下两个条件：

1）脑部的病变有所改善：①脑电波改变（以 α 或 θ 波为主）；②ICP<15mmHg；③S_JO_2：65~75mmHg；④CT 上病变有所改善。

2）具备复温先决条件：①无严重感染；②血糖值 <150mg/dl；③淋巴细胞 >1.5 × 10⁹/L；④血清白蛋白 >3.5g/dl；⑤血色素 >12g/dl；⑥AT-Ⅲ >100%；⑦血小板（50~80）× 10⁹/L；⑧DO_2>800ml/min；⑨如有可能，胃 pH>7.3，且无消化道缺血征象。

当 AT-Ⅲ <70%，白蛋白 <2.5g/dl 时，可引起消化系统缺血，并致全身各脏器微循环障碍恶化，故从营养角度出发应保持上述两项正常。血清白蛋白 <2.5g/dl 将使肠黏膜水肿，营养吸收低下，低白蛋白血症导致细菌易位，抗生素排泄加快，机体防御功能降低，同时可导致脑、肺水肿，加重感染。

（2）复温期：充分做好复温前准备工作，可减少复温时的感染和并发症。复温时因机体从脂质代谢迅速向糖代谢转化，故肠内细菌活化，细胞因子、自由基的产生增加，成为导致感染和多脏器衰竭的原因。复温应从 0.1℃/h 速度缓慢进行。其管理应注意：①在体核温度达到 37℃ 以前持续麻醉；②采取缓慢方法复温；③应尽早开始经胃肠营养并使用谷氨酰胺、氯化亚铅等免疫增强物质，尽可能采取以脂质为主的营养，以避免机体糖代谢亢进。

（二）低温时呼吸系统监测

由于低温和麻醉将导致呼吸抑制，故必须建立人工气道，其中 PaO_2、$PaCO_2$ 的监测尤为重要。

1. PaO_2　由于低温和麻醉将导致呼吸抑制，故必须建立人工气道。因低温状态下氧离曲线左移，且昏迷患者易合并坠积性肺炎、吸入性肺炎、肺水肿等并发症，应用肌松剂可使上述并发症发生概率明显增加，故必须使 PaO_2 保持较高水平（100~150mmHg 以上）。但 FiO_2 上升会导致氧中毒，故应尽可能保持 FiO_2 在 0.6 以下，同时给予 5~10cmH$_2$O 的呼吸末正压通气（PEEP）。影响氧解离曲线的主要因素见图 77-1。

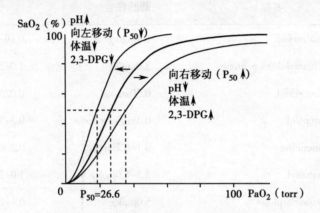

图 77-1　影响氧解离曲线的主要因素

2. $PaCO_2$　$PaCO_2$ 是呼吸系统相关因素中唯一可影响脑血流的因素，其调节可通过呼吸频率的增减或生理无效腔的增加而进行，正常范围在 35~45mmHg。在这个范围内，与脑血流量呈正相关 [1mmHg ↑，CBF 4% ↑；即 2ml/（min/100g）↑]。因此，以往曾针对脑外伤颅内高压者行过换气疗法（当 $PaCO_2$<30mmHg），可使脑血管收缩，脑血流量减少。但上述方法对缺氧性脑病患者将加重脑损伤部位的缺血，且易形成呼吸性碱中毒，致组织氧解离能力低下，应避免采用。如合并颅内高压，可考虑 $PaCO_2$ 保持 35mmHg 左右，最好在 SjO$_2$ 监测下进行。PaO_2、$PaCO_2$ 与 CBF 的关系见图 77-2。

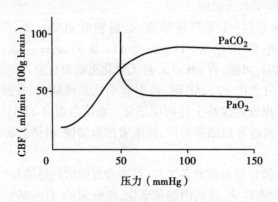

图 77-2　PaO_2、$PaCO_2$ 与 CBF 的关系

3. 脑与组织氧供　脑组织的氧供可通过 SjO_2 反映,其监测通过颈静脉球置管进行,正常为 68%~78%,SjO_2 与 CBF(cerebral blood flow)有关,受 PaO_2 和 $PaCO_2$ 影响(表 77-2)。

表 77-2　SjO_2 影响因素

SjO_2 ↑(氧需求 < 供给)	SjO_2 ↓(氧需求 > 供给)
PaO_2 ↑	PaO_2 ↓
$PaCO_2$ ↑	$PaCO_2$ ↓
血压↑	血压↓
脑代谢↓(麻醉,低体温,脑死亡)	脑代谢↑(发热)
脑充血	脑缺血
血压浓缩,血容量↑	贫血

4. pH、2,3-DPG 浓度　因低温环境氧合曲线左移,氧解离困难,血中 pH 上升将加剧氧解离困难,故应保持血中酸碱平衡,避免碱中毒;低温环境下血中 2,3-DPG 浓度下降,故应使血中 DPG 浓度保持在正常上限,避免导致氧解离困难。

(三)低温时循环系统监测

1. 低温时血流动力学改变明显,需进行血压监测　低温时末梢血管阻力增加,心脏后负荷增加,血压下降,必要时可联合应用多巴胺和多巴酚丁胺维持血压。

2. 低温可导致心律失常发生率增加,心电监护尤为重要　低温可导致心脏传导功能低下和心肌的兴奋性增强,易导致各种心律失常发生。在心电图上可表现为 PR 间期延长、QRS 波群增宽、QT 间期延长。但从轻度低体温→中度低体温时严重心律失常较少见,但心功能降低可直接影响脑供血。在 32℃ 以下时易出现心室颤动,对其预防可应用钙离子拮抗剂。其发生原因与心肌兴奋性增强,电解质异常,交感神经活动亢进等有关。

在低温时,心搏出量和全身能量消耗量随体温下降而呈直线下降。目前可联合应用多巴胺和多巴酚丁胺维持血压稳定。重症脑外伤患者静息能量消耗(resting energy expenditure, REE)、CO 与体温的关系见图 77-3。

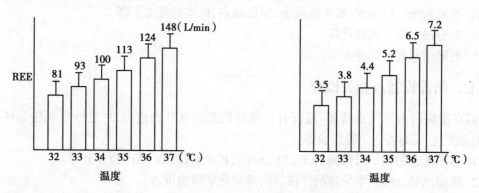

图 77-3　重症脑外伤患者 REE、CO 与体温的关系

（四）低温时脑循环监测

脑组织局部的供血、供氧直接关系到脑细胞的恢复,目前可监测的影响因素主要包括脑组织温度和颅内压:

1. 脑温测定　一般采用置于颈内静脉球部的导管测量,可同时测定 SjO_2,可代替脑表面温度,误差在 ±0.1℃。研究表明:脑组织局部温度升高可加重组织缺氧损伤,而脑组织温度除与体温相关外,还受到脑灌注压（CPP）的影响,当 CPP 下降,可导致脑组织局部热潴留,温度上升。

2. ICP（颅内压）　目前认为能准确反应 ICP 的监测部位为:脑室内 > 脑实质 > 硬膜下 > 蛛网膜下 > 硬膜外,为减少不必要的损伤,目前一般采取硬膜外监测,且往往在脑部手术后留置监测导管。ICP 直接影响脑灌注压,其关系为:脑灌注压 CPP= 平均血压 –ICP。

低温期间应保证 ICP 不超过 20mmHg,如 >20mmHg 则 CPP↓,脑供血、供氧不足,ICP 调节可通过:①过度换气方法;②渗透性利尿剂（甘露醇）。平均动脉压的调节可通过应用升压药维持。

（五）低温时血液系统监测

1. 低温可导致血液成分向血管外漏出,循环血量减少;白细胞、血小板减少;白细胞游走、吞食功能下降。

2. 低温可造成凝血系统异常,其原因不详,但通常不必特殊处理。

（六）低温时内环境监测

低温可导致低钾血症,其原因不详,应注意监测并补充,复温时有高钾倾向亦应引起重视。

六、亚低温治疗的并发症

由于低温时机体会出现各种生理反应,同时由于进行心肺复苏、脑外科手术等各种侵入性治疗,采用机械通气、循环监测、颅内压监测等各种有创监测手段,亚低温治疗并发症较多,需在 ICU 严密监护下进行,并针对不同病因予以积极治疗,现仅就低温治疗的并发症列举如下:

1. 呼吸系统　肺水肿、吸入性肺炎、坠积性肺炎、低氧血症等。

2. 心血管系统　血压下降,心功能下降、心律失常。

3. 血液系统　白细胞、血小板减少,出血倾向,机体免疫力下降。

4. 内分泌系统　血糖升高。

5. 电解质紊乱　低钾血症。

七、所需设备及相关检查

需在能进行人工气道管理,进行有创循环监测的 ICU 内进行,可进行常规生命体征监测、生命支持,同时需以下特殊设备:

1. 多功能监护仪　可监测 ECG、BP、SPO_2、ICP、CVP、CI、AP、PCWP 等。

2. 降温冰毯、冰帽、半导体治疗仪等物理和化学降温设备。

3. ICP 导管、SWAN–GANS 导管、SjO_2 导管等特殊监测导管及配套设备。

4. 有条件可进行动态脑电波监测,以便评估神经系统预后。

八、亚低温治疗的研究现状及前景

尽管大量动物实验证明亚低温治疗可明显保护脑神经细胞免受二次脑损伤打击,且有利于神经细胞恢复。但由于人体在低温状态下会出现全身血管阻力增加、心排血量下降、心电活动紊乱、免疫力降低、凝血功能异常等并发症,故在临床中采用亚低温治疗在学术界尚存在争议,随着机械通气、血流动力学监测等 ICU 治疗手段的进步,自 20 世纪 80 年代这一疗法在临床中处于探索阶段,其有效率各家报道不尽相同,但都倾向于可明显改善愈后。目前亚低温的治疗集中在重症颅脑损伤和心肺复苏后缺氧性脑病两个领域。

1. 重症颅脑损伤 利用亚低温治疗重症颅脑损伤在临床中应用已近三十年,大量的 RCT 试验证实其可明显改善患者神经系统预后且无明显副作用,已得到学术界的公认并在临床中加以应用。目前围绕适宜的治疗温度和治疗时间仍有多中心的研究进行中,以进一步验证其疗效。

2. 心肺复苏术后缺氧性脑病 对于心肺复苏术后缺氧性脑病的亚低温治疗开始于 20 世纪 90 年代,由于复苏术后患者往往病情危重、生命体征不平稳,故在临床中的应用顾虑重重。2002 年 2 月 *N Engl J Med* 同时发表欧洲和澳大利亚两个多中心的随机、前瞻研究结果,称在亚低温治疗组较常温治疗组有良好的神经系统转归,为亚低温治疗提供了有力的临床证据。基于循证医学的证据,国际复苏联盟(ILCOR)和美国心脏病协会(AHA)修订的复苏指南中在 2005 年和 2010 年曾两次以肯定态度提及亚低温治疗,特别是在 2010 年复苏指南中提出:针对院外心室颤动复苏后达到 ROSC 的患者如仍存在昏迷,推荐使用亚低温治疗(32~34℃,12~24 小时,class Ⅰ);对于院内发生心律失常或院外因无脉电活动或心脏停搏复苏后达到 ROSC 者也推荐亚低温治疗(class Ⅱb)。2011 年发表的一篇芬兰大样本回顾性研究称亚低温治疗可明显降低复苏术后患者的病死率。Cullen 的研究显示:院前抢救采用和不采用亚低温疗法的差异有统计学意义,提示亚低温治疗应尽早开始。

综合文献分析,鉴于 2010 年国际复苏指南推荐,该疗法目前在欧洲和日本已逐渐在临床中应用,尤其在欧洲已逐渐成为诊疗常规,但低温开始的时机、持续的时间、适宜的温度等问题仍值得探讨。在美国,大多数学者对该疗法持谨慎态度。2006 年在美国的一项调查表明 74% 的责任医师从不采用亚低温治疗,仅有 16% 的急诊医师采用亚低温疗法。在中国亚低温治疗复苏后缺氧性脑病尚处于探索阶段,仅有零星病例报道,尚无多中心 RCT 试验进行。本文作者曾在日本东京都立广尾医院进修期间参与亚低温临床治疗并进行相应研究,提示针对心肺复苏术后缺氧性脑病患者进行亚低温治疗可明显改善神经系统预后。

(王国兴)

参 考 文 献

[1] Rosomoff HL, Shulman K, Raynor R, et al. Experimental brain injury and delayed hypothermia. SurgGynecol Obstet, 1960, 110: 27-32.

[2] Hayashi N: Prevention of vegetation after severe head trauma and stroke by combination therapy of cerebral

hypothermia and activation of immunedopaminergic nervous system. Proceedings of the 6th Annual Meeting of Society for Treatment of Coma, 1997, 6: 133-145.

［3］林成之. 脳低温療法の成否を決定する技術的な問題点と対策 // 片岡喜由, 林成之. 脳低温療法の基礎と臨床. 東京: 総合医学社, 1998: 95-108.

［4］林成之. 低体温療法から脳体温療法へ // 片岡喜由, 林成之. 脳低温療法の基礎と臨床. 東京: 総合医学社, 1998: 85-93.

［5］Hayasi N, Hirayama T, Ohata M. The computed cerebral hypothermia management technique to the critical head injury patients. Advances in Neurotrauma Research, 1993, 5: 61-64.

［6］林成之. 脳低温療法. 東京: 総合医学社, 1995.

［7］林成之. 重症頭部外傷患者に対する脳低温管理とドーパミン、下垂体ホルモン補充の併用療法. 日集中治療医会誌, 1997, 4: 191-197.

［8］林成之. 脳低温療法の ICU 管理技術. 救急医学, 1999, 23: 623-636.

［9］Hayasi N, Kinosita K, Shibuya T, et al. The prevention of cerebral thermo-pooling, damage of A10 nervous system, and free radical reactions by control of brain tissue temperature in severely brain injured patients// Teelken Kopf. Neurochemistry. New York: Plenum Press, 1997: 97-103.

［10］Baker AJ, Zornow MH, Scheller MS, et al. Changes in extracellular concentrations of glutamate, asparate, glycine, dopamine, serotonin, and dopamine metabolites after transient global ischemia in the rat. J of Neurochemistry, 1991, 57(4): 1370-1379.

［11］Mitani A, Kataoka K. Temperature dependence of hypoxia-induced calcium accumulation in gerbil hippocampal slices. Brain Res, 1991, 562(1): 159-163.

［12］Busto R, Deitolich WD, Glogus MY-T, et al. Effect of mild hypothermia on ischemia-induced release of neurotrasmitters and free fatty acids in rat brain. Stroke, 1989, 20(7): 904-910.

［13］Kristian T, Katsura K, Siesjo BK. The influence of moderate hypothermia on cellular calcium uptake in complete ischemia: Implication for the excitotoxic hypothesis. Acta Physiol Scand, 1992, 146(4): 531-532.

［14］Deitolich WD, Busto R, Alonso O, et al. Intraischemic but not postischemic brain hypothermia protects chronically following global forebrain ischemia in rats. J Cereb Blood Flow Metab, 1993, 13(4): 541-549.

［15］横田裕行. 脳循環代謝のモニターと管理法. 救急医学, 1999, 23: 651-655.

［16］Kuboyama K, Safar P, Radovsky A, et al. Delay in cooling negates the beneficial effect of mild resuscitative cerebral hypothermia after cardiac arrest in dogs: a prospective randomized study. Crit Care Med, 1993, 21(9): 1348-1358.

［17］张赛, 周里钢, 刘敬业, 等. 亚低温治疗颅脑损伤的临床应用及研究进展. 天津医药, 1999, 27(7): 446-448.

［18］朱诚, 江基尧. 亚低温脑保护的研究和应用. 中华创伤杂志, 1997, 13(1): 1-3.

［19］朱诚, 江基尧. 现代脑损伤. 上海: 上海科学出版社, 1995.

［20］孙志扬, 李光, 孙庆文. 亚低温对心肺复苏大鼠大脑海马神经元内 N- 甲基 -D- 天门冬氨酸受体 1 表达的影响. 中国危重病急救医学, 2006, 18(5): 275-278.

［21］Maier CM, Ahern Kv, Cheng ML, et al. Optimal depth and duration of mild hypothermia in a focal model of transient cerebtal ischemia: Effects on neurologic outcome, infarct size, apoptosis, and inflammation. Stroke, 1998, 29(10): 2171-2180.

［22］Kamme F, Wieloch T. The effect of hypothermia on protein synthesis and the expression of immediate early genes following transient cerebral ischemia. Adv Neurol, 1996, 71: 199-206.

[23] Meybohm P, Gruenewald M, Zacharowski KD, et al. Mild hypothermia alone or in combination with anes-
thetic post-conditioning reduces expression of inflammatory cytokines in the cerebral cortex of pigs after car-
diopulmonary resuscitation. Crit Care, 2010, 14(1): R21.

[24] 江基尧, 方乃成, 张建平. 亚低温治疗重型颅脑损伤前瞻性临床多中心对照研究. 上海第二医科大学
学报, 2005, 25(3): 270-272.

[25] Zhao QJ, Zhang XG, Wang LX. Mild hypothermia therapy reduces blood glucose and lactate and improves
neurologic outcomes in patients with severe traumatic brain injury. J Crit Care, 2011, 26(3): 311-315.

[26] Bernard SA, Gray TW, Buist MD, et al. Treatment of comatose survivors of out-of-hospital cardiac arrest
with induced hypothermia. N Engl J Med, 2002, 346(8): 557-563.

[27] The Hypothermia After Cardiac Arrest Study Group. Mild therapeutic hypothermia to improve the neurologic
outcome after cardiac arrest. N Engl J Med, 2002, 346(8): 549-556.

[28] Peberdy MA, Callaway CW, Neumar RW, et al. Part 9: post-cardiac arrest care: 2010 American Heart
Association Guidelines for Cardiopulmonary Resuscitation and Emergency Cardiovascular Care. Circulation,
2010, 122(18 Suppl 3): S768-S786.

[29] Reinikainen M, Oksanen T, Leppänen P, et al. Mortality in out-of-hospital cardiac arrest patients has
decreased in the era of therapeutic hypothermia. Acta Anaesthesiol Scand, 2012, 56(1): 110-115.

[30] Cullen D, Augenstine D, Kaper L, et al. Therapeutic hypothermia initiated in the pre-hospital setting: a
meta-analysis. Adv Emerg Nurs J, 2011, 33(4): 314-321.

[31] Ye S, Weng Y, Sun S, et al. Comparison of the Durations of Mild Therapeutic Hypothermia on Outcome
Following Cardiopulmonary Resuscitation in the Rat. Circulation, 2012, 125(1): 123-129.

[32] Sunde K, Søreide E. Therapeutic hypothermia after cardiac arrest: where are we now? Curr Opin Crit Care,
2011, 17(3): 247-253.

[33] 王国兴. 亚低温在急诊中的应用 // 刘凤奎. 急诊症状诊断与处理. 北京: 人民卫生出版社, 2006: 783-
790.

[34] 王国兴, 谢苗荣, 刘凤奎, 等. 亚低温治疗在脑复苏中的应用及影响预后因素分析. 中国危重病急救医
学, 2010, 22(10): 602-605.

78

高压氧疗法在急诊中的应用

高压氧医学是一门新兴的现代医学学科,高压氧(HBO)疗法作为一种特殊的治疗手段在国内外已广泛应用,其治疗范围涉及内科、外科、妇产科、儿科、五官科、皮肤科、老年医学及运动医学等多学科领域,在许多危急重症患者的综合治疗(如一氧化碳中毒、猝死、挤压伤等)中,其治疗效果也得以肯定。

HBO治疗是要求患者在一个特定的高压舱内,在高于1个大气压的环境下吸纯氧或高浓度氧,使血氧含量较常压下吸氧增加数倍以至数十倍,而达到一般氧治疗所不能达到的治疗效果。

一、治疗原理

(一)提高机体氧含量

1. 提高血氧分压,增加血氧含量。
2. 增加组织氧含量和氧储量。
3. 增加血氧在组织中的有效弥散距离。

(二)收缩血管作用

能有效地阻止血浆的渗出,对脑、肺、肾等重要器官以及其他部位的水肿有极好的疗效。

(三)改善微循环

促进血管再通及侧支循环的建立。

(四)对气泡的作用

在HBO下进入体内的气泡随压力加大而缩小,气泡不断溶入体液,加速气泡的吸收和排除。

(五)抗微生物特性

1. HBO本身是一种抗菌剂,对厌氧菌感染有特效。
2. 对麻风杆菌、结核杆菌、肺炎双球菌及葡萄球菌也有抑制作用。
3. 在2.5~3 ATA下所有细菌都难于生长。

(六)对损伤组织的修复作用

1. 高压氧能促进胶原蛋白合成,利于伤口愈合。
2. 促进骨痂生成。
3. 可促进神经细胞修复及再生。

二、适应证

（一）各种原因所致的缺血缺氧性疾病

由电击、溺水、窒息等引起的心搏骤停,心肺复苏后的脑复苏治疗；一氧化碳中毒及迟发脑病；硫化氢、巴比妥类及其他药物中毒；各类休克；缺血性脑血管病、冠心病、支气管哮喘、颅脑外伤后综合征、多发性硬化、周围血管病变、消化性溃疡、挤压综合征、脑炎、重症肝炎、烧伤、断肢（指）再植后、创面愈合和植皮,高原病、某些眼底病（视网膜动脉栓塞、静脉栓塞）、突发性耳聋、新生儿窒息等。

（二）厌氧菌感染及其他创面感染

气性坏疽、破伤风、顽固性溃疡、慢性骨髓炎、压疮等。

（三）减压病、气栓症

（四）治疗放射性损伤

配合放疗、化疗、激光治疗恶性肿瘤。

三、禁忌证

（一）绝对禁忌证

1. 有活动性出血。

2. 未经处理的气胸。

（二）相对禁忌证

1. 血压超过 160/100mmHg。

2. 严重肺气肿、肺部感染及急慢性上呼吸道感染者。

3. 高热体温未控制者。

四、副作用

一般为氧中毒、气压伤及减压病,多由于操作不当引起,严格执行操作规程均可避免。

五、常见急症的高压氧治疗

（一）一氧化碳中毒

一氧化碳（CO）是一种无色、无臭和无味的气体,当人体吸入 CO 后,经肺泡迅速弥散入血,与 Hb 结合,形成碳氧血红蛋白（HbCO）,而使 Hb 失去携氧的能力,造成组织缺氧,导致脑组织和心脏为主的多脏器损伤。近年来国内外研究表明一氧化碳中毒及其迟发脑病的发生机制是多因素相互影响的,除组织缺氧外,还包括:①CO 与细胞色素 A3、细胞色素 P450、细胞色素 c 氧化酶、肌球蛋白等胞内蛋白结合,抑制细胞呼吸,影响细胞内氧弥散,产生相应的功能障碍；②兴奋性氨基酸等大量释放产生神经毒性；③恢复氧供后脂质过氧化反应增强,产生与缺血 - 再灌注损伤相似的病理变化；④过氧化亚硝酸盐沉积内皮细胞损伤血管壁；⑤一氧化碳中毒诱导的神经细胞凋亡；⑥一氧化氮（NO）参与一氧化碳中毒后的细胞损伤,故一氧化碳中毒后果较单纯缺氧更严重。

当体内 HbCO 水平在 10%~30% 时,患者表现为头痛、恶心、呕吐、虚弱；HbCO 达到

40%~60% 时会产生轻、中度意识障碍；当 HbCO>60% 时，患者出现昏迷，常危及生命，表现为脑水肿、肺水肿、急性肾衰竭、心律失常、挤压综合征、皮肤损害等。部分中度、重度一氧化碳中毒的患者，昏迷时间超过 4 小时以上，经常规治疗好转后 2 天 ~4 周左右，逐渐出现头痛、失语、痴呆、大小便失禁、震颤麻痹、瘫痪、精神失常等神经精神后续症症状。中、重度急性一氧化碳中毒除常规抢救如：吸氧、脱水剂、强心剂、激素、营养脑细胞药物及对症治疗外，应尽早进行高压氧治疗。

HBO 可增加机体的血氧含量，提高血氧分压，迅速纠正机体组织缺氧状态，并促进 HbCO 的离解和 CO 的排除，恢复 Hb 携氧功能；HBO 可收缩脑血管，降低颅内压，减轻脑水肿，促进患者苏醒；HBO 还能防治各种并发症如肺水肿、休克、心肌梗死、肝脏损害、肾衰竭、呼吸衰竭、酸中毒；促进毛细血管及神经末梢的修复与再生，促进血管内皮的修复及微血栓吸收，同时还可防治和减少迟发脑病的发生。国外报道急性一氧化碳中毒患者中迟发脑病发生率约 0.06%~11.8%，重度一氧化碳中毒迟发脑病发生率约 1%~47%，因此重度一氧化碳中毒患者在意识清醒后不宜过早停止高压氧治疗。目前对一氧化碳中毒迟发脑病仍无特效疗法，主要治疗措施为长疗程高压氧治疗和药物治疗。

（二）其他急性中毒

各种毒物可直接或间接引起机体缺氧与各系统损害，如脑水肿、肺水肿、呼吸衰竭、休克，心、肝、肾损害，水电酸碱平衡紊乱，用 HBO 治疗均可获得一定疗效，故可作为综合治疗措施之一。国内外采用 HBO 配合药物治疗硫化氢、二氧化碳、氯化物、氨、光气、汽油、天然气、有机磷、安眠药、乙醇等中毒，均取得良好效果。

（三）脑复苏

由溺水、创伤、电击、窒息、自缢、中毒等引起的呼吸心搏骤停，继之出现脑水肿、肺水肿、代谢性酸中毒、多脏器损害，因此在心肺复苏成功后及早行 HBO 治疗，是预防和治疗各种并发症、促进脑复苏的一项重要治疗措施。对于脑缺氧治疗主要包括：吸氧、低温疗法、脱水剂、激素、止痉、促进脑细胞代谢和能量的供给等综合治疗措施，病情稳定后早期用 HBO 治疗可提高脑复苏的成功率。

HBO 在脑复苏中的作用：

1. 可增加血氧含量，提高血氧分压，增强血氧弥散能力，改善脑组织及全身供氧状态，保证有氧代谢的正常进行。

2. HBO 可控制脑水肿的恶性循环，减轻脑水肿，降低颅内压，增加脑氧利用的双重作用，促进昏迷患者的苏醒。

3. HBO 促进侧支循环形成，使受损的神经组织重新获得氧供和其他营养物质，HBO 下 ATP 生成增加，腺粒体和细胞器中酶的合成功能增强，促进受损脑细胞的修复，可通过轴索发生新的侧支，建立新的突触联系，促进成纤维细胞增生和胶原纤维生成，加快毛细血管再生和微循环建立。

4. 长疗程 HBO 治疗可使一些被认为已属无望的去皮层状态患者获得生机，越到后期，则 HBO 越成为促进脑复苏成功的主要手段。

（四）休克

各种原因引起有效循环血量急剧减少，导致全身各重要脏器供血不足，严重缺血、缺氧、酸性代谢产物增加，血管活性物质释放，致全身微循环障碍，造成组织细胞不可逆性损害。

因此,及时纠正组织缺氧性损害是治疗休克的关键,在血压维持基本正常后尽早作 HBO 治疗。

HBO 在休克治疗中的作用:

1. 可提高血氧含量、血氧分压和血氧弥散半径,有效地纠正机体组织的缺氧状态及代谢性酸中毒,保护了脑、心、肾、肝等重要器官的功能。

2. HBO 下血管收缩,降低毛细血管通透性,减少弥散性血管内凝血的发生。

3. 由于 HBO 下血管收缩,血压稍升高,增加组织血流灌注,改善微循环,使休克得以纠正。

(五)冠心病

由于冠状动脉粥样硬化引起冠状动脉狭窄或阻塞而引起心肌缺血缺氧,诱发心绞痛发作或导致急性心肌梗死发生,在积极抗凝、止痛、吸氧、扩容、溶栓等治疗后,待病情稳定可考虑 HBO 治疗。

HBO 在冠心病治疗中的作用:

1. 可使血氧含量增加,心肌可通过吻合支或直接从心室腔内得到氧气,使有氧代谢恢复正常,有效地控制心绞痛发作。

2. 血氧分压提高,心肌细胞内氧的弥散距离增加,梗死区可获得较多的氧供,保护一部分缺血心肌,有利于梗死部位外层缺血区及外缘损伤区的受损心肌细胞的复原。

3. 可缩小梗死区心肌与正常心肌组织的氧分压差,消除电不稳定性,降低心肌细胞的应激性,从而降低心律失常的发生率。

4. 高压氧可促进侧支循环建立,使缺血区获得新的血供,可预防再梗的发生。

(六)心律失常

临床经常遇到一些心律失常,其原因不同,如冠心病、心肌炎、更年期综合征及原因不明者,有较长病史,经各种治疗效果欠佳,用 HBO 治疗后可获得满意的疗效。心律失常常因心肌缺血 – 缺氧而被诱发,因为缺氧可引起心肌膜电位改变,导致冲动起源或传导异常。

HBO 治疗心律失常作用:

1. 可使血氧含量增加,血氧分压提高,增加心肌组织内氧的弥散距离,改善心肌缺氧状态。

2. 维护心电的稳定性,使心脏各部分的起搏点兴奋性降低,从而达到纠正心律失常,减少心室颤动的发生。

(七)支气管哮喘

支气管哮喘是一种常见病、多发病,在急性期,中小支气管平滑肌痉挛、黏膜水肿、管腔狭窄,黏液分泌增加、蓄积,导致气道阻塞,造成呼气性呼吸困难,患者多有不同程度的缺氧和酸中毒。在经过止咳、平喘、抗感染、激素、纠正电解质紊乱等治疗后也可选用 HBO 治疗。

HBO 治疗支气管哮喘作用:

1. 可使有氧代谢旺盛,ATP 产生增多,cAMP 来源充足,生成也增多,从而保持了支气管的舒张稳定作用。

2. HBO 可改善局部及全身组织的缺氧状态,有利于支气管黏膜的修复及水肿的消除,使支气管平滑肌痉挛得以解除。

3. HBO 治疗支气管哮喘可使糖皮质激素代谢恢复正常。

4. HBO 治疗支气管哮喘最好时机是在哮喘缓解期或白天不发作时入舱治疗,严重患者如能在每年好发季节之前进行 1~2 个疗程 HBO 治疗可有预防作用。

(八)脑血管病

包括缺血性(短暂性脑缺血发作、脑血栓形成、脑梗死)及出血性(脑出血、蛛网膜下腔出血)两大类,是目前中、老年人急性期死亡和恢复期致残的重要原因。

缺血性及出血性脑血管病均可引起脑组织缺血缺氧、脑水肿、营养代谢障碍,致使脑细胞变性坏死。

HBO 治疗脑血管病作用:

1. 在缺血或出血病灶的周边,有一能量代谢降低及神经功能低下或抑制的部分称为"缺血半影区",通过药物及 HBO 治疗,可使其神经细胞恢复正常功能。

2. HBO 下血氧含量增加,血氧分压增高,血氧在脑组织中的弥散距离增加,纠正脑缺氧,降低颅内压,减轻脑水肿,促进昏迷患者的苏醒。

3. HBO 可降低血液黏滞度,减轻血小板聚集,疏通微循环,促进血栓溶解、吸收及侧支循环的建立,改善"缺血半影区"脑组织的缺氧状态,使神经细胞的功能得以恢复。

缺血性脑血管病患者经溶栓、抗凝、活血通脉等治疗,待血压稳定后应尽早行 HBO 治疗可取得满意的疗效。而对出血性脑血管病要在出血停止 3 天后,经头颅 CT 复查血肿无继续增大时才可行 HBO 治疗,以促进积血的吸收。HBO 治疗仅适用于少量出血的患者,若血肿较大,先行血肿清除术后再行 HBO 治疗。

(九)气栓症

在临床医疗中下列情况可发生空气栓塞,如:心脏直视手术、胸外科手术、颈部血管手术、子宫内手术、胸腔穿刺术、血液透析、静脉输液以及高压作业或 HBO 治疗过程中发生的减压病等。空气栓塞的临床表现可因进入体内的气泡大小及栓塞的部位不同而产生不同的症状,如气泡进入脑循环引起脑部小动脉阻塞,患者可出现偏瘫、单瘫、昏迷等;若冠状动脉发生气泡栓塞,则出现心肌缺血症状;若气泡进入体循环,造成血管阻塞,局部组织缺血、缺氧,产生关节和肌肉疼痛。消除血管内外气泡唯一有效的根治方法是加压治疗,因此 HBO 是空气栓塞的绝对适应证之一。

根据气体波义耳 – 马略特定律,当温度不变时,气体的体积与压力成反比,因此当加压时,体内气泡体积很快缩小,加压至 6ATA 时,气泡体积缩小至原体积的 1/6,使血流阻塞减轻,组织细胞的缺氧状态得到改善;HBO 可减轻气泡栓塞区域的缺氧;同时 HBO 可置换出气泡中的氮气,而氧气可供组织利用,促进气泡消失,具有"压到病除"的奇特疗效。

(十)病毒性脑炎

各种类型的病毒性脑炎临床都有脑实质损害的表现,治疗以对症和支持疗法为主,早期HBO 治疗可使脑细胞供氧得以改善,可降低颅内压,减轻脑水肿,加速昏迷患者苏醒,提高治愈率,减少死亡率。

(十一)厌氧菌感染

由产气荚膜杆菌或破伤风杆菌通过破损的伤口侵入机体,生长繁殖,产生大量毒素,使患者发生感染性休克或神经系统损害,临床在给予大剂量抗生素、抗毒素及对症治疗的同时应选择 HBO 治疗。

HBO 治疗厌氧菌感染作用：

1. 可使机体血氧含量增加，直接抑制厌氧菌的生长繁殖并杀灭厌氧菌，防止毒素的产生。

2. HBO 可迅速解除病变组织的缺氧状态，减少坏死组织蔓延，促进伤口愈合，加速皮下气肿的消除。

（十二）脑挫裂伤

由外力造成脑实质、脑血管及颅神经等损害，使患者出现颅内血肿、脑水肿，表现为意识障碍，肢体单瘫或偏瘫，失语、去大脑强直等，脑膜刺激征及病理征阳性。应密切观察生命体征变化，行血肿清除手术，防治脑水肿，维持酸碱及水电解质平衡，给予营养脑细胞药物等，同时尽早给予高压氧治疗可消除脑水肿，促进昏迷觉醒及脑功能恢复。高压氧治疗机制同脑复苏。

（十三）脊髓及周围神经损伤

由于外伤、炎症、肿瘤或脊髓手术引起的脊髓损伤，在行手术、抗炎、固定等处理外，早期进行高压氧治疗可获较好效果：

1. 使缺血缺氧的脊髓获得充足的氧供，纠正细胞代谢障碍，促进水肿消失，减轻脊髓压迫症状，恢复血液供应，有助于脊髓功能恢复。

2. 高压氧可促进轴索再生，细胞膜有丝分裂，及髓鞘再生，有利于神经的再生和神经功能的恢复。

（十四）断肢（指、趾）再植术后

断肢再植术后由于局部肿胀、血运不良，影响再植肢体存活时，应选用高压氧治疗。

高压氧可迅速提高再植肢体组织内的氧含量，纠正缺氧状态，阻止细胞变性坏死，恢复细胞生理功能。

高压氧可改善微循环，消除组织水肿，增加再植肢体的供血、供氧，提高再植肢体的存活率。

（十五）减压病

减压病常发生在潜水作业、潜艇人员水下出舱、高空飞行座舱失密封等情况下，由于外界压力下降太快，使溶解在体内的惰性气体游离形成气泡，造成血管内气泡阻塞及压迫症状，轻者仅表现为皮肤瘙痒、肌肉和关节疼痛、头痛、耳鸣等症状，严重者可引起呼吸困难、瘫痪、休克、甚至死亡。一旦确诊，唯一根治的方法是加压治疗，而且治疗越早越好，否则易形成不良后果或后遗症。发病 2 小时内行加压治疗者，治愈率可达 98%~100%，高压氧治疗机制同气栓症。

（十六）高原病

高原病是高原低氧环境下的一种特发性疾病，缺氧是引起高原病的病因基础。一般分为高原反应、高原肺水肿、高原脑病、高原心脏病、高原血压异常、高原红细胞增多症六型。高压氧治疗作用：

1. 能迅速解除机体低氧状态，使迷走神经兴奋，心率减慢，血液黏滞度降低，改善微循环，使肺循环阻力降低，心脏负荷减轻。

2. 高压氧可使脑组织有氧代谢增加，ATP 合成增多，细胞膜通透性降低，减轻脑水肿，降低颅内压，促进患者苏醒。

3. 高压氧可抑制红细胞的生成，可变形性增高，脆性增加，比容降低，红细胞和血红蛋白减少，并提高红细胞对氧的摄取和利用率，打断红细胞因缺氧而过度增生的恶性循环。

（十七）突发性耳聋

突发性耳聋发病原因复杂，发病机制尚不清楚，多数学者认为病毒感染和血管病变为本病主要原因。临床在给予抗凝、通脉、扩张血管药物及营养脑细胞的药物治疗的同时应早期（1周内）行高压氧治疗：

1. 可显著提高治愈率。

2. 高压氧治疗可改善内耳听觉器官的缺氧状态，防止耳蜗毛细胞变性坏死。

3. 高压氧可降低血液黏滞度和血小板聚集，疏通微循环，改善组织代谢，促进听觉功能恢复。

（十八）视网膜血管阻塞

视网膜中央动脉和静脉属于末梢血管，无吻合枝，如发生阻塞，可使视网膜立即发生缺血、缺氧、水肿及变性坏死，使视力遭到严重破坏。临床常规用低分子右旋糖酐、抗凝剂、血管扩张剂、皮质激素、维生素 C 等治疗。早期应用高压氧治疗可：

1. 有效纠正视网膜缺血、缺氧状态，降低血浆渗出，减少局部水肿，加速侧支循环形成，使阻塞部位重新恢复血供。

2. 高压氧还可增强吞噬细胞的吞噬能力和纤维蛋白溶解酶的活性，促进血栓碎片、出血和渗出物的吸收，加速病变组织的修复和视力恢复。

（十九）新生儿窒息

新生儿娩出后，在 1 分钟内无呼吸而仅有心跳，或未建立正规呼吸运动者应积极复苏抢救，包括清除呼吸道分泌物、人工呼吸、给氧、用药物刺激呼吸中枢、纠正酸中毒和预防脑水肿等治疗，待病情稳定后立即高压氧治疗，其作用为：

1. 能迅速解除呼吸障碍造成的机体严重缺氧，对于发绀、抽搐、脑水肿疗效显著。

2. 可预防缺氧后遗症的发生。

3. 新生儿颅内出血应待出血停止后才可进行高压氧治疗。

综上所述，HBO 在抢救危重患者方面有独特的疗效，但 HBO 不是万能的，必须配合药物治疗及其他综合治疗，才能发挥最佳治疗效果。

（余 平）

参考文献

［1］房广才. 临床高压氧医学. 北京：华文出版社，1995：3.

［2］李温仁. 高压氧医学. 上海：上海科学技术出版社，1998：2，183，537.

［3］高春锦. 实用高压氧医学. 北京：学苑出版社，1997：126.

［4］高春锦. 急性一氧化碳中毒及其迟发脑病的诊断和治疗展望. 中华航海医学与高气压医学杂志，2002，9（3）：133-134.

79

急诊抢救多器官功能衰竭

一、多器官功能障碍综合征

多器官功能障碍综合征(multiple organ dysfunction syndrome,MODS)是指在严重感染、创伤、大手术、休克、病理产科及心肺复苏等发生 24 小时后,机体同时或序贯发生两个或两个以上器官或系统功能障碍的临床综合征,是指从实验室检查的异常到临床表现衰竭的全过程,而以往的多脏器衰竭(MOF)是其终末阶段。MODS 的病理变化广泛,患者在发生 MODS 前,大多脏器功能良好,发生 MODS 后,一经治愈,功能损伤多是可逆的,不留有器官永久性损伤。此亦区别于一些慢性病终末期,慢性病终末期虽也涉及多个器官损伤,但不属此范畴。

关于发病率,据美国危重病医学会近年的报道,美国每年约有 75 万例脓毒症患者,其中 22.5 万例死于与脓毒症相关的器官功能障碍,略超过了急性心肌梗死的病死数,因而,认为脓毒症并发的 MODS 是良性疾病的第一死因。在 ICU 患者中 54% 并发 MODS。

我国目前尚缺乏详细统计资料,若据此推测,每年约有 300 万患者为脓毒症,近 100 万死于 MODS,因此,本综合征是临床急诊的常见病、多发病。

(一)概念

1. 全身炎症反应综合征(systemic inflammatory response syndrome,SIRS) 美国胸科医师会(ACCP)/危重病医学会(SCCM)在 1991 年的会议上讨论决定:全身炎症反应综合征(SIRS)是机体对临床损伤的全部炎症性反应,具备下列 2 项者即可诊断:

(1)体温 >38℃或 <36℃。

(2)呼吸频率 >20 次 / 分或 $PaCO_2$<32mmHg。

(3)心率 >90 次 / 分。

(4)末梢血白细胞数 >12×10^9/L 或 <4×10^9/L 或杆状核 >10%。

2. 脓毒症(sepsis) 近年发现脓毒症与全身炎症反应有关,为避免与菌血症、毒血症等混淆,近年将脓毒症重新定义为:由感染引起的全身炎症反应,其诊断标准:①必须证实有细菌存在或有高度可疑感染灶;②其余指标同 SIRS。2001 年 12 月华盛顿会议,重新研讨了脓毒症的诊断标准如下(表 79-1)。

3. 重度脓毒症(severe sepsis) 指脓毒症伴有器官功能不全、低灌注或低血压。

表 79-1 脓毒症诊断标准（2001，华盛顿会议推荐）

感染[a]	血流动力学参数
已证明或疑似的感染，同时含有下列某些征象	低血压（收缩压 <90mmHg，平均动脉压 <70mmHg
发热（中心体温 >38.3℃）	或成人收缩压下降 >40mmHg，或按年龄下降 >2 个标准差）
低体温（中心体温 <36.0℃）	混合静脉血氧饱和度 >70%[b]
心率 >90 次 / 分或大于不同年龄段正常心率的 2 个标准差	心排出指数 >3.5L/（min·m²）[c, d]
气促，呼吸频率 >30 次 / 分	器官功能障碍指标
意识状态改变	低氧血症（氧合指数 PaO_2/FiO_2<300）
明显水肿或液体正平衡（>20ml/kg 超过 24h）	急性少尿［尿量 <0.5ml/（kg·h）持续 2 个小时以上］
高糖血症（血糖 > 7.7mmo/L）而无糖尿病史	血肌酐增加 ≥ 0.5mg/dl
炎症反应指标	凝血异常（INR>1.5 或 APTT>60 秒）
白细胞增多症（白细胞计数 >12×10⁹/L）	血小板减少（≤ 100×10⁹/L）
白细胞减少症（白细胞计数 <4×10⁹/L）	腹胀（肠鸣音消失）
白细胞计数正常，但不成熟的白细胞 >10%	高胆红素血症（总胆红素 >4mg/dl，或 71mmol/L）
C 反应蛋白（CRP）> 正常 2 个标准差	组织灌注参数
前降钙素 > 正常 2 个标准差	高乳酸血症（>3mmol/L）
	毛细血管再充盈时间延长或皮肤出现花斑

注：a：定义为一个由微生物所引发的病理过程；

b：在儿童，混合静脉血氧饱和度 >70% 是正常的（正常参考值为 75%~80%），因此在新生儿和儿童不应被视为脓毒症的征象；

c：对儿童来讲，3.5~5.5 是正常的，因此在新生儿和儿童不应被视为脓毒症表现；

d：对婴幼儿，脓毒症诊断标准是机体炎症反应的体征或症状再加上感染，并且伴有发热或低温（直肠温度 >38.5℃ 或 <35.0℃）、心动过速（在低温时可以缺乏）及至少 1 项器官功能改变的提示：意识障碍、低氧血症、血乳酸升高和跳跃式脉搏

4. 多器官功能障碍综合征（MODS） 现多认为 MODS 系由 SIRS 失控导致多个器官功能损伤 / 衰竭的临床综合征，从 SIRS → sepsis → severe sepsis → MODS → MOF 是一个连续、进行性发展的动态变化过程，它们存在共同的发病机制，过度（或称失控）性炎症反应贯彻其中，MODS 的临床特点是起病急剧、病情凶险、进展快，病死率高达 30%~90%，是急救医学领域的重点研究课题。

出现多器官功能障碍综合征时，各器官系统功能损伤 / 衰竭发生频度不一，据国内、外文献报道，均为肺功能损伤发生率最高，另外的器官系统损伤的发生率由高到低依次为周围循环、凝血系统、胃肠、肾、脑、心和肝。

尽管 MODS 涉及面广，临床表现复杂，但 MODS 具有以下显著特征：

（1）发生功能障碍的器官往往是直接损伤器官的远隔器官。

（2）从原发损伤到发生器官功能障碍在时间上有一定的间隔。

（3）高排低阻的高动力状态是循环系统的特征。

（4）高氧输送和氧利用障碍及内脏器官缺血缺氧,使氧供需矛盾尖锐。

（5）持续高代谢状态和能源利用障碍。

（二）病因及发病机制

1. 病因

（1）感染性（脓毒症）。

（2）非感染性（创伤、大手术、心肺复苏,重症胰腺炎等）。

2. 发病机制　MODS 的发病机制非常复杂,至今尚未完全阐明,感染、创伤是机体炎症反应的促发因素,而机体炎症反应的失控,最终导致机体自身性破坏,是 MODS 的根本原因。炎症细胞激活和炎症介质的异常释放、组织缺氧和自由基释放、肠道屏障功能破坏和细菌和（或）毒素移位均是机体炎症反应失控的表现,构成了 MODS 的炎症反应失控的 3 个互相重叠的发病机制学说——炎症反应学说、缺血再灌注和自由基学说和肠道动力学说（图 79-1）。

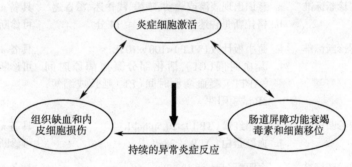

图 79-1　MODS 的发病机制

此外,如二次打击学说,持续高代谢状态和异常的耗能途径,基因诱导假说均从不同角度来阐述 MODS 的发病机制,为 MODS 的研究提供了方向。

（三）诊断与病情严重度评分

关于 MODS 的诊断与病情严重度评分,目前,国内外尚无统一的标准,现有的标准中多数缺乏前瞻性、多中心、大样本的临床验证。比较公认的是 Marshall 的 MODS 诊断标准（1995 年发表）（表 79-2）,其为前瞻性、多中心、大样本的研究,但未能包括在 MODS 中占重要位置的胃肠功能障碍的内容。

表 79-2　MODS 诊断标准（Marshall, 1995 年）

脏器系统	分值				
	0	**1**	**2**	**3**	**4**
呼吸系统（PaO_2/FiO_2）	>300	226~300	151~225	76~150	≤75
肾（血 Cr μmol/L）	≤100	101~200	201~350	351~500	>500
肝（胆红素 mg/L）	≤20	21~60	61~120	121~240	>240
心血管（PAR）	≤10	10.5~15	15.1~20	20.1~30	≥30
血液（血小板 $\times 10^9$）	>120	80~120	51~80	21~50	≤20
中枢神经系统（Glasgow 评分）	15	13~14	10~12	7~9	≤6

结合我国 MODS 发病临床资料,我国"MODS 中西医结合诊治/降低病死率研究课题"组于 2008 年提出了"多器官功能障碍综合征诊断标准及病情严重程度评分系统"(表 79-3、表 79-4),探讨 MODS 的早期、动态诊断标准是本综合征诊治研究的重要内容之一,有着十分重要的现实意义。

表 79-3 MODS 诊断标准

项目	条件	诊断条件
心血管功能障碍诊断标准	a. 收缩压 <90mmHg(1mmHg=0.133kPa) b. 平均动脉压(MAP)<70mmHg c. 发生休克、室性心动过速(室速)或心室纤颤(室颤)等严重心律失常、心肌梗死	具备 a、b、c 3 项之一即可诊断
呼吸系统功能障碍诊断标准	氧合指数(PaO_2/FiO_2)<300mmHg	具备即可诊断
中枢神经功能障碍诊断标准	a. 意识出现淡漠或躁动、嗜睡、浅昏迷、深昏迷 b. 格拉斯哥昏迷评分(GCS)≤14 分	具备 a、b 2 项之一,即可诊断
凝血系统功能障碍诊断标准	a. 血小板计数(PLT)<100×10⁹/L b. 凝血时间(CT)、活化部分凝血酶原时间(APTT)、凝血酶原时间(PT)延长或缩短;3P 试验阳性	具备 a、b 2 项之一,即可诊断
肝脏系统功能障碍诊断标准	a. 总胆红素(TBil)>20.5μmol/L b. 血红蛋白(ALB)<28g/L	具备 a、b 2 项之一,即可诊断
肾脏系统功能障碍诊断标准	a. 血肌酐(SCr)>123.76μmol/L b. 尿量 <500ml/24h	具备 a、b 2 项之一,即可诊断
胃肠系统功能障碍诊断标准	a. 肠鸣音减弱或消失 b. 胃引流液、便潜血阳性或出现黑便、呕血 c. 腹内压(膀胱内压)≥11cmH₂O(1cm=0.98kPa)	具备 a、b、c 3 项之一即可诊断

表 79-4 MODS 病情严重程度评分系统

器官、系统	指标	0分	1分	2分	3分	4分
心血管	收缩压(mmHg)	≥90	75~90	65~74	≤64	
肺	PaO_2/FiO_2(mmHg)	≥300	260~300	190~259	90~189	≤89
脑	意识状态	清楚	躁动或淡漠	嗜睡或昏迷	深昏迷	
凝血	PLT(×10⁹)	≥100	80~99	60~81	≤60	
肝脏	TBil(μmol/L)	≤22.2	22.3~34.1	34.2~102.5	102.6~203.4	≥203.5
肾脏	SCr(μmol/L)	≤124	125~177	178~265	266~486	≥487
胃肠	症状/体征	肠鸣音无减弱,便潜血实验阴性、无黑便或呕血	肠鸣音减弱或消失或便潜血实验阳性	肠鸣音减弱或消失,便潜血实验阳性	肠鸣音减弱或消失,有黑便或呕血	

（四）治疗方案

1. 控制原发病　积极有效地控制和治疗原发病,避免和消除各种诱发因素,是治疗的关键。对原发疾病的治疗实质上也就是 MODS 治疗的开始。对于存在严重感染的患者,必须积极引流感染灶和应用有效抗生素。若为创伤患者,则应积极清创,并预防感染的发生。对于休克患者,则应尽快复苏,尽可能缩短休克时间,避免引起进一步器官功能损害。

2. 抗生素应用　严重全身性感染是导致 MODS 的主要原因之一,积极寻找并处理感染灶、及时抗生素治疗是控制病情及 MODS 病情进展的根本方法。明确诊断全身性感染后,ICU 应在 1 小时内采用广谱抗生素治疗,并积极寻找病原学证据,每天应对抗生素使用效果进行评估,经验性的抗生素联合治疗应 <3~5 天,然后根据细菌的敏感性行降阶梯治疗,并尽可能使用单一抗生素。近年来,耐药菌株的出现尤为突出,如铜绿假单胞菌,嗜麦芽窄食单胞菌,不动杆菌属,MRSA,VRE 等均是 MODS 抗感染治疗的重点,在 MODS 的治疗中,选择恰当的抗生素剂量是很复杂的,取决于与药物和患者相关的诸多因素。设计治疗方案过程中要特别考虑抗生素的理化性质、药效特点以及疾病相关的药物代谢动力学的变化,以选择最佳的治疗剂量。抗生素治疗 MODS 分为两个重要的阶段。在治疗的第一天,以药物的分布容积预测值为指导的前期给药是必要的,对于垂危患者尽管出现器官功能损伤也需要加大抗生素给药剂量。从第二天以后,抗生素的维持剂量需要调整到与功能障碍器官清除率保持一致。抗生素需要剂量的调整应该是个体化的,取决于受损的器官系统和药物的清除途径。由于在脓毒性损伤中器官功能存在很大的变异性,治疗药物监测在实施个体化给药和维持恰当抗生素血药浓度过程中是一个很有用的工具。MODS 治疗中抗生素剂量的选择需要进一步研究以提高患者的生活质量和治疗效果。

3. 脏器功能支持

（1）心脏功能损伤治疗：保护心肌可用大剂量维生素 C 5~20g/d 静脉点滴;窦性心动过速时,可酌情用毛花苷丙 0.2~0.4mg 静脉缓注,必要时可重复;对心力衰竭和心律失常酌情治疗。

（2）循环支持：早期目标性治疗（EGDT）是指通过积极的液体复苏、血管活性药、输血、增加氧供等治疗,使患者在短时间内达到高混合静脉血氧饱和度、高 pH、低血乳酸浓度及碱剩余的治疗目标。国外研究结果显示,实施早期目标性治疗患者与接受常规治疗的患者相比,达到混合静脉血氧饱和度和 pH 升高、血乳酸浓度及碱剩余降低目标后,脓毒症患者的病死率从 46.5% 降低到 30.5%（$P<0.009$）。

在血管活性药物使用方面,临床上一度几乎停用的去甲肾上腺素近年获得新的评价。与常用的肾上腺素、多巴胺等升压药物相比,去甲肾上腺素现被认为是最可靠的升压剂,对增加肾灌注和尿量、降低血肌酐、提高肌酐清除率等均有明显促进作用。如果与低剂量多巴酚丁胺［3~5μg/（kg·min）］合用,还能增加胃肠黏膜血流灌注、提高 pHi 和组织氧耗。因此,去甲肾上腺素已再度成为治疗脓毒症休克首选和常规用药。近年一些学者还对血管加压素进行了观察,结果显示,在对大剂量去甲肾上腺素失去反应的高动力型脓毒性休克,可持续泵入小剂量血管加压素（0.04μ/min）治疗或用更小剂量辅助去甲肾上腺素治疗,两者均能成功提升血压（详见第 79 章"急诊抢救多器官功能衰竭"中"脓毒性休克"）。

（3）呼吸支持：急性呼吸窘迫综合征（ARDS）既是 MODS 功能障碍的脏器之一，也是 MODS 死亡的主要原因之一。提高 ARDS 的治疗水平是降低 MODS 病死率的关键。目前治疗 ARDS 的主要手段是机械通气。经美国国立卫生研究院（National Institutes of Health，NIH）多个大样本多中心的临床研究结果，6ml/kg 的小潮气量机械通气优于大潮气量通气，并能显著降低 ARDS 患者 28 天病死率，这一结果标志着作为肺功能支持手段的机械通气，若能准确恰当的应用，不只是重要的肺脏支持治疗性措施，也将成为 ARDS 病因性治疗及 MODS 防治的重要手段之一，但小潮气量机械通气可能会导致肺泡萎陷，降低患者的氧合。故一些学者提出在实施小潮气量机械通气的过程中，辅以肺复张法（recruitment maneuver，RM），即间断给予高于常规通气平均气道压的压力，并持续一定时间，以达到使萎陷肺泡复张，防止小潮气量通气引起的继发性肺不张，达到改善氧合、提高肺顺应性和减少呼吸机相关性肺损伤的目的，目前进一步研究证实，若实施肺保护性通气策略，则明显降低肺外器官的炎症介质表达，进而可能防治 MODS 的发生及发展（详见第 79 章"急诊抢救多器官功能衰竭"中"急性呼吸窘迫综合征"一节）。

（4）肾功能支持治疗：连续性血液净化（CBP）是近年来应用于多脏器功能障碍综合征（MODS）的新方法，在预防和治疗 MODS 的研究中取得了很大进展，CBP 通过清除或下调循环血液中的炎症介质并吸附内毒素，重新调节机体免疫等机制，为 MODS 的患者救治赢取时间及创造条件，常用的是连续肾替代治疗（continuous renal replacement therapy，CRRT），同时还可能联合血浆置换，内毒素吸附柱，血液灌注等方法，但常规血滤置换液剂量［即 35ml/（kg·h），45 ml/（kg·h）］的超滤量仅对单纯肾功能不全的患者起到脱水、改善氮质血症的作用，而对于炎症因子的清除却与常规治疗方法无明显统计学差异，所以有学者将这种剂量的血滤称之为"肾性血滤量"。自 20 世纪 90 年代以来，个别报道显示，>80ml/（kg·h）的超滤量能改善脓毒症休克患者血流动力学紊乱，故有学者称此超滤量为"脓毒症血滤量"，2002 年有报道 >120ml/（kg·h）的超滤量可以改善 MODS 患者的预后，这一研究成果是十分令人鼓舞的。但因为缺乏大量病例及严格的试验设计和对照组，试验缺乏说服力。从临床实践角度讲，>120ml/（kg·h）很难得以实施，而且需要更严密的监控措施。高流量 CRRT 的要求是使滤液有达到 6L/h 以上的能力，每天滤液高达 80~90L，并采用大面积的滤过膜（1.6m^2）。高容量血滤治疗 MODS 的临床多中心研究目前国内外正在进行，目的是获得足够的证据证明 CRRT 确实能够降低脓毒症患者死亡率。

（5）胃肠功能障碍：胃肠道是 SIRS、MODS 的启动器官，也是 SIRS、MODS 时最易受损的靶器官，在 MODS 的发生中，胃肠功能障碍的发生率占 58.2%。鉴于胃肠道在 MODS 发病与治疗中的重要性，目前国内外都在进行 MODS 时胃肠功能障碍治疗的多中心临床研究。目前针对 MODS 时胃肠功能障碍的治疗原则主要是纠正隐匿性休克，改善胃肠缺血；早期肠道营养，恢复胃肠动力；保护胃肠黏膜防治微生态紊乱等。其中国内学者研究的促动颗粒剂和大黄等中药经动物与临床研究验证，在恢复胃肠动力、保护胃肠黏膜及防治微生态紊乱等方面显示了良好的治疗效果。而拟胆碱药卡巴胆碱（carbachol）除了能促进胃肠动力外，还能改善肠道缺血和抑制肠黏膜的炎症反应，对于治疗严重创伤和脓毒症引起的肠道功能障碍具有良好的前景。

（6）凝血与纤溶紊乱的治疗：MODS 易于合并凝血功能的紊乱，尤其对于严重全身性感染及由此导致 MODS 的患者，炎性介质可以抑制抗凝物质并激活外源性凝血系统，使脓毒症早期即处在高凝状态而发生纤维蛋白沉积乃至 DIC,故早期的抗凝治疗对缓解 SIRS 及阻止 MODS 的发生发展会起到重要作用。因此,目前已将抗凝作为脓毒症的常规治疗。在抗凝方面,主要使用低分子肝素,作为预防用药 40~80mg/d 是安全的,更大剂量的用药应放在 DIC 治疗上。重组人类活化蛋白 C(recombinant Human activated protein C, rhAPC)是一种内源性抗凝物质,研究显示,以重组人类活化蛋白 C 24μg/(kg·h)连续输入 96 小时能使患者的 28 天死亡率明显降低,但须警惕应用 rhAPC 的出血风险,建议对于 APACHE Ⅱ ≥ 25 的严重全身性感染导致的 MODS 患者使用 rhAPC。

（7）肝功能损伤的治疗:因肝功能障碍所导致的低蛋白血症、凝血功能紊乱、肝肾综合征及肝性脑病等病理生理改变不可避免地将恶化 MODS 的进程。因此对于伴有肝损害的 MODS 患者,采取积极的护肝、治肝措施,将是治疗 MODS 的重要环节:

1）保护肝细胞:维生素 C、维生素 E、谷胱甘肽转移酶、辅酶 Q10 和甘利欣等。

2）改善肝功能治疗:还原型谷胱甘肽、丁二磺酸腺苷蛋氨酸、茵桅黄注射液,门冬氨酸鸟氨酸等。

3）出血倾向与肝损伤有关时,应补充新鲜全血或血浆。

4）人工肝支持系统替代治疗。

（8）脑损伤的治疗:

1）治疗脑水肿,降颅压:脱水,以 20% 甘露醇快速静脉滴注,或与 50% 葡萄糖 40ml 静脉注射,每 4~6 小时交替应用,合并心功能不全者可用呋塞米。

2）控制高热:物理降温或冬眠药物降温,如异丙嗪 25mg+ 度冷丁 50mg 和（或）+ 氢麦角碱 0.3g,肌内注射,隔 4~6 小时重复一次。亦可应用醒脑静 4~8ml/d 入 50% 葡萄糖 40ml 中静脉注射。

3）镇静治疗:地西泮 10~20mg 静脉注射;若抽搐可配用苯妥英钠 0.5~1g,4~6 小时可重复。

4）促进脑细胞代谢:急性期可用胞二磷胆碱 250~500mg/d 加入 10% 葡萄糖 500ml 中静脉点滴,亦可用脑活素等药物。

4. 代谢支持及调理　MODS 使患者处于高度应激状态,导致体内出现以高分解代谢为特征的代谢紊乱。机体分解代谢明显高于合成代谢,蛋白质分解,脂肪分解和糖异生明显增加,但糖的利用能力明显降低,Cerra 将之称为自噬现象（autocannibalism）。严重情况下,机体蛋白质分解代谢较正常增加 40%~50%,而骨骼肌的分解可加 70%~110%,分解产生的氨基酸部分经糖异生作用后供能,部分供肝脏合成急性反应蛋白。器官及组织细胞的功能维护和组织修复有赖于细胞得到适当的营养底物,机体高分解代谢和外源性营养利用障碍,可导致进一步加重器官功能障碍。在 MODS 患者中就是要强调给予代谢支持,与营养支持的区别在于代谢支持既防止因底物供应受限影响器官的代谢和功能,又避免因底物供给量过多而增加器官的负担,影响器官的代谢和功能,这一概念的演变主要体现在以下三个方面:即营养支持模式必须适合、营养物质供给量与比例必须合理、应及时加用组织特异性营养因子和生长因子。其具体实施方法如下:

（1）对于需要营养支持治疗的危重患者,应当优先选择肠内营养（ enteral nutrition, EN ）而非肠外营养（ parenteral nutrition, PN ）,应当在入院后最初 24~48 小时内早期开始肠内营养,应当在 48~72 小时内达到喂养目标,血流动力学不稳定时（患者需要积极的血流动力学支持治疗,包括单独使用大剂量儿茶酚胺或联合使用大量液体或血液制品复苏,以维持细胞灌注),应暂停 EN 直至复苏完全和(或)病情稳定。

（2）非蛋白热卡 <35kcal/（kg·d）（1kcal=4.18kJ）,一般为 25~30kcal/（kg·d）,其中40%~50% 的热卡由脂肪提供,以防糖代谢紊乱,减少二氧化碳生成,降低肺的负荷。

（3）提高氮的供应量 [0.25~0.35g/（kg·d）],以减少体内蛋白质的分解和供给急性反应蛋白合成的需要。

（4）非蛋白热卡与氮的比例降低到 100kcal∶1g。

（5）应用重组的人类生长激素和生长因子,促进蛋白质合成,改善负氮平衡。

（6）应用布洛芬、吲哚美辛等环氧化酶抑制剂,抑制前列腺素合成,降低分解代谢率,减少蛋白质分解。

根据 MODS 患者代谢特点,利用代谢支持和代谢调理对机体继续调控和治疗,可望进一步提高营养代谢支持的疗效,改善 MODS 患者的预后。

5. 免疫调节治疗　目前认为,脓毒症和 MODS 发生发展不仅是机体促炎与抗炎机制失衡所致,而且与淋巴细胞及树突状细胞凋亡加速造成的免疫抑制有关,即在脓毒症导致特异性免疫抑制的同时,非特异性炎症反应过度强烈,表现为一些促炎细胞因子（如 IL-1、IL-6、TNF、粒细胞克隆刺激因子等）的释放和粒细胞凋亡延缓或功能亢进。脓毒症和 MODS 时机体的免疫状态可能为特异性免疫细胞抑制与非特异性炎症反应亢进并存。因此,免疫加强和抗感染治疗并举仍是 MODS 治疗中的重要环节。针对促炎反应占优势患者主要采用具有抗炎和细胞保护作用的药物如促黑素、巴曲酶、乌司他丁（主要针对重症胰腺炎）、小剂量皮质激素（针对存在肾上腺皮质功能不全的患者）以及某些中药,这方面的研究目前仍未得出明确的结论。

6. 危重患者的强化胰岛素治疗　高血糖和胰岛素抵抗是多种危重病患者的常见现象。2001 年,国外一项研究报道,75% 的患者入住 ICU 时血糖 >110mg/dl（6.1mmol/L）,严格的胰岛素治疗后使血糖维持在 80~110mg/dl（4.4~6.1mmol/L）,结果使 ICU 患者病死率下降 42%（不论有无糖尿病病史）,使住 ICU 的监护时间下降 34%。严格控制血糖可明显改善预后的机制被认为是:①胰岛素是抗炎性激素,能改善高血糖对巨噬细胞和中性粒细胞的毒害作用,使其吞噬细菌的功能改善;②可诱导对黏膜和皮肤屏障的营养作用;③影响水盐代谢,优化了肾血流动力学;④改善了红细胞生成,并减少了溶血,使需输血的病例下降,高胆红素血症的比例下降;⑤减少了由于高血糖、胰岛素缺乏引起的神经轴突功能障碍和退化的发生。近期研究提示与较高水平相比,不超过 150mg/dl（8.3mmol/L）也可改善预后,且可减少低血糖症的发生,血糖水平 >180mg/dl 时考虑开始胰岛素治疗,接受胰岛素治疗的患者应以葡萄糖作为能源,1~2 小时测量一次血糖,直到稳定后改为 4 小时1 次。

7. 中医中药的应用　通过临床病例辨证,总结出感染性多器官功能障碍综合征有以下四个主要中医证型:实热证、血瘀证、腑气不通证和厥脱证。应用计算机多元判别分析筛出各证辨证要点:实热证辨证依据——高热、口干欲饮、腹胀便结、舌红苔黄、脉洪数或细数,末梢血白细胞增高;血瘀证辨证依据——固定性压痛、出血、发绀、舌质紫绛、舌下静脉曲张、血液流变学异常、凝血和纤溶参数异常;腑气不通证辨证依据——腹胀、呕吐、无排便排气、肠鸣音减弱或消失、肠管扩张或积液;厥脱证辨证依据——面色苍白、四肢湿冷、大汗、尿少、脉细数或微欲绝、血压降低。针对不同证型制订中医治则和组成相应方剂治疗患者,如对实热证,应从清热、解毒和(或)配以通腑泄热治之,具体方药组成可依具体条件选用蒲公英、败酱草、虎杖、半支莲和生大黄以及市面销售的"热炎宁冲剂"等;血瘀证治则为活血化瘀并重用益气药,以加强功效,如补阳还五汤加减可用之;腑气不通证(相当于麻痹性肠梗阻)治以促动通腑(厚朴三物汤或承气汤化裁)为主,佐以益气养血药加强方剂功效;对于厥脱证(相当于感染性休克)治疗是在西医药抢救的同时,应用有疏通微循环功效的活血化瘀药物和(或)加用参汤等。

二、急性呼吸窘迫综合征

急性肺损伤(acute lung injury, ALI)是多种原因引起的以低氧血症为特征的急性呼吸衰竭。1946年Major首次发现,1948年VH Moon首次描述呼吸窘迫,1967年Ashbauhag等因其临床表现类似婴儿呼吸窘迫综合征而定名为成人呼吸窘迫综合征(adult respiratory distress syndrome, ARDS),1988年Murray等引入了实质性肺损伤的概念,1993年在欧美联合召开的有关ARDS的专题讨论会上更名为急性(acute而不是adult)呼吸窘迫综合征(acute respiratory distress syndrome, ARDS)。

ARDS主要是由于严重感染、休克、创伤及烧伤等一些肺内、肺外损伤因素诱发肺毛细血管内皮细胞和肺泡上皮细胞损伤,造成弥漫性肺间质及肺泡水肿,进一步导致急性低氧性呼吸功能不全或衰竭。临床上以肺容积减少、肺顺应性降低、严重的通气/血流比例失调为病理生理特征,并表现为进行性低氧血症和呼吸窘迫,肺部影像学上表现为非均一性的渗出性病变。

ARDS的发病率较高,根据1994年欧美联席会议提出的ALI/ARDS诊断标准,美国ARDS发病率为每年23/10万。而2005年研究显示,ARDS发病率为每年58.7/10万,提示ARDS发病率显著提高,且死亡率高达40%左右。国内11省市、37家三级医院1087例MODS患者中,ARDS的发生率、病死率分别为61.2%、63.6%。说明ARDS在全球范围内是一种常见危重症,严重威胁患者生命并影响其生存质量。

（一）病因

导致ARDS的病因很多,大致可分为两大类:

1. 间接肺损伤因素　如严重脓毒症、休克、创伤(骨折、软组织挫伤、烧伤、非胸部外伤常与休克和大量输血有关)、DIC、胰腺炎或大量输库存血;药物过量(尤其是海洛因);其他还有尿毒症、淋巴瘤、妊娠中毒症、羊水栓塞、疟疾、CO中毒、肠梗死、酮症酸中毒、中枢神经系统出血、脂肪梗死和空气栓塞等。

2. 直接肺损伤因素　可由于严重的肺部感染,如细菌性肺炎(大多为G菌和金黄色葡萄球菌)、支原体肺炎、立克次体肺炎、分枝杆菌肺炎、病毒性肺炎、真菌性肺炎、卡氏肺孢子虫肺炎、粟粒性肺结核。还可因放射性肺炎、氧中毒、有毒气体吸入(NO_2、NH_3、Cl_2、镉、光气及大量烟)、溺水及胃液误吸(Fowler等报道,34%ARDS是因肺误吸入胃内容物所致,因pH<2.5时尤易导致ARDS)、肺挫伤等肺部疾病导致呼吸功能损伤。

（二）ALI/ARDS的临床特征与诊断

1. ALI/ARDS的临床特征

（1）急性起病,在直接或间接肺损伤后12~48小时内发病。

（2）常规吸氧后低氧血症难以纠正。

（3）肺部体征无特异性，急性期双肺可闻及湿啰音，或呼吸音减低。

（4）早期病变以间质性为主，胸部 X 线片常无明显改变。病情进展后，可出现肺内实变，表现为双肺野普遍密度增高，透亮度减低，肺纹理增多、增粗，可见散在斑片状密度增高影，即弥漫性肺浸润影。

（5）无心功能不全证据。

2. ALI/ARDS 的诊断　目前 ALI/ARDS 仍广泛沿用 1994 年欧美联席会议提出的诊断标准：①急性起病；②氧合指数（PaO_2/FiO_2）≤200mmHg［不管呼气末正压（PEEP）水平］；③正位 X 线胸片显示双肺均有斑片状阴影；④肺动脉嵌顿压≤18mmHg，或无左心房压力增高的临床证据。如 PaO_2/FiO_2≤300mmHg 且满足上述其他标准，则诊断为 ALI。

但上述标准缺乏特异性，而且不能准确反映 ARDS 患者病情程度及对预后做出精确判断。有研究表明，按照 1994 年欧美联席会议诊断标准，临床诊断为 ARDS 的患者仅有 50% 的病例通过病理结果证实发生了弥漫性肺泡损伤，说明有必要进一步明确 ARDS 发生机制，探讨和研究 ARDS 的病原学基础。

（三）鉴别诊断

1. ARDS 与心源性肺水肿的鉴别　临床上鉴别：①ARDS 呼吸困难，不因体位变成坐位而减轻；②ARDS 的呼吸困难不伴有粉红色泡沫痰；③ ARDS 早期肺内无湿啰音；④对 ARDS 的喘憋，按心力衰竭处理给予正性肌力药如毛花苷丙治疗无效。

除根据临床表现鉴别外，最可靠的方法是测定肺动脉楔压（PCWP），若 PCWP<2.4kPa（18mmHg），可排除心源性肺水肿的诊断。此外，ARDS 有时需与急性心肌梗死、肺栓塞、自发性气胸等相鉴别。

2. 与其他非心源性肺水肿鉴别　ARDS 是非心源性肺水肿的一种，但非心源性肺水肿并非仅是 ARDS，其他还有输液量过多、血浆胶体渗透压降低（肝硬化、肾病综合征）及大量、过快的胸腔抽液、抽气、纵隔肿瘤等，这些疾病患者常有明确病史，且低氧血症不重，吸氧治疗后容易纠正。

3. 特发性肺间质纤维化　此病病因不明，临床表现主要为干咳、进行性呼吸困难和持续性低氧血症，但本病多为慢性经过，少数呈亚急性；肺脏听诊可闻及爆裂音（爆裂性细湿啰音）；免疫功能检查有异常；胸片示肺部以网状结节影为主；肺功能表现为通气障碍和弥散功能降低。可与 ARDS 鉴别。

（四）治疗

至今对 ARDS 尚无特异性治疗方法，目前的各种治疗措施均是针对其病理生理变化的不同环节及并发症展开的。

1. 原发病的治疗　全身性感染、创伤、休克、烧伤、急性重症胰腺炎等因素是导致 ALI/ARDS 的常见病因。其中，全身严重感染患者有 25%~50% 发生 ALI/ARDS。因此，抗感染治疗十分重要。全身感染常见的致病菌有 G^- 杆菌，如大肠杆菌、铜绿假单胞菌、肠杆菌、肺炎克雷伯菌以及近年呈上升趋势的鲍曼不动杆菌等；G^+ 球菌，如金黄色葡萄球菌、屎肠球菌、粪肠球菌等及凝固酶阴性的葡萄球菌等。有时，还合并有厌氧菌及真菌感染。抗感染治疗原则是宜尽早开始，选用针对性强的抗生素，并且剂量要足，疗程要够。此外，对感染灶已局限需引流者，则应该及时进行病灶引流，如脓肿的切开、急性梗阻性化脓性胆管炎时的

ERCP+乳头切开或手术引流。

2. 限制性液体管理　弥漫性肺间质及肺泡水肿是ARDS时导致低氧血症的重要病理基础,临床治疗原则应以有效控制液体负荷,减轻肺水肿为主。

（1）限制性的液体管理策略对ALI/ARDS患者是有利的。在保证循环稳定的前提下,每日液体总入量与总出量应相当,甚至出量稍大于入量,这对肺水肿的控制十分有利,以免加重肺水肿。

（2）存在低蛋白血症的ARDS患者,可通过补充白蛋白等胶体溶液和应用利尿剂实现液体负平衡,并改善氧合。

3. 呼吸支持治疗

（1）氧疗:ALI/ARDS患者吸氧治疗的目的是改善低氧血症,使动脉氧分压（PaO_2）达到60~80mmHg。可根据低氧血症改善的程度和治疗反应调整氧疗方式,首先使用鼻导管,当需要较高的吸氧浓度时,可采用可调节吸氧浓度的文丘里面罩或带贮氧袋的非重吸式氧气面罩。ARDS患者往往低氧血症严重,大多数患者一旦诊断明确,常规的氧疗常常难以奏效,机械通气仍然是最主要的呼吸支持手段。

（2）无创机械通气:无创机械通气（NIV）可以避免气管插管和气管切开引起的并发症,但不同研究中NIV对急性低氧性呼吸衰竭的治疗效果差异较大,这可能与导致低氧性呼吸衰竭的病因不同有关。当ARDS患者意识清楚、血流动力学稳定,并能够得到严密监测和随时可行气管插管时,可以尝试NIV治疗。一般认为,ALI/ARDS患者在以下情况时不适宜应用NIV:①意识不清;②血流动力学不稳定;③气道分泌物明显增加而且气道自洁能力不足;④因脸部畸形、创伤或手术等不能佩戴鼻面罩;⑤上消化道出血、剧烈呕吐、肠梗阻和近期食管及上腹部手术;⑥危及生命的低氧血症。应用NIV治疗ALI/ARDS时应严密监测患者的生命体征及治疗反应。如NIV治疗1~2小时后,低氧血症和全身情况得到改善,可继续应用NIV。若低氧血症不能改善或全身情况恶化,提示NIV治疗失败,应及时改为有创通气。

（3）有创机械通气:

1）肺保护性通气策略:ARDS患者经高浓度吸氧仍不能改善低氧血症时,应气管插管进行有创机械通气。在治疗期间应积极实施肺保护性通气策略,避免因机械通气带来的相关肺损伤。

a. 由于ARDS患者大量肺泡塌陷,肺容积明显减少,常规或大潮气量通气易导致肺泡过度膨胀和气道平台压过高,加重肺及肺外器官的损伤。故目前多主张应用小潮气量通气,即VT 6~8ml/kg。

b. 气道平台压能够客观反映肺泡内压,其过度升高可导致呼吸机相关肺损伤,控制平台压在某种程度上比限制潮气量更为重要。一般气道平台压不应超过30~35cmH$_2$O。

c. 由于ARDS肺容积明显减少,为限制气道平台压,有时不得不将潮气量降低,允许动脉血二氧化碳分压（$PaCO_2$）高于正常,即所谓的允许性高碳酸血症。允许性高碳酸血症是肺保护性通气策略的结果,并非ARDS的治疗目标。急性二氧化碳升高导致酸血症可产生一系列病理生理学改变,包括脑及外周血管扩张、心率加快、血压升高和心输出量增加等。但研究证实,实施肺保护性通气策略时一定程度的高碳酸血症是安全的。当然,颅内压增高是应用允许性高碳酸血症的禁忌证。酸血症往往限制了允许性高碳酸血症的应用,目前尚无明确的二氧化碳分压上限值，一般主张保持 pH>7.20,否则可考虑静脉输注碳酸氢钠。

2）肺复张：充分复张 ARDS 塌陷肺泡是纠正低氧血症和保证 PEEP 效应的重要手段。目前临床常用的肺复张手法包括控制性肺膨胀、PEEP 递增法及压力控制法（PCV 法）。其中实施控制性肺膨胀采用恒压通气方式,推荐吸气压为 30~45 cmH$_2$O、持续时间 30~40 秒。临床研究证实肺复张手法能有效地促进塌陷肺泡复张,改善氧合,降低肺内分流。肺复张手法的效应受多种因素影响。实施肺复张手法的压力和时间设定对肺复张的效应有明显影响,不同肺复张手法效应也不尽相同。另外, ARDS 病因不同,对肺复张手法的反应也不同,一般认为,肺外源性的 ARDS 对肺复张手法的反应优于肺内源性的 ARDS; ARDS 病程也影响肺复张手法的效应,早期 ARDS 肺复张效果较好。值得注意的是,肺复张手法可能影响患者的循环状态,实施过程中应密切监测。

3）PEEP 的选择：ARDS 广泛肺泡塌陷不但可导致顽固的低氧血症,而且部分可复张的肺泡周期性塌陷开放而产生剪切力,会导致或加重呼吸机相关肺损伤。充分复张塌陷肺泡后应用适当水平 PEEP 可以防止呼气末肺泡塌陷,改善低氧血症,并避免剪切力,防止呼吸机相关肺损伤。因此, ARDS 应采用能防止肺泡塌陷的最低 PEEP。ARDS 最佳 PEEP 的选择目前仍存在争议。通过荟萃分析比较不同 PEEP 对 ARDS 患者生存率的影响,结果表明 PEEP>12cmH$_2$O、尤其是 >16cmH$_2$O 时明显改善生存率。有学者建议可参照肺静态压力 - 容积（P–V）曲线低位转折点压力来选择 PEEP。有研究显示,在小潮气量通气的同时,以静态 P–V 曲线低位转折点压力 +2cmH$_2$O 作为 PEEP,结果与常规通气相比 ARDS 患者的病死率明显降低。若有条件,应根据静态 P–V 曲线低位转折点压力 +2cmH$_2$O 来确定 PEEP。

4）半卧位：ARDS 患者合并 VAP 往往使肺损伤进一步恶化,预防 VAP 具有重要的临床意义。机械通气患者平卧位易发生 VAP。除非有脊髓损伤等体位改变的禁忌证,机械通气患者均应保持半卧位,预防 VAP 的发生。

5）俯卧位通气：俯卧位通气通过降低胸腔内压力梯度、促进分泌物引流和促进肺内液体移动,明显改善氧合。当然,体位改变过程中可能发生如气管插管及中心静脉导管以外脱落等并发症,需要予以预防,但严重并发症并不常见。

6）镇静镇痛与肌松：机械通气患者应考虑使用镇静镇痛剂,以缓解焦虑、躁动、疼痛,减少过度的氧耗。合适的镇静状态、适当的镇痛是保证患者安全和舒适的基本环节。临床研究中常用 Ramsay 评分来评估镇静深度、制订镇静计划,以 Ramsay 评分 3~4 分作为镇静目标。每天均需中断或减少镇静药物剂量直到患者清醒,以判断患者的镇静程度和意识状态。RCT 研究显示,与持续镇静相比,每天间断镇静患者的机械通气时间、ICU 住院时间和总住院时间均明显缩短,气管切开率、镇静剂的用量及医疗费用均有所下降。可见,对机械通气的 ARDS 患者应用镇静剂时应先制订镇静方案,并实施每日唤醒。危重患者应用肌松药后,可能延长机械通气时间、导致肺泡塌陷和增加 VAP 发生率,并可能延长住院时间。机械通气的 ARDS 患者应尽量避免使用肌松药物。如确有必要使用肌松药物,应监测肌松水平以指导用药剂量,以预防膈肌功能不全和 VAP 的发生。

（4）液体通气：部分液体通气是在常规机械通气的基础上经气管插管向肺内注入相当于功能残气量的全氟碳化合物,以降低肺泡表面张力,促进肺重力依赖区塌陷肺泡复张。但近期有研究显示,与常规机械通气相比,部分液体通气既不缩短机械通气时间,也不降低病死率。进一步分析显示,对于年龄 <55 岁的患者,部分液体通气有缩短机械通气时间的趋势。部分液体通气能改善 ALI/ARDS 患者气体交换,增加肺顺应性,可作为严重 ARDS 患者常规机械通气无效时的一种选择。

（5）体外膜氧合技术（ECMO）：建立体外循环后可减轻肺负担、有利于肺功能恢复。非对照临床研究提示,严重的 ARDS 患者应用 ECMO 后存活率为 46%~66%。但 RCT 研究显示,ECMO 并不改善 ARDS 患者预后。随着 ECMO 技术的改进,需要进一步的大规模研究结果来证实 ECMO 在 ARDS 治疗中的地位。

4. ARDS 的药物治疗

（1）糖皮质激素：全身和局部的炎症反应是 ALI/ARDS 发生和发展的重要机制。长期以来,大量的研究试图应用糖皮质激素控制炎症反应,预防和治疗 ARDS。对于过敏原因导致的 ARDS 患者,早期应用糖皮质激素经验性治疗可能有效。此外感染性休克并发 ARDS 的患者,如合并肾上腺皮质功能不全,可考虑应用替代剂量的糖皮质激素。但因应用激素有可能导致感染加重及高血糖发生率故目前国内外指南均不推荐常规应用糖皮质激素预防和治疗 ARDS。

（2）一氧化氮（NO）吸入：NO 吸入可选择性扩张肺血管,而且 NO 分布于肺内通气良好的区域,可扩张该区域的肺血管,显著降低肺动脉压,减少肺内分流,改善通气血流比例失调,并且可减少肺水肿形成。临床研究显示,NO 吸入可使约 60% 的 ARDS 患者氧合改善,同时肺动脉压、肺内分流明显下降,但对平均动脉压和心输出量无明显影响。但是氧合改善效果也仅限于开始 NO 吸入治疗的 24~48 小时内。因此吸入 NO 不宜作为 ARDS 的常规治疗手段,仅在一般治疗无效的严重低氧血症时可考虑应用。

（3）肺泡表面活性物质：ARDS 患者存在肺泡表面活性物质减少或功能丧失,易引起肺泡塌陷。肺泡表面活性物质能降低肺泡表面张力,减轻肺炎症反应,阻止氧自由基对细胞膜的氧化损伤。因此,补充肺泡表面活性物质可能成为 ARDS 的治疗手段。但是,目前肺泡表面活性物质的应用仍存在许多尚未解决的问题,如最佳用药剂量、具体给药时间、给药间隔和药物来源等。因此,尽管早期补充肺泡表面活性物质,有助于改善氧合,还不能将其作为 ARDS 的常规治疗手段。有必要进一步研究,明确其对 ARDS 预后的影响。

（4）前列腺素 E_1：前列腺素 E_1（PGE_1）不仅是血管活性药物,还具有免疫调节作用,可抑制巨噬细胞和中性粒细胞的活性,发挥抗炎作用。但是 PGE_1 没有组织特异性,静脉注射 PGE_1 会引起全身血管舒张,导致低血压。有研究报道吸入型 PGE_1 可以改善氧合,但这需要进一步 RCT 研究证实。因此,只有在 ALI/ARDS 患者低氧血症难以纠正时,可以考虑吸入 PGE_1 治疗。

（5）N– 乙酰半胱氨酸和丙半胱氨酸：抗氧化剂 N– 乙酰半胱氨酸（NAC）和丙半胱氨酸（Procysteine）理论上可以通过提供合成谷胱甘肽（GSH）的前体物质半胱氨酸,提高细胞内 GSH 水平,依靠 GSH 氧化还原反应来清除体内氧自由基,从而减轻肺损伤。但目前尚无足够充分证据支持 NAC 等抗氧化剂用于治疗 ARDS。

（6）重组人活化蛋白 C：重组人活化蛋白 C（rhAPC 或称 Drotrecogin alfa）具有抗血栓、抗炎和纤溶特性,已被试用于治疗严重感染。Ⅲ期临床试验证实,持续静脉注射 rhAPC 24μg/（kg·h）×96 小时可以显著改善重度严重感染患者（APACHE Ⅱ）的预后。基于

ARDS 的本质是全身性炎症反应,且凝血功能障碍在 ARDS 发生中具有重要地位,rhAPC 有可能成为 ARDS 的治疗手段。

（7）鱼油：鱼油富含 ω-3 脂肪酸,如二十二碳六烯酸（DHA）、二十五碳五烯酸（EPA）等,也具有免疫调节作用,可抑制二十烷花生酸样促炎因子释放,并促进 PGE_1 生成。因此,对于 ALI/ARDS 患者,特别是严重感染导致的 ARDS,可补充 EPA 和 γ - 亚油酸,以改善氧合,缩短机械通气时间。

5. **营养支持**　和其他危重患者一样,ARDS 患者机体三大物质的分解代谢增强而出现负氮平衡及热量供给不足,影响损伤的肺组织的修复,严重者则导致机体免疫和防御功能下降,会出现感染等并发症。因此,积极治疗原发病、纠正低氧血症、治疗肺水肿的同时,尽早给予营养支持,可酌情给予肠道内或肠道外营养。虽然一些研究证实在 ARDS 患者接受机械通气初期的 48 小时内开始给予肠内营养支持可降低患者的死亡率,但目前对于肠内营养开始的时机、成分及总量尚存在争议。

三、脓毒性休克

脓毒症（sepsis）是由感染引起的全身炎症反应综合征。脓毒性休克（septic shock）则为脓毒症并伴有液体复苏不能逆转的低血压,属严重脓毒症范围,亦是感染的一种严重并发症。脓毒性休克是 ICU 中最常见的死亡原因之一,准确的发病率尚未见报道,据文献估计美国每年有 400 万人患脓毒症,20 万例出现脓毒性休克,其中 10 万例死亡。近年来,脓毒性休克发生率有不断上升的趋势,有报道其发生率占全部住院患者的 1%,每年 10 万 ~30 万菌血症患者中脓毒性休克占 50%,在 ICU 则为 20%~30%,病死率达 40%~60%。

（一）概念

内毒素血症（endotoxemia）：由 G^- 菌产生的内毒素入血引起的以发热（≥38.5℃）为主要特征的综合征,血浆内毒素阳性,但不一定有细菌。

1. **脓毒血症或败血症（septicemia）或脓毒症（sepsis）**　由机体受到明确的病原微生物（如细菌、病毒、真菌及寄生虫）感染引起的全身炎症反应综合征（SIRS）。证实有细菌存在或有明确的感染灶。血中可找到病原菌。

2. **重度脓毒症（severe sepsis）**　是指有器官功能不全或有低灌注或低血压表现的脓毒症。

3. **内毒素休克（endotoxin shock）**　G^- 菌产生的内毒素引起的以发热、低血压及多器官功能衰竭为特征的综合征。

4. **脓毒性休克或称败血性休克（septic shock）**　脓毒症并伴有液体复苏不能逆转的低血压,表现为经过最初的液体复苏后持续低血压或血乳酸浓度 ≥ 4mmol/L。是由脓毒症导致的低血压,在经过恰当液体复苏的情况下,仍然持续地表现有组织灌注不足,或器官功能不全。脓毒性休克与内毒素休克统称为感染性休克。

（二）病因

细菌是引起脓毒性休克的主要病因。G^- 菌和 G^+ 菌感染均可以引起脓毒性休克。

G^- 菌细胞壁的内毒素成分和 G^+ 菌的肽聚糖和磷壁酸为细菌胞壁的主要成分,它们与细菌蛋白（如外毒素）一起在细菌生长过程中释放出来,或在细菌溶解后释放出来,即可引起血管内炎症反应并诱导休克的发生。

1. 内毒素血症与内毒素休克　内毒素必须从细菌外膜中脱落下来才能发挥生物学作用,其类脂成分是关键,其作用可由受体信号传递介导或体液系统介导。补体介导的细菌溶解或自溶可引起内毒素释放。脂结合蛋白(lipopolysaccharide binding protein,LBP)与内毒素结合形成复合物后,可与膜耦联的 CD14 分子及内毒素受体发生结合,从而增强了内毒素的信号传递过程,继之激发单核 – 巨噬细胞释放肿瘤坏死因子(TNF-α)、白细胞介素 –1(IL-1)、白细胞介素 –6(IL-6)和白细胞介素 –8(IL-8)等炎症介质。

内毒素休克的发生是一个极其复杂的过程,其发生、发展过程中受多种因素影响(图 79-2)。

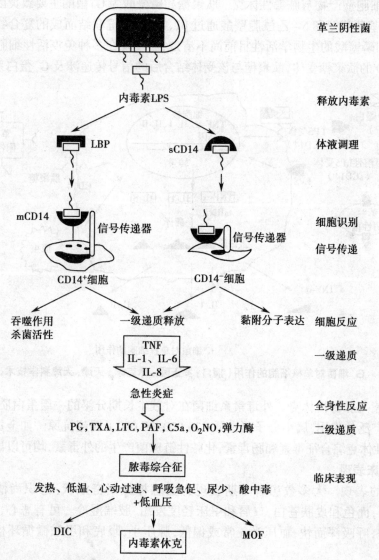

	革兰阴性菌
内毒素LPS	释放内毒素
LBP　　sCD14	体液调理
mCD14　信号传递器　　信号传递器	细胞识别 信号传递
CD14⁺细胞　　CD14⁻细胞	
吞噬作用杀菌活性　一级递质释放　黏附分子表达	细胞反应
TNF IL-1、IL-6 IL-8	一级递质
急性炎症	全身性反应
PG,TXA,LTC,PAF,C5a,O₂NO,弹力酶	二级递质
脓毒综合征	临床表现
发热、低温、心动过速、呼吸急促、尿少、酸中毒+低血压	
DIC　内毒素休克　MOF	

图 79-2　内毒素诱导信号传递的过程(摘自罗正曜.休克学.天津:天津科学技术出版社.)

内毒素从细菌外膜中脱落下来,其主要毒性部分是类脂 A,类脂 A 的作用可由受体信号传递或体液系统介导。

诸多的研究已明确表明,静脉注射小剂量的内毒素即可诱导脓毒症样症状,并伴随重要炎症介质的形成和释放,而大剂量内毒素则出现危及生命的循环衰竭及多器官功能衰竭。

2. 内毒素血症与休克的发生　以鲎阿米巴细胞溶解物试验(LAL)测定患者血浆内毒素水平的一些研究观察到病情严重度与血浆内毒素水平的高低相关。内毒素血症(≥5ng/L或0.05Eu/ml)是发热患者内毒素休克反应的早期标志;内毒素水平≥800ng/L(8Eu/ml)的患者发展成持续性内毒素休克、肾衰竭、ARDS、全身凝血障碍,最终约半数患者经抢救无效而死亡。

3. 内毒素休克时细胞因子炎症介质反应　感染血浆中的内毒素参与多种介质系统的激活。

4. G⁺菌细胞壁产物与脓毒性休克　肽聚糖和磷壁酸为 G⁺菌的主要致炎因子。肽聚糖是 N- 乙酰氨基葡萄糖和 N- 乙酰胞壁酸通过 β1,4- 糖苷键联结而成的复合物(图 79-3)。关于肽聚糖和磷壁酸的生物学活性目前尚不清楚,已发现在多种免疫活性细胞上存在一种 70 000~73 000 的肽聚糖受体,肽聚糖与该受体结合后的信号传递涉及 G⁻ 蛋白系统。

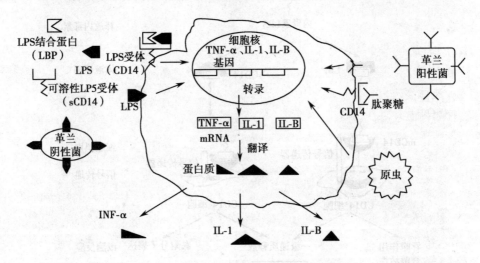

C⁺细菌对单核细胞的作用

图 79-3　G⁺ 细菌对单核细胞的作用(摘自:罗正曜. 休克学. 天津:天津科学技术出版社.)

5. 外毒素与脓毒性休克　外毒素系细菌在对数生长期分泌的一组蛋白质成分,其对细菌代谢具有广泛的作用,属小分子蛋白质(20 000~30 000),属超抗原。如金黄色葡萄球菌产生的中毒性休克综合征毒素和肠毒素,化脓性链球菌产生的外毒素,均可以导致休克。

(三)临床表现

脓毒症的表现　大多数患者早期表现为交感神经兴奋症状:意识尚清,但烦躁、焦虑、精神紧张,面色和皮肤苍白,口唇和甲床轻度发绀,肢端湿冷。可有恶心、呕吐,尿量减少,心率增快,呼吸深而快,血压尚正常或偏低,脉压小,眼底和甲皱微循环检查可见动脉痉挛。

随着休克的发展,患者烦躁或意识不清,呼吸浅速,心音低钝,脉搏细速、按压较重即消失,表浅静脉萎陷。血压下降,收缩压降至 10.64kPa(80mmHg)以下,原有高血压者血压较基础水平降低 20%~30%,脉压小。皮肤湿冷、发绀、常明显发花,尿量更少,甚或无尿。

休克晚期可出现 DIC 和重要脏器功能衰竭等:

（1）DIC：常有顽固性低血压和广泛出血［皮肤黏膜和（或）内脏、腔道出血］。

（2）多脏器功能衰竭：

1）急性肾衰竭：可表现为少尿或无尿，尿比重固定，血尿素氮、肌酐和血钾增高。

2）急性心功能不全：患者常有呼吸突然增快、发绀、心率增加、心音低钝，可闻及奔马律和心律失常。若患者心率不快或相对缓脉，但出现面色灰暗、肢端发绀，亦为心功能不全之兆。中心静脉压升高提示右心排血功能降低或血容量过多、肺循环阻力升高；肺动脉楔压升高，提示左心功能不全。心电图可示心肌损伤、心内膜下心肌缺血、心律失常和传导阻滞等改变。

3）急性肺功能损伤与衰竭：为进行性呼吸困难，肺部可有湿啰音和干啰音，PaO_2 下降。

（四）诊断

1. 有易于引起休克的感染性疾病存在。

2. 收缩压 <90mmHg（12kPa）或原为高血压者较平时血压降低 40mmHg（5.33kPa）以上，同时有低灌注的临床表现。

即脓毒性休克 = 重度脓毒症 + 难治性低血压

（五）治疗

1. 抗休克

（1）液体复苏（扩容治疗）：液体复苏的目标是恢复组织灌注和使细胞代谢恢复正常。扩容治疗可明显增加心排出量和全身氧输送。对疑有血容量不足的患者进行液体冲击时，在开始 30 分钟内至少要用 1000ml 晶体液或 300~500ml 胶体液。

1）复苏目标：在早期复苏最初 6 小时内的复苏目标包括：①中心静脉压（CVP）8~12mmHg（使用呼吸机为 12~15mmHg）；②平均动脉压（MAP）≥65mmHg；③尿量 ≥0.5ml/（kg·h）；④中心静脉（上腔静脉）氧饱和度（$ScvO_2$）≥70%，混合静脉氧饱和度（SvO_2）≥65%。⑤在最初 6 小时复苏过程中，尽管 CVP 已达到目标，但对应的 $ScvO_2$ 与 SvO_2 未达到 70% 或 65% 时，可输入浓缩红细胞达到血细胞比容≥30%，同时 / 或者输入多巴酚丁胺［最大剂量为 20μg/（kg·min）］来达到目标。

2）所用的液体：推荐用天然 / 人工胶体或晶体液进行液体复苏，目前没有证据支持某种液体优于其他液体，应包括胶体和晶体液。胶体液包括右旋糖酐 40、血浆、706 代血浆、羟乙基淀粉（贺斯）、白蛋白和全血等。晶体液中以碳酸氢钠、复方氯化钠液较好。休克早期有高血糖症，加之机体对糖的利用率较低，且高血糖症能导致糖尿和渗透性利尿带出钠和水，故此时宜少用葡萄糖液，一般先选胶体液，继之晶体液。

A. 胶体液：

a. 右旋糖酐 40 能覆盖红细胞、血小板和血管内壁，增加互斥性，从而防止红细胞凝集，抑制血栓形成，改善血流。输注后，可提高血浆渗透压，拮抗血浆外渗，从而扩充血容量，稀释血液，降低血黏度，疏通微循环，防止 DIC。由于其分子量小，易自肾脏排出，在肾小管内不重吸收，故有渗透性利尿作用。静脉注射后 2~3 小时，其作用达高峰，4 小时后渐消失，故滴速宜较快。每天用量为 10% 右旋糖酐 500~1500ml，一般为 1000ml，有严重肾功能减退、充血性心力衰竭和出血倾向者最好勿用。偶可引起过敏反应。

b. 血浆、白蛋白和全血：适用于肝硬化或慢性肾炎伴低蛋白血症、急性胰腺炎等病例。无贫血者不必输血，已发生 DIC 者输血亦应审慎。细胞压积以维持 35%~40% 较合适。

c. 其他：羟乙基淀粉（706 代血浆）能提高血浆胶体渗透压，增加血容量。不良反应少，无抗原性，很少引起过敏反应为其优点。

B. 晶体液：碳酸氢钠林格液和乳酸钠林格液等平衡盐液所含各种离子浓度较生理盐水更接近血浆中水平，可提高功能性细胞外液容量，并可部分纠正酸中毒。对肝功能明显损害者以用碳酸氢钠林格液为宜。

5%~10% 葡萄糖溶液主要供给水分和热量，减少蛋白质和脂肪的分解。25%~50% 葡萄糖溶液则尚有短暂扩充血容量和渗透性利尿作用，休克早期不宜应用。

3）扩充血容量输液程序、速度和输液量：一般先输右旋糖酐 40（或平衡盐液）、706 代血浆，在特殊情况下可输给白蛋白或血浆。滴速宜先快后慢，用量宜先多后少。力争尽快改善微循环，逆转休克状态。补液量应视患者的具体情况和原心、肾功能状况而定：对有明显脱水、肠梗阻以及化脓性腹膜炎等患者，补液量应加大；而对有心脏病的患者则应减慢滴速并酌减输液量。在输液过程中应密切观察有无气促或肺底啰音出现，必要时可在 CVP 或 PAWP 监护下输液。如能同时监测血浆胶体渗透压和 PAWP 的梯度，则对防止肺水肿的产生有重要参考价值，若两者的压差 >1.07kPa，则发生肺水肿的危险性较小。扩充血容量的治疗要求达到：①组织灌注良好：患者神情安宁、口唇红润，肢端温暖、发绀消失；②收缩压 >12kPa（90mmHg），脉压 >4.0kPa；③脉率 <100 次 / 分；④尿量 >30ml/h；⑤血红蛋白回复至基础水平，血液浓缩现象消失。

快速补充血容量，增加前负荷（使 PAWP 达 12~14mmHg），使 CO 增加。

以胶体液为主，与林格液比为 1 : 1。

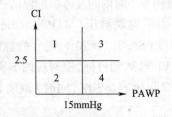

治疗标准：使 Hct 30%~35%（Hb>8g%）。

纠正酸中毒的根本办法在于改善组织的低灌注状态。纠正酸中毒可增强心肌收缩力，恢复血管平滑肌对血管活性药物的反应性。

目前常用的碱性药物为：5% 碳酸氢钠、11.2% 乳酸钠（肝功能损害者不宜用）、三羟甲基氨基甲烷（THAM，适用于需限钠的患者；约有 30% 以原形透入细胞内，有利于细胞内酸中毒的纠正。本品缺点是 pH 较高，溢出血管外可致局部组织坏死；静脉点滴速度过快可抑制呼吸；可引起高钾血症、低血糖、恶心、呕吐等）。

碱性药物用量可参照二氧化碳结合力测定结果计算：每提高 1 个 Vol%（0.449mmol/L）需 5% 碳酸氢钠 0.5ml/kg，或 11.2% 乳酸钠 0.3ml/kg，或 3.63%THAM 0.6ml/kg。

（2）血管活性药物的应用：必须在完成扩容和纠正代谢性酸中毒基础上应用血管活性药物，目的是调整血管收缩与舒张功能、疏通微循环，以利组织灌注和细胞代谢。推荐将去甲肾上腺素或多巴胺作为纠正脓毒性休克低血压时首选的血管加压药物（在建立中心静脉通路后应尽快给药）。不建议将肾上腺素、去氧肾上腺素或抗利尿激素作为脓毒性休克的首选血管加压药物。如果去甲肾上腺素或多巴胺效果不明显，建议将肾上腺素作为首选药物。

1）应用指征：积极充分液体复苏后肺毛细血管压已达 15~18mmHg 或 CVP 已达 8~12mmHg，而 MAP 仍 <60mmHg。

2）缩血管药物：常用药物见表 79-5~ 表 79-7。

表 79-5　常用收缩血管药物

药物	剂量	心脏刺激	收缩血管	扩血管	多巴胺受体
多巴胺	1~10μg/（kg·min）	+++	+	++	+++
	10~20μg/（kg·min）	+++	+++	+	—
去甲肾上腺素	2~20μg/（kg·min）	+	+++		—
肾上腺素	0.05~2μg/（kg·min）	++++	++++	++	—
多巴酚丁胺	2~20μg/（kg·min）	++++	+	++	

表 79-6　收缩血管药对肠和氧代谢的影响

项目	多巴胺	肾上腺素	去甲肾	去甲肾 + 多巴酚胺	去甲肾 + 多巴胺
MAP	↑	↑	↑	↑	↑
CO	↑	↑↑	—/↑	↑	↑
外周阻力	↑	↑↑	↑↑↑	↑↑	↑↑
氧输送	↑	↑	↑	↑	↑
氧耗	↑	↑	↑	↑	↑
血乳酸	—	↑	↓	↓	↑
肠道血流量	↑	↑	↑	↑	↑
肠道氧输送	↑	↑	↑	↑	↑
肠道氧耗	↓	↑↑	↑	↑	↑
胃 pHi	↑	↓	↓	↑	↓

表 79-7　收缩血管药对肾的影响

项目	多巴胺	多巴酚丁胺	肾上腺	去甲肾	去甲肾 + 多巴胺
肾血流量	—	↑	↑	—	—
尿量	↑	—	—	—	—
尿钠排泄量	↑	—	—	—	↑
肌酐清除率	—	—	↓	—	—

A. 多巴胺（dopamine，DA）：为儿茶酚胺类药，是体内合成肾上腺素的前体，对 α、β 及多巴胺受体均有兴奋作用，有剂量依赖性。

2~5mg/（kg·min）：兴奋多巴胺受体；

5~15mg/（kg·min）：兴奋 β 受体；

>15mg/（kg·min）：兴奋 α 受体；

1~10mg/（kg·min）：表现为心脏正性肌力作用，对肠、肾为多巴胺受体作用；

10~20mg/（kg·min）：主要为缩血管作用。

用于抗休克：兴奋心肌，加强心肌收缩力；收缩外周血管，升高血压；增加尿量，保护肾功能。但有人认为，多巴胺使尿量增加系由于其抑制肾小管钠重吸收而增加尿量，并不增加肾血流量，不增加肌酐清除率，对肾有无保护作用尚有争议。有研究认为，虽然多巴胺增加肠血流，但因其也增加肠内分流，使肠缺血，所以不主张用。

B. 去甲肾上腺素（norepinephrine，NE）：是肾上腺素能神经末梢释放的递质。

主要兴奋 α 受体，轻度兴奋 β 受体，使全身小动脉、小静脉收缩，外周阻力增加，血压升高。可以明显改善全身血流动力学，可降低血乳酸。改善肠道等内脏缺血。改善心、脑灌注的作用，优于多巴胺和肾上腺素。用于外周血管阻力下降的感染性休克。

去甲肾上腺素应用剂量为 4mg 加入 250ml 溶液中静脉滴注，初始速度为 0.5~1.0μg/min，渐增加至 8~30μg/min。不能与碱性液混用，不能溢出血管外。

C. 肾上腺素（adrenaline，AD）：由肾上腺髓质产生，兴奋 α- 肾上腺素能受体，正性肌力作用，使 CO 明显增加，DO_2 明显增加。常用剂量：0.2~0.5μg/（kg·min）。兴奋 β 受体，增加心肌负荷，使心内膜下灌注降低。大幅度增加肠道氧耗，使 pH 降低，血乳酸增加（损肠）。虽可增加肾血流，但不增加肌酐清除率，反而降低清除率（损肾）。有产热效应，所以慎用或不用。

D. 多巴酚丁胺（dobutamine）：是合成的儿茶酚胺。

兴奋 $β_1$ 受体。常用剂量：2~5μg/（kg·min）。兴奋心肌，增加心肌收缩力，减轻肺水肿。降低 PAWP。可改善肾灌注，增加肾小球滤过率（保肾作用）。当用量 >20μg/（kg·min）时，可使心率增加 10%、心肌缺血加重。

3）扩血管药物：

A. 山莨菪碱（654-2）：为胆碱能神经 M 受体阻滞剂。

a. 654-2 用于感染性休克的病理生理基础：①感染性休克时，血流动力学类型为低动力型：BP 下降，CI 降低，外周阻力增加；②感染性休克时，虽然血中儿茶酚胺增加，但 α 受体兴奋性降低，血管自身调节功能受损；③此时，感染、缺氧等细胞膜损伤，使其内层磷脂酰氨基酸暴露，激活血管内凝血系统，引发 DIC、微循环障碍。

以往认为 654-2 的疗效机制与扩血管作用有关，但一系列实验证明其作用比较广泛，如可加强微动脉自律运动的振幅、频率，激活抑制状态微动脉的自律运动，从而改善局部血流分布；对细胞膜有保护作用等。

b. 654-2 用于感染性休克的指征：①已进行充分扩容、纠正酸中毒等治疗，仍肢体冰凉，末梢循环差；②血小板进行性下降，凝血增强，有发生 DIC 倾向或即使血小板正常，已处 DIC 早期；③血管舒缩功能严重紊乱，其他血管活性药无效时；④休克者要手术，可在术前用。

c. 654-2 治疗感染性休克的剂量：个体差异大，20~30mg/ 次，每隔 15~20 分钟一次；每次按 1~3mg/kg 给药，每隔 10~15 分钟一次。

d. 654-2 应用中减量及停药指征：①减量：阿托品化（面红、口干、瞳孔散大）、外周循环改善（肢变暖，脉有力）；②停药：病情稳定后；多次给药无效；654-2 中毒。

e. 654-2 治疗疗效判定标准：血压回升；末梢转暖，皮肤发花消失；尿液排出。

f. 654-2 的不良反应：抗胆碱综合征，如出现此不良反应应停药。

抗胆碱综合征的表现为：皮肤黏膜干燥，面潮红，心率增加，肠鸣音减弱，甚至腹胀，尿潴留，谵妄，瞳孔散大，抽搐。

g. 654-2 与阿托品比有如下特点：毒性小（是阿托品的 1/20）；有效剂量与中毒量间距大，静注后 3~5 分钟起效，15 分钟达高峰，半衰期为 45 分钟。

B. 酚妥拉明（苯胺唑林）：为 α 受体阻滞药，可解除内源性去甲肾上腺素引起的微血管痉挛，可使肺循环内血液流向体循环而防治肺水肿。

本品作用快、作用时间短、易于控制，剂量为 5~10mg/ 次，加入葡萄糖溶液 500~1000ml 中静脉滴注，初始速度宜慢，以后根据反应、调整滴速。情况紧急时，可先以小剂量加入 5% 葡萄糖溶液或等渗氯化钠溶液 10~20ml 中缓慢推注，继以静脉滴注 0.1~0.3mg/min。心功能不全者，宜与正性肌力药物或升压药合用，以防血压骤降。

2. 抗生素的使用　在确认脓毒性休克时，在 1 小时内尽早静脉使用抗生素治疗。在应用抗生素之前留取适合的标本，但不能为留取标本而延误抗生素的使用。对重症患者，初始的经验治疗应采用猛击疗法，选用最强的能覆盖所有可能致病菌的药物治疗，待细菌学结果出来后再做调整。例如亚胺培南西司他丁（泰能），对革兰阳性、阴性的球菌、杆菌大都敏感。考虑有耐甲氧西林金黄色葡萄球菌感染时选用万古霉素，必要时也可选用亚胺培南西司他丁加万古霉素或替考拉宁，对假单胞菌属和合并中性粒细胞减少的感染倾向于联合用药，怀疑有真菌感染的患者应在抗细菌治疗的同时使用抗真菌药。在抗细菌使用 48~72 小时后，应结合临床或细菌培养结果分析抗感染药物的使用是否合理，转为目标治疗，目的是尽量使用非广谱的抗细菌以防止耐药发生、减少毒性和降低费用。推荐疗程一般为 7~10 天，但对于临床治疗反应慢、感染病灶没有完全清除或免疫缺陷（包括中性粒细胞减少症）患者，应适当延长疗程。

对一些需紧急处理的特定感染如坏死性筋膜炎、弥漫性腹膜炎、胆管炎、肠梗死等要尽快寻找病因并确定或排除诊断，在症状出现 6 小时以内完成。应对所有严重脓毒症患者进行评估，确定是否有可控制的感染源存在。控制手段包括引流脓肿或局部感染灶、感染后坏死组织清创、摘除可引起感染的医疗器具、或对仍存在微生物感染的源头控制。

3. 糖皮质激素的使用　对于成人脓毒性克患者，建议静脉氢化可的松仅用于血压对于液体复苏和血管加压药治疗不敏感的患者。由于缺乏明确证据表明激素降低患者死亡率，且具有显而易见的副作用，在对液体复苏和血管加压药治疗不敏感的脓毒症中是否应用激素，专家们存在较大争议，而对液体复苏和血管加压药治疗敏感的患者则倾向不用。推荐脓毒性休克患者每日糖皮质激素量不大于氢化可的松 300mg 当量。

4. 重组人类活化蛋白 C（rhAPC）　对脓毒症导致器官功能不全、经临床评估为高死亡危险（大多数 APACHE Ⅱ ≥ 25 分或有多器官功能衰竭）的成年患者，如果没有禁忌证，建议接受 rhAPC 治疗；对严重脓毒症、低死亡危险（大多数 APACHE Ⅱ <20 分或单个器官衰竭）

的成年患者,推荐不接受 rhAPC 治疗。

5. 血液制品的使用　脓毒症患者红细胞输注可增加氧输送,但通常不增加氧耗。一旦成人组织低灌注缓解,且不存在心肌缺血、严重低氧血症、急性出血、发绀型心脏病或乳酸酸中毒等情况,推荐血红蛋白 <7.0g/dl(70g/L)时输注红细胞,使血红蛋白维持在 7.0~9.0g/dl(70~90g/L)。

当证实有凝血因子缺乏(凝血酶原时间或部分凝血活酶延长、国际标准化比率升高)、活动性出血或在进行外科手术或有创性操作前可输注新鲜冰冻血浆。

严重脓毒症患者,当血小板计数 <5×10^9/L,无论是否有出血,都建议输注血小板。当血小板计数(5~30)× 10^9/L 且有明显出血危险时,可考虑输注血小板。需进行外科手术或有创性操作时,血小板计数应 ≥ 50×10^9/L。

6. 维护重要脏器的功能

(1)维护心功能:强心药物的应用:重症休克和休克后期病例常并发心功能不全,乃因心肌缺氧、酸中毒、细菌毒素、电解质紊乱、心肌抑制因子、肺血管痉挛致肺动脉高压和肺水肿使心脏负担增加以及输液不当等因素引起。老年人和幼儿尤易发生,故可预防应用毒毛花苷或毒毛花苷 C。出现心功能不全征象时,应严格控制静脉输液速度和量。除给予快速强心药外,还可给血管解痉药,但必须与去甲肾上腺素或多巴胺合用以防血压骤降。

(2)维护呼吸功能,防治 ARDS:肺为休克的主要靶器官之一,顽固性休克常并发肺功能衰竭。此外,脑缺氧、脑水肿等亦可导致呼吸衰竭。

1)所有休克患者均应给氧,经鼻导管(4~6L/min)或面罩间歇加压输入。吸入氧浓度以 40% 左右为宜。必须保持呼吸道通畅。在血容量补足后,如患者神态欠清、痰液不易清除、气道有阻塞现象时,应及早考虑作气管插管或切开机械通气行辅助呼吸(间歇正压)并清除呼吸道分泌物,注意防治继发感染。

2)应及早给予血管解痉剂以降低肺循环阻力,并应正确掌握输液量,控制出、入液量平衡。为减轻肺间质水肿,可给白蛋白,现早期不主张用肾上腺皮质激素。

3)己酮可可碱对急性肺损伤有较好的保护作用,早期应用可减少中性粒细胞在肺内积聚,抑制肺毛细血管的渗出,防止肺水肿形成,具有阻断呼吸窘迫综合征(RDS)形成的作用;IL-l 与 TNF 均为 ARDS 的重要损伤性介质,己酮可可碱能抑制两者对白细胞的激活作用,为治疗 ARDS 与多器官功能衰竭的较好药物。

4)肺表面活性物质(PS)在 ARDS 中有量和质的改变。以天然 PS 或人工合成 PS 替代治疗新生儿呼吸窘迫综合征已取得肯定疗效;在少数 ARDS 的前瞻性、随机、对照观察中,人工合成 PS 喷雾治疗亦证明有效,并提高了患者的存活率。

(3)DIC 的治疗:DIC 一经确立诊断后,高凝阶段且无出血倾向者用普通肝素 25~50mg/24h,均匀泵入;有出血者用低分子肝素,使凝血时间(试管法)控制在 20 分钟左右,凝血酶原时间在正常的 2 倍以内。至 DIC 控制后方可停药。在 DIC 后期,继发性纤溶成为出血的主要原因时,可在补充纤维蛋白原同时加用抗纤溶药物,如 6- 氨基己酸、氨甲苯酸、氨甲环酸等。

(4)肾功能的维护:休克患者出现少尿、无尿、氮质血症等时,应注意鉴别其为肾前性(有效循环血量降低、肾血流量不足引起)或急性肾功能不全所致。在有效心搏出量和血压恢复之后,如患者仍持续少尿,可行液体负荷与利尿试验:快速静脉滴注甘露醇 100~300ml,或静脉注射呋塞米 40mg。如排尿无明显增加,而心脏功能良好,则可再重复一次;若仍无尿,提示可能已发生急性肾功能不全,必要时可用血液净化治疗。

（5）脑水肿的防治:脑缺氧时,易并发脑水肿。临床上出现意识不清、一过性抽搐和颅内压增高征象,甚至发生脑疝。应及早给予血管解痉剂,可给抗胆碱能类药物、渗透性脱水剂（如甘露醇）、呋塞米、头部降温与大剂量肾上腺素皮质激素（如地塞米松 10~20mg）静脉注射以及高能合剂以恢复钠泵功能。

（六）预后

目前认为,脓毒症 / 脓毒性休克 / 全身炎症反应综合征（SIRS）的死亡原因与早期的过度炎症反应和晚期的细胞免疫抑制有关。

四、MODS 时的弥散性血管内凝血

弥散性血管内凝血（disseminated intravascular coagulation, DIC）在临床上可见于各种危重症,凡是可引起 MODS 的病因均可能引致 DIC。DIC 是 1875 年 Landois 首先提出的,是一种以全身血管内凝血系统激活,广泛纤维蛋白沉积为特征的综合征。由于纤维蛋白凝块形成,从而引起脏器衰竭,伴随导致血小板和凝血因子的消耗可导致出血（图 79-4）。

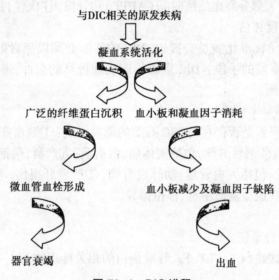

图 79-4　DIC 进程

近年的研究显示:凝血激活和炎症是机体对感染的普遍反应。凝血与炎症过程存在相互作用,炎症和凝血系统激活的交叉是临床 DIC 的标志,可能也是 MODS 发生、发展的真正原因。脓毒症并发 MODS 最易发生凝血系统功能障碍,据我科统计的急重症感染患者中凝血系统紊乱的发生率为 62%,国外有报道严重感染病例中 DIC 发生率为 81%,合并 DIC 组死亡率 80%,表明 DIC 在 MODS 发生、发展中具十分重要的病理生理改变。凝血系统紊乱包括三个机制:①组织因子诱导凝血酶产生,使纤维蛋白原转变为纤维蛋白;②全身生理性抗凝血机制受损:如抗凝血酶系统（脓毒症时,由于不断被消耗和被中性粒细胞产生的弹性蛋白酶降解,体内的抗凝血酶水平是下降的;同时,其他一些对抗凝血酶复合物的蛋白酶也

被消耗,这一点可以用检测患者体内凝血酶 – 抗凝血酶（TAT）复合物及其他抗凝血酶蛋白酶复合物的高循环水平来证明）、蛋白 C 系统（蛋白 C 通路通过负反馈抑制机制控制着凝血酶原转化为凝血酶,脓毒症时,蛋白 C 的消耗增加、蛋白 C 的肝脏合成受阻、血管渗出等造成低循环水平的蛋白 C 及蛋白 C 进一步活化受阻）和组织因子途径抑制（TEPI）系统受损（脓毒症伴 DIC 时,TFPI 血浆浓度是下降的,但亦可升高）;③纤溶系统受抑制致纤维蛋白微栓的清除迟缓:如 PAI–1 关闭了纤溶系统。进一步探讨其发病机制,寻求有效的中西医结合治疗方法,必将有利于抢救成功率的提高。

（一）临床表现

DIC 的临床表现与基础疾病有关,急性重症感染早期即可有凝血被激活,表现高凝状态、微血管内微栓阻塞导致器官功能损伤为主要表现。我们的一项对 180 例重症感染患者临床与实验室资料的分析研究发现:75%（135/180 例）合并有不同程度的凝血功能紊乱。这些患者临床表现为:出血为 12%（22/180 例）、休克 51%（92/180 例）、器官衰竭（OF）为89%（160/180 例）,提示出血、休克和器官功能衰竭是 DIC 的主要临床表现,其中以器官功能衰竭最常见和最突出。临床上常误解 DIC 以出血为主,而对器官功能损伤 / 衰竭认识不够。DIC 的实验室检测方面:反映凝血功能改变最敏感的指标是血小板（PLT）和全血凝血时间（CT）,特别是血小板的动态下降则更有意义。与 DIC 相关性最大的指标依次是:PLT、CT、凝血酶原时间（PT）、部分凝血活酶时间（APTT）和纤维蛋白原（Fbg）。

（二）诊断与严重度评估

2010 年英国血液学标准化委员会提出:DIC 的诊断必须以患者的临床表现为基础,结合实验室检查才是最重要的手段。DIC 患者临床表现极具动态性,需定期做多项目的实验室检查,有利于明确诊断。

诊断标准评分系统:

1. 危险性评估　患者是否存在与 DIC 有关的原发疾病:①败血症和严重感染;②创伤;③器官受损,如胰腺炎;④恶性肿瘤,包括实体瘤、白血病;⑤产科,包括羊水栓塞、胎盘剥离、先兆子痫;⑥血管异常,包括大血管瘤、动脉血管瘤;⑦严重肝损伤;⑧毒性和免疫性损伤,包括蛇咬伤、毒品、ABO 血型输血不符、移植排异。

若有:继续;

若无:不适用本打分系统。

2. 行全面的凝血试验（PT、PLT、Fg、纤维蛋白的相关标志物）。

3. 检测结果评分

（1）PLT（ $\times 10^9$/L）:>100=0, <100=1, <50=2。

（2）纤维蛋白标志物（如 D–D、FDPs）:未升高 =0,中度升高 =2,极度升高 =3。

（3）PT 延长:<3 秒 =0, 3~6 秒 =1, >6 秒 =2。

（4）Fg 含量:>1g/L=0, <1g/L=1。

4. 积分计算

≥ 5 符合 DIC 诊断:每天重复打分。

<5 提示非 DIC:1~2 天后再行打分。

实际上,在临床上伴有 DIC 的患者病情严重度并不一样,而是有轻有重。对 DIC 严重度的判断与 DIC 诊断一样,目前尚无统一标准,一般分为轻度、中度和重度。有的学者

提出：

轻度 DIC：Fbg>1g/L，血小板 >50 × 10^9/L。

中度 DIC：Fbg>500~1000mg/L，血小板（20~30）× 10^9/L。

重度 DIC：Fbg<500mg/L，血小板 <10 × 10^9/L。

1995 年，加拿大学者 Marshall 提出的 MODS 标准中，凝血系统障碍诊断以末梢血小板计数水平定为四个等级：血小板计数 >120 × 10^9 为正常、（80~120）× 10^9 为 1 分、（51~80）× 10^9 为 2 分、（21~50）× 10^9 为 3 分、≤ 20 × 10^9 为 4 分。

（三）中西医结合治疗

1. 原发病治疗 对原发病的处理是治疗 DIC 的关键，而其中脓毒症并发 DIC 是重点。包括抗生素的应用、炎症病灶处理和免疫调理治疗。

2. 早期抗凝治疗

（1）肝素：肝素被认为是体内抗凝作用最强的物质，与抗凝血酶结合形成复合体，拮抗凝血酶和 FXa 直接抗凝、诱导 TFPI 释放拮抗组织因子、调理黏附分子、拮抗有型细胞附壁和聚集、促进纤维蛋白酶原释放而促进纤溶。作为抗凝血酶Ⅲ（AT-Ⅲ）的辅助因子，其可使 AT-Ⅲ中和凝血酶的能力增加 1000 倍，并可以抑制Ⅸ、Ⅹ、Ⅺ、Ⅻ因子的激活。但肝素应在 DIC 发生前使用，当 DIC 已发生，AT-Ⅲ水平因消耗而降低时，单用肝素则无助于治疗，反而会加重出血。目前尚无临床试验证实 DIC 患者使用肝素可明显改善临床出血表现，且对 28 天致死率无明显改善。

肝素剂量：主张小剂量应用于高凝期，或证实有纤维蛋白的沉积时。其用量若从理论上计算：人体纤维蛋白原为 3g/L，以血容量 5L 计，则纤维蛋白原总量为 10~15g，1 单位凝血酶可使 1mg 纤维蛋白原转变为纤维蛋白，即要对抗 10 000~15 000 单位凝血酶才能阻止纤维蛋白的形成。1mg 肝素可中和 1000 单位凝血酶及 32 单位 Xa，每日只需肝素 15mg 即可中和凝血酶的作用，而且肝素在催化 AT-Ⅲ与凝血酶结合过程中自身并不消耗，因此，肝素用量较过去明显减少。目前，也有推荐剂量为 5~10U/（kg·h）。临床上常以 25~50mg/d 均匀泵入，亦可 5U/（kg·h）静脉点滴维持。在血栓与出血危险共存的患者，应 10U/（kg·h）连续输注肝素，且不需要检测 APTT，而是以临床发现出血信号最为重要。

普通肝素的副作用是出血和肝素依赖性血小板减少。

（2）低分子肝素（LMWH）：LMWH 在 AT-Ⅲ和肝素辅助因子Ⅱ（HCⅡ）的介导下，对因子 Xa、Ⅱa 和其他蛋白水解酶具有抑制作用；并可促进酶-抑制物如凝血酶—抗凝血酶（TAT）及因子 Xa-抗凝血酶（FXa-AT）的形成；也可通过内皮细胞调节作用抗血栓及导致 tPA 释放而作用于纤溶系统。其预防性抗血栓作用时间可超过 24 小时。

LMWH 用量：低分子肝素的制剂品种较多，若用依诺肝素则 2000~4000U/次（20~40mg），每日 1~2 次，若用达肝素则 2500U~5000U/次，每日 1~2 次。密切观察血小板变化，酌情调整用量及给药次数。

低分子肝素特点：副作用小，尤其适于有出血倾向只需抗凝治疗者。

（3）抗凝血酶-Ⅲ：是血浆生理性抑制物中最重要的一种抗凝血酶物质，同时还有抗炎症反应的特性。AT-Ⅲ是 DIC 中较早被消耗的因子，其水平直接影响肝素的抗凝作用。在肝素存在下，AT-Ⅲ可抑制许多与凝血酶有关的酶，尤其是凝血酶Ⅸa、Xa、Ⅺa、Ⅻa 及激肽释放酶、纤溶酶。AT-Ⅲ与这些酶结合成等分子量的不可逆的复合物，然后被单核-吞噬细胞系统清除。血浆 AT-Ⅲ 浓度为 112~140mg/L,一般认为其水平 <50% 时,应输入抗凝血酶的浓缩剂。由于 AT- 类制剂不仅有抗凝作用,还有抗炎成分,因此尤适用于 DIC 伴有脓毒症的患者。常用于治疗 DIC 和脓毒性休克。但抗凝血酶类制剂价格高,且有些研究认为用其治疗并没有使病死率下降,因此限制了其临床应用。

（4）活化蛋白 C 制剂:脓毒症时,细胞因子介导内皮细胞表达组织因子（TF）增多,启动外源性凝血途径,血浆 AT- Ⅲ 水平降低,蛋白 C 系统明显受抑制,患者出现高凝状态,补充活化蛋白 C,有望通过预防高凝、移除血栓,并调节炎症介质,减轻全身炎症反应,而在 DIC 和重度脓毒症中发挥重要治疗作用。现已有大样本随机临床试验证实,病死率在使用 APC 制品组为 24.7%,而安慰剂组为 30.8%。目前研究发现在重症脓毒症组 APC 制品治疗效果颇佳（建议连续输注,24μg/kg,4 天）,而非重症组则疗效有限。值得提出的是,高危出血患者不应给予 APC 制品治疗,PLT<30 × 10⁹/L 应禁用 APC 制品,在做侵入性治疗前,应停用 APC 制品,术后数小时可恢复使用。在未接受肝素治疗的患者,尚无随机临床试验证实其疗效,暂不推荐使用。

（5）抗组织因子及 TFPI:在一些动物实验中,用抑制 TF 或Ⅶ / Ⅶa 抗体能阻止凝血系统的激活。注射 TFPI 可以发挥抑制作用,导致大肠杆菌动物的凝血系统激活和提高生存率。

（6）纤溶治疗:t-PA 应用于感染性 DIC 将会阻止 DIC 引起的凝血障碍。

3. 替代治疗 当 DIC 处于消耗性低凝期和继发纤溶亢进期时,血小板、纤维蛋白原及凝血因子水平均低,应在适当抗凝的基础上补充凝血因子,如输注新鲜冰冻血浆（大剂量应用时,建议初始剂量为 15ml/kg,但 30ml/kg 效果更佳）、浓缩血小板［建议初始剂量为 1U,可提高血小板（4~5）× 10⁹/L］、纤维蛋白原（用于继发纤溶亢进期,Fib<1g/L 时,每克纤维蛋白原制剂可提高血浆纤维蛋白 2.5g/L,一般至少要补充 4g）或新鲜全血等。但一般而言,患者有出血,且 PLT<50 × 10⁹/L 时才考虑输注血小板;对于未出血患者,血小板输注标准为（10~20）× 10⁹/L;但当临床和实验室检查发现患者有高危出血倾向时,PLT 高于临界标准也可考虑输注血小板。每 8 小时根据血小板计数、纤维蛋白原定量调整替代治疗剂量。

4. 抗纤溶治疗 DIC 处于纤溶亢进期且伴有出血倾向者,可在补充纤维蛋白原基础上应用 6- 氨基己酸（首剂 5g,溶于 100ml 生理盐水或 5% 葡萄糖中,30 分钟滴完,此后 500~1000mg/h,每日量可 30g）、氨甲环酸（100~200mg/ 次,每日 2~3 次）等纤溶抑制剂,以抑制纤溶酶原的活化和纤溶酶的水解作用。一般不推荐使用,除非患者伴有原发性或继发性高纤溶活性时考虑使用此治疗。严重出血者可使用赖氨酸同系物氨甲环酸（1g/8h）治疗。

5. 中医中药的应用 我们以往的研究运用中医理论指导,对感染性 MODS 患者进行辨证,总结出四个主要中医证型,血瘀症是其中之一,发生率为 60.4%,其主要辨证要点是:固定性疼痛 / 压痛、出血倾向（皮肤、胃肠道、血性腹水）、舌绛、唇、甲发绀;血液呈高聚、高黏及高凝、微循环障碍等,表明有血瘀存在,即可诊为血瘀证。治则为益气活血化瘀,拟活血化瘀中药方剂——912 颗粒（院内制剂）用于临床治疗。同时,做了进一步临床和实验研究,结果显示此方剂:①可以增加患者左室射血分数,增加心排出量,增加组织氧提取,双相调节外周血管阻力,而改善血流动力学;②可以降低血液黏度、加快微血管血流速度,使部分血栓脱落；③可以使模型动物降低了的 AT-Ⅲ 水平升高，t-PA 水平升高，PAI 活性降低，而改善凝血系统的紊乱；④同时发现其可使患者促炎因子（TNF-α、IL-1）水平降低，对机体炎症反应有一定影响作用。

因此，建议活血化瘀中药在 MODS 患者早期即可应用，对凝血系统紊乱的纠正会很有好处，与肝素抗凝治疗相比，会少有出血发生。

五、MODS 时的胃肠功能障碍/衰竭

创伤、休克、出血和烧伤、严重感染、重症胰腺炎等应激状态下会引起肠壁通透性增高已经得到证实。此时，肠黏膜的结构和功能可能受到严重损害，表现为肠黏膜萎缩，并可因细胞因子、炎症介质介导及细菌内毒素作用，肠黏膜水肿、肠系膜血管收缩、血流量下降，加速细胞凋亡，加重肠功能损伤。

Lee Voyer 等用测定尿中乳果糖和甘露醇比值观察感染患者，发现感染率的升高与肠通透性升高有明显相关性。因此，胃肠功能的损伤是近年来被医学界日益重视的问题。当前，关于多器官功能障碍综合征（MODS）发生的三个学说（介质学说、缺血/再灌注学说和胃肠学说）中就强调了胃肠屏障的作用，认为胃肠屏障损害是 MODS 发生的重要环节。

（一）正常的胃肠屏障

1. **胃肠黏膜机械屏障** 胃肠道作为人体的消化器官，在维持营养中起着极其重要的作用。消化道黏膜表面积 $250\sim400m^2$，肠黏膜的面积约为 $10m^2$，人的一生中约有 60 吨的食物从胃肠通过。

肠黏膜的机械屏障作用在于：

（1）肠上皮细胞通过紧密连接组成单细胞层将外界与机体内环境分开，防止许多大分子物质包括细菌和抗原进入人体内，同时减少体内液体和电解质漏入肠腔。

（2）肠上皮细胞不断更新过程中产生的碎片对病原菌有物理吸附和机械阻挡作用，加之肠道的液体动力和肠道运动作用，使之能及时排出。

（3）肠壁顶端微绒毛组成的刷状缘，对食物中的毒素有阻挡作用；肠上皮细胞中的 GP170 糖蛋白是小肠解毒系统的一部分，它可以防御含杀虫剂食物的亲水性阳离子的侵害，认为其对小分子物质有选择性屏障作用，对大分子物质有总屏障作用。目前，临床上采用的尿中乳果糖和甘露醇比值（L/M）周围静脉血内毒素测定的意义：即基于乳果糖的分子量为 342（0.92nm），比较大，主要是通过小肠黏膜上皮细胞间隙吸收；而甘露醇分子小，为 182（0.67nm），主要由小肠上皮细胞膜上的水溶性微孔吸收。当黏膜屏障损伤时，上皮间紧密连接加大，乳果糖吸收较多，则 L/M 增大，提示肠壁通透性增加。如果没有皮肤、呼吸道及泌尿道损伤，则血中内毒素最大来源可能来自肠道。为进一步确定这一观点，正在研究采用 PCR 技术检测血中可能存在的肠道细菌以辅助诊断。

（4）肠壁表面的黏液可遮盖细菌和毒素的受体，阻止外袭细菌的黏附；黏液蛋白形成的黏液层有利于包裹细菌。黏液层中的糖蛋白的碳水基团可以黏附细菌限制其活动；糖蛋白还可以与 SIgA 配合将 SIgA 包绕的细菌局限于黏液层内；黏液层中的脂质使得黏液具有抗酸性，且有清除自由基的作用。

2. **胃肠道运动功能** 正常情况下，胃肠道处于一种规律的、相互协调的定向的连续运动状态，以保证食物的运送、吸收和残渣、细菌、毒素的排出。

3. 肠道的免疫屏障

（1）免疫细胞及其屏障功能：

1）淋巴细胞：肠道是体内含淋巴细胞最多的器官，肠道相关性淋巴组织含有占体内总免疫效应细胞 40% 的免疫效应细胞，包括淋巴细胞、上皮内淋巴细胞、肥大细胞和吞噬细胞。这些细胞具有抗原递呈、释放炎症介质、产生特异性抗体等作用。

2）肠道淋巴细胞多表达 IL-2 受体而被激活，释放细胞因子；固有层淋巴细胞中 $CD4^+$ 细胞占优势，$CD8^+$ 细胞的抑制功能明显；肠固有层中的浆细胞产生 IgA，以二聚体与分泌片段结合形式分泌到肠腔，再与抗原结合，直到阻止抗原进入黏膜，再被吞噬细胞吞噬，或激活抗体的特异性杀菌作用；SIgA 可直接中和酶、毒素、病毒、细菌表面抗原，减轻这些物质的致病性，还可激活补体，与补体、溶菌酶一起参与机体非特异性杀菌作用。

肠上皮内淋巴细胞是位于肠上皮下近基底部位的散在淋巴细胞，其可分泌细胞因子，并且有细胞毒作用，参与肠道防御过程。

（2）肠上皮细胞：肠上皮细胞除通过紧密连接具有机械屏障作用外，还可分泌免疫反应产物参与机体的抗菌作用。其免疫屏障功能：参与 IgA 的加工和转运。肠固有层的浆细胞合成免疫球蛋白 IgA 后，与肠上皮细胞基底膜面的聚合 IgA 受体结合，肠上皮细胞摄取 IgA 将其转运到肠上皮顶端表面，参与免疫反应的调节。如能分割黏附分子参与白细胞间的相互反应、对 T 细胞的功能有负性调节作用、选择性刺激 $CD8^+$ 细胞增殖、产生细胞因子、表达细胞因子受体及还可表达组织相关抗生素原 I 型，激活的肠上皮内淋巴细胞表达这一抗原，使肠上皮细胞具有抗原递呈作用。

（3）M 细胞：亦称皱褶细胞，其散在于覆盖淋巴滤泡的吸收上皮细胞层中，人含 M 细胞数目与上皮细胞比例为 10%。其具有抗原递呈作用，通过胞饮作用将抗原经上皮屏障输送到邻近淋巴细胞，黏附在 M 细胞顶端的大分子物质——阳离子铁蛋白、伤寒毒素 B 亚单位，在胞饮后几分钟即达 M 细胞基底膜或上皮下的细胞间隙。M 细胞将信息传递至淋巴小结中未成熟的 B 细胞，转化后即成为能分泌各种抗体的成熟浆细胞，发挥特异性体液免疫功能。

4. 肠道的生物屏障

（1）肠道的正常菌群：肠道是人体中最大的细菌库，健康机体的肠道内携菌量约为 1000g，占人体总微生物量的 78%，菌群种类达 400 余种，在肠腔内形成一个多层次的生物层。肠道中的优势菌群是专性厌氧菌，在肠黏膜深层主要为双歧杆菌和乳酸杆菌，称为膜菌群，约占肠道细菌总数的 99%；需氧菌和兼性厌氧菌仅占 1%。正常人的粪便菌群分析显示，拟杆菌、双歧杆菌、优杆菌及消化球菌是肠道中的优势菌；乳酸杆菌、大肠杆菌、链球菌数量仅居中等量。肠黏膜中层为类杆菌、韦荣链球菌；近肠腔的表层为大肠杆菌和肠球菌，称为腔菌群。上述这些大量细菌在肠道的存在，即称为肠道正常菌群。膜菌群与特异性受体结合，有序地嵌入在上皮细胞表面，形成一道可以防御其他病原菌入侵的生物屏障。

（2）肠道细菌的定植抗力及屏障作用：肠道壁上的细菌与肠黏膜上皮细胞上的特异性受体结合，形成固定的正常菌膜结构，抵御外来有害细菌的侵袭，这种能力也称为定植抗力。

肠壁细胞膜定植抗力即是肠道的屏障作用，其机制为：①正常菌群与黏膜上皮紧密结合形成生物膜，从而起到机械屏障作用；②与侵入菌竞争营养，起到抑制侵入菌的作用；③细菌代谢产生的脂肪酸和乳酸可降低肠腔内液 pH 和氧化还原电势,而起到对侵入菌生长繁殖的抑制作用;④释放抗生素和细菌素可杀灭侵入菌。

（二）检测及诊断

1. **肠黏膜通透性检测**　肠黏膜通透性可作为小肠黏膜屏障功能完整性的一个指标,临床上理想的肠黏膜通透性探针应具生物学惰性、通过特定途径以非调节性扩散（蛋白除外）穿过肠黏膜上皮细胞、使用现有方法可定量测定其口服或静脉给药后在血或尿中的含量。

（1）目前,临床上已使用的肠黏膜通透性探针有糖分子、聚乙烯乙二醇、蛋白质等,其中糖分子有两类:单糖如 D- 甘露醇、L- 鼠素糖和 D- 木糖,这些糖分子量小,直径小,5 小时在尿中排泄率为 10%~30%;双糖如乳果糖、纤维二醇和乳糖,分子直径 >0.5~0.6nm,分子量 >300D,5 小时尿排泄率 <1%。由于乳果糖和甘露醇口服后不被机体降解、代谢,无免疫原性、无毒,在肠道经简单扩散吸收入血后由肾脏原形排出,因而目前被广泛应用。方法:患者禁食 4~8 小时,晨起排尿后饮用试验糖溶液 100ml（乳果糖 10g,甘露醇 5g,去离子水 100ml）,收集 5~6 小时尿液,用气相色谱或高压液相测定尿中乳果糖、甘露醇含量,然后算出乳果糖 / 甘露醇（L/M）比值,若比值 >0.06~0.1,表明肠黏膜通透性增加,提示肠黏膜屏障功能受损。

（2）血浆内毒素测定:用鲎试剂基质偶氮显色定量动态监测血浆内毒素含量,作为反映肠道屏障损伤情况的间接指标。

（3）为进一步确定内毒素是否来自肠道内细菌,正在研究采用 PCR 技术检测血中可能存在的肠道细菌以辅助诊断。近年,有研究用 PCR 技术发现血中细菌的 DNA 片段,并找出菌种,有助于区别细菌来源。

（4）试验性治疗:用谷氨酰胺制剂和生长激素治疗后,如有效亦支持肠黏膜屏障损害的诊断。

2. **肠道菌群紊乱的检测**

（1）粪便涂片染色:粪便标本 10 倍稀释后直接涂片,革兰染色,观察 G^- 菌、G^+ 菌、球菌、杆菌各占的比例,确定是否有菌群失调。北京友谊医院细菌室对正常人粪便检测显示,G^- 杆菌占全视野的 80%~95%,其余细菌的比例 <20%,其中 G^+ 杆菌占 1%~10%,G^+ 球菌占 1%~15%,G^- 球菌少见。此法可作为肠道菌群诊断的初筛。

（2）肠道菌群分析:鉴于人类粪便中各菌群的组成、含量与肠道膜菌群和腔菌群具有一定相关性,目前,临床上常采用粪便菌群定量分析作为评价肠道微生态的指标。一般选用两种优势菌、三种中等量细菌——拟杆菌、双歧杆菌、乳杆菌、肠杆菌和肠球菌作为检测指标。也有用粪便培养选需氧菌和厌氧菌各 2 种（大肠杆菌、肠球菌和双歧杆菌、乳杆菌）。北京友谊医院感染科通过 40 例 SIRS 患者肠道菌群监测发现,SIRS 患者存在不同程度菌群紊乱,主要为粪便中厌氧菌总数下降,双歧杆菌、乳杆菌数量明显减少;G^- 兼性厌氧菌、肠杆菌数量增加。有的文献报道,肠道菌群紊乱还表现有难辨梭状芽孢杆菌、脆弱拟杆菌、肠球菌等机会致病菌的生长。

3. **肠黏膜组织损伤的检测**

（1）血浆二胺氧化酶测定:血浆二胺氧化酶（diamine oxidase, DAO）也称组胺酶,是人类和哺乳动物肠黏膜上层绒毛细胞中有高度活性的细胞内酶,其与肠黏膜细胞核酸和蛋白合成密切相关。在空、回肠部位此酶活性最高,血中 DAO 主要来自肠黏膜,因而血浆 DAO

的变化可反映肠黏膜损伤状况,并且 DAO 活性与 SIRS 轻重相关,SIRS 轻者 DAO 活性降低,重症患者 DAO 活性升高。

（2）胃肠黏膜内 pH（intramucosal pH,pHi）测定：临床上用氧张力计测定组织中气体,分析计算 pH,以间接测定胃肠黏膜组织 pH（pHi）。将一根与张力计相连的硅胶半透性囊放入胃或肠腔内测定的囊液中 PCO_2 及同时测定的动脉血 HCO_3^- 代入 Henderson–Hasselbalch 公式,pHi=6.1+lg（$HCO_3^-/PCO_2 \times 0.0307$）。pHi 是用以监测组织缺氧的早期指标,我们的研究显示,胃黏膜 pHi 的下降早于 PaO_2 的下降,更早于血压的下降。此方法中用弥散原理将囊液中 PCO_2 或 HCO_3^- 代替进行计算。

（3）血浆谷氨酰胺含量测定：谷氨酰胺（GLN）是人体内含量最高的游离氨基酸,其代谢需有 GLN 酶和 GLN 合成酶参与,消化道和肾以 GLN 酶为主,小肠是 GLN 最主要的消耗器官,小肠黏膜细胞主要通过氧化 GLN 和葡萄糖来获得能量,若小肠黏膜 GLN 摄入减少,则其再生、修复及肠黏膜内淋巴组织功能均受抑制,造成黏膜损伤。但小肠黏膜细胞不能储存 GLN,要靠其他器官合成或外源性补充。小肠上皮细胞通过下面途径摄取 GLN：①小肠黏膜基底膜从供应小肠的动脉血中摄取 GLN；②小肠黏膜上皮细胞刷状缘顶膜上的钠依赖性 GLN 载体从肠腔中摄取 GLN。正常血浆浓度 600~900μmol/L。临床观察显示 SIRS 患者血 GLN 有不同程度下降,并与病情严重度和肠黏膜通透性相关。

（4）血浆 D- 乳酸测定：D- 乳酸是肠道固有细菌的发酵产物,产生后通过受损的肠黏膜吸收入血,因哺乳动物未发现有 D- 乳酸酶,而以原形由肾排出。因此,应视为反映黏膜损伤程度和通透性改变的指标。

4. **胃肠道运动功能障碍检测**　临床上以有无腹胀,排便、排气与否及肠鸣音情况来评价胃肠蠕动状况。目前,临床常用的 24 小时钡条全胃肠通过试验,晨起空腹口服 20 条钡条（1mm×4.5mm）,分次在 4~5 分钟内服完,24 小时后拍卧位腹部平片,计算钡条排出率,反映钡条的胃肠通过时间。

5. **胃肠功能障碍的诊断和严重度评估**

（1）1988 年北京协和医院标准为：

1）1 分：不耐受饮料和食物,胃肠蠕动消失；或应激性溃疡；或无结石性胆囊炎。

2）2 分：应激性溃疡出血或穿孔；或坏死性肠炎,急性胰腺炎,自发性胆囊穿孔等。

（2）1992 年 Deitch 标准为：

1）功能障碍：肠梗阻,不能耐受进食超过 5 天。

2）进行性衰竭：应激性溃疡、需输血,无结石性胆囊炎。

（3）1995 年庐山诊断标准为：

1）0 分：无腹部胀气,肠鸣音正常。

2）1 分：腹部胀气,肠鸣音减弱。

3）2 分：高度腹胀,肠鸣音近乎消失。

4）3 分：麻痹性肠梗阻,应激性溃疡出血（具备两项中一项即可诊断）。

（4）2009 年《中华外科杂志》MODS 中胃肠功能紊乱诊断标准为：

1）肠鸣音减弱或消失。

2）胃引流液、便潜血阳性或出现黑便、呕血。

3）腹内压（膀胱内压）≥ 11cmH₂O（1cmH₂O=0.098kPa）。

具备 3 项之一即可。

（三）中西医结合治疗

1. 恢复胃肠运动功能的治疗

（1）甲氧氯普胺 [5~10mg/ 次，口服，每日 3 次，餐前半小时；或 10~30mg/ 次，肌内注射，4~6 小时重复一次，一般不大于 0.5mg/（kg·d）]、多潘立酮（10~20mg/ 次，每日 3 次，餐前 15~30 分钟）：系多巴胺受体拮抗剂，拮抗突触前、后多巴胺第一受体（D_1）和第二受体（D_2）。甲氧氯普胺作用于 D_1 和 D_2 受体，产生抗多巴胺的作用，还能兴奋 5- 羟色胺（5-HT）受体，产生促动力作用，同时，能透过血脑屏障拮抗中枢的 D_2 受体，产生锥体外系的反应，中等强度地增强食管蠕动，改善胃排空和胃窦、十二指肠协调收缩；多潘立酮是 D_2 受体的竞争性拮抗剂。此两药是拮抗了 D_2 兴奋引起的胃肠运动力的抑制，相对增强了乙酰胆碱的作用，而起促动作用。

（2）其他胃肠动力药物分类及其作用机制（表 79-8）

表 79-8 其他胃肠动力药物分类及其作用机制

种类		主要药理机制	药物
5-HT₄ 受体制剂			
5-HT₄ 受体激动剂	苯甲酰胺类	非选择性刺激肌间 ENS 的 5-HT₄ 受体，释放 Ach	西沙必利、莫沙必利
5-HT₄ 受体激动剂	吲哚烷基胺类	高选择性 5-HT₄ 受体，刺激肠道嗜铬细胞释放 DGRP、VIP、P 物质	替加色罗
5-HT₄ 受体激动剂	苯并咪唑类	刺激肌间神经丛节前和节后神经元释放 Ach	BUM1、MUM8
5-HT₄ 受体激动剂		选择性刺激肌间 ENS 的 5-HT₄ 受体，释放 Ach	普卡必利
5-HT₄ 受体拮抗剂		拮抗结肠 ENS 的 5-HT₄ 受体，抑制释放 Ach	SB207266 红霉素族
胃动素受体激动剂		直接兴奋平滑肌膜的胃动素受体 兴奋神经元的胃动素受体，释放 Ach	Motilide EM583
生长抑素及其类似物		兴奋胆碱能神经	奥曲肽
GABA_B 受体激动剂		作用于 GABA_B 受体，抑制一过性 LES 松弛	巴氯芬
阿片肽 κ 受体拮抗剂		作用于外周 κ 受体，抑制内脏神经反射	非多托秦

2. 黏膜保护剂

（1）硫糖铝（每次 2 粒，每日 3 次，两餐间服）、L- 谷氨酰胺呱仑酸钠等，为单纯黏膜保护剂。

（2）氢氧化铝（每次 2 片，每日 3 次）；H$_2$ 受体阻滞药如法莫替丁（40mg，静脉点滴，每日 1 次）；质子泵阻滞剂如奥美拉唑（20~40mg/d，静脉点滴）等为兼有抗酸作用的药物。

（3）胶态铋制剂如枸橼酸铋钾（德诺：每次 120mg，每日 2 次；丽珠得乐：每次 2~3 粒，每日 2~3 次）为兼有杀菌作用的黏膜保护剂。

（4）谷胱甘肽为兼有清除氧自由基作用的肠黏膜保护作用的药物。

（5）钙离子拮抗剂、表皮生长因子、生长抑素等为促损伤黏膜修复的药物。

（6）蒙脱石散（1 袋 / 次，每日 3 次）：有固定、抑制肠道内病毒、细菌、毒素及覆盖消化道黏膜的作用。

3. 肠道微生态调节剂　临床上应用的生态制剂品种较多，常用的有：

（1）双歧三联活菌胶囊（培菲康）：含有双歧杆菌、乳杆菌和肠球菌，系直接补充正常生理性细菌，调整肠道菌群，促进机体对营养物的分解、吸收；抑制肠道中有潜在危害的细菌。用法为每次 2~3 粒，每日 2~3 次，儿童酌减。

（2）酪酸梭菌活菌片（米雅）：内含宫入菌（含芽胞的酪酸杆菌），其不受胃液、胆汁酸、消化酶、抗生素的影响，在肠道内与双歧杆菌、乳酸菌等菌群共生并促其增殖，还能抑制有害菌生长。用法为每次 2 片，每日 3 次。

（3）地衣芽孢杆菌活菌胶囊（整肠生）：系地衣芽孢杆菌活菌制剂，进入肠道后对双歧杆菌、乳酸杆菌、拟杆菌、消化链球菌等生理性厌氧菌的生长繁殖有促进作用；对葡萄球菌、白念珠菌、酵母样菌有拮抗作用，从而调整肠道菌群，维持生态平衡。用法为每次 2 粒，每日 3 次。服用本品时应停用其他抗菌药。

（4）金双歧片：本品含长双歧杆菌、保加利亚乳杆菌和嗜热链球菌。直接补充正常生理性细菌，调节肠道菌群，亦能抑制肠道有害细菌。用量：0.5g/ 片，4 片 / 次，每日 2~3 次，口服。

（5）乳酶生片：本品每克含活肠链球菌 >300 万个，调理胃肠道菌群及助消化，0.3g/ 片，2~6 片 / 次，一日 3 次，餐后服。

4. 中医中药在 MODS 时胃肠功能损伤治疗中的应用　在临床上，MODS 时的胃肠功能损伤主要为黏膜屏障损伤、运动功能减弱及菌群紊乱、细菌内毒素移位。临床表现是腹胀、呕吐、不排便、不排气（麻痹性肠梗阻）及肠源性二重感染。用中医理论指导进行辨证，其为胃气上逆、腑气不通。治则为"通腹攻下、补中降逆"。我们拟方厚朴三物汤加减组成促动颗粒剂（其中加入了黄芪以注重益气）用于临床，每袋 10g，每次 2 袋，每日 3 次，或单味大黄 10~15g/d，煎汤 200~300ml，分 2~3 次口服，或组方通腑颗粒（厚朴、大黄、枳实、木香、陈皮、黄芪、白术、当归）。不能经口给药者，采用通腑散（大黄、厚朴、枳实等共研末）鸡蛋清调后外敷脐窝，24 小时换一次。

从北京友谊医院对上方的实验研究显示，促动方剂除具有通腑作用外，还可以降低 MODS 患者增高了的肠黏膜通透性，调整肠道菌群的紊乱和减少肠道细菌和内毒素的移位，进而促进 MODS 患者胃肠功能恢复、缓解患者增高的腹腔内压、一定程度上改善患者的预后。

（李昂）

参 考 文 献

[1] Marshall JC, Cook DJ, Christou NV, et al. Multiple organ dysfunction score: a reliable descript or of a complex clinical outcome. Crit Care Med, 1995, 23（10）: 1638-1652.

[2] 北京市科委重大项目"MODS 中西医结合诊治 / 降低病死率研究课"组: 多器官功能障碍综合征诊断标准、病情严重度评分及预后评估系统和中西医结合证型诊断. 中国危重病急救医学, 2008, 20（1）: 1-3.

[3] Levy MM, Fink MP, Marshall JC, et al. 2001 SCCM / ESICM / ACC P/ ATS / SIS internat ional sepsis definitions conference. Crit Care Med, 2003, 31（4）: 1250-1256.

[4] Ulldemolins M, Roberts JA, Lipman J, et al. Antibiotic dosing in multiple organ dysfunction syndrome. Chest, 2011, 139（5）: 1210-1220.

[5] NICE-SUGAR Study Investigators, Finfer S, Chittock DR, et al. Intensive versus conventional glucose control in critically ill patients. N Engl J Med, 2009, 360（13）: 1283-1297.

[6] Bernard GR, Artigas A, Brigham KL, et al. The American - European consensus conference on ARDS: definitions, mechanisms, relevant outcomes and clinical trial coordination. Am J Respir Crit Care Med, 1994, 49（3 Pt 1）: 818-824.

[7] 俞森洋. 有关急性呼吸窘迫综合征（ARDS）诊断标准的评介. 中国实用内科杂志, 2006, 26（6）: 456-458.

[8] 中华医学会重症医学分会. 急性肺损伤 / 急性呼吸窘迫综合征诊断和治疗指南（2006）. 中国危重急救医学杂志, 2006, 18（12）: 706-710.

[9] 李昂, 王海曼, 阴赪宏, 等. 多器官功能障碍综合征患者急性呼吸窘迫综合征流行病学调查. 中国实用内科杂志, 2009, 29（11）: 1036-1038.

[10] Chen CY, Lee CH, Liu CY, et al. Clinical features and outcomes of severe acute respiratory syndrome and predictive factors for acute respiratory distress syndrome. J Chin Med Assoc, 2005, 68（1）: 4-10.

[11] Dellinger RP, Levy MM, Carlet JM, et al. Surviving Sepsis Campaign: International guidelines for management of severe sepsis and septic shock: 2008. Intensive Care Med, 2008, 34（1）: 17-60.

[12] Johnson ER, Matthay MA. Acute Lung Injury: Epidemiology, Pathogenesis, and Treatment. J Aerosol Med Pulm Drug Deliv, 2010, 23（4）: 243-252.

[13] Kumar A, Roberts D, Wood KE, et al. Duration of hypotension prior to initiation of effective antimicrobial therapy is the critical determinant of survival in human septic shock. Crit Care Med, 2006, 34（6）:1589-1596.

[14] Lauzier F, Levy B, Lamarre P, et al. Vasopressin or norepinephrine in early hyperdynamic septic shock: a randomized clinical trial. Intensive Care Med, 2006, 32（11）: 1782-1789.

[15] Vincent JL, Bernard GR, Beale R, et al. Drotrecogin alfa（activated）treatment in severe sepsis from the global openlabel trial ENHANCE: Further evidence for survival and safety and implications for early treatment. Crit Care Med, 2005, 33（10）:2266-2277.

[16] 英国血液学标准化委员会. 弥散性血管内凝血诊断指南. 诊断学理论与实践, 2010, 9（3）: 222-224.

[17] 英国血液学标准化委员会. 弥散性血管内凝血治疗指南. 内科理论与实践, 2011, 6（1）:69-71.

［18］王超,苏强,张淑文,等. 多器官功能障碍综合征诊断标准的多中心临床研究. 中华外科杂志,2009,47
　　（1）: 40–43.

［19］陈曦,李昂,张淑文,等. 通腑颗粒治疗 MODS 患者肠功能障碍疗效观察——前瞻、随机、双盲治疗 60
　　例临床资料分析. 全国中西医结合危重病、急救医学学术会议大会交流,2010.

［20］董军,张淑文,段美丽,等. 通腑颗粒治疗 MODS 胃肠功能障碍 140 例. 世界华人消化杂志,2006,14
　　（35）: 3358–3362.

［21］陈曦,李昂,张淑文,等. 通腑颗粒辅助治疗多器官功能障碍综合征患者肠功能障碍的随机对照观察.
　　中国中西医结合杂志,2010,30（8）: 810–813.

水、盐、电解质、酸碱平衡失调的治疗

水是生命之源，人体的生命活动随时需要水的参与。水、电解质平衡及酸碱平衡是保证机体正常代谢及维持生命必需的条件。当这些平衡被打破、机体又不能及时调节及代偿时，即出现水、电解质平衡失常或酸碱平衡紊乱，严重时可危及生命。临床上，水、电解质平衡失常和酸碱平衡紊乱多混合存在。但这往往是许多疾病的病理生理过程，而不是一个独立的疾病。治疗水、电解质及酸碱平衡紊乱对治疗原发病甚为重要。充分掌握基本概念，详尽了解正常代谢与平衡失调及相关治疗对各科临床医师都十分必要。现分述如下：

一、正常的水、电解质代谢

（一）正常的体液分布

水是机体最主要的组成部分，约占体重的 60%。女性的脂肪较多，水约占体重的 55%。新生儿含水量可达 80% 左右，随年龄的增长而逐渐下降，约在 10~14 岁水的含量与成人相似。体液的主要成分是水和电解质，可分成两大部分，即细胞内液（约占体重 40%）和细胞外液（约占体重 20%），细胞外液又分为血浆（约占体重 5%）和组织间液（约占体重 15%）。生理情况下，细胞内液、组织间液和血浆三者之间维持动态平衡。病理情况下，组织间液首先发生变化，血浆及细胞内液随即受到影响。

（二）体液中的电解质含量

血浆中电解质含量基本上代表细胞外液中的含量，因血浆及组织间液之间以多南（Donnan）膜平衡方式维持平衡，即：

组织间液阳离子 / 血浆阳离子 = 血浆阳离子 / 组织间液阴离子 = 0.95

Na^+ 是细胞外液中浓度最高的阳离子，对于维持渗透压，即细胞外液量来说，Na^+ 是阳离子中最重要的。而阴离子主要为 Cl^- 和 HCO_3^-，其他阴离子的浓度很低。这与细胞内液显著不同，后者的 K^+、Mg^{2+}、HPO_4^{2-}、SO_4^{2-} 和蛋白质的浓度较高。因此说明 Na^+、Cl^- 和 HCO_3^- 决定细胞外液容量，而 K^+ 和大分子阴离子决定细胞内液容量。细胞内液与细胞外液电解质含量明显不同（表 80-1）。

表80-1 细胞内、外液中主要电解质含量

电解质	血浆（mmol/L）	细胞间液（mmol/L）	细胞内液（mmol/L）
Na^+	140	134	10
K^+	4.5	4.5	160
Cl^-	104	112	3
Ca^{2+}	2.4	2.4	0
Mg^{2+}	1.5	1.4	35
HCO_3^-	24	24	10
HPO_4^{2-}	1	1	70

注：细胞内液以骨骼肌为例

（三）水的摄入、排出和平衡

水是体内一切生化反应进行所必需的物质，对体温的调节也十分重要。水有利于运送营养物质到细胞，又可将细胞代谢产生的废物输送到相关器官排出体外。

正常成年人每日每千克体重需水 40~43ml，按体重 60kg 计算，则每日需水量约 2500ml 左右。机体水的来源有：①饮水：饮水的量个体间差异较大，一般成年人每日 1200ml 左右；②食物中的水：每日摄入 1000ml 左右；③代谢内生水：体内营养物质（碳水化合物、脂肪和蛋白质）氧化产生的水，此量比较恒定，每日 300ml 左右。

水的排出量与摄入量密切相关。摄入多，排出也多，摄入少，排出也少。其排出途径有：①以尿液的形式排出是最主要的途径，而尿量的多少又与摄入量、出汗的多少等有密切关系，正常成年人每日尿量在 1500ml 左右；②经呼吸道黏膜蒸发所排出的水量每日约 350~400ml；③皮肤蒸发、出汗每日所排出的水量 500ml 左右；④随粪便排出的水分每日 150ml 左右。

正常情况下，机体对水的摄入与排出保持动态平衡，使体液维持在比较恒定的状态。一般而论，正常成年人每日的出入量为 2500ml 左右（表80-2）。

表80-2 水的摄入量与排出量

摄入量（ml）		排出量（ml）	
饮水	1200	尿量	1500
食物含水	1000	呼吸道蒸发	350
机体内生水	300	皮肤出汗	500
		粪便含水	150
合计	2500		2500

（四）电解质的摄入、排出和平衡

人体钠的来源为饮食。一般成年人每日氯化钠的摄入量为 6g 以上，相当于 100~200mmol。中国人平均摄入钠的量比西方人高。肾脏是人体排出钠的主要器官，每日

从尿中排出的钠量约为 4.5~5.5g。其余的钠从汗液及肠腔排出。肾脏对钠是多摄入，多排出；少摄入，少排出。这点与钾的排泄显著不同。

人体钾的来源同样为饮食。一般成人每日摄入量约为氯化钾 4~7g。K^+ 的排泄主要靠肾脏，每日约排出 45~90mmol。肾脏保 K^+ 的作用远不及保 Na^+ 强，即使摄入甚少，每日尿中的排出量也多在 10mmol 以上。当摄入氯化钾不足时，一周内可致机体缺钾，但钠摄入量不足即使长达 3~4 周，机体低钠的情况也不太多见。

人体含钙量约占体重的 2%，大部分钙（99% 以上）存在于骨骼中，体液中仅含有少量钙。正常人成人每日摄入钙量平均应在 800~1000mg（奶制品中含钙较多），而中国人饮食中含钙量比较少，一般在每日 500mg 左右。钙由肠腔排出为主，约 750~850mg，其余部分从尿中排出。

镁的含量居阳离子的第四位。成人每日每千克体重需要镁量约 3.7~4.4mg，处于生长发育期的儿童或青少年对镁的需求量增多。镁在天然食物中广泛存在，只要肠道吸收功能正常，即使进食不足，短时期内也不容易产生镁缺乏。镁的排泄主要在肾脏，而肠道和皮肤也对镁可少量排出。

（五）血浆渗透压（BOP）

渗透压是溶液中电解质及非电解质物质对水的吸引力，渗透压以毫渗分子量/升（mOsm/L）计算。BOP 是细胞内外水分布的主要因素（约 1mOsm=19.3mmHg）。

$$血浆渗透压（mOsm/L）=2（Na^++K^+）=\frac{Glu（mg/dl）}{18}+\frac{BUN（mg/dl）}{2.8}$$

BOP 的正常范围是 280~320mOsm/L。BOP>320mOsm/L 为高渗，BOP<280mOsm/L 为低渗。肾脏的浓缩稀释功能对维持渗透压的稳定发挥重要作用，同时 BOP 对指导临床医师纠正水、电解平衡失调至关重要。

（六）电解质和酸碱平衡的调节

"内环境"的稳定是指细胞内液和细胞外液的容量和组成成分的恒定。机体通过神经系统、肾脏和肺等器官共同调节，有效保证新陈代谢的顺利进行，从而达到"内环境"的稳定。

1. 肾脏 肾脏是调节"内环境"，使之稳定的最主要的器官。通过改变肾小球的滤过率和肾小管对物质的重吸收（浓缩和稀释功能）进行调节，同时通过排泄酸性代谢产物和对碳酸氢盐的重吸收来调节酸碱平衡。

2. 神经-内分泌系统 下丘脑-垂体后叶-抗利尿激素和肾素-醛固酮系统，前者维持血容量和渗透压的相对稳定，而后者参与维持渗透压和调节电解质平衡。

（1）当机体血容量减少时，兴奋了容量感受器（右心房和大静脉内），使抗利尿激素（ADH）释放增加，肾小管上皮细胞对水的通透性增加，从而促进了水的重吸收。同时，失水所致的渗透压的升高，可兴奋渗透压感受器（视上核和室旁核内），也可使 ADH 释放增加。相反，当血容量增加和血浆渗透压下降时，则抑制 ADH 的分泌，减少水的重吸收，从而维持血容量和血浆渗透压的稳定。

（2）当血容量下降、动脉血压降低时，肾小球入球小动脉牵张感受器受到刺激，使肾素-血管紧张素系统活性增加，醛固酮合成与分泌增加，在主动重吸收 Na^+ 的同时，Cl^- 和水的重吸收也增多,从而保持血容量及电解质的稳定。

（3）血容量和血浆渗透压的改变,可影响下丘脑口渴中枢的兴奋性,引发或抑制口渴感,促进或抑制人体对水的摄入,维持水的平衡。

3. 肺　HCO_3^- 和 H_2CO_3 是血浆中最主要的一对缓冲剂,只要它们的比例保持在 20:1,则 pH 能保持在 7.4 左右。

二、水、钠代谢失调

水的丢失实际上是体液的丢失。临床上单纯性失水者少见,在水丢失的同时大多数伴有电解质尤其是 Na^+ 的丢失。根据体液丢失的程度,可将失水分为轻度失水、中度失水和重度失水。根据水和电解质特别是 Na^+ 丢失比例和性质以及 BOP 的波动,失水又可分为高渗性失水（体液呈高渗状态,BOP>320mmol/L）、低渗性失水（体液呈低渗状态,BOP<280mmol/L）和等渗性失水（水和电解质成比例丢失,或虽不成比例丢失,但 BOP 正常）。

（一）高渗性失水（高钠血症）

缺水 > 缺钠,导致细胞外液电解质浓度增高而处于高渗状态。

1. 诊断要点　有明确引起失水的诱因:摄入不足、水源断绝（灾难、昏迷及不能饮水）、无渴感（少饮症、脑动脉硬化的老年人）及长时间禁食等。水丢失过多、渗透性脱水利尿、尿崩症、大量出汗、过度通气、呕吐、腹泻及输入过多的高渗盐水等。

2. 临床表现

（1）轻度失水:失水量约为体重的 1%~2%（相当于 24 小时未进水）,除口渴外还有尿量减少,尿比重增加。其他体征不明显。

（2）中度失水:失水量约为体重的 3%~6%（相当于断水 48~96 小时）,烦渴、声音嘶哑、周身乏力、面色苍白、皮肤干燥、无汗、少尿及性情改变。

（3）重度失水:失水量大于体重的 6%（相当于断水 96 小时以上）,除有中度失水的症状外,可出现少尿或无尿体温升高,眼球塌陷,皮肤无弹性,意识不清、烦躁不安及昏迷,严重者可导致死亡。

3. 实验室检查

（1）血 Na^+>145mmol/L。

（2）血浆渗透压（BOP）>310mOsm/L。

（3）尿比重增高。

（4）血细胞比容（MCV）减小、HGB、RBC 升高。

4. 处理要点

（1）祛除病因,积极治疗原发病,如脱离高温环境,改善进食水等。

（2）根据所判断失水程度补充水量。

（3）补充途径:如病情允许,尽可能口服或鼻饲给液,充分发挥胃肠功能的调节作用。也可静脉补液。

（4）补液量:补液总量包括已丢失量、每日生理需要量（约 1500ml）及当天额外丢失量。可按下述方法计算:

a. 按丢失 1kg 体重补 1000ml 计算,若一个 50kg 体重的患者,轻度失水（失水约占体重的 1%~2%）需要补充 1000~1500ml 加生理需要量;中度失水（失水约占体重的 3%~6%）需要补充 1500~3000ml 加生理需要量；而重度失水（失水约占体重的 6%）需要补充 3000ml 以上加生理需要量。

b. 按血 Na^+ 浓度计算，血 Na^+ 浓度的增高可以作为衡量失水程度的指标，计算方法为：

$$需要补液量 = 患者体重 kg \times 60\% - \left(患者 kg \times 60\% \times \frac{正常血清 Na^+}{患者血清 Na^+} \right)$$

例如：患者原有体重 60kg，失水后血 Na^+ 为 150mmol/L，需要补充液体量？

$$60kg \times 60\% - (60kg \times 60\% \times 140/150)$$
$$= 36kg - 33.6kg$$
$$= 2.4kg (2400ml)$$

除补充需补液量以外，还应加上每日生理需要量（1500ml）以及目前继续额外丢失的水量。

c. 经验法求算：补液量（L）= 体重（kg）× 缺水量占体重的百分数。

d. 公式法求算：补液量（L）=（实测 Na^+ -142）× 体重（kg）× 4（女性 ×3）。求得结果仍要加上生理需要量。

临床医师可以根据上述方法选择，但补液不能过急、过快，忌把求算出的补液量一次全部输入。在 6 小时补充液体量的 1/3~1/2，根据症状是否改善、尿比重、血清 Na^+ 的浓度和 BOP 的监测结果逐渐在 24 小时内补足。必须监测血 Na^+，以每小时 Na^+ 下降 2mmol 为宜，以防止脑水肿的发生。

（5）补液种类：常用静脉输液的渗透压及电解质含量见表 80-3。

表 80-3　常用静脉输液的渗透压及电解质含量

溶液	渗透压（mOsm/L）	Na^+（mmol/L）	Cl^-（mmol/L）	K^+（mmol/L）	Ca^{2+}（mmol/L）	Mg^{2+}（mmol/L）	乳酸根（mmol/L）	葡萄糖（g/L）
5% 葡萄糖	280	—	—	—	—	—	—	50
0.9% 氯化钠	310	154	154	—	—	—	—	—
0.6% 氯化钠	203	102	—	—	—	—	—	—
0.45% 氯化钠	155	77	77	—	—	—	—	—
5% 糖盐水	561	154	154	—	—	—	—	50
林格液	309	147	156	4	2~2.5	—	—	—
乳酸林格	275	130	109	4	1.5	—	28	—
3% 氯化钠	1025	513	513	—	—	—	—	—
5% 氯化钠	1710	855	855	—	—	—	—	—

以 5%~10% 的葡萄糖液为宜，葡萄糖可迅速代谢为水和 CO_2，实际上在补充了水的同时又补充了热量。

（二）低渗性脱水（低钠血症）

缺钠＞缺水。因而造成 Na^+ 及其伴随阴离子的降低而处于低渗状态。

当血 Na^+＜135mmol/L 时，常伴有 BOP 的下降（临床又称为低钠低渗综合征），水会向细胞内转移，引发脑水肿，严重时可危及生命。

1. **诊断要点**　严重的呕吐、腹泻、肠瘘和胃肠引流等使胃肠道的消化液丢失过多，经皮肤、呼吸道失钠，如高热、高温下出汗过多，只补充水而未补充盐，大面积烧伤，糖尿病患者多饮多尿并发酮症酸中毒时，肾小管损伤的失盐性肾炎，急性肾功能不全的多尿期，大剂量使用利尿剂等。要注意，血钠浓度低仅反映其浓度的下降并不一定表示体内钠的总量减少，还要考虑缺钠性低钠血症、稀释性低钠血症和消耗性低钠血症的鉴别（表 80-4）。

表 80-4　缺钠性低钠血症、稀释性低钠血症的鉴别

	缺钠性低钠血症	稀释性低钠血症
病史	呕吐、腹泻、肠瘘等	慢性心、肝、肾病史
体重	减轻	加重
组织充盈	差	好
水肿	无	多有
尿比重	低	高
尿钠	减少	正常
BOP	低	不定
血细胞比容	增高	降低

2. **临床表现**　低 Na^+ 所致组织间液的显著减少而导致皮肤弹性差，眼球塌陷，失水可致眩晕、少尿和直立性低血压。严重的低 Na^+（120mmol/L）会出现脑水肿，产生共济失调、木僵、抽搐、昏睡甚至昏迷。临床症状常与失钠的速度和血 Na^+ 降低的程度有密切关系。严重的低钠血症患者可出现脱髓鞘脑病，迅速出现下肢轻瘫或四肢瘫、发育障碍及吞咽困难。

3. **实验室检查**

（1）血 Na^+＜135mmol/L。

（2）尿钠减少或正常。

（3）血液浓缩，RBC、WBC、HGB 均可升高，血细胞比容增高，BOP 降低。

（4）血尿素氮可增高，血气分析提示代谢性酸中毒常合并有低 K^+ 血症。

4. **处理要点**　维持晶体渗透压稳定，减轻细胞水肿、脑水肿，积极治疗原发病。

缺钠性失水是补钠的绝对适应证。轻度者只给生理盐水，中度以上者应先纠正血容量不足，快速补充等张氯化钠溶液，还可适当补充胶体溶液（代血浆、白蛋白等）。

（1）根据机体缺 Na^+ 的量按下述公式计算：

$$Na^+ 缺少量（mmol/L）= 患者体重 kg × 60\% ×（142- 患者血 Na^+）$$

女性患者用体重 kg × 55%

例如：体重 60kg 的男性呕吐伴腹泻患者，血 Na^+ 为 125mmol/L，需补充量（mmol/L）：

$$需补充量（mmol/L）=60kg×60\%（142-125）$$
$$=36×17$$
$$=612（mmol/L）$$

相当于补充氯化钠 36g，约合 0.9% 生理盐水 4000ml。

（2）严重性低渗失水（血 Na^+<115mmol/L）会导致中枢神经系统的永久性损害，甚至死亡，应及时将血 Na^+ 提高到 125mmol/L，多数学者认为此值为安全水平，但纠正的速度以每小时升高血 Na^+ 1~2mmol 为宜，24 小时内血 Na^+ 升高浓度应不超过 12mmol。抢救时多用 3% 的氯化钠溶液（3% 的盐水含 Na^+ 513mmol/L）。因高张盐水可使细胞内液大量向细胞外转移，急骤增加血容量，可诱发心力衰竭，因此输入时不宜过多过快（3% 盐水 100ml 可抽出细胞内水分约 350ml）。

各种补 Na^+ 公式供临床医师参考，补 Na^+ 的同时要结合患者症状、体征的改善情况综合分析，如监测生命指征（BP、R、P、T）、意识和皮肤弹性的恢复等，必须监测血 Na^+，不可机械地过多、过快的输入，要防止肺水肿的发生。但又不可因补 Na^+ 不及时而延误抢救时机。

（3）部分严重病例合并代谢性酸中毒，应根据血气指标给予碱性液体（5% $NaHCO_3$）。视血 K^+ 的浓度而纠正 K^+ 的失衡。

（三）等渗性失水

兼有失水及失 Na^+。临床上存在低渗失水、高渗失水的特点。这是比较多见的一种类型。好发于缺盐性失水而纠正不及时者，除丢失等张液（胃肠液）或低张液（汗、唾液）而失盐及失水外，且不断由肾、肺及皮肤失水。因此，一般失水多于失 Na^+，患者不仅有细胞外液丢失而导致血容量下降的症状，多还伴有口渴、尿少等脱水的临床表现。

1. 补液途径　根据轻重不同可选用口服或静脉输入。

2. 补液种类　生理盐水、5% 葡萄糖盐水，也可使用 706 代血浆等。

3. 补液速度　宜先快后慢，逐步调整入量速度，必要时可监测中心静脉压。

三、钾代谢失调

（一）低钾血症

人体钾总量为 3000~4000mmol。绝大部分存在于细胞内，尤其心肌、骨骼肌中含量最高。正常血 K^+ 浓度 3.5~5.5mmol/L，当血 K^+<3.5mmol/L 时为低钾血症，是临床最常见的电解质紊乱，是内、外科及多种疾病常见的并发症或合并症，必须引起临床医师的足够重视。

1. 诊断要点　有引起低钾血症的病因存在。

（1）摄入不足：不能进食，禁食、偏食或补液中缺钾。

（2）失钾过多：①胃肠道失钾：呕吐、腹泻、胃肠减压或外科手术的肠、胆、胰瘘等；②尿路失钾：长期使用排钾性利尿剂、急性肾衰竭多尿期、肾小管酸中毒、肾上腺皮质功能亢进症、长期使用肾上腺皮质激素治疗、输液中钠或钙过多等；③反复大量放腹水及大面积烧伤等。

（3）分布异常：①稀释性低钾：补液（不含钾或含钾少）过多；②转移性低钾：使用胰岛素时，血浆中的钾向细胞内的转移而导致低血钾；③代谢性酸中毒时，钾进入细胞内。

2. 临床表现　取决于血钾下降的程度及缺钾发生的速度和期限。轻度低钾可全无症状。低钾的临床表现与钾的功能密切相关。

（1）神经－肌肉症状：血 K^+<3mmol/L 时，神经系统的兴奋性降低而出现四肢软弱无力；K^+<2.5mmol/L 时有软瘫，甚至出现呼吸肌麻痹、腱反射减弱或消失。

（2）中枢神经系统：轻者倦怠、烦躁不安，重者出现反应迟钝、定向力减弱。当血钾<2.0mmol/L 时可出现嗜睡、意识障碍或昏迷。

（3）循环系统：血钾浓度与心肌的应激性呈负相关。长期低钾可致心肌无力、心脏扩大甚至心力衰竭（如缺钾性心肌病）。因传导功能紊乱而发生各种心律失常，包括房性或室性期前收缩，甚至出现室性心动过速、心室颤动而危及生命。低钾血症时，心电图的特征性改变是心室复极延迟，表现为 ST 段降低，T 波低平或倒置，U 波高达 1mm 以上，Q–T 间期延长。当 K^+<2mmol/L 时，U 波高度可超过 T 波。更严重的低钾可出现 P 波增高，P–R 间期延长及 QRS 波群增宽。补钾后可迅速恢复正常。

（4）消化系统：厌食、呕吐、腹胀、肠鸣音减弱或消失，严重者可出现肠麻痹。

（5）泌尿系统：长时间缺钾可引起肾损害，甚至有肾间质纤维化及肾小管萎缩，产生失钾性肾炎，肾小管浓缩功能障碍，出现口渴、多尿和夜尿增多等。

3. 实验室检查

（1）血钾 <3.5mmol/L（临床存在酸中毒时可能不降低）。在有酸或碱中毒时 pH 与血钾的关系：pH 下降或升高 0.1mmol/L，可使血钾提高或下降 0.6mmol/L。

（2）失钾性肾炎时，24 小时尿钾排出 >40mmol/L，同时可有蛋白尿、管型尿及低比重尿。

（3）低钾可影响胰岛素释放导致糖耐量实验减低。

（4）心电图表现（见前文"循环系统"内容）。

（5）脑电图可见弥漫性慢波形。

4. 处理要点

（1）积极消除造成低钾的诱因，治疗原发病。根据血钾水平，大致估算如下：

1）轻度低钾：血钾在 3.0~3.5mmol/L 水平，可补充钾 100mmol（约氯化钾 8.0g）。

2）中度低钾：血钾在 2.5~3.0mmol/L 水平，可补充钾 300mmol（约氯化钾 24g）。

3）重度低钾：血钾 <2.5mmol/L，可补充钾 500mmol（约氯化钾 40g），但不能在 24 小时内全部补完。24 小时内补钾以不超过 200mmol 为宜。

（2）补充的种类及方法：

1）能进食者鼓励进食含钾高的食物（肉，鱼，鲜橙汁和水果等）或口服钾盐。氯化钾，含钾 13~14mmol/g；枸橼酸钾，含钾 9mmol/g；谷氨酸钾，含钾 4.5mmol/g；L– 门冬氨酸钾镁溶液，含钾 3.0mmol/10ml，含镁 3.5mmol/10ml。注意：钾对胃肠道刺激明显，应放在溶液或食物中同服。

2）严重病例或不能胃肠补充者需要静脉补充钾溶液。

（3）静脉补钾注意事项：

1）检查肾功能，监测尿量：尿量 >30ml/h、700ml/24h 视为补钾安全的重要指标，无尿不能补钾。

2）边查边补，边补边查：由于细胞内缺钾的恢复是缓慢的过程，需要 4~6 天才能达到生理平衡，过多和过快补钾会引起心脏停搏等严重的副作用，因此，采取边查（查血钾、查症状、查心电图）边补的方法是静脉补钾的重要前提。

3）用钾的浓度不得高于 0.6%。一般以 10% 氯化钾 10~30ml 加入 1000ml 溶液中（钾浓度在 20~40mmol/L 或氯化钾 1.5~3.0g），以 10~20ml/h 输入速度为宜。钾对血管有较大刺激，极易产生疼痛，必要时可选择大静脉插管补钾。对难治性低钾血症需要注意有无酸碱平衡失调、低镁、低钙血症的存在并同时给予纠正。

4）在静脉补充钾 24 小时后，如果血钾达 3.5mmol/L，仍表示体内缺钾 10% 左右，仍要补充 4~6 天，严重低血钾者可在监测血钾浓度下补充 1~2 周。补钾时不可与保钾性利尿剂合用，否则会出现高钾血症。

（二）高钾血症

血 K^+ 5.5mmol/L 称为高钾血症。人体对血钾升高有很好的保护性调节。高钾血症虽然比低钾血症少见，但近年来老年人高钾血症的发生明显升高，可能与某些药物应用等有直接关系。高钾血症的危害比低钾血症更为严重，属急重症，各科医师必须提高警惕加以重视。

1. 诊断要点　明确患者引起高钾血症的病因。

（1）钾的摄入量增加：经口或静脉摄入钾过多都能引起高钾血症。如一次性摄入 12g 氯化钾，即使肾功能正常，也可导致血钾上升至 8mmol/L。大剂量青霉素钾盐、长期服钾、长期使用保钾利尿剂、长期服用 ACEI 和大量使用库存血液等都可导致高钾血症。

（2）钾排出减少：各种原因导致的肾功能不全，特别是少尿、尿闭更容易出现高钾血症。肾上腺皮质激素缺乏，如艾迪生病所致醛固酮分泌的减少，导致远曲小管排钾减少；各种影响钾排泄的药物如螺内酯、复方盐酸阿米洛利片（武都力）和氨苯蝶啶等；ACEI 类药物，如卡托普利的过度应用等；系统性红斑狼疮、淀粉样变、先天性排钾缺陷可使肾小管对醛固酮缺乏反应而导致高钾血症；长期过度限制钠摄入可使钾排泄减少；溶血性疾病、横纹肌溶解症、严重的感染、缺氧及代谢性酸中毒等都可以引起高钾血症。

2. 临床表现　通常掩盖在复杂的原发病当中，主要是肌无力和心律失常，这与钾的上升速度及时间有关。

（1）神经 - 肌肉症状：乏力、手足感觉异常和腱反射消失，严重者可出现弛缓性瘫痪、呼吸肌麻痹、肌肉疼痛、四肢皮肤苍白和冷湿等类似缺氧的表现。

（2）循环系统：严重的心肌抑制作用，表现为心音减弱、心率缓慢、心律失常及各种房性、室性期前收缩，房室传导阻滞最为多见。甚至发生心室颤动及心搏骤停，这是高钾血症的最大危险。

（3）原发病的表现：患者常有高钾血症的病因性疾病相关的各种症状和体征。消化道症状如恶心、呕吐、食欲缺乏及腹痛比较多见。

3. 实验室检查

（1）血 K^+>5.5mmol/L，常伴有二氧化碳结合力的降低，血 pH<7.35。

（2）心电图 T 波高耸而尖，呈帐篷形。当血 K^+>7~8mmol/L 时，QRS 波逐渐增宽，R 波振幅降低，S 波加深，ST 段压低，P 波扁平或消失。当血 K^+>9mmol/L 时，增宽的 QRS 波可与 T 波融合呈正弦波或 QRST 融合波，出现心室颤动或心脏停搏。临床上应注意，心电图变化和血钾增高程度的关系不是绝对的。高血镁、低血钙、低血钠及酸中毒等可加重高钾心电图的表现，因此要综合分析。

4. 处理要点

（1）包括病因性疾病的治疗和纠正高钾血症的措施。治疗原则是：降低血钾保护心脏。

（2）停用含钾、保钾药物，限制富含钾的食物的摄入，同时供给足够的热量。

（3）静脉补钙对抗钾对心肌的毒性。10% 葡萄糖酸钙 10~20ml 加入等量的葡萄糖溶液中，于 5 分钟内缓慢静脉注射。10~20 分钟后可重复一次。也可用 0.2%~0.4% 葡萄糖酸钙溶液持续静脉点滴。

（4）应用碱性药物，11.2% 乳酸钠 60~100ml，或碳酸氢钠 100ml 于 5~10 分钟内静脉滴入。30 分钟后可视病情重复应用一次。

（5）胰岛素和葡萄糖可促进血钾向细胞内的转移。用 50% 葡萄糖 60~100ml 加胰岛素 8~10U 静脉注射，或用 10% 葡萄糖溶液 500ml 加胰岛素（按 3~4g 糖用胰岛素 1U）静脉点滴，每 4~6 小时可重复使用。

（6）经肾排钾：使用排钾性利尿剂氢氯噻嗪 25mg，3 次 / 日；呋塞米 20mg，2~3 次 / 日；或依他尼酸 25mg，3 次 / 日。

（7）经肠道排钾：阳离子交换树脂可在肠道与钾交换，清除体内的钾。常用聚苯乙烯磺酸钠 15g，3 次 / 日，餐前服用，并口服 25% 山梨醇 20ml 导泻。不能口服者改用聚苯乙烯磺酸钠 25~50g 加入温水或 25% 山梨醇 100~200ml 中保留灌肠 30 分钟，每日 2~3 次。口服中药大黄也有很好的导泻排钾的作用。

（8）透析疗法：急重高血钾患者，特别是肾功能不良的患者，血液透析是快速、安全和理想的方法。

四、钙代谢失调

（一）低钙血症

当血清 Ca^{2+} 浓度 <2.25mmol/L 时，称为低钙血症。低钙血症在临床上颇为常见，严重的低钙血症可危及生命。临床医师必须熟练掌握其诊断要点和治疗方法。

1. 诊断要点　存在引起低钙血症的病因。

（1）维生素 D 缺乏：常见于食物中维生素 D 供应不足、日照不足和胃肠术后吸收不良者。

（2）甲状旁腺功能减退所致甲状旁腺素（PTH）缺乏。PTH 是调节血钙水平最重要的激素。

（3）急性胰腺炎：胰腺因炎症坏死而释放脂肪酸，脂肪酸和钙结合导致低钙血症。有学者认为胰腺炎时高血糖素释放增加，使降钙素分泌增加而导致低钙血症。严重的低钙血症提示预后不良。

（4）高磷血症：这是肾衰竭患者导致低钙的原因之一。肾衰竭时，磷酸盐潴留于血中，引起高磷血症，磷钙结合形成磷酸钙使血钙降低。

（5）恶性肿瘤转移时，血钙会降低。

（6）长期使用肾上腺皮质激素、大量输入含枸橼酸钠的血液、各种原因所致的镁缺乏和严重感染等都能导致血钙降低。

2. 临床表现　低钙血症的临床表现与其发生的速度、程度和持续的时间密切相关，而与其病因则无明确关系。临床表现以神经 – 肌肉激惹最明显。

（1）低钙血症常出现肌肉痉挛、喉鸣与惊厥为主要表现的手足搐搦综合征。又有学者将其称为"低钙三联征"。

（2）当血钙 <2.0mmol/L 时，可仅有感觉异常、口唇周围和四肢麻木，刺痛但无明显抽搐。当血钙 <1.75mmol/L 时，可致手足搐搦、哮喘、呃逆、心动过速和肌肉痉挛（酷似癫痫大发作），但无二便失禁。

（3）精神症状：出现焦虑、烦躁、抑郁和记忆力减退甚至幻觉和精神异常。儿童低钙可影响智力发育，成人可致痴呆。但低钙血症纠正后上述表现可明显改善。

（4）其他：牙齿发育不良或过早脱落、皮肤干燥、色素沉着、体毛稀疏易脱落和指甲发白易碎等。

强调一下：手足搐搦征可分为低钙性和血钙正常碱中毒性两类。临床表现大致相同，但病因、辅助检查及治疗原则截然不同，应引起重视。低钙血症性手足搐搦征详见上述。正常血钙碱中毒性手足搐搦征血浆钙浓度正常，病因多为过度换气所致，如癔症、高热昏迷、中枢神经疾病、辅助通气过度和二氧化碳排出过度而导致呼吸性碱中毒所致。血 pH>7.55，CO_2CP 降低等。临床上少数医师对有手足搐搦者常规静脉注射钙剂治疗，这是不正确的。

3. 实验室检查

（1）血钙浓度 <2.25mmol/L。

（2）血清无机磷可上升在 1.94~2.58mmol/L。

（3）血清碱性磷酸酶正常或略上升。

（4）有原发甲状旁腺功能减退者血 PTH 降低。

（5）心电图可表现 ST 段平坦或（和）Q-T 间期延长。

（6）X 线骨骼照片可出现骨软化征或佝偻病的表现。

4. 处理要点

（1）病因治疗：纠正与低钙相关的原发病。

（2）严重低钙伴手足搐搦或惊厥者应紧急治疗：给予 10% 葡萄糖酸钙 10ml 缓慢静脉注射，其速度 <2ml/min，然后 10% 葡萄糖酸钙 30~50ml 溶于葡萄糖溶液 500ml 中，以每小时 50~80ml 的速度静脉滴注，根据血钙浓度适当调整。平稳后可改为口服乳酸钙、葡萄糖酸钙或其他钙制剂。提醒注意：静脉使用的 10% 氯化钙因其元素钙高于 10% 葡萄糖酸钙，故对血管的刺激性很强，特别是外渗后可导致组织的坏死已不提倡使用。

（3）发作严重时可辅以镇静剂苯巴比妥、地西泮等，可迅速制止抽搐和痉挛等症状。

（4）当使用钙剂治疗效果不佳时，则可能存在低镁，经证实后可给予 50% 硫酸镁 2ml 肌内注射。

（5）大量输血引起低钙者，每输入 1500ml 血液后应静脉注射 10% 葡萄糖酸钙 10ml。

（6）因维生素 D 缺乏引发低钙血症者，在用钙剂的同时给予维生素 D 5 万 ~10 万 U/d。

（二）高钙血症

成人血清钙浓度 >2.75mmol/L，称为高钙血症。慢性肾衰竭、补充钙剂和维生素 D 过多已经逐渐成为高钙血症的主要病因。

1. 诊断要点　存在高钙血症的病因及原发病。

（1）急、慢性肾衰竭，特别是有肌肉病损的患者（如横纹肌溶解症）。

（2）原发甲状旁腺功能亢进者，凡原因不明的高钙血症患者均应考虑本病。PTH升高，支持该诊断。

（3）各种恶性肿瘤是血钙增高的常见病因。

（4）长期、大量服用维生素D引起的中毒可使血清钙升高。

（5）内分泌系统疾病，如肾上腺皮质功能亢进（多发生在肾上腺切除或应用大剂量肾上腺皮质激素治疗而突然停药的患者）可促进骨质的吸收；甲状腺功能亢进可增加肾小管对钙的重吸收而导致血钙增高。

（6）其他：如使用氯噻嗪类利尿剂时，能增加肾小管对钙的重吸收，使尿钙排出减少而导致高钙血症。

2. 临床表现　高钙血症的临床表现个体差异甚大，有些患者血钙稍高即出现症状，而有些患者血清钙高达3.70mmol/L仍无明显症状，这可能与血磷水平的不同有关。

（1）神经 – 肌肉表现比较常见，有乏力、肌张力减退和周围性神经炎等表现。神经精神症状很多见，主要有忧郁和易倦，但不易被察觉。当血清 Ca^{2+}>4mmol/L 时，可出现精神异常、意识不清、甚至昏迷。

（2）消化系统：钙对维持平滑肌的兴奋性很重要。高钙使消化道平滑肌张力下降，高钙又能使胃壁细胞分泌胃酸增加，易发生难治性溃疡。恶心、呕吐、食欲缺乏、吞咽困难及反酸和便秘很常见。

（3）心血管系统：中度高钙对心肌具有正性肌力作用，同时能增加洋地黄类药物的作用，易发生洋地黄中毒。严重高钙会出现心律失常，可因严重的心脏表现使心搏骤停而猝死。

（4）泌尿系统：高钙可导致尿路结石、肾钙质沉着、高钙血症肾病和肾功能不全。常有多尿、夜尿增多和氮质血症，常同时伴有低钾血症，严重者出现肾衰竭。急性高钙血症所致的肾功能不全在经过治疗后能迅速改善。

（5）骨骼破坏表现：骨痛明显，常发生骨折或骨骼畸形，导致患者长期卧床，重者身高可以缩短。

（6）急性高钙血症危象：当血钙>3.75mmol/L 时，可出现高钙血症危象。表现为严重的呕吐、失水、高热、酸中毒、意识不清及迅速发展的肾衰竭。如不迅速降低血钙可导致死亡。

3. 实验室检查

（1）血清钙 >2.75mmol/L。

（2）原发性甲状旁腺功能亢进者，血PTH增高，血磷降低，血氯增高，尿钙增加，血清碱性磷酸酶增高。

（3）心电图可表现为ST段降低，T波倒置，Q–T间期缩短，心律不齐，窦性心动过速，室性心动过速，传导阻滞及异位心律等。

（4）X线检查：甲状旁腺功能亢进者可发现指骨内侧骨膜下皮质吸收及恶性肿瘤所致的骨质表现。

4. 处理要点　轻度高钙血症常可临床观察无须治疗，但较严重的高钙血症应积极治疗。

（1）针对引起高钙血症的原发病，如手术切除甲状旁腺瘤、治疗破坏骨质的肿瘤及维生素 D 中毒等。

（2）补充水分,纠正脱水,促进尿钠排泄的同时有利于尿钙的排泄,因此可适当增加钠的摄入,并每天口服呋塞米 2 次,促进利尿同时抑制肾小管的重吸收。不能使用噻嗪类利尿剂,以免加重高钙血症。

（3）低钙饮食,促进排泄。

5. 高血钙危象的紧急处理

（1）静脉补充足量液体,纠正脱水、电解质紊乱及酸碱平衡失调。补充生理盐水,根据失水情况的不同 24 小时可补充 2000~4000ml,每小时尿量维持在 100ml 以上为宜,有利于尿钙排泄的增加,有心功能不全者、肾功能不全者慎用此法。

（2）降低消化道钙的吸收,限制钙的摄入,禁食含钙高的食品,如乳类、豆类等,禁用各种钙制品。而盐的摄入可每日大于 12g 以上,有利于钙的排出,同时还要增加含磷食品。

（3）利尿剂:呋塞米 80~100mg 静脉注射,可在 2~4 小时重复使用,直至平均剂量 1000mg,即能在 1~6 天迅速而有效控制危象。在用利尿剂时,必须充分补充血容量,保持水的出、入平衡,每日监测血钾、血钠、尿钾和尿钠,并及时给予补充（每排尿 1000ml 需要补充 0.9% 氯化钠 1000ml 及氯化钾 20mmol）。禁用噻嗪类利尿剂。

（4）降钙素:50~100U/d 静脉注射或 240U/d 肌内注射,每 8~12 小时一次。也可使用 5~10U（kg/d）溶于 500ml 生理盐水中缓慢持续静点,滴注时间不少于 6 小时,可将血钙水平迅速降低 0.5~1mmol/L。降钙素的副作用有恶心、颜面潮红、尿频及注射局部疼痛等。降钙素的作用快,主要用于早期诱导治疗。

（5）透析疗法:腹膜透析或血液透析是有效、确切的治疗方法。用低钙透析液可迅速清除血中多余的钙,特别适用于肾衰竭或严重心功能不全合并高钙血症者。

（6）磷酸盐合剂:其作用可能是形成不溶解的磷酸钙储存于肝及小动脉壁而降低血钙,可用中性磷酸盐合剂口服,每次 8~10ml,分四次服用。不能口服者,可用 100ml 磷酸盐合剂保留灌肠,每日 1~2 次。危重者可采用静脉给药。长期服用磷制剂尤其是血磷较高者可使钙盐在异位组织内沉着,有肾功能不全者应慎用。

（7）肾上腺皮质激素:只对某些恶性肿瘤、维生素 D 中毒引起的高钙血症有效,而对 PTH 介导的高钙血症无效。其作用机制是减少肠道吸收钙和阻抑骨质重吸收。病因不同所需剂量不同。氢化可的松 3mg/kg 稀释于 500ml 液中静脉输入,2 天后改口服泼尼松 10~30mg/d。

（8）普卡霉素:通过抑制骨质重吸收而降低血钙,用量 25μg/（kg·d）溶于 5% 葡萄糖 500ml 中,在 6~8 小时内滴完,于 24~48 小时后开始有降低血钙的作用,可维持数日至一周。必要时可在一周后重复上述方法一次。普卡霉素是一种细胞毒性药物,有骨髓抑制作用及肝肾毒性,应监测白细胞及肝肾功能。

（9）西咪替丁:可能有阻滞甲状旁腺激素合成和（或）释放的作用,停药后可复发。常用量 20mg,每日 4 次。

（10）硝酸异山梨酯和阿司匹林:硝酸异山梨酯,25mg,每日 3 次;阿司匹林,0.5~1.0g,每日 3 次。可抑制前列腺素的合成,用于治疗因前列腺素增高引起的高钙血症。

6. 对症治疗　确诊高钙血症的患者应作心电监测,根据是否出现心律失常选择抗心律失常药物,有心脏停搏者可安装临时心脏起搏器以防止猝死。

五、镁代谢失调

（一）低镁血症

镁是人体中重要的元素之一。在细胞内的阳离子中,镁的含量仅次于钾并广泛存在于体内各种组织中,是许多酶系统的激活剂,从而参与调节糖、脂肪和蛋白质的代谢。心肌细胞膜各种离子的选择通透性也与镁有密切的关系。镁的生物学特性越来越受到临床工作者的高度重视。正常血清 Mg^{2+} 浓度为 0.7~1.05mmol/L。当血清 Mg^{2+}<0.70mmol/L 时,称为低镁血症。

1. 诊断要点　病因方面:摄入不足,常见于胃肠道吸收不良,如短肠综合征、减脂术后和溃疡性结肠炎、局限性回肠炎和各种慢性腹泻的患者;丢失过多,肾小管对镁重吸收障碍、利尿剂应用过多过频、糖尿病酮症酸中毒的患者以及禁食的患者输液中缺乏镁的补充。

2. 临床表现　缺镁的患者常伴有其他电解质的紊乱。临床上,轻度缺镁常不易识别,因它常与原发病的表现混杂在一起或被掩盖。医师应仔细观察和分析病情,及时做出低镁血症的诊断。

（1）神经 – 肌肉兴奋性增强,手足搐搦,特别是伴有低钙时症状明显。癫痫样发作、扑翼样震颤。部分患者可出现表情淡漠、抑郁和失眠等。

（2）镁缺乏可引起难治性心律失常,只有经过镁治疗才能改善此种心律失常的事实已得到普遍重视。以房性期前收缩和室性期前收缩最为常见,严重者可出现心房颤动,经过镁治疗可以完全恢复。

3. 实验室检查

（1）血清 Mg^{2+}<0.70mmol/L,但有些镁缺乏的患者血清镁值不一定降低,应多次检查。

（2）心电图 T 波平坦、有切迹或倒置、或增高呈高尖,心动过速等。

4. 处理要点　一般口服镁制剂即可起效,重症则应采用非口服制剂。

（1）常用剂量以镁计算 300~1000mg/d。氧化镁（MgO）每 1000mg 中含镁 60mg,一般每次口服 250~500mg,每日 3 次;氢氧化镁 200~300mg,每日 4 次;或用 10% 醋酸镁溶液 10ml,每日 3 次;伴有低钾血症者可选用门冬氨酸钾镁。

（2）较严重的低镁、急重症低镁主要用镁制剂静脉滴注。美国心脏病专家 Michael（1993）推荐以下给药方案:

1）危急情况:在 1 分钟内静脉注射硫酸镁 2g（10% 硫酸镁 20ml,含镁 8.13mmol/L）,接着在 6 小时内静脉滴注 5g（25% 硫酸镁 20ml,加入 5% 葡萄糖溶液 500ml 中静脉点滴）。

2）紧急情况:在 30 分钟内静脉点滴硫酸镁 2g（10% 硫酸镁 20ml,加入 5% 葡萄糖溶液 50~100ml）,接着在 12 小时内静脉点滴 5g（25% 硫酸镁 20ml,加入 5% 葡萄糖 500~1000ml,于 12 小时内静脉点滴完毕）。

3）非紧急情况:每千克体重每日静脉点滴硫酸镁 50~125mg。例如,体重为 70kg 的患者,应每 24 小时静脉点滴硫酸镁 3.5~7.0g,加入 5%~10% 葡萄糖溶液 500ml 中静脉点滴。

4）急性心肌梗死:硫酸镁 22g 加入 5% 葡萄糖溶液 1000ml 中,于 48 小时内静脉点滴完毕。头 3 个小时,每小时静脉点滴 90ml,第 4~24 小时,每小时静脉点滴 22ml,第二个 24

小时,每小时静脉点滴 11ml。

（3）注意事项：

1）补液时,应注意同时纠正其他电解质的失衡,效果才更理想。

2）注意监测血压、脉搏,因硫酸镁静脉点滴过快可以导致短暂低血压。若更大剂量可以引起严重低血压、肌肉痉挛、呼吸抑制和心脏停搏。

3）肾脏的保镁能力不佳,补充镁剂时也会有一半从尿中排出。因此,补镁治疗至恢复正常至少需要 3~5 天。注意患者的肾功能情况,有肾功能不全者,补镁用量要小,并注意监测镁浓度,防止镁中毒。

（二）高镁血症

高镁血症是临床上比较常见的生化异常。当血清 Mg^{2+}>1.20mmol/L 时,称为高镁血症。

1. 诊断要点

（1）肾功能正常的人,高镁血症发生率低。一旦发现血清镁持续高水平,首先应考虑肾功能不全。

（2）镁摄入过多,长期服用含镁的抗酸制剂或用硫酸镁口服或灌肠,都可能导致高镁血症。

（3）糖尿病酮症酸中毒时,镁向细胞外转移,尤其在同时伴有脱水时,血清镁可明显增高。

2. 临床表现

（1）轻度高镁血症可因无明显症状而易被忽视。当血清 Mg^{2+} 升至 >1.5mmol/L 以上时,会出现神经系统、心血管系统和消化系统的诸多症状和体征。症状除与血清镁增高程度有直接关系外,还与其上升的速度有关。急速升高的高镁血症可致昏迷和呼吸抑制。

（2）神经 – 肌肉系统:过高的镁浓度可使神经 – 肌肉的阈值增高而出现功能降低,软弱、乏力、肌张力降低、腱反射减弱甚至消失,有时可出现肌麻痹。

（3）心血管系统:心脏毒性作用表现为心律失常和传导障碍。当血清 Mg^{2+} 上升到 2.5~5.0mmol/L 时,心电图上出现 P-R 间期延长和室内传导阻滞;当 Mg^{2+} 上升到 7.0mmol/L 时,可出现房室传导阻滞。高镁可抑制心肌的收缩力,导致心功能不全、心脏停搏或猝死。

（4）其他:高镁可引起全身毛细血管扩张,产生颜面潮红、直立性低血压和休克;可抑制呼吸甚至使呼吸停止;还可出现因胃肠道平滑肌张力降低所致的恶心、呕吐、食欲缺乏和大便秘结等。

3. 实验室检查

（1）血清镁 >1.25mmol/L,即可诊断。高镁血症又可分为轻、中、重三类:

1）轻度:一般血清镁在 2.0~2.5mmol/L,多无症状或症状轻微,又称为无症状高镁血症。

2）中度:血清镁 >2.5mmol/L 以上,出现比较典型症状。

3）重度:血清镁 >3.0mmol/L 以上,有严重的神经 – 肌肉及心血管系统症状,如肌麻痹、呼吸抑制和严重的神经精神症状。

（2）心电图:QRS 波增宽和心脏传导阻滞,T 波高耸。

4. 处理要点

（1）停止各种镁制剂的使用,积极治疗原发病。

（2）钙是镁的竞争性拮抗剂。常用10%葡萄糖酸钙10~20ml加等量葡萄糖液在10~20分钟内静脉注射。隔一小时后可重复治疗一次，至症状消失。但在24小时内注射的钙剂不得超过10g。

（3）透析疗法：使用无镁透析液可收到较好的效果。有休克和严重低血压者应视为禁忌。

六、酸碱平衡失调

（一）保持酸碱平衡的机制

人体所有细胞的功能均在酶的作用下进行，而酶的结构及功能状态与体内的pH密切相关，即使是轻度的pH的变化，细胞的正常生命活动都会受到影响，因此，机体酸碱平衡必须维持在稳定的状态。体液的pH取决于H^+的浓度。体液中H^+浓度仅为40mmol/L，H^+浓度的负对数值即为pH，即：$pH=-lg[H^+]$，相当于pH7.40。人体的H^+浓度范围很小，仅为36~44mmol/L，即pH为7.36~7.44之间。

人体产酸多于产碱。酸的来源主要是三大营养物质代谢产生的中间、终末产物完全氧化产生的酸及某些饮料、药物中的酸性物质。大部分酸（挥发酸）以CO_2的形式经肺排出，而固定酸（乳酸、酮酸等）经肾脏排泄。碱的来源主要是蔬菜、水果等含有的有机盐类（柠檬酸盐、乳酸盐、酒石酸盐等）在代谢过程中生成如碳酸氢钠等碱性物质。机体每日产生大量的酸性物质，而pH却能维持相对稳定，取决于机体内完善的酸碱调节机制。

1. 缓冲系统　主要有四组：

（1）碳酸氢盐系统：该缓冲对由$BHCO_3^-/H_2CO_3$（B表示阳离子）组成，其中H_2CO_3由CO_2和H_2O合成，$BHCO_3^-$和CO_2分别由肾脏和肺独立调节，因此$BHCO_3^-/H_2CO_3$是体内最重要的缓冲对$BHCO_3^-$正常为27mmol，H_2CO_3为1.35mmol，其比值为20∶1。标准情况下，PK=6.1，则正常pH为6.1+lg20/1=6.1+1.3=7.4。其比值较绝对值更为重要。强碱或强酸进入人体后，均可先由此缓冲系统予以缓冲，强酸缓冲后生成的CO_2经肺排出，强碱生成的碳酸氢盐由肾排出，使pH保持在正常范围内。

（2）磷酸盐系统：该缓冲对由NaH_2PO_4及Na_2HPO_4组成。前者为弱酸，可缓冲强碱生成Na_2HPO_4（$NaOH+NaH_2PO_4 \rightarrow Na_2HPO_4+H_2O$）；相反，当强酸进入体内，则与$Na_2HPO_4$发生反应，生成$NaH_2PO_4$。两者均由肾排出，调节体液pH的相对恒定。此对缓冲系统主要在细胞内起作用，在血浆中作用不强。

（3）血红蛋白系统：存在于红细胞内，其缓冲对为BHb/HHb和$BHbO_2/HHbO_2$。氧合血红蛋白（$HHbO_2$）具有弱酸性，而还原血红蛋白（HHb）具有弱碱性。当血液流经组织时，一方面供给组织O_2并携带CO_2至肺排出，另一方面，同时也起到了缓冲作用。

（4）H^-蛋白质/B^-蛋白质的缓冲作用最弱。蛋白质具有阴离子性能，由于其接受H^+或释放H^+而起一定的缓冲作用。

这四种缓冲系统中，以碳酸氢盐系统的缓冲能力最强。

2. 肺　肺通过呼出CO_2来调节酸碱平衡。当血中CO_2分压增高，H_2CO_3浓度增高或pH减低时，呼吸中枢受到刺激，使呼吸加深加快，加速CO_2排出。血液缺氧、CO_2蓄积因而pH下降时，刺激颈动脉体的化学感受器，反射性的使呼吸加速。当血中CO_2分压降低，H_2CO_3减少，呼吸则减慢。

3. 肾脏　肾脏调节酸碱平衡的机制有四：

（1）回吸收 HCO_3^-：肾小管排 H^+，与 Na^+ 交换，Na^+ 又与 HCO_3^- 在细胞内结合成 $NaHCO_3$ 进入血中，收回 $NaHCO_3$ 以保持碳酸氢盐缓冲系统比值的恒定。

（2）排泄可滴定酸：如磷酸、乳酸、$β^-$ 羟丁酸、乙酰乙酸等，排泄此类弱酸同时使 H+ 排出，交换 Na^+ 回到肾小管细胞内。

（3）生成及排氨：远端肾小管能产生 NH_3，NH_3 与 H^+ 结合成 NH_4^+，再与酸根结成碳酸铵、氯化铵、硫酸铵的形式排出。Na^+、K^+ 则被置换回收入肾小管及血中，形成 H^+ 与 Na^+ 的交换。

一般而言，缓冲系统反应最敏感，其次是肺的调节，约在体液酸碱变化后十分钟起作用，肾的调节则在数小时之后。在活体内原发性 HCO_3^- 的升高或降低常伴随着 PCO_2 的改变。由于 HCO_3^- 是由肾调节，PCO_2 是由肺调节，因此可以简单地将 HCO_3^- 看作肾，PCO_2 看作肺，即 pH= 肾 / 肺。

（二）酸碱平衡的测定指标

血气分析是临床可靠而常用的酸碱平衡的判断方法。主要有三个指标：即 pH、HCO_3^- 和 PCO_2。pH 作为判断血液酸碱度的指标、PCO_2 作为判断呼吸性酸中毒或呼吸性碱中毒的指标。但代谢性酸碱失调用何指标一直争论较大。美国波士顿 Schwartz 学派与丹麦哥本哈根的 Astrup 学派之间长期存在"跨大西洋争论"。Schwartz 认为碱剩余（BE）、标准碳酸氢盐（SB）的定量测定对判断酸碱失调的代谢因素无太大使用价值，而 Astrup 对此虽不否认，但提出了细胞外液（血液加组织液）BE 的概念。实际上，不论采用哪种指标，判断结果出入不大。但是，就临床酸碱失调判断而言，HCO_3^- 已较 BE 常用的多。特别是许多学者提出用于判断复合型酸碱失调的一项非常有用的指标"潜在 HCO_3^-"。当用 HCO_3^- 而不用 BE 计算时，HCO_3^- 已成为目前临床最常用的代谢性酸碱失调的指标。"潜在 HCO_3^-"只能是基于酸碱失调后一种计算所得，在"三重酸碱失调"中呼吸性酸中毒或呼吸性碱中毒及高 AG（阴离子间隙）代谢性酸中毒是容易判断的，但代谢性碱中毒的判断并非易事，而计算 AG 和潜在 HCO_3^- 后，确立相关诊断就显得比较得心应手。

1. pH　是溶于液体中氢离子浓度的表示方法。正常值 7.35~7.45。酸碱平衡失调时，机体代偿，力图保持 HCO_3^-/H_2CO_3 的比值在 20：1。在 pH 的正常范围内，称为代偿期酸中毒或碱中毒。当 pH<7.35 时，称酸血症，pH>7.45 时，称碱血症，均提示失代偿。但必须指出，由于代谢与呼吸因素共同作用的结果，相等强度的代谢性酸中毒和呼吸性碱中毒并存时，pH 可在正常范围。

2. 二氧化碳分压（PCO_2）　为动脉血中溶解的 CO_2 所产生的压力。正常值：35~45mmHg，平均 40mmHg。用 PCO_2 指标反映肺的通气功能。PCO_2>45mmHg，提示肺通气不足（CO_2 蓄积）——呼吸性酸中毒，PCO_2<35mmHg，提示肺通气过度——呼吸性碱中毒。

3. 氧分压（PO_2）　为溶解于动脉中的 O_2 所产生的压力。正常人随年龄的增长其 PO_2 逐渐降低。多种情况下 PO_2 与大气压、通气功能、换气功能和吸入氧的浓度有关，任何环节的变化均会导致 PO_2 的改变。正常值：80~100mmHg（100mmHg–0.3 × 年龄）。

4. 二氧化碳结合力（CO_2CP）　表示来自 HCO_3^- 和 H_2CO_3 两者所含 CO_2 的总量，因此，受代谢和呼吸两方面的影响。正常值：23~31mmol/L。它的增高可能是代谢性碱中毒或呼吸性酸中毒，减少时可能是代谢性酸中毒或呼吸性碱中毒。单独参考 CO_2CP 对酸碱平衡失调的诊断易造成混淆,必须综合其他指标共同分析才能做出正确的判断。

5. 碳酸氢盐　反映酸碱平衡中代谢性因素。

（1）标准碳酸氢盐（SB）在标准条件下（即 CO_2CP 40mmHg、38℃和血红蛋白的全氧合）测得的 HCO_3^- 的含量,正常值24mmol/L（22~27mmol/L）。SB反映了体内 HCO_3^- 潴留量的多少。SB减少,为代谢性酸中毒,SB增加,为代谢性碱中毒。

（2）实际碳酸氢盐（AB）:在实际条件下测定的血浆中 HCO_3^- 的含量,其结果受到呼吸因素的影响,即 PCO_2 增加,AB也随着增加。正常时血浆中AB与SB相等。如AB>SB,表示 CO_2 潴留,若AB<SB,则表示 CO_2 排出增加。

（3）碱剩余（BE）:反映缓冲碱（BB）的增加或减少,正常值为 ±2.5mmol/L。BE不受呼吸因素的影响,是观察代谢性酸碱失衡的指标。BE<-2.5mmol/L,说明碱缺少即代谢性酸中毒,BE>+2.5mmol/L 时,提示碱过多即代谢性碱中毒。

（4）缓冲碱（BB）:血中起缓冲作用的全部碱量（ HCO_3^- 、 Hb^- 、 HPO_4^- 和血浆蛋白）,正常值为45~55mmol/L。代谢性酸中毒时,BB减少,代谢性碱中毒时,BB增加。

6. 阴离子间隙（AG）　 $AG=Na^+-(HCO_3^-+Cl^-)$,是计算所得,并非是血气分析报告的直接结果。其基本原理为电中和原理,取决于未测定阴离子（UA）和未测定阳离子（UC）浓度之差。各种离子成分的浓度可以变化,但阴、阳离子的总数是相等的,即: $Na^++UC=(HCO_3^-+Cl^-)+UA$,将上式变为 $Na^+-(HCO_3^-+Cl^-)=UA-UC$,即 $AG=UA-UC$ 。UA主要有乳酸根、丙酮酸根、磷酸根和硫酸根等酸性离子。当这些未测定阴离子在体内产生过多或堆积,必定要取代 HCO_3^- ,使之下降,称之为高AG代谢性酸中毒。仅凭AG升高即可诊断高AG代谢性酸中毒。AG正常范围是8~16。AG>16时,代谢性酸中毒存在。

7. 潜在 HCO_3^- 　根据血气分析的报告结果计算所得。对已经存在"三重酸碱失调"的患者,在计算AG后再求算潜在 HCO_3^- ,计算方法是:潜在 HCO_3^- = 实测 HCO_3^- +Δ AG。

注:Δ AG（阴离子间隙增高值）= 实测 AG-12。

（三）酸碱平衡失调的诊断

1. 代谢性酸中毒　原发性血浆 HCO_3^- 减少称为代谢性酸中毒。主要特征是非挥发酸过多,H^+ 过多或碱消耗造成的 HCO_3^- 减少。

（1）诊断要点:

1）产酸过多:①分解代谢亢进,如高热、感染、惊厥和烧伤等;②饥饿性酮症糖尿病酮症酸中毒;③乳酸生成过多,如休克、心搏骤停、白血病及其他疾病造成的缺氧等。

2）排酸困难:多见于肾功能不全所致的酸性物质排出障碍。

3）摄入酸性物质过多。

4）碱缺失:腹泻、肠瘘、胆瘘和胃肠减压导致的 HCO_3^- 丢失过多等。

（2）临床表现:代谢性酸中毒的诊断主要靠病史、体检、血气分析及临床的其他指标综合分析后做出明确的判断。代偿期多无明显的症状,在失代偿期主要表现为呼吸加深、加快并有醋酮味（烂苹果味）,有疲倦、乏力、头晕甚至出现意识恍惚、嗜睡或昏迷等。凡有原发病症状经治疗不见好转甚至明显加重者,均应考虑是否发生了酸碱平衡失调,特别是代谢性酸中毒的可能。

（3）血气分析:

1）原发性 HCO_3^- 减少,称为代谢性酸中毒。其特点为:pH降低、HCO_3^- 下降、PCO_2 代偿性降低，$PCO_2 = 40-(24-HCO_3^-) \times 1.2 \pm 2$。

2）PCO_2 正常或升高时，$HCO_3^- < 20mmol/L$。

3）根据 AG 是否增高将代谢性酸中毒又分为高 AG 型和正常 AG 型（高氯型）代谢性酸中毒。

4）BE：代谢性酸中毒时，$BE < -2.5mmol/L$，$pH < 7.35$，但是有混合性酸碱平衡失调时，pH 变化不定。BE 不受呼吸因素的影响。

5）CO_2CP：代谢性酸中毒、呼吸性碱中毒时，CO_2CP 均降低。基层单位无血气分析时，可使用此指标并用 CO_2CP 代偿值预计公式计算（表 80-5）。CO_2CP 值 $15\sim22mmol/L$，为轻度；CO_2CP 值 $8\sim15mmol/L$，为中度，$CO_2CP < 8mmol/L$，为重度。

表 80-5　酸碱平衡失偿的代偿值计算公式

失衡类型	代偿预计值公式	代偿时间
代酸	$PCO_2=(24-HCO_3^-) \times 1.2 \pm 2$	12~24 小时
代碱	$PCO_2=40+(HCO_3^- -24) \times 0.9 \pm 5$	12~24 小时
急性呼酸	$HCO_3^-=24+(PCO_2-40) \times 0.07 \pm 1.5$	几分钟
慢性呼酸	$HCO_3^-=24+(PCO_2-40) \times 0.4 \pm 3$	3~5 天
急性呼碱	$HCO_3^-=24-(40-PCO_2) \times 0.2 \pm 2.5$	几分钟
慢性呼碱	$HCO_3^-=24-(40-PCO_2) \times 0.5 \pm 2.5$	2~3 天

（4）治疗原则：

1）对原发病的治疗和纠正水、电解质紊乱非常重要，酸中毒常可随病因治疗的好转而治愈。

2）补碱的原则：①如果 pH 正常或基本正常时，不要因存在代谢性酸中毒而盲目补充碱性液体，轻度酸血症一般不需要补充碱性液体。肾源性酸中毒，血浆 $HCO_3^- < 18mmol/L$ 时，可口服碳酸氢钠 1g，3 次 / 日；②严重代谢性酸中毒（$pH < 7.10$、$HCO_3^- < 8mmol/L$）时，需补充碱性液体，但是，不要快速将 pH 纠正到 $7.20\sim7.25$ 以上，因过多、过快输入 $NaHCO_3$ 可使肺代偿性换气增加被抑制，导致 PCO_2 升高而出现精神症状，同时会使组织的供氧减少；③酸中毒时，钾从细胞内逸出，碱性药物会使钾向细胞内大量转移而出现低钾血症；④难治性代谢性酸中毒，可行透析疗法。

3）补充碱量的求算：临床上可根据血气分析的结果采用不同的补碱公式，求算所需的碱液量。

A. 根据动脉血 pH、HCO_3^- 计算补碱量：HCO_3^- 缺失量（mmol）=（24- 实测 HCO_3^-）× 体重 $kg \times 60\%$。

临床上，只要求将血浆的 HCO_3^- 恢复到 pH 上升至 7.20 的碱液量（不要补到 pH 在 $7.35\sim7.45$）。pH 为 7.2 时，H^+ 为 63mmol/L，根据 Henderson 公式：$H^+ = 24 \times PCO_2/HCO_3^-$。$pH=7.2$，即 H^+ 为 63mmol/L，血浆 HCO_3^- 应为：$HCO_3^- = 24 \times PCO_2/63 = 0.38 \times PCO_2$，即补碱所预计达到的血浆 HCO_3^- 等于 $0.38 \times PCO_2$，因此 HCO_3^- 实际需要量为：

$$HCO_3^- (mmol) = (0.38 \times PCO_2 - 实际 HCO_3^-) \times 体重 kg \times 0.6$$

B. 根据测得的 CO_2CP 计算补碱量：补碱量（mmol/L）=（24- 实测 CO_2CP）×0.3× 体重 kg。

注：①0.3 为细胞外液（20%）加部分细胞内液（10%）；②式中 24mmol/L 为所要求纠正的 CO_2CP 的浓度，慢性肾功能不全时，可考虑以 17mmol/L 计算。

C. 根据 BE 值计算补碱量：补碱量（mmol）=（-2.3）- 实测 BE×0.3× 体重 kg。

临床用于静脉注射的碱性药物：7.28% THAM（三羟甲基氨基甲烷）、11.2% $NaC_3H_5O_3$（乳酸钠）和 5% $NaHCO_3$（碳酸氢钠）。其中，1g THAM 含碱 8mmol，1g $NaC_3H_5O_3$ 含 $C_3H_5O_3^-$ 9mmol，1g $NaHCO_3$ 含 HCO_3^- 12mmol。除紧急情况下使用上述浓度（高渗液）外，一般均主张使用等渗液体，即 7.28% THAM 稀释 1 倍，11.2% $NaC_3H_5O_3$ 稀释 6 倍，5% $NaHCO_3$ 稀释 3.5 倍，变成等渗液体后再使用（表 80-6）。

表 80-6 三种常用碱性药物比较

碱性药物	作用机制	副作用	浓度
7.28%THAM（唯一不含钠的碱性药物）	可缓冲 H^+，可与 HCO_3^- 结合使 PCO_2 下降	大剂量时可抑制呼吸静点外渗时可发生组织坏死	等渗浓度 3.64%
11.2% $NaC_3H_5O_3$	$C_3H_5O_3^-$ 与 H^+ 结合，合成糖原后氧化成水	有肝病史效果不佳，儿科多用，不易产生碱中毒	等渗浓度 1.9%
5% $NaHCO_3$	作用快，HCO_3^- 与 H^+ 结合，CO_2 从肺排出	Na^+ 保留在体内，高 Na^+ 血症慎用	等渗浓度 1.5%

简单记忆法：

11.2% $NaC_3H_5O_3$ 3ml 〉 可以提高

5% $NaC_5H_5O_3$ 5ml 〉 CO_2 CP 4.5mmol/L

3.6% THAM 10ml 〉 （10%Vol%）

举例说明：患者 60kg，HCO_3^- 为 20mmol/L，求用碱量

$$所需碱液量（mmol）=（24-20）\times 60 \times 0.6$$
$$= 4 \times 36$$
$$= 144（mmol）$$

需补充：THAM 为　　　144÷8 = 18g

$NaC_3H_5O_3$ 为　　144÷9 = 16g

$NaHCO_3$ 为　　　144÷12 = 12g

需补充碱液量（ml）：

7.28% THAM　　　约为 247ml

11.2% $NaC_3H_5O_3$　　约为 134ml

5% $NaHCO_3$　　　约为 240ml

注：按求算的值（ml）稀释为等渗液后再输入。

2. 代谢性碱中毒　任何导致氢离子丢失或碳酸氢盐含量增多的疾病均可发生代谢性

碱中毒。如果通过机体的代偿使血 pH 在正常范围，称为代偿性代谢性碱中毒。若 pH 超过了 7.45，称为失代偿性代谢性碱中毒。

（1）诊断要点：代谢性碱中毒的发生，大多数是各种原因所致的肾小管对 HCO_3^- 的重吸收过多引起，也就是由于酸的丢失增加或碱的吸收增加所致。

1）严重的幽门梗阻、高位肠梗阻引发的剧烈呕吐及胃管引流术。

2）长期使用噻嗪类利尿剂使 Cl^- 降低，导致低氯性碱中毒。

3）缺钾时，使 H^+–Na^+ 交换增多，HCO_3^- 重吸收增加。

4）某些疾病如巴特（Bartter）综合征、原发性醛固酮增多症、肾素瘤及肾动脉狭窄等。

（2）临床表现：临床诊断代谢性碱中毒，应根据基本病因、临床表现、血气分析和电解质的资料综合分析。

代谢性碱中毒的临床表现常被原发病所掩盖，主要有：

1）呼吸减慢，肺泡换气减少。

2）出现神经错乱及抑制症状，可产生感觉异常、痉挛、易激惹和手足搐搦。

3）严重病例出现低血压、弛缓性麻痹、心脏传导阻滞或心律失常。

（3）血气分析及其他检查：

1）原发性血浆 HCO_3^- 升高，称之为代谢性碱中毒。pH 升高，HCO_3^- 升高，PCO_2 代偿性降低（一般 HCO_3^- 上升 1mmol/L，PCO_2 上升 0.6mg）。

2）当 PCO_2>29mmol/L，pH>7.45，SB、BB 增加，BE 正值增大，可确立诊断。

3）血 Cl^- 和血 K^+ 常常降低，血清 Na^+ 正常或升高。

4）尿多呈酸性，尿 Cl^->20mmol/L。

（4）治疗原则：

1）碱中毒对生命危害较大，可影响病变组织的康复和重要脏器的供氧，诱发严重的并发症。pH>7.55 时，病死率在 45%，当 pH>7.65 时，病死率高达 85% 以上。应积极治疗原发病，去除诱因。一旦确立代谢性碱中毒的诊断，应立即治疗。

2）对氯有反应性碱中毒可以补 Cl^- 为主，这样能有效抑制肾脏排酸，促进 HCO_3^- 的排泄。每日补充生理盐水 1000~2000ml 或更多（对氯无反应性碱中毒，氯化钠治疗无效）。

3）CO_2CP>40mmol/L，可静脉补充酸性药物：①按每公斤体重降低 CO_2CP 0.45mmol/L 需 2% 氯化铵溶液 1ml 计算，用 5% 葡萄糖稀释成 0.9% 等渗液后静脉点滴。开始先给计算量的 1/3~1/2，3~4 小时滴完，然后，再根据症状及 CO_2CP 结果决定是否再继续补给，不能用氯化铵者可用盐酸精氨酸静脉点滴；②难治性代谢性碱中毒可用透析疗法；③在低血钾时，补充氯化钾。

4）轻度、中度代谢性碱中毒：①口服氯化铵 1~2g，每日 3 次；②伴有血容量不足者，可口服或静脉补充生理盐水；③低氯、低钾者补充氯化钾溶液；④有手足搐搦者，可口服氯化钙或葡萄糖酸钙，也可静点 10% 葡萄糖酸钙溶液（一般应先纠正钾代谢紊乱）。

5）注意事项：①静脉点滴氯化铵可引起失钾、失钠，过量可引起酸中毒，使用时应密切监测。有肝病或心功能不全者，不能用氯化铵，可用精氨酸代替；②对含氯的药物治疗无反应的碱中毒，应积极治疗原发病；③对于血 pH 升高者，要除外呼吸性碱中毒。血 pH 正常者，不易除外代偿性碱中毒或混合型酸碱平衡紊乱，要结合临床表现、血气分析加以判断。

3. 呼吸性酸中毒 各种原因引起肺通气功能障碍,使肺泡换气减少,致血中 CO_2 积蓄、升高、PCO_2 增加所致的酸中毒,称为呼吸性酸中毒。发生在 24 小时内的,称为急性呼吸性酸中毒,多数为失代偿性,因为肾脏不能在短的时间内进行代偿。持续在 24 小时以上的呼吸性酸中毒,称为慢性呼吸性酸中毒。慢性呼吸性酸中毒经过 3~5 天或 1~2 周后,肾脏才能达到最大的代偿。急性呼吸性酸中毒的患者,多以缺 O_2 和 CO_2 潴留为主。而慢性呼吸性酸中毒多由 COPD 发展而引起。当 CO_2 潴留,$PCO_2>75mmHg$,$pH<7.2$ 时,患者出现嗜睡、意识恍惚;当 $PCO_2>90mmHg$,$pH<7.10$ 时,可出现肺性脑病的表现及消化道出血、DIC 等严重的并发症。

(1) 诊断要点:

1) 病因多以呼吸中枢抑制,如麻醉剂、安眠药和其他中枢神经系统疾病为主。

2) 肺部疾病,如慢性支气管炎、慢性阻塞性肺气肿、肺心病、胸廓畸形等,急性溺水窒息和其他原因所致的气道阻塞。

3) 呼吸肌麻痹。

(2) 临床表现:

1) 急性呼吸性酸中毒:患者在比较短的时间内 pH 可迅速降低,而 PCO_2 常 $>50mmHg$。主要发生于中枢抑制或呼吸道梗阻者,患者呈急性缺 O_2 和 CO_2 潴留,发绀、气促、血压波动明显。因脑缺氧而发生脑水肿或脑疝。组织缺氧可致乳酸酸中毒。高钾血症又会出现心律失常或心脏停搏。

2) 慢性呼吸性酸中毒:临床症状以原发病的症状为主或症状被原发病所掩盖。患者常感觉倦怠、头痛、兴奋或失眠。当 $PCO_2>75mmol/L$ 时,二氧化碳中毒症状明显,表现为嗜睡、昏睡或昏迷。体检时可见腱反射减低、视乳头水肿和扑翼样震颤等。

(3) 血气分析及其他检查:

1) 原发性 PCO_2 升高,称为呼吸性酸中毒。

2) 急性呼吸性酸中毒时,肾脏未能代偿,故 HCO_3^- 仅代偿升高 3~4mmol/L,即 $HCO_3^-<30mmol/L$。

3) 慢性呼吸性酸中毒时,肾脏代偿多在 3 天以上,所测 $HCO_3^->30mmol/L$ 以上,血 pH 降低。

4) 尿 pH 下降。

5) 血 K^+ 升高,血 Cl^- 降低。

(4) 治疗原则:

1) 治疗原发病、消除病因是治疗呼吸性酸中毒的基础。尤其是慢性呼吸性酸中毒急性加重时,这一点特别重要。

2) 急性呼吸性酸中毒的紧急处理:①保持呼吸道通畅,控制感染,解痉、平喘、排痰,改善通气功能,选用茶碱类药物、$β_2$ 受体激动剂;②应用人工呼吸,经鼻插管或气管插管,鼻导管或面罩加压给氧;③应用呼吸兴奋剂持续静脉滴注(尼可刹米、洛贝林);④有脑水肿者,应用 20% 甘露醇或用肾上腺皮质激素等;⑤对有心力衰竭者,酌情应用强心、利尿剂;⑥一般不用碱性药物,如合并有代谢性酸中毒,出现严重的心律失常甚至休克时,应补充碱性药物,可酌情使用 5% 碳酸氢钠或 THAM。如有高钾血症又无乳酸性酸中毒者,可用乳酸钠溶液治疗。

3）慢性呼吸性酸中毒的治疗：主要是治疗原发病的肺部疾病，如消炎、给氧和保持呼吸道通畅等，必要时行呼吸机辅助治疗。

4. **呼吸性碱中毒**　肺泡通气过度，使 CO_2 排出过多，导致 PCO_2 下降及 HCO_3^- 代偿性降低。发生于 24 小时以内的，称为急性呼吸性碱中毒，肾脏多不能代偿。而 24 小时以上的，称为慢性呼吸性碱中毒。慢性呼吸性碱中毒多能代偿，但严重时，肾脏即使发挥最大的代偿能力也不能将 pH 恢复至完全正常。

（1）诊断要点：

1）各种原因引起的中枢神经病变，水杨酸钠中毒后期等刺激呼吸中枢。

2）急性呼吸窘迫综合征（ARDS）的早期，慢性喘息性支气管炎急性发作期，可表现为极度呼吸急促，呼出 CO_2 过多，肺通气过度。

3）其他反射性引起肺通气过度的疾病。

（2）临床表现：呼吸性碱中毒的临床表现根据其发生的时间和严重程度的不同而不同，急性呼吸性碱中毒较慢性呼吸性碱中毒的症状明显。呼吸性碱中毒时，血浆游离钙减少，神经肌肉兴奋性增强，轻者口唇和四肢发麻，重者抽搐，手足搐搦，氧合血红蛋白解离曲线左移，组织缺氧，使乳酸增加导致代谢性酸中毒。

（3）血气分析及其他检查：

1）原发性 PCO_2 下降，称为呼吸性碱中毒。

2）pH 升高，PCO_2 下降，HCO_3^- 代偿性降低。

3）$CO_2CP<22mmol/L$。

4）SB 降低，AB<SB。

5）尿 pH>6。

6）血 K^+、Cl^- 均有不同程度降低。

（4）治疗原则：

1）治疗原发病，防治各种通气过度的病因。

2）可使用含 5% CO_2 的氧气吸入，提高 PCO_2。要注意并防止因 CO_2 使用不当、急剧升高造成高碳酸血症。

3）可使用乙酰唑胺，能在数小时内起到排出 HCO_3^- 的作用。

4）抽搐者可用 10% 葡萄糖酸钙 10ml 静脉注射。

5）对精神紧张、情绪不稳定者，可适当使用镇静剂，但有呼吸衰竭者慎用镇静剂。

5. **混合性酸碱平衡失调**　在疾病发展过程中，患者出现两种或两种以上的酸碱平衡失调，临床中并不少见，多发生于严重的疾病中。也可由于治疗不当引起。认识和判断混合性酸碱平衡失调对指导治疗、提高原发病的抢救成功率会有重要的价值。

（1）代谢性酸中毒合并呼吸性碱中毒：呼吸性碱中毒伴有不适当下降的 HCO_3^- 或代谢性酸中毒伴有不适当下降的 PCO_2，即可诊断为代谢性酸中毒合并呼吸性碱中毒。严重的感染常常发生代谢性酸中毒，如急性呼吸窘迫综合征（ARDS），因呼吸急促使肺通气过度又会合并呼吸性碱中毒，此时，血 pH 可能因酸碱中和而变化不大，但 BE 下降明显，PCO_2 下降也明显。因此要与呼吸性碱中毒的代偿相区别。

（2）代谢性酸中毒合并呼吸性酸中毒：急慢性呼吸性酸中毒合并不适当 HCO_3^- 下降或代谢性酸中毒合并不适当 PCO_2 升高，均可诊断为代谢性酸中毒合并呼吸性酸中毒。如肺心病急性发作时，CO_2 潴留，而呈呼吸性酸中毒，但继之组织缺氧，又会发生代谢性酸中毒，此时，BE 负值增大，PCO_2 明显增高。

（3）呼吸性酸中毒合并代谢性碱中毒：急、慢性呼吸性酸中毒合并不适当升高的 HCO_3^- 或代谢性碱中毒合并不适当升高的 PCO_2，均可诊断为呼吸性酸中毒合并代谢性碱中毒。如肺心病发作时，先发生呼吸性酸中毒，但因频繁使用利尿剂等，会因失钾逐渐发生代谢性碱中毒，此时 PCO_2 明显增高，HCO_3^- 也会增高。

（4）代谢性碱中毒合并呼吸性碱中毒：呼吸性碱中毒并有不适当的 HCO_3^- 下降，或代谢性碱中毒伴有不适当的 PCO_2 降低，均可诊断为代谢性碱中毒合并呼吸性碱中毒。如患者原来已经存在代谢性酸中毒，治疗不当（补碱过多等）会出现代谢性碱中毒，但此时原来代谢性酸中毒的呼吸代偿结果还存在。

在判断混合性酸碱平衡失调时，首先应结合病史、体征和原发病来判断哪一种失调是原发的，哪一种是继发的。再判断酸碱平衡失调是单一的还是混合性的。的确，临床上有时病情比较复杂，判断起来有很大的难度。除上述内容外，还可利用代偿公式进行计算。

6. 三重酸碱平衡失调　出现三重酸碱平衡失调是疾病非常严重的临床表现，判断起来也比较复杂，往往提示预后不良。判断时需靠以下参数：

（1）血气分析。

（2）电解质的含量并求算 AG（阴离子间隙）。

（3）应用酸碱平衡代偿公式计算是"代偿"还是"失代偿"。

（4）计算"潜在 HCO_3^-"。

（四）酸碱平衡失调的处理原则

1. 针对病因，有的放矢　在积极治疗原发病的同时控制体液的继续丢失，如解除肠道梗阻等，不能仅仅着眼于药物的应用和呼吸机的使用。比如糖尿病酮症酸中毒者，除非严重的酸中毒可选用碱性药物以外，胰岛素的应用、血糖的控制以及纠正电解质平衡失调等等都十分重要，这是最关键的。

2. 适可而止，切忌矫枉过正　无论是呼吸性或代谢性酸碱平衡失调，在处理时都应适可而止，如在 CPR 时，以往开始就认为有酸中毒而应用碱性药物，经过多年的临床观察和研究，主张 CPR 时，在抢救措施"ABCD"同步实施的基础上，如果 15 分钟仍无效再应用碱性药物（碳酸氢钠）。过早的应用会产生以下的危害：①氧离曲线左移，使组织摄氧下降，加重组织缺氧；②补充了钠离子，增加了血容量；③碳酸氢钠又可抑制儿茶酚胺的活性等。目前国内、外比较一致的意见是提倡"宁稍偏酸，避免偏碱"，主张将 pH 控制在不低于 7.2 水平。

3. 注意纠正电解质的紊乱　酸碱平衡失调与血浆电解质水平有密切的关系，有时又互为因果，尤其以 Na^+、K^+、Cl^- 最为重要，如低钾、低氯引起碱中毒，不补钾代谢性碱中毒就无从纠正，但补钾又必须注意肾功能。

4. 动态观察，密切监测　不能仅凭一次的血气分析结果就做出酸碱平衡失调的诊断，要反复多次监测，根据其动态变化做出明确的判断再给予恰当的治疗。临床各科医师要熟练掌握有关酸碱平衡及水、电解质平衡的基础知识，熟知血气分析的有关指标及正确的诊断，了解内在的联系，正确的指导抢救和治疗。

5. 混合失调，综合治疗　在疾病发展及治疗过程中，常常出现混合性酸碱平衡失调，并在不断的演变中,如多脏器功能衰竭时,因多个脏器失去了调节酸碱平衡的能力,必须认真分析所有临床资料采取综合治疗的措施。

（吴玉林）

参 考 文 献

[1] 张树荃,罗明琦. 水电解质酸碱平衡的判定与处理. 北京:北京医科大学中国协和医科大学联合出版社,1998.

[2] 叶任高,杨念生,陈伟英. 补液疗法. 上海:上海科学技术出版社,2003.

[3] 王铁丹. 水电解质平衡基础与临床. 北京:人民军医出版社,1991.

[4] 陈文彬,李廷谦,黄素珍. 应用阴离子隙判断慢性呼吸衰竭酸碱失衡类型的临床意义. 中华内科杂志,1987,26(1):1-5.

胃肠内、外营养治疗

一、临床应用

（一）胃肠外营养

1. 适应证和禁忌证

（1）适应证：

1）短肠综合征。

2）小肠疾病：一些影响小肠运动与吸收功能的疾病，如：硬皮病、系统性红斑狼疮、其他类胶原血管病、口炎性腹泻、不宜手术的小肠缺血、多发肠瘘、广泛的不宜手术的克罗恩病。

3）放射性肠炎。

4）严重腹泻。

5）顽固性呕吐。

6）大剂量放疗、化疗或接受骨髓移植的患者。

7）中度以上胰腺炎。

8）严重营养不良伴胃肠功能障碍者。

9）严重的分解代谢状态，伴或不伴有营养不良而胃肠道 5~7 天内不能得到利用者。

处于严重分解代谢状态中的患者，如：大面积烧伤、严重的复合伤、破伤风、大范围的手术、败血症等。

10）大的手术创伤及复合性外伤。

11）中度应激状态，胃肠道 7 天内不能恢复功能者。

12）肠瘘。

13）肠道炎性疾病。

14）妊娠剧吐或神经性厌食者。

15）需接受大手术或大剂量化疗的中度营养不良者。

16）炎性粘连性肠梗阻。

17）接受大剂量化疗后。

18）被认为不可治愈的疾病状态，如：已广泛转移的晚期恶性肿瘤患者。

（2）禁忌证：

1）患者的胃肠道功能状态正常，并可以充分利用者。

2）预计需要胃肠外营养支持的时间少于 5 天者。

3）原发病需立即进行急诊手术者，不应强求术前的胃肠外营养支持。

4）预计发生胃肠外营养支持并发症的危险性大于其可能带来的益处时。

2. 中心静脉插管

（1）方法：

1）锁骨下静脉穿刺插管：穿刺时患者最好采取头低足高位，床脚抬高 15°~25°，面部转向穿刺侧的对侧。

穿刺点位于锁骨中点下方 2cm 处。

穿刺针刺破皮肤后，针尖指向锁骨内侧头上缘，穿刺针与胸壁的成角一般为 30° 左右，最大不超过 45°。一般进针 4cm 左右即可抽到回血，确定为锁骨下静脉后即可置管。

2）颈内静脉穿刺插管：患者体位同前。穿刺点为胸锁乳突肌前缘，大约相当于甲状软骨下水平。穿刺针指向锁骨的胸骨头，术者一手进针，另一手扪摸颈总动脉的搏动作为引导，使穿刺针位于颈总动脉的外侧。

（2）并发症：

1）肺与胸膜损伤。

2）动脉及静脉损伤。

3）神经损伤。

4）胸导管损伤。

5）纵隔损伤。

6）栓塞。

7）导管位置异常。

8）心律失常。

9）心肌穿孔。

3. 配方

（1）全面了解患者的水、电解质、酸碱平衡与肝、肾功能的情况，然后决定 24 小时输入液体的总量与电解质的给予量。

（2）判断患者营养不良的程度和应激程度，决定每日的热量给予量。热量可由 84kJ/（kg·d）逐步增加到 147~168kJ/（kg·d）；每日总热量应由脂肪乳剂和葡萄糖分别提供，根据不同情况脂肪乳剂可提供热量的 30%~70%；非蛋白质热量与氮的比例一般要求为 150:1 左右为宜。

（3）如无额外丧失，可按下列剂量给予电解质和维生素：

K^+: 30~120mmol/d; Na^+: 125~150mmol/d; Ca^{2+}: 2.5~5mmol/d;

Mg^{2+}: 3.2~4.1mmol/d; P^{3-}: 10~22.5mmol/d。

然后根据血、尿电解质测定结果进行调整。

每日补充维生素 C 1000~3000mg，维生素 B_1 100mg，维生素 B_2 5~10mg，维生素 B_6 2mg，维生素 B_{12} 4mg，维生素 K_1 10mg。

（4）长期应用时还应注意微量元素（如：锌、铜、铁等）的补充。

4. 监测　胃肠外营养的监测项目包括：体重，体温，氮平衡，电解质和液体出入量，血红蛋白，血细胞比容，血小板计数，血清 Na^+、K^+、Ca^{2+}、Mg^{2+}、P、Cl^- 和 CO_2，血糖，尿素氮，肌酐，尿酸，总蛋白，白蛋白，血清铁和血清铁结合力，凝血酶原时间，血清谷丙转氨酶（SGPT），碱性磷酸酶，胆红素，胆固醇，甘油三酯，血浆渗透压，尿液分析等。

上述监测项目开始时应当勤查勤调整,待患者情况稳定后可适当延长复查时间。

5. 并发症

（1）与中心静脉置管有关的感染性并发症：其发生原因主要是导管污染和营养液污染。

1）导管污染：可能在插管、经营养管输血或测中心静脉压、取血及注药时,在导管连接处发生污染。

2）营养液污染：高渗的营养液对于许多细菌和真菌都是很好的培养基,因此在营养液的配制、保存和输入过程中均可能造成污染。

（2）代谢并发症：

1）糖代谢异常：可以表现为：高血糖、糖尿、渗透性利尿,常伴有脱水、电解质丢失和代谢性酸中毒。偶可发生低血糖。

2）蛋白质（氨基酸）代谢异常：可以表现为：高血氨、高氯性代谢性酸中毒。

3）脂肪代谢异常：可以表现为：必需脂肪酸缺乏,高脂血症,脂肪栓塞。

4）代谢性骨病：偶见于长期应用胃肠外营养支持的患者,表现为：骨软化、肌病、骨病、严重病例可发生病理性骨折。

（3）电解质和微量元素缺乏。

（4）肝脏和胆道并发症：胃肠外营养开始后不久（两周左右）,部分患者即可发现血清胆红素、碱性磷酸酶和血清谷草转氨酶（SGOT）的升高,一般停用胃肠外营养后可自行缓解。

较长期应用胃肠外营养的患者可以出现胆汁淤积、胆石形成,甚至发生急性胆囊炎,有回肠疾病（如：炎性肠道疾病）或回肠大部切除术后的患者尤易发生。

（二）胃肠内营养

1. 适应证和禁忌证

（1）适应证：

1）不能经口摄食：因口腔、咽喉或食管手术、肿瘤、炎症损害者。

2）经口摄食不足：如大面积烧伤、严重创伤、脓毒病、甲状腺功能亢进、癌症及放、化疗者。

3）经口摄食禁忌：如中枢神经系统紊乱、知觉丧失、脑血管意外以及吞咽反射丧失而不能吞咽者。

4）短肠综合征。

5）胃肠道瘘。

6）炎性肠道疾病。

7）胰腺炎。

8）结肠手术与诊断准备。

9）术前及术后营养补充。

（2）禁忌证：

1）年龄 <3 个月的婴儿。

2）小肠广泛切除术后的近期。

3）胃切除术后。

4）空肠瘘的患者。

5）处于严重应激状态,麻痹性肠梗阻、上消化道出血、顽固性呕吐、腹膜炎或腹泻急性期。

6）严重吸收不良综合征及衰弱患者。

7）症状明显的糖尿病患者、接受高剂量类固醇药物治疗及糖代谢异常的患者。

8）先天性氨基酸代谢缺陷的儿童。

2. 膳食的种类

（1）完全膳食:

1）非要素膳:

A. 匀浆膳:采用天然食物,经捣碎器捣碎制备成匀浆膳。常用的食物成分如:牛奶、牛肉、鸡蛋、酪蛋白、谷物、麦芽糊精、水果及蔬菜泥、蔗糖、玉米油、大豆油等。

B. 牛奶基础膳:此种膳食的氮源为全奶、脱脂奶或酪蛋白。

C. 无乳糖膳。

D. 婴儿膳:仿照人乳组成的模式设计而成。

2）要素膳:要素膳是以氨基酸混合物或蛋白质水解物为氮源、以不需消化或很易消化的糖类为能源、混以矿物质、维生素及少量提供必需脂肪酸的脂肪组成的完全膳食。但亦有以脂肪提供热量 20% ~30% 的高脂肪要素膳。

（2）不完全膳食:完全膳食虽能维持或改善多数患者的营养状态,但有时尚显不够完善,需采用营养素组件以增加固定配方的完全膳食的某一种或更多种营养素,以便适合患者的特殊需要,这种组件不完全膳食,是仅含一种或以一种营养素为主的制品。

1）营养素组件:

A. 糖类组件:通常采用单糖、双糖、低聚糖或多糖作为糖类组件的原料。

B. 蛋白质组件:采用高生物价值的整蛋白为原料,如:牛奶、酪蛋白、乳白蛋白、分离大豆蛋白或卵白固体。

C. 脂肪组件:原料有中链甘油三酯及长链甘油三酯。

D. 维生素及矿物质组件。

2）复合营养素制品:这类制品中的糖类、蛋白质与脂肪有一项缺乏,或其中 1~2 项含量很低。

3）特殊应用膳食:

A. 先天性氨基酸代谢缺陷用膳:为缺少某一种不能代谢的氨基酸的膳食,如:去除苯丙氨酸、支链氨基酸、组氨酸、蛋氨酸的膳食。

B. 肝、肾衰竭用膳:肝衰竭用膳的氮源为 14 种氨基酸,特点是支链氨基酸（BCAA）的含量较高,而苯环氨基酸及蛋氨酸较低。

肾衰竭用膳有两种:一种为氮源仅含 8 种必需氨基酸及肾功能损害时必需的组氨酸,另一种除含 8 种必需氨基酸外尚含组氨酸及可能需要的非必需氨基酸,共 15 种。

C. 创伤用膳:创伤膳食的蛋白质热量分配、热量密度及 BCAA 的含量均较高,BCAA 的含量占 20% ~50%。

3. 应用方法

（1）喂养管的种类与选择:目前使用的喂养管主要以聚氨酸（polyurethane,PV）或硅胶为材料制成,由于其质软且口径小,患者感觉舒适。管端封有硅或钨等惰性元素材料,以加重管端而利于导管随胃蠕动进入十二指肠或空肠,且不透过 X 线,便于观察其位置。

（2）喂养管放置技术：

1）床旁技术：

A. 鼻胃置管：患者取坐位或卧位,测量鼻尖至耳垂的距离,加上耳垂至剑突的距离,即为喂养管到达胃内的长度。下管时轻轻将管沿鼻腔底来回试探,当通过鼻咽部后,让患者连续做吞咽动作,一旦管端通过软腭进入咽部,即可很快吞入胃内。

下列方法有助于确定管端的位置：①将听诊器置于体表相当于胃的位置,向管内注入 1~10ml 空气,如管端在胃内,则可听到水泡音,如管端在食管内,患者会打嗝；②用注射器抽吸管内液体,如有胃液则证明管端在胃内；③X 线摄片可确定管端位置。

B. 胃十二指肠/空肠置管：先按照鼻胃置管法将喂养管进入胃内,然后使管端通过幽门进入十二指肠。通过 Treitz 韧带进入空肠有两种方法：①利用管端封有金属球的加重喂养管,借助胃肠道的蠕动而自行下降。患者取右侧卧位,鼻孔外的喂养管取 20cm 弯成弧形固定于鼻尖上,在 24 小时内管端可自行降至十二指肠；②采用血管造影的导丝,先将其经鼻孔在 X 线透视下放入十二指肠,然后循导丝将喂养管置入。

2）手术造口术：

A. 胃造口术：采用硬膜外麻醉,经左上腹直肌切口进入腹腔,在胃前壁作一浆肌层荷包缝合,在荷包中心切开胃壁,放入直径 5mm 有侧孔的硅胶管,结扎荷包线,在此结扎线外再做一荷包缝合。从侧腹壁将喂养管引出体外,缝合固定。

B. 空肠造口术：经左上腹直肌切口将空肠提出,在距 Treitz 韧带 15cm 处的肠系膜对侧缘作两层荷包缝合,于荷包中心切开肠壁,向肠腔远端置入带侧孔的直径 5mm 硅胶管 10cm,结扎荷包缝线。将管尾平置于近端肠壁上,沿管两旁以丝线作浆肌层间断缝合,使喂养管包埋 3~4cm。于左上腹将其引出体外,缝合固定。

3）非手术造口术：

A. 经皮内镜胃造口术：嘱患者平卧,通过胃镜将胃前壁顶向前腹壁,于腹前壁透光处作局部浸润麻醉,切开腹壁,显露胃壁并切一小口,用胃镜活检钳夹住胃造口管管端,拉入胃内,然后向管端气囊注水,再向回拉紧,使气囊封住胃前壁,最后固定。

B. 经皮内镜空肠造口术：如上法进行胃造口术,将空肠造口管置于胃内,再由胃镜送入十二指肠或空肠。

4. 膳食的选择　选择适当的胃肠内营养膳食,取决于以下多种因素：

（1）患者的年龄（婴儿、儿童或成人）。

（2）营养素的需要量。

（3）疾病的特点。

（4）膳食的物理性质。

（5）能引起变性的蛋白质原料。

（6）胃肠道功能。

（7）投给途径。

5. 投给方法

（1）口服：口服每次 1 份（200~300ml）,每日 6~10 次。

（2）管饲：

1）分次投给：将配制的或即用的膳食置于注射器中，于 5~10 分钟内缓缓注入营养管内，每次 250~400ml，每日 4~6 次。

2）间歇重力滴注：将膳食置于塑料袋或其他容器中，经输注管与喂养管相连，缓缓进入胃内，每次 250~400ml，每日 4~6 次，速率为 30ml/min。

3）连续经泵滴注：膳食置于商品肠内营养用的容器中，其输注管有一段为硅胶管以便嵌入输注泵内，连续滴注可持续 16~24 小时。

喂养的速率必须使患者在初期有足够的时间以适应膳食，一般需要 3~4 日的启动期，在启动期内不足的营养素应由静脉补充。

肠内滴注的膳食浓度，开始时宜用等渗（10%）的，速率宜慢（40~60ml/h），以后每日增加 25ml/h，直至液体量能满足需要，再每日增加浓度 5%，直至患者可耐受及能满足营养素的需要（浓度大多可达 20%、热量密度达 0.8kcal/ml 及速率达 125ml/h）。小肠滴注的启动期较长，约 7~10 日方可达到可耐受的浓度与速率。

6. 膳食配制　复方营养要素的配制可根据需要的浓度称出一定量，加温水至一定体积，充分摇匀。每次配制一日的用量，冰箱冷藏，24 小时后废弃。

商品膳食虽然无菌，但在配制或转入容器时，均难免有污染，所以：配制时应严格无菌操作，用无菌水配制；连续滴注一次用量的悬挂时间不超过 8 小时；每升配好的商品膳食应加入山梨酸钾，使山梨酸钾的浓度为 0.036%，以抑制微生物生长；容器及输注管每 24 小时更换一次。

7. 并发症

（1）机械因素造成的并发症：

1）误吸入呼吸道。

2）鼻、咽、食管损伤。

3）喂养管堵塞。

（2）胃肠道并发症：

1）腹泻。

2）恶心、呕吐。

3）倾倒综合征。

4）便秘。

（3）代谢并发症：

1）高糖血症。

2）低糖血症。

3）高钠血症。

4）低钠血症。

5）高钾血症。

6）低钾血症。

7）高磷血症。

8）低磷血症。

9）肾前氮质血症。

10）CO_2 生成过多。

8. 监测

（1）必要监测项目：

1）体重：隔日测量一次体重。

2）出、入量：每日监测并记录出、入量。

3）尿葡萄糖及酮体：每日测定尿葡萄糖及酮体。

4）全血细胞计数：隔日测量一次全血细胞计数。

5）血液化验：隔日进行一次血液化验。

6）肝功能：隔两日测定一次肝功能。

7）胃残留物：每日检查胃残留物。

8）凝血酶原时间：每周检查一次凝血酶原时间。

（2）任选监测项目：

1）营养状况评定：每周一次。

2）血清维生素 B_{12}：必要时测定。

3）血清叶酸：必要时测定。

4）血清铁：必要时测定。

5）转铁蛋白：每周一次。

6）锌、铜：每周一次。

7）24 小时尿总氮：每周 1~7 次。

二、营养支持原则

器官、系统功能衰竭患者的营养支持

1. 急性肾衰竭　发生在手术、严重创伤后或多脏器功能衰竭时，伴或不伴感染的高分解代谢性急性肾衰竭，死亡率高达 45% ~50%。

急性肾衰竭时对蛋白质、氨基酸以及能量的需求均增加，经常使用的透析治疗使分解代谢的程度更加严重，能量的需求显著增加，据报道急性肾衰竭患者的静息能量消耗高于正常人 20% ~50%。

Rainford 曾对 22 年间（表 81-1）治疗的 352 例急性肾衰竭患者进行了回顾性研究。在众多影响因素中，他们发现增加热量供给可提高生存率。他们的结论是：给予急性肾衰竭患者高热量的胃肠外营养可显著提高患者的生存率。

表 81-1　Rainford 对 1958—1980 年治疗的 352 例急性肾衰竭患者的回顾性研究

时间	生存率	平均能量给予
1958—1964 年	48%	1000kcal/d
1965—1975 年	58%	2000kcal/d
1976—1980 年	71%	3000kcal/d

在 20 世纪 60—70 年代，Wilmore 和 Dudrick 等认为采用葡萄糖加少量的 8 种必需氨基酸的胃肠外营养是有益的，其理论是：给予必需氨基酸减少了尿素的生成并促进尿素再利

用,因此减少了毒性含氮中间产物的蓄积。

20世纪80年代,Feinstein的对照双盲实验表明:仅给予葡萄糖,给予葡萄糖加必需氨基酸或给予葡萄糖加必需氨基酸加非必需氨基酸,对急性肾衰竭患者的恢复或生存率的差异无显著性。

目前可以肯定的是:增加能量供给,使患者处于能量正平衡状态,可提高急性肾衰竭患者的生存率。

急性肾衰竭的营养支持原则:

(1)根据目前的研究结果,对急性肾衰竭患者进行针对性的营养支持时应当给予包括必需氨基酸和非必需氨基酸的平衡型氨基酸溶液。一般不赞成给予仅含必需氨基酸的溶液,除非在一些不常见的情况下(如为减少尿素的净合成),可考虑给予仅含必需氨基酸的溶液,但只可短期给予,同时应监测血清氨的水平。

(2)对于需限制液体总入量的急性肾衰竭患者,应选用最高浓度的葡萄糖液和脂肪乳剂以提供理想的非蛋白质热量。

2. 慢性肝病和肝性脑病　虽然肝病患者容易发生营养不良,并因此使并发症的发生率及死亡率明显增高,但由于这些患者多同时伴有腹水和脑病,对水、钠和蛋白质的耐受能力较差,因此在进行胃肠外营养时必须十分谨慎。

20世纪70年代中期,Fischer等首先将肝病特异性氨基酸溶液(含高支链氨基酸BCAA,低芳香族氨基酸AAA和低蛋氨酸的氨基酸溶液)用于肝性脑病患者的营养支持。

使用这种氨基酸溶液的原因是:①慢性肝病患者由于骨骼肌的分解,循环血中AAA水平提高;②BCAA与AAA通过血脑屏障的机制相同,因此相互之间存在着竞争关系;③在肝衰竭时,AAA不能被分解利用,而骨骼肌优先分解利用BCAA作为能量,故血浆BCAA:AAA的比率降低,因此AAA优先通过血脑屏障;④输入富含BCAA的氨基酸溶液,提供了能量并促进蛋白质的合成,同时使血浆AAA水平降低,因此可减少AAA通过血脑屏障的量。

实践表明:给肝性脑病患者输入这种富含BCAA的氨基酸溶液,患者的唤醒率增高,唤醒时间缩短,氮潴留及生存率明显改善。

肝衰竭的营养支持原则:

(1)对肝病患者进行营养支持的指征与其他急、慢性疾病相同。

(2)对急性酒精性肝病患者早期进行营养支持以保证适当的热量、蛋白质、矿物质和维生素的摄入,对患者是有益的。

(3)大多数不伴肝性脑病的肝病患者可以耐受标准的氨基酸制剂。当肝病患者尽管采用了常规的乳果糖和(或)新霉素治疗,但由于肝性脑病的存在不可能给患者补充适量的蛋白质时,应当采用含肝病专用氨基酸的胃肠内或胃肠外营养制剂进行营养支持。

3. 急性呼吸功能衰竭　发生呼吸功能衰竭的慢性阻塞性肺病患者容易发生蛋白质、热量不足性营养不良。

虽然营养不良不是需要进行机械通气的指征,但是需要机械通气的营养不良患者死亡率显著高于营养状态良好的患者。

急性呼吸功能衰竭患者容易发生营养不良的主要原因是:机械通气和不能正常进食。

但绝大多数急性呼吸功能衰竭患者的能量需求并不是很高,一般为高于基础能量消耗的29%~54%,每日热量不超过2500kcal,仅极少数患者的能量需求可能更高一些。

目前认为：进行机械通气的患者接受适当的营养支持可缩短依赖机械通气的时间。但应当注意如果给予过多的碳水化合物可能会增加 CO_2 的产生。

呼吸功能衰竭的营养支持原则：

（1）对于急性通气性应激的患者应当进行营养支持，以满足患者对能量和蛋白质的需求，从而限制进行性的呼吸肌消耗。

（2）对于继发于慢性阻塞性肺病或囊性纤维化的慢性稳定性通气性应激患者应当有选择地进行营养支持。对这些患者进行营养支持可改善患者呼吸肌的强度和韧性。

（3）对于不明确通气状态的患者应当密切监测营养物质的摄入，以防止出现代谢性应激状态（过量的 CO_2 生成）。在一些患者，通过调整作为非蛋白质热量的脂肪和碳水化合物的比例可减少 CO_2 的生成。通过改变提供总热量的脂肪和碳水化合物的比例对改变呼吸商的意义还没有经过对照实验所证实，因此按照这种方法对患者进行治疗时，应当监测 CO_2 的产生量、通气情况以及疾病的临床过程。

（4）应当给患者提供适量的必需营养物质（如钾、钙、磷和镁），以满足呼吸肌的需求，并因此可以保持理想的呼吸肌肌力。

（5）对严重氧合不良的患者应当谨慎地通过胃肠外途径给予脂肪。

4. 急性胰腺炎　早期的研究表明：重症急性胰腺炎患者营养不良的发生率为 42%，通过营养支持可使死亡率由 22% 降至 14%。由于急性胰腺炎患者处于高分解代谢状态，且不能正常进食，所以胃肠外营养应当成为急性胰腺炎治疗的一部分。

目前的观点认为：胃肠外营养对急性胰腺炎的病程没有特殊作用。进行胃肠外营养的目的是：①纠正营养不良状态；②对于因急性胰腺炎或其并发症使消化道功能较长期处于不良状态而患者又不能进食时，可保持其营养状态。

虽然急性胰腺炎患者有 4.5% ~38% 表现出高脂血症，但 Silberman 等的研究认为使用含脂肪乳剂的胃肠外营养对急性胰腺炎患者是有好处的：①营养状态得到保持和改善；②对急性胰腺炎的病理过程没有不利影响。

目前认为：①急性胰腺炎患者出现高甘油三酯血症的原因不是特殊的脂肪代谢异常，而是急性胰腺炎时能量代谢异常（表现为高血糖、胰岛素抵抗，同时外源性胰岛素用量增加），使脂肪合成增加所致，也可能与脂肪动员增加有关，而脂肪的廓清能力一般不受影响，因此高甘油三酯血症不是造成和加重急性胰腺炎的原因；②胃肠外营养时适当使用脂肪乳剂是没有危险的；③持续的高脂血症者往往预后不良。

急性胰腺炎的营养支持原则：

（1）对于超过一周不能正常进食的重症坏死性胰腺炎患者应当进行营养支持。

（2）急性胰腺炎的患者虽有腹痛、腹水或血清淀粉酶升高，但不影响胃肠道功能时应当使用胃肠内营养支持。

（3）当胃肠内营养加重胰腺炎患者腹痛、腹水或增加消化道瘘排出量且经口进食不足时应当进行胃肠外营养支持。

（4）对病程持续时间不足一周的轻度、急性或慢性复发性胰腺炎患者，没有必要进行营养支持。

（5）对胰腺炎患者应用脂肪乳剂作为热源和必需脂肪酸的来源时，只要监测血清甘油三酯水平且这一水平 <400mg/dl 是安全可靠的。如果急性胰腺炎的患者脂肪清除能力受到

损害,静脉使用脂肪乳剂作为热源是有害的。

5. 非特异性炎性肠道疾病 非特异性炎性肠道疾病急性发作期,营养不良的发生率:Crohn 病 33%（局限性肠炎 36%,肉芽肿性肠炎 29%）,溃疡性结肠炎 67%。

非特异性炎性肠道疾病患者发生慢性营养不良似乎 Crohn 病比溃疡性结肠炎更普遍。慢性营养不良时,可发生明显的体重丢失,也可以表现为:血清白蛋白、前白蛋白和转铁蛋白水平降低;钙、钾、镁、锌及脂溶性维生素缺乏;外周血淋巴计数、血红蛋白（维生素 B_{12}、铁、叶酸缺乏所致）降低。

适当的营养支持可使患者体重增加,生化指标改善,但能否因此减少手术需要和降低手术后并发症的发生率及死亡率尚不肯定。有人认为对于那些发生了营养不良又需要进行手术治疗的非特异性炎性肠道疾病患者,术前给予 5 天以上的胃肠外营养支持,可明显减少手术后并发症。

一般讲,通过胃肠外营养支持使胃肠道休息对非特异性炎性肠道疾病没有治疗作用,但有人认为对非特异性炎性肠道疾病急性发作有一定的缓解作用。

另外,有人认为胃肠内营养对非特异性炎性肠道疾病有治疗作用,可控制疾病的活动。其机制可能是:①胃肠内营养液成分主要在上段小肠被吸收,避免饮食和消化酶进入远端形成溃疡的炎性肠管;②肠腔内肽含量减少时,通过形成溃疡的黏膜进入肠壁的外源性蛋白所产生的继发性免疫反应降低。

炎性肠道疾病的营养支持原则:

（1）胃肠内或胃肠外营养支持可能促使 60%~80% 的 Crohn 病急性发作患者得到缓解。

（2）除非患者有大流量的胃肠道瘘或严重的肠梗阻,或者胃肠内营养支持不能使患者的营养状态恢复正常或出现严重的胃肠道症状,对于 Crohn 病急性发作患者更适合进行胃肠内营养支持。

（3）对于因食欲差,药物治疗的副作用,腹泻、厌食、腹痛、腹胀,而不能经口摄入足够营养物质的炎性肠道疾病患者,通过营养支持可保持瘦体组织及其功能。

（4）对于准备进行手术和胃肠内营养支持不能保持瘦体组织及功能的溃疡性结肠炎急性发作患者,进行胃肠外营养支持可能是有益的。

6. 恶性肿瘤 恶性肿瘤患者常由于厌食造成经口进食不足,或由于恶性肿瘤造成机体代谢紊乱,极易发生营养不良。另外,对肿瘤的治疗方法,如广泛切除术、化疗或放疗,也可额外增加机体的营养消耗。

早期的一些研究表明:对恶性肿瘤患者进行胃肠外营养支持,可降低术后死亡率及并发症的发生率,提高患者对治疗的耐受性,提高肿瘤对治疗的敏感性,延长放疗和化疗后的生存期,因此,对恶性肿瘤患者应用胃肠外营养很普遍。据统计,约有 33% 的恶性肿瘤患者接受胃肠外营养支持。

但有的学者认为,外源性营养物质具有潜在的刺激肿瘤生长的作用。那么胃肠外营养究竟是对机体有利,还是对肿瘤有利呢?

1986 年 Klein 等对所有 1986 年以前的关于肿瘤患者进行胃肠外营养支持的前瞻性随机对照实验的英文文献进行了分析,他们的结论是:①接受手术的恶性肿瘤患者,应用胃肠外营养支持可显著地减少大的并发症、切口感染的发生,降低死亡率;②接受化疗的恶性肿瘤患者,应用胃肠外营养支持,对生存率、肿瘤对化疗的敏感性的影响没有统计学意义,而感染性并发症显著增多;③接受放疗的恶性肿瘤患者,应用胃肠外营养支持,对生存率和放疗耐受性的提高无统计学意义。

恶性肿瘤的营养支持原则:

（1）对于一些严重营养不良的恶性肿瘤患者,或者在抗癌治疗开始前估计由于消化道或其他的毒性反应将超过一周时间不能正常进食的患者,应当在开始抗癌治疗的同时进行营养支持。

（2）对于接受手术、化疗或放疗的营养状况良好或轻度营养不良的恶性肿瘤患者,如可以正常经口进食,不必常规进行营养支持。

7. 短肠综合征　胃肠外营养支持的发明和发展极大程度地提高了对短肠综合征患者的救治成功率,使残存肠管的结构和功能有时间发生适应性改变,包括小肠扩张、绒毛增大、上皮细胞增生和吸收能力增强等。

对短肠综合征患者的胃肠外营养支持可能是暂时的也可能是永久的,这取决于患者剩余的有功能肠管的适应能力。如果适应能力较好、病情稳定一年以上并能耐受口服饮食的患者,无须限制脂肪,也无须在进食时将液体和固体食物分开。为抵消吸收不全的影响,患者应增加热卡摄入至 35~40kcal/kg,为维持正氮平衡,每天应进食 80~100g 蛋白质。此外,亦需经口补充钙、镁和锌以维持二价阳离子平衡。

今天,功能或解剖上的短肠综合征患者可望享有相对正常的生活。据估计,美国有14 300 名患者接受家庭胃肠外营养支持,260 000 名患者接受家庭胃肠内营养支持。但治疗的远期效果尚有待于进一步确定,因为完全依赖胃肠外营养支持的患者只有少数生存五年以上。

短肠综合征的营养支持原则:

（1）经口进食对于大多数空肠切除但留有完整的回肠和结肠的患者是有益的。

（2）回肠切除 <100cm 且留有大部分结肠的患者,可能出现胆盐诱发的腹泻,最好以考来烯胺或其他抗腹泻药物进行治疗。应当监测维生素 B_{12} 的吸收情况,如果吸收的少,应当每日肌内注射或口服高剂量的维生素 B_{12} 替代治疗,同时应当监测血清维生素 B_{12} 水平。还应当考虑对脂溶性维生素、钙和磷的水平进行监测和给予这些物质。

（3）对于大多数回肠切除 100~200cm 以上而结肠完整的患者,口服营养是有益的。患者可能由于进食脂肪而发生腹泻,这些患者的胆盐池耗竭,用考来烯胺治疗不可能有效果,需每月肌内注射维生素 B_{12} 替代治疗。对于草酸盐吸收较少的患者有必要给予钙剂,为防止钙以矿物质（脂肪酸盐）的形式丢失,可能需要给予矿物质。

（4）对于小肠切除超过 200cm 和小肠切除较少但同时行结肠切除的患者,需要鸦片制剂控制腹泻,并需补充液体和电解质（特别是钙和镁）的丢失。应当首先进行口服补液,而不是静脉途径补充液体和电解质,同时应给予患者低乳酸、高能量和高蛋白质饮食。另外经常需要胃肠外给予维生素 B_{12} 替代治疗。尽管患者吸收不良,也应当逐渐增加能量给予直至足量。在监测血清水平的情况下,静脉给予钾、镁和锌。以中链甘油三酯的形式（MCTs）胃肠内途径给予脂肪可对减少脂肪泻有帮助,并可改善能量失衡。对于经口进食和通过胃肠内营养给予营养物质不能被适当吸收的患者,应当采用胃肠外营养。

（5）对于进行广泛肠切除,所剩小肠不足 60cm 长或仅剩十二指肠的患者,可能需要无限期的胃肠外营养支持。然而许多这种患者可能表现出令人吃惊的适应能力。在接受胃肠外营养支持的过程中应当定期对肠功能和患者的体重变化情况进行评价,以判断胃肠道的适应能力。

8. 肠瘘　胃或十二指肠瘘,空肠或回肠瘘,大肠瘘的患者营养不良的发生率分别为:53%、74%、20%;死亡率分别为62%、59%、64%。

肠瘘患者营养不良的发生与瘘的部位、瘘流出量有关。发生营养不良的肠瘘患者的死亡率明显增高。

肠瘘主要发生在炎性肠疾病、肿瘤、憩室炎手术后或创伤后,大多数可通过营养支持减少瘘流出量(如加用生长抑素则效果更好),促进其闭合,“自然”闭合率为62%,需手术闭合者占30%,死亡率为5%~28%。

肠瘘的营养支持原则:

(1)胃、十二指肠瘘,空肠、回肠瘘患者宜选用胃肠外营养。食管瘘,远端回肠瘘,结肠瘘患者可选用胃肠内营养,但如果患者不能耐受或增加了瘘流出量,应改行胃肠外营养。

(2)对经过4~6周的营养支持仍不能“自然”闭合者,如患者的情况能耐受手术,应通过手术闭合肠瘘。如患者的情况不能耐受手术,继续胃肠内或胃肠外营养支持(住院或家庭)。

9. 胰瘘　Bivins 等认为:胃肠外营养不会增加胰瘘流出量和蛋白质排出量,而经口摄入蛋白质和脂肪则能导致胰腺外分泌量迅速增加。

Pederzoli 等对45例高流量胰瘘患者的研究发现:胃肠外营养配合生长抑素治疗,可在24小时内使胰瘘流量减少82%,平均7天内瘘口闭合。

Grant 等认为:十二指肠以远的空肠造口喂养,由于旷置了上部胃肠道,避免了食物的头相刺激,从而使胰腺外分泌减少,胰瘘流出量减少,可促进胰瘘自然闭合,减少对营养的需求和降低代谢并发症的发生率。

胰瘘的营养支持原则:

(1)对于胰瘘患者应当首先使用胃肠外营养支持,如能配合生长抑素治疗效果更好。

(2)如病程较长且能建立十二指肠以远的空肠造口,可进行胃肠内营养支持。

10. 围术期　很多研究表明:消化道恶性或良性疾病的外科患者,40%~70%在手术前存在营养不良。营养不良的发生率与病变的部位有关:胰腺癌为65%,食管癌和胃癌为60%。由于手术患者营养不良的发生率很高,并且将对手术的结果产生不良影响,因此,长期以来人们一直希望通过围术期营养支持改善患者的营养状况,进而降低手术后并发症的发生率和死亡率。然而围术期营养支持是否能够达到这一目的?或者怎样的围术期营养支持才能达到这一目的呢?为回答这些问题,不少学者做了大量的研究工作,主要集中在以下三个方面:

(1)确定哪些患者由于术前存在营养不良,术后将出现与此有关的并发症:要回答手术前的营养状态与术后并发症的关系,应当结合营养状态和评定指标综合进行考虑。

Meguid 等曾对一大组接受消化道手术患者的年龄、入院时的营养状态、病变累及的部位和经口摄入不足的时间(inadequate oral nutritient intake period, IONIP:从手术后开始进食至经口摄入的热量达到所需热量的60%为止的时间)进行了逐步线性回归分析,建立了预后营养指数,将患者分为三类:

　　1）A 类：包括营养不良的各年龄组患者以及诊断为食管、胃、十二指肠、肝胆或胰腺癌和腹膜后肉瘤的患者以及腹部癌症扩散的患者，应当进行围术期营养支持。

　　2）B 类：营养状态良好，年龄低于四十岁的任何部位的恶性肿瘤患者，不需围术期的胃肠外营养支持。

　　3）C 类：腹腔淋巴细胞增殖性恶性肿瘤，泌尿、妇科或结、直肠恶性肿瘤患者，营养状态良好、年龄大于四十岁或营养不良的任何年龄组的患者，IONIP 可能持续 7~10 天，因此可能需要围术期营养支持。

　　若 A、B 类患者发生并发症，IONIP 预计可达到 10 天以上，应当立刻开始胃肠外营养支持，不可延误。

　　（2）术前的营养支持是否能够有效地降低术后并发症的发生率和死亡率：一些前瞻性随机临床研究表明：术前 2~3 天的胃肠外营养支持，对手术结果无改善；术前 5~7 天的胃肠外营养支持，可能对手术结果有所改善；术前 7~10 天的胃肠外营养支持，可显著减少手术后并发症的发生率，降低死亡率。

　　（3）术后的营养支持是否能够降低死亡率和并发症发生率：手术以后，由于早期进食可能引起恶心、呕吐、腹胀和急性胃扩张，因此，患者要经过禁食或营养物质摄入不足的一个阶段，目前认为术后进行胃肠外营养支持可降低并发症的发生率和死亡率。

　　围术期营养支持原则：

　　a. 对于需接受大手术的轻度或中度营养不良的患者，如果手术不能马上进行或手术前需长时间禁食，应当进行手术前的营养支持，否则不必常规进行。对于严重营养不良的患者，手术前应当进行 7~10 天的营养支持。

　　b. 对于手术后估计有一定时间不能进食的营养不良患者，可进行手术后营养支持。对于轻度营养不良的患者，如果这一时间将超过一周，也应当进行手术后的营养支持。在手术中如果能够建立胃肠内营养支持的途径，手术后应优先考虑胃肠内营养支持。

（张忠涛）